U0311625

纤维桩理论与实践

Fiber Posts-Current Principles and Practice

主编　牛光良

编委（以姓氏笔画为序）
卫书盛　牛光良　刘　钢
曾　东　熊伯刚

人民卫生出版社

图书在版编目（CIP）数据

纤维桩理论与实践/牛光良主编. —北京：人民卫生
出版社，2013.5

ISBN 978-7-117-17013-0

Ⅰ.①纤… Ⅱ.①牛… Ⅲ.①口腔科学-矫形外科学
Ⅳ.①R783

中国版本图书馆 CIP 数据核字(2013)第 047449 号

人卫社官网	www.pmph.com	出版物查询，在线购书
人卫医学网	www.ipmph.com	医学考试辅导，医学数据库服务，医学教育资源，大众健康资讯

纤维桩理论与实践

主　　编：牛光良
出版发行：人民卫生出版社（中继线 010-59780011）
地　　址：北京市朝阳区潘家园南里 19 号
邮　　编：100021
E - mail：pmph @ pmph.com
购书热线：010-67605754　010-65264830
　　　　　010-59787586　010-59787592
印　　刷：北京汇林印务有限公司
经　　销：新华书店
开　　本：787×1092　1/16　　印张：18
字　　数：438 千字
版　　次：2013 年 5 月第 1 版　　2013 年 5 月第 1 版第 1 次印刷
标准书号：ISBN 978-7-117-17013-0/R·17014
定　　价：138.00 元

打击盗版举报电话：**010-59787491**　　E-mail：**WQ @ pmph.com**
（凡属印装质量问题请与本社销售中心联系退换）

序 一

我与牛光良主任曾经共同主编《社区全科口腔医师临床实践》一书,现获悉他又一新作出版,并受邀为本书写序,甚感高兴。

半个世纪以来,我国的口腔医学获得了巨大发展。尤其是在当前科技进步,国际交流日益增强的情况下,各种新材料、新技术不断涌现,治疗手段和治疗观念也不断推陈出新。作为口腔临床医师,时刻关注学科发展动向、掌握学科发展新理论、新技术,让患者享受到口腔医学发展的最新成果是义不容辞的责任。要做到这点,必须不断学习,完善自身知识结构和提高临床实践技能。尤其是对于一项新技术的开展和应用,均需经历学习、实践、总结经验教训、再提高的过程。尽量缩短此过程,则会使更多患者尽早受益。所幸的是,近年来有很多学者和临床工作者积极地将他们的所学所得加以总结,写成文字,以供同行学习和借鉴,为整个口腔医师队伍的整体发展做出了突出贡献。

口腔修复专业是近年来发展较为活跃的学科,各种新材料和新技术的发展尤为迅速。纤维桩修复即是近年来口腔修复领域临床应用和研究的一个热点。直至目前,各级医院众多从事口腔修复专业、牙体牙髓专业、口腔全科的临床医师均在临床上大量应用纤维桩。但是,很多医师对纤维桩的相关特性,临床如何选择和应用及纤维桩的粘接等问题并不十分了解,盲目地追求一种新技术的使用,其结果必然是使患者承受健康和经济的双重损失。此时,牛光良博士引经据典,结合自身实践编写了本书,正是急众多口腔医师所急,满足众多口腔医师需要所编。所以,我向各位读者推荐本书,希望能从中受益。同时向所有为口腔医学事业发展做出贡献的口腔医师和研究者表示感谢!

中华口腔医学会　副会长
北京口腔医学会　会长　　**孙正**　教授
北京口腔医院　　院长

3

序 二

纤维桩在临床上的应用日益广泛,在此之前,金属桩占残根、残冠桩核修复的主导地位,其导致牙根折断的现象逐渐显现。大量临床和实验数据表明,金属桩与根管牙本质间因弹性模量的悬殊而产生的应力集中是导致根折发生的主要原因。另外,随着临床要求的不断提高,金属桩核的美学效果、生物相容性、腐蚀性以及疲劳性等问题也逐渐暴露出来,并引起学者们的关注。为了克服金属桩的不足,成功开发了纤维桩并应用于临床。纤维桩与牙本质弹性模量接近、与牙体组织颜色相似、化学性能稳定、生物相容性好、抗疲劳强度高,有望成为金属桩的理想替代品。目前,纤维桩及其粘接树脂的研发和生产逐渐增加,为临床医师提供了多种纤维桩及辅助产品。对于临床医师,则必须对纤维桩有比较全面的了解,懂得如何选择纤维桩、正确把握适应证的选择、临床操作要点和注意事项,如何选择和正确应用树脂粘接剂等,为提高纤维桩的成功率奠定良好的基础。

我与牛光良主任相识多年,受邀为其新作《纤维桩理论与实践》一书作序,甚感荣幸。牛光良主任毕业于北京大学口腔医学院口腔材料学专业,他的导师是我国著名口腔材料学专家徐恒昌教授。获得博士学位后,继承老师的学术思想,把所学的理论知识和临床实际相结合,为口腔新材料新技术的临床应用和推广做了大量的工作。特别是近几年一直从事纤维桩的研究,并在临床完成了大量应用纤维桩修复的病例,获得肯定的疗效。在国内各地做过多次专题讲座。本书是在他广泛收集资料,认真总结经验,针对临床薄弱环节、操作要点、影响因素等问题而编写的。书中记录了若干典型病例,对操作步骤进行了详细描述,每一操作步骤都配有病例照片,形象直观、易于理解。书中还融入了纤维桩修复的新进展、新理念、有助于读者掌握纤维桩修复的最新动向。在这里向各位对纤维桩修复感兴趣的口腔专科医师推荐此书,相信本书会给读者提供专业性的帮助和指导。

中华口腔医学会　　　　　　　　副会长
中华口腔医学会全科口腔专委会　主任委员　　　**刘洪臣**　教授
中华口腔医学会口腔修复专委会　候任主任委员

前　言

　　桩核技术自应用于口腔临床以来,一直以金属材料为主,当时人们关注的焦点在于应用高强度的桩核材料来防止桩的变形和折断。特别是20世纪初铸造技术应用于口腔修复领域后,金属铸造桩核在临床上得到了最广泛的应用,并长期占据着残根、残冠修复的主导地位。随着金属桩在临床上的普遍应用,其导致牙根折断的现象也在临床上逐渐凸显出来。20世纪80年代,临床和科研工作者开始意识到桩核的作用并不能增加牙齿自身的抗力和强度,金属桩核与根管牙本质间因弹性模量悬殊而产生的应力集中是导致根折发生的主要原因,并得到了大量实验数据的支持。此后,桩核研究的焦点转变为如何使桩核系统应力分布均匀,应力集中减少,从而防止根折的发生而达到更好的远期修复效果。另外,随着临床要求的不断提高,金属桩核的美学效果、生物相容性、腐蚀性以及疲劳性等问题也逐渐暴露出来,并引起了学者们的关注。因此,寻找一种与牙本质弹性模量接近、与牙体组织颜色相似、化学性能稳定、生物相容性好、抗疲劳强度高的桩核材料作为金属桩核的替代品成为临床亟待解决的问题,同时也成为了学者们的研究热点。

　　1988年,法国口腔医师 Duret 和 Reynaud 两位博士经过多年的潜心研究,成功地将一种碳纤维增强的环氧树脂桩核材料(纤维桩)应用于临床。与传统的金属桩核相比,纤维桩具有与牙本质接近的弹性模量、良好的机械性能,可有效地防止根折和金属腐蚀的发生。该成果于1990年在文献上发表后,很快得到了口腔修复界的认可,并随后在欧洲市场化。这种创新性的理念引领了此后长达20多年的研究,并迎来了世界范围内纤维桩临床应用的新时代。目前,纤维桩经过不断改性和完善,已由最初的黑色碳纤维桩发展成为具有美学功能的玻璃和石英纤维桩。其独特的物理机械性能、与天然牙接近的美学效果、良好的化学稳定性和生物相容性,已逐步成为金属桩核材料的替代产品。

　　本人2009年访问法国的时候,有幸见到了 Duret 博士。老人家很高兴地约来了20年前使用纤维桩修复的患者,并当场为我们亲自操作修复另一患牙,从桩道预备到桩核完成也就几分钟的时间。他娴熟的操作、自信的表情,以及患者20年的安全使用,让我们为之震撼。Duret 博士和他的研发人员向我们介绍了纤维桩的研制、发展和生产过程,以及目前在欧洲的应用情况,并很自信地认为纤维桩的出现将使金属桩核成为历史。

　　我国从21世纪初引进了纤维桩,最早只是在大学专科医院少量使用和研究,而在临床上普遍接受也就仅仅两三年的时间。由于纤维桩的应用主要依靠牙齿粘接系统和树脂水门汀的操作，所以真正能把纤维桩粘好并不是一件容易的事，而这也正是国内口腔医师的薄弱环节。作为早期接触纤维桩并从事口腔材料研究的一名修复科医师，我觉得应该把自己多年成功应用的经验介绍给大家，为国内推广和普及这项技术发挥微薄之力。2009年至今，本人先后在《世界牙科论坛》、《牙科展望》、《亚洲牙科医学》、《中华口腔医学会通讯》等刊物上发表了纤维桩的临床应用经验和国外进展情况，并在国内多次巡回讲座。在应邀进行纤维桩专题讲座的过程中，我发现很多口腔医师对于桩核冠的理解仍停留在过去的一些观念和思路上。由于国内还没有从理论到实践系统地论述纤维桩的专业书籍，我逐渐萌生了编写一本关于纤维桩专著的想法。我认为纤维桩的出现不只是口腔材料学的进展，更是对桩核冠修复理念的一次再认识，这里面包括了桩核冠的设计、复合材料的结构和性能、髓腔形态的认识、根管治疗技术和器械的进展、粘接理论和技术、树脂水门汀的发展等诸多问题。2009年我开始查阅文献、收集资料、总结体会、拍照病例，经过近四年的不断积累和修改，终于将此书完成。

　　本书共分十一章，绘制、拍摄和引用图片800余张。前五章系统介绍了纤维桩的发展过程，以及纤维桩的组成、分类、结构、性能、粘接等基本理论，目的是让大家在临床应用中不仅要知其然，更要知其所以然。后六章结合临床病例，详细讲述了不同种类纤维桩，不同根管形态、不同种类牙齿粘接系统、不同种类树脂水门汀的具体应用方法，同时也对纤维桩的即刻修复，临床失败等问题进行了探讨和分析。本书在编写形式上图文并茂，无论是理论部分的阐述还是临床操作的每一步骤，都尽量做到与图片匹配，让内容直观生动、易于理解，达到看图操作的效果。本书愿为初学者从理论到实践系统学习和应用纤维桩提供帮助，也愿为正在使用纤维桩的口腔医师交流经验，同时也希望对研究生或纤维桩的研发人员，起到一定的参考或指导作用。

　　本书的编写得到了北京市中西医结合医院口腔科同仁的大力支持。刘钢、熊伯刚、曾东几位年轻医师在查阅文献和征集资料中付出了辛苦的劳动，侯晓菲、郭维、丁楠三位护士在拍摄和制作图片时刻苦努力，特别是在征求患者同意、与患者沟通交流方面耐心细致、任劳任怨。我的研究生柴媛、杜桥两位同学在本书的收尾工作中加班加点，不辞劳累。另外，还要感谢法国 RTD 公司 Manh Quynh Chu 先生、RTD 公司中国办事处王越老师、北京化工大学周学刚博士的大力帮助。他们为该书的编写提供了大量的文献、图片和相关资料。在此，向他们表示衷心的感谢！

　　为了进一步提高本书的质量，以供再版时修改，敬请各位同行和读者提出批评和指导意见。

牛光良

2013 年 2 月 2 日

目　录

第一章
桩核冠简介

桩核冠是利用桩插入根管内获得固位,应用核替代牙冠部分缺损,并最终依靠全冠恢复患牙形态和功能的一种组合式修复体。一般来讲,桩核冠是牙体缺损至一定程度后无法应用嵌体、部分冠、全冠修复而最后选择的修复体。目前,桩核冠是临床上保存和利用残冠残根的主要修复方法。

早在 1726 年,Fauchard 就利用木制桩冠(wood pivot tooth)插入根管内修复患牙,木制桩在吸水膨胀后与根管壁密合达到较好的固位作用,这就是最早的桩冠。而关于"桩"的概念则是 19 世纪牙科医师在应用管状牙(tube teeth)进行冠桥修复的过程中确定下来的。早期的桩冠通常由木制品或金制作,通过铆接与管状牙形成一个整体,管状牙通过位于髓腔和根管内的桩来取得固位,从而达到固定修复的目的。

1880 年,Richmond 设计了一种桩、冠一体的金属修复体,以后改进成冠、桩分离,奠定了现代桩核冠的基础。20 世纪初,失蜡铸造法开始应用于冠桥的制作,使得金属桩核一度占据着残根残冠修复的主导地位,直到目前为止仍在临床上普遍使用。20 世纪中期,人们确定了桩-核-冠系统的组成和作用,这一修复模式最终成为目前残根残冠的主要修复技术。随着社会的进步和文明的提高,人们的要求也在不断提高,传统金属桩核的修复模式已明显不能满足人们追求美观的需求。20 世纪后期,随着美学修复的发展,金属材料在口腔中所暴露出来的缺点和无法解决的问题使得学者们对传统桩核冠又重新认识。因此,寻找一种既能保持金属桩核的优点又能弥补金属桩核缺陷的美学桩核材料已成为学者们关注的热点。随后,陶瓷和纤维增强复合树脂桩核材料在树脂粘接技术的支持下相继问世并应用于临床,从而改变了大量使用金属桩核修复的现象。

目前,纤维桩在桩核冠修复领域中占据了越来越大的比例,并有取代金属桩核的趋势。随着现代修复学和口腔材料学的不断发展,桩核冠修复技术也在不断提高和日趋成熟。

第一节 桩核冠的组成和分类

一、桩核冠的组成和作用

桩核冠由桩、核、全冠三个部分组成(图1-1)。

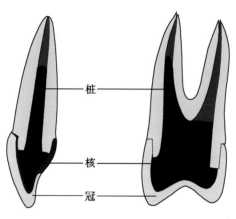

图1-1 桩核冠组成

1. 桩 位于根管内用来固位并为最终修复体提供支持和传导𬌗力的部分。除了固位、支持和传递咀嚼力外,桩(post)还能改变根管内的应力分布。

2. 核 与桩的头部相连,替代牙冠的部分缺损并与剩余冠部组织形成预备体,从而为全冠修复提供固位。核(core)与桩可以整体铸造为一体,也可以通过粘接成为一体。

3. 全冠 通过粘接材料固定在核或冠部预备体上并最终恢复患牙形态和功能的部分。全冠(crown)能够保护剩余牙体组织,防止继发龋坏和折裂。

二、桩核冠的分类和优缺点

(一) 桩的分类

根据桩是否需要加工定制,将桩分为金属铸造桩(定制桩)、预成桩、半预成桩三类。

1. 金属铸造桩 金属铸造桩(metal casting post)是在口内或模型上制作蜡型,通过失蜡铸造法制作而成,通常与核整体铸造成为一体。铸造桩核在修复后牙缺损时,可以通过分体桩的形式在不同就位方向的根管内粘接固定,从而取得更好的固位和应力分散(图1-2)。通常使用的铸造金属材料有金合金、银钯合金、纯钛、钛合金、钴铬合金及镍铬合金等。

优点:与根管密合性好,摩擦力大,可获得良好的固位;可改变牙体长轴方向,对牙齿严重倾斜者能达到良好的修复效果(图1-3)。

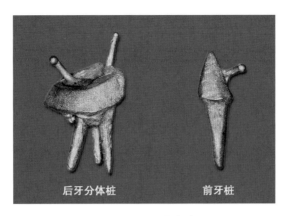

图 1-2 金属铸造桩

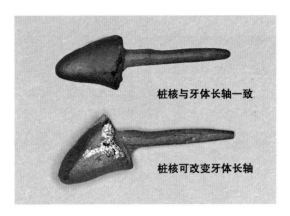

图 1-3 铸造桩可改变牙体长轴方向

缺点:美学效果差;患者需两次或多次就诊;弹性模量高,根管内应力集中大,容易造成根折;后牙分裂桩核制作工艺复杂,临床操作困难;失败后再修复困难等。

2. 预成桩 预成桩(prefabricated post)是制造商按一定的标准型号加工成型后,临床上稍加修改或直接使用的成品桩。临床使用时,应用核材料在预成桩的上端周围充填或堆积出核的形态,可避免二次复诊,减少诊疗时间。

预成桩早期只有金属成品桩,主要是针对铸造桩核需要二次复诊的缺点设计的。后来,随着粘接技术的提高和美学修复的发展,预成氧化锆桩和纤维桩相继面世。

临床上根据预成桩的材质可分为以下三种:

(1)金属桩:大多数金属成品桩的表面均有螺纹或沟槽结构,通过拧入根管内壁的牙本质中获得固位。常用的金属材料有纯钛、钛合金、镍铬合金、不锈钢等(图 1-4)。

优点:在所有桩的种类中,金属螺纹桩的固位力最强。

缺点:易造成根管内壁应力过大和分布不均匀,在咬合负载的状况下容易造成根折。目前金属成品桩在临床上很少使用。

(2)陶瓷桩:为氧化锆陶瓷桩。氧化锆桩通过在其表面热压铸瓷形成核的结构并完善与桩道适合的桩的外形(图 1-5)。

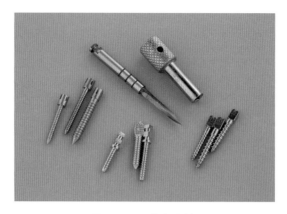

图 1-4　预成金属桩

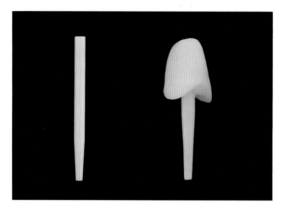

图 1-5　预成氧化锆桩-铸瓷核

优点:机械强度高,具有良好的美学特性。

缺点:硬度和弹性模量高,易导致根折;脆性大,长期疲劳下可发生桩折现象;桩折后或根尖发生病变时再修复非常困难。目前预成陶瓷桩在临床上应用很少。

（3）纤维桩:是一种纤维增强型聚合物基复合材料,也称作纤维增强复合树脂桩(图1-6)。根据增强纤维的成分不同可分为碳纤维桩、玻璃纤维桩、石英纤维桩和聚乙烯纤维桩。

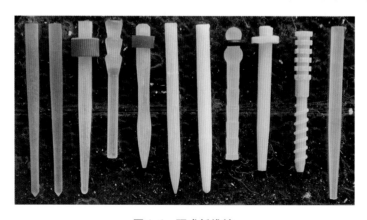

图 1-6　预成纤维桩

详见第二章"纤维桩的组成和分类"。

优点:弹性模量与牙本质接近,能够更好地保护患牙;除碳纤维桩外,其他纤维桩透光性好,美学性能优良。

缺点:在根管内主要靠粘接固位,临床技术敏感性强,操作不慎可导致纤维桩脱落和修复失败。

预成桩还可以根据其外部形态分为以下2种:

(1) 平行桩:即桩体上下直径一致,适合根长且粗大的患牙(图1-7)。平行桩具有很好的固位力,但容易在根尖区磨除较多的牙本质,造成根管侧穿或牙体组织薄弱。

(2) 锥形桩:即桩体上下成一定的锥度,与天然牙根管形态接近(图1-8)。锥形桩能够最大限度地减少根尖区牙本质的磨除量,但与平行桩相比,其固位力相对减弱。锥形桩能够产生楔力作用,高弹性模量桩核材料容易造成牙根纵裂。

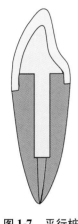

图1-7 平行桩

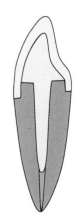

图1-8 锥形桩

另外,也可按照预成桩的表面形貌进行分类,如光滑形、沟槽形、螺纹形、锯齿形等。

3. 半预成桩 是指未预制成固定形态,临床使用时需要医师在患牙上塑形的一种纤维桩,又称可塑性纤维桩、软体纤维桩等。目前临床使用的聚乙烯纤维桩即属于半预成桩,详见第九章"可塑性纤维桩"。

近年来,CAD/CAM桩核也在临床上开始应用。这种桩核制作精度高,密合性好,发展前景广阔;但由于设备昂贵、工艺复杂、费用较高等因素,目前临床上还未普及。

(二) 核的分类

理想的核材料应当具有与牙体组织相匹配的抗压强度、热膨胀系数和收缩性,同时还应具有足够的挠曲强度、良好的生物相容性、美观性以及临床可操作性。但到目前为止,临床上所有的核材料均无法同时满足上述要求,都各自存在不同程度的缺点。

铸造桩核为整铸一体结构,其核材料与铸造金属桩成分相同。

预成桩与核常通过粘接成为一体,常见的核材料有以下几种:

1. 银汞合金 银汞合金(dental amalgam)作为核材料常与金属螺纹桩联合使用,具有较好的物理机械性能,临床操作简单,费用较低(图1-9)。20世纪70年代开始应用于临床,由

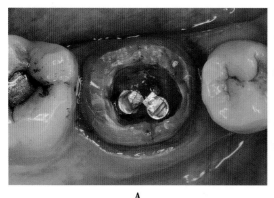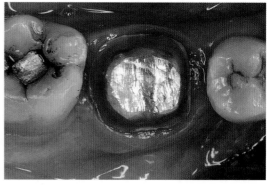

图 1-9　金属螺纹桩-银汞合金核

A. 金属桩粘接于根管内；B. 充填银汞合金制作核

于银汞合金生物相容性差及汞污染等问题，目前已很少应用。

2. 桩核用玻璃离子水门汀　个别厂家推出的桩核用玻璃离子水门汀（core glass ionomer cement），比临床常用的充填型和粘接型玻璃离子水门汀具有更高机械强度，可与金属螺纹桩联合使用制作桩核。但由于抗压强度相对较低，不足以长期行使核的功能，故临床不推荐使用。

3. 桩核复合树脂　为专用的核成形复合树脂（core build-up composite），可与预成桩联合使用制作桩核。根据固化方式不同，桩核树脂可分为化学固化型（chemical cure）、光固化型（light cure）和双重固化型（dual cure）3 种，临床常用的有光固化型和双重固化型两种（图1-10）。桩核复合树脂与金属螺纹桩联合应用的修复技术曾在 20 世纪 80 年代和 90 年代广泛应用（图 1-11），随着预成金属桩的逐渐淘汰，目前桩核复合树脂常与纤维桩联合应用制作桩核。临床使用时，首先应用粘接型树脂水门汀将纤维桩固定于根管内，然后再用桩核复合树脂形成核（图 1-12）。

优点：机械强度高，弹性模量与牙本质接近，具有良好美观性和生物相容性，能与牙体组

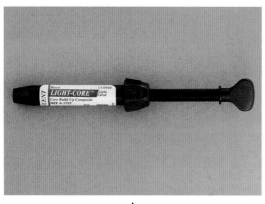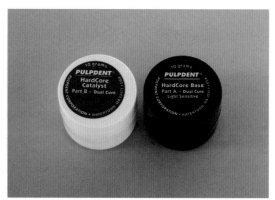

图 1-10　桩核复合树脂

A. 光固化型；B. 双重固化型

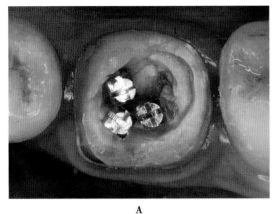
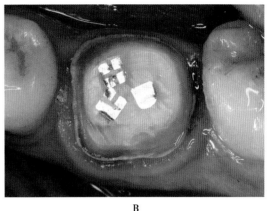

图 1-11　金属螺纹桩-复合树脂核
A. 金属桩粘接于根管内；B. 充填桩核树脂制作核

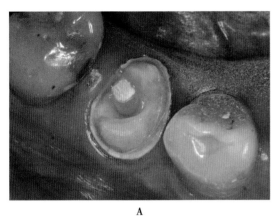
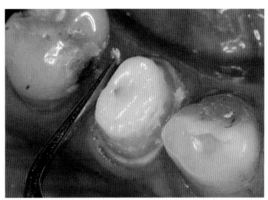

图 1-12　纤维桩-复合树脂核
A. 纤维桩粘接于根管内；B. 充填桩核树脂制作核

织形成良好的粘接界面,使桩核固位力增强。

　　缺点:黏稠度大、粘结性差。由于缺乏流动性,冠部堆核时常用充填器分层、加压成形。如果冠部余留牙体组织较少,围绕桩体的复合树脂则很难充填成形,给临床操作带来很多不便。另外,由于硬度较大,润湿性较差,分层堆塑时很容易在树脂与桩体以及树脂与牙体组织间形成气泡或残留空间。

　　目前,市场上专用的桩核复合树脂越来越少,可采用充填型的光固化复合树脂替代。

　　4. 桩核树脂水门汀　桩核树脂水门汀(core build up resin cement)是一种低黏度的复合树脂,临床可见到的均为双组分的双重固化型桩核树脂水门汀(图 1-13),其强度和流动性介于桩核复合树脂和通用型树脂水门汀之间(图 1-14)。桩核树脂水门汀既有水门汀的粘接作用,又可作为核材料使用,使粘桩和堆核同步进行,简化了临床操作,目前在临床上广泛应用。详细内容见第四章"纤维桩粘接理论"。

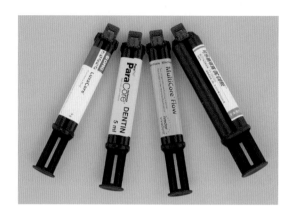

图 1-13　桩核树脂水门汀

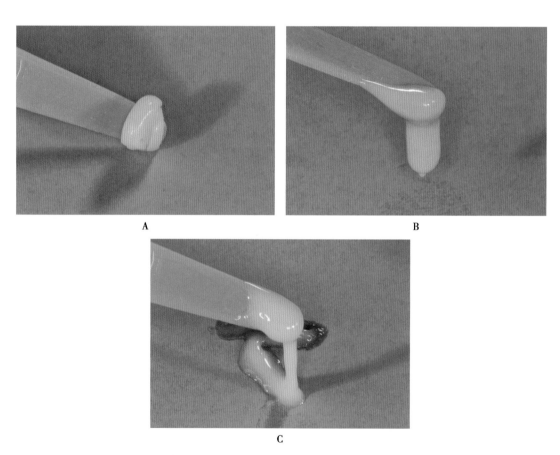

图 1-14　桩核复合树脂、桩核树脂水门汀、通用型树脂水门汀流动性比较
A. 桩核复合树脂；B. 桩核树脂水门汀；C. 通用型树脂水门汀

随着临床要求的不断提高,越来越多的核材料在保证强度的同时又具有一定的流动性,不仅能满足冠部缺损的恢复,同时还具有较好的粘接功能。目前,桩核树脂水门汀已逐渐取代了其他类型的核材料,成为桩核冠修复的主流产品。

(三) 全冠的分类

全冠可分为金属铸造冠(metal crown)、烤瓷熔附金属全冠(PFM)、陶瓷冠(ceramic crown)三大类。其中,金属铸造冠又有贵金属冠、非贵金属冠和钛冠等;陶瓷冠又有铸造玻璃陶瓷冠、氧化铝陶瓷冠、氧化锆陶瓷冠等;烤瓷冠也可分为贵金属烤瓷冠和非贵金属烤瓷冠。临床上应根据患牙情况和患者的要求进行选择(图1-15)。

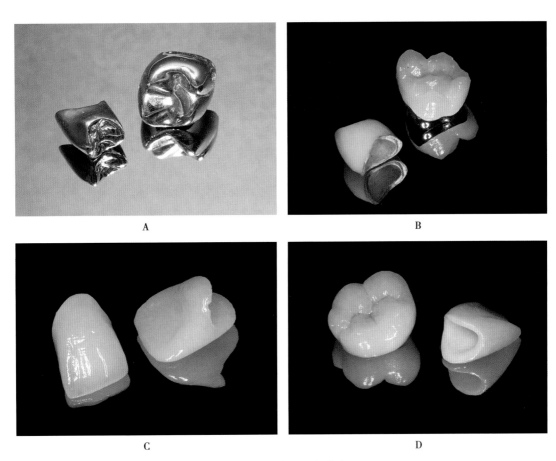

图 1-15 临床常用的各类全冠
A. 金属铸造全冠;B. 烤瓷熔附金属全冠;C. 铸造玻璃陶瓷冠;D. 氧化锆陶瓷冠

第二节 桩核冠修复的适应证和非适应证

桩核冠修复的前提是患牙必须经过完善的根管治疗,根尖无炎症或炎症已完全控制,根尖区不敏感,没有炎症活动的迹象,此时方可考虑桩核冠修复。

一、适应证

1. 牙齿缺损严重,无法充填治疗且全冠修复固位不良者。

2. 牙根有足够的长度,牙周健康,缺损断面位于龈上者;如缺损断面位于龈下,经龈切除术或冠延长术能暴露断面者。

3. 牙齿严重倾斜,无条件或拒绝正畸治疗,需要通过桩核改变牙冠方向者。

4. 牙冠短小的畸形牙如过小牙,全冠修复固位较差者。

5. 作为固定义齿或活动义齿固位体的残冠残根。

二、非适应证

1. 牙根长度不足,无法获得足够的固位形、抗力形者。

2. 牙槽骨吸收超过根长 1/3 以上者。

3. 根管感染未能有效控制,瘘管口未彻底闭合者。

4. 根管弯曲且细小,无法取得桩的长度和直径者。

5. 根管内吸收或断桩取出后根管壁过薄,抗力形较差者。

三、修复时机

关于根管治疗后桩核冠的修复时机(suitable time for restoration),一般认为,经过完善的根管治疗后应观察 1~2 周,确定无临床症状或不适时才可以进行桩核冠修复。如果患牙有瘘管,应等瘘管完全愈合后,且无根尖症状时才做桩核冠。如根尖周病变较大,则需观察更长的时间,待病变稳定、无局部扩大时再进行修复。总之,应根据患牙的病情发展和全身状况综合分析,具体对待。下列指征和修复时机可作参考。

1. 活髓牙经过根管治疗后可以在当天进行桩核冠修复。

2. 急慢性牙髓炎尚未累及根尖周时,根管治疗后至少观察 3 天,无不适症状时可进行桩核冠修复。

3. 牙髓炎伴有根尖症状时,根管治疗后应观察 1~2 周再进行桩核冠修复。

4. 外伤牙折伴牙周膜症状者,根管治疗后应至少观察 1 周,无牙周症状后再进行桩核冠修复。

5. 根尖周病变严重或病变范围较大,如根尖囊肿,根管治疗后待根尖阴影明显缩小后方可考虑桩核冠修复。

6. 冠延长、根尖手术的牙齿,应至少观察 1~2 个月后再进行桩核冠修复。

四、冠修复和桩核冠修复的选择

临床上并非所有根管治疗后的患牙都需要桩核冠修复,很多情况下可以直接充填后进行全冠修复。患牙根管治疗后是直接冠修复还是进行桩核冠修复,关键在于患牙余留牙体组织的多少,以及是否能够达到长期抵抗咬合力的要求。临床上应根据具体情况,具体分析、具体对待。

1. 前牙和前磨牙 对于根管治疗后的前牙和前磨牙,如缺损程度较小,通过树脂充填,完全可以达到较好的修复效果,并没有必要进行冠修复,除非患者有较高的美观需求,而一旦选择冠修复,则桩的应用是必需的。如果患牙根管治疗后存在大面积缺损有可能导致冠折,或剩余牙体组织不能提供充分固位时,临床上应选择桩核冠修复。

2. 磨牙 对于根管治疗后的磨牙,全冠修复是保持患牙行使正常功能的有效方法,而未进行全冠修复的患牙,其患牙缺失率远远高于冠修复者。对于全冠修复是否选择桩核,临床上应根据患牙的缺损程度而定。如果缺损仅在𬌗面或累及一个轴面,大多情况下可使用复合树脂充填后直接进行冠修复,可以不使用桩核,但也要考虑患者的𬌗力大小及咬合接触情况。如果缺损累及两个或两个以上轴面时,则必须进行桩核冠修复,否则牙折的发生率会很高。

关于如何选择冠修复和桩核冠修复的详细内容,可参考第六章第一节部分。

第三节 桩核的设计和要求

桩核在临床应用中应遵循一定的设计原则以获得足够的固位力和强度,从而达到为全冠提供固位、保护患牙的目的。桩核的设计应主要考虑以下因素:

一、桩的长度

桩在根管内的长度是桩核获得固位力的主要因素。在保证根尖封闭区 4mm 的前提下,对于桩的长度有以下要求(图 1-16):

1. 桩的长度至少应与冠长相等,即:桩长≥冠长。

2. 桩的长度一般为根长的 2/3 ~ 3/4。

3. 桩在牙槽骨内的长度应大于根在牙槽骨内长度的 1/2,以取得足够的骨性支持,防止根折发生。

根尖封闭区的临床意义:①隔离口腔污染环境与根尖周组织,避免操作造成污染;②侧支根管多发生在根尖区,根管治疗很难封闭;③根尖区直径小,抗力差,易根折。

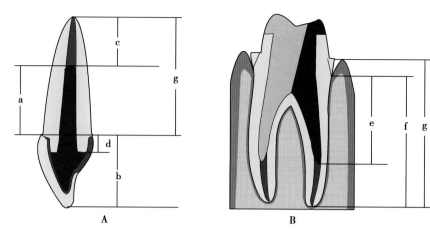

图 1-16 桩核要求示意图(周永胜提供)

a. 桩长;b. 冠长;c. 根尖封闭区;d. 牙本质肩领;e. 位于牙槽骨内的桩长;f. 位于牙槽骨内的根长;g. 根长

要求:a≈2/3～3/4g;a≥b;c≥4mm;d≥1.5mm;e≥1/2f

二、桩的直径

从力学的角度考虑,桩的直径一般要求不能超过牙根直径的1/3,且根管壁四周应至少保留1mm的牙本质厚度,这样既能保持桩的固位又能保证牙根的强度(图1-17)。如果桩的直径过小,不仅其在根管内的固位力不足,同时也容易发生桩本身的折断(图1-18)。如果桩的直径过大,尽管能够增加一定的固位力,但会过多磨除根管牙本质,造成根管壁薄弱而导致根折的发生(图1-19)。特别是接近根尖的区域,牙根锥度大,根管壁变薄,临床很容易造成侧穿。临床上桩的直径设计在1/4～1/3根径范围内是较为安全的。

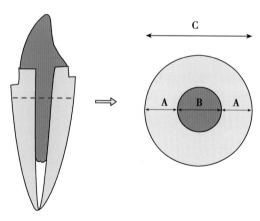

图 1-17 桩的直径要求

A. 牙本质厚度;B. 桩的直径;C. 牙根直径

要求:A≥1mm;1/4C≤B≤1/3C

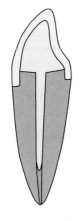

图1-18 桩直径过小

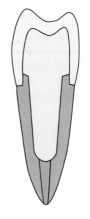

图1-19 桩直径过大

三、桩的形态

理想的桩的形态应与牙根外形一致,从根管口到根尖呈逐渐缩小的圆锥体,桩在各层面的横截面直径都不应超过牙根直径的1/3,且与根管壁密合。但是,天然牙根的形态多数不是标准的圆锥形,根管系统的解剖形态可表现为不规则的椭圆形、哑铃形、尖圆形、肾形、马铃薯形,甚至是C形根管。这就造成了临床中桩道预备形态的多样性和复杂性。为达到桩的形态与牙根外形和预备的桩道空间尽量吻合,临床上应根据牙根外形和桩道预备的形态选择桩的外形。

从固位角度来说,桩道预备应尽可能减少锥度而利于桩的固位,平行桩应是最好的选择。但由于牙根存在天然的缩窄,根尖区预备时容易过多磨除根管牙本质,造成牙根的管壁薄弱,抗力下降。锥形桩与大多数根管形态一致,根管预备时可以减少根管壁的磨除,但固位力相对减弱,对于高弹性模量的金属桩和陶瓷桩,也容易在根管内产生楔效应造成牙根折裂。因此,桩道的预备应在保证桩的直径和强度的条件下,避免磨除过多的根管牙本质,预备出的桩道能够基本反映出原有的根管形态和牙根外形即可。近年来双锥度纤维桩的问世使上述问题得到了较好的解决。

现代根管治疗学在使用大锥度镍钛器械根管治疗时,要求充分的冠方通路,特别是在牙根的冠1/3处往往形成较大的锥形桩道,甚至像“喇叭口”形态根管,此时应考虑使用低弹性模量的锥形纤维桩进行修复。

四、桩的数目和位置

桩的数目和位置应根据患牙的缺损状况而定。对于磨牙来说,首先应选择最粗大的牙根,如上颌磨牙的腭根(图1-20)及下颌磨牙的远中融合根(图1-21)。如果缺损范围较大(两个以上的轴壁缺损),应考虑增加桩的数量来加强固位,如上颌磨牙的颊侧根及下颌磨牙的近中根(图1-22)。对于双根管的前磨牙,由于两根管均较细窄,使用单根管修复时桩松动和脱落概率较高,临床大多采用双根管进行桩核修复(图1-23)。

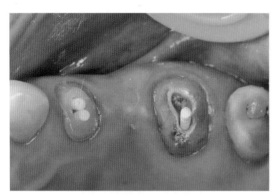

图 1-20　上颌磨牙首选腭根

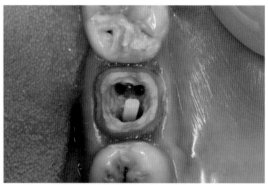

图 1-21　下颌磨牙首选远中融合根

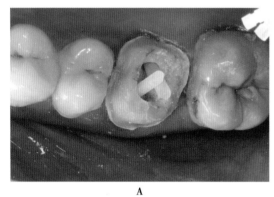

A

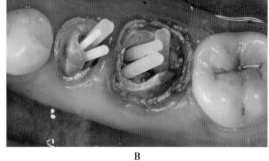

B

图 1-22　缺损范围较大应增加桩的数量

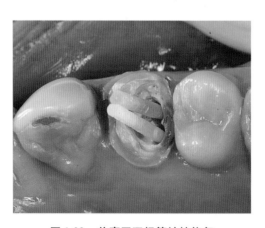

图 1-23　前磨牙双根管桩核修复

五、牙本质肩领

牙本质肩领(ferrule)是指桩核-牙体组织交界处向根方扩展至冠预备体边缘的牙本质壁(图1-24)。该结构位于牙颈部应力集中区,被全冠所包绕,能够使牙体组织更好地抵抗牙颈部所受到的功能性杠杆力、𬌗力传导所致的侧向力以及锥形桩所致的楔入力,从而增强患牙的抗折性,这一现象被称为箍效应(ferrule effect)。同时,牙本质肩领还能够增加冠修复体的轴面适应性和边缘密合性。

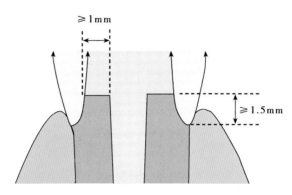

图1-24 牙本质肩领示意图

目前大多数人认为,牙本质肩领越高,其箍效应越强。理想情况下,牙本质肩领至少应在1.5mm以上,厚度应为1mm以上。因此,在牙体预备时应尽量保存剩余牙体组织,充分提高患牙的抗折性。

理想的牙本质肩领应该在牙颈部形成360°包绕,从而使应力分散更为均匀。如果牙齿缺损范围较大,导致牙本质肩领不完全,形成270°或180°包绕,则牙本质肩领抵抗冠折的效果会随着包绕度的减少而降低。Ferrari在临床研究中发现,仅1个轴壁存在牙本质肩领的患牙,其修复失败的风险比360°都有牙本质肩领的患牙明显增加;而纤维增强树脂桩核与牙本质粘接剂的使用,可以使应力更好地在牙根分散,降低了非360°包绕的牙本质肩领患牙的失败风险。

牙本质肩领对不同材质的桩核修复体都是非常重要的组成结构。通过对比有无牙本质肩领的不同材质的桩核修复体,发现牙本质肩领可以显著提高修复体的疲劳强度;其中纤维增强树脂桩核最高,金属铸造桩核提高的幅度最为明显。这表明牙本质肩领对于所有材质桩核修复体都是有保护作用的,有重要的临床意义。

第四节 桩核的固位

桩核的固位力包括摩擦力、约束力和粘接力。桩核的脱位有两种形式,冠向脱位和以桩长轴为旋转中心的旋转脱位。抵抗桩核冠向脱位的固位力为摩擦力和粘接力;抵抗桩核旋转脱位的固位力主要为约束力,其次是摩擦力和粘接力。

一、摩擦力

摩擦力(frictional force)是两个相互接触而又相对运动的物体之间产生的作用力。两个相互接触的物体如果有相对滑动的趋势但还没有形成位移时所产生的摩擦力称为静摩擦力(static friction)。静摩擦力的大小与两物体的接触面积、密合程度、摩擦面的粗糙度以及摩擦面受到的正压力有关。

静摩擦力对于桩核的固位尤为重要。一般来说,适当增加桩道的直径和长度,保证桩核与预备牙体的密合,对桩道和桩核表面进行粗化,减小桩道锥度或应用平行桩设计等方法,都可以增加桩体与桩道的接触面积,有助于提高桩核的固位力。另外,冠部余留牙体组织的多少,对桩核摩擦力也会产生较大的影响。冠部牙体组织越多,桩核的摩擦力越大。

铸造桩核与冠部余留牙体组织和桩道的密合性较好,接触面积较大,其固位力主要依赖于摩擦力(图1-25);对于光滑表面的预成桩如纤维桩,大多情况下桩道的形态与桩的外形并不能达到较好的吻合,其密合性较差,接触面积不像铸造桩核那样大,因此静摩擦力不是纤维桩的主要固位来源(图1-26)。

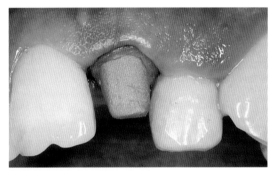

图1-25　铸造桩核密合性好,摩擦力大

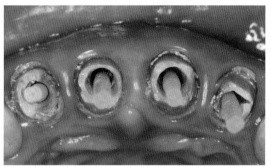

图1-26　纤维桩密合性差,摩擦力小

二、约束力

约束力(constraining force)是约束体与被约束体相互接触时,能够限制被约束体位移的力量。约束力与接触面的几何形态和物理性质有密切关系。桩核与预备牙体被认定为刚性物体,两者之间的接触为刚性接触,形成的约束现象为刚性约束。桩核的约束力既来源于桩道的形态和数目,又来源于冠部剩余牙体组织的固位形,两者均可有效地抵抗桩核的旋转脱位。

对于圆形单根管的铸造桩核,如果牙冠剩余牙体组织越多,制备出固位形后其约束力就越充分。如果冠部剩余牙体组织较少或仅为残根,则应在根管口部位制备出沟槽以防桩核旋转,从而增加约束力(图1-27)。而对于扁形单根管和多根管铸造桩核,由于其本身已具备良好的约束力,临床上则无须制备抗旋转沟。

对于预成纤维桩,由于其横截面为圆形,在桩道内抵抗旋转的能力较差,约束力主要由

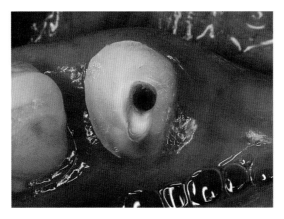

图 1-27　圆形单根管铸造桩核的抗旋转沟制备

粘接力来提供,抗旋转沟的制备作用不大。

三、粘接力

粘接力(adhesive force)是牙体组织和桩之间通过粘接剂形成的固位力。粘接力主要包括两方面的内容,一方面是粘接材料进入牙体组织和桩表面的微孔形成的微机械嵌合,另一方面是粘接材料中的成分与牙体组织和桩表面形成的化学结合。

传统水门汀包括磷酸锌水门汀、羧酸锌水门汀和玻璃离子水门汀,与桩的粘接只有物理作用,而没有化学粘接。羧酸锌水门汀和玻璃离子水门汀中的羧基可与牙本质中的钙离子和羟基发生化学反应,与牙体组织存在一定的化学粘接力。传统水门汀都存在溶解性高,粘接强度差的缺点,一般用于金属铸造桩核的粘接。树脂水门汀不仅能与牙体组织和不同材质的桩体形成牢固的微机械结合,同时也能通过其组成中的功能单体与牙体和桩体形成一定的化学粘接。树脂水门汀具有较高的粘接强度,临床上对于固位形较差或需要粘接固位的修复体的粘接应首先选择。

关于树脂水门汀的粘接,详见第四章"纤维桩粘接理论"。

第五节　金属桩核存在的问题

一、牙根折裂

临床研究发现,金属铸造桩核的平均寿命为 7.3 年。其修复失败通常包括桩核松动脱落、牙根折裂(root fracture)、桩核折断等情况。桩核松动脱落和折断大多情况下可以通过再次修复恢复功能,而牙根折裂已失去再次修复的可能性,临床须将患牙拔除(图 1-28)。根据统计,男性患者发生根折的比例较高,上颌牙齿尤其是上颌前牙根折的比例更高。

引起牙根折裂的主要原因在于金属材料与牙本质的弹性模量相差较大。当牙齿承受殆

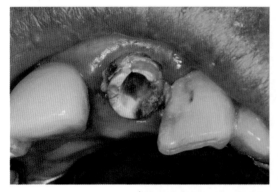

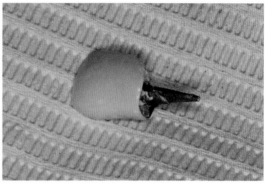

图 1-28　金属桩核造成的根折

A. 根折；B. 金属桩核；C. 牙齿拔出后

力时,金属与牙本质间产生应力集中。应力集中常位于桩的末端区域,长期咬合负载下,牙根折裂的可能性增高。另外,由于金属铸造桩核与桩道密合性较好,桩核粘接时如粘固剂调拌过稠,修复体就位后粘固剂不易排出,会造成根管内压弹力增大,有可能形成应力集中而导致牙根折裂。

二、牙龈和牙根变色

金属桩核引起牙龈和牙根变色(discoloration)的原因主要有两种,一是金属桩核透光性差,可见光无法穿过;二是金属桩核在口腔环境中可发生电解反应,使金属离子附着于软硬组织造成染色。

光线通过物体时可发生吸收、折射、反射和散射等现象,从而产生不同的光学效果。不同材料的透光性和折射率存在较大的差别,当两种透光性和折射率相接近的材料组合在一起时,在光源下能够表现出良好的透明或半透明状。金属材料的透光性较差,可见光无法通过,为不透明物质,而口腔软硬组织为半透明物质,因而金属修复体与牙齿在天然光线下无法达到颜色协调的效果。如果患者牙龈较为菲薄,反映到牙龈上也会造成牙龈颜色变暗的情况(图 1-29)。临床上当金属桩核冠修复完成后就会出现这种情况,如果戴用很长时间出

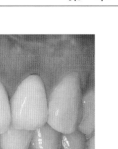

图 1-29　金属桩核冠由于光线作用使牙龈颜色变暗

现牙龈发暗,一般为金属腐蚀所导致。

另外,口腔生理情况下表现为弱酸环境,由于牙本质具有通透性,口腔液体通过牙本质小管与金属桩接触,金属会发生电解反应,从而导致金属离子的析出。金属离子沉积在牙体组织和牙龈上,造成牙齿和黏膜组织变色(图 1-30)。临床上最常见的腐蚀现象是不锈钢、镍铬合金和银钯合金等修复体对牙体和牙龈造成的染色。通过对牙齿腐蚀部位的检测分析,可以发现铁(Fe)、铬(Cr)、镍(Ni)、硫化物等元素和化合物的存在(图 1-31)。对于化学性能稳定的金合金材料,尽管析出的金属离子很少,但临床上也有引起牙龈和牙根变色的报道。

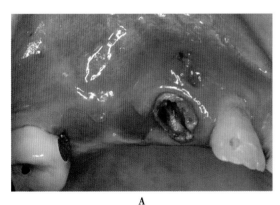

A

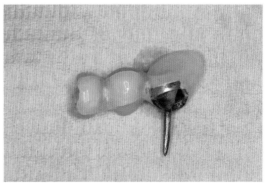

B

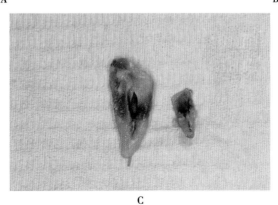

C

图 1-30　金属桩腐蚀导致的牙体变色

19

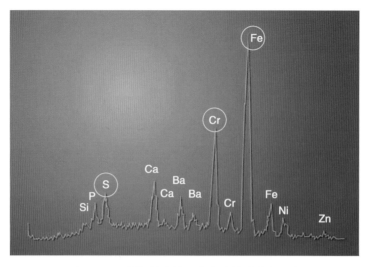

图 1-31 不锈钢桩腐蚀牙齿产生的游离金属物

三、再治疗困难

临床上经常遇到因根管治疗失败和金属桩折断等情况需要拆桩的问题。有研究表明，大约 25% 的根管治疗由于病理学或其他原因需要重新治疗，而再治疗（retreatment）的病例中约 25% 的需要将桩核去除。金属桩核过高的硬度给临床操作带来很大困难和风险，在去除过程中很容易磨除正常的牙体组织，甚至造成侧穿。长期以来，金属桩的拆除问题一直困扰着每一位修复医师，临床上几乎没有更好的解决办法（图 1-32）。

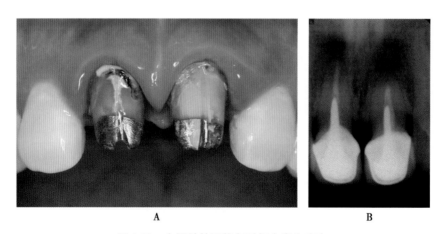

A   B

图 1-32 金属桩核冠修复后根尖发生病变

四、微渗漏

金属桩核粘固时，临床上大多使用传统水门汀（磷酸锌水门汀、羧酸锌水门汀、玻璃离子水门汀）。传统水门汀固化时伴随一定的体积收缩，固化后在口腔环境中存在一定溶解性。

另外,金属材料弹性模量较高,在长期咬合负载下,金属与水门汀的粘接界面由于剪切力和压力的变化会造成粘接失败。上述因素都会造成桩核与牙体组织间发生微渗漏(microleakage)现象,最终导致继发龋坏和修复体松动脱落(图1-33)。

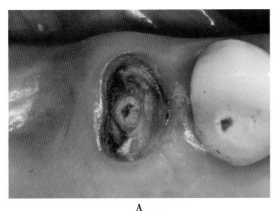
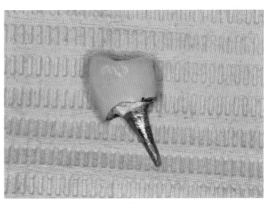

A　　　　　　　　　　　　B

图1-33　水门汀吸收伴继发龋坏致桩核冠脱落

五、电偶腐蚀

由于口腔环境内唾液、龈沟液均为电解质溶液,牙体组织中牙骨质和牙本质是可以进行液体交换的通透组织;因此,金属在口腔环境下的腐蚀是持续存在的,即便是单一种类的金属也会存在这种现象。

不同种类金属由于自腐蚀电位(corrosion potential)差异的存在,可形成不同的电偶电池,产生电偶电流。自腐蚀电位值相差越大,金属腐蚀的可能性就越大。电偶电流不但能刺激牙髓产生一过性的疼痛,而且对于相邻的由两种金属材料制成的修复体,能够造成电位较低的金属加速腐蚀,形成持续的电偶腐蚀(galvanic corrosion)。电偶腐蚀也是造成牙根和牙龈变色的重要原因之一;同时由于持续腐蚀,可造成金属桩核与粘接材料间出现空隙,导致桩核松脱,甚至造成牙齿折裂。有研究报道,金属铸造桩核修复后超过半数的牙根折裂病例,都能观察到电偶腐蚀造成的牙根变色,在部分牙根折裂的病例中,电偶腐蚀被认为是主要原因。通常金合金与银汞合金被认定不能相邻使用,比如银汞合金核联合金合金冠修复;而钴铬合金与金合金,钴铬合金与含锌银汞合金也能产生较大的电偶电流,临床中应予以注意。

六、MRI 图像变形

口腔修复所用的金属材料中,除了纯钛以外,其余金属材料对磁共振(MRI)影像均会造成不同程度的干扰。患牙存在金属修复体时,不但会使邻牙或邻近组织产生影像变形(anamorphose),而且在脑部组织和颈部的影像上也会产生伪影,从而影响图像的准确性及影像学的诊断。在桩核修复的各类金属中,金合金、钯银合金和银汞合金等贵金属合金其导磁率较低,对 MRI 干扰较小,几乎不影响图像的诊断。而钴铬合金、镍铬合金等贱金属合金其导磁率很高,在外加磁场中能强烈地被磁化,因此对影像的影响尤为明显(图 1-34)。

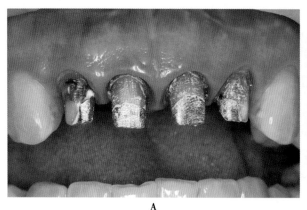

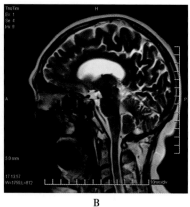

图 1-34 镍铬合金桩核引起的 MRI 图像变形
A. 镍铬合金桩核;B. MRI 图像

七、磨除牙体组织较多

采用铸造桩核修复时,印模制取时要求冠部髓室壁组织和桩道均无倒凹。为此,临床上桩道预备时需要将倒凹周围的牙体组织磨除后方能制取精确的印模,否则技工室蜡型无法制备或制备困难,临床上无法保证桩核的良好就位。从牙体保存修复学的角度来看,剩余牙体组织过多的磨除,不仅造成患牙机械强度的降低,同时也可影响修复体的使用寿命。

第六节 纤维桩的优点和推广

桩核技术自应用于口腔临床以来,一直是以金属材料为主。当时人们关注的焦点在于应用高强度的桩核材料来防止桩的变形和折断。特别是 20 世纪初铸造技术应用于口腔修复领域后,金属铸造桩核在临床上得到了最广泛的应用,并长期占据着残根残冠修复的主导地位。随着金属桩在临床上的普遍应用,其导致牙根折断的现象也开始在临床上逐渐凸显出来。20 世纪 80 年代,临床和科研工作者开始意识到桩核的作用并不能增加牙齿自身的抗力和强度,金属桩核与根管牙本质间因弹性模量的悬殊而产生的应力集中是导致根折发生的主要原因,并得到了大量实验数据的支持。此后,桩核研究的焦点转变为如何使桩核系统应力分布均匀,应力集中减少,从而防止根折的发生而达到更好的远期修复效果。另外,随着临床要求的不断提高,金属桩核的美学效果、生物相容性、腐蚀性以及疲劳性等问题也逐渐暴露出来,并引起了学者们的关注。因此,寻找一种与牙本质弹性模量接近、与牙体组织颜色相似、化学性能稳定、生物相容性好、抗疲劳强度高的桩核材料作为金属桩核的替代品成为临床上亟待解决的问题,同时也成为了学者们的研究热点。

一、纤维桩的发展历史

1983 年,Lovell 试图把碳纤维浸入树脂基质中来修复根管治疗后的牙齿,这是最早在文献中提及的纤维增强复合树脂材料用作根管桩的报道。这种系统没有投入工业生产也没有被证实有临床可靠性。在之后的几年中,Malquarti 把短碳纤维与 DGEBA-DDM 环氧树脂按一定比例混合,制作成 2mm ×2mm ×50mm 的平行六面体,经过机械切削形成底面直径为 1mm 的圆锥形体,这种短碳纤维增强的复合树脂被当时建议用作实验室桩核的制作。

纤维桩成功应用于临床主要归功于法国牙医 Duret 和 Reynaud(RTD 创始人)两位博士(图 1-35)。他们在 1988 年成功地推出了碳纤维增强树脂桩 Composipost(图 1-36),于 1990 年在文献上发表,并随后将其市场化(注册商品名为 C-Post)。这种创新性的理念引领了此后长达 20 多年的研究,并迎来了纤维桩临床应用的新时代。目前,Duret 博士仍在法国 Grenoble 市自己的诊所里工作,并为来自世界各地的访问者介绍他 20 年前的纤维桩病例。

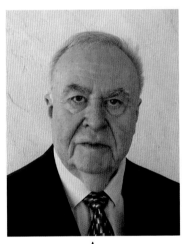
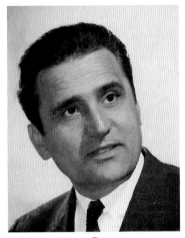

A   B

图 1-35　纤维桩发明人
A. Duret；B. Reynaud

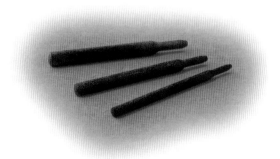

图 1-36　世界上最早的纤维桩 Composipost(RTD)

早期的纤维桩是由碳纤维浸入环氧树脂基质中混合而成,在弹性模量、机械强度、硬度以及耐腐蚀性上较金属桩优越。Composipost 碳纤维桩颜色呈黑色,外形上下两端为平行桩,在中下 1/3 区域通过一段 45°的锥形连接为一整体。这种纤维桩形态当时被定义为"修复学形态"(prosthetic)。此后,采用玻璃纤维和石英纤维与树脂基质相配伍的具有修复学形态的纤维桩也纷纷面世,并在临床上得到了日益广泛的应用(图1-37)。在法国 RTD 公司的实践基础上,其他厂商相继推出类似的产品。

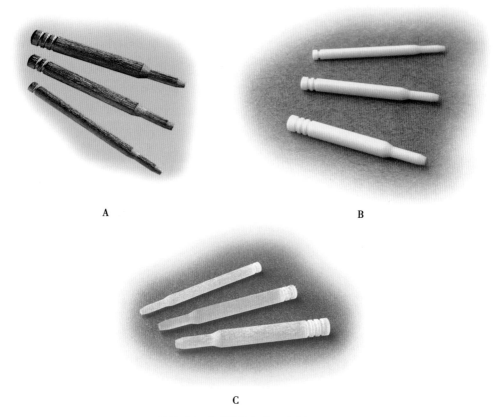

A

B

C

图1-37 各种"修复学形态"纤维桩

纤维桩主要依靠粘接力固位,通过树脂粘接剂与根管牙本质粘接才可获得良好的固位。因此,纤维桩的应用和发展,与现代粘接技术密不可分。早期的树脂粘接系统为酸蚀剂、底胶、粘接树脂所组成的第四代牙本质粘接系统(图1-38),由于粘接步骤多,操作复杂,使纤维桩的临床应用受到一定的限制。随着牙科粘接系统和树脂水门汀的不断更新和发展,目前市场上纤维桩配套使用的粘接系统已越来越简化,为临床应用带来了很大的方便。

在对纤维桩粘接剂研究的同时,学者们也在寻求如何通过引入"固位形"(retentive)来改善桩的固位。不同厂家开发出具有不同"固位形"的纤维桩,如环形沟、槽、螺纹等。这些固位结构为纤维桩提供了更大的表面积,在良好粘接的前提下确保纤维桩更好的固位(图1-39)。

为了更好地满足临床修复中根管器械和根管预备形态的需要,避免桩道预备时去除过多的根管组织,法国 RTD 公司又生产了"根管形"(endodontically shaped)纤维桩。这种桩的

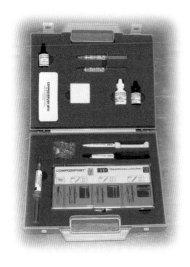

图1-38　早期的纤维桩与第四代
牙齿粘接系统配套使用

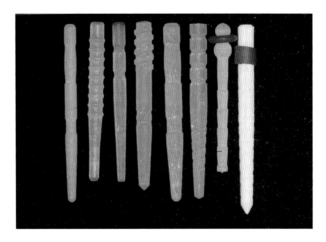

图1-39　固位形纤维桩

外形是由 Montreal 大学的研究者们设计和提出的,因此被称为 UM 桩。该纤维桩拥有 0.02 固定锥度和 ISO 标准直径,与临床标准的不锈钢器械预备后的根管形态大致吻合,保证了桩道预备时尽可能保留更多的牙体组织(图1-40)。

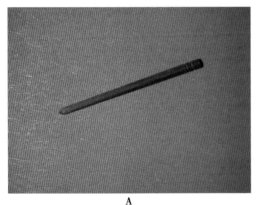

A

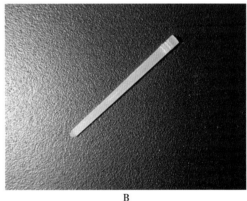

B

图1-40　根管形纤维桩(University of Montreal)
A. 根管形碳纤维桩；B. 根管形石英纤维桩

　　美学修复的发展,要求纤维桩具有与牙齿颜色相匹配的美学外观。这种想法引导了厂商对纤维桩外观颜色的改进。在玻璃和石英纤维桩未诞生前,RTD 研发人员曾在黑色的碳纤维核轴心上喷涂一定厚度的白色或乳白色石英纤维层,生产了外形美观和机械性能同时兼备的"混合"(hybrid)桩。经过外观改性的碳纤维桩在一定程度上提高了美观要求,同时将纤维桩的美学修复向前推进一步(图1-41)。此后,有着透明外观的,完全由石英或玻璃纤维组成的"白色"桩开始在临床中使用。玻璃纤维桩和石英纤维桩具有良好的透光性,可以用于光的传导,这一创举使得双重固化树脂粘接剂引入临床使用,使根管内树脂粘接剂的

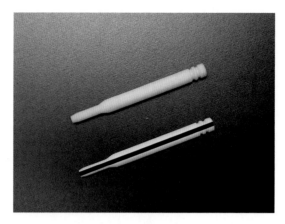

图 1-41 混合纤维桩(Hybrid Post)

固化更加充分,纤维桩的粘接强度得到进一步提高。

临床要求的不断提高使得纤维桩性能得到进一步改良。目前市场上的透明纤维桩可以同时拥有"修复学"形态、"根管形"形态、可改变的锥度形态,被定义为双锥度纤维桩,即 DT post(double taper post)。该纤维桩末端拥有 0.02 固定锥度,中间部分具有 0.06~0.10 范围内的固定锥度,上部为平行结构,与临床应用大锥度镍钛器械预备后的根管形态大致吻合(图 1-42)。

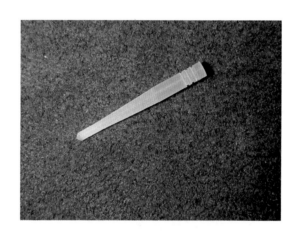

图 1-42 双锥度石英纤维桩

为满足临床检查和诊断的需要,要求纤维桩应具有一定的 X 线阻射性。早期的纤维桩由于缺乏射线阻射能力被认为是纤维桩修复的一大缺陷(图 1-43)。经过长期的研究,X 线半阻射性的碳纤维桩和石英纤维桩相继问世,缺乏阻射性的问题已不再困扰纤维桩的临床使用。目前市场上绝大多数的纤维桩具有一定的 X 线阻射性(图 1-44)。

市场的竞争也迫使着商家不断推出新的产品,新产品不断涌向市场并为临床提供更多的选择。近年来,温控变色技术应用于新型纤维桩的研发并得到了临床认可与好评,为桩核失败再修复时纤维桩的去除提供了很大的方便。临床使用时,在体温条件下纤维桩的标示色消失成为透明色,当需要去除纤维桩时,可以方便地通过喷水冷却使纤维桩还原为本来的标示色(图 1-45)。

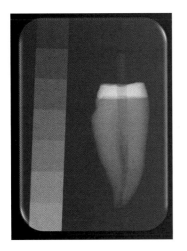

图1-43 无阻射性纤维桩

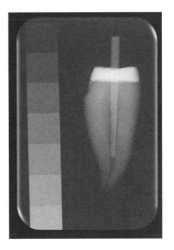

图1-44 阻射性纤维桩

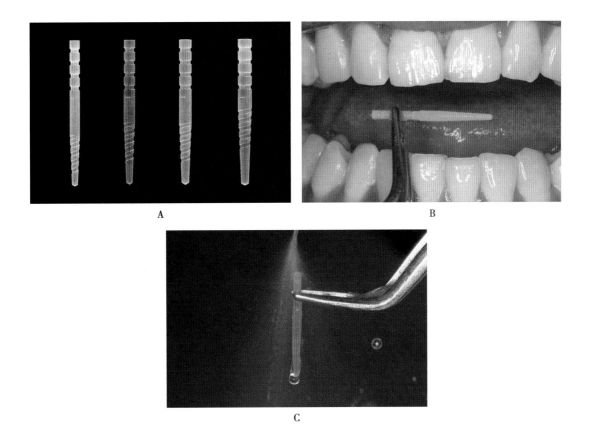

A

B

C

图1-45 温控变色纤维桩（RTD）
A. 温控变色纤维桩；B. 口腔内温度示色消失；C. 喷水冷却恢复示色

27

总之,纤维桩在口腔临床应用已 20 余年,其性能得到了不断改善和提高,但同时还存在着一些问题尚待解决。由于国内临床应用时间不长,还缺乏远期效果的评估,所以在未来的若干年,纤维桩的研究和应用仍然存在着很多关注和热点,并吸引着众多学者的目光。

二、纤维桩的优点

1. 保护患牙,预防根折 纤维桩的弹性模量与牙本质接近,在牙齿咀嚼时,纤维桩与根管牙本质间应力传导和分散均匀,不会形成应力集中,对患牙有较好的保护作用。

2. 减少就诊次数,方便患者 采用传统的金属铸造桩核进行残根残冠修复时,患者至少需要 2 次就诊才能完成预备体。而采用纤维桩树脂核修复时,患者只需要 1 次椅旁操作就能完成桩核制作,使疗程缩短,为患者节约了就诊时间和交通费用。

3. 磨除牙体组织少,有利于保存修复 现代牙体保存修复学的观点要求患牙在进行治疗和修复时应尽可能地保留剩余牙体组织。应用纤维桩树脂核修复时,临床上采用直接粘接的方法进行桩核制作,不像铸造桩核那样需要对冠部髓腔和桩道内倒凹周围的牙体组织进行磨除。因此,纤维桩修复可以最大程度地保留牙体组织,有利于患牙的保存修复。

4. 桩体易拆除,再修复容易 纤维桩作为树脂基复合材料,其硬度远远低于金属桩,临床上按照纤维桩长轴方向很容易去除。个别商家研发的温控变色纤维桩,在口腔正常温度范围内与牙齿的颜色协调,但遇水冷却后可变为与牙齿明显不同的颜色,使纤维桩的拆除更加容易。

5. 透光性好,美学效果佳 具有美学效果的修复材料应当与牙体组织的光学性质相匹配,尤其是在颜色和半透明度方面。纤维桩与天然牙齿的可见光透过率较高,两者均为半透明物质,表现为非常接近的颜色。临床采用玻璃陶瓷冠与纤维桩核联合修复可使修复体呈现更自然的外观,其美学性能要远远好于金属桩。

6. 无金属腐蚀现象,牙龈及牙根不变色 金属修复体的腐蚀主要为电化学腐蚀,电解质环境下金属离子游离析出,可沉积于牙齿和黏膜组织中导致其变色。复合材料的腐蚀与金属腐蚀有着本质的差别。纤维桩为电绝缘物质,其腐蚀过程不具有电化学腐蚀规律,在口腔环境中不会发生溶解和离子析出现象,因此不会造成牙龈和牙根的变色。

7. MRI 检查无影响 纤维桩是树脂基复合材料,其内部不含金属,采用纤维桩-树脂核-全瓷冠系统修复时,对 MRI 图像无任何影响。

三、纤维桩的推广和应用

纤维桩最早在欧洲应用于临床,90 年代初期,由于人们长期的习惯性操作和对新产品的认识不足等因素,纤维桩在临床上的应用和推广受到了很大限制。后来经销商们把为临床专家们提供持续的技术支持作为目标,加强了与学术界的交流,促进了科学研究的发展,才使纤维桩得到了快速发展和大量使用。

在意大利,纤维桩的推广得益于 Cabon-Denit 经销商。他们与 RTD 和 Bisco 协同配合,把碳纤维桩(RTD)、牙齿粘接系统 All-bond 2(Bisco)和树脂水门汀 C&B(Bisco)一起引入市场,极大地方便了口腔医师的临床工作。这种纤维桩-粘接剂-树脂水门汀的联合应用,不仅被证实为行之有效的组合方法,同时也加快了纤维桩市场推广的力度。10 年间,纤维桩在意大利的使用量增加 10 倍(表 1-1)。在德国,从 2000 年到 2006 年间,尽管金属桩的应用逐年呈小幅下降趋势,但纤维桩的临床使用却呈快速上升阶段(图 1-46)。

表 1-1　纤维桩在意大利的使用量(1996—2007)

年	纤维桩销量(支)	年	纤维桩销量(支)
2007	1 500 000	1998	300 000
2005	1 172 000	1997	200 000
2000	500 000	1996	150 000
1999	400 000		

注:RTD 提供

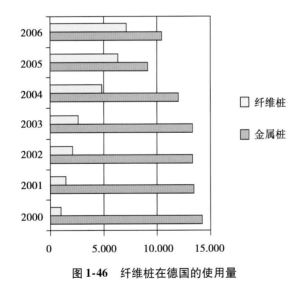

图 1-46　纤维桩在德国的使用量

自 1995 年以来,每年的国际研讨会上,纤维桩实验室研究成果和临床观察报告不断发表和公开,已成为学科领域的学术标志之一,并且对纤维桩在国际领域的创新和推广做出了很大的贡献。1997 年,Tech 2000 碳纤维桩(Carbotech,Italy)上市,与其配套的粘接产品为 Panavia EX 自酸蚀粘接系统(Kuraray,Japan)。1999 年,Dentatus(Hagersten,Sweden)发布了 Luscent Anchors 透明玻璃纤维桩(Carbotech,Italy)。随后,基于纤维增强树脂技术的 FRC Postec 纤维桩(Ivoclar/Vivadent,Liechtenstein)投入生产,同时推出了自凝固化型一瓶粘接系统 Excite DSC。

长期以来,RTD 公司在纤维桩的研发、生产和推广中扮演了很多重要的角色。从第一批 Composipost 碳纤维桩的生产和销售开始,RTD 为世界各地的供应商不断推出新的产品。与此同时,专业的粘接剂厂家也推出与纤维桩配套使用的粘接产品,并与各种辅助工具形成套装供应市场,为纤维桩的临床应用提供了更多方便(图 1-47)。

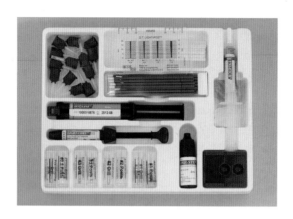

图 1-47　纤维桩及其配套的粘接系统(bisco)

在中国,纤维桩的临床应用落后于欧洲 10 余年。近几年,世界各大厂家和供应商看到了中国市场的庞大需求,纷纷涌向器材展销会并举办多种形式的技术交流。同时,也促进了由科研背景作支持的国产纤维桩的诞生(图 1-48、图 1-49)。从最早的高校专科医院的少量使用到现在的综合医院及诊所的推广,纤维桩在中国的应用正方兴未艾。

如今,在世界范围内纤维桩的使用量正在持续上升,并在桩核修复中发挥出越来越多的优势。

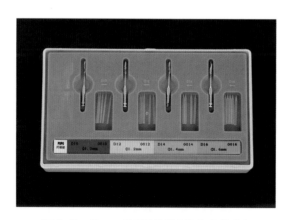

图 1-48　Popo 玻璃纤维桩(北京实德龙)

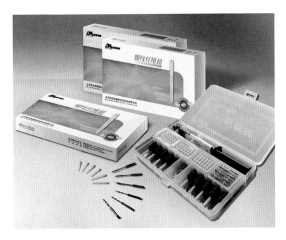

图 1-49 Ouya Fiber 石英纤维桩(北京欧亚瑞康)

（刘钢 牛光良）

第二章

纤维桩的组成和分类

第一节　纤维增强复合树脂

纤维增强复合树脂是一种由有机树脂和纤维增强填料组成的高分子复合材料。这类材料在工业上称为玻璃钢,已广泛应用于航空航天、公路交通、机械建筑和医学等各个领域。近年来纤维增强复合树脂在牙科修复方面的应用已越来越广泛。

一、复合材料概念

复合材料(composite material)是指由两种或两种以上不同物质以不同方式组合而成的材料。它可以发挥各种材料的优点,克服单一材料的缺陷,从而扩大材料的应用范围。换句话说,一种材料不能满足使用要求,需要由两种或两种以上的材料复合在一起,组成另一种能够满足人们要求的材料。由于复合材料各组分之间"取长补短"和"协同作用",极大地弥补了单一材料的缺点,展现了单一材料所不具有的新性能。

20世纪40年代,因航空工业的需要,发展了玻璃纤维增强塑料,从此出现了复合材料这一名称。单一种玻璃纤维,虽然强度很高,但纤维间是松散的,只能承受拉力,不能承受弯曲、剪切和压应力,还不易做成固定的几何形状。如果用有机树脂把它们结合在一起,可以做成各种具有固定形状的坚硬制品,既能承受拉应力,又可承受弯曲、压缩和剪切应力,这就组成了玻璃纤维增强的树脂基复合材料。由于其强度相当于钢材,又含有玻璃组分,也具有玻璃那样的色泽、形体、耐腐蚀、电绝缘、隔热等性能,在我国历史上形成了通俗易懂的名称"玻璃钢"。由此可见,玻璃钢的含义就是以玻璃纤维作为增强材料,以有机树脂作为粘接剂的一种增强塑料(树脂),国外称玻璃纤维增强塑料(glass fibre reinforced plastic,GFRP)。

复合材料的种类很多,其中以有机树脂为基质、以纤维为增强材料的树脂基复合材料应用最广,这些材料又称为纤维增强高分子复合材料。纤维增强材料主要有玻璃纤维、碳纤维、芳纶纤维、超高分子量聚乙烯纤维等。树脂基质一般分为热塑性和热固性两种类型。热塑性树脂为线性高分子,具有受热软化、冷却硬化的性能,无论加热和冷却重复进行多少次,均能保持这种性能。最常见的热塑性树脂包括聚甲基丙烯酸甲酯(polymethyl methacrylate,PMMA)、聚碳酸酯(polycarbonate,PC)、聚酰胺(polyamide,PA)、聚丙烯(polypropylene,PP)

和聚乙烯(polyethylene,PE)等。热固性树脂为体型聚合物,在加热、加压或在固化剂、紫外光作用下进行化学反应,交联固化成为不溶不熔物质。此反应是不可逆的,一经固化,再加压加热也不可能再度软化或流动。最常见的热固性树脂有环氧树脂(epoxy resin,EP)、酚醛树脂(phenolic resin)、聚氨基甲酸乙酯(polyurethane)和氨基塑料(aminoplastics)等。通过高强度、高模量的增强纤维与不同种类的有机树脂进行组合,可以制成各种特色的高分子复合材料。

纤维增强高分子复合材料的特点是比重小、比强度和比模量大,除此之外,还具有优良的化学稳定性、耐磨耗性和抗疲劳性等。随着纤维增强高分子复合材料在工业上应用的日趋完善,其在医学和牙科领域的应用也越来越广泛。

二、纤维增强复合树脂

纤维增强高分子复合材料在牙科领域习惯上称为纤维增强复合树脂(fiber-reinforced composite,FRC),其在临床上表现出的优越性是传统的牙科修复材料无法实现的。

牙科用纤维增强复合树脂中的增强填料有玻璃纤维、石英纤维、超高分子量聚乙烯纤维、芳纶纤维和碳纤维等。有机树脂有丙烯酸类树脂和环氧树脂两大类。含丙烯酸类树脂的产品一般呈未聚合状态,临床应用时通过光照固化或化学固化成形,常用于直接充填修复、临时冠桥修复、粘接桥修复、牙周夹板、义齿基托制作等;含环氧树脂的产品一般为聚合成形的材料,机械强度较高,多用于预成桩核的制作。

1990年,Duret等报道了碳纤维增强复合树脂桩核材料:碳纤维桩。与传统的金属桩核相比,该材料的弹性模量与牙本质接近,抗疲劳性能显著提高,耐腐蚀性明显改善,可有效分散应力,减少应力集中,防止根折的发生和延长修复体的使用寿命。碳纤维桩一经应用于临床,便受到了临床医师的青睐。后经不断改进,以玻璃纤维和石英纤维取代碳纤维而制作的白色或半透明纤维桩,其美学效果进一步改善。纤维桩的诞生,对残根残冠的修复起到了推动作用,使全瓷美学修复得到了快速发展。

第二节　纤维桩的组成

纤维桩是一种纤维增强的高分子复合材料,又称纤维增强复合树脂桩。它的基本组成与牙科充填型复合树脂基本相同,即树脂基质和增强填料。两者的不同之处是纤维桩的增强填料为纤维,而复合树脂的增强填料为玻璃颗粒。在纤维桩的生产过程中,树脂基质的聚合需要加入引发剂和交联剂,玻璃纤维需要应用硅烷偶联剂表面处理后才能与树脂基质有机结合在一起。

一、树脂基质

目前市场上绝大多数的商品纤维桩采用的树脂基质(resin matrix)是环氧树脂或其衍生

物,除此之外,也有少量的产品所使用的树脂基质为牙科常用的丙烯酸酯类树脂。不同品牌纤维桩中树脂基质所占的体积百分比为大约40%左右。

1. 环氧树脂 环氧树脂(epoxy resin)泛指分子中含有两个或两个以上环氧基团的有机高分子化合物。环氧树脂的分子结构是以分子链中含有活泼的环氧基团为其特征,环氧基团可以位于分子链的末端、中间或成环状结构。由于分子结构中含有活泼的环氧基团,使它们可与多种类型的固化剂发生交联反应而形成不溶、不熔的具有三维网状结构的高聚物。环氧树脂分子链中固有的极性羟基和醚键的存在,使其对各种物质具有很高的黏附力。

环氧树脂的品种很多,目前世界上使用最广泛的品种是双酚 A 型环氧树脂,其分子结构式如图 2-1 所示;其次是溴化双酚 A 型和酚醛型环氧树脂,其他品种生产使用量很小。环氧树脂的生产主要集中在美、日、欧三个地区,其他还有韩国、中国、中国台湾地区、泰国、南非和委内瑞拉等。我国自 1958 年开始对环氧树脂进行研究,目前除少数几家外,大多数生产厂家均存在着规模小、品种单一、设备落后、树脂质量低的现象。由于国产环氧树脂品质一般,许多要求高的产品必须进口国外高品质的环氧树脂才能达到较好的性能要求。

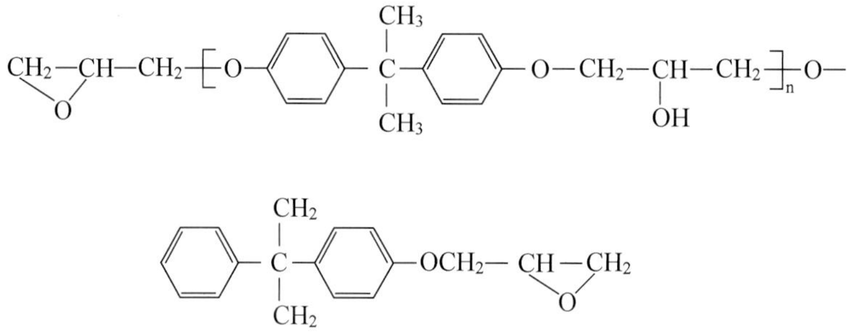

$$CH_2-CH-CH_2 \begin{bmatrix} O- \end{bmatrix} \begin{array}{c} CH_3 \\ C \\ CH_3 \end{array} \begin{bmatrix} O-CH_2-CH-CH_2 \end{bmatrix}_n O-$$

$$\begin{array}{c} CH_2 \\ C \\ CH_2 \end{array} -OCH_2-CH-CH_2$$

图 2-1 双酚 A 型环氧树脂分子结构式

早期的纤维桩其树脂基质是由双酚 A 型环氧树脂(双酚 A 二缩水甘油醚,DGEBA)和固化剂(二氨基二苯甲烷,DDM)两者缩聚反应而成。聚合过程是将材料按一定比例混合后放置在90℃烤箱里保持 3 个小时,然后在持续压力下升温至170℃再保持 3 个小时,最后慢慢冷却。目前由于市场的竞争以及厂家的专利技术和商业秘密,关于纤维桩中环氧树脂的具体成分和聚合比例并不清楚。

纤维桩的性能在很大程度上依赖于树脂基质本身的特性。环氧树脂具有高度的聚合转化率,固化后形成高度交联的三维网络结构,赋予纤维桩良好的物理机械性能,特别是其强度和韧性。环氧树脂固化时收缩率较低,使产品具有更好的尺寸稳定性,由于产生的内应力很小,可使纤维具有相同的张力。与其他树脂基质相比,该树脂具有较强的耐碱性、耐酸性和耐溶剂性,因而其化学稳定性和耐久性也相对优良。

与丙烯酸酯类树脂相比,环氧树脂的生物相容性表现一般。有报道认为,环氧树脂分子结构中的环氧基可与人体内的多种基团反应,通常被认为是有毒或者致癌物质;另外,环氧树脂制备过程中的固化剂和添加物大多是有毒物质。尽管环氧树脂聚合后其成分和结构发生改变,但与所有树脂不能完全聚合的特点一样,纤维桩内部的残留单体量仍然是决定其生物安全性的重要指标。

环氧树脂作为纤维桩基质的明显缺点是它与牙科常用的丙烯酸酯类树脂粘接剂和树脂水门汀的相容性不佳,在一定程度上影响了纤维桩和粘接树脂的粘接强度,因此有必要通过表面处理等技术来进一步提高其粘接强度。

2. 丙烯酸酯类树脂　丙烯酸酯类树脂(methacrylate resin)是指分子中含有两个或两个以上的甲基丙烯酸酯官能团的高分子化合物。分子中烯类官能团(不饱和双键)能够在自由基聚合反应时形成线性、支链和交联等不同结构的高分子聚合物。交联程度的高低决定了丙烯酸树脂的物理机械性能。用于纤维桩的丙烯酸酯类树脂必须具有较高的强度和韧性才能满足临床要求。市场上见到的纤维桩所采用的丙烯酸树脂基质有:聚甲基丙烯酸甲酯(PMMA)与双酚 A 双甲基丙烯酸缩水甘油酯(Bis-GMA)混合物,双甲基丙烯酸尿烷酯(UDMA)。代表性产品有:everStick POST(Stick Tech Ltd)和 FibraPost Plus(PRODUITS DENTAIRES S. A.)等。

与环氧树脂相比,丙烯酸树脂基质的优点是其与牙科树脂粘接系统具有较好的相容性,特别是半预成的可塑性纤维桩,其树脂基质尚未聚合,可与树脂粘接剂形成牢固的化学结合,有利于纤维桩在根管内的固位和稳定。丙烯酸树脂的缺点是其聚合收缩相对较大,强度和韧性略显不足。

目前,牙科纤维桩中仅有少数品牌采用丙烯酸树脂作为树脂基质,其主要原因是丙烯酸树脂本身固有因素所致。如果能对丙烯酸树脂进行改性研究,以期达到较高的机械强度而满足临床要求,该类纤维桩将会有较好的应用前景。

二、纤维

纤维(fiber)作为增强体应用于纤维桩内主要有以下几种:碳纤维、玻璃纤维、石英纤维、超高分子量聚乙烯纤维。玻璃纤维和石英纤维含量约为纤维桩体积的 60% 左右,质量比约占 80%。不同的纤维增强物,其组成和力学性能不同,也使纤维桩的性能有所差别。

1. 碳纤维　碳纤维(carbon fiber)是含碳量高于 90% 的无机高分子纤维,由有机纤维聚丙烯腈纤维、沥青纤维等经碳化制得。与玻璃纤维和钢制品相比,碳纤维表现出优越的机械强度,其弹性模量是玻璃纤维的 3 倍以上,抗拉强度是钢的 7～9 倍。其力学性能优异,耐疲劳性好,不溶于有机溶剂、酸、碱等。

目前应用较普遍的碳纤维主要是聚乙烯腈碳纤维和沥青碳纤维,在工业、航空等各领域得到了广泛应用,它也是最早应用于牙科纤维桩的纤维,因其呈黑色影响美观而逐渐被玻璃纤维和石英纤维所替代,目前市场应用较少。

2. 玻璃纤维　玻璃为质硬易碎物体,但其抽成丝后则强度大为增加且具柔软性,故配合树脂赋予形状后可成为性能优良的复合材料,这也是玻璃钢的生产和应用原理。玻璃纤维(glass fiber)是一种性能优异的非金属材料,常用作复合材料中的增强材料,其主要成分为非晶态的二氧化硅(SiO_2)和其他化合物如氧化铝(Al_2O_3)、氧化钙(CaO)、氧化硼(B_2O_2)、氧化镁(MgO)、氧化钠(Na_2O)等的混合物,其中 SiO_2 的含量为 50% ~60% 。根据玻璃中碱含量的多少,可分为无碱玻璃纤维(氧化钠 0 ~2%)、中碱玻璃纤维(氧化钠 8% ~12%)和高碱玻璃纤维(氧化钠 13% 以上)。单根玻璃纤维的直径为几微米至二十几微米,相当于一根头发丝的 1/20 ~1/5,每束纤维原丝由数百根至上千根单丝组成。玻璃纤维随其直径变小其强度增高。

玻璃纤维按组成、性质和用途可分为不同的级别,目前应用最广泛的是 E 级玻璃纤维,亦称无碱玻璃纤维。它具有良好的电气绝缘性及机械性能,广泛用于生产电绝缘材料和玻璃钢制品。其优点是热膨胀低、软化温度高、抗腐蚀性好、机械强度高等;缺点是质脆,耐磨性差。S 级玻璃纤维为高强玻璃纤维,其特点是高强度、高模量,价格昂贵。

牙科纤维桩所采用的玻璃纤维最常用的是 E-glass 纤维,呈透明状外观,美观性好,但机械强度略差。另外,S-glass 纤维的应用也有报道。纤维桩的弹性模量会随着玻璃纤维含量的上升而提高。

3. 石英纤维　石英纤维(quartz fiber)与玻璃纤维的主要成分都是二氧化硅。两者的区别在于玻璃纤维是非结晶态的二氧化硅和其他化合物的混合物,而石英纤维是结晶态的纯二氧化硅,只含二氧化硅单一成分,纯度可达 99.95% 。石英纤维的光学性能有其独到之处,它既可以透过远紫外光谱,是所有透紫外材料最优者,又可透过可见光和近红外光谱。与玻璃纤维相比,石英纤维表现出更优越的物理机械性能和化学稳定性,缺点是脆性大、价格高。

采用石英纤维制作的牙科纤维桩其物理机械性能有所改善,透光性得到进一步提高。

4. 超高分子量聚乙烯纤维　聚乙烯纤维又称乙纶,分为线型聚乙烯纤维(普通型)和超高分子量聚乙烯(ultra high molecular weight polyethylene,UHMWPE)纤维(高强高模型)。普通型聚乙烯纤维是由线性聚乙烯纺制而成,具有良好的物理机械性能、稳定的化学性质和耐腐蚀性,但耐热性和耐光性较差,在光照下容易老化。普通型聚乙烯纤维在牙科领域的应用最初用来制作牙周夹板,后经改性后用于根管桩和树脂粘接桥的制作,但由于强度有限,临床效果并不满意。目前已被 UHMWPE 纤维取代。

UHMWPE 纤维又称高强高模聚乙烯纤维,由分子量为 100 万 ~500 万的聚乙烯冻胶纺丝而成,是目前世界上比强度和比模量最高的纤维(三大高性能纤维:芳纶、碳纤维、超高分子量聚乙烯纤维)。它具有突出的抗冲击性、抗切割性、化学稳定性、耐磨性和抗疲劳性能等,主要用于制造防弹服、防弹制品等军事和航空领域。近年来,UHMWPE 纤维在牙科领域的应用也越来越广泛。

与碳纤维和玻璃纤维相比,UHMWPE 纤维具有更高的比强度、断裂韧度和化学稳定性;该纤维分子中含有聚烯烃主链,表面能低、湿润性差,纤维表面无极性基团,化学惰性高,因此很难与各种树脂基质间形成良好的界面结合。

目前 UHMWPE 纤维在牙科领域主要应用为牙周夹板、增强基托、粘接树脂桥、纤维桩等修复体制作。

市场上不同品牌纤维桩的组成比较如下(表 2-1):

表 2-1 不同品牌纤维桩的组成比较

产品名称	生 产 商	树脂基质	纤维种类	纤维含量
Carbonite	Nordin	环氧树脂	碳纤维	65% *
Composi Post	RTD	环氧树脂	碳纤维	64% Vol
D. T. Light Post	RTD	环氧树脂	石英纤维	64% Vol
ENAPost	Micerium	丙烯酸树脂	玻璃纤维	72% *
everStick Post	Stick Tech Ltd	丙烯酸树脂	玻璃纤维	60% Vol
Fibre-Kor	Jeneric Pentron	环氧树脂	玻璃纤维	42% *
FRC Postec plus	Ivoclar Vivadent	环氧树脂	玻璃纤维	无数据
Fibra Post Lux	Produits Dentaires	丙烯酸树脂	玻璃纤维	65% Wt
Fibra Post Plus	Produits Dentaires	丙烯酸树脂	玻璃纤维	65% Wt
Glassix	Nordin	环氧树脂	玻璃纤维	65% *
Macro Lock	RTD	环氧树脂	石英纤维	64% Vol
Match Post	RTD	环氧树脂	玻璃纤维	62% Vol
Ouya Fiber	北京欧亚瑞康	环氧树脂	石英纤维	65% Wt
ParaPost Fiber Lux	Coltène/Whaledent	环氧树脂	玻璃纤维	60% Vol
ParaPost Taper Lux	Coltène/Whaledent	环氧树脂	玻璃纤维	60% Vol
polydentia GF Posts	Polydentia	聚酯树脂	玻璃纤维	80% *
Popo	北京实德隆	环氧树脂	玻璃纤维	65% Wt
RelyX Fiber Post	3M ESPE	环氧树脂	玻璃纤维	60% ~70% Wt
Ribbond	Ribbon	丙烯酸树脂	UHMWPE 纤维	—
Snowpost	Carbo Tech	环氧树脂	玻璃纤维	60% *
Tenax Fiber White	Coltène/Whaledent	环氧树脂	玻璃纤维	42% Vol

注:"Vol"为体积比;"Wt"为质量比;"*"体积比或质量比不详

三、硅烷偶联剂

硅烷偶联剂(silane coupling agent)是一种能增进有机聚合物与无机填料间相互作用从而起到增强粘接或提高复合材料综合性能的有机硅化合物。在复合材料和现代塑料的工业生产中,硅烷偶联剂的应用日趋广泛,它已成为提高界面结合、改善产品性能以及具有多方面作用的功能性材料。在纤维桩的制作过程中,玻璃纤维必须经过硅烷的化学处理才能与树脂基质混合在一起。硅烷的主要作用是加强玻璃纤维和树脂基质之间的粘接力,提高纤维桩的机械性能,防止水对玻璃纤维-树脂界面的侵袭和破坏,延长纤维桩的使用寿命。

硅烷偶联剂为单体硅化合物,其结构通式为:YRSiX$_3$。式中 R 是硅烷偶联剂分子中的结构单元;X 代表连接在硅原子上的可水解基团,它们通常是氯基,烷氧基或乙酰基等;Y 表示经过选择的能与复合材料中有机聚合物反应或黏附的有机官能团,如甲基丙烯酸酯基、环氧基、乙烯基、氨基、巯基等。硅烷偶联剂在有水的环境下(遇水溶液、空气中的水分或无机表面吸附的水分)可引起分解发生下列反应:

$$YRSiX_3 + 3H_2O \longrightarrow YRSi(OH)_3 + 3HX$$

上述水解反应中,可水解基团生成的硅烷醇能与玻璃表面的羟基相互作用形成氢键或脱水缩合生成键能较强的 Si—O—Si 键,而另一端的有机官能团能够与树脂基质发生共聚反应或相容。这样,硅烷偶联剂象在界面之间搭桥一样通过同一个分子的不同部分将复合材料中的有机相和无机相牢固地结合在一起,从而提高复合材料的物理机械性能(图2-2)。可以想象,如果复合材料中没有偶联剂成分的存在,那么材料内部的结构将会是一盘散沙。

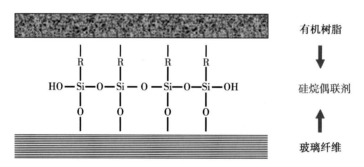

图2-2　通过硅烷偶联剂实现有机树脂与玻璃纤维的结合

纤维桩的机械性能在很大程度上依赖于纤维桩生产时硅烷偶联剂的用量以及玻璃纤维硅化处理工艺。在对玻璃纤维进行表面处理时,硅烷偶联剂的使用方法和配制浓度、pH 值对处理效果影响很大,对纤维桩的性能发挥着重要的作用。玻璃纤维表面处理方法分为前处理、后处理和迁移法三种。前处理法是将偶联剂配在浸润剂中,在玻璃纤维拉丝过程中同时对玻璃表面进行化学处理。该方法工艺简单,不需特殊设备,避免了水洗和热处理对纤维造成的强度损失,目前国内外普遍应用。后处理法是先去除玻璃纤维表面的浸润剂,再经一定浓度的偶联剂溶液浸渍处理、水洗、烘干等工艺使玻璃纤维表面覆盖一层偶联剂。该方法工艺复杂,对玻璃纤维有破坏作用,目前使用越来越少。迁移法是将偶联剂加入到有机树脂中,玻璃纤维经过浸胶后,偶联剂自动从树脂胶液中迁移到玻璃纤维表面,与玻璃纤维表面发生偶联作用。该方法工艺简单,操作方便,但在处理过程中有部分偶联剂残留在有机树脂中,对复合材料的透光性有一定的影响。

硅烷偶联剂的种类很多,在工业生产应用中应根据树脂基质的性质和类别进行选择。纤维桩的树脂基质有环氧树脂和丙烯酸树脂两大类,对于环氧树脂基质的纤维桩,由于厂家的保密,硅烷偶联剂的具体成分并不清楚。对于丙烯酸树脂基质的纤维桩,目前大都采用γ-甲基丙烯酰氧丙基三甲氧基硅烷(γ-methacryloxypropyltrimethoxysilane,γ-MPS)。其分子结构式为(图2-3):

$$CH_2=C-C-O-CH_2-CH_2-CH_2-Si-OCH_3$$

图 2-3　γ-MPS 分子结构式

硅烷偶联剂主要应用于无机纤维的表面处理,而对于聚乙烯纤维桩的生产和制作并不需要硅烷偶联剂。由于超高分子量聚乙烯纤维与树脂基质间结合较差,其表面必须经过特殊的工艺如电解质浸蚀、等离子喷涂等方法进行处理。其作用一方面使纤维表面粗糙度增加,加大机械嵌合作用,另一方面可在超高分子量聚乙烯纤维表面引入极性基团,与树脂形成化学键,或者增加与树脂之间的分子作用力,改善树脂对纤维的湿润性,提高树脂与纤维间的结合。

牙科纤维桩中增强纤维与树脂基质间的结合对其性能影响很大,如果增强纤维与树脂基质间结合不好,则粘接界面将会产生应力集中,纤维桩力学性能变得很差,其耐久性将不能保证(图 2-4)。

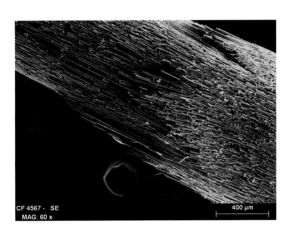

图 2-4　纤维与树脂基质结合较差

四、其他成分

纤维桩在生产加工中,需要加入固化剂(引发剂和促进剂)、交联剂、增塑剂等化学物质,才能制作出一定形状的产品。另外,个别产品中加入着色剂、紫外线吸收剂、阻射剂、无机填料等成分,可提高纤维桩的性能,满足临床的不同需求。这些物质的配伍和使用均会不同程度地影响纤维桩的物理机械性能,厂家在生产技术和工艺上是保密的。

第三节　纤维桩的分类

市场上纤维桩的种类繁多,尽管不同厂家生产的商品其组成、形状、工艺差别较大,但它们仍具有很多共性。将纤维桩进行分类的目的是指导临床选择和应用,同时也利于科研工作者的改性和研究。

一、按纤维成分分类

纤维桩按其增强纤维的不同可分为碳纤维桩、玻璃纤维桩、石英纤维桩和聚乙烯纤维桩。由于树脂的密度低于碳纤维、玻璃纤维和石英纤维的密度,故纤维桩组成中纤维与树脂的质量比要大于其体积比。纤维成分和含量的不同可使纤维桩在颜色、外观、甚至物理机械性能方面表现出较大的差异。

1. 碳纤维桩 碳纤维桩(carbon fiber post)即增强纤维为碳纤维的纤维桩。碳纤维一般采用预拉伸技术平行排列于环氧树脂基质中。

与金属桩相比,碳纤维桩的优点是弹性模量与牙本质接近,抗疲劳强度高;与其他纤维桩相比,碳纤维桩具有最好的机械性能。碳纤维桩的缺点是外观呈黑色,美学效果较差,化学稳定性和生物相容性表现一般。

随着人们对美学要求的不断提高,碳纤维桩的生产越来越少,取而代之的是玻璃纤维桩和石英纤维桩。目前市场上仍有个别碳纤维桩产品,主要用于后牙或金属烤瓷冠的修复(图2-5)。

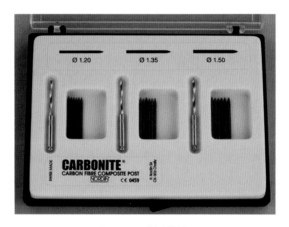

图2-5 碳纤维桩

2. 玻璃纤维桩 玻璃纤维桩(glass fiber post)是继碳纤维桩之后,以玻璃纤维取代碳纤维制作而成,颜色呈白色、乳白色或半透明状,接近天然牙齿(图2-6)。

玻璃纤维桩的研发,继承了碳纤维桩良好的物理机械性能,改善了碳纤维桩在颜色美观上的缺陷,同时也弥补了碳纤维桩在生物相容性和化学稳定性上潜在的不足之处,已成为桩核材料研究和发展的新方向。目前,玻璃纤维桩在临床上的应用愈来愈广泛,已有取代传统金属桩的趋势,并逐渐成为桩核修复的主导材料。虽然早期的玻璃纤维桩对X线透射,但现在很多厂家都做了改进,使其产品具有X线阻射性和半阻射性,以利于治疗效果的检查和桩的去除。

与碳纤维桩相比,玻璃纤维桩的最大优点是其美观性和透光性。其美观性带动了全瓷

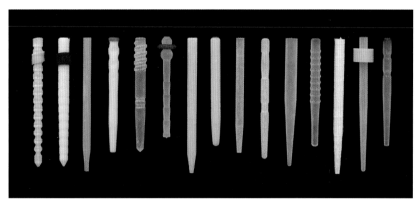

图2-6 各种玻璃和石英纤维桩

美学修复的快速发展,其透光性可使光线通过桩体传导至根管,根管内粘接剂和水门汀得到充分固化,有效降低了修复体的脱落和失败。然而,由于玻璃纤维固有的力学性能,玻璃纤维桩的机械性能与碳纤维相比仍存在一定的差距。

3. 石英纤维桩 石英纤维桩(quartz fiber post)是继碳纤维桩之后以石英纤维替代碳纤维制作而成,颜色与玻璃纤维桩一样为白色或半透明状,外观无肉眼差别(见图2-6),与玻璃纤维桩几乎同时上市。

与玻璃纤维桩相比,石英纤维桩的机械性能略有改善,其透光性和美观性得到了进一步提高。个别厂家甚至宣称,采用石英光导纤维来提高其粘接性能和美学性能,以达到更好的修复效果。

4. 聚乙烯纤维桩 聚乙烯纤维桩(polyethylene fiber post)是一种经特殊工艺制作而成的纤维桩。它是将超高分子量聚乙烯(UHMWPE)纤维经冷空气等离子喷涂后编织成带状,使用时与树脂基质浸润导入根管,然后塑核成形。UHMWPE纤维化学惰性极强,在等离子处理过程中,气体分子在强大的电磁场中被离解成等量的离子、电子、自由基和一些中性物质,赋予纤维表面很高的极性和能量,同时纤维表面的粗糙度也明显增高。处理后的UHMWPE纤维其表面结构和性质发生改变,可明显促进其与环氧树脂和丙烯酸树脂的化学粘接和机械嵌合,使其界面结合强度显著增强。

聚乙烯纤维桩的优点是利用UHMWPE纤维来增强树脂基质的抗弯强度和抗拉伸强度,使纤维桩的机械性能得到很大的改善。由于临床应用时具有可塑性,因此特别适用于弯曲根管和需改变冠根角度的患牙。UHMWPE纤维桩也适用于不规则根管的临床修复,且与根管密合性良好;根管预备时不需要去除过多的牙体组织,减少了根折的风险(图2-7)。

聚乙烯纤维桩的缺点是其弯曲强度明显低于玻璃纤维桩;由于是编织成形的网状纤维带,具有一定的宽度和柔软性,因此很难导入细小的根管。另外,纤维桩在光照固化成形时很难保证其根尖部树脂的完全聚合。

代表性产品有美国的Ribbond系统,详见第九章"可塑性纤维桩"。

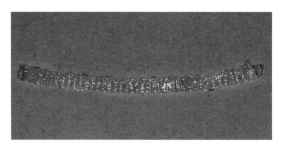

图2-7　聚乙烯纤维桩

二、按制作方法分类

1. 预成纤维桩　即预先制作成形的纤维桩,又称成品桩,目前市场上大多数纤维桩属该类产品。预成纤维桩种类和品牌繁多,不同厂家的产品在形态、直径和长度等方面均有不同的特点(见图2-6),并配以扩孔钻形成套装系统(图2-8)。个别厂家为方便临床应用其产品套装内还包括了粘接系统和核树脂等材料。临床上医师应根据牙齿的缺损程度、受力情况、牙根的粗细以及患者的具体要求等选择不同特点的产品。成品纤维桩每个型号均有固定的横截面形态,且绝大多数呈圆形,除长度可调整外,其他部分不得磨改。

临床应用时,根据根管粗细以配套的扩孔钻预备根管,选择对应的成品桩,调整其长度后粘接,再用核树脂堆核成形即完成纤维桩-树脂核的临床制作。

预成纤维桩的优点:

(1) 对于不同粗细的根管均有各种规格的标准化桩,便于临床选择(图2-9)。

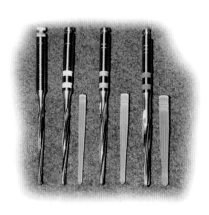

图2-8　预成纤维桩与扩孔钻配套使用

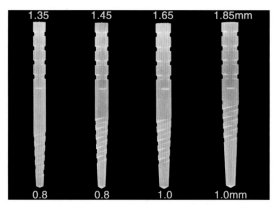

图2-9　不同尺寸的标准化纤维桩

(2) 可一次完成桩核,减少患者就诊次数。

预成纤维桩的缺点:

(1) 根管形态多变,对于弯曲根管和不规则根管如扁圆形、"8"字形、喇叭口形等根管,桩的直径和形态不能与根管一致,适合性较差。

(2) 横截面成圆形的预成纤维桩其抗旋转能力差。

（3）为了与标准桩匹配，预备根管时要磨除一定量的牙体组织，从而降低了牙齿的抗折能力。

（4）预成纤维桩-核树脂为不同材料，两者需粘接在一起，临床操作不慎易导致粘接失败。

（5）预成纤维桩无法改变牙体长轴方向，对欲改变冠根角度的患牙无法使用。

（6）与根管密合性差，摩擦固位力很小，主要靠粘接固位，临床操作应具有丰富的粘接经验，否则易发生纤维桩脱落。

2. 半预成纤维桩　即未固化成形的软体纤维桩，又称可塑性纤维桩，特别适用于根管弯曲或需改变冠根角度的患牙。市场上的可塑性纤维桩其树脂基质为丙烯酸树脂，纤维有高分子量聚乙烯纤维，也有玻璃纤维。该类纤维桩无配套的扩孔钻，使用 P 型钻（peeso reamer）或镍钛根管钻预备根管。临床应用时，根据根管粗细和长短从长条状的纤维带（束）上进行适量裁剪，导入根管后利用可见光引发树脂聚合，固化后形成适合根管形态的纤维桩，详见第九章"可塑性纤维桩"。

目前市场上可见到的半预成纤维桩产品有 everStick Post（图 2-10）和 Ribbond（见图 2-7）两种。

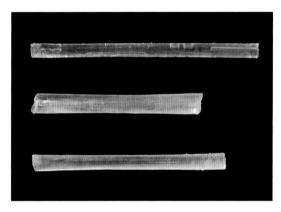

图 2-10　半预成纤维桩

三、按外观形状分类

1. 圆柱形纤维桩　圆柱形纤维桩（cylindrically-shaped fiber posts）又称平行纤维桩。其优点为：桩的整体强度高，根管内固位良好。其缺点为：根管预备时需要磨除根尖部牙体组织，削弱了牙根的强度，增加了根折的风险，故较细的根管以及根管壁薄弱时不宜使用。圆柱形纤维桩代表性产品有：ParaPost Fiber Lux（Coltène/Whaledent）（图 2-11）。

2. 改良型圆柱形纤维桩　改良型圆柱形纤维桩（improved cylindrical fiber posts）即圆柱形桩的末端改为适应根尖形状的锥形，由于外观像"钉子"，也称钉形纤维桩。改良型圆柱形纤维桩兼有圆柱形桩和锥形桩的优点，圆柱状部分可满足根管固位需要，根尖锥形可使牙体组织磨除较少，更符合生物力学的要求。目前市场上大多数纤维桩为改良圆柱形，不同厂家的产品其外形差别较大，其锥度和锥状部分占桩体外形的比例也不相同（图 2-12）。

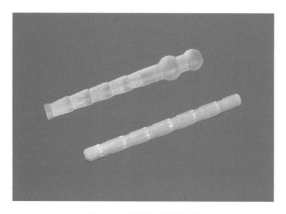

图 2-11　圆柱形纤维桩

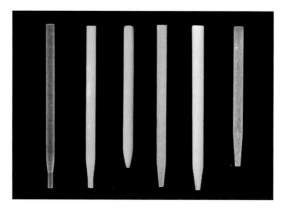

图 2-12　改良型圆柱形纤维桩

市场上代表性产品有：Matchpost（RTD）；Tenax Fiber White（Coltène/Whaledent）；Popo（北京实德龙）等。

3. 锥形纤维桩　锥形纤维桩（taper fiber posts）是按照根管治疗后根管形态而设计的纤维桩，又称根管形纤维桩（endodontically-shaped fiber posts）。其优点为：与根管治疗后的根管形态较相似，根管预备时磨除牙体组织较少，有效保留了天然牙根的强度。其缺点为：根管内固位力相对较差，且易产生楔力。

锥形纤维桩是伴随根管治疗器械的发展而产生的，它的锥度大都接近于根管治疗器械的锥度。早期的锥形纤维桩与不锈钢器械预备后的根管形态大致吻合，为单一的 0.02 锥度（图 2-13）。随着根管治疗技术的不断发展，不锈钢根管预备器械已越来越少，而大锥度镍钛根管治疗器械在临床上得到了普遍应用。近年来，单锥度纤维桩已逐渐淘汰，市场上大多数锥形纤维桩均已改良为适合大锥度镍钛根管器械的双锥度纤维桩（double taper fiber post）。

双锥度纤维桩的中部和尾部有两个不同的锥度，末端拥有 0.02 固定锥度，中间部分具有 0.06~0.10 范围内的固定锥度，上部为平行结构，与临床应用大锥度镍钛器械预备后的根管形态大致吻合（图 2-14）。目前它已成为纤维桩的主流产品，其代表产品是 D. T. LIGHT-POST（RTD/Bisco）。

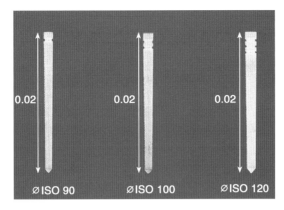

图 2-13 单锥度纤维桩

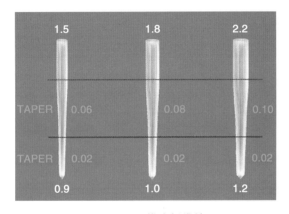

图 2-14 双锥度纤维桩

4. 椭圆形纤维桩 根据纤维桩横截面形态可分为圆形纤维桩和椭圆形纤维桩(oval fiber posts)。椭圆形根管在人群中占有较大的比例,当使用圆形桩修复时,很多情况下会出现较大的桩-壁间隙,形成纤维桩与桩道不吻合、适合性较差的现象。椭圆形纤维桩的研制和开发,在很大程度上弥补了圆形纤维桩的缺陷,使椭圆形根管的桩核修复得到了较好的改善,详见第八章"椭圆形纤维桩"。椭圆形纤维桩的代表产品为:ELLIPSON CONCEPT 系统(RTD)(图 2-15)。

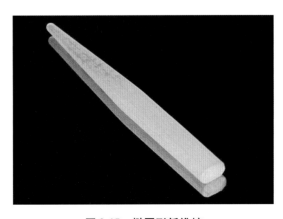

图 2-15 椭圆形纤维桩

四、按表面特征分类

根据纤维桩的表面特征可分为光滑形纤维桩(smooth surface fiber post)和固位形纤维桩(retentive surface fiber post)等(图 2-16,图 2-17)。固位形纤维桩表面可设计成沟槽状、螺纹状、球状、锯齿状等各种形状,以增加桩与牙体组织及核材料机械锁结作用,但锯齿状和螺纹状的机械加工有可能会降低纤维桩本身的机械强度。

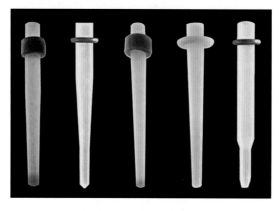

图 2-16　光滑形纤维桩

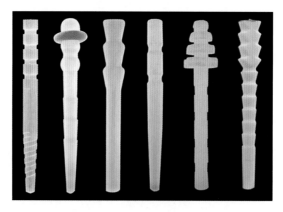

图 2-17　固位形纤维桩

五、按功能作用分类

根据纤维桩在临床上的作用可分为主桩(master posts)和辅桩(accessory posts),详见第七章。主桩具有不同直径的标准尺寸,不同厂家直径范围约 0.8～2.0mm,用于患牙主要根管的桩核修复。辅桩为细小直径的纤维桩,多呈锥形,目前尚无标准化尺寸。市场上不同产品的辅桩直径约 0.5mm,主要与主桩配合使用,用于不规则根管的桩核修复(图 2-18)。其代表性产品有:FIBERCONE™(RTD)、POPO(北京实德龙)。

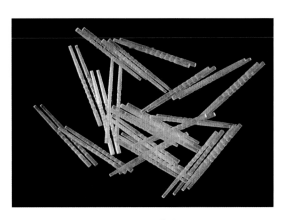

图 2-18 辅桩

（曾东 牛光良）

第三章

纤维桩的结构和性能

材料的组成决定其结构,而其结构又决定着它的性能和应用。因此,桩核材料的临床应用与其组成、结构、性能密不可分,并决定着残根残冠的修复效果。纤维桩是一种由玻璃纤维和树脂基质两相组成的纤维增强型聚合物基复合材料。纤维的直径、数量、排列方向,纤维和基质的比例,纤维在基质中的分布和浸渍,以及树脂基质的类型等均可导致纤维桩形态结构的变化,从而影响着纤维桩的物理机械性能。

第一节　表面组成与微观结构

一、表面组成

研究纤维桩的表面组成可从分子水平上揭示纤维桩的粘接机制,对提高纤维桩的粘接性能具有重要的意义。纤维桩主要由树脂基质和玻璃纤维组成,玻璃纤维与树脂基质通过硅烷偶联剂结合成为一整体。常用的玻璃纤维桩有两类:第一类为 $SiO_2+CaO+Na_2O+ZrO_2$,第二类为 $SiO_2+Al_2O_3+CaO$;同时含有少量 Ti、Mg 等氧化物颗粒。树脂基质的主要成分是含有 C、H、O 元素的高分子化合物,硅烷偶联剂除含有 C、H、O 元素外还含有少量的 Si 元素。纤维桩经切削加工成型后其表面元素的组成与分布决定了其表面的性质和特征;除此之外,纤维桩表面经物理或化学方法处理后也可以改变其表面元素成分。从理论上讲,纤维桩的表面应该是有机成分和无机成分共同存在,有机和无机成分的比例应该与纤维桩的生产工艺以及表面处理方法有关。如果纤维桩表面的无机成分较多,即玻璃纤维暴露的越多,那么临床粘接时可以应用硅烷偶联剂进行表面处理;如果纤维桩表面的有机成分占有较大的比例,那么采用硅烷偶联剂并不能提高纤维桩与粘接剂间的粘接强度。

纤维桩表面元素可用能量色散 X 射线光谱仪(energy dispersive X-Ray spectroscopy,EDX or EDS)或其他方法进行测定(图 3-1)。

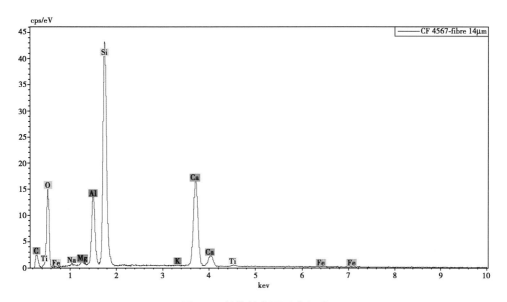

图 3-1 纤维桩表面元素组成

二、微观结构

1. 表面形貌 表面形貌(surface topography)是微观结构的主要特征之一。纤维桩表面肉眼观察似乎是光滑的(图 3-2),然而电镜下我们发现纤维桩表面的纤维或纤维束平行排列呈纹理状,疏密均匀、连续无折断,纤维间充满树脂基质,表面呈现出宽窄不同的沟隙(gaps and fissures)和大小不同的蜂窝状结构(cellular structure)。因此,纤维桩表面实质上表现为具有一定粗糙度(roughness)的表面特征(图 3-3)。

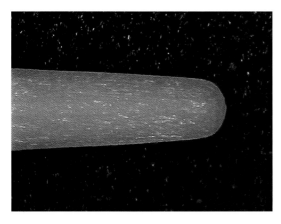

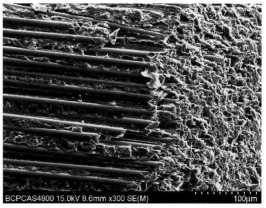

图 3-2 纤维桩表面的宏观结构　　图 3-3 纤维桩表面的微观结构(SEM)

纤维桩表面的粗糙程度与纤维桩的制作工艺、外形设计、纤维直径、纤维含量以及树脂基质等因素有关。纤维桩经切削加工后表面留下微细的凸凹不平的刀痕,出现交错起伏的峰谷现象,是其本身形成表面粗糙的主要因素。纤维的排列方向和编织工艺可导致纤维桩在加工成形过程中形成不同的粗糙表面。麻花辫状纤维结构与平行排列的纤维结构相比，其表面粗糙程度更高。纤维桩的外形设计也是影响其表面粗糙程度的有效因素。光滑纤维桩其表面粗糙度均匀一致，表面主要由微小沟隙组成（图3-4）。带有沟槽（groove）、螺纹（screw thread）的固位形纤维桩（图3-5）以及有锥度（taper）的锥形纤维桩（图3-6）其表面粗糙度较光滑纤维桩大，平行面上粗糙度与光滑纤维桩相似，而在移行转折处除有微小沟隙外还有大量的微孔和蜂窝结构。另外，不同厂家的制作工艺和所使用的纤维直径略有不同，纤维桩表面的粗糙程度表现出较大的差异。

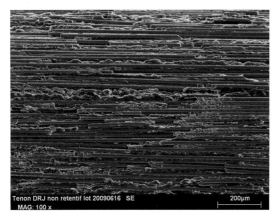

图3-4 光滑纤维桩表面微观结构

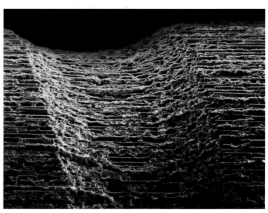

图3-5 固位形纤维桩表面微观结构

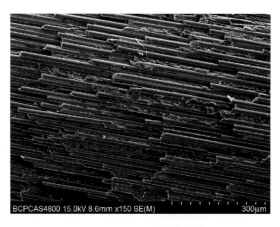

图3-6 锥形纤维桩表面微观结构

纤维桩表面的沟隙和蜂窝有利于粘接剂或低黏度树脂的渗入，粘接剂聚合后形成树脂-纤维桩的微机械嵌合。因此，纤维桩表面的粗糙程度直接影响着纤维桩的粘接效果。为进一步提高纤维桩与桩核树脂间的粘接强度，纤维桩表面的粗化处理（如酸蚀、喷砂等）是临床上常用的方法之一。

纤维桩的制作水平对其结构和性能可产生直接的影响。市场上有些纤维桩制作工艺精细，表面加工精致（图3-7），而有些纤维桩则表面工艺粗糙，个别产品甚至粗制滥造，品质差劣（图3-8～图3-10）。牙科医师在选择和购买纤维桩时应加以辨别，去伪求真。

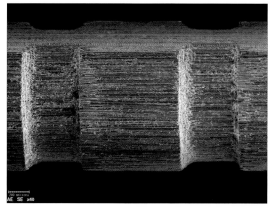

图3-7　纤维桩表面加工精细

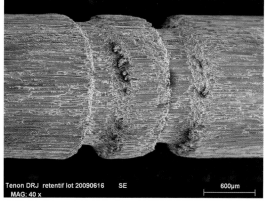

图3-8　纤维桩表面加工粗糙

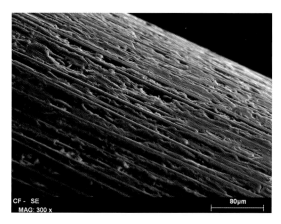

图3-9　纤维桩表面无沟隙和微孔

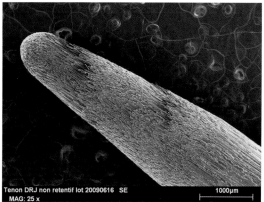

图3-10　纤维桩表面纤维剥离

2. 内部结构　纤维桩的内部结构直接影响着其本身固有的机械性能,并对其临床应用产生重要的影响。理想的纤维桩应该是一种具有梯度结构的生物性复合材料(functionally gradient material,FGM),即材料的组分和结构呈连续性变化,材料内部无明显界面,在承受外力后其内部应力分布均匀、应力传导呈梯度改变。纤维桩内部的梯度结构保证了其应力分布均匀,传导一致,避免和减少桩体内部的应力集中。理想的纤维桩其内部结构应该具备以下的特征:

（1）树脂基质均匀包裹于纤维周围,基质与纤维间紧密结合无界面。

（2）纤维粗细一致,无参差不齐现象,每根纤维贯穿于桩体内部并均匀分散于树脂基质中。

（3）纤维连续无折断,纤维间无相互挤压现象。

（4）树脂基质结构均匀,基质内无气泡(voids)、空隙(bubbles)、颗粒杂质(impurity particles)等瑕疵。

由于玻璃纤维的生产工艺和表面处理方法的限制,加上纤维桩生产过程的复杂性,理想的纤维桩结构目前难以实现。但随着科技水平的提高和材料学科的发展,纤维桩的生产工艺会不断向这一目标接近,最终达到其完美的结构和性能。

理想的纤维桩内部结构模式图如下(图3-11):

为了观察纤维桩内部的微细结构,可采用电镜分析手段对纤维桩的纵轴面和横轴面进行评估。电镜分析显示,不同纤维桩的区别主要在于纤维具有不同的直径和密度,大多数纤维桩的纤维直径在 $12 \sim 18\mu m$ 之间,而个别纤维桩的纤维直径仅有 $5 \sim 7\mu m$;纤维密度在 $13 \sim 70$ 根/mm^2 范围之内,大多集中在 $24 \sim 36$ 根/mm^2 之间。表3-1 展示了市场上不同纤维桩的电镜观察结果,结果证明大多数纤维桩均有不同程度的缺陷存在,纤维桩的生产工艺可能是缺陷形成的主要原因。

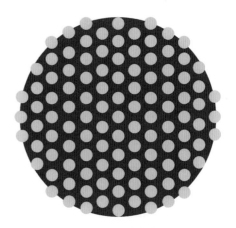

图 3-11 纤维桩内部结构
模式图(横截面)

表3-1 不同品牌纤维桩电镜观察结果

产品类型	纤维直径 (μm)	纤维密度 (fibers/mm^2)	线密度 ($\mu m/mm^2$)	剖面分值(10支平均值)		
				横截面	纵截面	外表面
RTD Endotranslucent	12	32	390	0	0	0
RTD Radiopaque Translucent	13	33	390	0	0	0
GHIMAS BLANCO	12 15	30	420	0	0	0
GHIMAS NERO	5 6	70	420	0	1	0.1
EASY NERO	16	24	360	2	2	2
EASY BLANCO	12	29	360	2	2	2
LUSCENT	15	13	195	1	2	1
PARAPOST	6	18	110	2	2	1
SYPOST WHITE	18	28	505	0	1	1
TECH 2000	7	36	250	0	1	0
TECH 21	20	19	380	1	2	0.5
FRC POSTEC	12	25	300	0	0	0

分值:0=无空隙/气泡;1=小空隙/气泡;2=大空隙/气泡或纤维剥离

(引自:Ferrari M,Scotti R. Fiber Post-Characteristics and Clinical Applications,P30)

由上可知,不同厂家生产的纤维桩其表面和内部结构存在着较大差异,导致这种差异的主要原因是科技含量和原材料来源,其中包括生产工艺、加工方法和质量监控等因素,这也是评价和区分纤维桩性能优劣与好坏的重要标志之一。品质和性能优良的纤维桩其表面和内部结构基本上能够达到上述描述(图3-12),但如果纤维桩的表面和内部结构有瑕疵或缺陷存在,将会对其性能产生不同程度的影响(图3-13)。

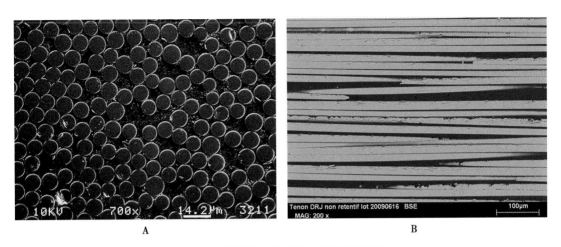

A   B

图 3-12　品质优良的纤维桩内部微观结构
A. 横截面；B. 纵截面

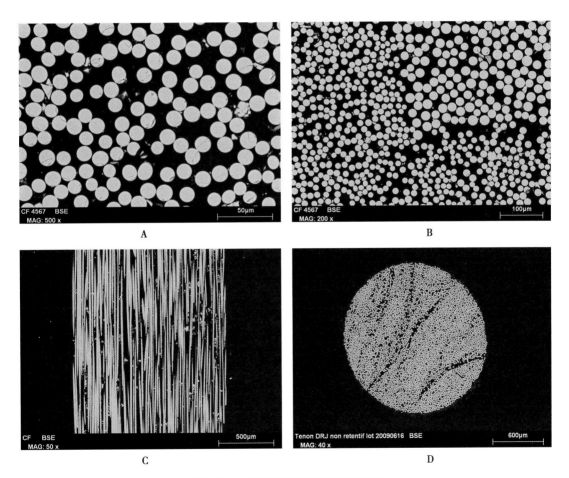

图 3-13　品质差的纤维桩内部微观结构
A. 纤维桩内部瑕疵；B. 纤维直径不均；C. 纤维断裂无连续；D. 纤维排列无序,分布不均

第二节 机 械 性 能

一、弹性模量

1. 应力与应变 材料(修复体或充填体)受到外力作用时,其内部各个质点间相互作用产生内力,内力和外力大小相等方向相反。单位面积上的内力称为应力(stress),单位为 Pa。材料在外力作用下发生的形变量为应变(strain),它反映了物体受力时的变形程度。

从以上定义可以看出,应力与物理学中压强的单位(Pa)相同,而不是力的单位牛顿(N)或公斤(kg)。常见的应力有三种:拉应力(tensile stress)、压应力(compressive stress)、剪切应力(shear stress)(图3-14)。材料在不同外力作用下其内部可产生不同的应力,从而导致材料的拉伸、压缩、剪切,以及扭转和弯曲等变形行为。

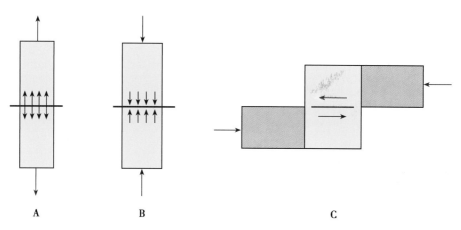

图3-14 常见的三种应力示意图
A. 拉应力;B. 压应力;C. 剪切应力

口腔咀嚼是一个极其复杂的力学过程。任何修复体和充填体绝非承受单纯的压力、拉力或切应力,而是多点受力。在口腔实际环境中,以上三种应力往往作为复合应力同时存在而作用于牙齿、修复体或充填体上。修复体的破坏是复合应力共同作用导致的结果。

2. 应力集中 材料内部的应力在局部增大的现象,称为应力集中(stress concentration)。应力集中往往发生在材料内部结构的转变处(如空隙、裂纹、螺纹等)或复合材料的界面间。应力的增长是有限的,当应力集中达到一定程度后,往往会在材料结构薄弱的区域释放应力,导致材料组织与结构的破坏。

应力集中现象在日常生活和大自然中广泛存在。"撕布"是生活中应力集中的典型例子,先在布的边缘用剪刀剪一个小口子,然后就很容易地将一块整布一分为二。这是因为布的小口子处是一个结构非常薄弱的区域,当很小的外力作用于口端处即可迅速形成应力集中。此处的应力成几倍乃至十几倍地增加,而作用区域仅仅是一条线而已。而地震则是地球局部应力集中达到一定程度后应力释放的表现。地球的地壳是由许多板块构成的,地球内部的板块与板块间存在着应力分布。由于板块形状复杂,其内部的结构缺陷和巨大作用力等方面的影响,使应力在板块上往往不能均匀分布。应力在板块的局部区域会形成集中,将应力不断放大增强,当应力增加到足以破坏板块时,便释放能量,形成地震。汶川地震是青藏高原向东挤压,在四川和鄂尔多斯两地块处突然受阻,发生应力集中和变形,巨大应力持续释放而导致的结果。

　　应力集中在口腔咀嚼过程中随时产生,最终导致牙齿和修复体内部的结构变化。临床上常见的楔状缺损、牙齿折裂、牙隐裂以及各种修复体的破坏等现象,均是应力集中在口腔中的具体表现(图3-15)。

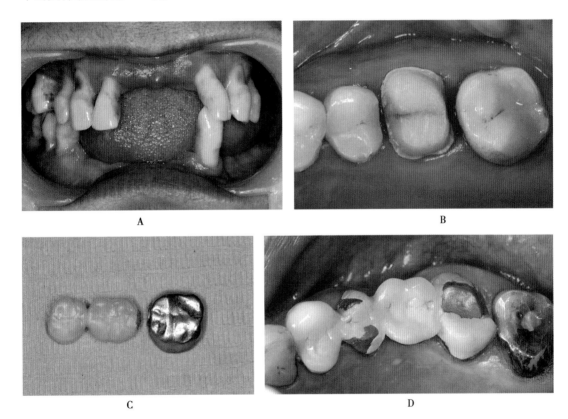

图 3-15　应力集中在口腔中的表现
A. 楔状缺损；B. 牙隐裂；C. 修复体折断；D. 崩瓷

　　不同的桩核材料在牙根部的应力分布具有显著的不同。理想的桩核材料对牙体组织产生的应力分布应与健康牙相同或接近,这样可使牙体组织在承受咬合力时其内部应力传导一致、分布均匀。如果桩核材料在牙体组织内产生的应力分散不均匀,则会在结构薄弱区域或界面处产生应力集中,最终导致牙根折裂。

　　不同材质桩核体系在牙根中的应力分布情况如图3-16所示,当牙齿受外力作用时,纤维桩核修复体系与正常的牙齿组织应力分布基本相同,而金属桩则在根尖部或牙颈部会产生较大的应力集中。

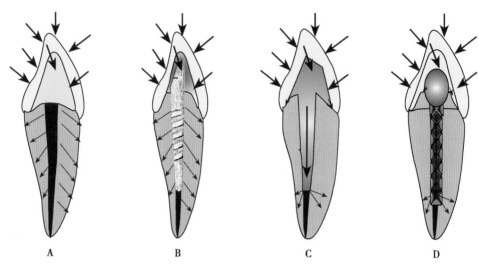

图 3-16 不同桩核材料在牙根中应力分布示意图
A. 健康牙体；B. 纤维桩；C. 金属铸造桩；D. 金属预成桩

3. 弹性模量 材料在外力作用下产生变形,卸载后变形可完全恢复,这种变形称为弹性变形(elastic deformation)。当外力超过一定数值时,材料开始发生永久变形,卸载后不能恢复原始状态,这种变形称为塑性变形(plastic deformation)。材料在弹性形变内其应力与应变的比值称为弹性模量(elastic modulus),也称杨氏模量(Yong's modulus)。

在弹性形变范围内,两个物体在相同应力作用下,发生弹性变形越小的物体,其应力与应变的比值就越大,说明该物体具有较高的弹性模量,反之则具有较低的弹性模量。因此,弹性模量反映了物体受到外力时抵御永久变形的能力,是衡量材料刚性的量,又称为材料的刚度(rigidity or stiffness)。弹性模量与材料的组成有关,是物体固有的物理性质,不会随其体积大小或外部形状而改变。牙体组织和常见口腔修复材料的弹性模量如表 3-2 所示。

表 3-2 牙体组织及修复材料的弹性模量

材　料	弹性模量(GPa)	材　料	弹性模量(GPa)
牙本质	12 ~ 18.6	玻璃离子水门汀	2.9 ~ 10.8
釉质	46 ~ 130	钴铬合金	125 ~ 218
银汞合金	27.6 ~ 60.1	镍铬合金	145 ~ 203
金合金	72.2 ~ 108	纯钛	110
复合树脂	5.4 ~ 25.3	氧化锆	215 ~ 259
丙烯酸树脂	1.9 ~ 2.8	玻璃陶瓷	95
磷酸锌水门汀	13.7 ~ 22.4	纤维桩	18 ~ 21

纤维桩是一种由强度高的纤维和刚性小的树脂所组成的复合材料。当外力作用于纤维桩发生弹性形变时,应力首先作用于刚性较大的纤维上,然后再传导至有缓冲作用的树脂部

分。当纤维-树脂界面应力增加到一定程度时,发生树脂的扭曲变形以及纤维与树脂的分离现象,最终伴随纤维的断裂而导致桩体的折断。纤维桩在牙齿行使功能时主要承受弯曲应力,其内部拉应力与压应力同时存在并与纤维桩主轴平行,此时纤维承受着最大的应力。纤维的类型非常重要,具有较高抗拉强度和弹性模量的纤维能够有效地承受和抵抗应力,不致使树脂变形。石英纤维、碳纤维的抗拉强度分别为 3600～6000MPa、6100MPa,两者的弹性模量大约为 400GPa,它们在折断之前它们不会弯曲变形。玻璃纤维的抗拉强度为 2000MPa,弹性模量为 69～85GPa,与前两者相比,其抗折力显著不足。

因此,纤维桩固有的弹性模量主要由其所含的纤维类型决定,其次是树脂部分。另外,纤维桩的组成结构和生产工艺对其弹性模量也会产生一定的影响。

对于粘接体系而言,如两相间的弹性模量相差很大,刚性较大的坚硬材料会将外力传导给刚性较小的软性材料,由于发生的形变不一致,应力大多汇集于软硬交接处的粘接界面区域,最终必然在界面处产生应力集中现象。如两相间弹性模量相同或接近,当外力作用时其形变基本一致,界面处的应力传导及分散均匀,不易形成应力集中。当桩粘固于根管后构成了桩-根复合体系,桩与根管牙本质间形成了界面。理想的桩核材料应尽可能地与牙本质的弹性模量相同或接近,当牙齿受力后桩与牙根发生相同或相近的形变和位移(图 3-17),桩-牙本质界面应力分布均匀,不易形成应力集中,理论上根折的发生会降至最低。

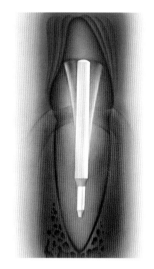

图 3-17　理想的桩核应与牙体同步形变

临床常见的不同材质桩的弹性模量相差较大(图 3-18)。不锈钢、镍铬合金、钴铬合金、钛、氧化锆等材料具有较高的弹性模量(大于 100GPa),当它们与牙本质组成的粘接体系承受外力时,刚性较大的根管桩与刚性较小的牙本质不会发生同步形变。当弯曲应力

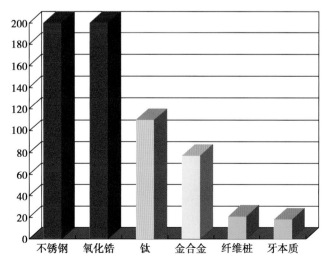

图 3-18　不同材质桩的弹性模量比较(GPa)

57

超过一定的数值时,牙齿将不再随着根管桩发生弹性变形,桩和根管壁之间由面接触变成点接触,从而在根管内形成局部应力集中,最终发生塑性形变而导致粘接失败或牙根折裂。纤维桩的弹性模量为 18～21GPa,非常接近牙本质的弹性模量 12～18GPa,当外力作用于它们组成的粘接体系时,纤维桩足够的韧性以及适应牙齿轻微变形的特点,使根管内的应力能够基本上沿着根部牙本质均匀分布,理论上讲是一种相对理想的桩核材料。贵金属合金如金合金的弹性模量一般为 70～100GPa,是刚性适中的桩核材料,如果选择合适的水门汀能与牙本质形成有效的粘接以传递应力,也是一种适宜的桩核材料。

临床上,纤维桩核的修复是一个复杂的粘接体系,纤维桩周围存在着粘接剂、水门汀、核树脂、牙本质等弹性模量各不相同的结构。由于粘接方法不同,纤维桩核系统内形成的界面性质和界面数目也不尽相同。为避免因弹性模量差异而造成的局部应力集中,选择简化操作的粘接系统,尽可能地减少界面的形成,已成为纤维桩粘接修复的发展趋势。

二、挠曲强度

将材料置于两点之间于中间施加垂直压力,当材料持续受力直至断裂时的强度称为挠曲强度(flexural strength),又称弯曲强度(bending strength)。它与弹性模量一样,是评价桩核材料机械性能的重要参数。

材料挠曲试样的应力分布如图 3-19 所示,当材料中间加载外力时,其两端为切应力,中轴界面以上为压应力,中轴界面以下为拉应力。从图中可以看出:挠曲强度不仅反映了材料抵抗弯曲变形的能力,也是描述材料承受复杂应力下的综合性能。口腔咀嚼是一个极其复杂的力学过程。牙体组织、修复体、充填体等在行使功能状态下绝非承受单纯的压力、拉力或切应力,而是多点受力(多种应力)。口腔材料或修复体的破坏是复杂应力共同作用导致的结果。

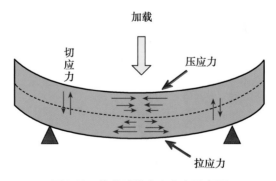

图 3-19 挠曲试样应力分布示意图

根管桩的抗弯强度和折断模式常用三点弯曲实验(three bending test)来进行测试(图 3-20)。首先将试件两端固定,然后在中间以一定速度和力量垂直加载应力,直至试件断裂时记录的最大载荷值,即为桩的挠曲强度。其计算公式如下:

$$S = 8FL/d^3$$

式中 S 为挠曲强度,单位通常为 GPa。其中:F 是加载力,L 为两固定点的距离,d 是纤维桩试样的直径。加载速度一般为 0.2mm/min。

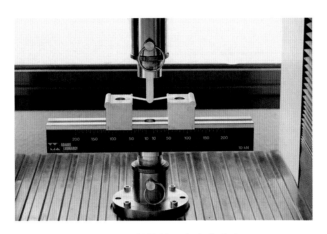

图 3-20　纤维桩三点弯曲试验

研究表明,根管桩的三点弯曲强度大于 400MPa 能够满足临床需要。不同材质根管桩的弯曲强度存在较大的差异(图 3-21),一般来说,金属桩的抗弯强度最高,特别是贱金属合金;而陶瓷桩由于脆性较大表现出较低的弯曲强度,特别是疲劳状态下弯曲强度更低。纤维桩是一种韧性较好的复合材料,具有适中的抗弯性能,其弯曲强度介于金属桩和陶瓷桩之间。目前,成品纤维桩的弯曲强度均在 500MPa 以上。

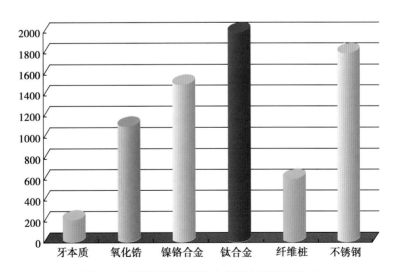

图 3-21　不同材质根管桩弯曲强度比较(MPa)

许多研究评价了影响纤维桩弯曲强度的因素。不同材料组成(如纤维种类、树脂基质成分等)的纤维桩其弯曲强度存在差异,玻璃纤维桩和石英纤维桩的抗弯曲强度要低于碳纤维桩。在相同成分的纤维桩中,纤维的比例发挥着重要作用,在一定范围内,纤维桩直径越大,其弯曲强度越大。另外,阻射物质对纤维桩的弯曲强度有可能会造成一定的影响。树脂基质中加入 X 线阻射颗粒会导致纤维桩中缺陷和气泡的增加,削弱了其内部结构,从而降低了纤维桩的弯曲强度。不同品牌纤维桩的弯曲强度如图 3-22 所示。

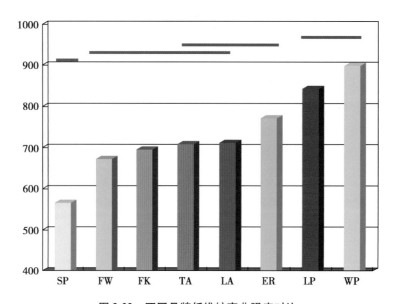

图 3-22　不同品牌纤维桩弯曲强度对比
引自:Seefeld F,Wenz HJ,Ludwig K,et al. Dent Mater,2007,23(3):265-271

三、疲劳强度

疲劳(fatigue)是材料在循环(交变)应力作用下发生的破坏。它反映了材料承受交变应力或应变时所引起的局部结构变化和内部缺陷形成的过程,它使材料的力学性能下降并最终导致裂纹或完全断裂。

疲劳强度(fatigue strength)是指材料抵挡疲劳破坏的能力。它是在交变应力作用下经过无限次循环而不发生破坏的最大应力。当循环应力中的最大应力值小于某一极限值时,材料可经受无限次应力循环而不产生断裂破坏,该极限应力值就称为疲劳极限(fatigue limit)。疲劳断裂常产生于材料应力高度集中的部位或强度较低的部位,如界面、裂纹、缺陷等处。

材料的疲劳破坏可分为以下三个特征阶段:

1. 微观裂纹阶段　在循环加载下,由于材料的最高应力通常产生于其表面或近表面区,该区发展成为严重的应力集中点并首先形成微观裂纹。此后,裂纹沿着与主应力约成 45°角的最大剪应力方向扩展,裂纹长度大致在 0.05 毫米以内,发展成为宏观裂纹。

2. 宏观裂纹扩展阶段　裂纹基本上沿着与主应力垂直的方向扩展。

3. 瞬时断裂阶段　当裂纹扩大到使物体残存截面不足以抵抗载荷时,物体就会在某一次加载下突然断裂。

疲劳被认为是导致口腔材料和修复体破坏的主要原因。牙科修复体的折裂多数情况下是因为循环重复的小于最大折裂值的应力所致。材料的最小疲劳折裂值越大,其疲劳性能越好,尤其对根管桩来说更具实际意义。与材料在静态载荷下的机械参数如弹性模量、拉伸强度、压缩强度、挠曲强度等不同的是,疲劳强度反映了材料在动态载荷下抵抗断裂破坏的性能。由于修复体在口腔环境中处于一种循环交变的功能状态,静态加载下测试的性能很难准确地反映材料在口腔环境中的临床表现,因此对口腔修复体进行疲劳测试的研究显得比其他测试更为合理。目前,关于修复材料的疲劳研究主要包括模拟咀嚼复杂应力的挠曲实验(图3-23)、模拟口腔温度变化的热应力实验(图3-24)、模拟长期唾液浸润的抗水解实验等一系列方法。这些实验方法尤其对根管桩的长期性能和使用寿命具有更重要的临床意义。

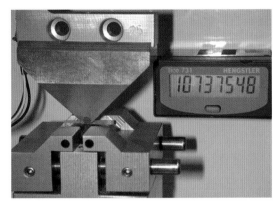
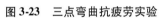

图3-23　三点弯曲抗疲劳实验

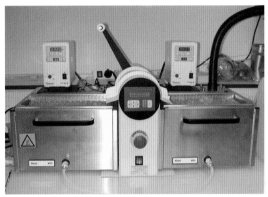

图3-24　热循环应力抗疲劳实验

　　牙齿正常咀嚼的时候,牙体组织和修复体每天会经受数以百次或千次的循环咬合力。随着咀嚼次数的增加,材料折裂的倾向会逐渐增高,疲劳断裂易出现在材料本身结构薄弱处或应力高度集中处。咀嚼循环应力所致的修复体形变是一个非常常见的临床现象。持续不断的应力使修复体在结构缺陷处形成应力集中而导致裂纹或折断。

　　不同材质根管桩的抗疲劳性能具有很大的差异。在临床常用的三种根管桩中,纤维桩比陶瓷桩和金属桩表现出更好的抗疲劳强度,而陶瓷桩的抗疲劳性能最差(图3-25)。

　　从图3-26中可以看出,钛桩和碳纤维桩经抗疲劳测试前后,两者机械性能的变化差异很大。在桩体未发生弯曲和断裂时,钛桩的机械性能比疲劳测试前损失约50%,而碳纤维桩的机械性能仅损失约20%,表明碳纤维桩如果没有太多缺陷的话,应比钛桩具有更长的使用寿命。

　　不同品牌的纤维桩其疲劳强度也存在差异。抗疲劳性能与纤维桩的组成、结构及形态特征密切有关。其中纤维的种类、纤维直径、纤维密度、生产工艺以及桩体表面的结构特征是影响纤维桩抗疲劳强度的主要因素(表3-3)。一般来说,性能良好的纤维桩经三点弯曲疲劳实验后,其表面形态和内部结构无明显改变(图3-27),而性能较差的纤维桩在相同条件测试后可发生不同程度的形态和结构的破坏(图3-28)。疲劳测试后总体上

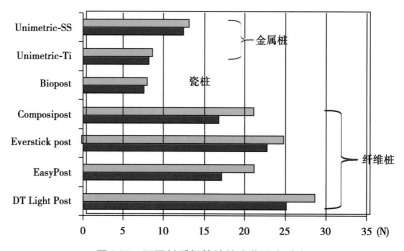

图 3-25 不同材质根管桩的疲劳强度对比
引自：Wiskott HW，Meyer M，Perriard J，et al. Dent Mater，2007，23（11）：1412-1419

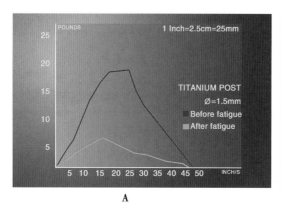

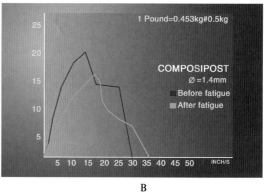

A	B

图 3-26 碳纤维桩与钛桩抗疲劳测试前后性能比较
A. 钛桩疲劳测试前后；B. 碳纤维桩疲劳测试前后

表 3-3 不同品牌纤维桩抗疲劳测试结果

产　品	纤维种类	桩的直径（mm）	纤维直径（μm）	纤维密度（纤维数/mm²）	循环次数
Easypost	碳纤维	1.6	12	29	931750.2
Para Post Fiber White	玻璃纤维	1.5	6	18	84915.7
FibreKor	玻璃纤维	1.5	18	18	29687.8
Ghimas White	玻璃纤维	1.8	12	30	440952.9
DT Light-Post radiopaque	预拉伸玻璃纤维	2.0	12	32	2000000
FRC Postec	玻璃纤维	2.0	12	25	1837138.7
Luscent Anchors	玻璃纤维	1.7	15	29	807242.9
Snowpost	石英纤维	1.6	7	36	6763.1

引自：Grandini S，Goracci C，Monticelli F，et al. Dent Mater，2005，21（2）：75-82

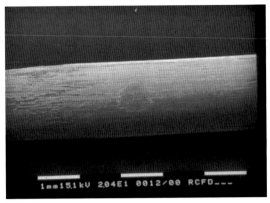

<table>
<tr><td>图 3-27　性能良好的纤维桩疲劳测试后</td><td>图 3-28　性能较差的纤维桩疲劳测试后</td></tr>
</table>

看,碳纤维桩具有较高的抗疲劳性,石英纤维桩次之,玻璃纤维桩最低。预拉伸石英纤维桩比其他工艺石英纤维桩具有更好的抗疲劳性。玻璃纤维因具有最小的刚性和较低的抗疲劳性,应力会更多地向树脂基质转移,从而逐渐形成玻璃纤维和树脂基质的分离,最终导致纤维桩折裂。

纤维桩抗疲劳性能与临床表现关系密切。潮湿环境中纤维桩的抗疲劳性会发生下降。有学者比较了纤维桩储存在干燥环境和蒸馏水中的弯曲强度,发现两种情况下纤维桩的弯曲强度有显著差异。水中储存的纤维桩其弯曲强度明显下降,一方面可能是环氧树脂吸水后发生降解,另一方面可能是水对纤维潜在的水解作用而导致。这意味着纤维桩长期接触唾液,强度会下降,不应当再继续使用,提示临床操作时应避免纤维桩与唾液的接触。根管内就位的纤维桩,由于根充材料和冠部核材料的封闭和阻挡作用,水分并不能对纤维桩的弯曲强度造成影响。

另外,不同温度交变下的热循环应力可造成纤维桩的弯曲强度明显下降。研究证明,热循环应力使纤维桩的弯曲强度下降了大约18%,弯曲模量下降约10%。

第三节　光学性能

光学性能(optical property)是美学修复材料的一个重要物理参数。市场上越来越多的纤维桩产品具有良好的半透明度,其颜色与牙体组织接近,在临床上取得了满意的修复效果。纤维桩具有一定的透光性,作为光的透射体,其主要传导介质为树脂基质和玻璃(或石英)纤维。纤维桩的光学性能在很大程度上影响着它的美学效果和粘接质量,并对美学修复的发展产生了推动作用。

材料的光学性能是一个综合指标,它包含了许多光学常识和基本理论,如光的反射、折射、吸收、散射等。与纤维桩关系密切的光学性能有折光指数、透光性以及透明度等基本概念,现分别介绍如下:

一、折光指数

折光指数(refraction index)是光线在真空(或空气)中的速度与其在介质中的速度之比,又称折光率或折射率。折光指数是物质的特性(表3-4),两种介质相比较时,折射率较大的称光密介质(optically denser medium),折射率较小的称光疏介质(optically thinner medium)。对于两种以上介质组成的非均质材料,如复合树脂,纤维桩等,要求两相间的折光指数相匹配才能达到颜色的均匀和谐,并表现出一定透明度。具有美学效果的修复材料应当与牙体组织的光学性质相匹配,尤其是在颜色和半透明度方面。

表3-4　材料的折光指数

材　料	折光指数	材　料	折光指数
牙齿结构,釉质	1.655	甲基丙烯酸树脂(PMMA)	1.491
无碱玻璃纤维(E级)	1.544	丙烯酸树脂(Bis-GMA)	1.55
石英	1.544	环氧树脂	1.53 ~ 1.57
钡玻璃	1.552	长石质烤瓷	1.504

一般来说,折光指数完美的匹配会产生透明或半透明的材料,而差异较大的匹配会使材料产生不透明。当树脂基质和玻璃纤维(或颗粒)的折射率相匹配时,纤维桩或复合树脂表现出较好的半透明性。纤维桩或复合树脂的半透明度可以增加或减小,取决于树脂基质和增强纤维(或颗粒)折光指数的大小匹配。对树脂基质相和增强相折光指数的控制,可制备出与牙体组织不同颜色和半透明度的复合树脂等美学修复材料。

二、透光性

透光性(light transmission)又称光传导性或光透射性,是材料光学性能中一个重要的物理参数。当光线照射一定厚度材料时,主要发生以下三种变化:一是部分光线从材料表面发生反射,形成反射线;二是光线通过介质时,部分光能被材料所吸收;三是光线在材料内部向各个方向散射。光线在经过反射、吸收和散射后,透过材料的剩余光所占入射光的百分比称为材料的透光率(light transmittance)。透光率反映了材料透过光线的能力,透光率越大,材料的透光性能越好,反之则差。光线从表面穿过一定厚度材料后,光的强度降低,能量减弱,造成光能损失。材料的光能损失主要包括吸收损失和散射损失。对于透光性好的材料,光能损失会明显降低。

1. 光的吸收　光作为一种能量,在穿过介质时,引起介质的价电子跃迁,或使原子振动而消耗能量。此外,介质中的价电子吸收光子能量而激发,在运动中与其他分子碰撞,电子的能量转变成分子的动能亦即热能,从而造成光能的衰减。即使在对光不发生散射的透明介质,如玻璃、水溶液中,光也会有能量的损失,这就是产生光吸收(light absorption）的原因。

材料对光的吸收可分为选择吸收和均匀吸收。例如石英在整个可见光波段都很透明，且吸收系数几乎不变，这种现象称为均匀吸收。但是，在 $3.5 \sim 5.0 \mu m$ 的红外线区，石英表现为强烈吸收，且吸收率随波长剧烈变化。这种同一物质对某一种波长的吸收系数可以非常大，而对另一种波长的吸收系数可以非常小的现象称为选择吸收。任何物质都有这两种形式的吸收，只是出现的波长范围不同而已。

光的吸收与波长、吸收系数（absorption coefficient）、材料的厚度等因素密切相关。在一定波长范围内，材料的吸收系数越大、材料越厚，光就被吸收得越多，因而透过材料后的光强度就越小。绝大多数金属对所有的可见光（低频电磁波）都是不透明的，而对 X 射线和 γ 射线（高频电磁波）则是透明的。因此，在可见光波长范围内，金属的吸收系数非常大，对光能的吸收很强烈，表现为不透明材料。玻璃、陶瓷和复合树脂等材料吸收系数较小，故表现出透明或半透明性质。

纤维桩具有一定的长度，临床应用时其顶端与树脂核、剩余牙体组织一起暴露于冠部，而其末端则位于根管内。为使根管尖端的粘接材料充分固化，需要可见光最大程度地穿过桩体达到尾部，从而实现良好的粘接。一般来说，纤维桩的吸收系数越小，其透光性越好，可见光穿过桩体的强度损失就越小；纤维桩的吸收系数越大，其透光性则差，可见光穿过桩体的强度损失就越大。

2. 光的散射　当光束通过均匀的介质时，从侧面难以看到光，但当光束通过不均匀的透明介质时则光线从四周散射出来，从各个方向都可以看到光，这是一种常见的光学现象。光遇到组成结构不均匀的介质时，一部分偏离原来的传播方向而向周围弥散的现象称为光的散射（light scattering）。光的散射可导致原来传播方向上强度的降低和能量的减弱。

材料中如果含有不均匀的结构，如界面、裂纹、气孔、粒子或其他杂质，当光线进入其内部时必然会发生多次的反射和折射。另外，当光线通过分散得很细的两相体系时也因两相的折射率不同而发生散射，两相的折射率相差越大，散射作用就越强。光线经过无数的反射和折射变得十分弥散，从而减弱了光的强度，导致光能的损失。

纤维桩的传导介质主要为树脂基质和增强纤维。树脂基质是一种高聚物，在高聚物树脂中，非晶态均相高聚物应该是透明的，而结晶高聚物一般是半透明的或不透明的。因为结晶高聚物是晶区和非晶区混合的两相体系，晶区和非晶区折射率不同，而且结晶高聚物多是晶粒取向无序的多晶体系。因此光线通过结晶高聚物时易发生散射，结晶高聚物的结晶度越高，散射则越强。纤维桩所采用的树脂基质有丙烯酸树脂和环氧树脂两大类，而它们各自又有很多不同组成和结构，分子量相差很大，其折光指数也不尽相同。因此，纤维桩中树脂基质的选择对其透光性会产生较大的影响。

纤维桩中最常见的增强纤维为玻璃纤维和石英纤维。玻璃纤维是非晶相结构，而石英纤维为纯晶相结构。玻璃纤维内多含杂质、气孔、微裂纹等缺陷，光通过时会遇到一系列阻碍，所以它不像晶相结构的石英那样表现出更好的透光性。

在玻璃纤维和环氧树脂组成的纤维桩中，玻璃纤维比环氧树脂透光效果好，而环氧树脂散射光的效果强于传导光的效果。纤维桩的散射系数越大,其透光性则越差。临床粘接纤维桩时,尽管可见光经过桩体吸收后难以达到桩体的末端,或者是光的强度大大减弱,但可见光可通过桩体的散射使根管内纤维桩周围的粘接材料充分固化。因此,纤维桩对光的散射作用具有重要的临床意义。如何使根管内纤维桩既对光的散射发挥作用而又有良好的透光性,是纤维桩光学性能研究的主要问题,也是评价纤维桩品质好坏的标志之一。

因此,纤维桩的透光性是可见光通过桩体发生吸收和散射后的共同作用结果。不同组成和品牌的纤维桩其透光性表现出很大的差别,如图 3-29 所示。

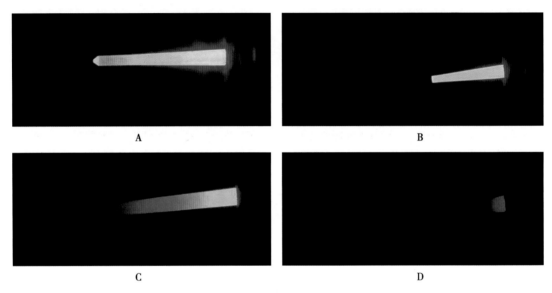

图 3-29　不同纤维桩的透光性比较
A. 优；B. 良；C. 中；D. 差

三、半透明性

根据透光率的大小可将材料划分为透明性材料(transparent)、半透明性材料(translucence)和不透明性材料(opacity)。任何物质都只对特定的波长范围表现为透明,而对另一些波长范围则表现为不透明。一般来说,透明材料可见光的透过率在 80% 以上,半透明材料可见光透过率在 50% ~ 80% 之间,而不透明材料可见光透过率在 50% 以下。为达到较好的美学效果,口腔修复体应与牙体组织具有相同或接近的透明性,这样才能和谐一致,自然美观。由于牙体组织为半透明性物质,因此要求纤维桩应具有良好的半透明效果。

不同产品纤维桩的透明度表现出较大的差异。有些纤维桩具有较好的半透明性,有些产品透明性较差甚至呈不透明状。早期的碳纤维桩是不透明的,其透光性很差,美学修复效果很不满意。目前,市场上越来越多的纤维桩产品具有良好的半透明性。

四、临床意义

纤维桩光学性能的临床意义主要表现在以下两个方面：

1. 美学修复 纤维桩的美学性能依赖于其光学特点。相对于金属桩来说，玻璃纤维桩和石英纤维桩为半透明材料，其颜色接近于自然牙齿，透光性好，可以使冠修复体呈现更自然的外观，因而其美学性能要远远好于金属桩核。临床上采用纤维桩-树脂核配合全瓷冠修复体，可获得较好的美学修复效果（图3-30、图3-31）。

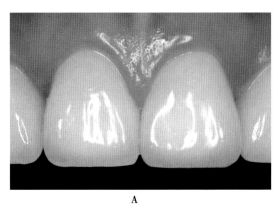
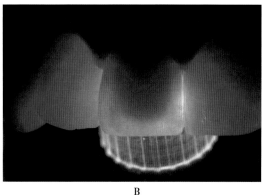

A B

图3-30 金属桩核-烤瓷冠修复

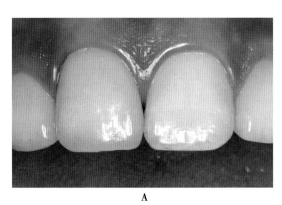
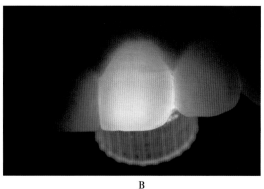

A B

图3-31 纤维桩-树脂核-全瓷冠修复

2. 根管内粘接 纤维桩良好的透光性有利于光线进入根管深处，使根管深部的粘接树脂充分固化，进一步提高了纤维桩、粘接剂和牙本质间的粘接强度，从而有助于纤维桩的固位和稳定。

第四节　阻射性能

为满足临床检查和诊断需要,口腔充填材料和固定修复体应具有一定的 X 线阻射性(radiopacity)。国际标准组织采用铝箔作为评价牙科材料 X 线阻射性的标准参照物。通常情况下,厚度为 2mm 的釉质和牙本质其 X 线阻射性分别相当于 4mm 和 2.5mm 厚的铝箔。作为理想的充填和固定修复材料,应具有比釉质更高的 X 线阻射性能,才能对修复后的临床效果正确辨认。然而,由于材料本身的固有因素以及生产工艺等多种原因,很多产品的 X 线阻射性仍不能满足临床需要。目前,牙科材料多采用含重金属元素(如钡、锶、锆等)的玻璃填料或掺入极细的重金属颗粒来达到其 X 线阻射性能。

早期的纤维桩由于缺乏 X 线阻射能力被认为是纤维桩修复技术的一大缺陷。这是因为纤维桩组成中的树脂基质和纤维(碳纤维、石英纤维、玻璃纤维)均能透过 X 线照射,临床上无法通过射线来检查纤维桩的就位及粘接情况。为了弥补这一缺点,曾有学者应用纤维桩与钛核配合使用,粘接剂使用含钡玻璃填料的具有不同程度阻射性的树脂水门汀。尽管临床上发挥了一定的作用,但修复效果并不满意。为更好地满足临床需求,经过长期的理论研究和临床观察,X 线半阻射性的碳纤维桩和石英纤维桩相继问世,缺乏阻射性的问题已不再困扰纤维桩的临床使用。目前市场上绝大多数的纤维桩具有一定的 X 线阻射性,临床修复后,纤维桩的位置和修复效果一目了然(图 3-32)。

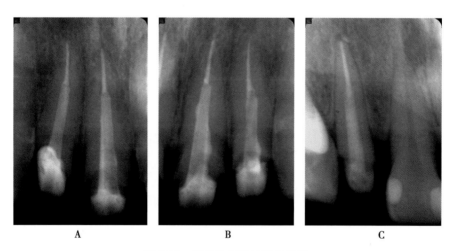

图 3-32　阻射性纤维桩修复效果

不同品牌的纤维桩其 X 线阻射性能略有不同(图 3-33)。完美的阻射性能应在 X 线片上形成纤维桩、釉质、牙本质、树脂水门汀等不同成分的明显对比。高阻射性纤维桩在 X 线片上显示亮白色,与根管封闭剂和树脂水门汀亮度基本一致,临床效果并不满意。低阻射性纤维桩在 X 线片上不仅与根管封闭剂和树脂水门汀能够明显区分,而且与周围的组织和结构也能形成明显对比。临床上使用低阻射性的纤维桩与高阻射性的树脂水门汀粘接,X 线片上可显示很好的对比,并很容易确认纤维桩的准确位置。

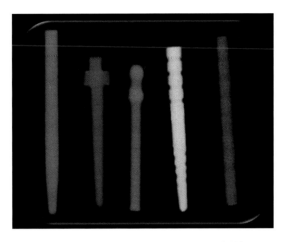

图 3-33　不同品牌纤维桩的 X 线阻射性

阻射性纤维桩的生产是一个非常复杂的工艺技术。市场上大多数阻射性纤维桩是在树脂基质内添加阻射性金属化合物或元素,但也有少数产品是直接采用阻射性的玻璃纤维或石英纤维。由于玻璃纤维和石英本身并无阻射性,阻射性玻璃或石英纤维是在纤维生产过程中添加重金属化合物或重金属元素加工而成。无论采取什么样的生产技术,阻射性添加物的含量是一个非常重要的关键因素。它不仅决定着纤维桩阻射性能的高低,而且对树脂基质的聚合度以及树脂与玻璃纤维的结合情况会产生一定的影响,有可能导致纤维桩机械强度的降低。另外,阻射性物质还会减少纤维桩光线的穿透,影响树脂水门汀固化。由于阻射性纤维桩在临床上备受青睐,其发展和推广已成趋势,因此建议纤维桩生产厂家在加入阻射性物质的同时应尽可能减小其机械强度、光传导性等其他性能的损失。

第五节　耐腐蚀性能

材料受周围环境的作用,发生有害的化学变化、电化学变化或物理变化而失去其固有性能的过程称为腐蚀(corrosion)。金属、非金属、高分子聚合物以及复合材料等均可发生腐蚀。

高分子聚合物和复合材料的腐蚀与金属腐蚀有本质的差别。高分子聚合物和复合材料一般不导电,也不以离子形式溶解,因此其腐蚀过程不具有电化学腐蚀规律。此外,金属的腐蚀过程大多在金属的表面发生,并逐步向内部发展;而高分子聚合物和复合材料,环境因素(热、光、氧、水、化学溶剂等)可以向材料内渗透扩散,同时,介质也可以将高分子材料中的某些组分萃取出来。这是引起高分子聚合物和复合材料腐蚀过程的重要因素。高分子聚合物和复合材料的腐蚀有时也称为"老化"(aging)。高分子材料修复体如义齿基托、树脂牙等在使用过程中,由于受到唾液、微生物、饮食中的化学介质等环境因素的综合作用,其化学组成和结构会发生一系列变化,综合性能也会相应变差,如发硬、变脆、变色、失去强度等。

复合材料修复体如纤维桩、复合树脂等的腐蚀(老化)首先由树脂基质老化引起,其次是玻璃纤维和树脂基质界面的破坏。其腐蚀(老化)的主要表现为光泽减退、颜色变黄;表面树脂剥蚀、玻璃纤维外露;玻璃纤维和树脂基质界面间粘接破坏,纤维纹理显露,外观发白;机械强度降低;透明度和透光率降低等一系列现象(图3-34)。

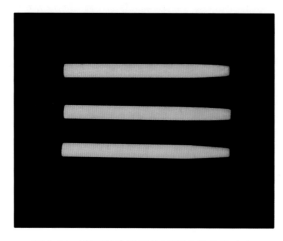

图3-34　劣质纤维桩储存过程中的老化变色

良好的根管桩制作材料必须具有长期稳定的物理化学性质,不应产生腐蚀现象。纤维桩是一种复合材料,一方面不会像金属那样发生电化学腐蚀,另一方面引起其老化的因素(光、氧、热、水、溶剂等介质)几乎不存在或影响程度很低。因此,纤维桩的耐腐蚀性明显优于金属桩。

纤维桩的耐腐蚀性(corrosion resistance)除与环境介质有关外,还与其组成和结构密不可分。环氧树脂固化后具有优良的化学稳定性,其耐碱、酸、盐等多种介质腐蚀的性能优于丙烯酸树脂、不饱和聚酯树脂、酚醛树脂等;石英纤维的耐腐蚀性比普通玻璃纤维(E级)要好。因此,在不同组成的纤维桩产品中,以石英纤维增强的环氧树脂基纤维桩的抗腐蚀性应该优于其他类型组成的纤维桩。

第六节　生物性能

生物性能是口腔生物材料必备的重要性能之一。无论哪种材料应用于口腔环境中,都应具有良好的生物相容性(biocompatibility)即生物安全性和生物功能性,否则会造成不可估量的严重后果。因此,任何口腔生物材料应用于临床前均要进行认真而严格的口腔生物性能的测试和评价。许多标准化组织创建了关于生物医学材料和器械的国际标准,在美国和欧共体的推动下,ISO 10993标准已成为全球评价医疗器材安全性的纲领性文件,并被各国研究单位和生产企业采纳和实施。我国的口腔材料生物学评价标准主要是依据ISO/TR 7405,但并不是完全等效采用,而是在试验基础上,参照英、美等国现行标准制定的一系列口腔材料生物试验方法的行业标准。

一、生物安全性

生物安全性(biological safety)是指口腔材料应用于人体应是安全的,材料对人体应无毒、无刺激、无致癌致畸变等作用。在人体新陈代谢作用下,其性能应保持稳定状态,其代谢和降解产物应对人体无副作用。生物安全性的检测主要包括体外细胞毒性试验(cytotoxicity)、全身毒性试验(systemic toxicity)、遗传毒性试验(genotoxicity)、皮内反应试验(intradermal reactivity)、致敏试验(hypersensitivity)等一系列检测程序和内容。

纤维桩是一种纤维增强型高分子聚合物基复合材料。与其他牙科聚合物基复合材料,如复合树脂、纤维增强义齿基托、聚合瓷、人造牙等一样,它们具有相似的组成、结构、工艺配方及临床应用等。其生物安全性的评价主要是针对树脂基质对人体和组织造成的影响。

纤维桩中的树脂基质大多数产品为环氧树脂,也有个别产品采用的是丙烯酸树脂。关于丙烯酸树脂潜在的毒性或过敏性反应,如果产品是经过正规生产检验合格的,那么固化后树脂基质中单体的残留量极少(<1%)。由于逸出量很少,不足以引起毒性反应,但从免疫学的观点看,在很少数情况下可能会发生过敏反应。即使树脂基质中少量的残留单体释放到口腔或组织中,也必须经过口腔黏膜或牙周组织才能进入人体的循环系统,进入血液的少量单体很快发生水解而被机体排除。根据临床经验,在口腔中真正对丙烯酸类树脂过敏的情况极少见。

环氧树脂固化前对人体的危害主要表现在皮肤和黏膜,一般不会引起全身的中毒。环氧树脂的毒性大小取决于树脂中含环氧基的数目,环氧基数目越大,其毒性越强。临床表现主要为头晕和乏力等前驱症状,皮疹多见于颜面、头部、颈部、手臂等暴露部位。初以潮红、红肿为主,伴剧痒,进而可出现丘疹、丘疱疹。若病情继续发展,则可出现水疱、渗液,甚至溃烂。一般情况下,脱离接触一周后,症状逐渐减轻并消除。环氧树脂固化后,其毒性明显降低,几乎没有细胞毒性和致敏作用,尤其是医用级环氧树脂具有更好的生物安全性。由于环氧树脂在口腔临床的应用很少,目前对其残留单体量潜在的毒性和致敏反应的研究尚未见有关报道。

另外,树脂基质对人体接触部位和接触面积的不同,其毒性和致敏反应程度也相差很大。纤维桩体积很小,位于根管内未暴露于口腔中,不像基托和人造冠那样与口腔组织的大面积接触,临床应用20年以来,目前没有证据显示树脂基质对人体具有全身和局部的毒性和过敏反应。

二、生物功能性

生物功能性(biofunctionality)是指材料除具有生物安全性外,应用于人体后还应行使满意的功能。材料的力学性能与应用部位的机体组织的生物力学性能应一致并对组织不产生损伤和破坏作用。口腔修复体应具有良好的物理机械性能并能与局部组织的弹性模量相匹配,在恢复缺损组织后能承受各种静力和动力的作用。

　　长期以来,残冠残根的修复主要依赖于金属桩核,由于其弹性模量与牙体组织相差很大,临床上根折的情况不断发生。纤维桩不仅具有良好的机械性能,其抗疲劳性和耐腐蚀性也优于金属桩,尤其是弹性模量与牙本质接近,理论上讲可以很好地避免和减少根折的发生。纤维桩应用 20 年以来,从临床使用的结果来看,具有比其他桩核材料更明显的优势,其生物功能性令人满意。

（熊伯刚　牛光良）

第四章
纤维桩粘接理论

纤维桩的应用和发展,与现代口腔粘接技术密不可分。纤维桩技术革新的先决条件是牙齿粘接系统和树脂水门汀的不断更新和完善。与金属铸造桩核不同,纤维桩主要依靠粘接力固位,通过树脂粘接剂与根管牙本质粘接才可获得良好的固位。临床上纤维桩修复失败主要表现为桩、核的脱落,如何提高纤维桩的粘接强度而获得满意的修复效果,是临床工作者的研究重点。因此,熟悉和掌握口腔材料的粘接理论以及纤维桩的粘接机制,是临床开展纤维桩所必须具备的基本常识。

第一节　粘接的基本原理

粘接技术在口腔临床工作中已成为越来越普遍的临床操作技术,也是临床医师应熟悉和掌握的基本技能之一。尽管口腔粘接是一个非常复杂的物理和化学过程,但良好的粘接条件和适当的粘接方法仍为修复体提供较高的粘接强度。因此,为了能够更好地掌握修复体的粘接技术,有必要对粘接的基本原理以及口腔环境的特殊性进行了解和熟悉。

一、粘接力来源

粘接力是粘接剂(adhesive)与被粘物(adherend)表面间通过界面相互吸引并产生连续作用的力,其大小取决于粘接剂本身的强度和被粘物的表面特征。在口腔修复体粘接过程中,粘接剂通常包括牙齿粘接系统和树脂水门汀,被粘物则包括牙体组织和各种修复体。常见的粘接力有以下三种:

1. 机械结合力　粘接剂渗入被粘物表面的微孔、裂隙或凸凹部位中所形成的机械锁合力(interlocking)。机械结合力是目前修复体粘接最主要的作用力,为取得较高的粘接强度,常对被粘物即牙体组织和修复体表面进行粗化处理。

2. 物理吸附　即粘接剂分子与被粘物表面分子间产生的分子间作用力(范德华力)。根据理论计算,当两物体间距离为 1nm 时,由于分子间作用力可产生 $10 \sim 100\text{MPa}$ 的结合强度。因此,为获得良好的粘接效果,需要粘接剂与被粘物表面紧密贴合在一起。

3. 化学结合力　粘接剂分子中功能基团与被粘物表面分子间产生的化学键合

（chemical bond），包括共价键和离子键。目前几乎所有的牙齿粘接系统和树脂水门汀中均含有功能单体，其目的是增加修复体与牙齿组织间的化学粘接。化学结合力是粘接过程中最理想的作用力，它可以使粘接剂与牙齿组织、修复体间融为一体，无应力集中和环境侵蚀，有效防止微渗漏的发生，能够达到较理想的修复效果。化学结合力大小取决于原子或离子间的化学键能，但在所有结合力中并非最大。

二、粘接力形成的条件

1. 表面能和表面张力　固体或液体物质表面层的分子与内部分子受力不平衡，可产生一种向内收缩的力，结果可使液体收缩成球形，固体表面则吸附环境中的物质分子而获得平衡。该力对于固体来说称为表面能（surface energy），而对于液体来讲则称为表面张力（surface tension）。牙齿组织和修复体为固体物质，而粘接剂为液态物质。

表面能反映了固体表面吸附外界分子的能力。为达到较好的粘接效果，必须使牙齿组织和修复体表面具有较高的能量。临床常采用表面清洁和粗化的方法来提高固体物质的表面能，从而增加其吸附粘接剂分子的能力。

表面张力反映了液体内聚现象的能力。为达到较好的粘接效果，必须降低粘接剂的表面张力，使其能够在牙体组织和修复体表面形成良好的铺展现象。

2. 润湿与接触角　润湿（wetting）是液体在固体表面铺展的现象，是液体分子与固体分子间相互作用力的结果。液体在固体表面的润湿程度常用接触角（contact angle）大小来表示，接触角 θ 越小，则液体在固体表面的润湿性能越好，反之，则润湿效果较差。

当 θ=0°，表示固体表面被液体完全润湿；θ<90°，表示固体能被液体润湿；当 90°<θ<180°，表示液体难以润湿固体表面（图 4-1）。

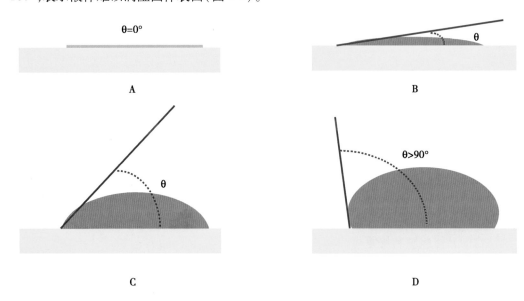

图 4-1　粘接剂在牙齿组织和修复体表面的接触角
A. 完全润湿；B. 润湿良好；C. 润湿一般；D. 难以润湿

从物理学角度来看,粘接是被粘物表面能和粘接剂润湿能力的相互关系。如果粘接剂不能润湿牙齿和修复体表面,则粘接过程无法发生。要实现良好的粘接必须增加被粘物的表面能和减少被粘物与粘接剂的接触角。由此可知,粘接剂的稀稠度和亲水性直接影响着其在牙齿和修复体表面的润湿程度。越稀薄的和亲水性较好的粘接剂,越容易形成较好的铺展现象,其润湿性能相对较好,反之则较差。另外,牙齿组织和修复体的表面特征如元素成分、粗糙度、清洁情况等因素也会影响粘接剂在其表面的润湿程度。因此临床粘接修复时,应选择润湿性较好的粘接剂,同时应对牙体组织和修复体表面进行必要的清洁和粗化处理。

综上所述,口腔修复体粘接时,为达到较高的粘接强度,不仅要求粘接剂有较好的润湿性,同时还要求牙齿组织和修复体表面应具有较高的表面能。这样粘接剂与被粘物体的分子或原子间才能紧密接触,两者间才能相互作用产生较大的吸附力,从而获得良好的粘接效果(图4-2)。

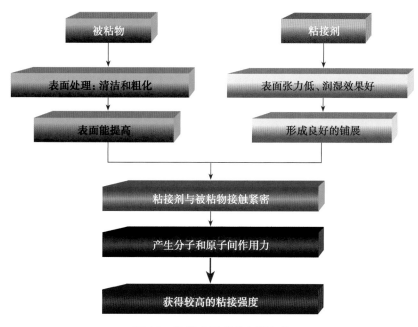

图4-2 粘接力形成的必要条件

三、粘接体系的构成

将两个物体通过粘接剂黏合在一起形成的组合即粘接接头(joint),是一个多相结构的复合体系。通常情况下,该体系包括三个相和两个界面,共由五个部分组成:即被粘物1/界面1/粘接剂/界面2/被粘物2。如果被粘物本身组织结构不均匀,或粘接时使用多种粘接剂,则会形成更多的界面区域。将修复体粘接于牙齿组织上构成的粘接体系,如图4-3所示。

临床上常因粘接同一个修复体时使用多种粘接材料,或者将同一修复体粘接在不同结

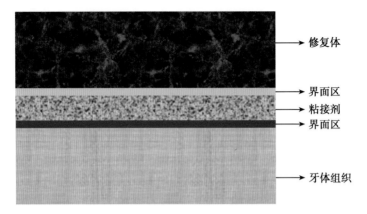

修复体

界面区
粘接剂
界面区

牙体组织

图 4-3　口腔修复体粘接体系

构的釉质和牙本质上,使粘接过程中形成了较多的粘接界面。由于修复体的脱落和粘接失败常发生在粘接体系中的界面区域,因此应尽量避免和减少粘接过程中形成过多的界面。

四、口腔环境的特殊性

修复体的粘接需要在口腔环境中进行,它与实验室的体外粘接存在着很大的差别。其具体表现在活体牙的组织结构特点和口腔环境的复杂性。

(一) 牙体硬组织

1. 釉质　组成结构:釉质的主要成分为 96%～97%(wt)的无机物(羟基磷灰石等),其余为有机物和水。釉质的基本结构是釉柱,为细长的柱状结构,平均直径为 4～6μm,起自釉牙本质界,呈放射状贯通于釉质全层到达牙的表面。

表面特征:釉质暴露于口腔中,每天承担着正常的口腔饮食,其表面可能黏附菌斑、牙垢、牙石、茶渍烟斑等附着物。另外,唾液中的唾液蛋白沉淀物在釉质表面沉积覆盖,形成一层获得性薄膜。此膜使釉质表面呈现非极性状态,其表面能较底。釉质粘接时,需用机械打磨(如浮石粉)将其表面的黏附物去除,同时应用酸处理去除获得性膜,使釉质脱矿形成粗糙表面,否则无法实现釉质的粘接。

2. 牙本质　组成结构:牙本质的主要成分约 70%(wt)无机物(羟基磷灰石)、20% 有机物(胶原纤维蛋白)和 10% 水。以上成分有序排列形成牙本质小管、成牙本质细胞突起和细胞间质(管周和管间牙本质等)组织结构。牙本质内胶原纤维的排列大部分与牙本质小管垂直而与牙表面平行,并相互交织呈网状存在于管周和管间牙本质中,其上有羟基磷灰石结晶沉积。牙本质小管贯通整个牙本质,从髓腔向釉牙本质界呈放射状排列,其近髓端较粗,小管数目多,近表面端较细,小管数目少,直径范围 1～4μm。牙本质小管自髓端伸向表面,沿途分出许多侧支,并与邻近小管的侧支互相吻合。活髓牙牙本质小管中不断有液体(牙本质小管液)循环流动,是导致牙本质粘接困难的重要因素。

表面特征:口腔临床在牙体预备和窝洞制备时,由于切削和钻磨牙本质表面,局部产热使有机物变性,变性有机物与牙本质小管溢出液、唾液以及大量无机物粘合在一起,贴附于

牙本质表面形成一玷污层（smear layer）（图
4-4）。玷污层实质上是由牙本质碎屑、微生
物、唾液蛋白、胶原纤维、羟基磷灰石等混合
组成的一层松散结构，其厚度为 3～15μm。
玷污层不仅存在于预备过的整个牙本质表
面，而且还进入牙本质小管中形成管塞或管
栓（smear plug）。玷污层和管塞是影响牙本
质粘接的障碍因素，临床上需要用酸蚀剂将
其去除。

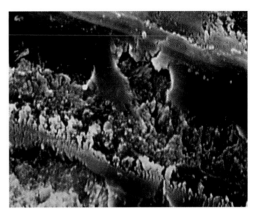

图 4-4 牙本质表面形成的玷污层

（二）口腔环境

1. 湿度 湿度（humidity）是影响口腔粘
接的难以克服的破坏性因素。口腔内相对湿度为 100% rh，粘接区域处于高度潮湿的状态，
具体表现为唾液、牙本质小管液和呼气等因素的存在。这些因素均可造成水分子侵入粘接
界面，导致修复体的粘接失败或粘接寿命难以持久。

临床上为尽量避免潮湿造成的危害，常采用四手操作技术、尽可能不用口呼吸、使用橡
皮障隔湿、选择亲水性粘接剂等方法，可在一定程度上控制粘接区域的潮湿情况（图 4-5）。

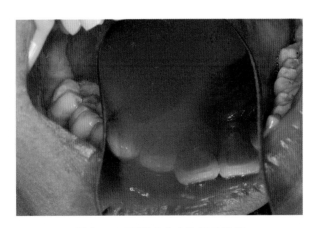

图 4-5 口呼吸产生水汽影响粘接

2. 温度 口腔内随食物、饮料不同，其温度变化范围一般为 4～60℃，有时可发生瞬间
骤变的情况，如吃烫食、喝冰镇饮料等。由于粘接体系内各相膨胀系数相差较大，可使粘接
剂与牙体组织和修复体界面间产生热胀冷缩和界面应力集中现象，最终导致边缘微漏和粘
接失败。

3. 酸碱度 口腔生理状况下其 pH 值为 6～8，有时随饮食不同可发生一定范围的变化。
树脂类粘接剂通常为高分子复合材料，长期存在于酸碱环境中可发生降解老化现象。

4. 应力 咀嚼应力是一种复杂的、循环交变的综合性应力。修复体粘接后在行使咀嚼
过程中承受着包括压力、拉力、剪切力和扭力等多种应力的同时作用，使粘接剂容易发生应
力疲劳而导致粘接破坏。

5. 微生物和酶　正常情况下,口腔内有大量的微生物(animalcule)和酶(enzyme)存在。微生物及其代谢产物很容易附着于牙面,使其表面能下降,从而影响粘接剂在牙齿表面的润湿性能。酶可使粘接剂降解老化,使修复体粘接性能逐渐下降。

6. 临床操作　粘接修复效果依赖于医师的临床操作技术和粘接材料的技术敏感性。操作步骤多、局部范围小、粘接时间有限(5～10分钟)等因素是影响修复体粘接的重要因素。

五、粘接面的表面处理

口腔粘接体系中的被粘接物从大体上讲包括牙齿和修复体两类物质。根据组成结构和粘接机制的不同,牙齿又可分为釉质和牙本质,修复体又可分为金属、陶瓷和复合树脂三种。纤维桩为纤维增强复合树脂,属于复合树脂类修复体。目前,临床上常见的被粘物种类如图4-6所示:

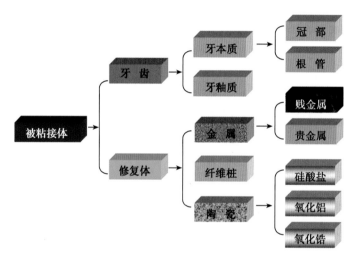

图4-6　临床常见被粘物的分类

为了达到较好的粘接效果,除了选择性能较好的粘接剂外,还需要对被粘物的表面进行处理。表面处理的目的是提高被粘物的表面能,增加粘接面积,改善粘接剂在其表面的润湿性,以期获得较高的粘接强度。尽管不同被粘物的表面组成和结构不同,其表面处理方法和粘接机制存在着较大的差异,但目前临床上最常见的表面处理的方法不外乎以下三种:

1. 表面清洁　表面清洁的主要目的是粘接前使牙齿和修复体粘接面保持洁净无污染。粘接面的污染主要包括:牙齿暴露在口腔中的唾液污染;牙齿治疗过程中药物的污染;修复体加工和存放过程中的附着物;临时修复体去除后牙齿表面的残留物;桩道预备后根管内牙胶和封闭剂等残留物;临床试戴过程中造成的污染,如手套滑石粉、指示剂、调磨粉尘、唾液、血液、龈沟液等等。上述污染因素均会在不同程度上影响牙齿和修复体的粘接,应尽最大可能将其清除。临床常用的清洁方法有:无水乙醇擦洗(图4-7)、磷酸酸蚀同时清洁、超声荡洗(图4-8)等。

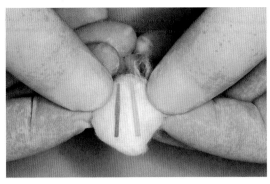

图 4-7 纤维桩污染后无水乙醇擦洗

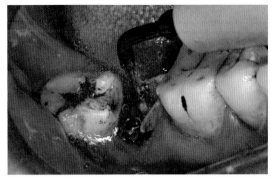

图 4-8 纤维桩粘接前超声荡洗桩道

临床大多数医师在修复体粘接前喜欢应用 75% 酒精清洁牙齿和修复体粘接面,这其实是一个误区。我们知道,75% 酒精具有杀菌消毒作用,其脱脂去污能力较差,临床应用时很难使粘接面取得好的清洁效果。无水乙醇是一种易溶于水、挥发性强的有机溶剂,具有很强的脱脂去污能力,粘接面擦洗后残留物易被水冲洗,不会沉积形成有机薄膜。建议临床医师椅旁备用无水乙醇,作为修复体粘接前的必备物品(图 4-9 ~ 图 4-12)。

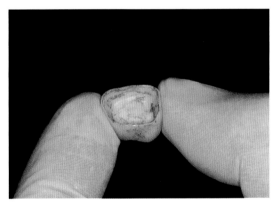

图 4-9 试冠后组织面唾液和指示剂污染

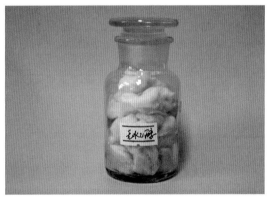

图 4-10 无水乙醇

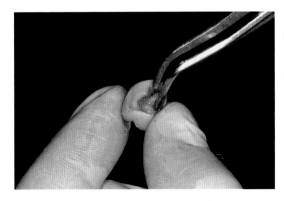

图 4-11 75% 酒精擦洗后

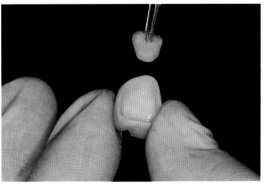

图 4-12 无水乙醇擦洗后

2. 表面粗化 表面粗化的目的是让牙齿和修复体粘接面形成粗糙或微孔结构,扩大粘接面积,利于粘接剂渗入形成微机械嵌合。不同粘接面其粗化方法不同,临床常用喷砂和酸蚀两种方法对被粘物进行粗化处理。

喷砂(sandblasting):应用 50～110μm 氧化铝粉末喷射粘接面,使其形成粗糙表面,常用于修复体(金属、陶瓷、复合树脂)粘接面的处理。喷砂可在加工厂进行,也可在椅旁处理(图 4-13),应根据粘接的具体情况而定。

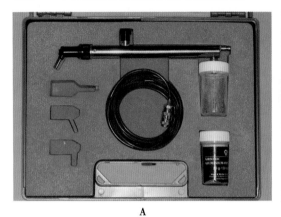
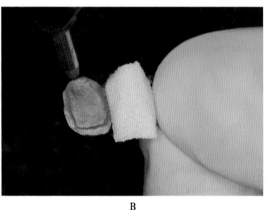

A   B

图 4-13 喷砂常用于修复体粘接面
A. 椅旁喷砂仪;B. 金属粘接面喷砂后

酸蚀(etching):牙齿表面常用 30%～40% 磷酸,修复体表面(玻璃陶瓷)常用 5%～10% 氢氟酸处理,酸蚀冲洗后粘接面形成粗糙表面,同时并起到清洁作用(图 4-14、图 4-15)。

3. 表面改性(surface modification) 牙齿和修复体均为亲水性的无机表面,而粘接树脂为疏水性的有机物,两者为非相容物质。为使两种物质结合在一起,必须对无机表面进行改性处理,使其达到与粘接树脂相容的有机表面。临床常用含双官能团的有机化合物(底胶,硅烷偶联剂),其中一个基团为亲水基团,可与无机表面产生化学键合;另一基团为有机

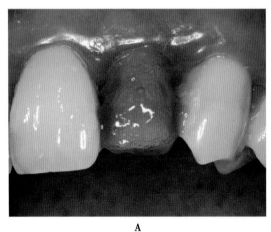
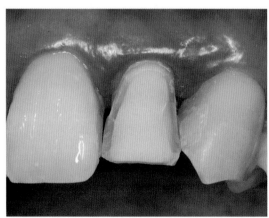

A   B

图 4-14 磷酸酸蚀常用于牙齿粘接面
A. 磷酸酸蚀牙齿;B. 酸蚀后

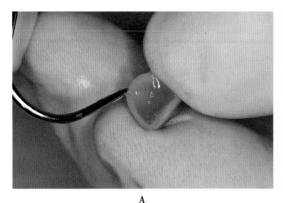 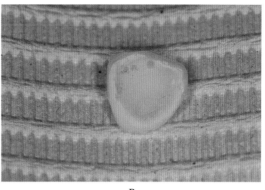

| A | B |

图4-15 氢氟酸酸蚀常用于修复体粘接面
A. 氢氟酸酸蚀玻璃陶瓷；B. 酸蚀后

基团,可与粘接树脂发生共聚。通过底胶或硅烷偶联剂的表面处理,使牙齿和修复体粘接面由亲水性变为疏水性,以利于与疏水性树脂粘接剂的结合。一般来讲,底胶常用于牙齿和金属修复体,硅烷偶联剂常用于玻璃陶瓷表面的改性处理。

上述三种方法可一种或几种的组合应用于被粘物的表面处理。

第二节　粘接材料的选择

传统铸造桩主要依靠摩擦力固位,而纤维桩主要依靠粘接固位。因此,如何提高纤维桩与牙体组织(根管和冠部牙本质)的粘接强度,对防止桩核脱落以及延长修复体的使用寿命显得尤为重要。临床上,纤维桩粘接材料的选择和应用非常关键。

修复体粘接常见的水门汀有传统水门汀和树脂类水门汀。传统水门汀包括磷酸锌水门汀(zinc phosphate cement,ZPC)、聚羧酸锌水门汀(zinc polycarboxylate cement,ZPCC)和玻璃离子水门汀(glass ionomer cement,GIC)。这些水门汀的特点是操作简便、技术敏感性低、有一定的溶解性、粘接强度有限等,临床主要应用于固位型较好的金属或金属基底冠、桥的粘接。树脂水门汀是继传统水门汀之后,为提高修复体与牙体组织间的粘接强度以及满足全瓷美学修复的要求而研制开发的一种高强度粘接材料。与传统水门汀相比,树脂水门汀的物理机械性能优良、粘接强度高、美观性好、化学性能稳定,临床上常用于全瓷修复体、固位型较差的修复体以及靠粘接提供固位的修复体的粘接。

纤维桩自应用临床以来,早期曾有人应用玻璃离子水门汀、树脂改性玻璃离子水门汀(resin-modified glass ionomer cement,RGIC)以及复合体水门汀(compomer cement,CC)等材料进行粘接。由于这些水门汀机械强度有限,与牙本质的粘接强度较低(图4-16),临床上纤维桩的脱落和修复体的失败时有发生。后经大量的研究和临床观察发现,在目前所有种类的水门汀中,能为纤维桩提供最佳粘接效果的粘接材料为树脂类水门汀。因此,树脂水门汀已成为临床粘接纤维桩时首选和必要的粘接材料(图4-17)。

在桩-水门汀-牙本质粘接体系中,树脂水门汀不仅应具有优异的粘接性能,同时还应具

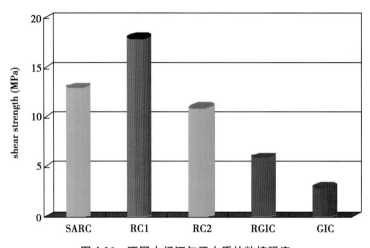

图4-16 不同水门汀与牙本质的粘接强度
注:SARC 为自粘接树脂水门汀;RC1、RC2 为普通树脂水门汀

备与牙本质相适应的机械性能。树脂水门汀的机械性能与桩的机械性能一样重要。一个性能优良的桩与一种粘接性能较差,机械性能与牙本质差异较大的水门汀合用时,其粘接效果远不如性能一般的桩与性能优异的粘接剂合用的效果好。有学者指出,合适的树脂水门汀应该具有低于周围组织特别是根管牙本质的弹性模量,富有一定的弹性。当外力作用于桩核系统时,树脂水门汀与牙根的形变相适应,在桩与牙本质粘接界面间发挥出应力中断的作用,不会造成牙根的损伤和折断。如果树脂水门汀与牙本质机械性能相差较大,桩

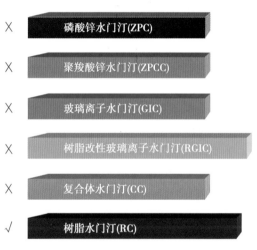

图4-17 纤维桩粘接材料的选择

核系统在长期外力作用或疲劳状态下,桩-牙本质界面很容易发生分离现象,结果导致水门汀与牙本质界面的粘接失败。一些实验表明,树脂水门汀与纤维桩的粘接效果比牙本质与水门汀的粘接效果要好很多。因此,选择粘接性能和机械性能良好的树脂粘接系统,是保证纤维桩粘接成功的关键因素。

第三节 牙齿粘接系统

纤维桩的粘接与树脂核的堆塑应采用树脂水门汀,而临床上树脂水门汀大多情况下需要与牙齿粘接系统配合使用。因此有必要对牙齿粘接系统进行回顾和介绍。

一、组成和作用

牙齿粘接系统(dental bonding systems)是一种由多组分组成的,且每一组分具有不同作用的多功能粘接材料。牙齿粘接是一个多步骤的粘接过程,每一操作步骤都有单独的成分发挥作用。随着临床要求的不断提高,牙齿粘接系统的发展经历了由操作复杂的多步骤向操作简化的单步骤转化的过程。

牙齿粘接系统最早起源于釉质粘接剂和牙本质粘接剂,后来随着牙本质粘接机制的形成,以及牙本质粘接剂的不断发展和完善,最终形成了目前临床上既能粘接釉质又能粘接牙本质,同时又可用于修复体粘接的多功能粘接体系。目前市场上关于牙齿的粘接,绝大多数商品已不再分为釉质粘接剂和牙本质粘接剂,统称为牙齿粘接系统。

尽管所有的牙齿粘接系统其组成和配方有所不同,但它都包含了三个基本步骤:即酸蚀、涂底胶、粘接。为实现牙齿粘接的三个基本步骤,牙齿粘接系统应由以下三部分组成:

1. 酸蚀剂 酸蚀剂(etchant)又称表面调节剂(conditioner)或表面处理剂(surface treating agent)。由于釉质和牙本质的组成和结构不同,酸蚀剂所发挥的作用也有所区别。对于釉质而言,酸蚀剂的主要作用使釉质表面脱矿,形成粗糙的表面;同时黏附于釉质表面的有机获得性膜和菌斑也随之除去,起到清洁的作用。对于牙本质而言,酸蚀剂的主要作用是去除表面玷污层,使牙本质浅层脱矿,胶原纤维网络形成,牙本质小管暴露。

目前临床使用的酸蚀剂主要有两种,一种为10%～40%磷酸(phosphoric acid)溶液或凝胶(图4-18),既可以酸蚀釉质也可以酸蚀牙本质,即所谓的"全酸蚀"(all-etching)。釉质的酸蚀多采用30%～40%的磷酸,酸蚀时间应根据患牙的具体情况而定,一般来说为30～60秒。磷酸浓度在10%～20%范围内对牙本质的作用相对安全;而30%～40%的磷酸处理牙本质时,若时间掌握不好有可能引起胶原蛋白变性或胶原纤维网的破坏,临床酸蚀时间应控制在10～15秒较为合适。另一种是针对牙本质表面处理的酸蚀剂,如10-3溶液(10%柠檬酸和3%三氯化铁)、10%马来酸(maleic acid)等(图4-19)。其对牙本质的作用比较温和,不会引起胶原的变性和纤维网的破坏,酸蚀时间一般为20～30秒。

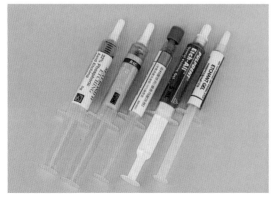

图4-18 不同浓度的磷酸凝胶

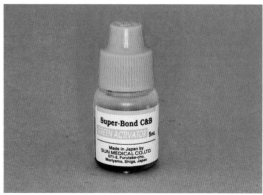

图4-19 10-3溶液

不同牙齿粘接系统中酸蚀剂的种类和浓度不同。市场上大多数牙齿粘接系统所配套的酸蚀剂为磷酸凝胶,但也有个别系统所配套的酸蚀剂是将釉质和牙本质分开处理的专用酸蚀剂,临床应用时应按说明书要求使用。

2. 底胶 底胶(primer)又称底漆、预处理剂(前处理剂)或粘接促进剂。底胶的主要作用是改变牙齿表面的化学性质,使其由亲水性变为疏水性,以利于和下一步粘接剂的结合。牙齿的主要成分为无机矿化物,是亲水性物质,而底胶是一种双官能团化合物,既含有亲水性基团又含有疏水性基团。当底胶作用于酸蚀过的牙齿表面时,其亲水性基团可与牙体组织结合,而剩下的疏水性基团则使牙齿组织表现出了疏水性。

临床上使用的底胶是含有机溶剂(丙酮,乙醇)或水的混合液。当底胶涂布于酸蚀后的釉质和牙本质表面时,伴随着有机溶剂或水的挥发,底胶单体快速渗入釉质的微孔、牙本质胶原纤维网和牙本质小管中。

有一种特殊的底胶是自酸蚀底胶,它是一种酸性的有机化合物,可以替代酸蚀剂的作用,对牙本质的酸蚀效果较好,见下一部分内容"酸蚀-冲洗和自酸蚀"。

目前临床上常用的底胶有 HEMA、4-META、Phenyl-P、MDP 等(表4-1),其功能和作用详见第四节"树脂水门汀"中的"组成和化学"部分。

3. 粘接剂 粘接剂(adhesive)也称粘接性树脂单体。最常用粘接剂为 Bis-GMA、UDMA,或其衍生物,为疏水性单体(表4-1)。当粘接剂涂布于底胶处理过的牙齿表面时,一部分渗入釉质的粗糙结构内或牙本质的胶原纤维网和小管中,与底胶的疏水基团结合;一部分存留于表面与下一步的充填复合树脂或树脂水门汀以不饱和烯键形成共价聚合。

表4-1 常用牙齿粘接系统的主要组成

商品名	酸蚀剂	底胶	粘接剂
Adper Scotchbond Multi-Purpose(3M ESPE)	磷酸	HEMA 端甲基丙烯酸聚羧酸酯	Bis-GMA
Adper Single Bond Plus(3M ESPE)	磷酸	HEMA 端甲基丙烯酸聚羧酸酯	Bis-GMA
Adper Prompt(3M ESPE)	甲基丙烯酸磷酸酯类	HEMA 甲基丙烯酸磷酸酯类	Bis-GMA
Adper Easy one(3M ESPE)	甲基丙烯酸磷酸酯类	HEMA 甲基丙烯酸磷酸酯类 端甲基丙烯酸聚羧酸酯	Bis-GMA
All-Bond 3(Bisco)	磷酸	HEMA	Bis-GMA
One-Step(Bisco)	磷酸	HEMA	Bis-GMA
All-Bond SE(Bisco)	甲基丙烯酸磷酸酯类	HEMA 甲基丙烯酸磷酸酯类	Bis-GMA UDMA
All-Bond Universal(Bisco)	MDP	MDP	Bis-GMA
Prime&bond NT(Dentsply)	磷酸	PENTA	UDMA

商品名	酸蚀剂	底胶	粘接剂
Xeno Ⅲ	磷酸改性甲基丙烯酸酯（Pyro-EMA）	HEMA 磷酸改性甲基丙烯酸酯（Pyro-EMA）	UDMA
i-Bond（Heraeus Kulzer）	—	4-META	UDMA TEGDMA
Clearfill S3 Bond（Kuraray）	MDP	HEMA MDP	Bis-GMA
Clearfill DC Bond（Kuraray）	MDP	HEMA MDP	Bis-GMA
Fl-Bond Ⅱ（ShoFu）	磷酸单体 羧酸单体	2-HEMA	UDMA TEGDMA
BeautiBond（ShoFu）	磷酸单体 羧酸单体	2-HEMA	Bis-GMA TEGDMA
SuperBond（Sun Medical）	磷酸;10-3 溶液	4-META	MMA
Syntac（Ivoclar Vivadent）	磷酸	戊二醛/PEGDMA	PEGDMA
AdheSE Bond	甲基丙烯酸磷酸酯类	HEMA	丙烯酸酯类
LuxaBond（DMG）	磷酸	芳基亚磺酸酯	亲水性 Bis-GMA
Contax（DMG）	马来酸	马来酸	亲水性、酸性 Bis-GMA

二、酸蚀-冲洗和自酸蚀

从上述组成和作用中可以知道,牙齿的酸蚀处理包括两种方法:一种是采用单独的酸蚀剂,酸蚀牙齿后用水冲洗掉;另一种是采用酸性底胶的本身为酸蚀剂,酸蚀牙齿后不需要用水冲洗。前者称为酸蚀-冲洗法,后者称为自酸蚀法。

1. 酸蚀-冲洗 酸蚀-冲洗(etch-and-rinse)即"全酸蚀",目前国外很多文献已使用"酸蚀-冲洗"取代"全酸蚀"概念。"全酸蚀"即采用磷酸溶液同时处理釉质和牙本质,是基于临床牙体预备后不能明显区分釉质和牙本质的现象而提出的。而自酸蚀剂尽管是为牙本质的粘接而设计的粘接剂,但对釉质也有明显的作用效果,临床同样适用于釉质和牙本质的粘接。按照过去"全酸蚀"的解释,自酸蚀法也应属于"全酸蚀"的概念。另外,有些牙齿粘接系统所配套的牙本质专用酸蚀剂(如 10-3 溶液)并非全酸蚀剂(磷酸),酸蚀处理后也需要用水冲洗。这种情况既不能归为"全酸蚀"也不属于自酸蚀,故采用"酸蚀-冲洗"的提法来区分酸蚀方法的分类更全面准确,且形象生动、容易理解。酸蚀-冲洗技术以单独的酸蚀步骤为特征,牙齿酸蚀处理后,用水彻底冲洗,然后气枪轻吹牙面使其保持既不过分干燥又有一定水分的潮湿状态,即湿粘接技术。

采用酸蚀-冲洗方法处理牙本质表面时,可将牙本质玷污层和管塞清除,同时管周和管间牙本质脱矿形成胶原纤维网,牙本质小管暴露开放(图4-20)。玷污层和管塞去除后,牙本质表面润湿性和渗透性增加,底胶和粘接剂渗入胶原纤维网和牙本质小管形成树脂突,产生微机械锁合,同时有可能与牙本质中的无机和有机成分形成化学结合。

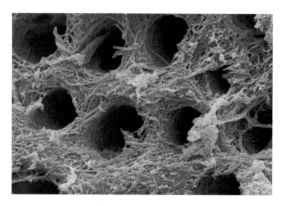

图4-20　牙本质经酸蚀-冲洗方法处理后电镜观察

2. 自酸蚀　自酸蚀(self-etch)是采用酸性的功能单体(如含磷酸酯基团的双官能团化合物)自身作为酸蚀剂,也称自酸蚀底胶。它将牙齿粘接三步骤中的酸蚀和涂布底胶两步合一,既可以在潮湿又可以在干燥的牙面上涂抹底胶(不像酸蚀-冲洗要求湿粘接),且酸蚀后不用冲洗,起到了简化操作,方便应用的效果。自酸蚀是针对牙本质的粘接而设计的一种表面处理技术,其酸性功能单体的 pH 值大于全酸蚀的磷酸溶液,因此,对单纯釉质的粘接其酸蚀效果并不理想。

采用自酸蚀处理牙本质表面的主要目的是对其表面的玷污层进行溶解或改性,并不是将玷污层去除。同时,自酸蚀处理剂使牙本质浅层脱矿,功能性单体渗入脱矿的胶原纤维网和牙本质小管中。因此它对牙本质表面的处理是一个边溶解、边渗透的作用过程。牙本质在整个酸蚀处理中无胶原纤维网形成和残留微漏层,也无牙本质小管暴露过程,因此对于活髓牙几乎不存在术后敏感的现象。

与酸蚀-冲洗法相比,自酸蚀法使用时不用冲洗,防止了临床因酸蚀、冲洗、吹干等操作难以精确造成的牙本质胶原纤维支架塌陷而导致的粘接失败。

临床上牙齿预备后,在大多情况下剩余的釉质和牙本质不可能完全分开,即使肉眼有时能够辨别,但操作起来也很困难。无论是酸蚀、冲洗或干燥,都不可能仅局限于釉质或牙本质而互不影响。为了达到较好的粘接效果,应充分利用酸蚀-冲洗技术和自酸蚀技术的不同作用和针对性,去选择较合理的表面处理方法。一般来讲,全冠、桩核的粘接多数为牙本质粘接,贴面、托槽一般为釉质粘接,嵌体、窝洞充填一般为混合粘接(既有釉质又有牙本质,有时釉质成分多,有时牙本质成分多)。对于釉质粘接或釉质成分较多的混合粘接应选用磷酸酸蚀-冲洗技术,对于牙本质粘接或牙本质成分较多的混合型粘接应首选自酸蚀技术,也可选用酸蚀-冲洗技术。

三、分类和特点

所有牙齿粘接系统均由酸蚀剂、底胶和粘接剂组成,因此可根据构成粘接系统的组分和粘接步骤对粘接系统进行分类。目前牙齿粘接系统共分为两类四型。

(一)酸蚀-冲洗粘接系统

1. 酸蚀-冲洗三步骤系统　粘接系统由酸蚀剂、底胶和粘接剂三部分组成。所谓三步骤,是指粘接系统中每一部分在牙齿上操作和处理的过程,并不是由三种组分组成。粘接系统中酸蚀剂、底胶为单组分包装;粘接剂可根据固化方式的不同有单独包装和两组分包装形式,如为光固化系统,则为单组分包装,如为化学或双重固化系统,则为两组分包装。因此,酸蚀-冲洗三步骤系统是一种至少由三组分包装的多组分粘接系统,如图4-21所示:

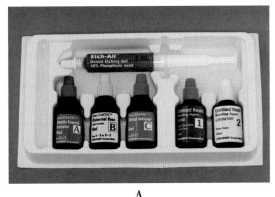
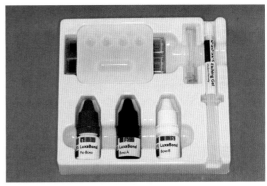

图 4-21　酸蚀-冲洗三步骤粘接系统

临床操作步骤如下:

第一步:磷酸酸蚀牙齿。酸蚀时间为:釉质牙面30~60秒,牙本质10~15秒,混合牙面以牙本质为基准。酸蚀后用水彻底冲洗牙面上残留物,至少15秒使其洁净,再用气枪轻吹牙面使其保持潮湿状态(见"湿粘接技术")。

第二步:涂刷底胶1~5层。可用小毛刷直接涂刷。涂刷时间为20秒左右。涂刷过程最好为边涂边擦,使底胶充分渗入酸蚀过的牙面,最好不要只涂不擦而让底胶自然渗入。涂刷每层时中间可以间隔3~5秒,期间不要用气枪吹,待涂刷最后一层底胶后,用气枪轻吹5~10秒,使底胶中的溶剂(丙酮、乙醇或水)和置换的水分快速挥发。

第三步:涂抹粘接剂1~2层。单组分粘接剂可用小毛刷直接涂抹,如为双组分包装者可先按比例混合后再进行涂抹。用小毛刷蘸取少许粘接剂在涂刷过底胶的牙面上涂抹1~2层,尽量使其均匀。粘接剂通过气枪轻吹很难在牙面上保持均匀状态,往往产生局部积蓄现象而影响修复体的粘接,临床应引起注意。粘接剂涂抹完成后,光照固化20秒。

该粘接系统的特点是组分多,操作复杂,粘接力强,要求临床医师有熟练的粘接经验和四手操作技术,否则会增加操作失误的机会而导致粘接失败。

目前国内的酸蚀-冲洗三步骤粘接系统已很少使用,市场上几乎见不到该类产品,而国外很多牙科医师仍在普遍使用。其主要原因是:一方面国内口腔材料学专业起步较晚,于20世纪90年代才有专业教材;另一方面很多医师重临床轻基础,忽视了基础学科的重要性,以至于临床操作过程中知其然而不知所以然。因此,国内大多数口腔医师对粘接的基本理论和基本技能掌握有限,特别是基层医务人员。很多医师接触到包装复杂的口腔粘接材料时表现出不愿接受、不敢使用、担心失败的无奈心理。近年来,随着美学修复的发展和高端修复体的不断问世,要想把这方面工作做好,对牙科粘接系统和修复体粘接技术的普及和应用已迫在眉睫。

2. 酸蚀-冲洗两步骤系统　为酸蚀-冲洗三步骤的简化系统。该系统由酸蚀剂、底胶-粘接剂两部分组成,其中酸蚀剂为单组分包装,底胶和粘接剂合并为一体。根据固化方式的不同,底胶-粘接剂有单组分和双组分两种包装,单组分包装者称为光固化粘接剂,双组分包装者大多为双重固化粘接剂,但也有化学固化粘接剂,临床较少见,如图4-22所示:

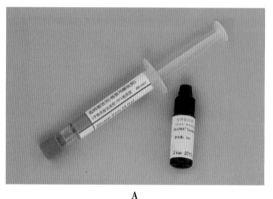 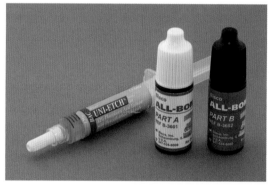

A   B

图4-22　酸蚀-冲洗两步骤粘接系统
A. 光固化；B. 双重固化

临床操作步骤如下:

第一步:与酸蚀-冲洗三步骤系统相同。

第二步:与涂刷底胶的方法相同。底胶-粘接剂涂抹完成后,气枪轻吹使溶剂快速挥发,然后光照固化或待其自固化。

该系统的特点是操作简化,粘接过程变得简单容易。理论上讲,简化后的粘接系统其粘接力略有下降,但操作过程中产生的失误会明显减少,可以弥补操作复杂带来的风险。有学者提出,在粘接力满足临床要求的前提下,简化操作比单纯追求粘接强度显得更具临床实用意义。

（二）自酸蚀粘接系统

1. 自酸蚀两步骤系统　粘接系统由自酸蚀底胶和粘接剂两部分组成。自酸蚀底胶为酸性功能单体,其酸性小于磷酸,对牙本质的酸蚀效果好于釉质。粘接系统中底胶、粘接剂分别有单独包装和两组分包装等形式。如为光固化系统,则为单组分包装,如为化学或双重固化系统,则为两组分或三组分包装,如图4-23所示:

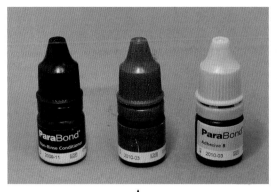
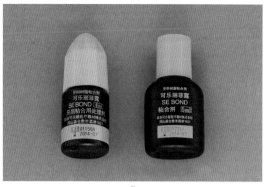

A   B

图 4-23 自酸蚀两步骤粘接系统

临床操作步骤为:

第一步:用小毛刷蘸自酸蚀底胶涂擦牙面。底胶有酸性可使黏膜腐蚀变白,故小毛刷蘸取的底胶量不要过多,以免涂擦过程中溢出粘接面而刺激周围软组织。涂擦时间 20 秒,涂擦后无需冲洗,用气枪轻吹使溶剂和水分快速挥发。自酸蚀底胶完成后,不要光照固化,以便下一步粘接剂的渗入和相容。

第二步:涂抹粘接剂。用小毛刷蘸粘接剂在底胶处理过的牙面上均匀涂抹一层,气枪轻吹后光照固化。

与全酸蚀粘接系统相比,自酸蚀系统的特点是底胶和酸蚀剂是一种成分,可在干燥的牙面上处理,酸蚀后无需水冲洗,简化操作,方便易用。对牙本质的作用效果好于釉质。理论上讲,该系统粘接力略差于全酸蚀粘接系统。

2. 自酸蚀一步骤系统 为进一步满足临床要求而简化的粘接系统。该系统将酸蚀剂、底胶、粘接剂三部分合并为一体,将牙齿粘接的三步骤合为一步操作,即酸蚀、涂底胶和粘接剂一步完成。这种极其简化的粘接系统可以是单组分包装,也可以是两组分包装,临床使用时应按操作说明进行,如图 4-24 所示:

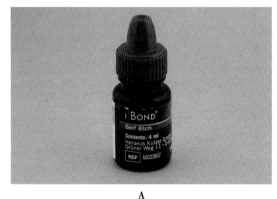
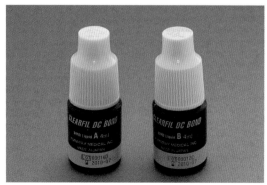

A   B

图 4-24 自酸蚀一步骤粘接系统
A. 光固化; B. 双重固化

该系统是目前牙齿粘接系统中最简化的操作系统,可以大大避免和减少临床粘接过程中造成的失误和风险。临床应用时,操作非常简便,技术敏感性很低,尤其适合初学者或操作难度大的病例。在所有粘接系统中,该系统的粘接力理论上讲有可能最低。

目前牙齿粘接系统的分类和市场上常见的粘接系统商品,如表4-2所示:

表 4-2　牙齿粘接系统的分类

酸蚀-冲洗系统		自酸蚀系统	
三步骤	两步骤	两步骤	一步骤
第四代	第五代	第六代	第七代
1. 酸蚀剂 应用 10～15 秒,冲洗 15～20 秒,气枪轻吹干,保持牙面湿润。 去除玷污层 单组分包装	1. 酸蚀剂 应用 10～15 秒,冲洗 15～20 秒,气枪轻吹干,保持牙面湿润。 去除玷污层 单组分包装	1. 酸蚀剂-底胶 (自酸蚀底胶) 应用一次,无需冲洗,气枪轻吹干。 溶解改性玷污层 单组分或双组分包装	酸蚀剂-底胶-粘接剂 (自酸蚀底胶-粘接剂) 应用 1～5 层,无需冲洗,气枪轻吹干,光照 溶解改性玷污层 单组分或双组分包装
2. 底胶 应用1～5 层,气枪轻吹 5 秒使溶剂挥发 单组分包装	2. 底胶-粘接剂 应用 1～5 层,气枪轻吹,溶剂挥发,光照 20 秒 单组分或双组分包装	2. 粘接剂 应用一层,气枪轻吹干,光照 单组分或双组分包装	
3. 粘接剂 应用一层,气枪轻吹干,光照固化 20 秒 单组分或双组分包装			
Adper Scotchbond Multipurpose(3M ESPE) ALL Bond 3(Bisco) Optibond FL(Kerr) Syntac(Ivoclar vivadent) Gluma Solid Bond (Heraeus kulzer)	Prime & Bond NT (Dentsply) XP-Bond(Dentsply) Excite(Uinadent) Adper Scotchbond 1XT(3M ESPE) One-step plus(Bisco) PQ1(Ultradent) Gluma comfort Bond (Heraeus kulzer) Single Bond(3M ESPE)	AdheSE(Ivoclar vivadent) Clearfil Protect Bond (Kuraray) Clearfil SE Bond (Kuraray) Contax(DMG) One-Step Plus/TYRIAN(Bisco) Peak(Uinadent)	AdheSE One(lvoclar vivadent) ALL-Bond-SE(Bisco) Adper Prompt L-pop (3M ESPE) Clearifil S3 Bond (Kuraray) XENO V(Dentsply) i-Bond(Heraeus kulzer)

四、湿粘接原理

湿粘接原理是根据酸蚀-冲洗后牙本质特殊的组织和结构而提出来的。牙本质经酸蚀、冲洗后,其表面玷污层和深部管栓被去除,牙本质浅层脱矿,胶原纤维暴露,同时牙本质小管开放,网络支架结构形成。纤维网络内部含有大量的水分,水的表面张力可使胶原纤维支架呈现膨松状态。这时如果吹干牙面,胶原纤维网络因失水而导致支架塌陷,结果在牙本质表面形成一较薄的、结构相对致密的纤维网络层。

对于酸蚀冲洗后保持潮湿而不彻底吹干的牙本质表面,这时胶原纤维支架依靠水的支持保持直立和蓬松状态。当涂布亲水性底胶后,底胶很快渗入胶原纤维网中,随着底胶中溶剂(丙酮、乙醇或水)的挥发,置换了胶原纤维网中的水分和空气。这样,胶原纤维网与底胶结合在一起保持蓬松而不塌陷。当涂布粘接剂后,粘接剂渗入胶原纤维网中与底胶结合形成混合层,从而实现牙本质的粘接。对于酸蚀后过分吹干的牙本质表面,纤维网络层致密而薄,底胶和粘接剂只能表浅地渗入,很难充分渗进纤维网络支架和牙本质小管中,从而形成薄的混合层和较短的树脂突,因而不能形成高强度的粘接。

湿粘接原理是针对酸蚀-冲洗技术提出的,但同样适用于自酸蚀技术。

五、牙齿粘接机制

(一) 釉质粘接机制

对釉质的粘接主要采用磷酸酸蚀技术(etching technique)。通过磷酸处理液使釉质表面有机膜去除和表层脱矿,产生凸凹不平的、蜂窝状的粗糙表面,形成 $5 \sim 50 \mu m$ 深的孔隙层(图4-25);同时釉质表面清洁无污,呈现极性状态,表面能提高,润湿性增强。通过底胶和粘接剂(或低黏度的流动树脂)借助毛细作用渗入微孔中,然后固化形成树脂突(resin tag),达到树脂-釉质的微机械嵌合,从而实现了釉质的粘接。

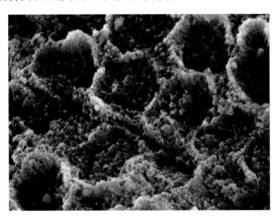

图4-25 釉质磷酸酸蚀后表面呈蜂窝状结构(SEM)

釉质的酸蚀技术1955年由美国学者Buonocore提出,在1974年国际酸蚀技术学会上得到公认。釉质酸蚀主要用于贴面、马里兰桥、牙周夹板、托槽等修复体的粘接,是一项非常成熟的技术。

(二) 牙本质粘接机制

1. 酸蚀-冲洗粘接系统 通过酸蚀处理对牙本质表面玷污层和管塞清除,使管周和管间牙本质脱矿,在牙本质表面形成三维的胶原纤维网络(多孔支架结构),同时牙本质小管暴露开放。应用含有双官能团的亲水性底胶和粘接剂润湿并渗入胶原纤维网和牙本质小管中,与胶原纤维网形成相互扣锁的混合层结构(hybrid layer)。同时,粘接系统中的功能单体有可能与牙本质中的无机和有机成分形成化学结合,如图 4-26 所示:

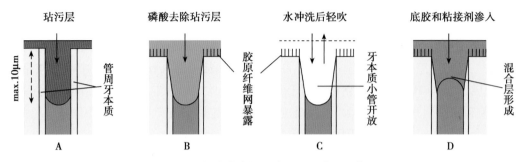

图 4-26　酸蚀-冲洗粘接系统牙本质粘接示意图

2. 自酸蚀粘接系统　通过自酸蚀处理剂对牙本质表面的玷污层和管栓进行溶解或改性,并不是将玷污层去除。自酸蚀处理剂作用于牙本质表面时,渗入玷污层中将其溶解,并使其下方的牙本质浅层脱矿,之后酸性底胶和粘接剂渗入脱矿的胶原纤维网中,并可能进入牙本质小管。自酸蚀处理是一个边溶解、边渗透的作用过程,牙本质在整个酸蚀处理中无胶原纤维网暴露和无牙本质小管开放过程。最终在牙本质表面形成一既有胶原纤维、脱钙物碎屑、玷污层溶解物,又有功能单体和粘接剂的混合层结构。同时,粘接系统中的功能单体有可能与牙本质中的无机和有机成分形成化学结合,如图 4-27 所示:

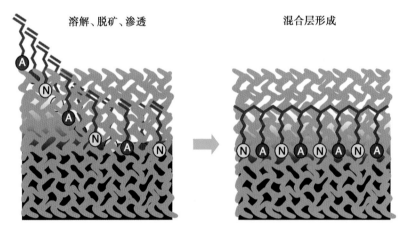

图 4-27　自酸蚀粘接系统牙本质粘接示意图

无论是酸蚀-冲洗还是自酸蚀粘接系统,最终提供粘接强度的是树脂单体渗入并聚合于胶原网络之中的树脂渗入/增强牙本质层,即混合层(hybrid layer),其厚度为 $2 \sim 10\mu m$(图 4-28)。有学者认为,粘接力的主要来源是混合层的质地和强度,而非其厚度,其次是树脂突的根部粗度,而非其长度。一般来讲,酸蚀-冲洗所形成的树脂突相对较长,且数目多,而自酸蚀所形成的树脂突相对短些,且数目也相对较少。

混合层相当于牙本质因脱矿而溶解丢失的羟磷灰石为树脂所取代。混合层的结构可被

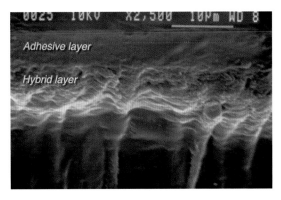

图 4-28 混合层结构

认为是由两个连续相构成的:树脂相和胶原纤维相。两相相互渗透,牢固地结合在一起,从而形成了良好的粘接效果。

混合层的观点 1982 年由日本学者 Nakabayashi 提出,20 世纪 90 年代初该观点得到了世界公认。

第四节　树脂水门汀

树脂水门汀可以理解为低黏稠度的复合树脂或高黏稠度的粘接剂,其组成和化学与复合树脂或粘接剂基本相同。树脂水门汀与牙齿颜色接近,流动性良好,固化后具有较高的机械强度,临床常用于全瓷美学修复或固位力要求较高的修复体的粘接。市场上大多数树脂水门汀为套装产品,除水门汀本身外,还有配套的牙齿粘接系统和修复体表面处理剂。

一、组成与化学

（一）树脂基质

树脂基质(resin matrix)是水门汀的主体成分,含两个或两个以上不饱和双键的双甲基丙烯酸酯类树脂单体,赋予水门汀一定的强度和黏附性。目前不同类型和品牌的树脂水门汀其树脂基质的成分差别不大,主要为双酚 A 双甲基丙烯酸缩水甘油酯(bisphenol-A glycidyl dimethacrylate,Bis-GMA)和双甲基丙烯酸尿烷酯(urethane dimethacrylate,UDMA),或其衍生物。其分子结构式和树脂单体的特点分别如下:

1. Bis-GMA　其分子结构式为:

$$CH_2=C-C-O-CH_2-CH-CH_2-O-\bigcirc-C-\bigcirc-O-CH_2-CH-CH_2-O-C-C=CH_2$$

Bis-GMA

该树脂单体的特点为：

（1）Bis-GMA 分子较大，可减少聚合收缩。

（2）分子中含两个苯基，使树脂有一定刚度。

（3）羟基产生分子间氢键，赋予树脂较高的黏性。

（4）分子中的烯类双官能团在自由基聚合反应时形成高度交联的三维网络结构，赋予树脂较高的机械强度。

2. UDMA　又称双甲基丙烯酸聚氨酯。其分子结构式为：

$$CH_2{=}\overset{\underset{\textstyle CH_3}{|}}{C}{-}COO{-}CH_2{-}\overset{\underset{\textstyle CH_3}{|}}{CH}{-}OCC{-}NH{-}CH_2CH_2{-}\overset{\overset{\textstyle CH_3}{|}}{\underset{\underset{\textstyle CH_2}{|}}{C}}{-}CH_3$$

$$CH_2{=}\overset{\underset{\textstyle CH_3}{|}}{C}{-}COO{-}CH_2{-}\overset{\underset{\textstyle CH_3}{|}}{CH}{-}OOC{-}NH{-}CH_2CH_2{-}\overset{\underset{\textstyle CH_3}{|}}{CH}{-}CH_3$$

UDMA

该树脂单体的特点为：

（1）为提高树脂聚合度和降低 Bis-GMA 的黏度而研发。

（2）分子中的氨基甲酸酯基，可形成较强的分子间作用力。

（3）较低的吸水性和黏度。

（4）赋予材料更好的硬度、韧性和强度。

（二）稀释剂

树脂基质单体的黏度及表面张力较大，使用时不利于粘接剂的润湿和铺展，也难以加入足够的无机填料，必须用稀释剂（diluent monomer）加以稀释。稀释剂一般为线性结构的低分子有机化合物，相当于有机溶剂，有溶解和稀释的作用，但并不破坏被稀释的大分子结构，并能与树脂基质有交联作用。最常用的稀释剂为二甲基丙烯酸三甘醇酯（triethylene glycol dimethacrylate，TEGDMA or 3G），其分子结构式如下：

$$CH_2{=}\overset{\underset{\textstyle CH_3}{|}}{C}{-}COO{-}CH_2CH_2OCH_2CH_2OCH_2CH_2OOC{-}\overset{\overset{\textstyle CH_3}{|}}{C}{=}CH_2$$

TEGDMA

（三）无机填料

树脂水门汀中加入无机填料（inorganic filler）的目的是为了提高水门汀的强度，降低其膨胀系数，减少树脂收缩。为使树脂水门汀达到较薄的膜厚度，无机填料的颗粒一般应在 $5\mu m$ 以下；为确保树脂水门汀的黏稠度和流动性，无机填料的含量不能太高，一般为 $50\% \sim 70\%$（Wt）。目前商品树脂水门汀中最常用的无机填料为含钡（Ba）、锶（Sr）、锆（Zr）等重金属元素的玻璃粉，可赋予水门汀一定的 X 线阻射性，同时加入含氟元素的填料可预防龋坏的发生。树脂水门汀生产过程中，无机填料加入树脂基质前需进行硅烷化（silanization）处理。

市场上绝大多数树脂水门汀均含有无机填料，但也有极个别产品不含任何增强填料，如

SuperBond C&B(SunMedical,Japan)。

（四）引发体系

树脂水门汀使用前为流动性材料,加入引发体系后,临床经调拌或光照后发生自由基加成聚合反应,水门汀可在短时间内由糊剂固化为固体。引发体系(initiator of polymerization)由引发剂(initiators)和促进剂(accelerators)两组分组成,常用的引发体系有以下三类:

1. 化学固化引发体系 常用的引发剂(氧化剂)为过氧化苯甲酰(benzoyl peroxide,BPO),促进剂为有机叔胺 N,N-二羟乙基对甲苯胺(N,N-dihyroethyl-P-toluidine,DHET)。两者分别放置于不同组分中,使用时两组份一经调和可迅速发生氧化还原反应,产生自由基引发树脂聚合固化。

2. 光固化引发体系 常用的引发剂(光敏剂)为樟脑醌(camphorquinone,CQ),促进剂为有机叔胺类 DMAEMA、DMANPA、DMABEMA 等。两者可置于同一组分中,在密闭状态下而不发生化学反应。临床使用时在波长范围 400~500nm 的可见光照射下两者可发生自由基加成聚合反应,使水门汀快速固化。

3. 光/化学固化引发体系 即树脂水门汀内同时采用化学固化和光固化引发体系,引发体系由过氧化物、樟脑醌和有机叔胺共同组成。

（五）粘接性单体

粘接性单体(adhesive monomer)又称功能性单体,为丙烯酸酯类化合物。树脂水门汀中的粘接性单体与牙齿粘接系统中底胶的成分相同,其分子中含有亲水和疏水双官能团,与硅烷偶联剂的作用相似。分子中一端的亲水基团可与牙齿结构中的 Ca^{2+}、-OH、$-NH_2$、-NH 等离子和基团反应,或与陶瓷、金属表面的氧化物和-OH 等反应;另一端的疏水基团可与树脂基质发生共聚。

早期的树脂水门汀中并不含有功能性单体,为低黏度的疏水性复合树脂。临床应用时需要与牙齿粘接系统和修复体表面处理剂配合使用。现在市场上越来越多的树脂水门汀产品都加入不同含量的功能性单体,使水门汀具有一定的亲水性,从而提高其与牙齿和修复体界面间的粘接强度。

目前商品树脂水门汀中常用的粘接性单体有以下几种:

1. 4-甲基丙烯酰氧乙基偏苯三酸酐 4-甲基丙烯酰氧乙基偏苯三酸酐(4-methacryloxy-ethyl-trimellitate anhydride,4-META)是酸蚀-冲洗和自酸蚀粘接系统常用的功能单体,其分子结构式为:

$$CH_2=\overset{\overset{\displaystyle CH_3}{|}}{C}-COOCH_2CH_2OOC-$$

4-META

该功能单体的特点为:

（1）亲水基团为强极性酸酐基团,有很好的亲水性、润湿性和渗透性。

（2）酸酐基团与牙体硬组织中的 Ca^{2+} 形成配位键,结合牢固。

（3）酸酐基团与贱金属表面氧化膜中的氧原子形成配位键和氢键,结合力强。

（4）疏水基团可与树脂共聚。

（5）与贵金属粘接效果较差。

2. 甲基丙烯酸磷酸酯类　是自酸蚀粘接剂中最常用的功能单体。代表性的磷酸酯功能单体有二甲基丙烯酰氧乙基苯基磷酸酯（2-methacryloxy-ethyl phenyl phosphate,phenyl-P）,10-甲基丙烯酰氧癸基二氢磷酸酯（10-methacryloyloxy decyl dihydrogen phosphate,MDP）。其分子结构分别如下:

$$CH_2=\underset{\underset{CH_3}{|}}{C}-COO-CH_2CH_2O-\underset{\underset{OH}{|}}{\overset{\overset{O}{\|}}{P}}-O-\phi$$

Phenyl-P

$$CH_2=\underset{\underset{CH_3}{|}}{C}-COO-(CH_2)_{10}-O-\underset{\underset{OH}{|}}{\overset{\overset{O}{\|}}{P}}-OH$$

MDP

该类功能单体的特点为:

（1）其亲水基团为磷酸酯基团,与水结合后酸性较强,对牙本质和釉质均具有较强的酸蚀作用。

（2）可与牙齿中 Ca^{2+} 形成配位键,与胶原中的-NH$_2$或-NH形成氢键,结合力强。

（3）磷酸酯基团与陶瓷和金属可形成较好的亲和力。

（4）疏水基团可与树脂共聚。

3. 甲基丙烯酸 β-羟基乙酯　甲基丙烯酸 β-羟基乙酯（β-hydroxy ethyl methacrylate,HEMA）是牙齿粘接系统中最常用的底胶和助渗剂。该单体具有较高的亲水性和渗透性,分子中亲水基团为羟基和羧基,可与牙体组织化学结合,分子中的疏水基团为乙烯基,能与树脂共聚。

$$CH_2=\underset{\underset{CH_3}{|}}{C}-COO-CH_2-CH_2-OH$$

HEMA

4. 氨基酸类衍生物　常用的氨基酸类粘接性单体有 N-苯基甘氨酸甲基丙酸缩水甘油酯（N-phenyl glycine glycidyl methacrylate,NPG-GMA）。亲水基团为羟基和羧基,可与牙体组织的 Ca^{2+} 形成螯合物,也可用于金属的粘接。分子中的疏水基团可与树脂基质共聚。其分子结构如下:

$$CH_2=C-COO-CH_2CHCH_2NCH_2COOH$$

NPG-GMA

二、分类和特点

市场上树脂水门汀的种类繁多,其组分和包装不尽相同,面对复杂多样的产品很多医师无从着手。我们可以根据各种树脂水门汀的共性将其分类,通过分类指导临床使用。常见的分类有以下几种:

（一）按配套的牙齿粘接系统分类

按配套的牙齿粘接系统进行分类,可分为以下三类五型:

1. 酸蚀-冲洗型树脂水门汀 即树脂水门汀与酸蚀-冲洗型粘接系统配套使用。其配套的牙齿粘接系统又分酸蚀-冲洗三步骤和酸蚀-冲洗两步骤。代表性产品有 Variolink II（Ivoclar）,SuperBond C&B（SunMedical）（图 4-29）等。

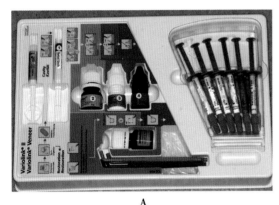 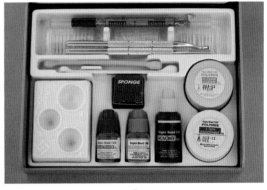

A　　　　　　　　　　　　　　　　　　　　B

图 4-29　酸蚀-冲洗型树脂水门汀
A. 与酸蚀-冲洗三步骤粘接系统配套使用; B. 与酸蚀-冲洗两步骤粘接系统配套使用

2. 自酸蚀型树脂水门汀 即树脂水门汀与自酸蚀型粘接系统配套使用。其配套的牙齿粘接系统又分自酸蚀两步骤和自酸蚀一步骤。代表性产品有 ParaCem Universal DC（coltene/whaledent）,Panavia F（Kuraray）（图 4-30）。

3. 自粘接型树脂水门汀 自粘接树脂水门汀是一种不需要和牙齿粘接系统配合使用的、临床一步粘接的新型树脂水门汀。由于水门汀内含有酸性单体和酸性功能单体,可能产生与自酸蚀技术和功能单体类似的作用。它兼有传统水门汀和普通树脂水门汀的优点,技术敏感性低、耐潮湿、无术后敏感、释放氟离子、与牙体组织和修复体化学结合和微机械固位,适用于各类修复体的粘接。代表性产品有 RelyX Unicem（3M ESEP）、RelyX U100（3M ESEP）、Embrace WetBond（PulpDent）、BisCem（Bisco）等（图 4-31）。

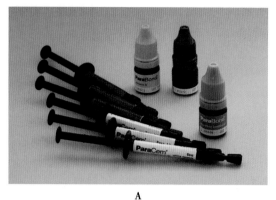

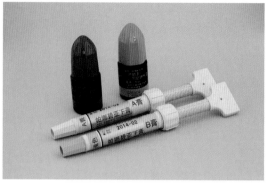

图 4-30 自酸蚀型树脂水门汀
A. 与自酸蚀两步骤粘接系统配套使用；B. 与自酸蚀一步骤粘接系统配套使用

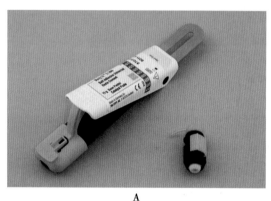

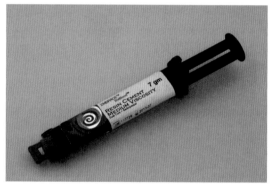

图 4-31 自粘接型树脂水门汀

（二）按固化方式分类

按固化方式进行分类,可分为以下 3 种:

1. 化学固化型树脂水门汀(chemical curing resin cement) 即含有化学固化引发体系的树脂水门汀。产品为双组分包装,市场上有粉-液型和双糊剂型两种,其中一组分中含有引发剂(氧化剂),另一组分中含有促进剂(还原剂)。代表性产品有 SuperBond C&B(Sun-Medical)、Panavia F(Kuraray)等。

优点:可用于光照达不到或照射效果差的区域,如根管内修复体的粘接、金属修复体的粘接等。

缺点:两组分调和时,一方面水门汀内可混入气泡(孔隙率 2% ~5%),同时氧气的进入可使树脂聚合不全,从而影响了树脂水门汀的物理机械性能;另一方面是操作者不能控制工作时间,容易造成粘接失败。

2. 光固化型树脂水门汀(light curing resin cement) 即含有光固化引发体系的树脂水门汀。产品为单组分糊剂型包装,主要用于树脂贴面和陶瓷贴面的粘接。代表性产品有 Variolink Ⅱ Veneer(Ivoclar)、RelyX Veneer(3M ESPE)、Choice 2(Bisco)等。

纤维桩是根管内粘接,该类水门汀临床上并不适用,故本书不予赘述。

3. 双重固化型树脂水门汀(dual curing resin cement) 即同时含有化学固化和光固化引发体系的树脂水门汀。产品为双组分包装,其中一组分中同时含有氧化剂和光敏剂,另一组分中含有促进剂(还原剂),但两者的浓度均低于单独使用时的剂量。该类水门汀自凝固化缓慢,但在光照射后能迅速聚合固化。目前临床上用于纤维桩粘接的树脂水门汀绝大多数为双重固化型。

优点:兼有化学固化和光固化树脂水门汀的优点,既可用于光照区域也可用于光源无法达到的区域,并能保证充足的工作时间。

缺点:两组分调和时,易混入气泡且发生氧阻聚作用,影响树脂水门汀的物理机械性能。临床操作时建议采用自动混合头调拌,可减少气泡的混入。

(三) 按临床用途分类

按临床用途进行分类,主要分为以下3种:

1. 通用型树脂水门汀(universal resin cement) 即用于粘接各种修复体的树脂水门汀。该类水门汀主要用于粘接不同材质的修复体如金属、陶瓷、复合树脂(纤维桩)等,而不能用于桩核的制作。代表性产品有 Variolink II(Ivoclar)、SuperBond C&B(SunMedical)、Resilute(PulpDent)、Panavia F(Kuraray)、Multilink Automix(Ivoclar)、RelyX Unicem(3M ESEP)、Embrace WetBond(PulpDent)、RelyX U100(3M ESEP)、BisCem(Bisco)等。

2. 桩核用树脂水门汀(core build up resin cement) 既可以粘接修复体又可以用作桩核树脂的水门汀,其机械强度介于充填型复合树脂和通用型树脂水门汀之间,临床主要用于纤维桩的粘接与树脂核的制作。

纤维桩核的修复经历了牙齿粘接系统和树脂水门汀的几次更新换代,其粘接步骤和方法也经历了由操作复杂到简单方便的过渡。随着临床要求的不断提高,针对不同修复体的粘接特点,越来越多的专用型树脂水门汀相继面世。近年来,纤维桩的粘接也趋向于专用型的桩核树脂水门汀,临床应用时粘桩与堆核一步操作,方便省时,同时也减少了粘接失败和风险错误的概率。代表性产品有 EmbraceCore(PulpDent),ParaCore(coltene/whaledent),LuxaCore(DMG),DC CORE(Kuraray)等(见图1-13)。

3. 贴面用树脂水门汀 见"按固化方式分类"中:光固化型树脂水门汀。

第五节 纤维桩的粘接机制

纤维桩与牙体组织的粘接包括根管内牙本质和冠部牙本质,釉质的粘接几乎不存在。纤维桩与牙体组织形成的粘接体系如图4-32所示。它由牙本质、牙本质-树脂水门汀界面(红线区)、树脂水门汀、树脂水门汀-纤维桩界面(黄线区)、纤维桩五部分组成。纤维桩的粘接机制主要体现在两个界面区域。

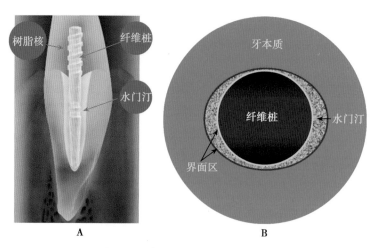

图 4-32 纤维桩粘接体系示意图

一、牙本质-树脂水门汀界面

1. 酸蚀-冲洗型、自酸蚀型树脂水门汀 酸蚀-冲洗型、自酸蚀型树脂水门汀是树脂水门汀与酸蚀-冲洗、自酸蚀粘接系统配套或配合使用。酸蚀-冲洗、自酸蚀粘接系统与牙本质形成混合层和树脂突,即微机械锁合和化学结合;树脂水门汀与牙本质表面上的粘接剂形成化学结合,如图 4-33 所示。

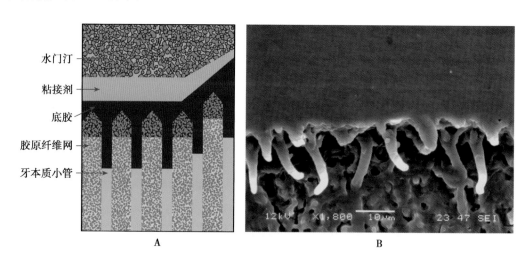

图 4-33 树脂水门汀粘接机制
A. 示意图;B. 扫描电镜图

2. 自粘接型树脂水门汀 自粘接树脂水门汀不需要和牙齿粘接系统配合使用,其与牙体组织的粘接机制目前仍不清楚。图 4-34 为自粘接树脂水门汀与牙本质粘接的扫描电镜图,从图中可以看出,自粘接树脂水门汀与牙本质界面间无明显的混合层和树脂突,但其界面亲和性非常好。

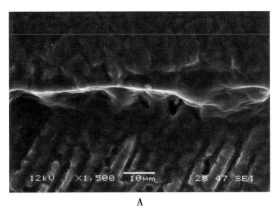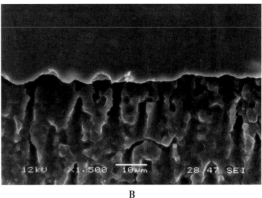

图 4-34　自粘接树脂水门汀与牙本质的粘接机制
A. RelyX Unicem；B. Multilink Sprint
引自：Ferrari M，et al. FiberPost and Endodontically Treated Teeth：A Compendium of
Scientific and Clinical Perspectives. P112

　　作者认为，自粘接树脂水门汀内含有一定的酸性化合物和粘接性单体，与牙体组织的粘接力有可能来源于以下三个方面：一是水门汀内的酸性单体酸蚀牙体组织形成的微机械嵌合；二是水门汀内的粘接性单体与牙体组织间形成的化学结合；三是水门汀的高亲水性充分润湿牙体表面产生的分子间作用力。

二、树脂水门汀-纤维桩界面

　　预成纤维桩表面具有宽窄不同的沟隙和大小不同的微孔结构。临床粘接纤维桩时，应用牙齿粘接系统中的粘接剂均匀涂布于纤维桩表面后，粘接剂快速渗入纤维桩表面的沟隙和微孔中，固化后形成微机械嵌合。然后使用树脂水门汀再与粘接剂层形成牢固的化学结合。如图 4-35 所示，纤维桩表层致密的白线区域即为粘接剂渗入纤维桩表面的裂隙和微孔所形成的微机械嵌合。

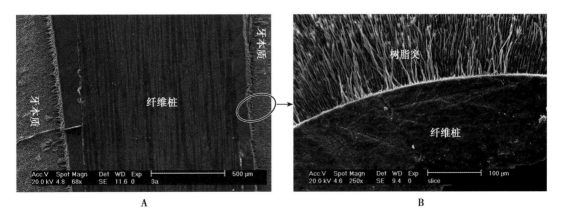

图 4-35　树脂水门汀-纤维桩界面
A. 纵截面；B. 横截面局部放大

101

应用自粘接树脂水门汀时,纤维桩表面并不需要涂布粘接剂,界面间有可能形成化学结合、分子间作用力和微机械固位,其粘接机制有待进一步研究。

三、纤维桩的表面处理

为进一步改善和提高纤维桩与树脂水门汀界面间的结合强度,需要对纤维桩进行表面处理。纤维桩表面处理方法有粗化处理(rough treatment)和硅烷化处理(silanization)两种。粗化处理是采用喷砂或酸蚀等方法增加纤维桩表面的粗糙度,从而提高其与树脂水门汀的微机械固位。硅烷化处理是应用含双官能基团的硅烷偶联剂涂布纤维桩表面,硅烷偶联剂中的亲水性基团可与纤维桩表面的玻璃成分形成 Si-O-Si 键,疏水性基团可与粘接剂共聚结合。通过硅烷偶联剂的作用使纤维桩表面与树脂水门汀间形成化学结合,如图 4-36 所示。

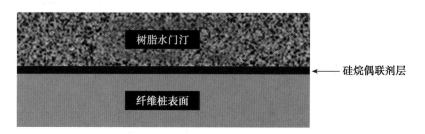

图 4-36　硅烷化处理产生化学结合

现将纤维桩的表面处理方法分别介绍如下,可供临床参考:

1. 喷砂(sandblasting)　应用氧化铝颗粒对纤维桩表面进行喷砂处理,可明显增加纤维桩表面的粗糙度。喷砂处理的效果与时间、粒径和压力有很大的关系。处理不好容易使纤维桩表面玻璃纤维折断,表面形态破坏,从而导致纤维桩的机械强度和根管适合性降低。适用于固位形差或粗糙度差的光滑表面纤维桩。

临床常用椅旁喷砂机,选用粒径为 $50\mu m$ 的 Al_2O_3 颗粒,在 $1.0 \sim 2.8bar$ 的压力下倾斜于纤维桩表面,环绕一周均匀喷涂。喷砂后应超声清洗备用,如图 4-37 所示。

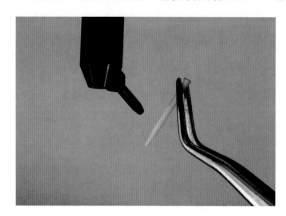

图 4-37　纤维桩表面的喷砂处理

2. 氢氟酸(hydrofluoric acid) 将纤维桩表面的环氧树脂基质溶解,增加纤维桩表面的粗糙度。氢氟酸对玻璃相(glass phase)有侵蚀性,容易造成玻璃纤维的溶解和损坏,从而影响纤维桩的整体结构和性能。

临床常用浓度为5%~10%氢氟酸凝胶均匀涂抹纤维桩表面,酸蚀时间一般为30秒左右,然后用三用枪垂直于纤维桩表面沿不同方向反复冲洗,直至氢氟酸彻底去净(图4-38),气枪吹干后备用。适用于固位形差的纤维桩或粗糙度差的光滑表面纤维桩。

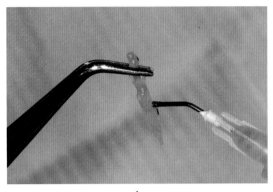
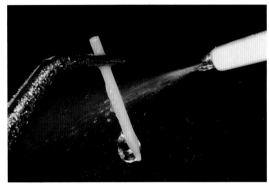

A   B

图4-38 纤维桩表面的氢氟酸处理
A. 均匀涂抹30秒; B. 垂直表面不同方向反复冲洗

3. 过氧化氢(hydrogen peroxide) 应用10% H_2O_2溶液可使纤维桩表面环氧树脂溶解,而玻璃纤维完整暴露且无损坏,从而起到纤维桩表面的粗化效果。目前该方法被认为是玻璃纤维桩表面处理的较理想的方法之一。

临床应用时,将市售的30% H_2O_2试剂配制成10% H_2O_2溶液置于玻璃皿中,将纤维桩浸泡10~20分钟后,反复冲洗或超声清洗后吹干备用(图4-39)。适用于固位形差的纤维桩或

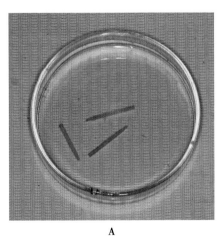
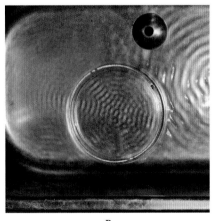

A   B

图4-39 过氧化氢的使用方法
A. 纤维桩置于10% H_2O_2溶液中浸泡; B. 反复冲洗或超声清洗

粗糙度差的光滑表面纤维桩。

4. 硅烷偶联剂(silane coupling agent)　应用牙科最常用的硅烷偶联剂 γ-MPS 对纤维桩表面进行硅烷化处理,可与树脂水门汀形成化学结合。通常情况下,直接将纤维桩硅烷处理其粘接强度有所改善,如将纤维桩表面酸蚀、粗化后再硅烷化处理则能获得很高的粘接强度。硅烷偶联剂应用时,要求被硅化处理的表面尽可能地保持干燥和清洁。

临床常用的 γ-MPS 溶液大多为单组分产品,其溶剂为丙酮或乙醇。根据硅烷偶联剂的作用机制,γ-MPS 为单分子层时,将会产生较强的粘接强度。因此,临床应用 γ-MPS 时,使用毛刷尽可能地涂抹均匀,且越薄越好,切忌应用管头直接涂布。然后使用气枪垂直于纤维桩尾部吹干表面,使溶剂尽快挥发。气枪不要垂直于纤维桩表面,以免背面沉积过厚的偶联剂层。如有可能,可将纤维桩在80℃下热处理2分钟(可采用家用电吹风替代),这样可以达到较好的硅化效果。硅烷偶联剂的使用方法如图 4-40 所示。

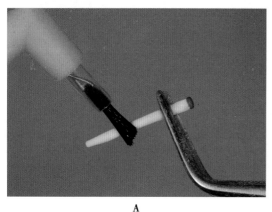 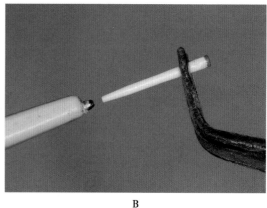

A   B

图 4-40　硅烷偶联剂的应用方法
A. 毛刷涂抹一层不宜涂多；B. 气枪垂直尾部轻吹 5～10 秒

关于硅烷偶联剂是否能增加纤维桩与树脂水门汀的粘接强度,目前仍存在一定的争议。作者认为,这可能与纤维桩的生产工艺,或纤维桩表面暴露的玻璃成分的多少存在着一定的关系。

随着临床要求的不断提高,越来越多的纤维桩产品在出厂前已进行过表面处理,如表面粗化、硅烷化、等离子喷涂、表面改性等。因此纤维桩是否需要表面处理应按厂家的要求来决定。

第六节　影响纤维桩粘接的因素

纤维桩的粘接包含着复杂的物理和化学机制,许多因素会在不同程度上对纤维桩的粘接形成影响,如根管因素、临床操作因素、粘接系统的选用等。

一、根管牙本质结构

纤维桩的粘接包括冠部牙本质和根部牙本质。对于根部牙本质而言,由于根管内壁与牙髓相连,其表面形态和结构与冠部牙本质存在着较大的差异,因此其粘接机制与冠部相比更为复杂。一般认为,冠部牙本质比根部牙本质能够提供更高的粘接强度,根部牙本质从根冠1/3至根尖1/3粘接强度逐渐降低。

Ferrari M 等报道了根管内不同区域牙本质小管的密度分布,以及使用35% H_3PO_4 酸蚀15秒后根管表面积增加的比例。电镜观察显示,根管冠1/3、中1/3、根尖1/3牙本质小管的密度(每平方毫米的小管数目)存在着较大的差异,从根冠部至根尖部牙本质小管的数目逐渐减少。通过酸蚀对根管内牙本质的形态结构改性,可提高根管表面有效的粘接面积,其中根冠1/3面积增加200%,根尖1/3可增加100%以上。他同时观察了纤维桩粘接后根管不同区域牙本质粘接界面树脂突的密度和形态。电镜显示,粘接界面树脂突的密度和形态表现出较大的差异,根管冠1/3处树脂突清晰可见,树脂突长且密度高;根管中1/3处树脂突依然可见,但密度低形态差;而根管尖1/3处的树脂突几乎观察不到,且长度短、形状差。

上述结果表明,根管牙本质小管内的树脂突与根管的解剖结构非常吻合。根冠1/3至根尖1/3牙本质小管密度和粘接面积的逐渐减少,是影响纤维桩粘接强度的主要原因。

二、根管治疗后至修复阶段的时间

根管治疗后牙髓组织中的成牙本质细胞消失,牙本质新陈代谢结束,细胞更新和生物矿化停止。伴随着牙本质表面活性物质的减少,以及胶原纤维的结构、强度和弹性的逐步老化,牙本质的粘接效果变得越来越差。

有学者研究指出,牙齿成分中活性元素成分的丢失决定了冠部和根部牙本质胶原有机结构的变性。根管牙本质表面活性反应点的减少与根管治疗后的时间成比例关系。根管牙本质的粘接质量与胶原纤维网的形态学吻合一致,初次根管治疗10年后,再修复时粘接质量与刚治疗过的牙齿相比下降约20%,根管治疗2年后,粘接质量下降8%～10%。电镜观察显示:新鲜拔除的牙齿其胶原纤维具有活性成分,大量的胶原纤维交织在一起,形成了三维网络结构,覆盖于整个牙本质表面。根管治疗后5年其根部牙本质胶原纤维密度降低,交织程度下降,可观察到表层下方的牙本质。根管治疗后10年,胶原纤维稀疏而短,无交织,下方牙本质完全暴露(图4-41～图4-43)。由此可见,根管治疗后至修复阶段的时间越长,根管牙本质的粘接效果就越差。

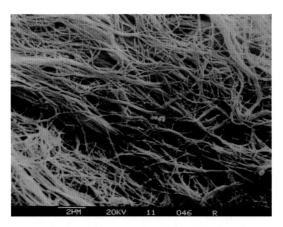

图 4-41　新鲜拔除的牙齿根部牙本质胶原
纤维形态结构（Prof. Mason PN）

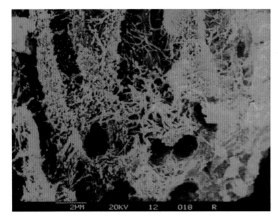

图 4-42　根管治疗后 5 年根部牙本质胶原
纤维形态结构（Prof. Mason PN）

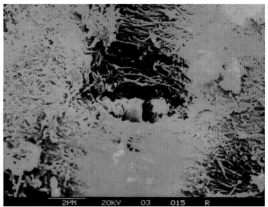

图 4-43　根管治疗后 10 年根部牙本质胶原
纤维形态结构（Prof. Mason PN）

三、根管内氧化锌丁香酚水门汀

大多数文献报道了氧化锌丁香酚水门汀（ZOE）能够影响树脂类粘接材料的聚合固化，对修复体的粘接效果会产生一定的影响，但也有少数学者持相反观点。尽管如此，临床医师仍然喜欢使用传统经典、操作方便的氧化锌丁香酚水门汀进行冠部暂封和根管充填。为此，根管预备时应尽可能去除残留于冠部和根管内壁的水门汀，以及丁香酚渗透的牙本质层。临床建议应用 37% 磷酸酸蚀冲洗，脱矿深度可达 $10\mu m$，可以去除游离的丁香酚污染层。

四、根管玷污层

1. 玷污层的种类　玷污层是器械切割根管内壁所形成的残屑层，其形态、组成和厚度由所使用的治疗器械、切割方式、根管充填物成分及冲洗方式所决定。依据根管玷污层的来源，可分为以下两种：

一种是根管治疗期间形成的玷污层(根管预备玷污层):即根管治疗时,根管器械切割根管内壁产生的碎屑,主要成分为牙本质碎屑、微生物及坏死牙髓组织碎片等。其厚度在 $0.5\sim2\mu m$ 之间,加上深层挤入牙本质小管的部分(管栓),总计可达 $40\mu m$。如果牙髓治疗时使用了大锥度镍钛旋转器械并配合了次氯酸钠溶液的超声波荡洗,该种玷污层在根管充填时已基本去除。

另一种是桩道预备时形成的玷污层(桩道预备玷污层):即旋转器械预备桩道时所产生的碎屑,主要成分为牙胶碎屑、封闭剂碎屑和牙本质碎屑。如果干燥预备根管桩道,摩擦产热将会使碎屑融化黏附根管壁,形成更不易除去的玷污层。

2. 玷污层对粘接系统的影响　根管治疗形成的玷污层其主要成分为牙本质碎屑。酸蚀-冲洗粘接系统中,应用磷酸溶液可以很好地溶解并完全去除玷污层,暴露牙本质小管,因此该玷污层对酸蚀-冲洗粘接系统几乎无影响。自酸蚀粘接系统中,酸蚀剂与粘接剂为一体,通过改性玷污层形成混合层。由于自酸蚀粘接剂的酸性强弱可影响其渗入玷污层的深度,对于过厚的玷污层无法完全渗透到牙本质,因此可影响粘接效果。自粘接系统也可改性根管预备玷污层,粘接系统自身的酸性强弱同样也影响其渗入玷污层的深度,加上自粘接系统不使用粘接剂,单纯使用树脂水门汀,其渗透性会更差,因此其粘接效果受玷污层的厚度影响更为明显。

桩道预备玷污层的主要成分为牙胶和封闭剂。牙胶为惰性物质,上述三种粘接系统均无法将其有效清除。目前常用的根管封闭剂多为氧化锌丁香酚类或环氧树脂类,氧化锌丁香酚类可引起粘接剂的不完全聚合,而环氧树脂类应用三种粘接系统也无法去除。因此,桩道预备形成的玷污层对三种粘接系统的影响都很大。

3. 如何去除玷污层　去除玷污层的方法主要有两种:化学法和物理法。化学法是使用EDTA、磷酸溶液及次氯酸钠溶液等溶解牙本质碎屑,从而去除玷污层。EDTA 可以与牙本质碎屑螯合,从而溶解碎屑于溶液,去除玷污层。但 EDTA 仅对根管预备玷污层有效,对牙胶及封闭剂无效,无法除去桩道预备玷污层。磷酸溶液可较好地去除根管预备玷污层,也无法有效去除桩道玷污层。次氯酸钠溶液能较好地溶解牙髓组织,但对牙本质的溶解效果较差,去除根管预备玷污层的效果不如 EDTA,去除桩道预备玷污层也无效。并且,磷酸溶液、EDTA 和次氯酸钠溶液可能会对自粘接系统与牙本质的粘接产生不利影响。物理法是使用超声波荡洗根管和桩道,从而达到清除玷污层的目的。超声具有很强的清洁荡洗作用,可以很好地荡洗掉牙本质表面的牙本质碎屑、牙胶碎屑及封闭剂碎屑,有效去除根管预备玷污层和桩道预备玷污层,暴露出清洁的牙本质表面,有利于粘接系统与牙本质的粘接。从目前的研究结果来看,应用超声波荡洗去除玷污层来提高粘接系统与牙本质的粘接效果是非常肯定的。

五、根管冲洗和消毒药物

纤维桩粘接前,牙齿已进行过根管治疗和桩道清洁。无论是冠部牙本质还是根管牙本质均有可能与根管消毒和冲洗的药物相接触。临床常用的根管药物有次氯酸钠($NaClO$)、乙二胺四乙酸钠($EDTA$)、双氧水(H_2O_2)、氢氧化钙$[Ca(OH)_2]$、甲醛甲酚(FC)、樟脑酚

(CP)、生理盐水(NaCl)等溶液。上述很多药物对冠部和根部牙本质的粘接都有一定程度的影响,个别药物仍还存在着争议。

1. NaClO　与水作用后生成氢氧化钠和次氯酸,而次氯酸不稳定,易分解,释放氧气。次氯酸钠溶液具有强氧化性和强碱性,临床上常作为根管冲洗液用于坏死牙髓组织的溶解和去除,并能有效地渗透至牙本质小管中。次氯酸钠具有很好的水溶性,容易被水冲洗掉,但如果根管内冲洗不彻底,牙本质表面富氧层和碱性的存在仍有可能。富氧层可使游离氧原子严重干扰树脂水门汀的界面聚合,其碱性也可使粘接中酸性功能单体的作用下降,从而使粘接强度降低并易导致界面微渗漏的发生;另外,NaClO 有可能会改变牙本质的表面结构,导致牙本质表面的渗透性和可溶性改变。

2. H_2O_2　应用于根管冲洗可有效去除残髓和牙本质碎屑,临床常与次氯酸钠溶液交替使用。据报道,3%的过氧化氢溶液对树脂水门汀与根内牙本质的粘接强度可产生不利影响。过氧化氢可分解为水和氧,在牙本质表面形成富氧层,对树脂粘接材料界面聚合产生较强的抑制作用。另外,H_2O_2能牢固地黏附于牙本质胶原纤维表面,简单的水冲洗并不能将其完全去除。3%的双氧水单独使用或与次氯酸钠联合使用后,残留的化学冲洗液及其产物很可能扩散到牙本质深层,从而影响树脂单体的渗入并影响脱矿牙本质内树脂单体的聚合。

3. EDTA　作为根管润滑剂和脱矿剂常用于钙化根管的预备和牙本质玷污层的去除。它可使牙本质表层脱矿,Ca^{2+}减少,从而影响了功能单体与牙体组织的化学粘接。临床应用含功能单体的牙齿粘接系统或树脂水门汀粘接纤维桩时,应避免使用 EDTA 润滑和清洁根管。Rc-Prep 是临床常用的一种 EDTA 合剂,由 EDTA、过氧化脲和聚乙二醇组成。RC-Prep 中存在过氧化氢,可分解氧和水,会产生气泡和空隙,其作用方式与使用漂白剂、过氧化氢溶液、次氯酸钠溶液基本相似。其次,Rc-Prep 制剂中含有聚乙二醇,很难完全冲洗干净,可干扰树脂粘接材料的聚合。

上述几种冲洗液和药物的另一副作用是明显降低根内牙本质的显微硬度。次氯酸钠、过氧化氢和 EDTA 均可使根内牙本质微硬度值降低。这种现象表明化学冲洗液对牙本质结构具有直接的软化作用。虽然化学冲洗液有助于根管的快速预备,有助于狭窄根管的畅通,对根管牙本质壁的软化作用具有临床意义,然而这些改变却影响了纤维桩与软化牙本质表面的粘接强度,以及粘接剂与软化牙本质表面的封闭性能。

4. $Ca(OH)_2$　因其抗菌特性及在根管中的显著作用,目前已作为根管消毒剂的首选药物。因为根充前氢氧化钙的完全清除几乎是不可能的,所以在某些区域,余留的氢氧化钙颗粒可能形成物理障碍而影响粘接过程。另外,因其碱性,氢氧化钙可能会中和自酸蚀粘接系统中的自酸蚀预处理液,从而减少酸的作用,导致粘接强度降低。

5. FC 和 CP　是目前国内普遍使用的根管消毒剂,而在国外已基本淘汰。其对粘接的影响与丁香酚相似。

6. 生理盐水　是临床清洗根管最常用的冲洗液之一。有报道,生理盐水冲洗过的牙本质表面成分可能会发生改变,个别牙齿粘接系统和树脂水门汀与牙本质粘结强度会受到影响。因此生理盐水的使用依赖于所使用的粘结剂的种类和成分。

临床大多数患者在行纤维桩核修复前时已做过根管治疗,对于首诊医师的治疗过程和操作方法我们可以通过患者的病历进行了解。对于不能提供根管治疗信息的患者,应在充分考虑各种药物有可能会对牙本质的粘接造成影响的情况下,采取合适的桩道预备方法,彻底清洁牙本质表面,使牙齿粘接系统和树脂桩核材料发挥有效的粘接作用。

鉴于以上报道存在的争议,临床建议使用75%乙醇消毒清洁根管后再用蒸馏水彻底冲洗,从而避免使用化学冲洗液和药物有可能导致的粘接强度的降低。见第六章"纤维桩临床操作技术"。

六、牙胶溶剂

根管再治疗时常用牙胶溶剂如氯仿(三氯甲烷,Chloroform)、氟烷(三氟溴氯乙烷,halo-thane)等制剂来去除牙胶等封闭物,使根管畅通变得轻松容易。这些溶剂难溶于水,其挥发后很难用水冲洗掉,常以蜡膜的形式再沉积于根管表面,从而直接影响了树脂粘接材料与牙本质表面的相互作用,导致粘接强度明显降低;另外,这些牙胶溶剂具有强溶脂性,还会改变牙本质表面及牙本质基质的化学组成。

丁克除是目前临床应用较多的一种牙胶溶剂商品。它的主要成分为四氯甲烷,其作用机制与氯仿基本相同,临床纤维桩核冠修复时慎用。

七、漂白剂

内漂白和外漂白是应用过氧化物漂白牙齿,增加牙齿美观的最为保守和经济的美白方法(图4-44)。由于效果不尽理想,临床经常见到对美白效果不满意而又重新选择贴面、全瓷冠或纤维桩核冠修复的患者。牙齿漂白后再修复的治疗方法表现出较多的副作用:一方面是因为过氧化物(过氧化氢,过氧化脲)在牙体组织表面形成富氧层,抑制了粘接系统的聚合;另一方面是高浓度的过氧化氢可引起牙体硬组织矿物质的丧失,使牙本质的显微硬度明显降低。这不仅会降低树脂材料的粘接强度,还会影响粘接剂与牙本质表

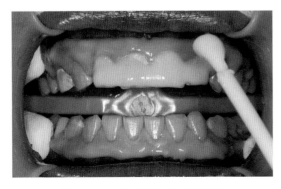

图 4-44　牙齿外漂白(过氧化脲)

面的封闭性,使界面微渗漏成为潜在的可能。因此,建议漂白后数十天待余留氧释放后,或待牙齿再矿化后再行最终修复,如果需要即刻粘接,则需延长固化时间使树脂聚合不足得以弥补。

八、纤维桩的透明度与光照时间

纤维桩具有一定的透光度,临床应用光固化粘接剂粘接纤维桩时,可通过光照使光线透过树脂基质和玻璃纤维从冠部传导至纤维桩的尾部,以加速粘接剂与树脂水门汀的聚合。在相同光照时间下,纤维桩透明度越好,光的透过率则相对高,位于桩道底端的粘接剂和树脂水门汀聚合固化就越充分,纤维桩的固位效果就越好。同样,对于透明度相同的纤维桩,在一定的光照时间范围内,光照时间越长,纤维桩尾端的粘接剂和树脂水门汀聚合就越充分。

九、树脂水门汀与粘接剂的不相容问题

临床上牙齿粘接系统和树脂水门汀种类很多,但不是任意两种都可以混合使用。多数情况下,酸蚀-冲洗三步骤系统和自酸蚀两步骤系统中的粘接剂均为接近中性的疏水性单体,当与树脂水门汀接触后表现出较好的相容聚合。酸蚀-冲洗两步骤系统和自酸蚀一步骤系统中的粘接剂大多数为酸性功能单体,而化学/双重固化树脂水门汀中均含有碱性催化剂叔胺,当两者相遇后可在界面发生酸碱反应,形成一个界面高渗区,从牙本质中吸取液体,从而导致粘接强度的降低。因此,牙齿粘接系统中的酸蚀-冲洗两步骤和自酸蚀一步骤与化学/双重固化树脂水门汀有可能会发生不相容的问题。理论上讲,当粘接系统中的粘接剂接近中性($pH>3$)时,与化学/双重固化树脂水门汀配合使用较为安全。表4-3列出了临床常用的自酸蚀一步骤和酸蚀-冲洗两步骤粘接剂的pH值,可供参考。

表4-3 自酸蚀一步骤和酸蚀-冲洗两步骤粘接剂 pH 值

self-etch 1-step	pH	total-etch 2-step	pH
Panavia	2.9	PQ1	2.1
SE Bond	2.6	Cabrio	2.5
i-Bond	2.4	PBNT	2.6
One-Up	2.3	Optbond S	2.8
Adper Prompt	1.3	SingleBond	3.6
Xeno Ⅲ	1.1	Bond 1	3.9
32% H_3PO_4	0.1	One-Step	4.7

总之,根管内的粘接不推荐使用自酸蚀一步骤粘接系统,对于酸蚀-冲洗两步骤粘接系统,应参考其粘接剂的 pH 值大小。市场上纤维桩的粘接系统几乎都为配套的粘接剂和树脂水门汀,其中自酸蚀一步骤和酸蚀-冲洗两步骤粘接系统仍有很多产品在临床上使用,具体情况应根据产品说明和厂家指导。临床工作者在使用有争议的产品时,应观察和研究其临床效果,以利于产品的不断改性和完善。

（牛光良）

第五章
髓腔形态和根管治疗

髓腔形态是临床医师进行根管治疗和纤维桩核修复的基本理论知识,熟悉和掌握这些基本结构能避免医疗意外发生。对弯曲根管进行桩道预备时,如果不了解根管的弯曲程度和方向,盲目操作容易出现根管侧穿。因此,临床医师必须对根管的位置、数目、形态、弯曲程度和方向,以及根管与牙周组织间的关系等有充分的了解。根管治疗是纤维桩修复的基础,对纤维桩的应用和发展具有重要的理论和临床意义。

第一节　髓腔形态与应用解剖

牙髓腔分为髓室和根管系统两部分,纤维桩与髓腔的根管系统关系密切。根管的形态和数目存在一定的规律,但根管系统非常复杂,存在大量的侧支根管、根尖分歧、峡部和交通支、C形或S形根管,另外还有一定数目和形态的变异(图5-1)。因此,临床医师在根管治疗和纤维桩修复时要充分认识到根管系统的复杂性,并采取相应的方法进行完善的治疗。临床上通过X线、锥形束CT(CBCT)、根管内视镜、口腔显微镜等设备有助于识别根管的形态和变异。

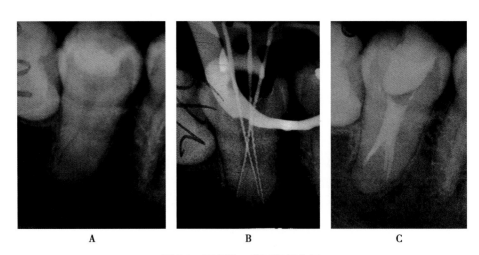

图5-1　下颌第二磨牙根管变异
A. 治疗前可见融合根,根管下段有分叉; B. 根管锉试尖显示3个根管; C. 根充后显示
根管上段为粗大的单根管,下段分为3个根管

一、上颌前牙与纤维桩

上颌前牙的髓腔形态与其牙体外形相似,近远中有两个细而突出的髓角,根管多为粗大的单根管。髓腔在牙颈部的横断面为圆三角形或椭圆形。髓腔宽度从牙颈部至根中部逐渐变小,至根尖1/3或1/2处显著缩小。多根管的情况罕见,但侧支根管较为常见(图5-2)。

上颌前牙的应用解剖:

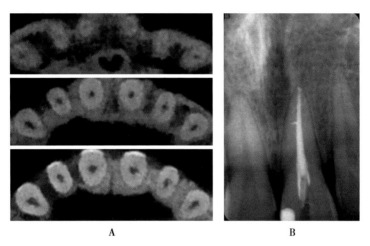

图5-2　上颌前牙髓腔形态
A. 根管下段、中段、上段横截面呈圆形; B. X线显示侧支根管

1. 上颌前牙根管尤其是上段较粗大,桩道预备要充分,否则根管壁易残留污染物,影响纤维桩的粘接。临床推荐使用双锥度纤维桩,与根管形态较为吻合,固位效果较佳。

2. 髓腔预备时应注意髓角是否充分揭开,否则髓角处残留物可影响桩核树脂与牙体组织的粘接。

3. 预备桩道尽量避开侧支根管,避免破坏根尖封闭。

二、下颌前牙与纤维桩

下颌前牙髓腔体积较小,根管多为窄而扁的单根管(图5-3A),双根管为颊舌向(图5-3B)。下颌切牙和侧切牙形态非常相近,根管细小,唇舌径大于近远中径;下颌尖牙根管相对粗大,髓腔的唇舌径大而近远中径窄。

下颌前牙的应用解剖:

1. 下颌切牙近、远中根管壁仅厚约1mm,进行桩道预备时,应注意此厚度,以免侧穿。

2. 下颌前牙咀嚼力较小,桩道预备时如为双根管,可选择与牙体长轴一致的根管即可,无需双根管预备,避免降低牙体的抗折力。

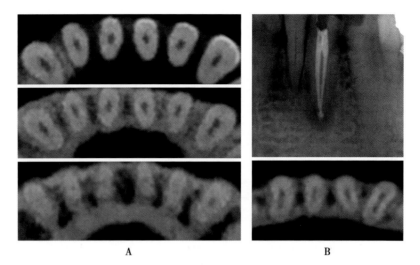

图5-3　下颌前牙髓腔形态
A. 单根管下颌前牙；B. 两根管下颌前牙

三、上颌前磨牙与纤维桩

上颌前磨牙的髓室位于牙冠颈部及根柱内,似立方形,颊舌径大于近远中径。两个细而突出的髓角分别突入颊舌尖,髓室底多为1~2个根管口,分为颊侧和舌侧根管,少数可见三根管,根管逐渐向根尖缩小(图5-4)。上颌第一前磨牙多有两个根管,极少数为一个扁根管或三根管。上颌第二前磨牙双根管发生率少于第一前磨牙。上颌前磨牙颊根的腭侧面常常有发育凹陷和分叉,该处根管壁非常薄,根管治疗和桩道预备时需多加小心,以防侧穿。

上颌前磨牙的应用解剖:

1. 上颌前磨牙颊根的腭侧面根管较薄,操作不慎容易穿孔,桩道预备时不要过多磨除。

2. 上颌前磨牙双根管之间存在峡部,在桩道预备时需将牙胶尖清理干净,否则不利于

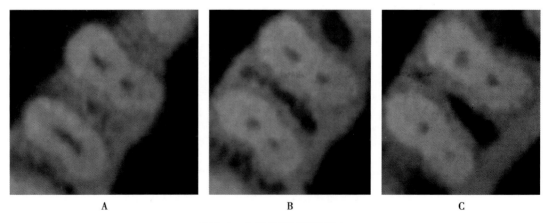

A   B   C

图5-4　上颌前磨牙髓腔形态
A. 根管上段；B. 根管中段；C. 根管下段

粘接。如果峡部的间隙较大,纤维桩修复时还需在主桩周围的间隙里插入辅桩以增加强度。

3. 预备髓腔时注意髓角是否充分揭开,残留物易造成树脂粘接失败。

四、下颌前磨牙与纤维桩

下颌前磨牙根管粗大较直,有时上段为粗大的单根管,下端分为双根管或 3 根管,通过 X 线片可以发现异常。根管在牙颈部的横断面为卵圆形(图 5-5)。

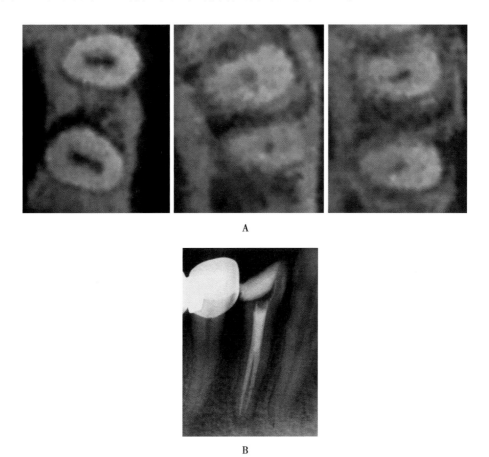

图 5-5　下颌前磨牙髓腔形态
A. 下颌前磨牙根管上、中、下段横截面；B. 下颌第一前磨牙存在两根管

下颌前磨牙的应用解剖:

1. 根管上、中段多为椭圆形,临床推荐使用椭圆形纤维桩或辅桩,增加纤维桩与桩道的适合性。

2. 由于根管变异,根中及根尖可能存在复杂结构,桩道预备前需仔细阅读 X 线片,避免进入根分叉区域破坏根尖封闭。

五、上颌磨牙与纤维桩

上颌第一磨牙有三个牙根。腭根最粗大,最常见为 1 个根管,有时可有 2 个或 3 个根管;其横断面有时呈梭形;颊侧有近、远中两个根。远中颊根内多为 1 个根管,有时可见 2 个根管;近中颊根较扁,可有 1、2 或 3 个根管,第二根管(MB2)位于第一根管的腭侧,由于根管入口解剖的特殊性,目前相关的研究较多。近颊根的远中面有凹陷,该处根管壁较薄,根尖 1/3 多向远中侧弯(图 5-6)。上颌第二磨牙与第一磨牙的形态相似,三个牙根距离较近,有时出现融合,可见 1~5 个根管(图 5-7)。牙根较第一磨牙短,且牙根弯曲度较小。根管的数目与第一磨牙类似,4 个根管的情况较第一磨牙少见。

上颌磨牙的应用解剖:

1. 上颌第一磨牙近中颊根较扁,常有两个根管,解剖结构复杂,且远中面有凹陷,该处根管壁较薄,临床上尽量避免预备近中颊根桩道。

2. 上颌第一磨牙腭根上段横断面如为梭形,临床推荐使用主桩和辅桩联合修复。

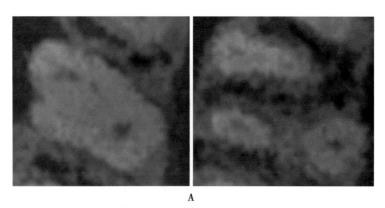

A

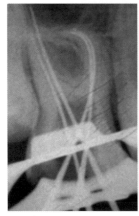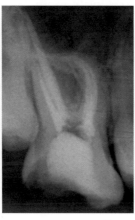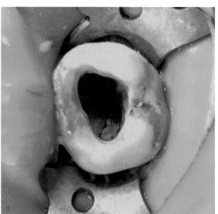

B

图 5-6　上颌第一磨牙髓腔形态
A. 近颊常见两根管；B. 近颊根管较弯曲,临床治疗难度较大

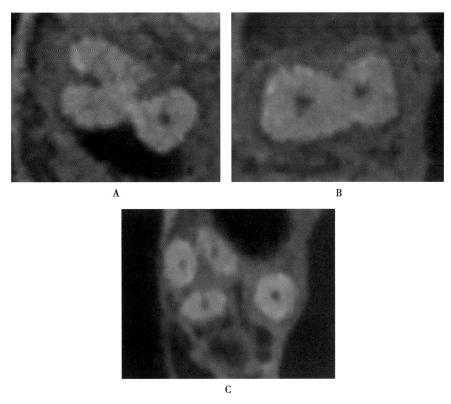

图 5-7 上颌第二磨牙髓腔形态
A. 3 个根管；B. 2 个根管；C. 4 个根管

六、下颌第一磨牙与纤维桩

下颌磨牙髓室较大,似立方形,髓室底上可见 3~4 个根管口,与相应的根管相通。近远中各有一扁根,有时可见三根,即远中根分为颊、舌二根。近中根多数为颊、舌两个根管,有时在两者之间可见另一根管(1%~15%);根管中上段横截面为卵圆形,下段为圆形;由于近中根远中面存在凹陷,因而根管的远中壁较薄;近中根入口存在弯曲,根尖部多向远中弯曲,近颊根管弯曲较为明显。远中根可为单根管或双根管,单根管时较粗大,横断面为卵圆形;远中根也可分为颊、舌两根,中国人约 2/3 存在这种变异,两根内各含一根管,此时根管的横断面均为圆形,远中舌根管十分细小,较为弯曲(图 5-8)。

下颌第一磨牙的应用解剖:

1. 由于近中根管入口存在弯曲,且远中壁较薄,桩道预备不慎易引起远中壁的带状穿孔。根管预备时需沿根管近中壁敞开根管中上段,减少对远中壁磨除。根管入口弯曲的解除有利于桩道预备。

2. 下颌第一磨牙远中舌侧根管细小较弯曲,一般不适合进行常规的纤维桩修复。

3. 远中根管为粗大的单根管时,横截面为卵圆形,纤维桩修复时推荐使用椭圆形纤维桩或辅桩。

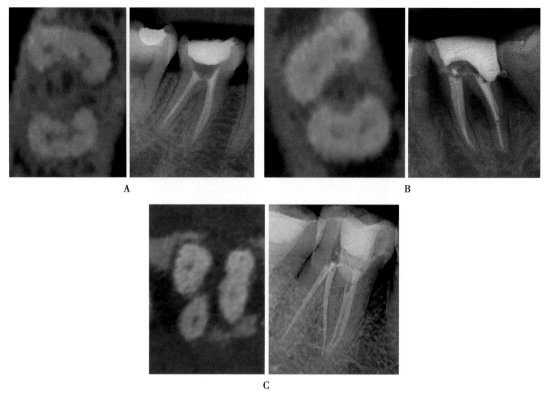

图 5-8　下颌第一磨牙髓腔形态
A. 远中根可见单根管；B. 远中根可见双根管；C. 远中舌根管较为弯曲

七、下颌第二磨牙与纤维桩

下颌第二磨牙较第一磨牙小，近远中各有一根，根尖逐渐向远中弯曲，两根的根尖常向中间聚拢，可形成融合根。下颌第二磨牙可见 1～6 个根管，常见为 2～4 个根管。融合根者可见为粗大的单根管，亦可见近远中各一个根管，如果两根在颊侧融合，根管亦在颊侧连通，根管的横断面呈 C 形，称为 C 形根管（图 5-9）。C 形根管从根管口到根尖可发生显著变化，

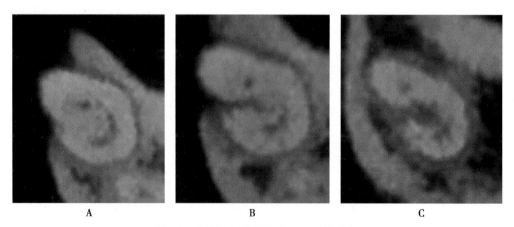

图 5-9　"C"形根管不同横截面根管形态

存在不规则的峡部,其根管壁较薄,给根管治疗和桩核修复带来极大的挑战。不同人群中第二磨牙 C 形根管的发生率变异较大,中国人群中该类型的根管高达 31.5%。

卜颌第二磨牙的应用解剖:

1. 下颌第二磨牙常见 C 形根管,髓室较深,靠近纵沟侧根管壁较薄,尽量避免在 C 形根管上进行较深或较粗的桩道预备。

2. 如采用纤维桩核修复,可将根管上段牙胶尖取出,超声荡洗清洁桩道即可满足纤维桩核固位要求。临床推荐使用辅桩或可塑性纤维桩修复。

第二节　根管治疗与纤维桩

根管治疗术是目前国际公认的治疗牙髓病和根尖周病的最有效方法。近 20 年来,随着科技的进步,根管治疗术的器械、材料和方法取得了令人瞩目的进展,根管治疗术的理念和方法得到不断更新,形成了现代根管治疗术。镍钛旋转器械的使用、热牙胶根管充填技术的应用、以及超声技术和显微镜引入根管治疗等等,使根管治疗术更富科学性和艺术性。这些理论和技术的进步大大提高了根管治疗的成功率,绝大多数患牙的牙根通过该种治疗方法能得到长期保留,为桩核冠修复的远期效果奠定了基础。伴随着现代根管治疗技术的发展,纤维桩修复技术得到了不断的发展和完善。

一、根管预备

根管预备是根管治疗成功与否的关键步骤,也是根管治疗过程中难度较大的步骤之一。根管预备主要包括根管清理和根管成形,其主要目的是清除根管内的感染,继而扩大成形,制备成有流畅锥度的形态,以利于根管充填。根管预备主要包括机械预备和化学预备,即用根管器械将根管内的感染机械性清除,然后结合化学药物的冲洗和消毒(如 0.5% ~ 5.25% 次氯酸钠、2% 氯己定)进一步清理根管内的感染。由于根管系统的复杂性,只有尽可能地采取有效的根管预备方法,才能控制根管内感染,保证治疗的成功。

1. 镍钛器械　镍钛旋转器械 1988 年被引入根管治疗,给根管治疗带来了革命性的变化。与手动不锈钢器械相比,镍钛器械具有记忆性和超弹性,尤其在弯曲根管的预备中具有无可比拟的优越性(图 5-10)。镍钛器械在根管预备中能更好地维持原始的根管形态,减少偏移和台阶形成。采用非标准的大锥度设计或变异锥度设计,镍钛锉更易预备出有利于根管冲洗和充填的形态,能明显减少根尖推出物,大大减少术后反应,提高根管治疗的成功率。

目前市售的镍钛器械有 ProTaper 和 Profile(Dentsply)、Hero642 和 Hero shaper(Micro Mega)、K3 和 Quantec(Sybron Endo)、FlexMaster 和 Mtwo(VDW)等(图 5-11)。

应用大锥度镍钛系统根管预备完成后,根管中上段已充分敞开,锥度多在 0.06 ~ 0.10 之间。为了尽量保留牙体组织,减少桩道预备时牙体组织的去除,将纤维桩形态设计为近似根管预备后的形态是非常有意义的。基于该理念,很多厂商推出了双锥度纤维桩,例如 DT Light Post(RTD)。

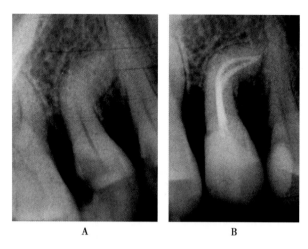

图 5-10 通过镍钛器械预备能保持根管的原始形态

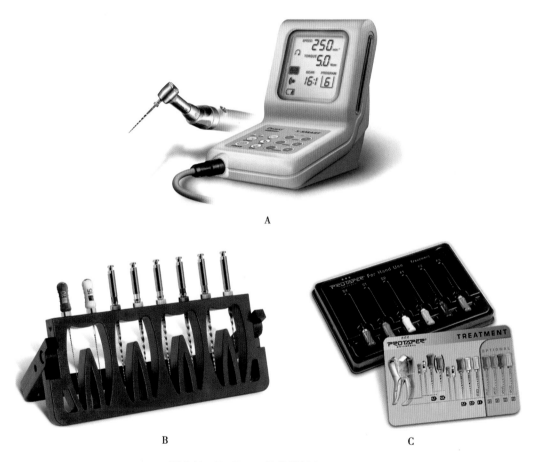

图 5-11 ProTaper 镍钛器械(Dentsply)
A. 根管马达;B. 机动镍钛锉;C. 手动镍钛锉

2. 根管冲洗　根管冲洗对根管系统的清理和消毒起着重要作用,是根管预备过程中一个不可缺少的步骤。根管冲洗的主要作用是冲洗根管内的碎屑、溶解残余牙髓、润滑根管、消毒根管系统。根管冲洗液通过注射器和针头或超声系统导入根管。超声荡洗较注射器冲洗能更有效地去除根管壁上的碎屑和玷污层,使侧支根管口敞开,让根管封闭剂更容易进入侧支根管,提高充填材料的封闭性能,从而对提高根管治疗术的成功率有重要意义。目前采用的冲洗液有 0.5% ~ 5.25% 次氯酸钠、2% 双氧水、2% 氯己定、EDTA 等,不同冲洗液对根管清理的效果不同,目前认为次氯酸钠和 EDTA 交替冲洗根管清理效果最好。2% 氯己定对粪肠球菌的效果较好,在根管再治疗中更有效。由于冲洗液对纤维桩的粘接存在不同影响,因此在根管治疗中应注意冲洗液的选用。

二、根管充填

根管系统的三维严密充填是根管治疗成功的重要保证。超填和欠填都是根管充填的缺陷,而恰填是良好根管充填的标准。根管充填时不仅要求充填至工作长度,而且必须三维充填严密。根管的严密充填可以阻止根尖和冠方的微渗漏,防止根管内的微生物、口腔细菌及其代谢产物通过根管渗入到根尖周组织。研究表明,60% 的根管治疗失败病例与充填缺陷有关。根充物应以牙胶为主,根充糊剂为辅。根管充填常用的技术主要为冷侧压根管充填、热垂直加压根管充填和固核载体插入充填技术等。如果根管需进行桩道预备,建议不要使用固核载体插入充填技术。

1. 冷侧压根管充填技术　冷侧压根管充填技术是常用的根管充填技术。该技术利用牙胶加压后变形逐步充填根管。在充填过程中,首先在根管里涂布根充糊剂,放置合适的主牙胶尖,利用侧压器使牙胶变形产生空隙,分次用副牙胶尖充填,直至根管充填致密。由于牙胶的变形能力有限,只能依靠侧压充填根管,牙胶不可能完全适应根管复杂的形态,特别是根尖区会存在较多的根管封闭剂。研究发现,距根尖 2mm 和 4mm 处侧方加压充填技术的牙胶比例分别为 94.2% 和 92.9%。根管系统可能存在狭区和侧支根管以及牙根内吸收等不规则区域,冷侧压充填技术很难达到充填的要求。

2. 热牙胶垂直加压充填技术　可分为 Schilder 热牙胶垂直加压充填技术和 Buchaman 连续波垂直加压充填技术。不同热牙胶垂直加压充填方法基本过程是相似的,利用加热的工作尖通过垂直加压的方式将根尖 3 ~ 5mm 充填,再用热注射牙胶回填的方法充填剩余根管系统。热牙胶在根管内具有较好的流动性,适应性大大增强,可随根管形态灌注到管腔各个部分,充填根管狭区、侧支根管、牙根内吸收等不规则区域,能达到根管的三维充填。由于热牙胶充填的方法主要为均匀的牙胶充填根管系统,根尖的糊剂很少,因而加强了根尖的封闭能力,根尖的微渗漏明显减少。操作时需掌握好携热器的加热时间,避免温度对牙周膜的损伤。

进行热牙胶垂直加压充填的根管需要预备到一定的宽度和锥度,否则加热的工作尖无法进入根尖 3 ~ 5mm 区域。首先,需要选择与根管相匹配的主牙胶尖(非标准牙胶尖),主牙胶尖插入根管的工作长度时有"回拉感"。其次,将主牙胶尖蘸少量糊剂插入根管。

接着,用匹配的工作尖加热间断或连续到达根尖 3~5mm 左右,加热切断牙胶,然后用垂直充填器加压完成根尖段的充填。最后,用热注射牙胶分次回填牙胶,并加压充填至根管口。对于需要进行桩道预备的根管,可以用热牙胶充填的方法只充填根尖段 5mm(图 5-12)。

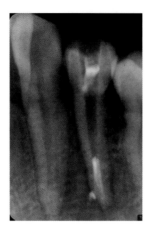

图 5-12 需桩道预备的根管可充填根尖段

第三节 纤维桩修复注意的问题

一、充分熟悉根管的解剖

进行纤维桩的桩道预备时,必须认真阅读 X 线片,以了解根管的形态、方向及弯曲程度。尽量避免在弯曲度较大的根管上进行桩道预备和纤维桩修复。相对而言,进行根管治疗的牙体牙髓科医师比修复科医师更了解根管的情况,因而在桩道预备过程中能减少根管偏移和根管侧穿的概率。同时,牙体牙髓科医师可以在根管充填结束后立刻进行纤维桩的修复,能大大提高工作效率,并减少患者复诊次数。

二、根管充填方法的选择

纤维桩修复尽量选择热牙胶根管充填的方法,冷侧压充填难以完善充填根尖区,不推荐采用。对于需要进行纤维桩修复的根管,根管充填只需完成根尖 5mm 充填即可。在根管充填的过程中,先将主牙胶尖尖端蘸少量糊剂放入根管,然后采用热牙胶垂直加压充填可以避免糊剂残留在中上段根管。该方法一方面可以不用取出根管中上段根充物,从而避免桩道预备对根充物的影响,更重要的是可以减少根管玷污层和根充物中的酚类物质对纤维桩粘接的影响。

三、桩道预备的根管选择

对粗大且直的单根管或双根管、上颌磨牙的腭根、下颌磨牙的远中根进行桩道预备较为安全,因此尽量选择这些根管进行桩道预备。需要注意的是,下切牙和侧切牙根细小且近远中径窄,上颌第一前磨牙和磨牙的颊根、下颌磨牙的近中根、C 形根管等通常存在薄弱的区域,镍钛预备之后尽量减少桩道预备,可采用双锥度纤维桩修复,有时可单独采用辅桩。对于入口较为弯曲的根管或形态非常不规则的根管,可采用可塑性纤维桩。

四、尽量减少对根管壁的污染

为了减少桩道预备形成的玷污层和唾液对根管的污染,几点建议如下:推荐在橡皮障的隔湿下进行桩道预备和纤维桩修复;预备过程中结合冲洗;采用超声反复荡洗根管;采用热牙胶仪的携热器去除牙胶。

五、根管治疗后纤维桩修复的时机

纤维桩修复的时机既可以选择在根管治疗结束即刻完成,也可以等到 2 周后冠修复时进行。根管治疗结束后冠方的封闭十分重要。研究表明,经过完善的根管治疗后,若根管充填物暴露在唾液里 30 天后根管可被再污染。因此,根管充填后应尽早桩道预备,以减少根尖的微渗漏,防止根管再次污染。临床上根管治疗结束后常用氧化锌丁香油类的暂封剂封闭窝洞以减少冠方微渗漏,但是这类暂封材含有酚类。此外,许多根充糊剂(用丁香油调制的糊剂)也含有酚类。因此,为了避免酚类材料影响粘接和减少根尖微渗漏,选择根管充填结束后立即进行桩道预备和纤维桩修复更为合适。

(卫书盛 熊伯刚)

第六章

纤维桩临床操作技术

纤维桩应用初期,主要用于剩余牙体组织较多的前牙。近年来,随着纤维桩机械性能的不断改进和提高,纤维桩的适应证也越来越广泛。研究表明,凡能够使用金属桩和陶瓷桩修复的患牙均可被纤维桩所替代。目前纤维桩在临床上的应用方兴未艾。

第一节　纤维桩的临床选择

牙冠大面积缺损后,充填治疗或全冠修复效果不理想者可进行桩核冠修复。桩核修复的目的是为了恢复牙冠的部分缺损,同时为最终的冠修复体提供足够的固位形和抗力形。其中桩的主要作用是把桩-核复合体固定于根管内,为核提供固位和传递应力;而核相当于牙冠的部分缺损,也可以看做是桩向龈上延伸的部分。桩核本身不能增强牙根和剩余牙体组织的抗力性,如果冠部有足够的牙体组织,桩核修复的必要性就不大。

临床上对于牙冠缺损到何种程度才进行桩核冠修复并无定量的描述,对不同材质根管桩的适应证也无明确的评判依据和定论。从桩核发展的现代历史来看,无论是金属桩、陶瓷桩还是纤维桩,临床上几乎遵循相同的修复原则。纤维桩发展至今,其临床修复的选择除了与传统桩核的适应证相同外,还包括了传统桩核不能修复的临床问题,如弯曲根管的桩核修复等。另外,关于多根管后牙的牙冠缺损程度与根管桩的数目关系,纤维桩和其他预成桩一样,临床大多情况下是根据医师的经验和患者的具体情况而定。一般而言,牙冠缺损程度轻者,单根纤维桩即可完成修复,而牙冠缺损程度严重者,需要多根纤维桩才能满足临床需要。作者根据前辈们的经验以及自己多年来的临床体会,对纤维桩的临床选择总结如下:

一、前牙冠修复

前牙根管治疗后,如果缺损面积较小,患者对美观要求又不高的情况下可进行充填治疗。由于剩余牙体组织较多,前牙𬌗力较小,临床上发生冠折的情况较少见。如果患牙缺损面积较大,即使是活髓牙也必须进行桩核冠修复,否则,冠部不能为最终修复体提供良好的固位。有时前牙根管治疗后缺损面积较小,或死髓变色牙根管治疗后,患者对美观要求较高时也必须进行桩核冠修复,临床选用纤维桩-树脂核-全瓷冠,可达到最佳的美学效果。否则,牙体预备完成后剩余牙体组织特别是颈部的厚度过薄,很容易发生折断。如果根管内插桩后再进行冠修复,那么牙折的概率就会明显降低。换句话说,只要前牙根管治疗后需要冠修复者,就必须行桩核修复,如图 6-1 所示。

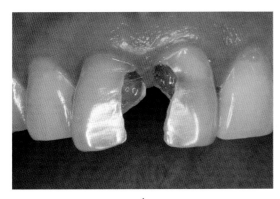

A

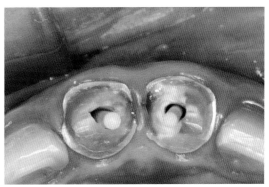

B

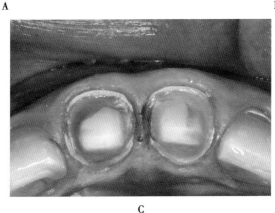

C

图 6-1 前牙根管治疗后需冠修复者
A. 前牙缺损;B. 根管治疗后应用纤维桩;C. 纤维桩-树脂核

二、前磨牙冠修复

前磨牙受垂直咬合力的作用大于前牙,根管治疗后发生牙折的概率明显增多,大多情况下需要进行冠修复以防止冠的折裂。由于前磨牙颈部牙体组织的厚度与前牙接近,冠预备后剩余牙体组织的强度不足以承担长期的咬合,因此,冠修复时必须根管内插桩才能有效防止牙冠尤其是牙颈部的折断,如图 6-2 所示。

三、磨牙冠修复

磨牙是承受𬌗力最大的牙齿,根管治疗后由于质地变脆,临床发生冠折甚至累积根折的概率位于牙列之首。因此,磨牙根管治疗后常规需要冠修复。

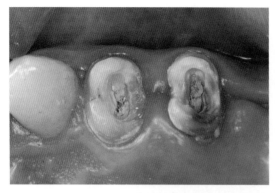
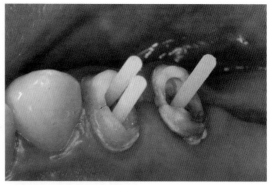

A   B

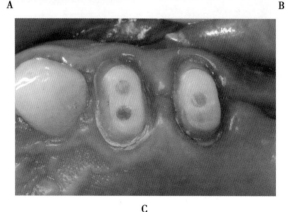

C

图 6-2 前磨牙根管治疗后需冠修复者
A. 前磨牙缺损；B. 根管治疗后应用纤维桩；C. 纤维桩-树脂核

磨牙冠修复时根管内是否需要插桩或插入几根桩,应根据患牙的缺损程度和咬合情况而定。

1. 磨牙根管治疗后,冠部初步预备后余留牙体组织不足三壁者 一般来讲,将磨牙冠部分为颊、舌、近中和远中四个壁,其中任何一个轴壁的缺损称为一壁缺损。临床上典型的缺损有:一壁缺损、两壁缺损、三壁缺损和四壁缺损,但也有不典型的缺损如轴角处缺损的情况。磨牙根管治疗后,经冠部初步预备磨除冠外倒凹、薄壁弱尖和最终修复体的厚度后,余留牙体组织不足三壁者(即一壁以上的缺损),常作为桩核修复的最低界限。如果冠部初步预备后剩余牙体组织在三壁以上(即一壁以内缺损),临床可直接充填后进行冠修复。

临床上关于磨牙缺损程度与纤维桩的数目选择可参考如下。

(1) 一壁缺损,直接充填后冠修复或采用1支纤维桩修复(图6-3)。

(2) 两壁缺损,采用1～2支纤维桩修复(图6-4)。

(3) 三壁缺损,采用2～3支纤维桩修复(图6-5)。

(4) 四壁缺损,采用3～4支纤维桩修复(图6-6)。

2. 磨牙根管治疗后,冠部初步预备完成后余留牙体组织厚度不足 磨牙冠部初步预备后,有时轴壁完整,但剩余牙体组织较薄(小于1mm),强度较低,抗力较差,也应采用桩核修复。从保存学的角度和牙本质肩领的意义来看,如果薄弱牙体组织能够与核树脂有效结合,薄壁组织的保留仍有一定的临床意义,但应视为该壁缺损来选择纤维桩的数目（见图6-6）。

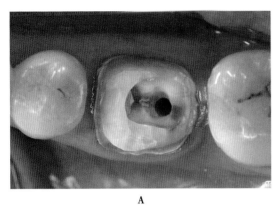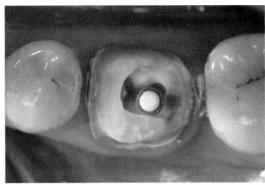

图6-3　磨牙一壁缺损,采用1支纤维桩修复

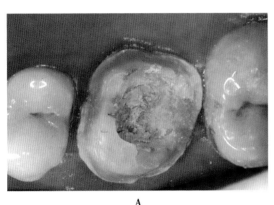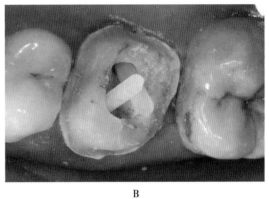

图6-4　两壁缺损,采用1~2支纤维桩修复

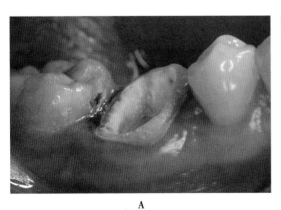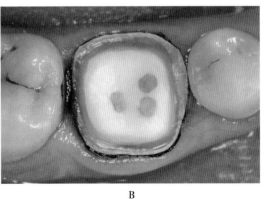

图6-5　三壁缺损,采用2~3支纤维桩修复

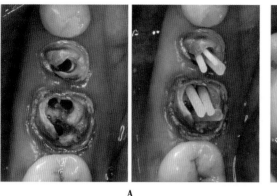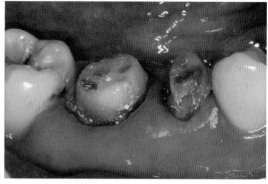

图 6-6 四壁缺损,采用 3~4 支纤维桩修复

3. 磨牙根管治疗后,冠部初步预备后余留牙体组织高度不足 磨牙冠部初步预备完成后,有时剩余牙体组织的高度不足(小于 2mm),固位形较差,也应采用桩核修复(图6-7)。

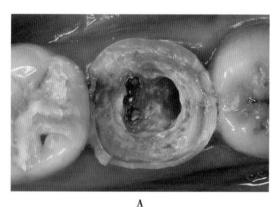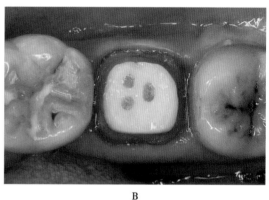

图 6-7 磨牙根管治疗后余留牙体组织高度不足

第二节 临床操作步骤

一、修复前检查

根据桩核冠临床要求检查患牙。首先检查患牙的缺损程度、根面位置、牙周健康状况,以及根管治疗后有无不适反应等(图 6-8A)。然后参照 X 线片观察根管充填是否完善,根尖病变愈合情况,牙周膜有无增宽,牙槽骨吸收程度,以及患牙牙根的长短、直径和形状等(图6-8B)。如上述检查不能满足临床要求,应根据患者和患牙的具体情况或重新治疗,或延期修复,或姑息处理,或放弃修复。

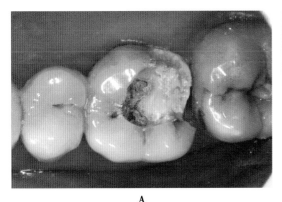
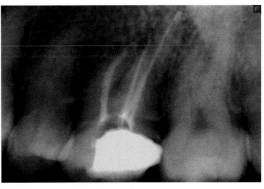

A B

图 6-8　修复前检查

二、冠部初步预备

根据患者选择的冠修复体的要求进行冠部初步制备,而肩台部分只在龈上做简单的修整,待树脂核成形后再做最后的精细预备。首先去净暂封物、旧充填体及腐质,然后磨除牙合面及颊、舌、邻面修复体占据空间的牙体组织,最后去掉薄壁弱尖和无支持牙体组织,并充分暴露根管口(图 6-9)。如有可能,牙本质肩领至少 1.5mm,厚度至少 1mm。

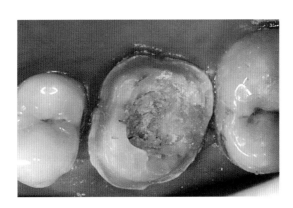

图 6-9　冠部初步预备

三、桩道预备

临床建议采用冲洗的方法冷却预备桩道,即边预备边冲洗去除根充材料,详见第四节"临床操作要点和影响因素"。

桩道预备方法如下:

1. 在保证根尖区至少保留 4mm 根充物,根管内桩长至少为根长的 1/2 的前提下,根据 X 线片确定纤维桩在根管内的长度。

2. 用纤维桩配套的引导钻,或 1 号至 2 号 Pesso 钻以橡皮圈作长度标记,沿根管口顺牙根方向缓慢提拉去除充填材料,并直达预定的根管深度。Pesso 钻和大多数纤维桩引导钻没有长度标志,临床上可用根管锉上的橡皮圈替代定位。

3. 使用纤维桩专用扩孔钻,由细到粗逐级预备桩道至合适的直径大小(图 6-10)。有时在桩道预备时会遇到阻力,这时应放慢速度或停止预备,分析受阻原因,切不可强行磨钻,造成侧穿或牙齿损伤。

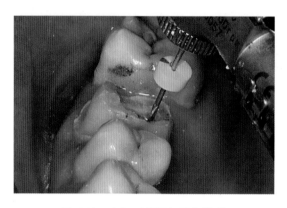

图 6-10 由细到粗逐级预备桩道

4. 终钻预备完成后,X 线检查桩道预备情况(图 6-11)。临床上由于纤维桩长度确定不好,会出现桩道长度不足或过长的情况(图 6-12),通过 X 线检查可以发现。若桩道长度不够,应重新逐级预备;若桩道预备过长致封闭区不足 4mm,应重新充填根管后再次预备。

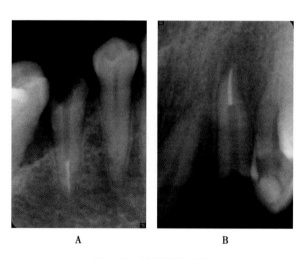

A   B

图 6-11 桩道预备良好

另外,通过 X 线检查还可发现根管壁上是否残留根管封闭剂(根管封闭剂均有阻射性)。若根管壁上有明显的阻射性物质存在时,应视为根管壁残留物(图 6-13)。使用超声洁牙机更换较细工作尖插入桩道内,于根管壁四周轻轻震荡即可清除。但应注意不能在桩道底端施加压力,以免影响根尖区的封闭效果。

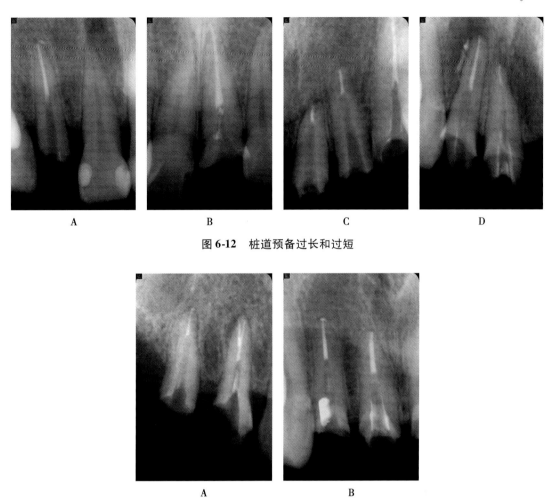

图 6-12 桩道预备过长和过短

图 6-13 桩道壁上残留根管封闭剂

四、桩道消毒与清洁

桩道预备完成后,应对冠部余留牙体组织和根管进行清洁和消毒。如果纤维桩粘接时采用磷酸酸蚀-冲洗型粘接系统,该步骤可以省略,因为磷酸本身具有较强的消毒和清洁作用。

临床常用的根管消毒冲洗液有 EDTA、NaClO、H_2O_2、NaCl 等溶液,以上药物对牙本质的粘接影响均存在争议。临床建议使用75%乙醇消毒清洁根管后,再用蒸馏水冲洗即可。

临床操作时,用纸尖蘸取 75%乙醇溶液,或将乙醇棉捻缠绕于根管锉上插入桩道

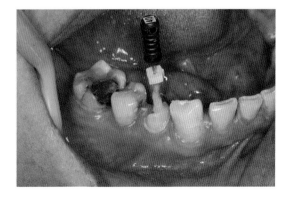

图 6-14 75%乙醇消毒清洁桩道

内反复擦洗根管壁(图6-14),然后再用蒸馏水冲洗(图6-15)。消毒清洗完成后用气枪吹干冠部牙体组织,吸潮纸尖插入根管吸取多余水分。

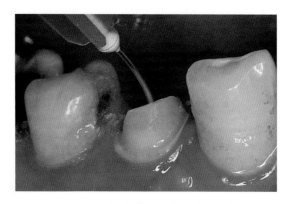

图6-15　桩道消毒后蒸馏水冲洗

五、试放纤维桩

桩道预备完成后,在粘接纤维桩前,应将选择好的纤维桩插入根管内,检查就位时是否有阻力,是否达到预定的深度,观察桩体与桩道的密合性以及桩体周围空间的大小。合适的纤维桩在就位时应无阻力,与根管壁间有较好的密合性,但这种情况并不多见。临床多数情况下纤维桩与桩道间的密合性较差,有时剩余空间较大者需要辅桩充填。

临床试放和粘接纤维桩时尽可能选用不锈钢镊子夹持(图6-16)。应用一次性口腔镊子夹持和安放纤维桩时经常发生不稳定现象(图6-17),造成试放和粘接过程中纤维桩脱落和污染问题。特别是后牙操作时,由于视野范围小,操作难度大,应用一次性镊子很容易造成粘接失败,临床操作时应注意。禁止使用污染手套夹持(图6-18),或止血钳用力夹持(图6-19)。

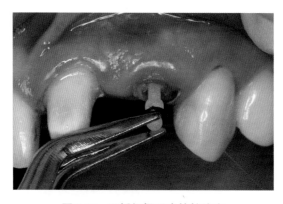

图6-16　不锈钢镊子夹持较稳定

上颌磨牙缺损面积较大者,大多情况下需要2～3支纤维桩。由于根管方向不一致,纤维桩试放时可发生相互干扰现象(图6-20)。为保证每支纤维桩顺利就位,互不干扰,建议先

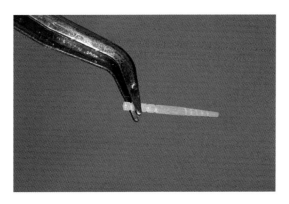

图 6-17　一次性镊子夹持易脱落

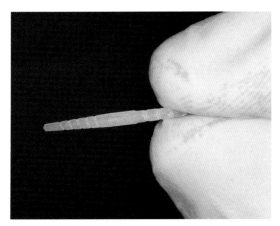

图 6-18　手套夹持易污染

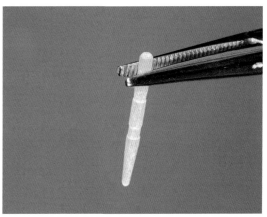

图 6-19　禁止止血钳用力夹持

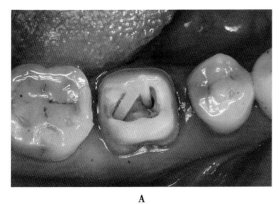

A

B

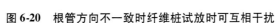
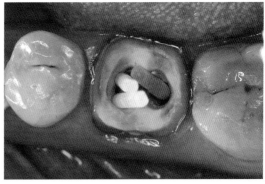

图 6-20　根管方向不一致时纤维桩试放时可互相干扰

预备完成直径较大的主根管,按确定的纤维桩长度裁剪后插入,然后再预备相对较细的次根管,直到扩孔钻刃端与先行插入的纤维桩接触为止,依此方法可预备需要增加的根管(图 6-21)。多支纤维桩试放合适后,每个纤维桩顶端应保持间隙互不接触。禁止将纤维桩相互挤压插入桩道。

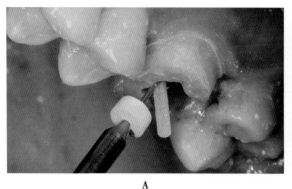
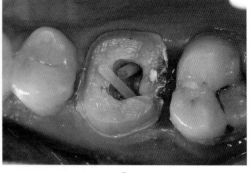

A　　　　　　　　　　　　　　　　　　B

图6-21　根管方向不一致时桩道预备方法

六、裁截纤维桩

目前市场上的纤维桩除个别尖牙应用时不用裁剪外,绝大多数患牙在使用时均需裁掉部分桩体。

1. 粘接前裁截　纤维桩试放合适后应按所需长度用细颗粒金刚砂车针切割裁截(图6-22)。临床操作时切勿使用技工钳切断纤维桩(图6-23),以免造成玻璃纤维撕裂散开,导致纤维桩内部结构破坏,影响纤维桩的机械性能。粘接前裁剪的优点是便于冠部树脂核的堆塑成形以及核树脂的充分光照和聚合;其缺点是裁剪过程中有可能导致纤维桩的表面污染,影响纤维桩的粘接和固位。因此,选择粘接前裁剪时,最好应用无水乙醇将裁剪后的纤维桩表面去污处理后再进行粘接。

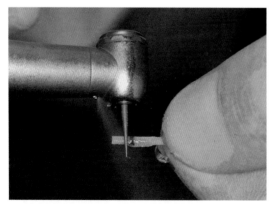
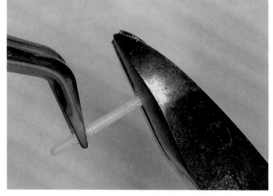

图6-22　细颗粒金刚砂车针切割(正确)　　　　图6-23　技工钳切断(错误)

2. 粘接后裁截　将完整的纤维桩粘接于根管内以及冠部树脂核堆塑成形、光照聚合后(图6-24),在完成预备体时将纤维桩顶端多余部分一并磨除(图6-25)。粘接后裁截的优点是操作简化,减少术中污染;缺点是树脂水门汀尚未完全聚合,磨除时产生的震动有可能会影响纤维桩的粘接固位。但并不是所有的纤维桩都可以采用此方法,有些厂家设计的纤维桩是从尾端裁剪的,如ParaPost Fiber Lux,临床操作时应根据纤维桩的形态和设计具体而定。

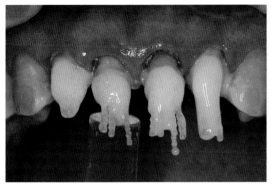

图 6-24 纤维桩粘接堆核并光照聚合

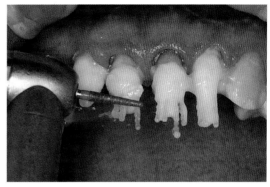

图 6-25 完成预备体时一并磨除

七、粘接纤维桩

纤维桩的粘接是纤维桩临床操作过程中
最复杂也是至关重要的步骤,是影响纤维桩核冠修复成功与失败的关键。如果粘接出现问题,可发生边缘微渗漏、继发龋坏、甚至桩核脱落等问题,最终影响纤维桩的使用寿命或导致修复失败。

纤维桩的粘接方法很多,一般来说,粘接材料的种类有多少,纤维桩的粘接方法就有多少种。纤维桩的粘接需要应用树脂类粘接材料,临床操作时应分别对根管牙本质和纤维桩进行表面处理后才能达到较好的粘接效果。

纤维桩的粘接方法和具体操作详见本章第三节。

八、制作树脂核

目前临床上常用的核树脂材料有光固化复合树脂和桩核树脂水门汀两种,详见第一章、第一节中"核的分类"。

对于冠部剩余牙体组织较多的患牙,树脂核的制作显得简单易行。临床粘接纤维桩后,用光固化复合树脂直接分层堆核即可(图6-26);也可用桩核树脂水门汀,粘接纤维桩和制作树脂核同时进行(见第三节"纤维桩的粘接方法")。

对于冠部剩余牙体组织较少,用充填器堆塑、成形困难者,可采用核成型帽辅助制作树脂核。临床操作步骤如下:

1. 修剪核成形帽 选择型号配套或直径合适的核成形帽,用技工剪先修剪其长短以确保树脂核的高度,然后再修剪其近远中两侧与龈乳头凸起处吻合(图6-27)。

2. 试戴核成形帽 将核成形帽修剪完成后扣压在纤维桩粘接后的预备体上试戴,保证成形帽边缘与颈部肩台处吻合,且最好有一定的稳定性,不会向颊、舌或近远中随意移动(图6-28)。

临床上有时粘桩与制作树脂核同时进行,这种情况下,必须先将裁剪后的纤维桩插入桩

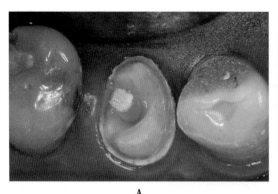
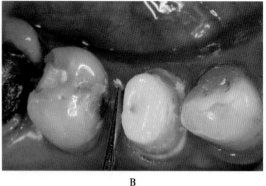

A   B

图 6-26　冠部剩余牙体组织较多者粘桩后直接堆核

A. 粘接纤维桩；B. 核树脂堆核

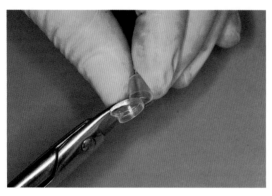
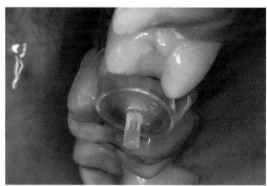

图 6-27　修剪核成形帽　　　　　　　　　**图 6-28　试戴核成形帽**

道内,然后再试戴修剪后的核成形帽。

3. 成形帽内导入核树脂材料　　应用核成形帽制作树脂核时,最好使用桩核树脂水门汀,以利于扣压成形。将桩核树脂水门汀挤入核成形帽内,挤入的多少应视牙体缺损大小而定。挤入过多,水门汀会溢至邻牙,影响牙体和肩台的预备;挤入过少,树脂核内会形成气泡,或树脂与牙体组织不密合(图 6-29)。

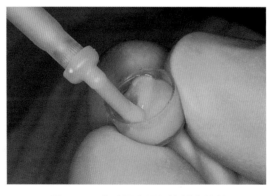

图 6-29　成形帽内导入核树脂材料

4. 扣压成形　将充入桩核材料的核成形帽扣压于冠部并稳固,然后于颊、舌、顶端分别光照 20 秒以上,使桩核树脂充分固化或待其自固化(图 6-30)。

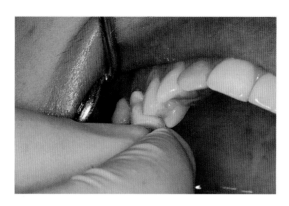

图 6-30　扣压成形

应用核成形帽扣压成形制作树脂核时,临床应用上颌牙时修复效果较好。当应用于下颌牙时,需要核成形帽与冠部预备体密合而无缝隙,同时要求操作快捷、准确。否则,成形帽倒置时桩核树脂水门汀很容易因重力而向下流动,同时成形帽与牙体颈部的缝隙也可致水门汀外溢。这种情况下,制作出来的树脂核顶端会有大量气泡残存,或树脂核质地不密实。为避免该情况发生,临床上可将成形帽顶端剪除,试放合适后直接注入桩核树脂水门汀,或分层充填光固化复合树脂,然后光照成形(图 6-31)。

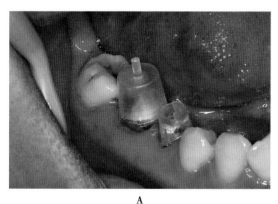　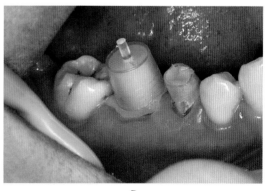

A　　　　　　　　　　　　　　B

图 6-31　核成形帽用于下颌牙
A. 将成形帽顶端剪除; B. 从帽顶端导入核树脂

有时冠部余留牙体组织非常少,用核成形帽时稳定性很差,在扣压成形过程中很容易导致树脂核的移位和变形。这时可先用少量的核树脂堆出核雏形后,再放置核成形帽。

核树脂充分固化后,用剪刀和不锈钢镊子轻轻分离并去掉核成形帽,禁止用止血钳撕拉拆除。如果核成形帽不容易去除,可在完成预备体时用金刚砂车针将其磨除(图 6-32)。

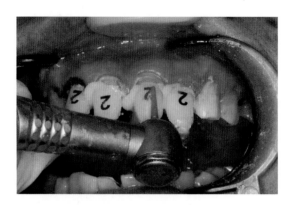

图 6-32 核成形帽的去除

九、完成预备体

树脂核制作完成后,按照选择的冠修复体类型,以及确定的肩台位置和边缘形态等要求,完成最终的牙体预备(图 6-33)。

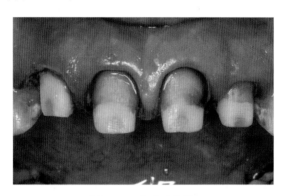

图 6-33 完成预备体

第三节 纤维桩的粘接方法

纤维桩的粘接和树脂核的制作经历了牙齿粘接系统和树脂水门汀的发展过程,其粘接步骤和方法也经过由操作复杂到简单方便的过渡。早期的纤维桩核修复,是应用牙齿粘接系统和传统的树脂水门汀先将纤维桩粘接于桩道内,然后再于冠部堆塑桩核复合树脂。该方法由于步骤多、时间长、操作复杂、不易掌握,目前临床上已很少使用。随着桩核树脂水门汀的问世,以及粘接系统的不断简化,纤维桩核的修复已变得越来越简单。

临床上纤维桩的粘接主要有以下几种方法:①酸蚀-冲洗型桩核树脂水门汀;②自酸蚀型桩核树脂水门汀;③自粘接通用型树脂水门汀;④自粘接型桩核树脂水门汀。现分别介绍如下:

一、酸蚀-冲洗型桩核树脂水门汀

桩核树脂水门汀与酸蚀-冲洗型牙齿粘接系统配套使用。桩核树脂水门汀不仅具有粘接纤维桩的作用,同时还具有核树脂的物理性能和机械强度。临床操作时,首先使用酸蚀-冲洗型牙齿粘接系统处理冠部与桩道粘接面,然后应用桩核树脂水门汀一步粘桩和堆核。

酸蚀-冲洗型牙齿粘接系统包括酸蚀-冲洗三步骤和酸蚀-冲洗两步骤两种类型,详见第四章中第三节"牙齿粘接系统"部分。他们的临床使用和操作方法基本相同,而不同之处是后者将底胶与粘接剂合二为一,使操作过程简化。酸蚀-冲洗三步骤粘接系统由于操作复杂,临床已很少使用,目前普遍应用的是酸蚀-冲洗两步骤粘接系统。

临床操作步骤和要点如下:

(一) 酸蚀冠部粘接面和桩道

1. 酸蚀(etching) 酸蚀前使冠部和桩道保持干燥状态,否则会影响酸蚀效果(图6-34)。用30%~40%磷酸凝胶注射器插入桩道底端后徐徐推注,待根管内酸蚀剂注满溢出后,将注射器移至冠部并均匀涂抹剩余牙体组织,酸蚀时间10~15秒(图6-35)。

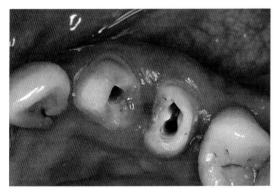
图6-34 酸蚀前使冠部和桩道保持干燥状态

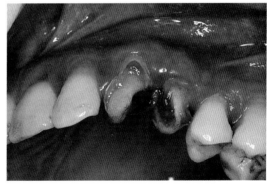
图6-35 磷酸凝胶酸蚀冠部及桩道

由于桩核修复时剩余牙体组织几乎全部是牙本质,因此也可应用牙本质专用酸蚀剂10-3溶液或马来酸溶液替代磷酸酸蚀。

2. 冲洗(rinsing) 酸蚀后使用水气枪冲洗冠部牙体组织(图6-36),然后使用超声工作尖插入桩道轻轻荡洗,彻底清除桩道内的残留酸蚀剂和酸蚀碎屑(图6-37)。

3. 轻吹干(air-dry gently) 用气枪轻吹冠部牙面(图6-38),用吸潮纸尖吸取根管内多余水分(图6-39),使冠部和根管粘接面保持潮湿状态。

(二) 涂刷底胶和粘接剂

目前临床应用最多的是单组分光固化粘接剂,即底胶和粘接剂两种成分合二为一:底胶-粘接剂。光固化粘接剂的优点是操作时不用调拌,直接涂抹于冠部和根管内,与桩核树脂水门汀不会发生快速固化的现象;缺点是根管内光照不彻底,易发生粘接剂固化不充分问题。为保证根管内粘接剂充分固化,可使用双组分包装的双重固化粘接剂。涂刷底胶-粘接

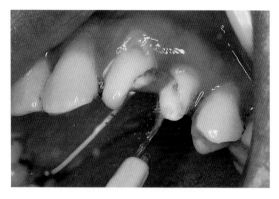

图 6-36 水气枪彻底冲洗冠部

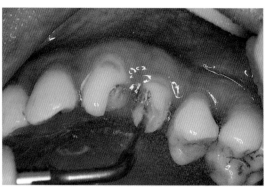

图 6-37 超声荡洗桩道

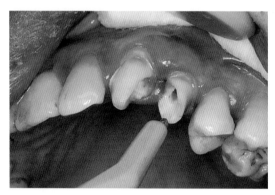

图 6-38 气枪轻吹冠部牙面

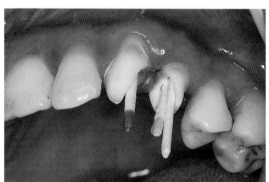

图 6-39 吸潮纸尖吸取根管内水分

剂前使冠部和桩道粘接面保持一定的潮湿度。

1. 使用根管毛刷蘸取底胶-粘接剂均匀涂刷于冠部粘接面和桩道内壁,涂刷 2~3 层(图 6-40)。单组分包装者可用小毛刷直接涂抹,如为双组分者可先按比例混合后再进行涂抹。涂刷过程最好为边涂边擦,使底胶-粘接剂充分渗入酸蚀过的牙本质表面。涂刷每层时中间可以间隔 3~5 秒,期间不要用气枪吹,待涂刷最后一层后,用气枪轻吹 5~10 秒,使底胶-粘接剂中的溶剂(丙酮、乙醇或水)和从牙本质胶原纤维网中置换的水分快速挥发(图 6-41)。

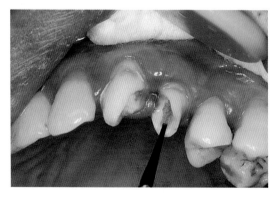

图 6-40 涂刷底胶-粘接剂 2~3 层

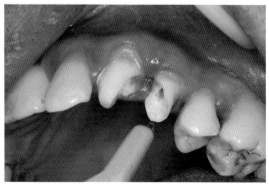

图 6-41 气枪轻吹使溶剂和水分快速挥发

2. 用纸尖吸去根管内多余底胶-粘接剂(图 6-42),然后分别光照冠部粘接面和根管口各 20 秒(图 6-43)。

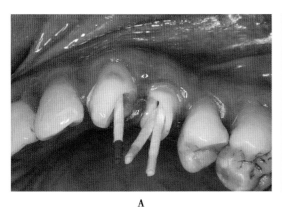
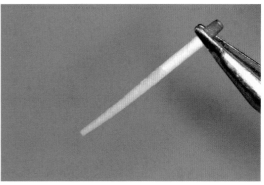

A   B

图 6-42 纸尖吸去根管内多余底胶-粘接剂

3. 用小毛刷蘸取底胶-粘接剂均匀涂抹于桩体表面一薄层(图 6-44),然后用气枪从纤维桩尾端轻吹,使底胶-粘接剂中的溶剂挥发(图 6-45)。注意不要用气枪从纤维桩顶端或侧面吹粘接剂(图 6-46、图 6-47),否则会造成粘接剂聚集于桩体尾部和侧面,发生纤维桩就位时受阻的现象。

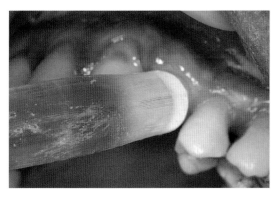
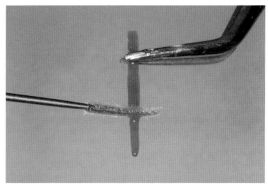

图 6-43 光照冠部粘接面和根管口各 20 秒   **图 6-44** 纤维桩表面涂抹底胶-粘接剂

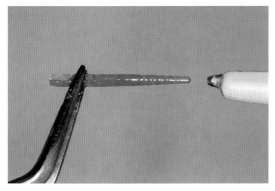
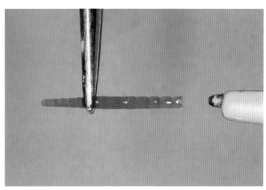

图 6-45 气枪从纤维桩尾端轻吹(正确)   **图 6-46** 气枪从纤维桩顶端吹粘接剂(错误)

4. 用光固化灯先从纤维桩尾部垂直照射 20 秒（图 6-48），然后再从侧面相对照射桩体 20 秒（图 6-49），使纤维桩表面的粘接剂充分固化。

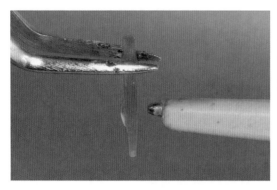

图 6-47　气枪从纤维桩侧面吹粘接剂（错误）

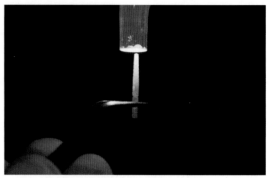

图 6-48　从纤维桩尾部垂直照射 20 秒

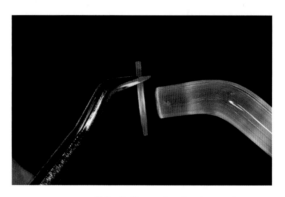

图 6-49　从纤维桩侧面相对照射 20 秒

（三）桩道内导入桩核树脂水门汀

桩核树脂水门汀的调和有手调拌和自动调拌两种方法。手调拌的优点是节省材料；缺点是调拌过程中空气的混入使水门汀内气泡增多，同时水门汀内也可发生氧阻聚现象，影响纤维桩的粘接效果和树脂核的强度（图 6-50）；另外，手调拌需要在工作台上进行，离患牙有一定的距离，调拌时间和操作时间掌握不好均可导致纤维桩的粘接失败。自动调拌的优点是混合均匀，水门汀内几乎无气泡产生，操作时可直接将输送头插入根管内，临床工作时间容易掌握，粘接失败几率大大减少；缺点是浪费材料（图 6-51）。为确保纤维桩的粘接效果和修复质量，减少操作失败，临床建议自动调和桩核树脂水门汀。

临床操作步骤如下：

1. 将双重固化桩核树脂水门汀双管注射器上安装自动混合头和输送头。不同产品配置的输送头直径大小有差异，临床操作前应先在桩道内试插能否就位。

2. 为保证不同组分的基质和催化剂均匀混合，推压注射器活塞挤出膏体少许（约 2～3mm）将其丢弃（图 6-52），这样可达到较好的粘接效果。

3. 将输送头插入桩道底端，一边推挤、输送水门汀，一边徐徐退出，待水门汀溢出根管

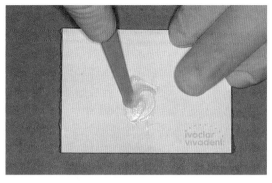

图 6-50 手调拌可使空气混入树脂发生氧阻聚

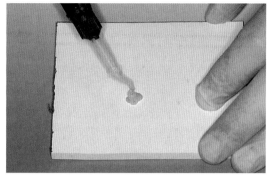

图 6-51 自动调拌可防止空气混入树脂

口为止。避免桩道内水门汀间断或形成气泡。如果输送头不能进入桩道或就位不畅(如根管较细者),应备用探针、大号锉、或螺旋输送器等工具,以防粘接时措手不及(图 6-53)。

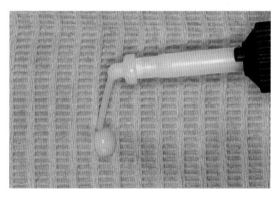

图 6-52 挤出膏体少许将其丢弃

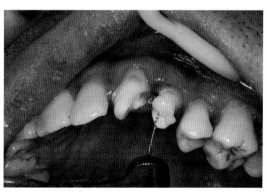

图 6-53 导入桩核树脂水门汀

(四) 纤维桩就位和堆核

用镊子夹持纤维桩安放在桩道内就位,然后堆核塑形(图 6-54)。禁止手持纤维桩插入根管,因为操作过程中手套早已被唾液、血液等污染,会严重影响冠部核树脂的粘接。

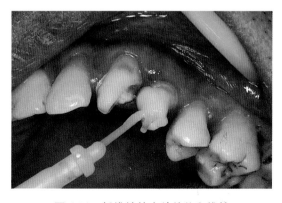

图 6-54 纤维桩的安放就位和堆核

（五）光照固化,完成粘接

将光固化灯对准纤维桩顶端、颊、舌向分别照射 20 秒,以确保树脂水门汀充分固化(图 6-55)。

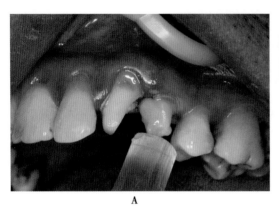
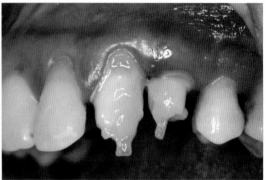

图 6-55 光照固化完成粘接

附:临床粘接修复病例一

患者,女,25 岁,职员,右上侧切牙根管治疗后采用纤维桩-树脂核-全瓷冠进行修复。

粘接方法:桩核树脂水门汀与酸蚀-冲洗两步骤粘接系统联合应用(图 6-56)

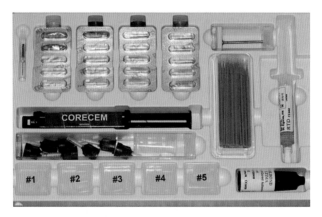

图 6-56 MACRO-LOCK POST 纤维桩粘接系统套装(RTD)
注:牙齿粘接系统:酸蚀-冲洗两步骤牙齿粘接系统(第 5 代光
固化粘接剂)
树脂水门汀:双重固化桩核树脂水门汀(粘桩、堆核)

临床操作过程如下（图 6-57～图 6-82）：

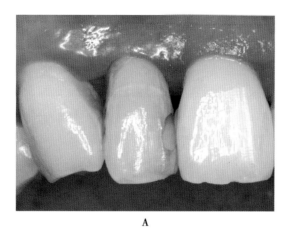

A

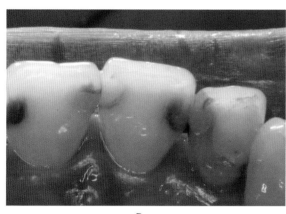

B

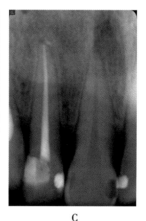

C

图 6-57 修复前检查（牙齿变色，大面积充填物，根充良好）
A. 唇侧；B. 舌侧；C. 根管治疗后 X 线检查

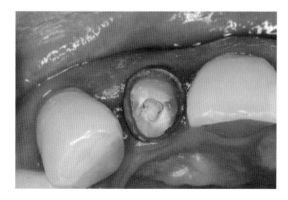

图 6-58 冠部初步预备

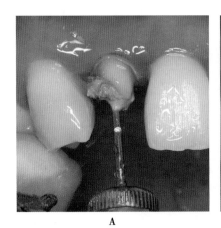

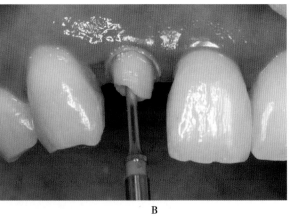

图 6-59 桩道逐级预备

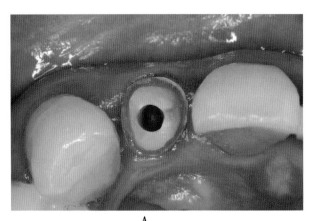

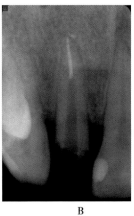

图 6-60 桩道预备完成,X 线检查预备情况

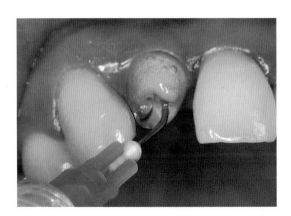

图 6-61 磷酸酸蚀冠部和桩道 10 ~ 15 秒

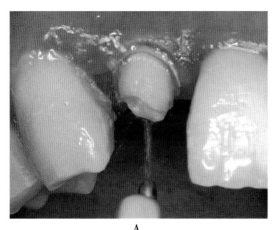

A

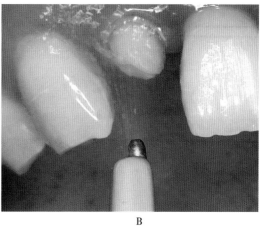

B

图 6-62　三用枪冲洗加超声荡洗

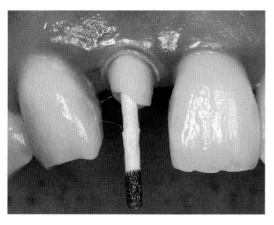

图 6-63　纸尖吸除桩道内多余水分

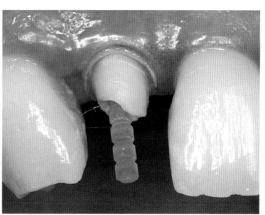

图 6-64　试桩

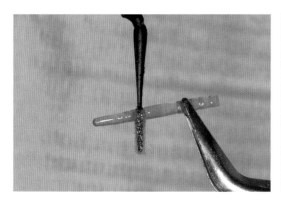

图 6-65　纤维桩表面涂抹底胶-粘接剂

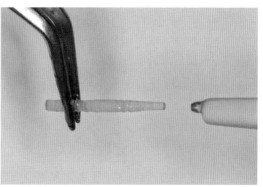

图 6-66　气枪垂直纤维桩尾端轻吹

147

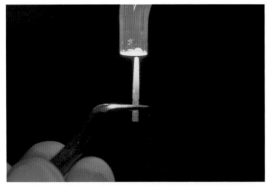

图 6-67 可见光垂直照射纤维桩尾部 20 秒

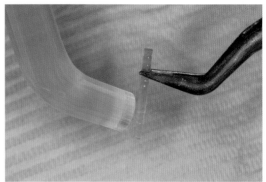

图 6-68 可见光侧面相对照射桩体各 20 秒

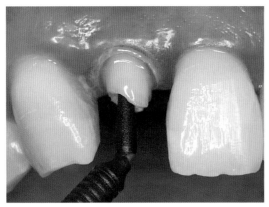

图 6-69 桩道内涂抹底胶-粘接剂 20 秒

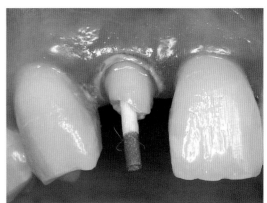

图 6-70 纸尖吸除多余底胶-粘接剂

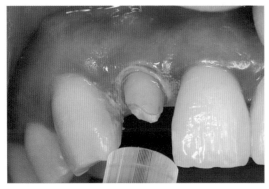

图 6-71 可见光垂直根管口光照 20 秒

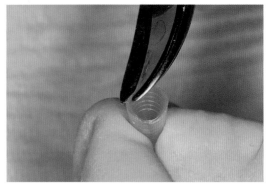

图 6-72 修剪成形帽

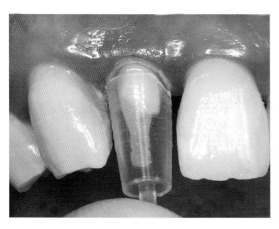

图 6-73 纤维桩插入桩道试戴成形帽

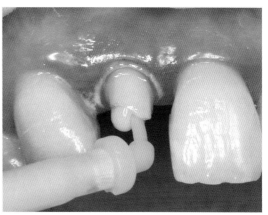

图 6-74 桩道内导入树脂水门汀

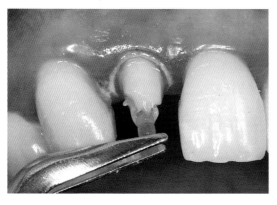

图 6-75 粘接纤维桩

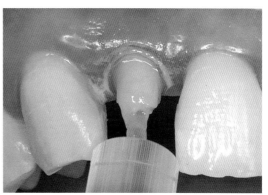

图 6-76 光照 20 秒

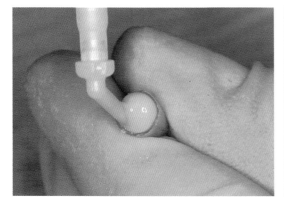

图 6-77 成形帽内注入树脂水门汀

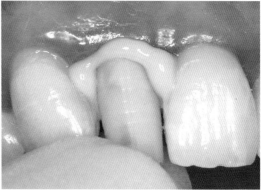

图 6-78 树脂核扣压成形

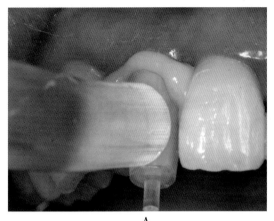
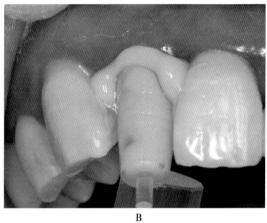

图 6-79 树脂核颊、舌、切端各光照 20 秒

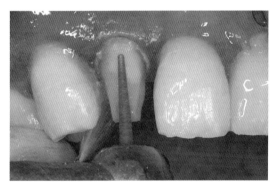

图 6-80 磨除成形帽,修整树脂核

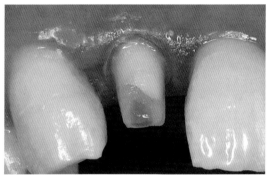

图 6-81 完成预备体

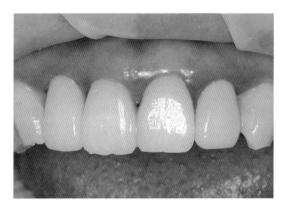

图 6-82 修复完成

二、自酸蚀型桩核树脂水门汀

桩核树脂水门汀与自酸蚀牙齿粘接系统配套使用。自酸蚀牙齿粘接系统包括自酸蚀两步骤和自酸蚀一步骤两种类型,详见第四章中第三节"牙齿粘接系统"部分。与酸蚀-冲洗型粘接系统相比,纤维桩粘接操作中免去了磷酸酸蚀、冲洗吹干等步骤,使临床操作简化。桩核树脂水门汀功能和使用方法与酸蚀-冲洗型中的桩核树脂水门汀相同。

临床操作时,首先使用自酸蚀牙齿粘接系统处理冠部与桩道粘接面,然后应用桩核树脂水门汀粘桩和堆核。操作步骤和粘接要点如下:

(一) 自酸蚀两步骤粘接系统

自酸蚀两步骤粘接系统临床有双组分和三组分两种包装。两组分包装者为光固化型,其中一瓶是酸性底胶,另一瓶为光固化粘接剂;三组分包装者为双重固化型,其中一瓶是酸性底胶,另外两瓶为粘接剂。临床应用时,纤维桩表面只需涂抹粘接剂,而无需底胶酸蚀处理。临床粘接要点如下:

1. 底胶酸蚀冠部粘接面和桩道

(1) 桩道预备和试桩后(图6-83),用根管毛刷蘸取自酸蚀底胶均匀涂擦冠部和桩道(图6-84)。底胶有酸性,涂擦过程中尽量避免接触黏膜组织。涂擦和停留时间20秒以上。

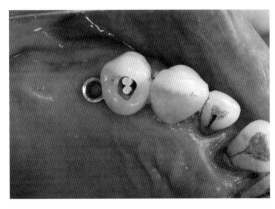
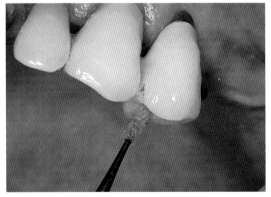

图 6-83　桩道预备和试桩　　　　图 6-84　自酸蚀底胶涂擦冠部和桩道 20 秒

(2) 用纸尖吸出桩道内多余的酸性底胶(图6-85)。

(3) 用气枪轻吹冠部和根管5秒,使底胶中的溶剂和置换出的水分快速挥发。

2. 牙体组织和纤维桩表面分别涂抹粘接剂

(1) 用根管毛刷蘸取调和好的粘接剂在底胶处理过的牙面和根管内均匀涂抹一层,涂刷时间20秒(图6-86)。

(2) 用纸尖吸出桩道内多余的粘接剂(图6-87)。

(3) 用气枪轻吹冠部和根管5秒左右,气枪轻吹后可以光照固化或自固化,也可以导入水门汀后再光照固化(图6-88)。

(4) 用小毛刷蘸取粘接剂在纤维桩表面均匀涂抹一层,气枪垂直桩体尾部吹匀,然后光

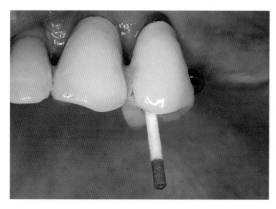

图 6-85 纸尖吸出桩道内多余底胶

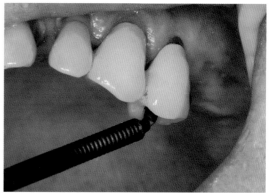

图 6-86 桩道内均匀涂抹粘接剂 20 秒

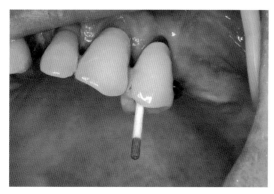

图 6-87 纸尖吸出桩道内多余粘接剂

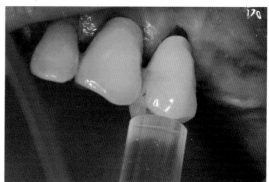

图 6-88 光照粘接剂加速固化

照固化(图 6-89)。

3. 桩道内导入双重固化桩核树脂水门汀(图 6-90)。

4. 安放纤维桩就位(图 6-91)。

5. 光照固化或自固化,完成粘接(图 6-92)。

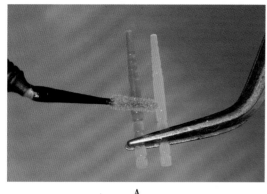

A

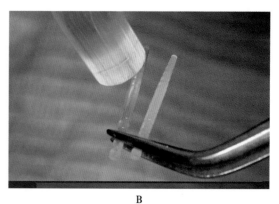

B

图 6-89 纤维桩表面涂抹粘接剂并光照固化
A. 涂抹粘接剂;B. 光照固化

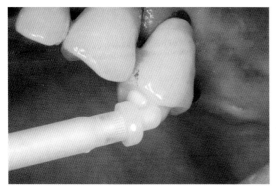

图 6-90　桩道内导入桩核树脂水门汀

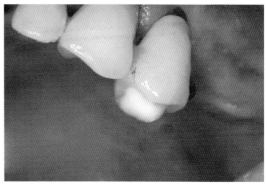

图 6-91　安放纤维桩就位

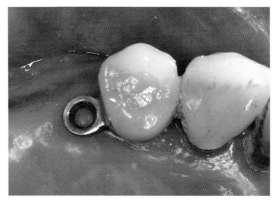

图 6-92　完成粘接

附：临床粘接修复病例二

患者,女,47岁,教师,<u>21│12</u>根管治疗后采用纤维桩-树脂核-全瓷冠修复。
粘接方法:桩核树脂水门汀与自粘接两步骤酸蚀系统联合应用(图6-93)

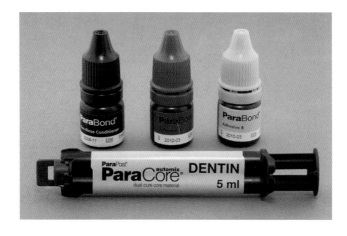

图 6-93　ParaCore 纤维桩粘接系统套装(Coltene)
注:牙齿粘接系统:自酸蚀两步骤、双重固化、三组分;
树脂水门汀:双重固化桩核树脂水门汀(粘桩、堆核)

临床操作过程如下（图 6-94 ~ 图 6-118）：

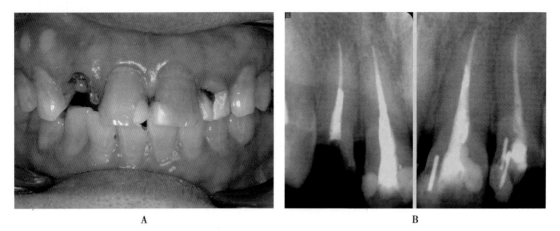

图 6-94　修复前检查
A. 1|12 树脂充填，2|大面积缺损；B. 根管治疗后 X 线检查

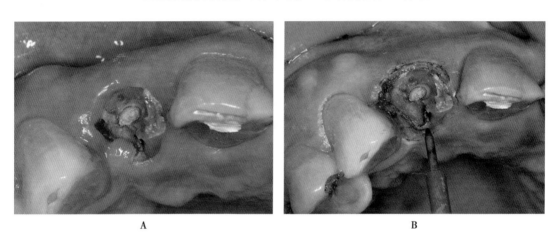

图 6-95　修复前处理
A. 2|龈组织增生；B. 高频电刀切除，暴露根面

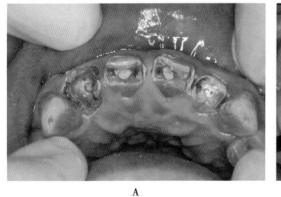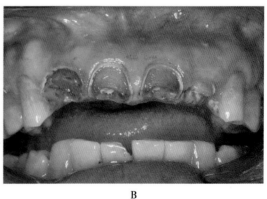

图 6-96　冠部初步预备
A. 去除旧充填物；B. 磨除薄壁弱尖和无支持组织

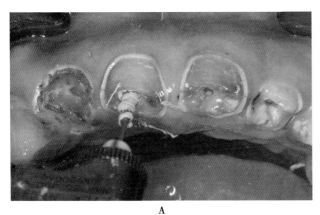
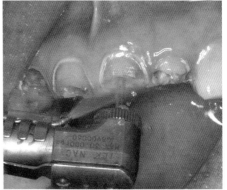

图 6-97 冷却预备桩道

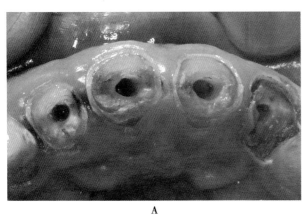
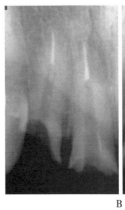
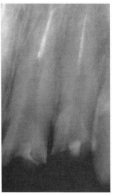

图 6-98 桩道预备完成后,X 线检查桩道预备情况

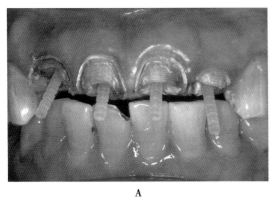
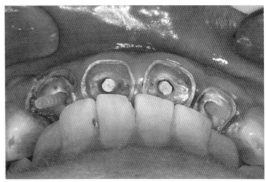

图 6-99 试戴纤维桩,检查咬合

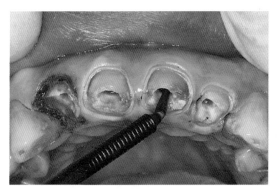

图 6-100 冠部和桩道内涂擦自酸蚀底胶 30 秒

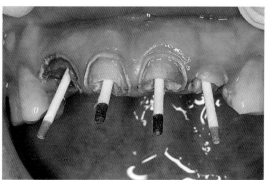

图 6-101 纸尖吸除多余底胶,气枪轻吹

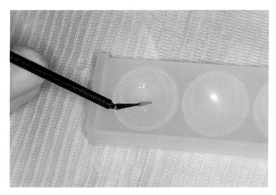

图 6-102 调和 A、B 液粘接剂

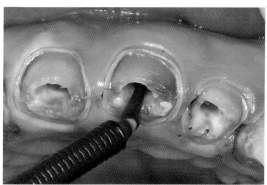

图 6-103 冠部和桩道内涂抹粘接剂 1～2 层

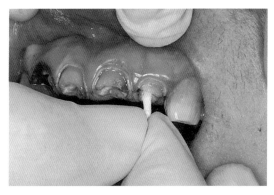

图 6-104 纸尖吸除桩道内多余
粘接剂,气枪轻吹

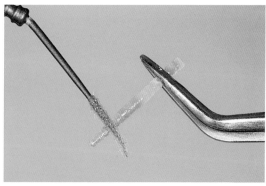

图 6-105 纤维桩表面涂抹粘接剂

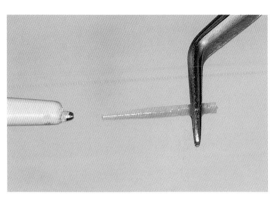

图 6-106　气枪垂直纤维桩尾部轻吹

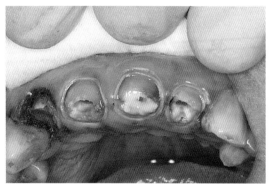

图 6-107　桩道内导入桩核树脂水门汀

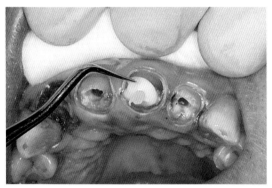

图 6-108　纤维桩就位

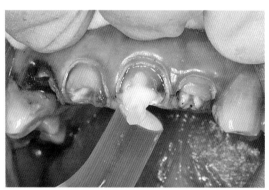

图 6-109　纤维桩顶端及颊、舌各光照 20 秒

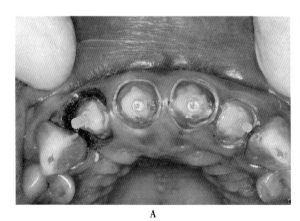

A

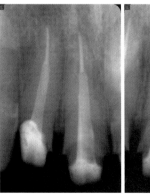
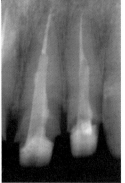

B

图 6-110　纤维桩粘接完成及 X 线检查

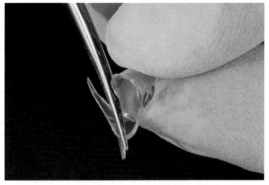

图 6-111 修剪成形帽

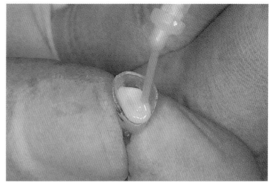

图 6-112 成形帽内注入桩核树脂水门汀

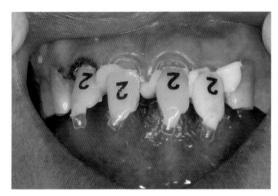

图 6-113 树脂核扣压成形

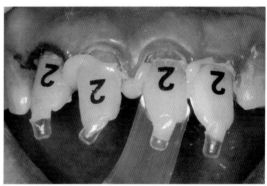

图 6-114 树脂核颊、舌、切端各光照 20 秒

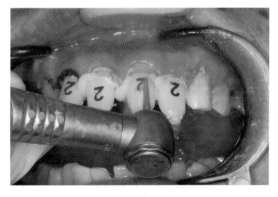

图 6-115 磨除成形帽

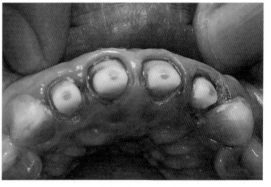

图 6-116 修整树脂核

（二）自酸蚀一步骤粘接系统

自酸蚀一步骤粘接系统临床有双组分和单组分两种包装。单组分包装者厂家常称为"第七代光固化粘接剂"，但很多学者并不赞成这种命名。双组分包装者又分为化学固化型、双重固化型、光固化型三种，目前临床应用最多的是双重固化型粘接系统。

自酸蚀一步骤的临床应用与两步骤型基本相同。不同之处是：该操作方法中酸蚀底胶和粘接剂合为一种液体，同步操作，纤维桩表面处理时无法将酸蚀剂和粘接剂分开。

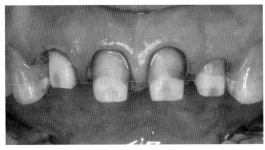

图 6-117 完成预备体

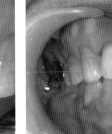

图 6-118 修复完成

临床操作步骤和要点如下：

1. 桩道预备完成试桩合适后(图 6-119)，用根管毛刷蘸取自酸蚀粘接剂(多组分者需按比例混合)均匀涂擦冠部和桩道 1 ~ 3 遍。涂擦时间应在 30 秒以上(图 6-120)。

2. 用纸尖吸出桩道内多余粘接剂(图 6-121)。

3. 用气枪轻吹冠部和根管 5 秒，使粘接剂中的溶剂和置换出的水分快速挥发，然后光照固化(图 6-122)。

4. 用小毛刷蘸取粘接剂在纤维桩表面均匀涂抹一遍，处理方法同前。

5. 桩道内导入桩核树脂水门汀(图 6-123)。

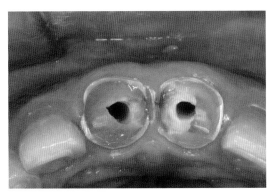

图 6-119 桩道预备完成

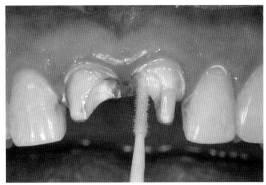

图 6-120 自酸蚀粘接剂均匀涂擦冠部和桩道

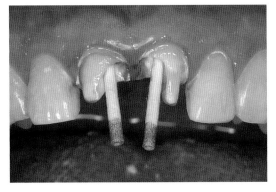

图 6-121 纸尖吸出桩道内多余粘接剂

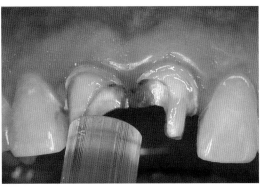

图 6-122 气枪轻吹后光照固化

6. 安放纤维桩就位, 然后堆核(图 6-124、图 6-125)。

7. 光照固化, 完成粘接(图 6-126、图 6-127)。

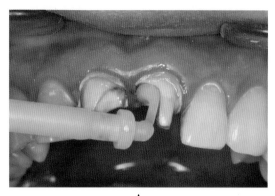
A

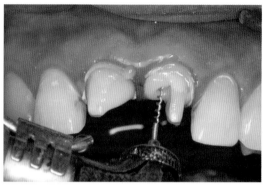
B

图 6-123　桩道内导入桩核树脂水门汀

A. 输送头插入桩道内; B. 螺旋充填器配合

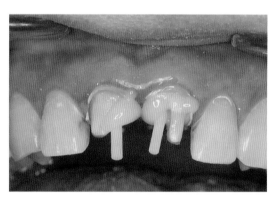

图 6-124　插入纤维桩就位

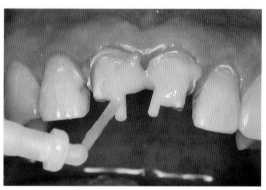

图 6-125　堆核

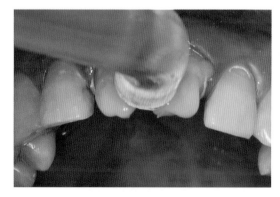

图 6-126　颊、舌、切端分别光照 20 秒

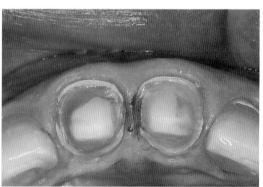

图 6-127　完成粘接

附：临床粘接修复病例三

患者,女,35 岁,左上第一前磨牙根管治疗后,采用纤维桩-树脂核-全瓷冠修复。
粘接方法:桩核树脂水门汀与自粘接一步骤粘接系统联合应用(图 6-128)

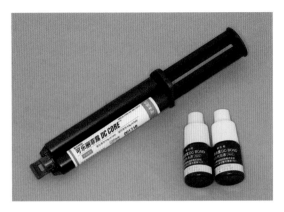

图 6-128　CLEARFIL DC BOND/DC CORE(Kuraray)
注:牙齿粘接系统:自酸蚀一步骤、双重固化、双组分;
树脂水门汀:双重固化桩核树脂水门汀(粘桩、堆核)

临床操作过程如下(图 6-129～图 6-146):

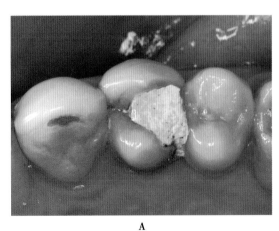 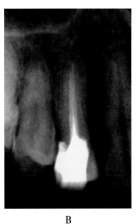

A　　　　　　　　　　　　　　　　B

图 6-129　修复前检查
A. 根管治疗后;B. X 线检查

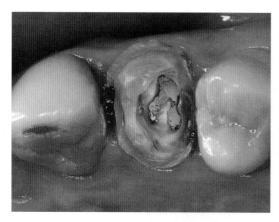

图 6-130 冠部初步预备

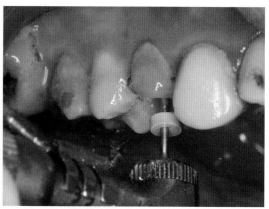

图 6-131 冷却预备桩道

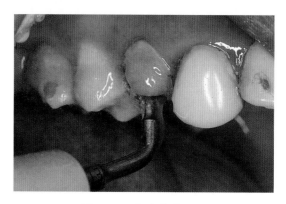

图 6-132 超声荡洗桩道

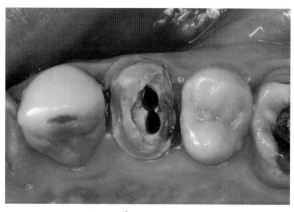

A

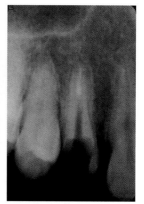

B

图 6-133 桩道预备完成后,X 线检查桩道预备情况

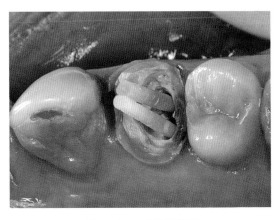

图 6-134 试放纤维桩

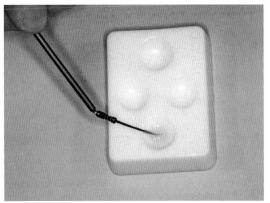

图 6-135 调和 A、B 液粘接剂

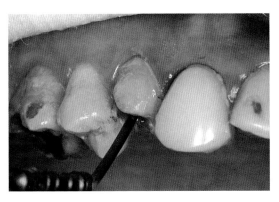

图 6-136 冠部和桩道内涂擦自酸蚀粘接剂

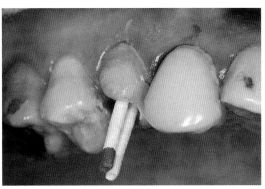

图 6-137 纸尖吸除桩道内多余粘接剂

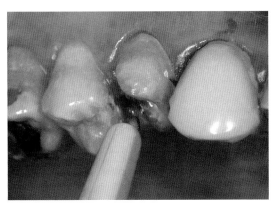

图 6-138 气枪轻吹后自固化或光照固化

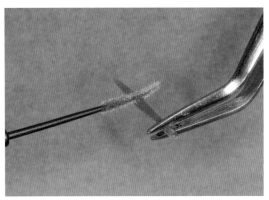

图 6-139 纤维桩表面涂抹粘接剂

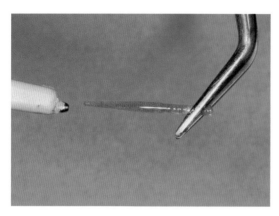

图 6-140 气枪垂直纤维桩尾部轻吹

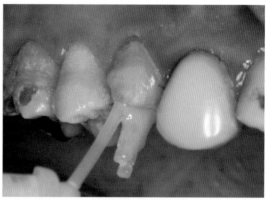

图 6-141 桩道内导入桩核水门汀后并插桩

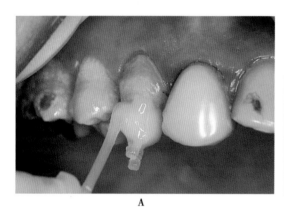

A

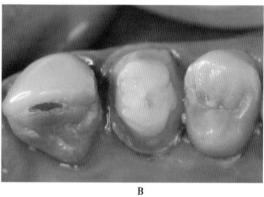

B

图 6-142 逐步完成堆核

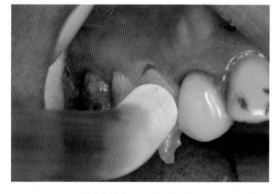

图 6-143 树脂核颊、舌、切端分别光照 20 秒

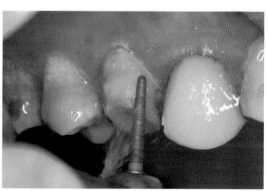

图 6-144 修整树脂核

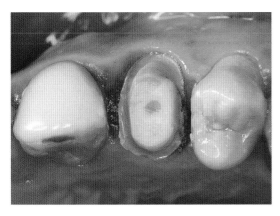

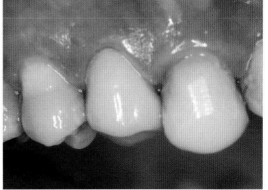

| 图 6-145 完成预备体 | 图 6-146 修复完成 |

三、自粘接通用型树脂水门汀

自粘接通用型树脂水门汀不需要和牙齿粘接系统配合使用,可用于各类修复体的粘接。纤维桩核冠修复时,仅用于纤维桩在根管内的粘接,而不能用于冠部树脂核的制作。有研究报道,自粘接通用型树脂水门汀粘接纤维桩时,与普通树脂水门汀(酸蚀-冲洗型和自酸蚀型)的粘接强度无显著差异(图6-147)。

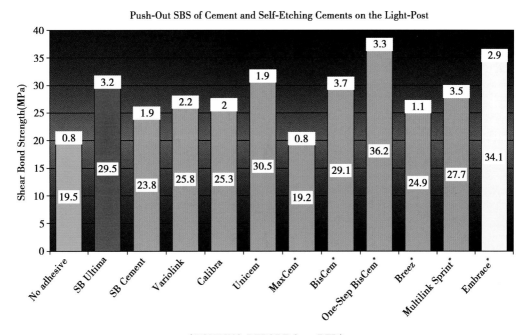

(BONDING REPORT form RTD)

图 6-147 自粘接树脂水门汀与纤维桩的粘接强度
注:带"*"者为自粘接树脂水门汀,其余为普通树脂水门汀

临床操作时,桩道预备完成后可直接导入水门汀进行纤维桩的粘接。纤维桩粘接后,应用牙齿粘接系统对冠部粘接面进行处理,然后再应用复合树脂或桩核树脂进行堆核。与酸蚀-冲洗型和自酸蚀型桩核树脂水门汀相比,粘桩与堆核需分步进行。临床操作要点如下:

1. 桩道预备完成和试桩合适后,无需酸蚀和粘接剂处理,直接导入自粘接树脂水门汀(图6-148)。注意树脂水门汀不要溢出根管口太多,溢出部分用探针将其勾出,否则会影响冠部树脂核的占有空间,使树脂核强度不足。

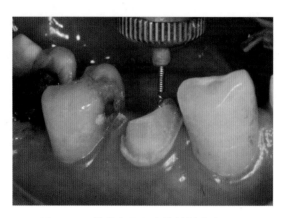

图 6-148　桩道内导入自粘接树脂水门汀

2. 安放纤维桩于桩道内,同时将根管口以外髓腔内的树脂水门汀用探针勾出(图6-149,图6-150)。

3. 可见光灯分别于颊、舌向和纤维桩顶端照射20秒(图6-151),加速水门汀的固化。纤维桩在桩道内粘接完成(图6-152)。

4. 冠部树脂核的制作按光固化复合树脂窝洞充填的步骤和方法进行。具体包括常规酸蚀、涂粘接剂、充填或堆核、光照固化等操作步骤(图6-153~图6-158)。

临床上有时冠部剩余牙体组织较多,特别是桩体周围有足够的牙体组织和良好的固位形,这时也可将自粘接树脂水门汀涂抹于冠部粘接面一薄层,替代酸蚀和粘接剂的作用,而直接进行堆核。因为自粘接树脂水门汀本身含有酸性单体和粘接性单体,有一定的自酸蚀

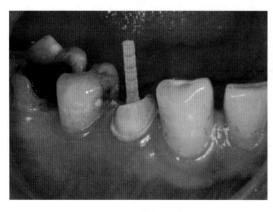

图 6-149　安放纤维桩就位

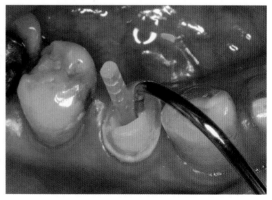

图 6-150　探针勾出髓腔内多余水门汀

和自粘接作用,特别是作用于牙本质时有较好的粘接效果。但涂抹量不宜过多,否则会影响冠部树脂核的强度。

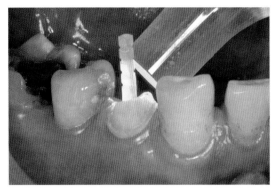

图 6-151 可见光照射使水门汀快速固化

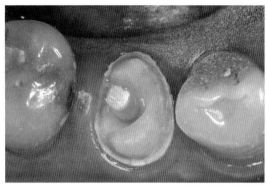

图 6-152 纤维桩在桩道内粘接完成

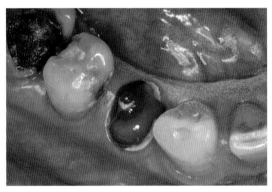

图 6-153 磷酸酸蚀处理

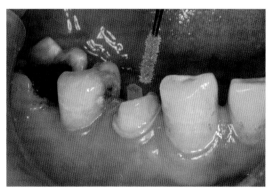

图 6-154 涂抹粘接剂

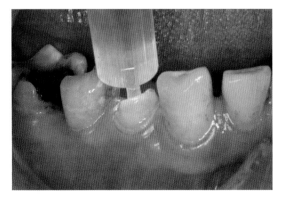

图 6-155 光照粘接剂

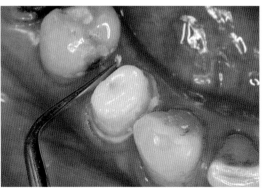

图 6-156 复合树脂堆核

167

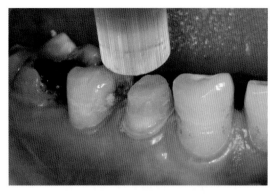

图 6-157　复合树脂光照固化

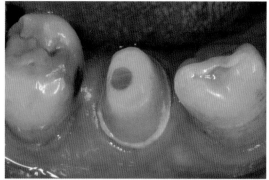

图 6-158　预备体完成

附：临床粘接修复病例四

患者,男,21 岁,左上中切牙冠折 9 年,根管治疗后采用纤维桩-树脂核-全瓷冠修复。粘接方法:自粘接通用型树脂水门汀与光固化复合树脂联合应用(图 6-159)

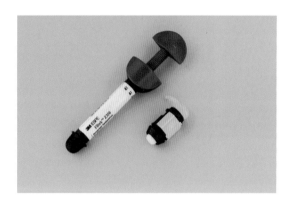

图 6-159　Relyx Unicem/Filtek Z350(3M ESPE)
注:树脂水门汀:自粘接通用型树脂水门汀、双重固化、双组分;
桩核树脂:光固化复合树脂

临床操作过程如下(图 6-160 ~ 图 6-179):

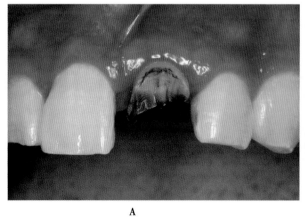

A

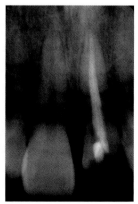

B

图 6-160　修复前检查
A. ⌊1 冠折 9 年；B. 根管治疗后 X 线检查

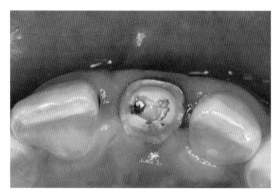

图 6-161 冠部初步预备

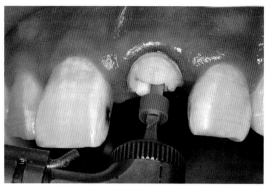

图 6-162 冷却预备桩道

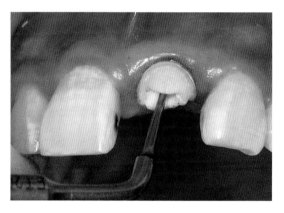

图 6-163 超声荡洗桩道

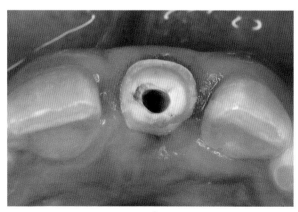

A

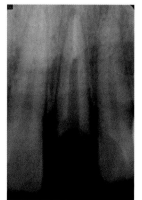

B

图 6-164 桩道预备完成后,X 线检查桩道预备情况

169

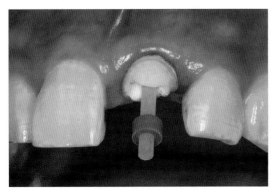

图 6-165 试放纤维桩

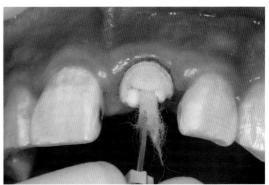

图 6-166 75% 酒精消毒冠部和桩道

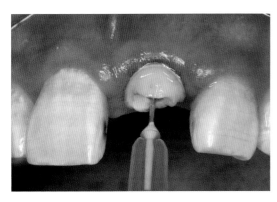

图 6-167 蒸馏水冲洗桩道

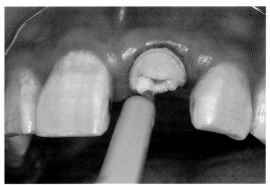

图 6-168 气枪轻吹冠部和桩道

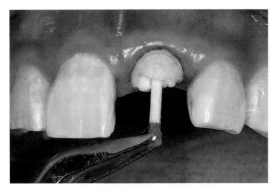

图 6-169 纸尖吸除桩道内多余水分

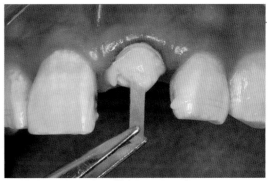

图 6-170 导入树脂水门汀,插入纤维桩

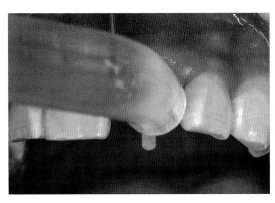

图 6-171　颊、舌、切端分别光照 20 秒

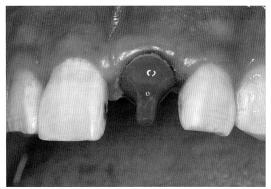

图 6-172　冠部粘接面磷酸酸蚀、冲洗、吹干

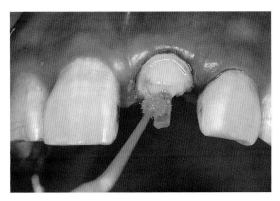

图 6-173　涂抹粘接剂

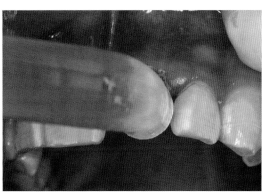

图 6-174　轻吹后光照粘接剂 20 秒

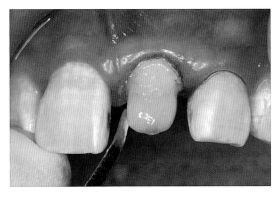

图 6-175　复合树脂堆核

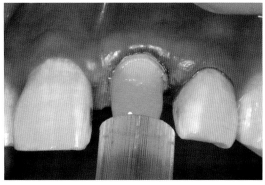

图 6-176　树脂核光照固化

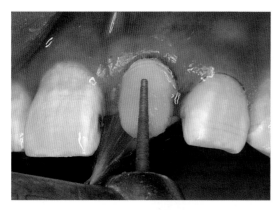

图 6-177　牙体预备

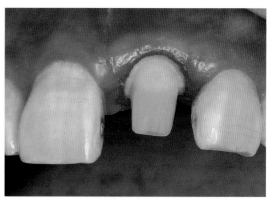

图 6-178　完成预备体

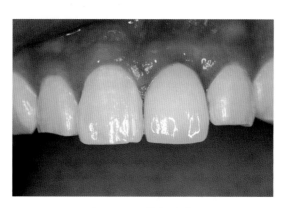

图 6-179　修复完成

四、自粘接型桩核树脂水门汀

自粘接型桩核树脂水门汀是一种专门用于纤维桩粘接和树脂核制作的特殊用途的双重固化树脂水门汀。与自粘接通用型树脂水门汀相比,它们都不需要与牙齿粘接系统配合使用,而不同之处是自粘接型桩核树脂水门汀除了可以粘接纤维桩外,还可以用于树脂核的制作。目前市场上唯一的产品为EmbraceCore resin cement（PulpDent，USA）,除此之外,尚未见到同类产品,如图 6-180所示。

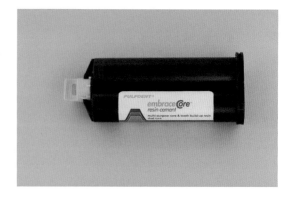

图 6-180　自粘接型桩核树脂水门汀
（PulpDent，USA）

与普通的桩核树脂水门汀相比,自粘接型桩核树脂水门汀具有下列优势:

1. 含有酸性功能单体,有自酸蚀和自粘接作用;临床操作时无需对牙齿进行酸蚀和粘接剂处理。

2. 粘接剂-树脂水门汀-核树脂为同质一体,无界面;纤维桩粘接后可有效防止微渗漏的发生(图 6-181)。

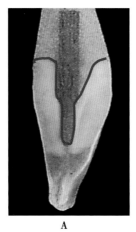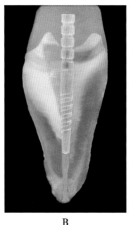

A　　　　　　　　　　　　　B

图 6-181　自粘接型桩核树脂水门汀与普通桩核树脂水门汀对比
A. 与粘接剂配合使用,操作复杂,有界面; B. 无需粘接剂、操作简化、无界面

3. 桩核冠行使咀嚼功能时,根管内应力传导及分布均匀,可减少牙齿内部的应力集中。

4. 临床操作已简化到最少的操作步骤。

5. 桩核树脂机械强度高,质地坚硬、接近充填型复合树脂。

临床操作时,应用自粘接桩核树脂水门汀直接粘桩、堆核。该方法操作简便、技术敏感性低、风险小、失误少、临床效果满意,适宜在基层推广,目前该产品在临床上的应用已越来越广泛。由于其粘接机制目前还不明确,临床应用时间还不长,其修复效果有待于长期的临床观察。

临床操作要点如下:

1. 桩道预备完成和试桩合适后(图 6-182),用输送头插入根管口,用力推压注射器活塞,挤出膏体至髓腔内,借助螺旋输送器将水门汀导入桩道(图 6-183)。

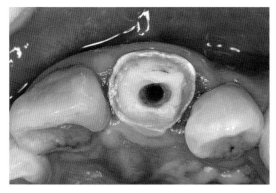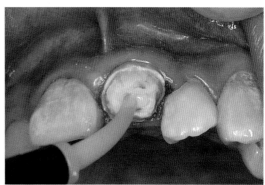

图 6-182　桩道预备完成和试桩合适　　　　**图 6-183　桩道内导入水门汀**

2. 将纤维桩插入桩道内就位,然后分别从颊、舌向光照 20 秒,以加速水门汀的固化(图 6-184)。如果需要堆核,则用输送头挤出的树脂围绕纤维桩桩体轻轻堆出核的形状(图 6-185),再次从颊、舌向分别光照 20 秒。也可应用核成形帽制作树脂核(图 6-186)。

3. 牙体预备时将纤维桩顶端多余部分切割掉,然后用可见光灯对准纤维桩顶端光照 20 秒以上,使桩道内桩核树脂水门汀充分固化。

4. 完成预备体(图 6-187)。

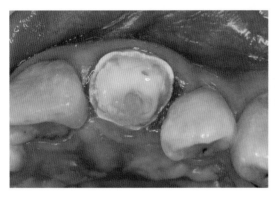

图 6-184 纤维桩插入桩道内就位并光照固化

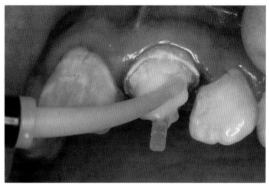

图 6-185 堆核

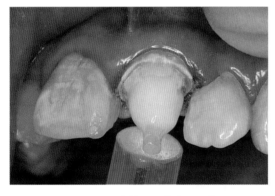

图 6-186 堆核后再次光照固化

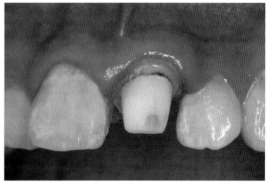

图 6-187 完成预备体

附:临床粘接修复病例五

患者,女,46 岁,右下第一磨牙根管治疗后采用纤维桩-树脂核-全瓷冠修复。

粘接方法:自粘接桩核树脂水门汀单独应用。

临床操作过程如下（图 6-188 ~ 图 6-198）：

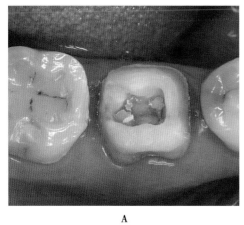
A

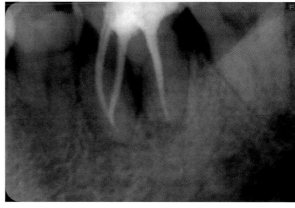
B

图 6-188　修复前检查
A. 根管治疗后；B. X 线检查

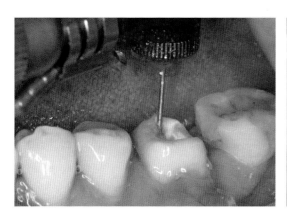

图 6-189　冷却预备桩道

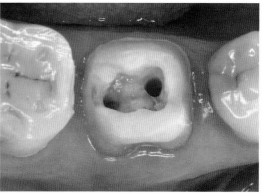

图 6-190　桩道预备完成后

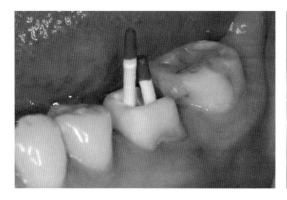

图 6-191　纸尖吸除桩道内多余水分

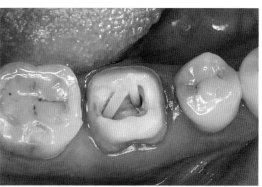

图 6-192　试放纤维桩

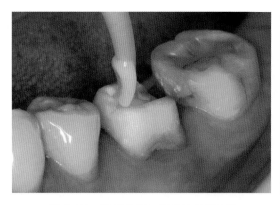

图 6-193 输送头插入根管口挤出膏体

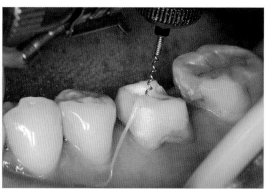

图 6-194 用螺旋输送器将水门汀导入桩道

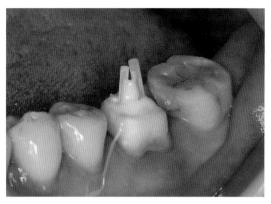

图 6-195 纤维桩插入桩道内就位后堆核

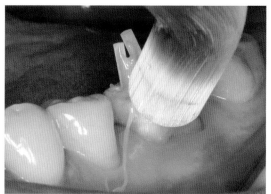

图 6-196 颊、舌、船面分别光照 20 秒

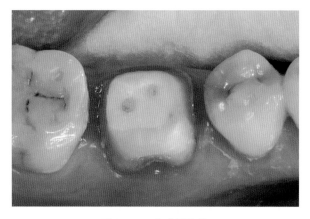

图 6-197 完成预备体

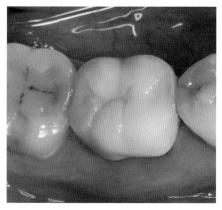

图 6-198 修复完成

第四节 临床操作要点和影响因素

纤维桩修复失败的病例大多是由十临床操作中一些技术问题处理不当所致。为提高纤维桩粘接修复的成功率,临床医师在操作中应做到每一细节的认真和规范。下面一些要点是纤维桩临床操作过程中经常遇到的问题,也是影响纤维桩粘接修复效果的重要因素。

一、桩道预备的方法

大多数医师习惯于干燥预备桩道(图 6-199),这样不仅破坏了根管壁的牙本质结构,而且很容易在根管壁表面形成较厚的玷污层,从而影响树脂水门汀与牙体组织的粘接。另外,干燥预备时的摩擦产热还会给患者带来不舒适和紧张感。临床操作时建议选择冲洗的方法冷却预备桩道(图 6-200),即桩道预备时,采用边预备边冲洗的方法去除根充材料。一方面可将桩道内牙胶和封闭剂及时冲洗掉;另一方面也可减少牙本质碎屑在根管壁表面的黏附。临床实践表明,通过冲洗冷却的方法可预备出表面清洁的桩道,使根管壁表面的玷污层大大减少,对提高纤维桩的粘接强度具有重要的临床意义。

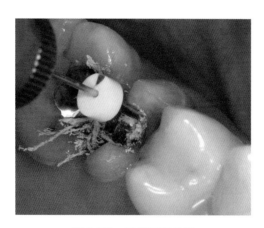

图 6-199 干燥预备桩道

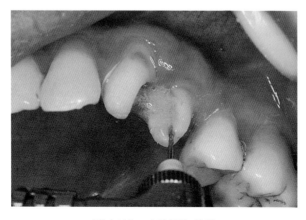

图 6-200 冲洗预备桩道

二、桩道内壁残留物的去除

临床上根管壁残留物的清除在纤维桩粘接时非常重要,但往往被很多医师忽视。该步骤的重要性在铸造桩核预备时,似乎并没有过多的强调。很多人在桩道预备时已习惯于终钻完成后直接制取印模,而没有通过拍片去检查根管壁上是否仍有封闭剂等残留物附着。这是因为铸造桩核的密合性很好,摩擦力在桩核固位方面起着关键的作用,粘接剂提供的粘接力仅起辅助固位作用。纤维桩与铸造桩核不一样,当桩道预备完成后,预制的圆形桩体与不规则的根管壁密合性很差,摩擦力固位很小,而依靠粘接力提供的固位将发挥着重要的作用。由于根管壁残留物的存在直接影响着纤维桩的粘接和固位,因此,残留物清除的是否彻底成为衡量纤维桩桩道预备质量好坏的重要标志。

由于圆形的根管预备钻与患牙的根管形态不完全一致,终钻预备完成后大多情况下桩道侧壁会有不同程度的牙胶和封闭剂等残留物附着。这种情况常见于喇叭形、扁圆形等不规则根管中。若根管预备完成后,桩道壁上仍有根管封闭剂等残留物附着,应使用超声荡洗的方法将其彻底去净,否则会严重影响纤维桩的粘接和固位。

使用根管锉去除残留物时,很难清除干净;禁止使用牙胶溶剂如丁克除、氯仿等有机溶剂去除残留物,以免破坏根尖区牙胶的封闭。大多数不溶于水的有机溶剂还会黏附于根管壁形成蜡膜而影响纤维桩的粘接。

三、桩道的清洁和消毒

临床常用的根管清洁和消毒溶液有 EDTA、NaClO、H_2O_2、NaCl 等溶液,以上药物对牙本质的粘接影响均存在争议。EDTA 使根管壁牙本质 Ca^{2+} 减少,可影响功能性单体与牙体组织的化学粘接。临床应用含功能性单体的树脂水门汀或自粘接树脂水门汀时,应避免使用 EDTA 清洁根管。H_2O_2 会牢固地黏附于牙本质胶原纤维表面,简单的水冲洗并不能将其完全去除。残留的 H_2O_2 在根管壁牙本质表面形成富氧层影响树脂粘接剂的聚合,从而降低了粘接强度。NaClO 具有很好的水溶性,容易被水冲洗掉,如果根管内冲洗不彻底,富氧层的存在也有可能;另外,NaClO 有可能会改变牙本质的表面结构,导致牙本质表面的渗透性和可溶性改变。生理盐水冲洗液对树脂与牙本质粘接强度的影响依赖于所使用的粘结剂的种类和成分。

鉴于以上报道存在的争议,临床建议使用75% 乙醇消毒清洁根管后,再用蒸馏水冲洗,见第二节"临床操作步骤",从而避免使用其他冲洗液有可能导致的纤维桩粘接强度的降低。

四、纤维桩表面污染的问题

纤维桩粘接时其表面应洁净而无污染,否则会严重影响纤维桩与牙体组织间的粘接强度。合格的纤维桩产品在打开包装前其表面已经过清洁处理,而临床使用时很多不规范的操作均可导致纤维桩表面不同程度的污染。医师在牙体预备时手套与皮肤、黏膜、唾液及不同器材的接触已造成不洁。如果再手持纤维桩进行裁剪、试戴、粘接等操作时(图 6-201),将会造成纤维桩的表面污染。尤其是在树脂水门汀导入根管后,由于担心水门汀固化而慌张地手持纤维桩插入根管,是临床上经常发生的问题。如果在裁剪或试戴过程中纤维桩表面发生污染,则粘接前必须应用无水乙醇进行去污处理后再使用,而简单地使用 75% 酒精棉球擦洗则去污效果较差。如果粘接过程中发生了污染,那么就会造成粘接失败。因此,在纤维桩临床操作过程中的每一环节都要养成镊子夹持纤维桩的习惯。

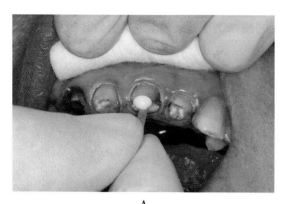
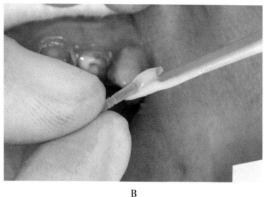

A   B

图 6-201 手持纤维桩粘接可致纤维桩表面污染

五、粘接系统的选择

前面讲述了临床上采用不同粘接系统对纤维桩进行粘接的方法。由于不同粘接系统的自身特点和粘接机制的不同,其粘接强度也存在一定的差异,一般遵循以下规律:

1. 酸蚀-冲洗型粘接强度大于自酸蚀型 其中,酸蚀-冲洗型三步骤(4 代)粘接强度大于酸蚀-冲洗型两步骤(5 代);自酸蚀两步骤(6 代)粘接强度大于自酸蚀一步骤(7 代)。

2. 自酸蚀型粘接强度大于自粘接型。

3. 双重固化型粘接强度大于化学或光固化型。

综上来讲,酸蚀-冲洗型桩核树脂水门汀的粘接力最强,但因其组分较多,操作复杂,技术敏感性强,给临床带来风险和失误的几率也最多。该类粘接系统中的"第四代三步骤",适用于增强粘接固位的特殊病例,并且在操作时需要粘接经验丰富的医师和四手操作熟练的护士,否则会因操作不当而影响粘接强度,使粘接效果不能达到预期要求。自酸蚀型桩核树脂水门汀的粘接力略低于酸蚀-冲洗型,而略高于自粘接型树脂水门汀(包括通用型和桩核型);与酸蚀-冲洗型相比,其操作步骤简化,技术敏感性也相对较低。自粘接型树脂水门汀粘接力低于酸蚀-冲洗型和自酸蚀型,但通常情况下均可满足临床要求。由于其操作非常简便,技术敏感性很低,比较适合初学者和操作难度较大的病例。

临床上粘接系统的选择和应用并非一项简单的事情,除了对粘接剂使用说明详细了解

外,还要考虑患者的缺损牙位和操作视野,以及患牙的缺损程度和患者的配合情况。通常情况下,对于一般的口腔医师来说,在满足临床固位需求的情况下,简化操作步骤比单纯追求粘接强度更具有实际意义。考虑到桩道可视性差以及操作难度大,临床建议使用双重固化的自酸蚀型和自粘接型两类树脂水门汀,可有效提高纤维桩粘接的成功率。

六、根管内酸蚀剂的清除

根管内酸蚀剂的残留是临床上经常发生且容易被忽视的问题,也是影响纤维桩粘接的重要因素之一。大多数医师习惯使用三用枪来冲洗去除酸蚀剂,这仅仅是一厢情愿的事情。单独使用三用枪即使反复冲洗也无法将根管内的酸蚀剂清除干净,尤其是后牙根管(图6-202);而对于前牙,即使应用水枪对准根管口多次冲洗,也很难将桩道底端和内壁上附着的酸蚀剂清洗彻底。

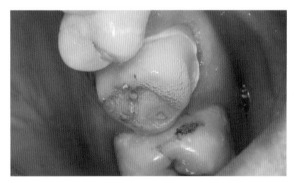
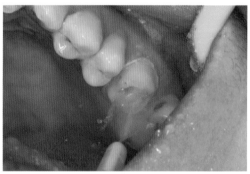

A   B

图6-202 单独使用三用枪无法将根管内酸蚀剂清除干净,尤其是后牙
A. 磷酸酸蚀; B. 三用枪冲洗

如果使用三用枪与普通注射器(针头四周带孔的根管专用冲洗器目前国内很少使用)配合冲洗,可能会起到较好的效果,但桩道内壁上酸蚀剂的存留也时有发生。临床如果没有条件超声荡洗的话,建议三用枪、注射器和根管毛刷三者联合使用,反复刷洗桩道,才能有效地清净根管内残留的酸蚀剂和碎屑(图6-203)。

七、粘接前根管潮湿度的控制

目前几乎所有的树脂粘接系统均要求牙本质表面保持一定的潮湿度(moisture),即湿粘接技术。关于牙本质湿粘接的潮湿度,多数学者描述为"表面既不过分干燥又有一定的水分"。这实质上是一个模糊的概念,并不是一个量的标准。临床上医师应根据湿粘接的理论和牙本质粘接的机制去体会、实践,从中得出自己的经验。有学者将粘接面的潮湿度比喻为:相当于海边沙滩上位于海水和干沙之间的湿沙部分(图6-204)。该描述非常生动形象、易于理解,让很多初学者茅塞顿开、豁然开朗。临床上牙体粘接面潮湿度的控制很难掌握,

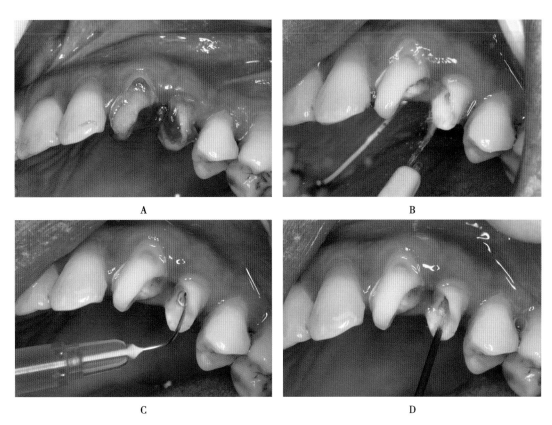

图6-203 三用枪、注射器、根管毛刷三者联合清洗根管内酸蚀碎屑
A. 磷酸酸蚀；B. 三用枪冲洗；C. 注射器冲洗；D. 毛刷擦洗

尤其是根管内的特殊性。为达到根管壁表面湿度均匀,既不干燥又不过分潮湿,使用大锥度纸尖无疑是最佳的方法。临床操作时,剪去纸尖尖部,插入根管辅以压力,使纸尖能较好地与根管壁贴合,均匀吸取水分。圆形根管时,使用一个相吻合的大锥度纸尖;扁圆形根管或喇叭形根管等不规则根管时,可使用多个大锥度纸尖(图6-205)。

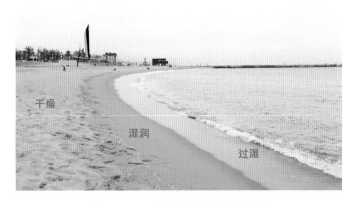

图6-204 牙齿粘接面潮湿度的比喻

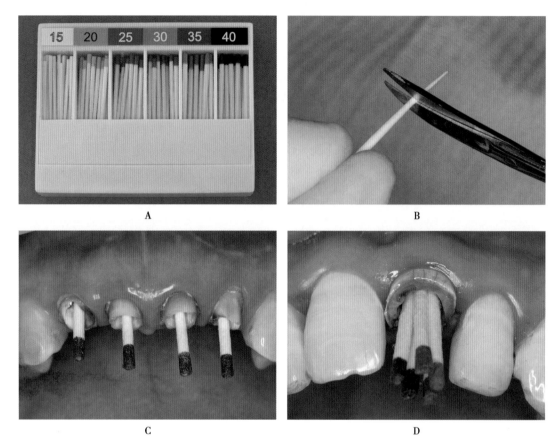

图 6-205 根管潮湿度的控制及吸潮纸尖的应用
A. 大锥度纸尖；B. 剪去纸尖尖部；C. 圆形根管的干燥；D. 不规则根管的干燥

八、根管内多余粘接剂的处理

除自粘接型树脂水门汀外,其他树脂水门汀均需与粘接剂配合使用。理想的粘接剂层厚度应为 25~40μm,桩道内壁粘接剂厚度的增加或不均匀不仅会导致粘接强度的下降,也会造成纤维桩在根管内就位受阻的现象。另外,多余粘接剂的存在特别是双重固化粘接剂往往会加速双重固化树脂水门汀的固化速度,使纤维桩无法及时就位而导致粘接失败。根管内涂抹粘接剂时,应使用根管专用毛刷在根管内反复涂擦 20 秒,涂抹 2~3 层,然后用纸尖自然吸附,将多余的粘接剂吸取掉。在该操作步骤中,大锥度纸尖的应用非常关键,也往往被很多医师忽视,它不仅可以吸附多余的粘接剂,同时也可使粘接剂在桩道内壁的厚底达到均匀一致。

九、螺旋输送器的使用

大多数医师喜欢用螺旋输送器将桩核树脂水门汀导入根管,这样不仅可以避免根管内空隙的形成,而且可使水门汀在桩道内壁更好地均匀铺展;由于无法观察桩道内水门汀的充填情况,这样操作更觉得心里踏实。然而,临床的情况往往是复杂的,由于螺旋输送器的旋转产热很容易加速树脂水门汀的固化,因此并不是所有的树脂水门汀都可以应用螺旋输送器进行操作。这不仅要了解桩核树脂水门汀的工作时间和固化特点,还要看桩道内是否应用了粘接剂以及粘接剂的类型和使用方法等具体情况而定。

关于双重固化树脂水门汀的工作时间,国际标准化组织(ISO)要求在 90 秒以上。不同厂家其产品的临床可操作时间(工作时间)存在着较大的差异,有的树脂水门汀混合后不足 2 分钟就发生固化而难以操作,有的树脂水门汀混合后 3 分钟左右仍有一定的流动性而不影响临床操作。因此,对于工作时间较长的桩核树脂水门汀来说,可选用螺旋输送器导入根管,而对于工作时间短的桩核树脂水门汀,导入桩道时尽量勿使用螺旋输送器,避免加速水门汀固化,通常使用纤维桩蘸取树脂水门汀后再插入根管。

另外,化学/双重固化粘接剂和化学/双重固化树脂水门汀中均含有室温下可固化的催化剂(自凝固化成分),当两者相遇后很容易发生快速固化反应;而光固化粘接剂需可见光引发后才能固化,故与树脂水门汀相遇后并不会提前发生固化。理论上讲,桩核树脂水门汀与化学/双重固化粘接剂相遇后,其固化时间要明显缩短。因此,当根管内涂抹粘接剂后再导入水门汀时,对螺旋输送器的使用一定慎重。

十、毛刷的选用

市场上毛刷的种类繁多,临床应用比较杂乱。冠部牙体组织或各种修复体涂抹粘接剂时,由于粘接面视野清晰、范围大,对毛刷的选择一般无严格要求,临床大多使用圆球形或鬃束状毛刷(图 6-206)。纤维桩修复时,由于根管桩道有长度且视野差,以上两种毛刷很难伸入狭窄的桩道深部,无法保证粘接剂在整个桩道内壁被均匀地涂抹(图 6-207)。纤维桩粘接时应使用根管专用微型毛刷(图 6-208),其形态和长度与桩道吻合,毛刷头部可弯曲控制,可到达较深的根管底端,有利于粘接剂的均匀涂布(图 6-209)。有些根管毛刷采用纳米级刷

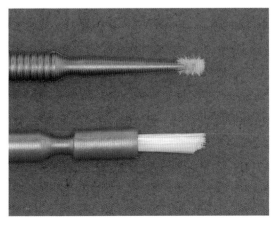

图 6-206　圆球形和鬃束状毛刷

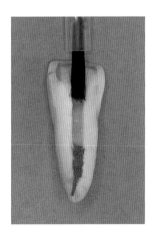

图 6-207　毛刷的错误应用

毛,根管涂擦时可进入牙本质小管和侧支根管,能较好地提高粘接效果。某些根管微型毛刷头部含有化学自活化剂,与粘接剂接触后能够引发自固化反应,使粘接剂固化更加完全。

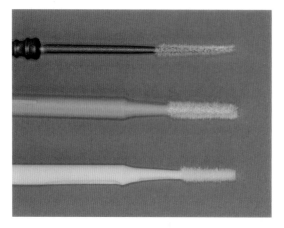

图 6-208　根管专用毛刷

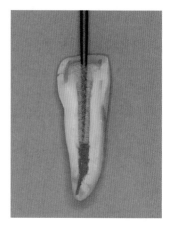

图 6-209　毛刷的正确应用

十一、粘接剂与树脂水门汀的配套使用

临床上牙齿粘接系统和树脂水门汀的种类很多,但并不是任意两种都可以混合使用。由于不同厂家的粘接剂和树脂水门汀有可能会发生不相容的问题(详见第四章第六节),因此,纤维桩粘接时应使用厂家配套的粘接剂和树脂水门汀。如果粘接剂和树脂水门汀不是同一厂家的产品,那么应详细阅读说明书后再决定能否配合使用。目前,专用型的桩核树脂水门汀几乎都是与牙齿粘接系统配套包装的。

（牛光良）

第七章

辅桩的临床应用

临床应用最多的纤维桩为预成桩，其横截面多为圆形。由于根管的形态复杂多样，圆形纤维桩修复时，很多情况下会出现较大的桩-壁间隙，形成纤维桩与桩道不吻合、适合性较差的现象。过大的桩-壁间隙可导致根管内纤维桩比例减少，树脂水门汀增厚，纤维桩核脱落，桩核整体强度薄弱等一系列问题，从而影响纤维桩的使用寿命。辅桩的研制开发和临床应用，在很大程度上弥补了桩-壁间隙过大的缺陷，克服了不规则根管使用圆形纤维桩修复的弱点，使残根、残冠的纤维桩修复技术得到了进一步拓宽。

第一节　辅桩的概念

根据圆形根管的平均直径大小而设计的不同型号的纤维桩称为主桩（master post）。当主桩与根管形态适合性较差时，纤维桩与根管壁会存在不同程度的空间，为弥补桩-壁间隙，提高主桩与根管形态吻合性而设计的细小纤维桩称为辅桩（accessory posts）。辅桩与主桩配合常用于椭圆形、扁形、喇叭形、"8"字形、圆三角形等非圆形或不规则形根管的修复（图 7-1、图 7-2）。目前市场上辅桩并不多见，其代表性产品有：FIBERCONE™

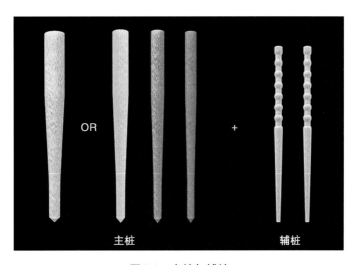

图 7-1　主桩与辅桩

（RTD,FRANCE）、POPO(实德龙,中国)。

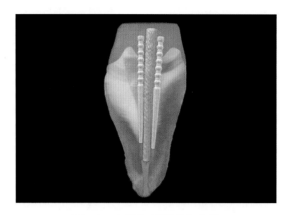

图7-2 主桩与辅桩联合应用

上述辅桩为预制的成品纤维桩,临床很多情况下也可采用半预成的纤维带经裁剪后替代辅桩(图7-3、图7-4)。

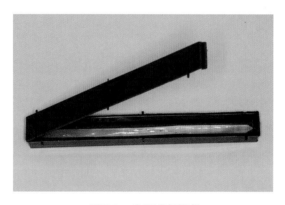

图7-3 半预成纤维带

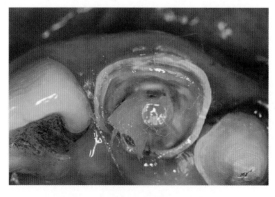

图7-4 半预成纤维带替代辅桩

第二节　辅桩的应用模式

一、椭圆形或扁形根管

椭圆形和扁形根管多见于单根管的下颌前牙、下颌前磨牙、上颌第二前磨牙以及下颌第一磨牙的远中根管,其根管横截面的长径为颊舌向,短径为近远中向。桩道预备时,应尽量保留根管近远中壁的牙体组织,颊舌向封闭剂的去除,不能选用过大型号的圆形钻进行预备,以免过多地磨除近远中壁。预备完成后的桩道形态应与天然牙的根管形态吻合一致,选择纤维桩的直径应为桩道横截面的短径(图 7-5A)。如果仅用一支纤维桩,根管内剩余空间将被树脂水门汀充填,临床修复效果较差(图 7-5B);如果在纤维桩两侧空间较大处再各填塞 1 支辅桩,使纤维桩最大程度地占满桩道空间,则会产生较好的临床效果(图 7-5C)。

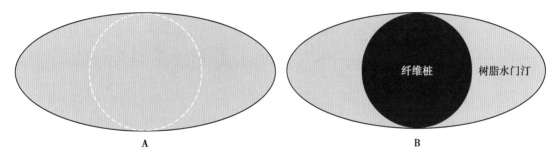

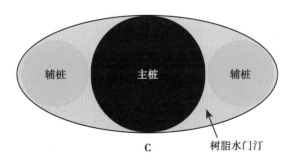

图 7-5　椭圆形根管辅桩应用示意图
A. 椭圆形根管；B. 单独应用主桩；C. 主桩和辅桩联合应用

二、"8"字形根管

"8"字形根管常见于上颌第一前磨牙,上颌第二前磨牙和下颌第一前磨牙也占有一定的比例(图 7-6A)。前磨牙如为颊舌两个根管,大多情况下根管上部和中部的间隔组织在桩道预备时已被磨除,形成似"8"字形的开口形态。当纤维桩分别插入颊舌两根管后,两支主桩中间仍有较大的间隙存在(图7-6B),这时插入辅桩可将根管内空间降低至最小程度(图7-6C)。

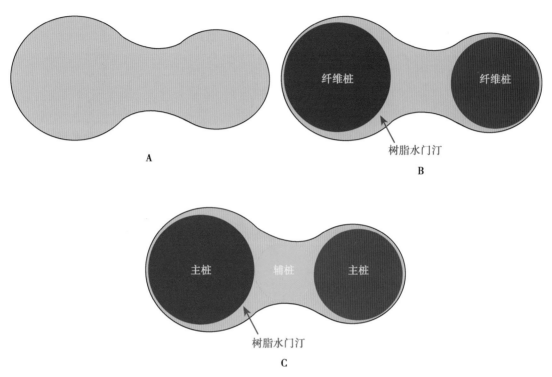

图7-6 "8"字形根管辅桩应用示意图
A. "8"字形根管; B. 应用两支主桩; C. 主桩和辅桩联合应用

三、喇叭形或火焰形根管

喇叭形或火焰形根管(图7-7A)常见于龋坏或桩核拆除后的上颌前牙,有时也见于根管内吸收的患牙。桩道预备完成后,根管口呈喇叭形开口,使用最大型号的纤维桩插入桩道后根管上端仍然余留较大的桩壁间隙(图7-7B)。采用多支辅桩填塞于主桩周围可最大程度地减少树脂水门汀的用量和厚度,增强根管的整体强度,是临床常用的修复方法(图7-7C)。

四、细小的辅助根管

常见于钙化狭窄或发育细小的上颌磨牙的近颊和远颊根管,以及下颌磨牙的近颊和近舌根管(图7-8A、图7-8C)。当患牙缺损程度严重,需要多支纤维桩完成修复时,临床上应充分利用每一个根管来获得固位。这些细小的根管按正常桩道预备(即使选用最小型号的纤维桩)需要磨除过多的牙体组织,可造成牙根强度的削弱。因此,临床常将这些细小的根

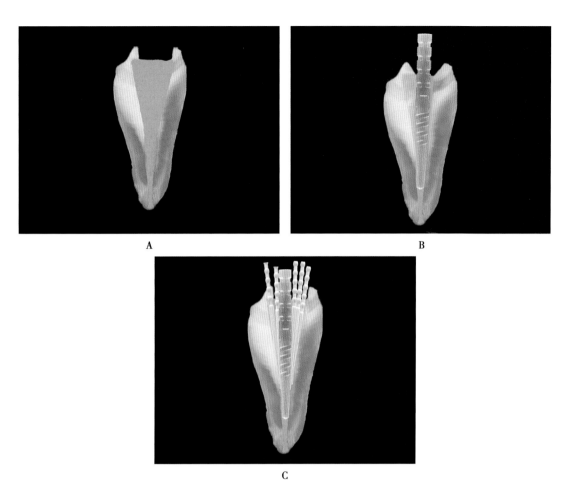

图 7-7 喇叭形根管辅桩应用示意图
A. 喇叭形根管；B. 单独应用主桩；C. 主桩和辅桩联合应用

管经小号 P 型钻简单预备后直接插入辅桩而充分利用(图 7-8B、图 7-8D)。

五、不规则根管

多为 C 形根管(图 7-9A),也有发育或龋坏导致的其他不规则形状的根管。C 形根管常见于下颌第二磨牙,临床变异较大,根管治疗较为困难,且远期效果不容乐观。桩核选择时应尽量避免或减少铸造桩和成品纤维主桩的使用,以免造成根管狭部侧穿。近年来有学者采用预成辅桩或可塑性纤维带对 C 形根管进行了修复,其远期效果有待观察。桩道预备时用 P 型钻将根管口下方的充填物去除 3 ~ 5mm 即可,以最大限度地保留根管牙本质。根管宽部可选用最小型号的主桩插入,其余空间应采用多支辅桩充填(图 7-9B)。也可以全部使用辅桩或可塑性纤维带填塞根管后进行桩核修复。

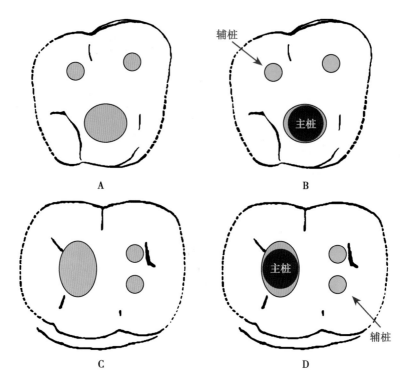

图 7-8　细小根管辅桩应用示意图

A. 上颌常见细小根管；B. 主桩和辅桩联合应用；C. 下颌常见细小根管；D. 主桩和辅桩联合应用

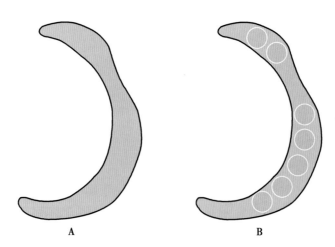

图 7-9　C 形根管辅桩应用示意图

A. C 形根管；B. 辅桩应用

第三节 辅桩的理论和临床意义

一、提高纤维桩与非圆形根管的适合性

大多数根管的横截面并非标准圆形,椭圆形、扁形、喇叭形、"8"字形、圆三角形等非圆形根管在天然牙齿中占有相当大的比例。对于龋坏导致的残冠残根和桩核拆除后需要重新修复的患牙,根管预备后其根管口或颈部的形态更是复杂多样(见病例一)。因此,成品的圆形纤维桩很难与这些预备完成后的根管吻合一致。当使用一支与专用钻配套的纤维桩(主桩)插入根管后,在纤维桩和根管壁之间,特别是根管颈部往往存在较大桩-壁间隙。桩壁间隙越大,根管内纤维桩的比例则相对减少,树脂水门汀的体积和厚度会相对增加。由于树脂水门汀机械强度较小,在桩核冠长期行使咀嚼功能时可导致桩壁-粘接剂-纤维桩界面间形成应力集中,使纤维桩脱落或折断。采用纤维辅桩填塞可以最大程度地弥补桩-壁间隙,提高纤维桩与非圆形根管的适合性,对防止纤维桩的脱落和折断具有重要的临床意义(图 7-10 ~ 图 7-13)。

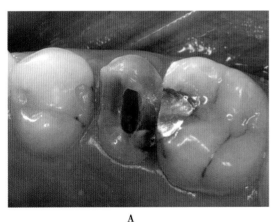
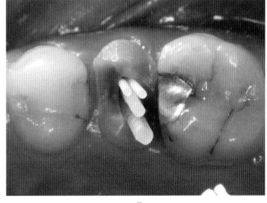

A   B

图 7-10　辅桩应用于扁形根管
A. 扁形根管；B. 主桩加辅桩

二、增强根管内外纤维桩-树脂核的整体强度

纤维桩在口腔环境中的抗疲劳性低于牙根。当纤维桩核冠长期使用或负荷过大时可发生桩折先于根折的现象,折断部位多见于冠根交接处的牙颈部。研究表明(图 7-14),当使用单支纤维桩修复时,桩核的抗折性随纤维桩直径的增大而增加;当多个细小纤维桩(辅桩)联合使用时,桩核的抗折性高于相同直径的单支纤维桩;同时,多支辅桩的联合应用使牙齿具有较好的抗折性。

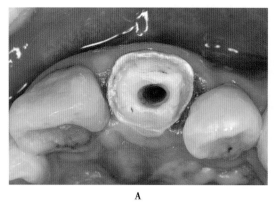
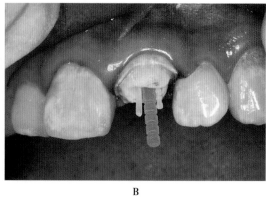

A B

图7-11 辅桩应用于椭圆形根管
A. 椭圆形根管；B. 主桩加辅桩

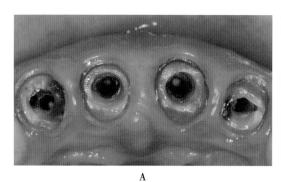
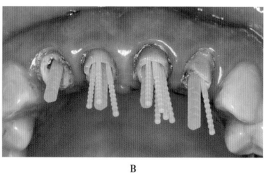

A B

图7-12 辅桩应用于喇叭形根管
A. 喇叭形根管；B. 主桩加辅桩

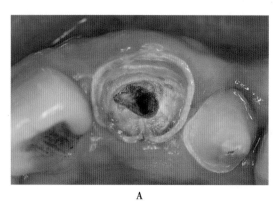
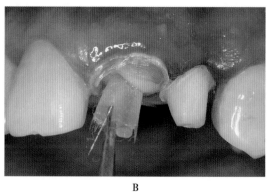

A B

图7-13 纤维带辅桩应用于不规则根管
A. 不规则根管；B. 主桩加纤维带

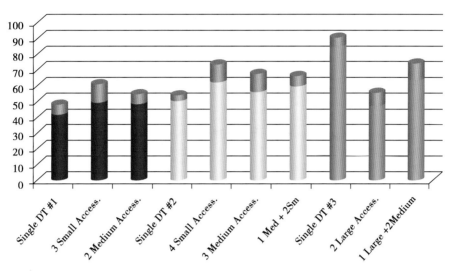

FRACTURE RESISTANCE(N)

图 7-14　相同直径的单支纤维桩与多支辅桩抗折性对比
引自：Porciani PF,Vano M,Radovic I,et al. Am J Dent,2008,21(6):373-376

三、减少桩核树脂聚合收缩,避免形成缝隙和微渗漏

桩核树脂水门汀是一种低黏度的复合树脂,其固化机制是一个由链状小分子转化为网状结构大分子的过程。未聚合的树脂单体分子间距离为 3 ~ 4Å,聚合后的聚合体分子之间的距离仅有 1.5Å。复合树脂或树脂水门汀固化后线性收缩率为 0.2% ~ 2%,体积收缩率为 0.9% ~ 5.7%,线性和体积收缩均会导致收缩应力的形成。纤维桩修复时,粘接剂和核树脂均会发生聚合收缩,导致桩-水门汀和水门汀-牙本质界面间形成缝隙,产生微渗漏(图 7-15)。辅桩的应用可使纤维桩与根管壁间隙尽可能达到最小,从而使树脂水门汀用量和厚度减少,树脂的聚合收缩降至最低程度(图 7-16)。最终达到防止桩核脱落,提高修复体的使用寿命。

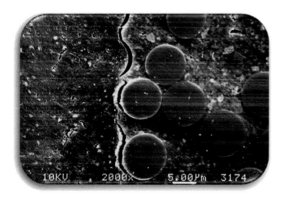

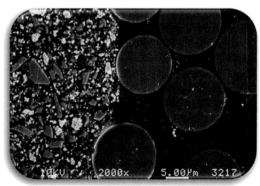

图 7-15　树脂收缩可在桩核系统内形成缝隙　　**图 7-16　主桩与辅桩联合应用可减少树脂聚合收缩**

四、增加桩核系统中纤维比例,使桩核同质一体

　　理想的桩核修复应达到桩与核同质一体,使桩核内部受力分布均匀,避免应力集中形成。目前临床上应用纤维桩核修复时,均采用纤维桩与树脂核的联合体来替代冠部的缺损部位,桩-核间存在着粘接界面,不能像铸造金属桩核那样达到同质一体的结构。另外,复合树脂的聚合反应转化率为50%～70%,压缩强度为300～350Mpa,而相比之下,纤维桩固化后的聚合转化率高达99%以上,压缩强度可达600Mpa。由于纤维桩与复合树脂的内部结构和机械强度存在着较大的差异,桩-核系统在行使咀嚼功能时其内部将不可避免地形成应力集中。为使桩、核两者尽可能达到相似的结构和接近的强度,以辅桩替代核树脂即增加纤维桩核系统中纤维的比例和体积无疑是最好的选择(图7-17)。

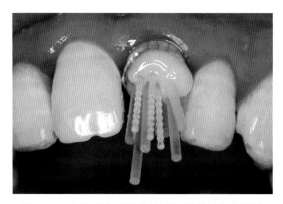

图7-17　桩核系统尽可能达到相似的结构和强度

五、增强薄弱根管组织,提高患牙的抗折力

　　临床上经常遇到根管壁较薄的残冠残根,桩核冠修复后发生根折的风险性较大。如何增强薄弱根管的抗折力,减小根折的发生是桩核冠修复成功的关键。纤维桩似乎比金属桩核更有优势,因为它使根管内受力分布更均匀,具有更低的折裂风险。

　　有学者设计了喇叭形根管纤维桩核修复时应用三种增强方法进行牙根抗折性能的研究。喇叭形根管的三种增强方法为实验组,正常根管为对照组,四组样本分别为①纤维桩-核树脂;②主桩-辅桩;③纤维桩-树脂水门汀;④对照组(纤维桩与根管吻合),如图7-18所示。通过实验样本抗折性能的测试,发现抗折强度由强到弱的顺序依次为:4 >2 >1 >3(图7-19)。研究表明,使用纤维桩修复喇叭形根管时,采用主桩和辅桩合用的方法可降低牙根折裂的风险。因此,临床上当患牙根管壁非常薄弱而患者保留牙齿愿望强烈时,可采用主桩与辅桩联合的方法进行桩核修复(见病例二)。

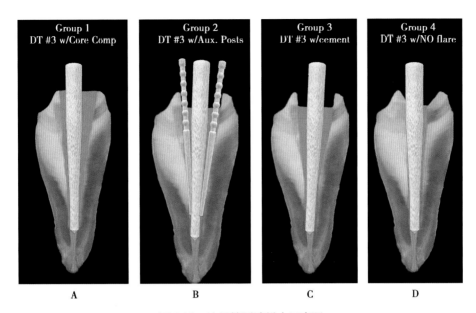

图 7-18 抗折性测试样本示意图

A. 纤维桩/核树脂；B. 主桩/辅桩；C. 纤维桩/树脂水门汀；D. 对照组

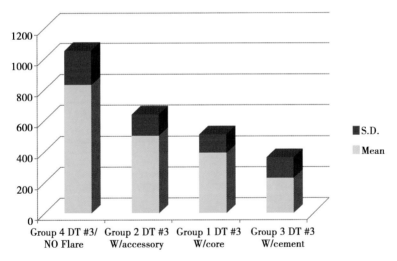

图 7-19 四组样本抗折强度对比

引自：Moosavi H，Maleknejad F，Kimyai S. J Contemp Dent Pract，
2008，9（1）：30-37

六、增强冠部树脂核固位，防止树脂核脱落

纤维桩核修复时，冠部缺损部分需要应用核树脂堆塑于纤维桩上进行恢复。冠部树脂核的固位一部分来源于核树脂与牙体组织的粘接，而另一部分来源于纤维桩与核树脂界面间的摩擦力或微机械固位力。尽管很多厂家在纤维桩表面特别是其顶端设计了各种不同的固位型，如螺纹、沟槽、球形等以增强纤维桩与冠部树脂核的结合，但临床上树脂核的脱落仍

有发生。采用辅桩插入根管后,辅桩可沿根管长轴方向从根管口向外周呈分散排列,与主桩共同作用在冠部形成一倒锥形的纤维桩散在框架(见图7-17),当核树脂充填于其内固化后,形成一纤维桩-树脂核网架结构,使冠部树脂核的固位大大增强(图7-20)。

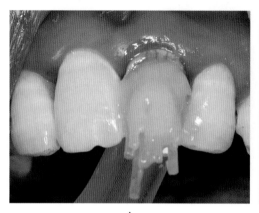 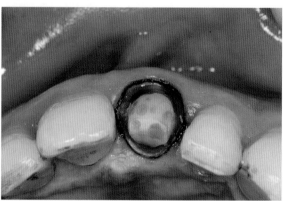

A　　　　　　　　　　　　　　　　B

图7-20　冠部纤维桩-树脂核网架结构

A. 辅桩从根管口向外周呈分散排列；B. 纤维桩-树脂核网架结构

第四节　临床修复病例

病例一：辅桩应用于金属桩核拆除后喇叭形根管的修复

病历摘要:患者5年前曾在外院行上颌前牙根管治疗和镍铬合金桩核冠修复。近来,患者担心含镍合金可能会对健康造成影响,并且对旧修复体的美观不甚满意,要求拆除金属桩核后进行美学修复。临床检查发现,两侧切牙肩台不密合,叩诊不适;X线显示四个根管均根充不密实,根管内桩长度过短,两侧切牙桩道略向远中倾斜,管壁薄,无侧穿,如图7-21所示:

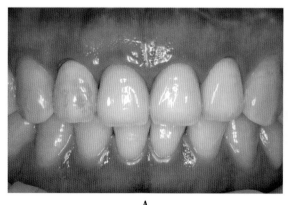 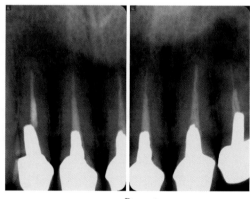

A　　　　　　　　　　　　　　　　B

图7-21　修复前检查

该病例再次行桩核冠修复的风险性非常大。一旦个别牙拆桩失败,导致侧穿,则患牙保留的可能性极小;如果拔除,则给下一步的修复带来很棘手的问题。考虑到患者拆桩的急切心理和要求美容的迫切愿望,在经过多次医患交流和相互信任后,最终为患者成功地拆除了金属桩核,如图7-22、图7-23所示:

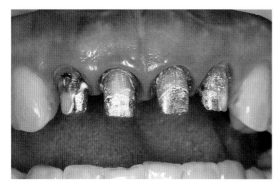

图7-22 拆除烤瓷冠后

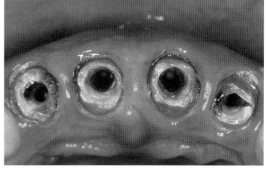

图7-23 拆除桩核后根管呈喇叭形开口

为患牙重新根管预备,热牙胶充填(图7-24)。根管治疗后观察一周(图7-25),无任何不适后再进行桩核修复。

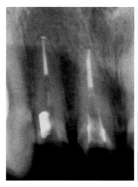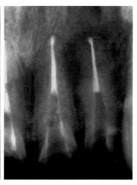

图7-24 热牙胶充填后X线片

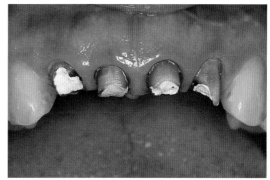

图7-25 根管治疗后暂封一周观察

考虑到桩核拆除后患牙根管口呈喇叭形,应选用主桩和辅桩联合方法对患牙进行纤维桩-树脂核-全瓷冠美学修复。其中,牙齿粘接系统为酸蚀-冲洗两步骤粘接系统;树脂水门汀为双重固化桩核树脂水门汀。

临床操作步骤如下:

1. 桩道预备 去除暂封物,按预定的桩道长度逐级预备根管。最后超声荡洗清除根管壁上残留物,使桩道保持洁净(图7-26)。拍X线片,观察桩道预备情况(图7-27)。

2. 试放纤维桩 先将主桩插入根管,然后在桩壁空间处尽可能多插入辅桩,将空隙填满,如图7-28、图7-29所示。

3. 粘接前处理 酸蚀、冲洗、吹干冠部和桩道粘接面,特别是桩道内的酸蚀剂应彻底清除。然后用吸潮纸尖吸出根管内多余水分,保持粘接面既不过分干燥又有一定潮湿度,利于

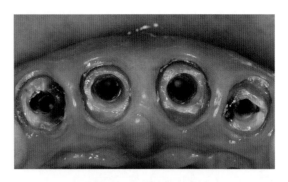

图 7-26　桩道预备完成后

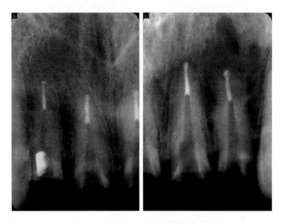

图 7-27　X 线观察桩道预备情况

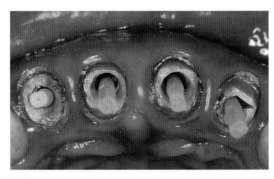

图 7-28　主桩插入根管

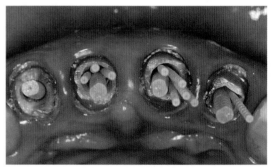

图 7-29　辅桩将空隙填满

湿粘接。如图 7-30 ~ 图 7-32 所示。

　　4. 涂粘接剂　用根管毛刷蘸取粘接剂在冠部和桩道粘接面反复涂擦 10 ~ 20 秒,涂抹 1 ~ 2 层,然后用纸尖吸取根管内多余粘接剂,最后用气枪轻吹 5 秒,使粘接面溶剂和水分挥发,光照粘接剂,如图 7-33 ~ 图 7-35 所示。

　　5. 桩道内导入桩核树脂水门汀　先用输送头将水门汀导入桩道口,然后借助螺旋输送器将水门汀于桩道内均匀涂满。该步骤可以将所有桩道导入水门汀后再粘桩,也可以一个一个分开粘接,应根据个人的操作熟练程度以及树脂水门汀的工作时间而定,如图 7-36 所示。

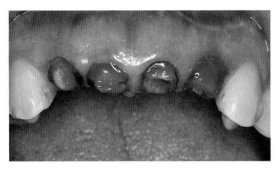

图 7-30　磷酸酸蚀冠部和桩道 10 秒

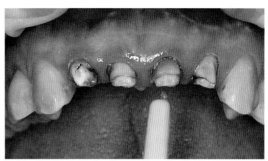

图 7-31　彻底冲洗桩道,然后吹干

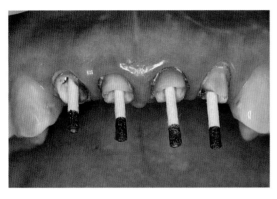

图 7-32　纸尖吸出桩道内多余水分

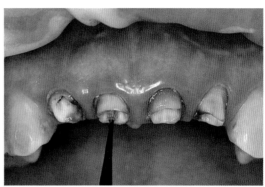

图 7-33　粘接剂反复涂擦 20 秒

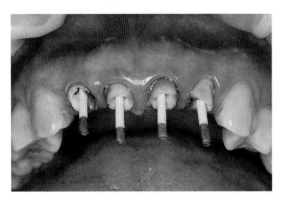

图 7-34　纸尖吸取桩道内多余粘接剂

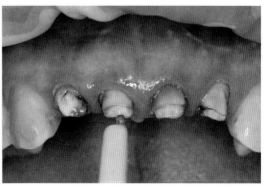

图 7-35　气枪轻吹 5 秒,光照粘接剂 20 秒

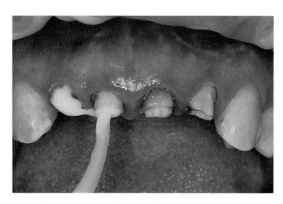

图7-36 桩道内导入桩核树脂水门汀

6. 粘桩和堆核 将预先试好的主桩和辅桩分别插入桩道内,用水门汀输送头在根管口以及主桩和辅桩间隙处填补水门汀不足的地方,以防因水门汀流动不均而形成气泡,然后分别于颊舌向光照20秒。最后用水门汀输送头在冠部相当于牙体缺损的部位一边挤出水门汀一边堆塑成形,待树脂核成形后再于颊舌向分别光照 20 ~ 40 秒,如图 7-37 ~ 图 7-40所示。

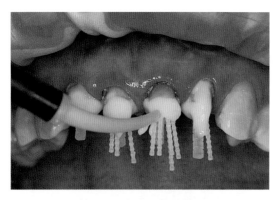

图7-37 插入主桩和辅桩

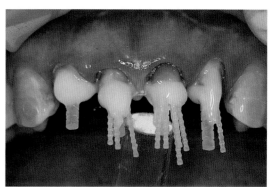

图7-38 颊、舌向分别光照 20 秒

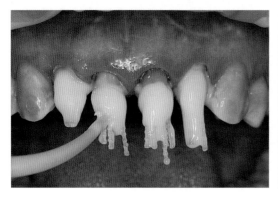

图7-39 冠部堆核

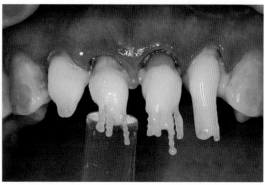

图7-40 颊、舌向再次分别光照 20 秒

7. 完成预备体　按照铸瓷冠的要求制备预备体。磨除多余纤维桩和树脂核,检查咬合关系,制备肩台,最后精修磨光,如图 7-41 ~ 图 7-44 所示。

8. 全瓷冠修复　按玻璃陶瓷冠的粘接要求分别处理预备体和陶瓷粘接面,然后应用树脂水门汀粘接全瓷冠,完成纤维桩-树脂核-全瓷冠修复,如图 7-45 所示。

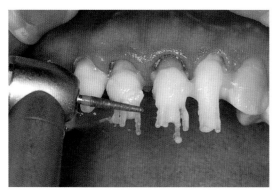

图 7-41　牙体预备

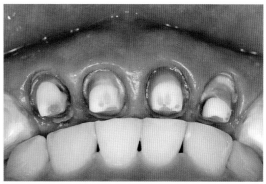

图 7-42　检查咬合关系

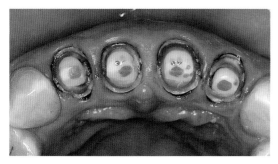

图 7-43　预备体𬌗面观

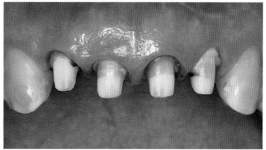

图 7-44　预备体正面观

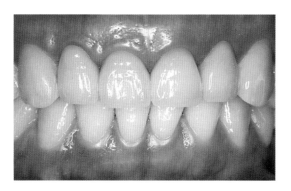

图 7-45　修复完成

病例二：辅桩应用于薄弱根管壁或根管内吸收的桩核修复

病历摘要:患者 20 年前左上中切牙因外伤在当地诊所牙髓治疗后行桩冠修复,现桩冠松动要求治疗。检查发现,桩冠松动但难以取掉,颈部牙体组织色素沉着、坚硬且无继发龋坏；X线示：冠部和根管上端大量显影物质，根管壁菲薄，且根管治疗不完善，如图7-46所示。磨除桩冠取出后，发现根管内壁吸收严重，无侧穿现象。患者保留牙齿愿望强烈，不计费用，且高度信任医师，无纠纷嫌疑。

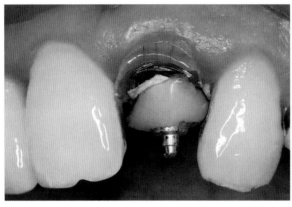
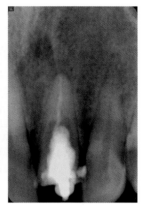

A   B

图7-46　修复前检查

A. 旧修复体松动；B. X线检查

　　该患者如采用传统的金属桩核修复，由于金属桩与牙体组织间弹性模量相差较大，其薄弱的根管壁很难抵抗坚硬金属的碰撞，再次修复后根折的几率会大大增加。因此，采用弹性模量与牙体组织接近的纤维桩进行修复或姑息治疗，对尽可能地延长患牙的使用寿命无疑是最好的选择。

　　拆除旧修复体后，患牙重新根管治疗，观察一周无任何不适后再行桩核修复，如图7-47所示：

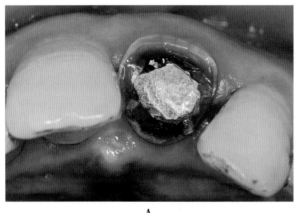
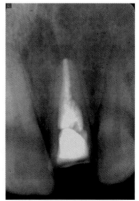

A   B

图7-47　患牙根管治疗后暂封一周观察

A. 拆桩后根管治疗；B. X线检查

患牙由于根管内空间较大,需采用多支主桩和多支辅桩联合的方法对患牙进行纤维桩-树脂核-全瓷冠修复。其中,牙齿粘接系统为酸蚀-冲洗两步骤粘接系统;树脂水门汀为双重固化桩核树脂水门汀。

临床操作步骤如下(图 7-48 ~ 图 7-65):

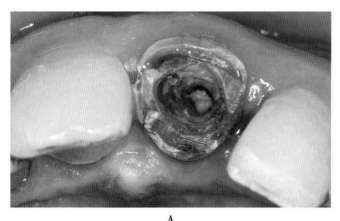
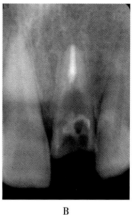

A B

图 7-48 桩道预备完成后拍 X 线片检查预备情况
A. 桩道预备;B. X 线检查

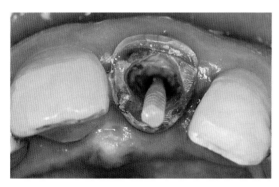
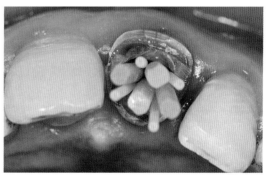

图 7-49 试桩:先插入一支最大号主桩 **图 7-50 试桩:再插入小号主桩和辅桩**

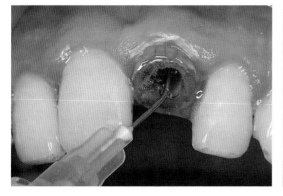
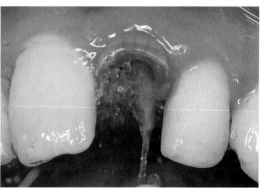

图 7-51 磷酸酸蚀冠部和桩道 **图 7-52 三用枪冲洗**

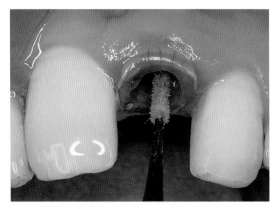

图 7-53　根管毛刷清除残留酸蚀剂

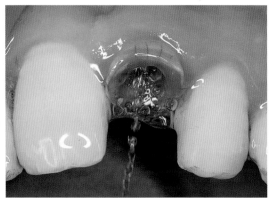

图 7-54　再用三用枪冲洗

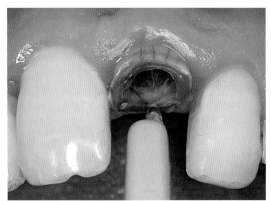

图 7-55　气枪对准根管口吹干

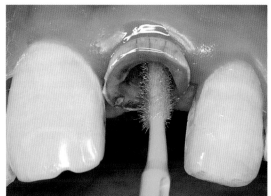

图 7-56　根管毛刷蘸粘接剂反复涂擦 20 秒

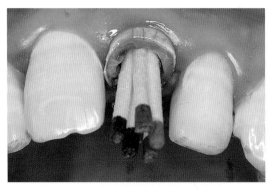

图 7-57　纸尖吸取根管内多余粘接剂

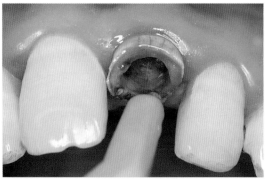

图 7-58　气枪轻吹 5 秒,使溶剂和水分挥发

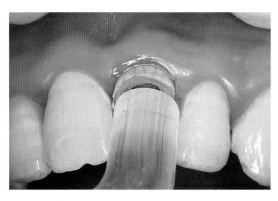

图 7-59　光照根管 20 秒

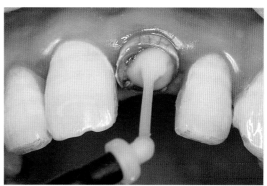

图 7-60　根管内导入桩核水门汀

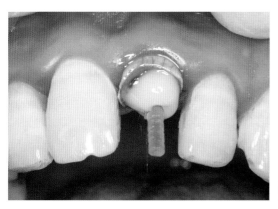

图 7-61　先插入最大号主桩

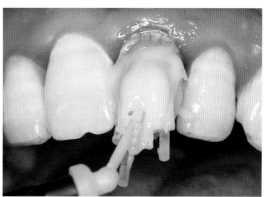

图 7-62　再插入其他主桩和辅桩后堆核

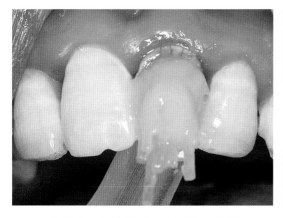

图 7-63　颊、舌向分别光照 20～40 秒

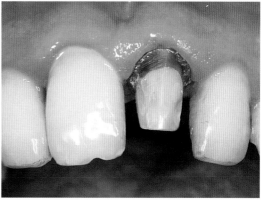

图 7-64　完成预备体

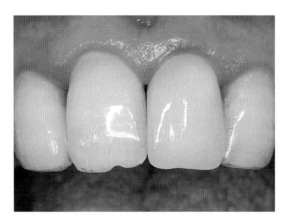

图 7-65　修复完成

病例三：可塑性纤维带替代辅桩用于不规则根管的桩核修复

病历摘要：患者十年前前牙外伤后逐渐变色，现影响美观要求修复。检查发现，上颌左侧中切牙严重变色，冠完整，牙髓无活力，龈缘高度低于对侧同名牙；侧切牙近中扭转。X 线示：冠部髓腔较大，根尖周组织正常。如图 7-66 所示。

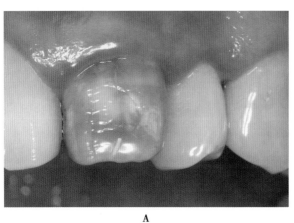
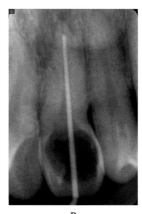

A　　　　　　　　　　　　　　B

图 7-66　修复前检查
A. 外伤后变色；B. X 线检查

开髓后发现，冠部髓腔壁牙本质吸收严重，髓腔几乎呈空壳结构。根管治疗后髓腔壁菲薄透明，冠部为大量无基釉组织，根管口近中组织吸收，呈不规则状（图 7-67）。镍钛预备，热牙胶充填，暂封一周无不适后进行桩核修复，如图 7-68 所示。

患牙根管内部为圆形，与大号纤维桩基本吻合。而根管口为不规则形，预成的辅桩难以插入根管。因此，采用可塑性纤维带作为辅桩填塞于根管口缺损部位可发挥较好的修复效果。牙齿粘接系统为自酸蚀一步骤粘接系统；树脂水门汀为双重固化桩核树脂水门汀。

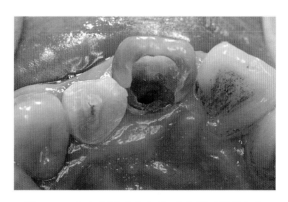

图 7-67 去净腐质残髓,冠部为大量无基釉组织

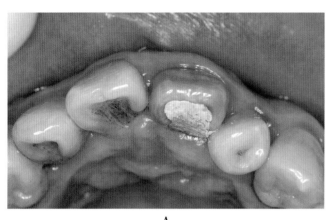

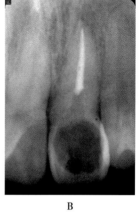

| A | B |

图 7-68 根管治疗后 X 线检查

临床操作步骤如下(图 7-69 ~ 图 7-87):

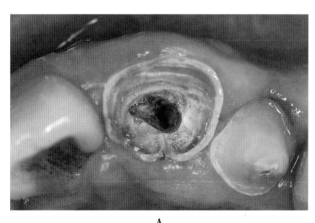

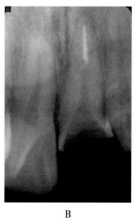

| A | B |

图 7-69 冠部和桩道预备后 X 线检查预备情况

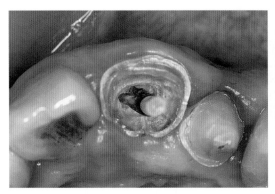

图 7-70　试放纤维桩

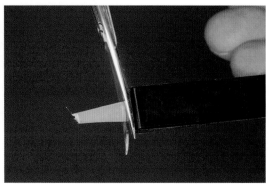

图 7-71　裁剪纤维带

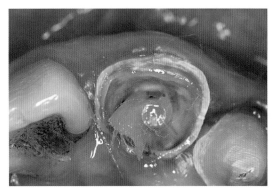

图 7-72　插入根管口缺损处,光照固定

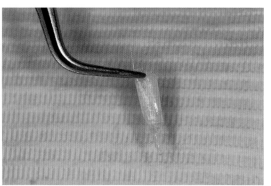

图 7-73　取出纤维带和纤维桩

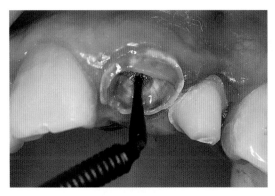

图 7-74　桩道内涂擦一步骤粘接剂

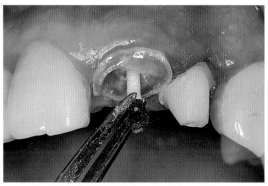

图 7-75　纸尖吸取多余粘接剂

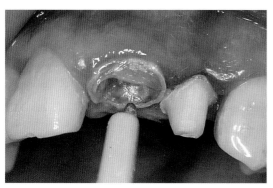

图 7-76　气枪轻吹使溶剂和水分挥发

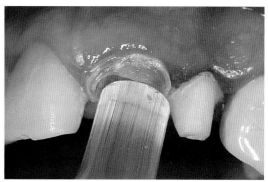

图 7-77　光照桩道 20 秒

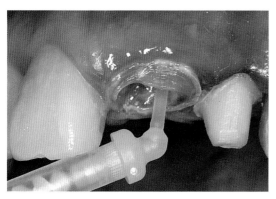

图 7-78　输送头插入桩道底端

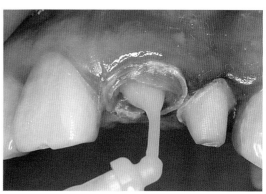

图 7-79　导入桩核树脂水门汀

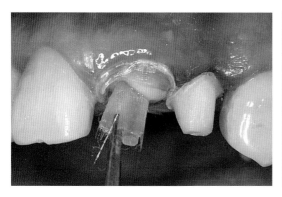

图 7-80　插入主桩和纤维带

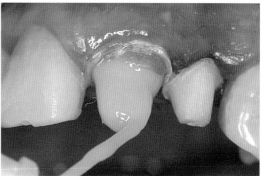

图 7-81　冠部树脂核堆塑

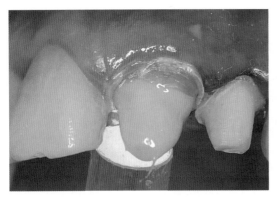

图 7-82　颊、舌、切端分别光照 20 秒

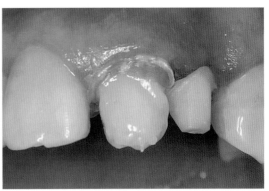

图 7-83　桩核光照固化后

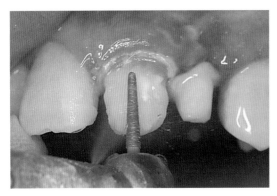

图 7-84　预备树脂核

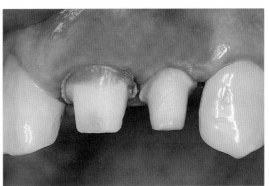

图 7-85　完成预备体

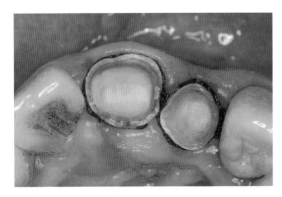

图 7-86　排龈取模

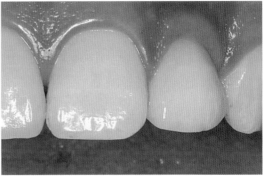

图 7-87　修复完成

病例四：辅桩用于 C 形根管的桩核修复

病历摘要:患者两周前左下第二磨牙因急性根尖周炎行根管治疗术,现按医嘱要求修复。检查发现,左下第二磨牙近中缺损,冠部各轴壁倒凹已磨除,去除暂封物后发现根管口为 C 形。X 线示为 C 形根管影像,根尖周组织正常。如图 7-88 所示。

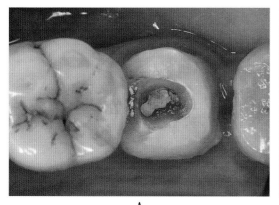
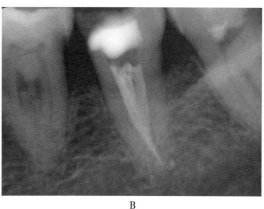

A   B

图 7-88 修复前检查

C 形根管治疗后进行修复时,多采用银汞桩核或铸造桩核,但固位力不足,且易发微渗漏,临床远期效果不满意,加上铸造桩核桩道预备时容易造成根管狭部侧穿等问题,故对患牙采用辅桩进行桩核修复。

临床操作过程如下:

一、桩道预备

使用小号 P 型钻,将根管口下方充填物顺根管方向缓慢小心去除,直至达到预定的深度(图 7-89)。桩道预备过程中,根管宽部应更换相对大的预备钻,如遇阻力应立即停止预备。预备完成后,根管壁的厚度应不小于 1mm,根尖区至少保留 4~5mm 的牙胶,并最大限度地保留根管牙本质,以防根折和侧穿。然后超声荡洗桩道,清除根管壁残留物。

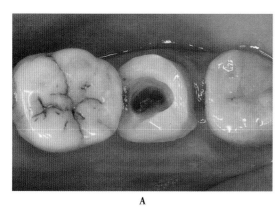
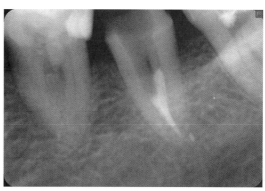

A   B

图 7-89 桩道预备后,X 线片检查预备情况

二、试放纤维桩

将大号预备钻对应的纤维桩(主桩)插入根管宽部,剩余空间填塞辅桩(图7-90)。

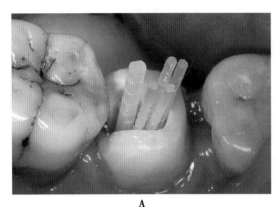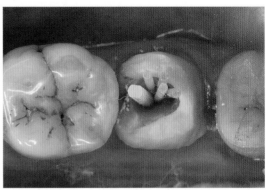

A B

图7-90 试放纤维桩

三、纤维桩粘接

纤维桩试放合适后,75%酒精消毒清洁根管,蒸馏水冲洗,气枪吹干,纸尖吸除根管内多余水分,然后导入自粘接双重固化桩核树脂水门汀(图7-91)。

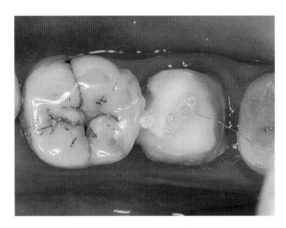

图7-91 粘接主桩和辅桩

四、完成预备体,全冠修复(图 7-92、图 7-93)

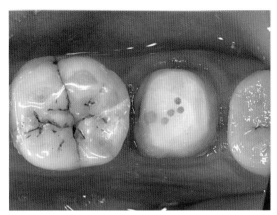

图 7-92　完成预备体

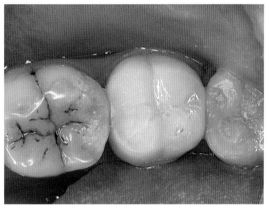

图 7-93　修复完成

（牛光良）

第八章

椭圆形纤维桩

目前,国外市场上出现了一种专门为椭圆形根管而设计的纤维桩系统。该系统使用超声技术预备根管,采用横截面为椭圆形的预成纤维桩对患牙进行修复。与传统的圆形纤维桩相比,该纤维桩与椭圆形根管具有更好的适合性,可保留更多的剩余牙体组织,改善了纤维桩与牙体组织的粘接强度。该技术操作简便,临床效果满意,一经推出便得到了临床医师的青睐,具有较好地应用和推广价值。其代表性产品为:ELLIPSON CONCEPT(RTD)。

第一节　椭圆形根管及其发生率

根据单根管横截面的形态可将根管分为圆形、椭圆形、长椭圆形和扁形 4 种类型(图 8-1)。圆形根管是指根管横截面的长径(颊舌径)与短径(近远中径)相等;椭圆形根管是指根管横截面的长径小于或等于短径的 2 倍;长椭圆形根管是指根管横截面的长径为短径 2 ~ 4 倍;根管横截面的长径为短径的 4 倍以上则为扁形根管。国内外学者研究发现,恒牙根管系统中椭圆形根管的发生率约为 25%(图 8-2、图 8-3),其中下颌切牙、下颌前磨牙椭圆形根管的发生率较高。绝大多数牙齿根管的颊舌径均大于其近远中径,并有向根尖逐渐变圆的趋势。

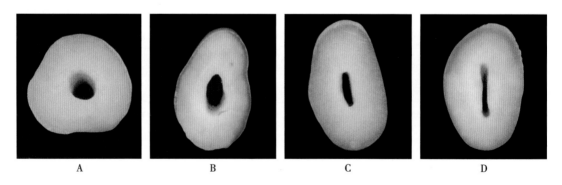

图 8-1　根管形态的分类
A. 圆形根管；B. 椭圆形根管；C. 长椭圆形根管；D. 扁形根管。引自：段坤昌、
李庆生《颌面口腔应用解剖彩色图谱》

214

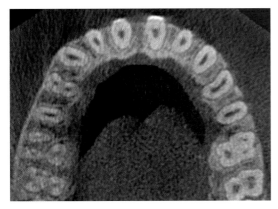

图 8-2　上颌牙齿根管横截面

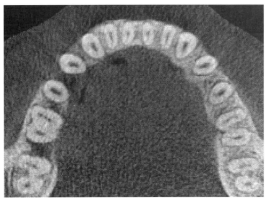

图 8-3　下颌牙齿根管横截面

第二节　ELLIPSON CONCEPT 系统

　　该系统由超声根管预备钻（ELLIPSON TIP）和椭圆形纤维桩（ELLIPSON POST）组成。超声根管预备钻的上半部分横截面为椭圆形，下半部分朝根尖方向逐渐趋近圆形。其工作尖表面为金刚砂涂层，颗粒直径为 90μm，与超声波洁牙机配套使用有较高的切割效率（图 8-4A）。纤维桩与根管钻形态一致，其顶端宽度（长径）为 1.8mm，厚度（短径）为 1.1mm，长径为短径 2 倍以下，与椭圆形根管形态一致；从顶端至尾部长短径之比逐渐减小变圆（尾部直径为 0.6mm），符合大多数牙齿根管的解剖形态（图 8-4B）。该系统依据天然牙齿的根管形态而设计，使纤维桩与椭圆形根管具有更好的吻合性，且具有良好的透光性和适宜的 X 线阻射性，适用于椭圆形根管、长椭圆形根管和扁形根管等。

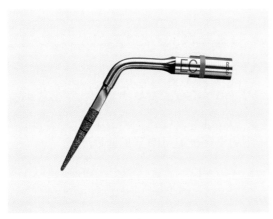

A

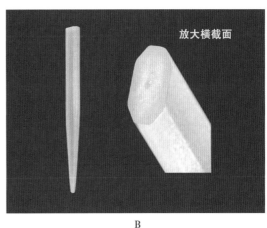

B

图 8-4　ELLIPSON CONCEPT 系统
A. ELLIPSON TIP；B. ELLIPSON POST

第三节　椭圆形纤维桩的优点

一、采用超声预备

使用椭圆形纤维桩修复时,采用的桩道预备方法为超声波预备。其操作过程中不需要更换预备钻,操作简便,节省时间;另外,超声预备和慢速旋转预备相比,其创伤小,可控制性好,且安全舒适。

二、桩道预备可保留更多牙体组织

常规根管预备钻一般为圆形设计,当预备椭圆形根管时,为有效去除根管封闭剂而难免切削过多的近远中壁牙本质,导致根管壁变薄,牙根薄弱,甚至发生侧穿。使用椭圆形预备钻进行桩道预备时,由于预备钻与根管解剖形态吻合一致,根管壁四周的封闭剂和牙本质可被均匀地切削,较好地保持了根管的原有形态,使更多的剩余牙体组织得以保留。

三、有效预备和清洁根管

使用超声波预备根管时,超声预备和冲洗同步进行。高频振荡产生的声流效应、空穴效应及热效应,一方面能够彻底去除根管内死角处的残留物质,更好地清洁根管壁;另一方面可使牙本质表面的玷污层有效清除,使牙本质小管开放,粘接面积增大。另外,超声钻以每秒数万次的高频振荡,使切割效率大大提高,机械性预备能力增强,达到比传统预备方法更好的预备效果。由此可使树脂类粘接剂与牙本质的粘接效果得以改善,纤维桩的粘接强度得以提高。

四、根管内树脂聚合收缩减少

桩核树脂水门汀是一种低黏度的复合树脂。椭圆形根管修复时如使用圆形纤维桩粘接,则根管内树脂水门汀的厚度会严重不均,由此产生的聚合收缩可使纤维桩与牙本质界面间形成缝隙。椭圆形纤维桩的应用,使桩的形态与根管形态一致,纤维桩与根管壁间隙达到最小,树脂水门汀的用量减少且厚度均匀一致,树脂的聚合收缩可降至最低程度。

五、根管内纤维桩整体强度高

增加纤维桩中玻璃纤维的比例而替代树脂成分是提高纤维桩整体强度的较好选择。对于常规预备的椭圆形根管,当插入与其相吻合的椭圆形纤维桩时,其横截面面积和纤维桩体积均要明显大于能够放入的圆形纤维桩。因此,根管内纤维桩整体强度提高,抗折力增强。

第四节 椭圆形纤维桩的牙位选择

恒牙根管中,椭圆形根管以下颌牙齿的发生率最高(图8-5),几乎所有的下颌切牙和下颌前磨牙均为椭圆形根管,下颌磨牙的远中根管如为单根管者,通常也为椭圆形。其次是单根管的上颌前磨牙,上颌尖牙和侧切牙椭圆形根管的发生率也占一定的比例(图8-6)。

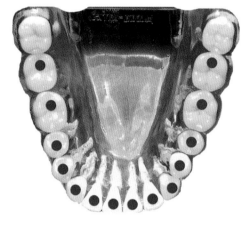

图8-5 下颌牙齿的选择

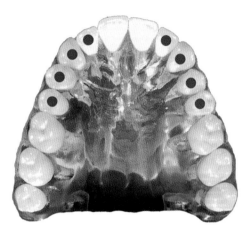

图8-6 上颌牙齿的选择

第五节 临床操作技术要点

椭圆形纤维桩为预成纤维桩,其临床操作技术与圆形纤维桩基本相同,而不同之处在于桩道的预备方法。圆形纤维桩采用慢速旋转预备根管,而椭圆形纤维桩采用的是超声振动预备根管。临床操作要点如下:

一、桩道预备

1. 将根管预备钻安装在超声波洁牙机上,调节功率大小,观察喷水情况(图8-7)。

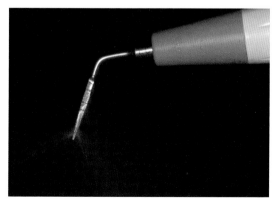

图8-7 超声根管预备钻

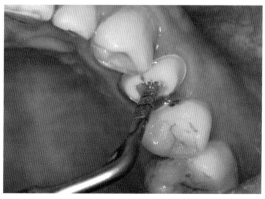

图8-8 超声预备桩道

217

2. 将超声工作尖对准根管口并沿牙齿长轴方向轻轻施力振动,直至所达预定的桩道深度(图 8-8)。也可以在无水情况下应用超声工作尖软化并取出牙胶。

3. 在桩道预备过程中应不断上下移动超声工作尖,使根管内牙胶等碎屑能够及时清除。弯曲根管时勿强行预备,以免侧穿。遇到阻力时应停止预备,检查原因。

4. 预备长椭圆形和扁形根管时,首先应上下移动超声工作尖预备至指定的桩道深度,然后再顺根管长径方向轻轻震动将封闭剂清除干净。

二、纤维桩试放

纤维桩试放时,椭圆形根管一般使用一支纤维桩即可达到与根管壁的吻合(图 8-9);长椭圆形根管者,应先插入一支椭圆形纤维桩作为主桩,然后再插 1~2 支辅桩进行搭配(图 8-10);扁形根管者除使用一支椭圆形主桩外,有时需要 2~3 支辅桩才能填满桩壁空间(图 8-11)。

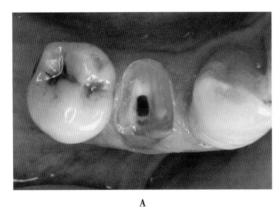
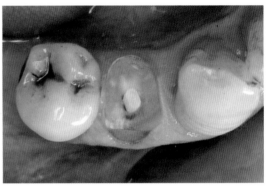

A　　　　　　　　　　　B

图 8-9　椭圆形根管与椭圆形纤维桩
A. 椭圆形根管;B. 1 支椭圆形桩

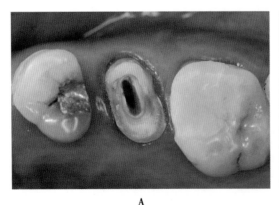
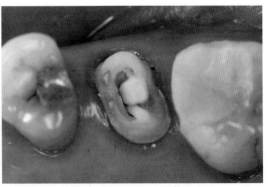

A　　　　　　　　　　　B

图 8-10　长椭圆形根管与椭圆形纤维桩
A. 长椭圆形根管;B. 椭圆形桩加 1 支辅桩

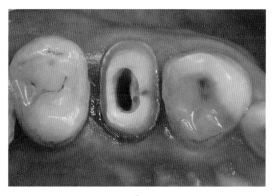
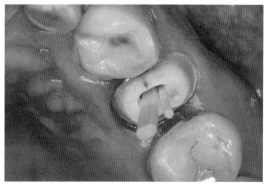

图 8-11 扁形根管与椭圆形纤维桩
A. 扁形根管；B. 椭圆形桩加 2 支辅桩

第六节 临床修复病例

病例一：椭圆形根管的桩核修复

病历摘要：患者右下第二前磨牙根管治疗后要求修复。病历复习和 X 线检查为单根管牙，暂封物取出后根管口为椭圆形。使用椭圆形纤维桩、自粘接桩核树脂水门汀和全冠进行纤维桩核冠修复。

临床操作过程如下（图 8-12 ~ 图 8-21）：

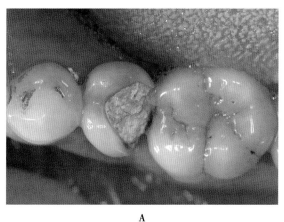
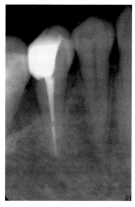

图 8-12 修复前检查
A. 根管治疗后；B. X 线检查

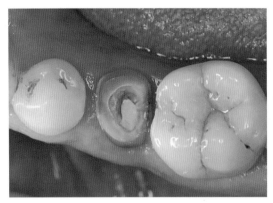

图 8-13 冠部初步预备

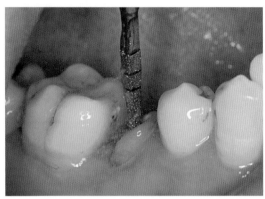

图 8-14 超声桩道预备

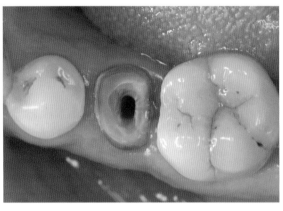

A

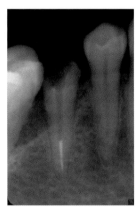

B

图 8-15 桩道预备完成后,X 线检查预备情况

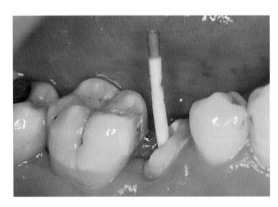

图 8-16 纸尖吸除桩道内多余水分

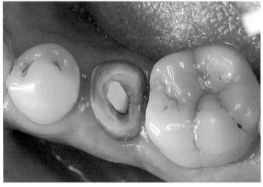

图 8-17 椭圆形纤维桩试放

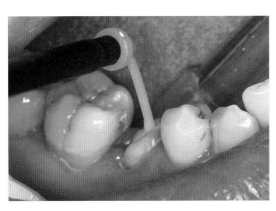

图 8-18　导入自粘接桩核树脂水门汀

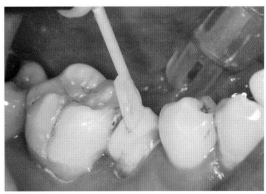

图 8-19　粘桩和堆核同步进行

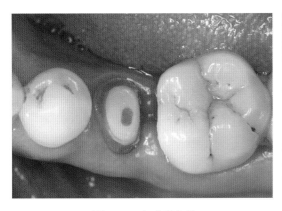

图 8-20　完成预备体

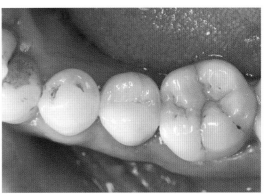

图 8-21　修复完成

病例二：长椭圆形或扁形根管的桩核修复

病历摘要:患者左上第一前磨牙隐裂,根管治疗后行桩核冠修复。根管治疗期间发现患

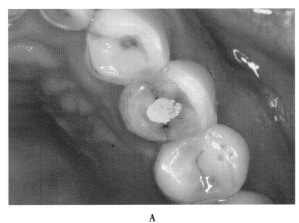

A

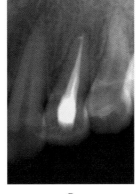

B

图 8-22　修复前检查
A. 根管治疗后；B. X 线检查

牙为单根、单根管,且根管口处颊舌径远大于近远中径,属于长椭圆形或扁形根管。使用椭圆形纤维桩和辅桩联合,应用自粘接桩核树脂水门汀粘桩和堆核一步完成,最后行全冠修复。

临床操作过程如下(图8-22~图8-35):

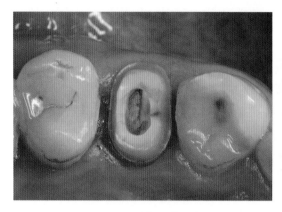

图8-23　冠部初步预备　　　　　　　　图8-24　超声桩道预备

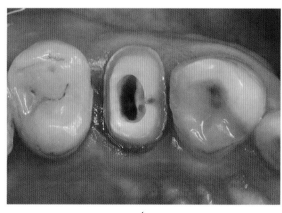
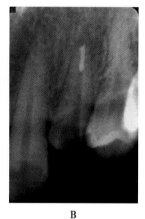

A　　　　　　　　　　　　　　B

图8-25　桩道预备完成后,X线检查预备情况

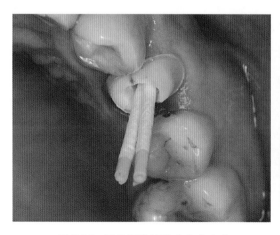
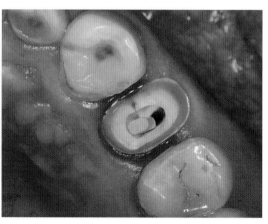

图8-26　纸尖吸除桩道内多余水分　　　　　图8-27　试插入1支椭圆形桩

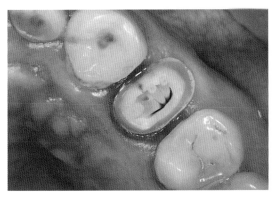

图 8-28　剩余间隙再插入 2 支辅桩

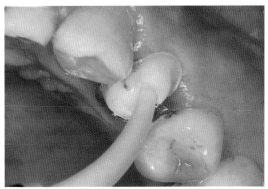

图 8-29　根管口注入自粘接桩核水门汀

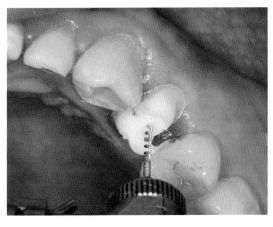

图 8-30　螺旋输送器将水门汀导入桩道

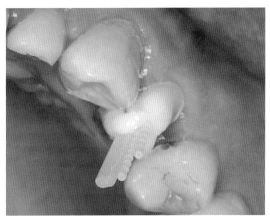

图 8-31　粘桩

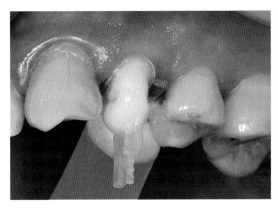

图 8-32　颊、舌向分别光照 40 秒

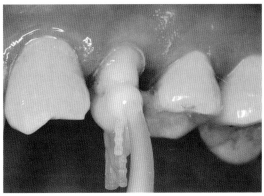

图 8-33　堆核与塑形

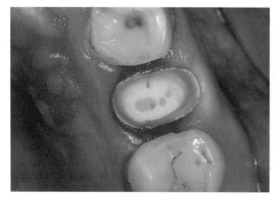

图 8-34 完成预备体

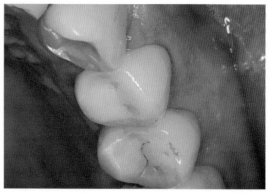

图 8-35 修复完成

（牛光良）

第九章

可塑性纤维桩

可塑性纤维桩是指未固化成形的软体纤维桩。按纤维桩的制作工艺分类,它应属于半预成纤维桩。可塑性纤维桩除了与预成纤维桩具有相同的作用外,它还可以根据患牙的需要在根管内或根管外弯曲塑形,尤其适用于不规则根管、弯曲根管,以及需要改变牙冠方向的患牙修复。

第一节　可塑性纤维桩的优缺点

与预成纤维桩相比,可塑性纤维桩的优缺点如下:

一、可塑性纤维桩的优点

1. 与根管密合性好　预成纤维桩绝大多数为标准化的圆形桩,而天然牙的根管形态并非标准的圆形,且个体间存在一定的差异,因此,预成纤维桩修复时往往存在较大的桩壁间隙。可塑性纤维桩为软体结构,它可在根管内弯曲塑性,能够较好地适合根管形态,与根管壁间不会形成明显缝隙,可达到较好的密合性。

2. 无需去除过多的牙体组织　预成纤维桩由于扩孔钻标准直径的限制,临床应用时必须按照固定的尺寸预备桩道。而可塑性纤维桩无配套的专用扩孔钻,桩道预备时使用常规P型钻将根管封闭物去除后稍加扩大即可修复。因此,可塑性纤维桩不受标准尺寸的限制,可最大限度地保留根管牙体组织,从而降低根折的风险。

3. 纤维桩与树脂水门汀化学结合　预成纤维桩由于其树脂基质已固化成形,桩体表面几乎不存在具有反应活性的化学键,因此它与树脂水门汀的结合主要靠微机械固位。可塑性纤维桩的树脂基质呈未聚合状态,它可与树脂粘接剂形成牢固的化学结合,有利于纤维桩在根管内的固位和稳定,有效降低纤维桩的脱落以及桩核修复的失败。

4. 未固化前可弯曲塑形,适于弯曲根管和改变冠根方向的修复　临床经常遇到牙齿严重倾斜的患牙,其牙冠位置位于正常牙列之外(图 9-1A)。这些患牙在进行桩核冠修复时,采用传统的预成纤维桩无法满足临床需要(图 9-1B)。临床上常采用金属铸造桩核,通过改变冠根角度使修复后的桩核冠排在正常牙列之内(图 9-1C、9-1D),从而恢复患者的美观和

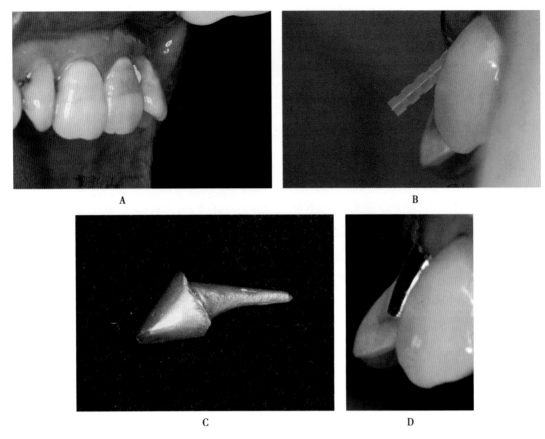

图 9-1　金属铸造桩核常用于牙齿严重倾斜的患牙修复

A. 侧切牙严重唇倾；B. 预成纤维桩无法使用；C. 改变冠根角度的铸造桩核；D. 金属铸造桩核修复

咀嚼功能。由于预成纤维桩只能与牙体长轴同一方向,无法像铸造桩核那样能够改变冠根角度,曾一度被认为是纤维桩临床应用的一个禁忌证。可塑性纤维桩的问世,弥补了预成纤维桩的缺陷,使纤维桩不能取代金属铸造桩核的观点成为历史。

可塑性纤维桩可弯曲塑形的特点是预成纤维桩无法实现的(图 9-2),特别是对于根管弯曲的患牙或者需要改变冠根角度的患牙进行桩核修复时,可塑性纤维桩是最好的选择。

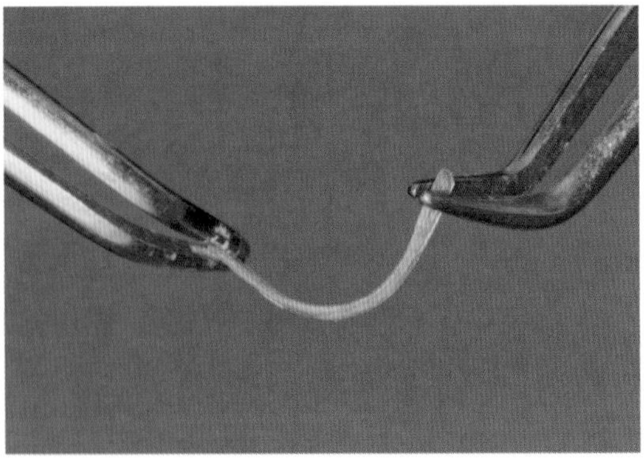

图 9-2　可塑性纤维桩可弯曲塑形

二、可塑性纤维桩的缺点

1. 由于可塑性纤维桩通过椅旁光照聚合成形,因此纤维桩的根尖部分难以充分固化,桩核的初始强度和稳固性不如预成纤维桩。

2. 可塑性纤维桩的树脂基质为丙烯酸类树脂。与环氧树脂基质相比,丙烯酸类树脂的聚合收缩相对较大,其强度和韧性略显不足。

3. 可塑性纤维桩生产制作时其玻璃纤维未经预拉伸处理,其机械强度有可能低于预成纤维桩。

4. 细小根管时很难应用或效果较差。

第二节　可塑性纤维桩系统

目前市场上可塑性纤维桩产品有:everStick 和 Ribbond 两种系统。

一、everStick

everStick 系芬兰 StickTech 公司生产的纤维增强复合树脂(FRC)系列产品,于 1997 年开始研发,2001 年投放市场。主要产品包括:everStick C&B、ever Stick PERIO、ever Stick ORTHO、everStick POST、everStick NET 等,分别用于粘接桥、牙周夹板、正畸保持器、根管桩、外伤固定夹板等口腔临床的修复和治疗。其中 everStick POST 为可塑性纤维桩的代表产品。

1. 组成结构　everStick 的树脂基质包括线性聚合物聚甲基丙烯酸甲酯(PMMA)和交联单体双酚 A 双甲基丙烯酸缩水甘油酯(bis-GMA),两者均为牙科粘接系统和树脂水门汀中最常用的树脂单体。其内部纤维由 2000~4000 根独立的 E-玻璃纤维组成(图9-3)。

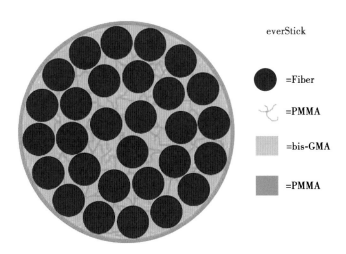

图 9-3　everStick 纤维束横截面示意图

制造商宣称,everStick 具有独特的互渗透聚合物网络结构(Interpenetrating Polymer Network,IPN)结构。IPN 是指玻璃纤维间通过 PMMA 和 bis-GMA 互相锁定形成的特殊网络结构。

2. 粘接机制　everStick 的树脂基质是未聚合的 PMMA 和 bis-GMA,与牙科树脂粘接剂中的粘接单体均为丙烯酸类树脂。由于两者具有相同的化学键、接近的溶解度参数和较强相容性,因此,everStick POST 粘结时,一方面与树脂粘接剂形成化学结合,另一方面其表层的 PMMA 可与树脂粘结剂相互融合,产生较强的分子间作用力。

有文献报道,everStick 的纤维束表面能够被树脂单体部分溶解(图 9-4),树脂渗入纤维束内形成互渗透结构,从而在纤维和树脂间产生两种结合力:化学力和微观机械力,使 everStick POST 具有比其他纤维桩高出 50% ~ 100% 的粘接力。

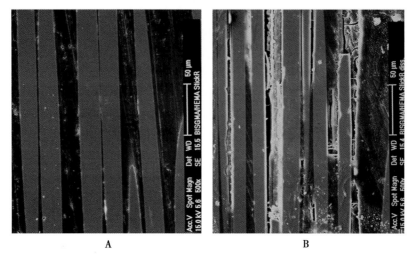

图 9-4　everStick 纤维树脂浸润前后的表面电镜观察
A. 浸润前；B. 浸润后

3. 性能特点　①预备根管时能最大程度保留患者的牙体组织,具有微创性;②具有化学结合和微机械嵌合,粘接力较强;③IPN 结构使其挠曲强度达到 700MPa 以上,具有良好的机械性能。

4. 临床应用　Everstick post 有三种直径可以选择:0.9mm、1.2mm、1.5mm。这些尺寸适合绝大多数牙齿根管的直径和形态。特别粗大的根管可以使用 2 支或以上的根桩,对于不规则根管,可以应用修剪下的残片充塞根管。临床使用时,打开 Everstick post 包装袋,按需要数目剪切包裹纤维桩的硅胶块,然后撕开表层保护纸膜,暴露纤维桩,用清洁的镊子从硅胶块中取出纤维桩(图 9-5)。

二、Ribbond

Ribbond 系由美国 Ribbond 公司(Seattle WA)研发的系列产品。自 1992 年投放市场以来,经不断改进现已发展到第三代产品,分别为第一代:Original Ribbond;第二代:Ribbond THM;第三代:Ribbonal Triaxial。它是一种由低温等离子处理的超高分子量聚乙烯纤维(UHMWPE)组成的高强度复合材料。Ribbond 外观呈编织网带形状(图 9-6),临床除桩核修复外,还可应用于牙周夹板、树脂粘接桥、外伤固定、正畸舌侧固定保持或间隙保持器等。Ribbond 纤维带是聚乙烯纤维桩的代表产品(详见第二章第三节"纤维桩的分类")。

1. 组成结构　Ribbond 的主要成分为低温等离子喷涂的超高分子量聚乙烯纤维(UHM-

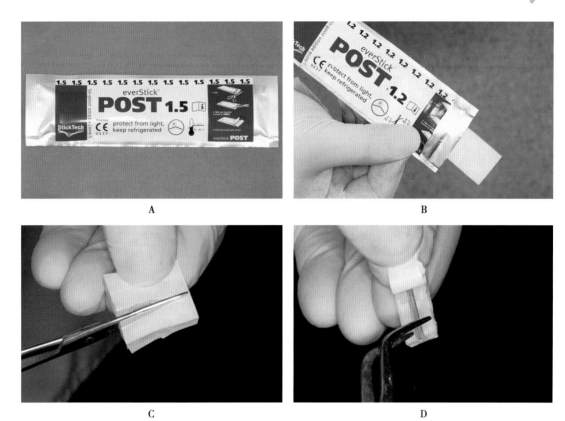

A   B

C   D

图 9-5 everStick POST

A. 铝箔纸封闭包装，避光保存；B. 使用时打开包装，暴露硅胶包裹块；C. 按需数目剪切硅胶
包裹块；D. 撕开护纸膜，用镊子从硅胶块中取出

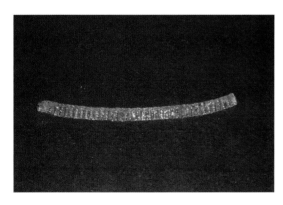

图 9-6 Ribbond THM 聚乙烯纤维带

WPE)，或称为超高强度聚乙烯纤维（UHSPE)，经纺织加工为纱罗组织编织物（leno-woven)。

纱罗组织是由经纱和纬纱相互交织、相互锁定而形成的特殊结构，日常生活中的各种编织物均为纱罗组织，如窗纱、蚊帐、筛网、布料等（图9-7)。纱罗组织可以增加编织物的耐久性，稳定性和剪切强度。Ribbond 纤维纱罗组织开放式的花边状结构，使其可以紧密贴合于牙齿及牙弓的外形。材料中交锁结构所形成的密集网络可以防止纤维在聚合前的操作过程中发生移动，从而降低了纤维结构破坏的可能。

2. 粘接机制 超高强度聚乙烯纤维（UHSPE)在低温等离子喷涂过程中，气体分子在强大的电磁场中被离解为等量的离子、电子、自由基和一些中性物质。UHSPE 经表面处理后

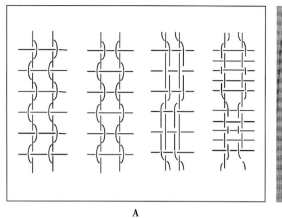
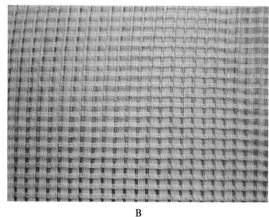

图 9-7 纱罗组织
A. 结构示意图；B. 纱罗组织编织物

产生的物质具有很高的能量,其表面结构发生改变,容易与环氧树脂和丙烯酸树脂等基质发生反应。因此,低温等离子喷涂表面处理可以明显促进 UHSPE 与树脂基质的黏附,增强其界面的粘接强度。

3. 性能特点 ①UHMWPE 纤维的弹性模量一般为1397MPa。与流动树脂或树脂粘接剂混合后,其弹性模量可增加到 23.6GPa。弹性模量的增加有利于应力在牙本质和树脂界面间的传递。②在复合材料中加入纤维层可有效抵抗张应力,增加修复体的承载能力,防止裂纹从修复体扩展到牙齿。③具有三维结构连续编织的 Ribbond 比单向纤维排列的纤维桩具有更持久的性能。

Original Ribbond 和 Ribbond THM 两者在纤维的形状和厚度上有所不同。Original Ribbond 纤维网带的断裂强度最大,其厚度为 0.35mm。当应用于不需要牙体预备的直接粘接修复时,可以通过在纤维中加入复合树脂而增加其厚度。将其应用于临时夹板时,可以根据预备的沟槽来调整纤维的厚度。

Ribbond THM 是在 Original Ribbond 基础上增加纤维的密度发展而来(纤维直径0.18mm)。它的主要关注点是材料的厚度、适应性、光滑性和高模量。其临床应用与 Original Ribbond 基本相同。

Ribbonal Triaxial 是继 Ribbond THM 之后发展的新产品。其结构是由不定向的编织纤维混合形成的双层三维带状结构。这种材料提供比前两种更强的多向断裂韧性和更高的弹性模量。Ribbonal Triaxial 的厚度要求牙体预备时尽量保留牙齿的形态。

4. 临床应用 Ribbond 纤维带是一种无色、柔韧的材料,能与牙齿和牙弓的形态相适应,其半透明性符合美学修复的要求。

Ribbond 纤维带应用于桩核修复时可在椅旁直接制作。临床操作要点如下:

(1)纤维带的选择和长度的确定:根据根管的直径选择不同宽度的纤维带(Ribbond THM,2mm、3mm、4mm)。使用牙周探针测量根管的深度后再加上核的高度即可确定纤维桩的长度。

（2）纤维带的裁剪：使用配套的专用剪刀在长条状的 Ribbond 纤维带上按照 2 倍的桩长度剪断 1~2 条。

（3）纤维带的浸渍：将裁剪好的纤维带涂布双重固化粘接剂浸渍，然后放置在避光的容器内备用。临床应用前使用树脂粘接剂涂抹纤维并充分浸渍是 Ribbond 桩核修复的重要步骤。

（4）根管内涂抹粘接剂和树脂水门汀：在预备好的根管内最好应用双重固化牙齿粘接系统进行处理，然后注入流动性较好的双重固化树脂水门汀。

（5）纤维带的填塞：使用手用器械将纤维带上多余的粘接剂顺着纤维带长短方向轻轻地刮除。将一条预先浸渍好的纤维带中间折叠后，使用根管充填器填充于根管内。如果根管粗大，可用另一条纤维带紧密填塞于根管内剩余空间。去除多余的树脂水门汀，将纤维带的游离端卷曲，压缩入根管内，然后光照 20~40 秒使其固化。

（6）使用核树脂或复合树脂堆积成核，然后充分光照固化。

第三节　everStick POST 临床操作技术

可塑性纤维桩的代表产品 everStick POST 因其操作简单、可弯曲塑形等显著特点，目前临床上已广泛应用。本章将对其病例选择、临床操作步骤及要点给以详细介绍。

一、病例选择

1. 适合预成纤维桩修复的患牙。

2. 根管弯曲患牙（图 9-8）。

3. 牙齿严重倾斜需改变冠方向者（图 9-9）。

4. 不规则根管，如喇叭形根管、C形根管等（图 9-10）。

二、临床操作步骤及要点

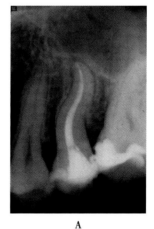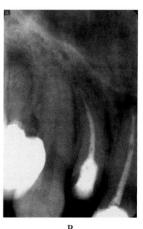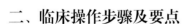

A　　　　　　　　B

图 9-8　弯曲根管
A. 前磨牙弯曲根管；B. 侧切牙弯曲根管

现以前牙美容修复患者为例，介绍 everStick POST 临床操作步骤及要点：

1. 术前检查　按照桩核修复的适应证检查患牙情况。对不规则根管或牙齿严重倾斜需改变桩核方向的病例，应优先考虑使用可塑性纤维桩修复（图 9-11）。

2. 冠部和桩道预备　与预成纤维桩临床操作基本相同。为了最大程度发挥 everStick POST 柔软易塑的特点，建议预备根管时尽量保留患牙剩余牙体组织。应用 P 型钻按常规桩道预备方法预备根管，在接近根尖处保留 3~5mm 充填物。超声荡洗根管壁上残留封闭剂并彻底清除干净。然后用气枪吹干冠部牙体组织，用纸尖干燥根管（图 9-12~图 9-15）。

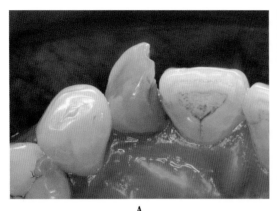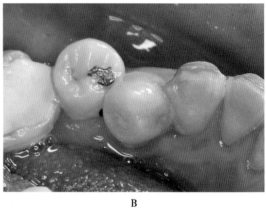

A B

图 9-9 牙齿严重倾斜
A. 前牙严重唇倾；B. 前磨牙锁𬌗

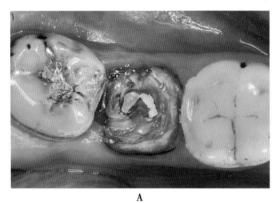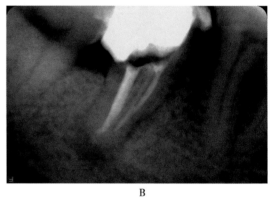

A B

图 9-10 C 形根管

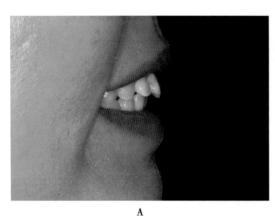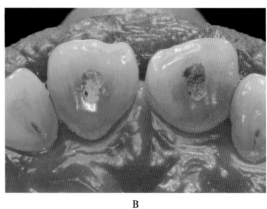

A B

图 9-11 患者前牙倾斜拒绝正畸治疗要求美容修复
A. 患者侧面观；B. 中切牙根管治疗

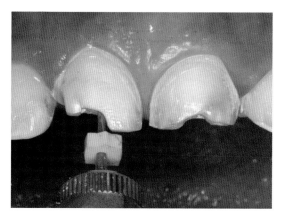

图 9-12 桩道预备

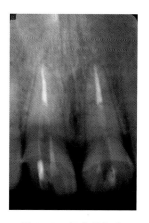

图 9-13 根尖处保留
3～5mm 充填物

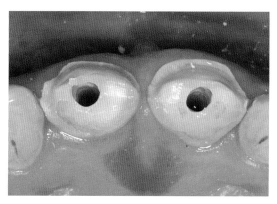

图 9-14 桩道预备完成

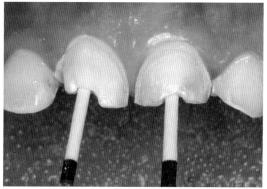

图 9-15 纸尖干燥根管

3. 冠部和桩道酸蚀处理 应用磷酸酸蚀冠部和桩道,然后水枪冲洗冠部,超声荡洗根管,最后用纸尖干燥根管(图 9-16 ～图 9-18)。

4. 测量桩道深度 用牙周探针或根管探针测量桩道深度,同时估计冠部组织高度,确定纤维桩的长度(图 9-19)。

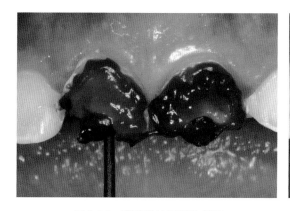

图 9-16 磷酸酸蚀冠部和桩道

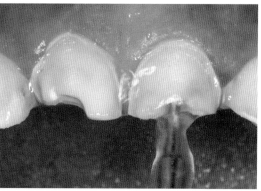

图 9-17 超声清洗酸蚀剂

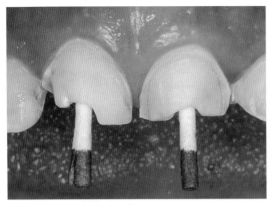

图 9-18　纸尖干燥根管

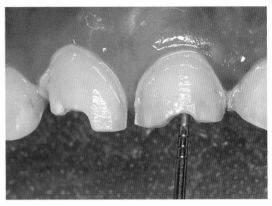

图 9-19　测量桩道深度

5. 纤维桩试放和裁剪　用镊子从硅胶包裹块中取出纤维桩并插入桩道,检查纤维桩是否达到预备的深度。如纤维桩未达到预备的深度可用剪刀将桩体末端剪尖或修剪形态后再次试放。然后按确定的纤维桩长度用剪刀裁剪(图 9-20 ~ 图 9-22)。

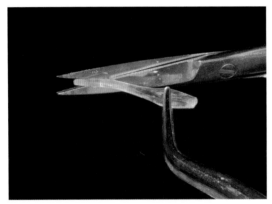

图 9-20　用剪刀修剪桩体末端

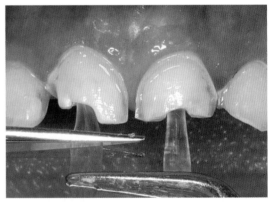

图 9-21　按确定长度进行裁剪

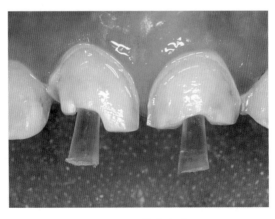

图 9-22　裁剪完成

6. 填塞辅桩 检查桩体与根管壁适合性,当根管顶端部分为椭圆形或喇叭形时,可添加纤维加强。必要时用探针侧方加压后填塞,直至桩道填满充实为止(图9-23、图9-24)。

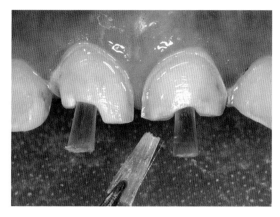

图 9-23 填塞辅桩

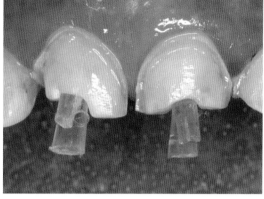

图 9-24 填塞完成

7. 调整冠部桩体并光照 对于倾斜牙齿,可用镊子夹持纤维桩冠部调整至需要的角度。然后光照冠部20秒,使纤维桩保持调整后的形状而不回弹(图9-25、图9-26)。

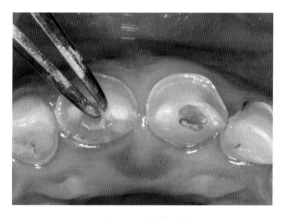

图 9-25 调整冠部

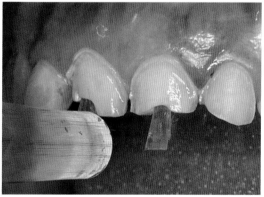

图 9-26 光照 20 秒

8. 体外固化纤维桩 取出调整后的纤维桩,分别从侧方和尾部光照,使纤维桩中树脂基质充分聚合(图9-27)。

特别注意:对于根管弯曲的患牙,不能采取体外的方法固化纤维桩,而应在纤维桩插入根管制作桩核时再进行固化,否则纤维桩无法就位。

9. 粘接纤维桩 根管毛刷蘸粘接剂(底胶与粘接单体一体)反复涂擦冠部粘接面和根管壁20秒后,用纸尖将根管壁上多余粘接剂吸附干净,气枪轻吹。光照根管20秒后导入树脂水门汀,然后将纤维桩插入根管内(图9-28~图9-33)。

10. 堆核及预备 按常规方法堆塑桩核后颊、舌、切端分别照射20秒以上,然后按全瓷冠修复完成预备体(图9-34、图9-35)。

11. 修复完成(图9-36、图9-37)。

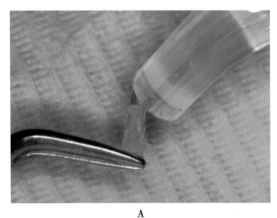

A

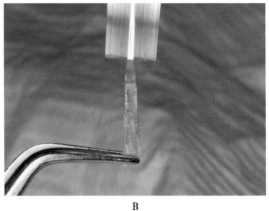

B

图 9-27 体外固化纤维桩
A. 侧方光照 20 秒；B. 尾端光照 20 秒

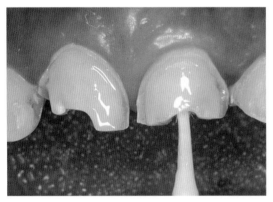

图 9-28 涂擦粘接剂 20 秒

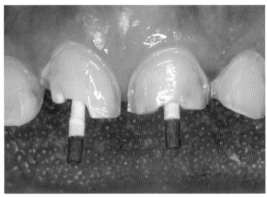

图 9-29 纸尖吸附根管壁粘接剂,气枪轻吹

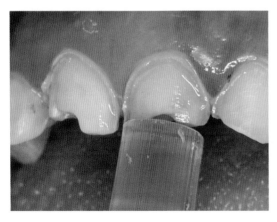

图 9-30 光照根管 20 秒

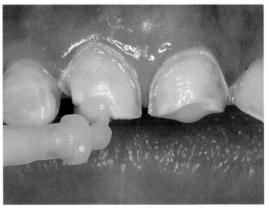

图 9-31 桩道内注入桩核水门汀

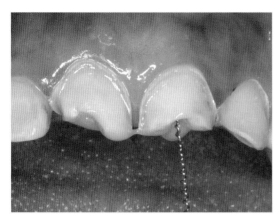

图 9-32 螺旋输送器辅助导入

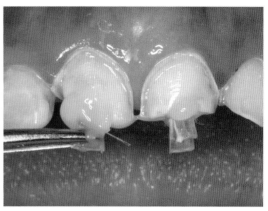

图 9-33 插入纤维桩

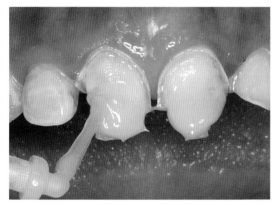

图 9-34 堆核

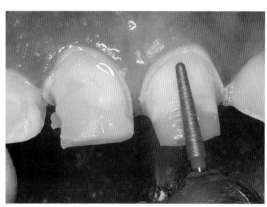

图 9-35 光照后预备

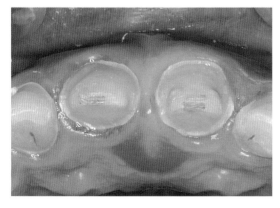

图 9-36 完成预备体

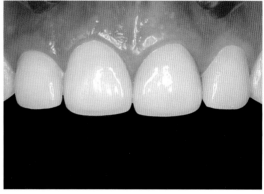

图 9-37 修复完成

三、弯曲根管的桩道预备

对于轻度弯曲根管的桩核修复,采用普通的不锈钢器械和根管镍钛器械无法达到较好的桩道预备效果。对于重度弯曲根管的桩核修复,尽管临床上并不多见,但很多口腔医师偶尔碰到这样的病例时,则会表现得更加束手无策。由于缺乏必要的桩道预备器械,长期以来临床上没有更好的办法来修复这些患牙。

基于这种情况,科研工作者设计出来了一种针对纤维桩修复的镍钛桩道预备钻 PF Mtwo NiTi(VDW GmbH,Munich,Germany),如图9-38所示。这种钻的明显特点是:形态和直径与最小型号的纤

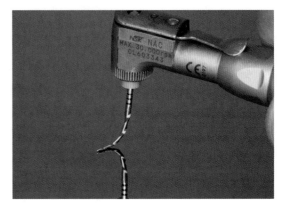

图9-38 镍钛桩道预备钻(PF Mtwo NiTi)

维桩完全吻合,不具有侧方切割功能,在不破坏根管侧壁牙本质的情况下能够充分去除牙胶。临床操作时,应用 PF Mtwo NiTi 钻去除大块的牙胶团之后,还应配合根管清洗剂或超声波荡洗的方法彻底清除桩道内剩余牙胶和根充糊剂,对于重度弯曲的根管推荐使用镍钛工作尖超声荡洗桩道。这种新型钻在尺寸和切割能力上的特点允许了更多牙体组织的保留,同时有效的清洁措施提高了桩与根管的粘接强度。

应用镍钛桩道预备钻对预备弯曲根管进行时,可先用热牙胶充填机携热头将根管内牙胶熔化后取出,然后再用镍钛桩道预备钻进行桩道预备,详见临床修复病例"弯曲根管的桩核修复"。

理想情况下,桩道预备应该稍大于根管治疗时镍钛器械预备后的空间。相对于不锈钢器械,桩道镍钛器械的使用更有利于根管原始解剖形态的保留和标准锥度的形成,使更多的牙体组织得以保留。因此,镍钛桩道预备钻不仅能够实现弯曲根管的桩道预备,对于普通直根管也完全适用,具有广阔的发展前景。

四、临床修复病例

病例一:弯曲根管的桩核修复

患者,女,31岁,上颌右侧侧切牙残冠且腭侧倾斜,X线检查发现牙根远中弯曲。经正畸医师会诊后,确定先正畸后修复的治疗方案。患牙经根管治疗(镍钛预备,热牙胶充填)后,正畸医师要求在桩核上粘贴托槽。

患牙桩核制作过程如下(图9-39~图9-48):

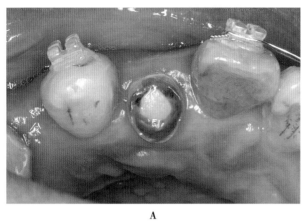
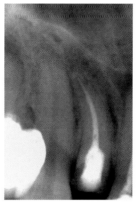

A　　　　　　　　　　　　　　　　　B

图 9-39　修复前检查

A. 侧切牙腭倾；B. X 线检查

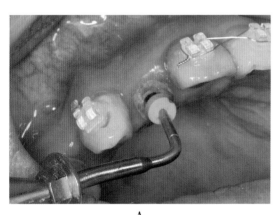
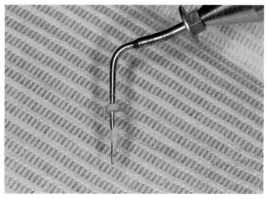

A　　　　　　　　　　　　　　　　　B

图 9-40　按确定的桩道长度用热牙胶机携热头将根管内牙胶熔化后取出

A. 携热头熔化根管内牙胶；B. 取出牙胶

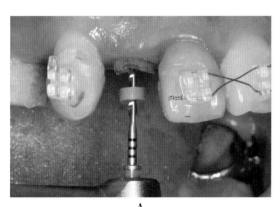
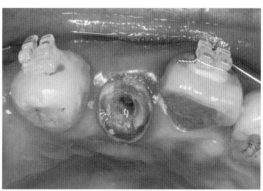

A　　　　　　　　　　　　　　　　　B

图 9-41　镍钛桩道预备钻 PF Mtwo NiTi 预备桩道

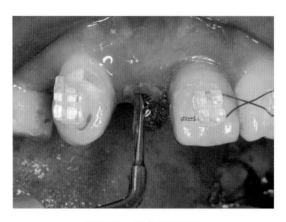

图 9-42 超声荡洗桩道

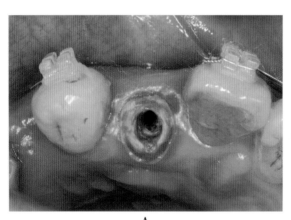

A

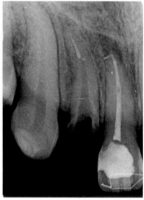

B

图 9-43 桩道预备完成,X 线检查预备情况

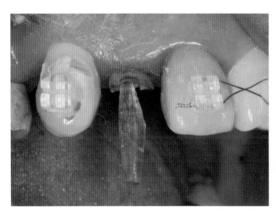

图 9-44 试桩

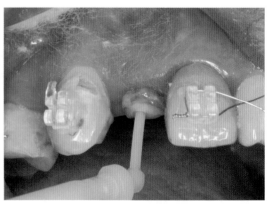

图 9-45 导入自粘接桩核树脂水门汀

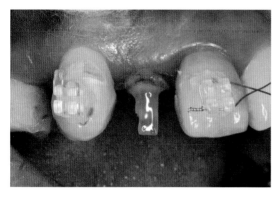

图9-46 纤维桩就位并光照

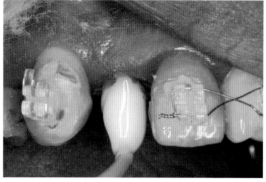

图9-47 堆塑树脂核

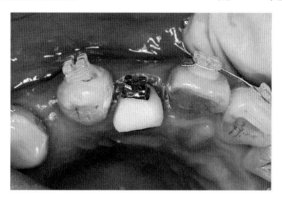

图9-48 粘贴托槽完成

病例二: C形根管的桩核修复

患者,男,52岁,下颌右侧第二磨牙根管治疗后要求修复。X线检查发现患牙为C形根管。该病例采用可塑性纤维桩进行修复,临床操作过程如下(图9-49~图9-60):

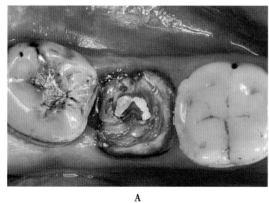

A

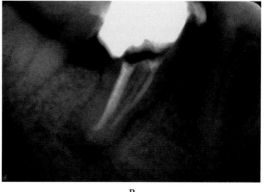

B

图9-49 修复前检查
A. C形根管治疗后; B. X线检查

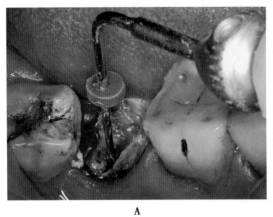
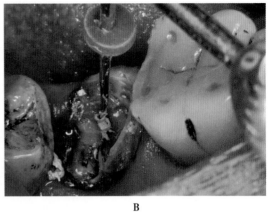

图 9-50　热牙胶机携热头去除根管上端的牙胶

A. 携热头插入根管；B. 将熔化的牙胶取出

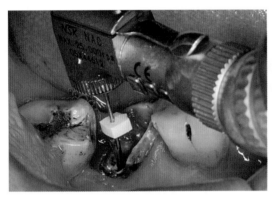

图 9-51　桩道预备

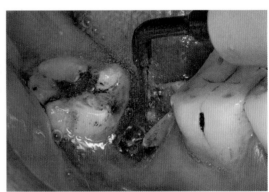

图 9-52　超声荡洗桩道

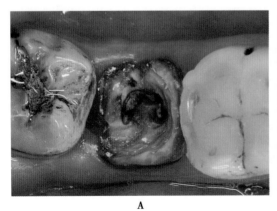
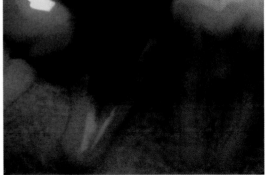

A　　　　　　　　　　　　　　　B

图 9-53　桩道预备完成, X 线检查预备情况

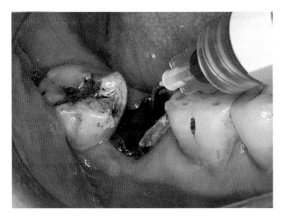

图 9-54 磷酸清洁冠部和桩道

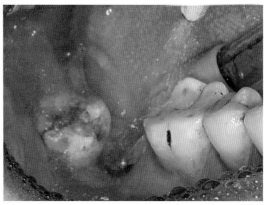

图 9-55 彻底清除酸蚀剂

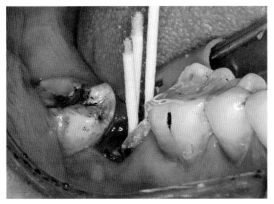

图 9-56 纸尖干燥桩道

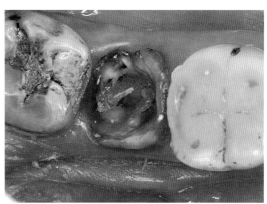

图 9-57 试桩

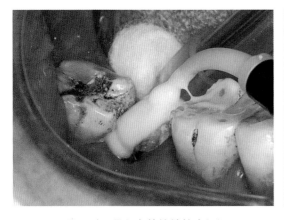

图 9-58 导入自粘接桩核水门汀

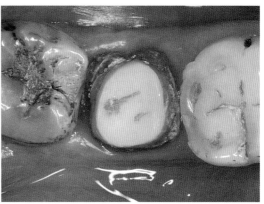

图 9-59 堆核并完成预备体

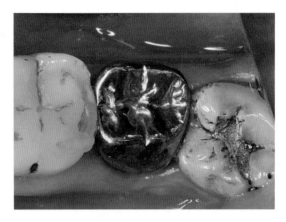

图 9-60　修复完成

（牛光良）

第十章
纤维桩即刻修复

本章所阐述的纤维桩即刻修复是针对冠桥修复失败后,在原有修复体无功能损坏的情况下,采用纤维桩-树脂核对旧修复体进行椅旁恢复的粘接修复技术。通过纤维桩即刻修复,可使旧修复体重新利用,并能快速恢复患牙的咀嚼、美观和发音功能。与传统的重新制作的处理方法相比,该技术为患者节约了时间和费用,避免了重新制作过程中给患者造成的不便、麻烦和痛苦。

第一节　即刻修复的适应证

一、冠桥修复体基牙冠部折断

冠桥修复体的基牙折断是临床上经常遇到的问题。当基牙折断发生在颈部以下,则应拔除基牙后重新修复。很多情况下,基牙的折断是发生在颈部以上或冠部,当清除折裂碎片和龋坏组织后,旧修复体仍能与基牙肩台密合,与邻牙邻接关系良好,试戴时有较好的稳定性,这种情况下可考虑应用纤维桩-树脂核进行即刻修复。

1. 冠修复体牙冠折断　常见于牙齿根管治疗后未使用桩而直接进行冠修复的患牙(图10-1 ~ 图10-4)。

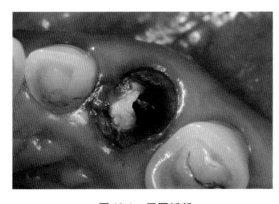

图 10-1　牙冠折断

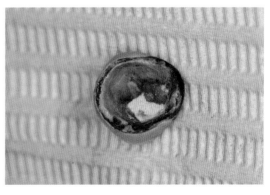

图 10-2　冠修复体脱落

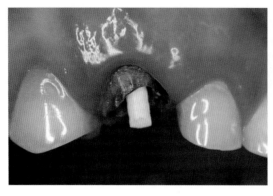

图 10-3　安放纤维桩

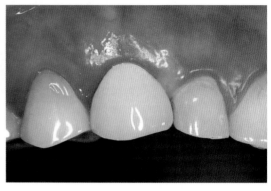

图 10-4　完成即刻修复

2. 固定桥基牙折断　大多为一个基牙折断,患者可感觉明显不适而就诊。检查患牙和修复体,如条件允许可即刻修复(图 10-5 ~ 图 10-8)。

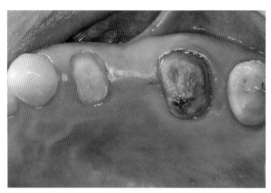

图 10-5　固定桥近中基牙折断

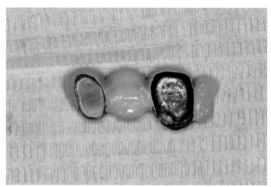

图 10-6　拆掉固定桥

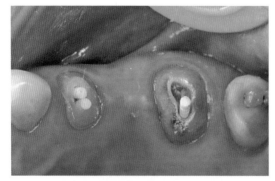

图 10-7　基牙根管治疗后安放纤维桩

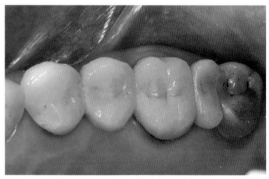

图 10-8　完成固定桥即刻修复

二、冠桥修复体松动脱落

冠桥修复体松动脱落是牙体或牙列缺损修复后常见的问题。修复体戴入不久后脱落者,可查明原因后直接粘接使用。如修复体使用很长一段时间后脱落,常因微渗漏、水门汀溶解等导致。修复体脱落后牙体大多伴有继发龋坏、牙髓病变或不同程度的缺损。当去除腐质和根管治疗后,旧修复体能与基牙肩台密合,与邻牙关系良好,试戴时稳定性较好,特别是患者对旧修复体颜色、外观比较满意的情况下,应考虑纤维桩-树脂核即刻修复,而没有必要重新制作,详见病例二。

三、冠桥修复后牙髓或根尖病变

临床常见以下三种情况:

1. 冠桥修复后基牙发生牙髓炎症。

2. 冠桥修复后基牙发生牙髓坏死。

3. 冠桥修复后基牙发生根尖炎症。

上述三种情况,临床大多采用前牙舌窝和后牙𬌗面局部开孔的方法进行治疗。由于局部开孔视野有限,根管治疗后基牙冠部牙体组织的缺损程度无法确认。因此简单的充填方法并不能保证修复体能够长期行使功能。如采用纤维桩-树脂核即刻修复技术,则可最大程度地恢复冠桥修复体的功能,满足患者的长期使用。详见第六章图6-83~6-92。

第二节　即刻修复的临床操作

纤维桩即刻修复是应用一种粘接材料将纤维桩和冠桥修复体同时进行粘接修复的过程。即刻修复的关键是粘接材料的选择和粘接技术的应用。为确保树脂粘接剂与纤维桩、原修复体的同步粘接,树脂水门汀的流动性和机械性能应同时兼顾。临床实践证明,桩核树脂水门汀作为纤维桩即刻修复的粘接材料可获得满意的效果。临床操作步骤和要点如下:

一、患牙处理

修复体脱落后,基牙大多伴有继发龋坏,有时病变已波及牙髓和根尖组织,导致根尖阴影或瘘管出现,这时应进行常规的治疗。单纯的龋坏组织去净腐质即可,不需要充填处理。有牙髓和根尖病变者,应进行根管治疗。有时患牙牙周有结石存在,触碰出血,应彻底清除结石待牙周恢复健康后再进行修复。

患牙治疗后,应用超声波将其表面的残余粘接剂彻底清除,特别是肩台部位应仔细处理。

二、试戴修复体

患牙处理后,将冠桥组织面残留的水门汀去除干净。试戴修复体,检查修复体是否稳定,与肩台是否密合,与邻牙是否紧密接触。如果上述条件不具备,则应放弃即刻修复,重新制作桩核进行冠桥修复。

三、粘接前准备

1. 桩道预备　常规进行纤维桩桩道预备,并彻底清除桩道内残留水门汀和碎屑。

2. 确定纤维桩长度　桩道预备后插入纤维桩,将冠桥再次试戴,根据冠修复体龈缘距离肩台的长度,或依据冠修复体的内面空间,确定纤维桩的长度。

3. 清洁冠修复体组织面　用无水乙醇棉球擦洗冠修复体组织面进行去污处理。

四、纤维桩和冠桥同步粘接

临床应尽量选择简单的粘接方法进行粘接,如应用自粘接桩核树脂水门汀。将水门汀同时注入桩道和原修复体冠内,纤维桩插入桩道,然后将冠桥指压就位,保持其稳定,直至水门汀完全固化。临床操作时间应尽可能缩短,防止粘接失败。

五、完成即刻修复

将肩台、桥体和邻牙处多余水门汀清除干净后,完成即刻修复。

第三节　即刻修复病例

病例一:固定桥基牙冠部折断后纤维桩即刻修复

患者,男,42岁,前牙烤瓷固定桥松动,咀嚼不适,前来就诊。检查发现:13至23为两个固定桥,其中右侧固定桥固位良好,而左侧固定桥已松动明显。将松动固定桥完整取下后,发现近中基牙冠部折断且继发龋坏,远中基牙桩核修复良好,无缺损和病变。X线检查,基牙根充良好,无根折和根尖病变。将脱落修复体重新戴入后发现与邻牙关系良好,基牙肩台密合且稳定性较好。考虑患者对原烤瓷桥形态和颜色均较满意,希望继续使用旧修复体而节省治疗费用,故采用纤维桩进行即刻修复。

粘接材料:自粘接桩核树脂水门汀。

临床操作过程如下(图10-9～图10-24):

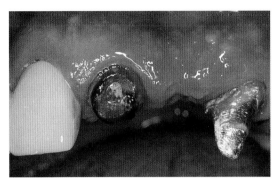

图 10-9 烤瓷桥基牙冠部折断

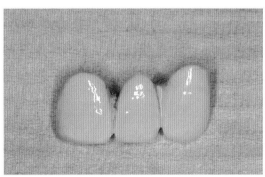

图 10-10 将修复体完整取下

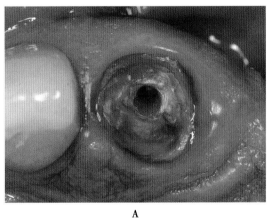

A

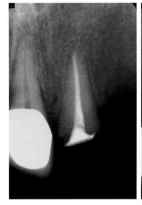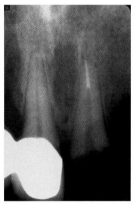

B

图 10-11 基牙冠部和桩道预备

A. 冠部去腐和桩道预备；B. X 线术前和术后

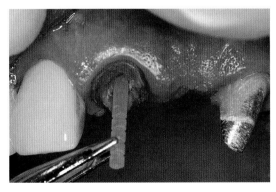

图 10-12 试纤维桩

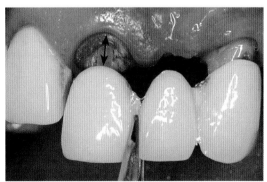

图 10-13 试戴修复体,确定桩长度

249

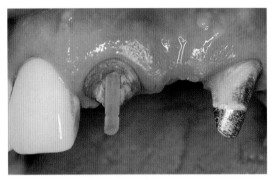

图 10-14 纤维桩裁剪后插入桩道

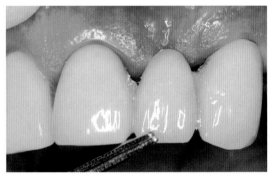

图 10-15 再次试戴修复体,检查就位情况

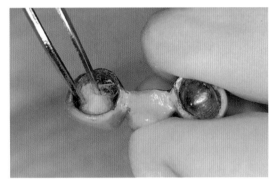

图 10-16 清洁冠组织面

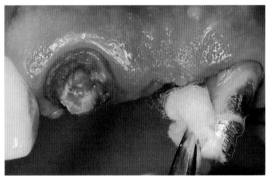

图 10-17 清洁基牙和桩道

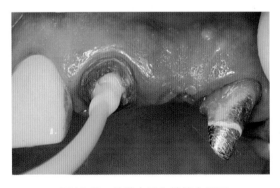

图 10-18 桩道内导入桩核水门汀

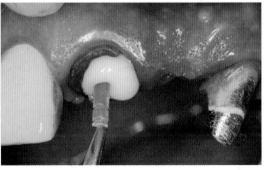

图 10-19 插入纤维桩

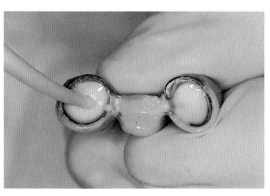

图 10-20　冠内注入桩核水门汀

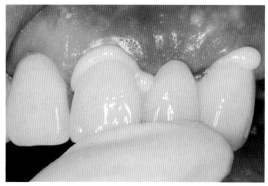

图 10-21　修复体指压就位

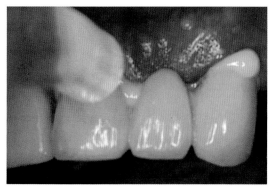

图 10-22　光照溢出水门汀 5 秒

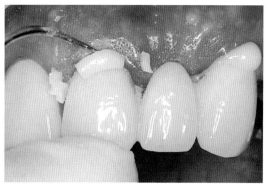

图 10-23　探针清除结痂水门汀后指压 5~8 分钟

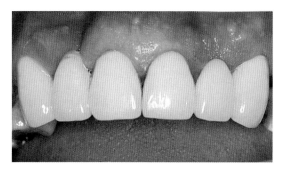

图 10-24　完成即刻修复

病例二：固定桥脱落后纤维桩即刻修复

患者,女,34岁,前牙烤瓷桥脱落、基牙疼痛,前来就诊。

临床检查:左侧侧切牙热测敏感,叩痛(+),右侧侧切牙根尖龈处瘘管。X线检查:右侧侧切牙根尖大面积阴影,右侧中切牙根充不完善。患者对原有烤瓷桥形态和颜色均较满意,希望继续使用旧修复体。将脱落修复体重新戴入后发现与邻牙关系良好,基牙肩台密合且稳定性较好。

治疗设计:①基牙根管治疗;②纤维桩即刻修复。

患者根管治疗后戴原修复体观察,2周后瘘管消除,基牙无不适。然后采用纤维桩即刻修复。

粘接材料:自酸蚀型桩核树脂水门汀。

临床修复过程如下(图10-25~图10-45):

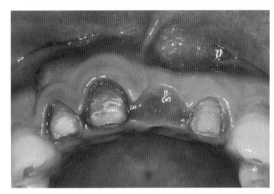
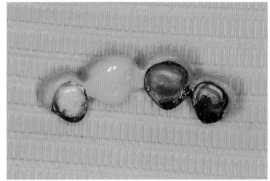

图10-25 烤瓷桥脱落

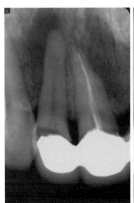
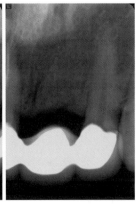

图10-26 X线检查

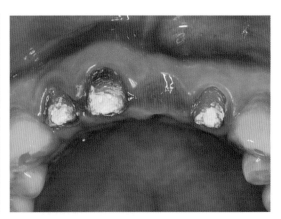

图10-27 基牙根管治疗后观察2周

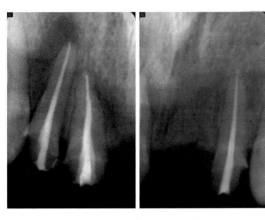

图 10-28 根管治疗后 X 线片

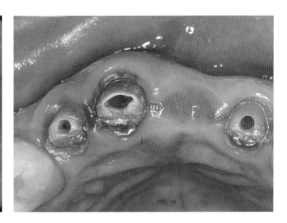

图 10-29 基牙桩道预备

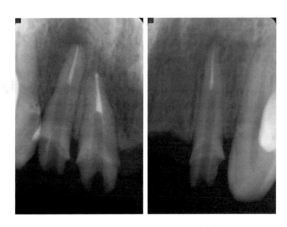

图 10-30 X 线检查桩道预备情况

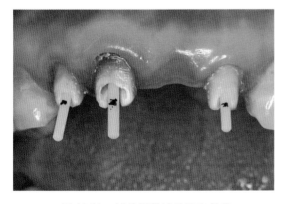

图 10-31 试放纤维桩并确定长度

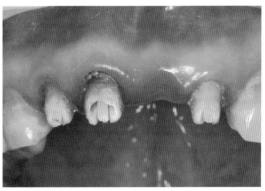

图 10-32 裁剪纤维桩

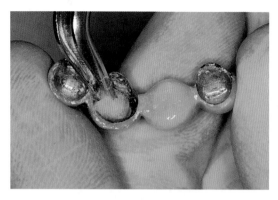

图 10-33　清洁烤瓷桥内冠

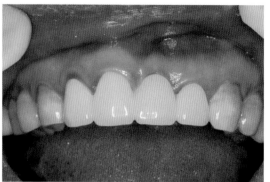

图 10-34　试戴烤瓷桥检查就位情况

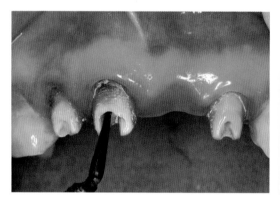

图 10-35　桩道内涂擦自酸蚀底胶 20 秒

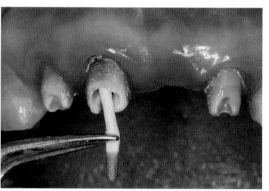

图 10-36　纸尖吸取多余底胶

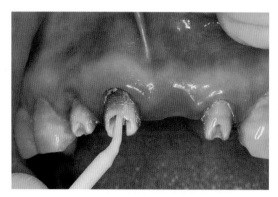

图 10-37　桩道内涂抹粘接剂

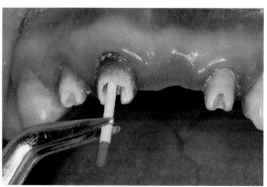

图 10-38　纸尖吸取多余的粘接剂

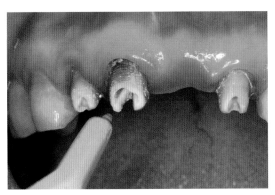

图 10-39　气枪轻吹 5 秒

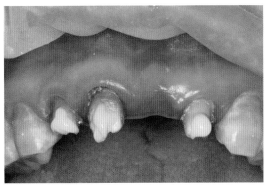

图 10-40　桩道内导入桩核水门汀并粘桩

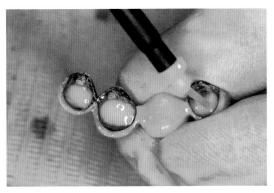

图 10-41　烤瓷桥内冠注入桩核水门汀

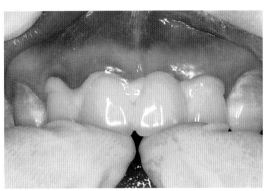

图 10-42　烤瓷桥指压就位

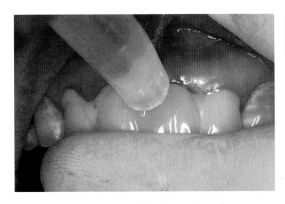

图 10-43　冠边缘光照固化 5 秒

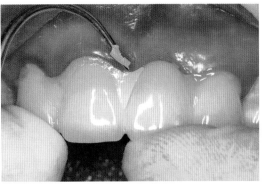

图 10-44　去除多余水门汀后指压 5~8 分钟

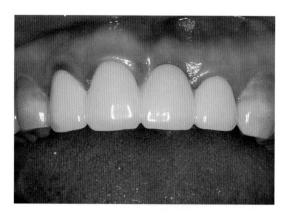

图 10-45 完成即刻修复

（牛光良）

第十一章

纤维桩修复失败分析

纤维桩的临床操作实质上是一个复杂的粘接过程,纤维桩修复的成功与否很大程度上取决于粘接技术和粘接效果。本章将对纤维桩粘接破坏的类型和机制进行讨论,同时对临床上常见的失败问题进行总结和分析。

第一节 粘接破坏类型

临床上纤维桩修复失败大多是由粘接破坏所导致。粘接与破坏是两个相反的过程,但它们彼此之间却有一定的关系,从粘接的质量可以预示破坏的难易,从破坏的类型可以分析粘接的好坏。因此,研究粘接破坏的类型,对如何提高修复体粘接强度具有重要的意义。

将两种物体通过粘接剂结合在一起所构成的复合体称为粘接接头(bonding joint)。粘接接头在外力与内力作用下,当超过其本身的强度时便会发生破坏,按其破坏发生的部位,大致可以分为 4 种类型,即内聚破坏、界面破坏、混合破坏、被粘物破坏。在牙科领域,粘接失败大多是由于材料长期受拉伸力或剪切力而导致的分离现象,其粘接破坏类型大多为界面破坏和混合破坏,而内聚破坏和被粘物破坏的发生率相对较低。

一、内聚破坏

内聚破坏(cohesive failure)是发生在粘接剂层本身的破坏,此时粘接强度取决于粘接剂的力学性能。口腔修复体常用的粘接剂为水门汀类材料,包括传统水门汀和树脂水门汀,其拉伸强度和剪切强度存在着较大的差异,并决定着其自身的粘接强度。临床上桩核冠的松动脱落与选用的粘接剂有很大的关系,传统水门汀其力学性能差,存在内聚破坏的情况,树脂水门汀的力学性能较强,一般不会发生内聚破坏。临床上如果桩核或冠脱落后,牙体组织和修复体组织面均有一层粘接剂存在则为内聚破坏,但是单纯的内聚破坏并不多见。在纤维桩核修复方面,内聚破坏常表现为冠部树脂核的折断。

二、界面破坏

界面破坏(interface failure)是发生在被粘物和粘接剂间的破坏,即粘接剂与被粘物界面未能形成足够的粘接力而发生完全分离的现象。界面破坏常发生在粘接剂对被粘物表面润湿不良或被粘物表面处理不当的情况。桩核冠的松动脱落大多为界面破坏,其原因大多由于牙齿表面或修复体组织面清洁不够所导致,是临床经常发生的现象(图 11-1、图 11-2)。对于单纯的界面破坏,临床上应尽量设法避免。

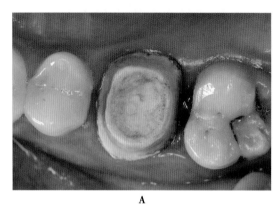

| A | B |

图 11-1　粘接剂-修复体界面破坏

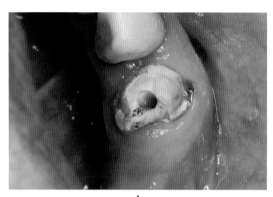

| A | B |

图 11-2　粘接剂-牙体组织界面破坏

三、混合破坏

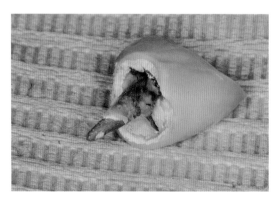

图 11-3　桩脱落呈混合破坏

混合破坏(mixed failure)是内聚破坏和界面破坏同时存在的破坏,即粘接剂层破坏、被粘物与界面间破坏同时存在或兼而有之。大多数粘接破坏是以内聚破坏为主的混合破坏,或以界面破坏为主的混合破坏。桩核冠的松动或脱落经常以混合破坏的形式发生,临床可见修复体组织面有部分粘接剂存在(图 11-3、图 11-4)。

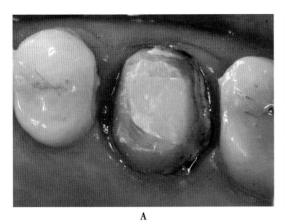
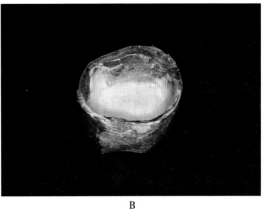

A　　　　　　　　　　　　　　　B

图 11-4　冠脱落呈混合破坏

口腔修复体粘接破坏的类型不仅与选用的粘接剂和修复体的材质有关,并且与临床操作有很大的关系。

四、被粘物破坏

被粘物破坏是指粘接剂强度大于被粘物强度的破坏。它说明粘接剂的粘接强度已足够抵挡其内聚破坏和发生在界面的破坏,是一种比较理想的破坏形式。对于强度较低的被粘材料如木材、纸张、织物、皮革、橡胶、塑料等,常发生被粘物破坏;而对于口腔修复体的粘接来讲,这种情况几乎不会发生。

第二节　纤维桩临床失败

纤维桩应用临床已二十余年,而国内开展这项工作滞后十余年。尽管纤维桩-树脂核应用残根残冠的修复明显优于金属桩核,但临床失败仍有发生。从文献报道和临床观察发现,国内应用纤维桩的失败率明显高于应用较早的欧美国家。这可能与口腔医师对粘接理论的掌握、临床操作水平,以及纤维桩本身的品质、机械性能等有关。临床积累的失败病例大致包括纤维桩脱落、树脂核脱落和纤维桩折断等,现总结如下。

一、纤维桩脱落

纤维桩松动或脱落是一种典型的粘接破坏现象,在纤维桩修复失败病例中发生率最高。由于粘接破坏涉及粘接剂-根管牙本质、粘接剂-纤维桩两个界面,因此应根据脱落后纤维桩的表面情况分析其粘接破坏的原因。

1. 粘接剂-根管牙本质界面破坏　即脱落的纤维桩表面均匀覆盖一层树脂水门汀。导致该界面破坏的原因大多由于桩道内根管牙本质处理不当引起,常见因素有:

（1）磷酸酸蚀剂未彻底清除，遗留于桩道底端。

（2）磷酸酸蚀时间过长，导致根管牙本质变性。

（3）桩道预备后发生污染，未及时清洁。

（4）桩道内余留水分过多，未用纸尖吸干。

（5）根管壁残留牙胶和封闭剂，未用超声去除。

（6）桩道清洁时应用过氧化氢溶液清洗，或次氯酸钠、EDTA 应用不当。

（7）根管治疗后长期未修复，根管内壁牙本质粘接质量下降。

2. 粘接剂-纤维桩界面破坏 即脱落的纤维桩表面无树脂水门汀覆盖（图 11-5）。导致该界面破坏的原因大多由于纤维桩表面处理不当引起，常见因素有：

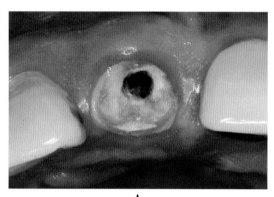 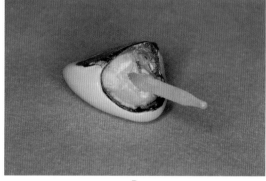

A B

图 11-5 粘接剂-纤维桩界面破坏

（1）纤维桩质量差，表面粗糙度较低，微机械嵌合和摩擦力固位有限。

（2）纤维桩质量差，口腔环境中发生老化变色（图 11-6）。

（3）纤维桩表面粘接面积不足，表面未进行适当的粗化、硅烷化处理。

（4）纤维桩表面未涂抹黏稠度较低的粘接剂，无微机械嵌合。

（5）临床操作过程中纤维桩表面污染，未及时清洁或清洁不够。

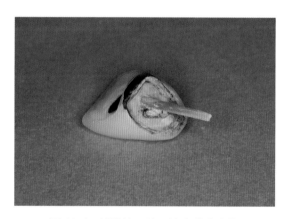

图 11-6 纤维桩口腔环境中发生老化

3. 纤维桩-粘接剂-根管牙本质混合破坏 即脱落的纤维桩表面有一部分树脂水门汀覆盖。它包括粘接剂-纤维桩、粘接剂-根管牙本质两界面兼有的破坏，同时也可能存在粘接剂层的内聚破坏。常见原因除了上述引起两界面破坏的因素外，还应包括：

（1）纤维桩粘接后光照时间不足，粘接树脂未充分固化。

（2）纤维桩光学性能差，通过导光粘接树脂未充分固化。

（3）牙齿粘接系统与树脂水门汀不相容,导致树脂固化不全或粘接界面结合较差。

（4）深覆𬌗患者,或长期咬合力较大情况下,粘接剂发生应力疲劳。

（5）粘接老化现象。

粘接老化可发生纤维桩-粘接剂-根管牙本质的混合破坏。粘接老化主要发生在粘接剂-根管牙本质界面,表现为混合层内胶原纤维的组织破坏和胶原纤维网内树脂的降解。这些现象的发生降低了树脂-牙本质的粘接强度,发生微渗漏、边缘破坏,最终导致粘接界面的破坏。

二、树脂核脱落

树脂核脱落是一种单纯的粘接剂-纤维桩界面破坏。临床可见树脂核和冠一体脱落,而纤维桩在根管内粘接完好(图11-7)。导致树脂核脱落的原因大多是由于纤维桩粘接后树脂核堆塑时,冠部牙体组织和纤维桩表面处理不当而造成。常见因素有:

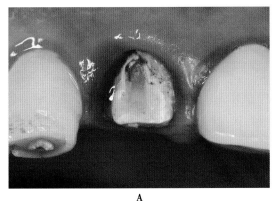
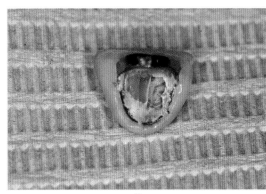

A   B

图11-7 树脂核脱落

（1）冠部牙体组织和纤维桩表面清洁不够,粘接效果差。

（2）临床操作时冠部纤维桩表面发生污染,如手持纤维桩粘接等。

（3）纤维桩粘接材料与核树脂材料不同种,无化学结合或结合较差。

（4）冠部余留牙体组织较少或牙本质肩领少,单靠树脂与纤维桩的固位不能抵抗长期咬合而导致的破坏。

三、纤维桩折断

纤维桩折断临床上很少发生,但还是有相关的报道。折断部位主要发生在冠部,有时可与余留的薄壁弱尖一起折断(图11-8)。纤维桩折断的机制主要是纤维桩的结构破坏,包括纤维断裂、基质断裂或纤维-基质粘接界面断裂。主要原因如下:

（1）纤维桩粗制滥造,质量低劣。

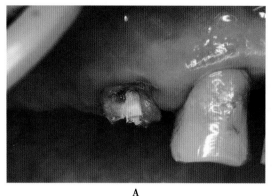

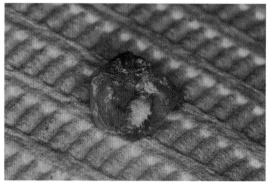

| A | B |

图 11-8 纤维桩折断

（2）纤维桩内部结构存在部分缺陷,导致机械强度下降。

（3）前牙深覆𬌗患者,纤维桩内应力过大。

（4）后牙咬合力过大,纤维桩数目少。

（5）纤维桩作为长桥修复或冠外附着体基牙时,容易发生折断。

（6）无牙本质肩领者。

（7）纤维桩裁剪方法不当,导致结构破坏。

第三节　纤维桩去除

根管治疗后牙齿因根管和根尖等原因需要重新治疗者占有一定的比例。而桩核修复后由于桩道预备和粘接过程的不完善因素,使根管治疗的失败率进一步增高。因此,纤维桩的去除大多为牙齿需要根管再治疗时的去除。另外,纤维桩折断后,如果牙根完好无损,符合桩核修复的适应证时,也可以将纤维桩去除后再修复。

纤维桩的硬度比金属铸造桩要低得多,理论上去除时更容易磨除,但在实际临床操作时并非想象的那么简单。这是因为玻璃（石英）纤维桩、树脂粘接材料、牙体组织三者的颜色非常接近,有时肉眼很难辨认,临床应用根管钻磨除纤维桩时很容易发生根管壁侧穿。早期的碳纤维桩由于黑色桩体在根管内很好确认,侧穿的问题则很少发生。因此,玻璃或石英纤维桩去除时,一定要小心谨慎,从而避免拆除失败。

纤维桩去除时应使用配套的专用钻（图 11-9）。首先应用引导钻置于纤维桩断面中心处,慢速轻轻磨出一浅洞;然后应用去除钻置于中心浅洞处沿纤维桩长轴方向慢慢磨除,当达到预定深度后可有落空感。在磨除过程中纤维桩内玻璃纤维和树脂基质发生分离,通过破坏纤维桩的结构使纤维桩逐步去除,最后再使用完成钻修整桩道。磨除过程中应借助口镜或肉眼直视下,仔细观察桩道内情况,是否发生偏移（图 11-10 ~ 图 11-15）。去除过程中如阻力较大,应停止磨除,必要时可用根管显微镜帮助去除。如果没有配套的专用钻,也可应用较细的金刚砂车针先将冠部桩体磨除,然后再用小号慢速预备钻,沿根管方向小心去除桩道内纤维桩,待小号钻磨至桩体末端后可有落空感,然后更换大号预备钻逐级磨除。

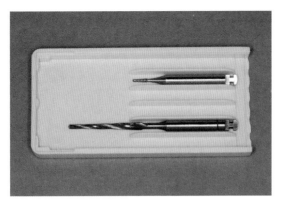

图 11-9　纤维桩配套去除钻(RTD)

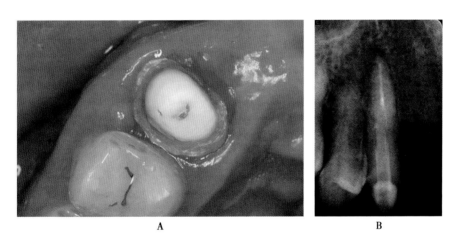

A　　　　　　　　　　　　B

图 11-10　纤维桩核冠修复后根尖出现炎症

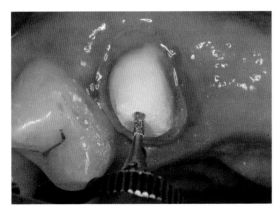

图 11-11　用引导钻于纤维桩断面
　　　　　　中心处磨出一浅洞

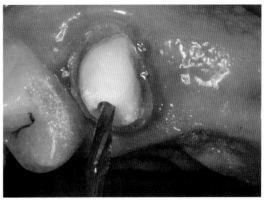

图 11-12　用去除钻慢慢磨除纤维桩

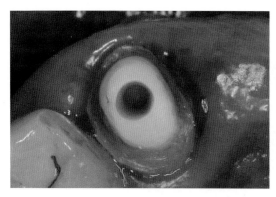

图 11-13 磨除过程中观察是否发生偏移

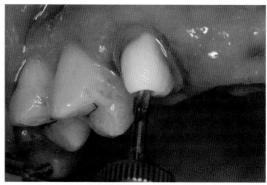

图 11-14 纤维桩去除后用完成钻修整桩道

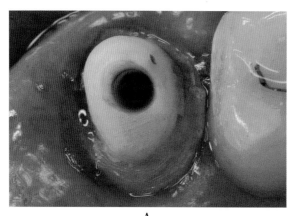

A

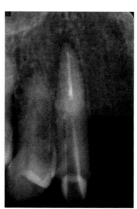

B

图 11-15 纤维桩去除完成

（牛光良）

参 考 文 献

1. 徐恒昌.口腔材料学.北京:北京大学医学出版社,2005

2. 张富强.口腔修复基础与临床.上海:上海科学技术文献出版社,2004

3. 赵铱民.口腔修复学.北京:人民卫生出版社,2010

4. 陈治清.口腔生物材料学.北京:化学工业出版社,2004

5. 薛淼.口腔生物材料学.上海:世界图书出版公司,2006

6. 张开.高分子材料界面科学.北京:中国石化出版社,1997

7. 段坤昌,李庆生.颌面口腔应用解剖彩色图谱.沈阳:辽宁科学技术出版社,2006

8. 牛光良,王同,徐恒昌.硅烷偶联剂的浓度对钡玻璃与树脂基质间粘接强度的影响.中国生物医学工程学报,1999,18(2):211-215

9. 牛光良,王同,翁诗甫,等.复合树脂中硅烷偶联剂γ-MPS水解与缩合机制的研究.口腔颌面修复学杂志,2002,3(4):208-211

10. 牛光良,王同,徐恒昌,等.硅烷偶联剂γ-MPS在钡玻璃表面吸附机制的研究.中华老年口腔医学杂志,2003,1(1):5-8

11. 牛光良,王同,徐恒昌,等.硅烷偶联剂γ-MPS在钡玻璃表面的分子取向.口腔颌面修复学杂志,2006,7(3):217-220

12. 牛光良,王同,徐恒昌,等.硅烷偶联剂γ-MPS在钡玻璃表面单分子层覆盖的定量研究.中华口腔医学杂志,2006,41(12):759-761

13. 牛光良.纤维桩主桩和辅桩联合应用的临床修复.中华口腔医学会通讯,2010,3:25-28

14. 牛光良,椭圆形纤维桩及其临床应用,亚洲牙科医学 ISSN:2010-2348,2010,8-2010,10:27

15. 牛光良.纤维桩临床操作技术要点.世界牙科论坛,2010,10(5):10-12

16. 牛光良.冠脱落后再修复:三步合一的无界面粘接技术.牙科展望,2012.03-2010.05:18-19

17. 范兵.根管数目和形态的识别.中华口腔医学杂志,2007,42(10):595-598

18. 张佳钰,梁景平.椭圆形根管治疗的研究进展.口腔医学研究,2009,25(3):374-376

19. Akkayan B,Gülmez T. Resistance to fracture of endodontically treated teeth restored with different post systems. J Prosthet Dent ,2002,87(4):431-437

20. Barjau-Escribano A, Sancho-Bru JL, Forner-Navarro L, et al. Influence of prefabricated post material on restored teeth: fracture strength and stress distribution. Oper Dent, 2006, 31(1): 47-54

21. Bolla M, Muller-Bolla M, Borg C, et al. Root canal posts for the restoration of root filled teeth. Cochrane Database Syst Rev, 2007, 24(1): CD004623

22. Braz R, Conceição AAB, Conceição EN. Evaluation of reinforcement materials used on filling of weakened roots. J Dent Res, 2005, 84(Spec. Iss. A) Abstract: 1733

23. Bouillaguet S, Schütt A, Alander P, et al. Hydrothermal and mechanical stresses degrade fiber-matrix interfacial bond strength in dental fiber-reinforced composites. J Biomed Mater Res B Appl Biomater, 2006, 76(1): 98-105

24. Cagidiaco MC, Radovic I, Simonetti M, et al. Clinical performance of fiber post restorations in endodontically treated teeth: 2-year results. Int J Prosthodont, 2007, 20(3): 293-298

25. Duret B, Duret F, Reynaud M. Long-life physical property preservation and postendodontic rehabilitation with the Composipost. Compend Contin Educ Dent Suppl, 1996; (20): S50-56

26. Duret B, Reynaud M, Duret F. Un Noveau Concept de Reconsituition Coronoradiculaire: le composipost. I. Le Chir Dent Fr, 1990, 60(540): 131-141

27. Duret B, Reynaud M, Duret F. Un Noveau Concept de Reconsituition Coronoradiculaire: le composipost. II. Le Chir Dent Fr, 1990, 60(542): 69-77

28. Ferrari M, Scotti R. Fiber Post-Characteristics and Clinical Applications. Milano: Masson, Reprint 2004

29. Ferrari M, Breschi L, Grandini S. FiberPost and Endodontically Treated Teeth: A Compendium of Scientific and Clinical Perspectives. Johannesburg: Moden Dentistry Media(MDM), 2008

30. Ferrari M, Mannocci F, Vichi A, et al. Bonding to root canal: structural characteristics of the substrate. Am J Dent, 2000, 13(5): 255-260

31. Ferrari M, Vichi A, Grandini S. Efficacy of different adhesive techniques on bonding to root canal walls: an SEM investigation. Dent Mater, 2001, 17(5): 422-429

32. Ferrari M, Vichi A, Grandini S, et al. Efficacy of a self-curing adhesive-resin cement system on luting glass-fiber posts into root canals: an SEM investigation. Int J Prosthodont, 2001, 14(6): 543-549

33. Fredriksson M, Astback J, Pamenius M, et al. A retrospective study of 236 patients with teeth restored by carbon fiber-reinforced epoxy resin posts. J Prosthet Dent, 1998, 80(2): 151-157

34. Goracci C, Raffaelli O, Monticelli F, et al. The adhesion between prefabricated FRC posts and composite resin cores: microtensile bond strength with and without post-silanization. Dent Mater, 2005, 21(5): 437-444

35. Grandini S, Goracci C, Monticelli F, et al. Fatigue resistance and structural characteristics of fiber posts: three-point bending test and SEM evaluation. Dent Mater, 2005, 21(2): 75-82

36. Goracci C, Corciolani G, Vichi A, et al. Light-transmitting ability of marketed fiber posts. J

Dent Res,2008,87(12):1122-1126

37. Hayashi M,Sugeta A,Takahashi Y,et al. Static and fatigue fracture resistances of pulpless teeth restored with post-cores. Dent Mater,2008,24(9):1178-1186

38. Kumbuloglu ö,özcan M,User A. Clinical Evaluation of Indirect,Posterior,Inlay-retained Fiber-reinforced-composite Restorations:4. 5-year Follow-up. J Dent Res,2008,87(Special issue A):Abstract:1565

39. Lassila LV,Tanner J,Le Bell AM,et al. Flexural properties of fiber reinforced root canal posts. Dent Mater,2004,20(1):29-36

40. Liu Q,Ding J,Chambers,et al. Filler-coupling agent-matrix interactions in silica/polymethylmethacrylate composites. J Biomed Mater Res,2001,57(3):384-393

41. Lastumäki TM,Lassila LV,Vallittu PK. The semi-interpenetrating polymer network matrix of fiber-reinforced composite and its effect on the surface adhesive properties. J Mater Sci-Mater M,2003,14(9):803-809

42. Le Bell AM,Tanner J,Lassila LV,et al. Bonding of composite resin luting cement to fiber-reinforced composite root canal posts. J Adhes Dent,2004,6(4):319-325

43. Lanza A,Aversa R,Rengo S,et al. 3D FEA of cemented steel,glass and carbon posts in a maxillary incisor. Dent Mater,2005,21(8):709-715

44. Monticelli F,Toledano M,Osorio R,et al. Effect of temperature on the silane coupling agents when bonding core resin to quartz fiber posts. Dent Mater,2006,22(11):1024-1028

45. Musikant BL,Deutsch AS. Post design and its impact on the root and crown. Compend Contin Educ Dent,2006,27(2):130-133

46. Mezzomo E,Massa F,Libera SD. Fracture resistance of teeth restored with two different post-and-core designs cemented with two different cements:an in vitro study. Part I. Quintessence Int,2003,34(4):301-306

47. Mason PN. Effetti dei cementi temporanie contenenti eugenolo sulla adesione delle resine composite. Atti Simposio Intern. Odontoiatria Adesiva e Ricostruttiva,S. Margherita Ligure,1998, 44-49

48. Mason PN. Bonding to root canal dentin. Transactions of Academy of Dental Materials Meeting,Siena,2001,65-69

49. Maceri F,Martignoni M,Vairo G. Mechanical behaviour of endodontic restorations with multiple prefabricated posts:A finite element approach. J Biomech,2007,40(11):2386-2398

50. Moosavi H,Maleknejad F,Kimyai S. Fracture resistance of endodontically-treated teeth restored using three root-reinforcement methods. J Contemp Dent Pract,2008,9(1):30-37

51. Mannocci F,Sherriff M,Watson TF,et al. Penetration of bonding resins into fibre-reinforced composite posts:a confocal microscopic study. Int Endod J,2005,38(1):46-51

52. Martelli-Júnior H,Gonini-Júnior A,Wang L,et al. Resistência à fratura de dentes tratados endodonticamente restaurados com pinos de fibra de vidro acessórios. J Dent Res,2005,84(Spec.

Iss. B) Brazilian Section

53. Newman MP, Yaman P, Dennison J, et al. Fracture resistance of endodontically treated teeth restored with composite posts. J Prosthet Dent, 2003, 89(4):360-367

54. Novais VR, Quagliatto PS, Bona AD, et al. Flexural modulus, flexural strength, and stiffness of fiber-reinforced posts. Indian J Dent Res, 2009, 20(3):277-281

55. Özcan M. Direct, Inlay-retained, Fiber-reinforced-composite Restorations withTwo Pontics: 5-year Clinical Follow-up. J Dent Res, 2008, 87(Special issue B): Abstract: 1605

56. Porciani PF, Vano M, Radovic I, et al. Fracture resistance of fiber posts: combinations of several small posts vs. standardized single post. Am J Dent, 2008, 21(6):373-376

57. Ree M, Schwartz RS. The endo-restorative interface: current concepts. Dent Clin North Am, 2010, 54(2):345-374

58. Ricketts DN, Tait CM, Higgins AJ. Tooth preparation for post-retained restorations. Br Dent J, 2005, 198(8):463-471

59. Raposo L. H. A, Silva G. R, Santos-Filho P. C. F, et al. Effect of posts and materials on flared teeth's mechanical behavior. J Dent Res, 2008, 87(Spec. Iss. B) Abstract: 1862

60. Shillingburg HT, Hobo S, Whitsett LD, et al. Fundamentals of Fixed Prosthodontics. 3rd Ed. Chicago: Quintessence Publishing Co., 1997.

61. Sorensen JA, Martinoff JT. Clinically significant factors in dowel design. J Prosthet Dent, 1984, 52(1):28-35

62. Stankiewicz N, Wilson P. The ferrule effect. Dent Update, 2008, 35:222-224, 227-228

63. Sahafi A, Peutzfeldt A, Asmussen E, et al. Effect of surface treatment of prefabricated posts on bonding of resin cement. Oper Dent, 2004, 29(1):60-68

64. Seefeld F, Wenz HJ, Ludwig K, et al. Resistance to fracture and structural characteristics of different fiber reinforced post systems. Dent Mater, 2007, 23(3):265-271

65. Silva GR, Santos-Filho PC, Simamoto-Júnior PC, et al. Effect of post type and restorative techniques on the strain and fracture resistance of flared incisor roots. Braz Dent J, 2011, 22(3): 230-237

66. Tanner J, Carlén A, Söderling E, et al. Adsorption of parotid saliva proteins and adhesion of Streptococcus mutans ATCC 21752 to dental fibre-reinforced composites. J Biomed Mater Res B Appl Biomater, 2003, 66(1):391-398

67. Vano M, Goracci C, Monticelli F, et al. The adhesion between fibre posts and composite resin cores: the evaluation of microtensile bond strength following various surface chemical treatments to posts. Int Endod J, 2006, 39(1):31-39

68. Wu HF, Dwight DW. Effect of silane coupling agents in the interphase and performance of glass-fiber-reinforced polymer composites. Comp Sci Technol, 1997, 57:975-983

69. Wrbas KT, Schirrmeister JF, Altenburger MJ, et al. Bond strength between fibre posts and composite resin cores: effect of post surface silanization. Int Endod J, 2007, 40(7):538-543

70. Wiskott HW, Meyer M, Perriard J, et al. Rotational fatigue-resistance of seven post types anchored on natural teeth. Dent Mater, 2007, 23 (11): 1412-1419

71. Vallittu PK. Survival rates of resin-bonded, glass fibre-reinforced composite fixed partial dentures with a mean follow-up of 42 months: a pilot study. J Prosthet Dent, 2004, 91 (3): 241-246

72. Zarow M, Devoto W, Saracinelli M. Reconstruction of endodontically treated posterior teethwith or without post? Guidelines for the dental practitioner. Eur J Esthet Dent, 2009, 4 (4): 312-327

常见疾病中西医结合全程护理

主　　编　顾建钧　郁东海

执行主编　严斌泓　顾玮萍　赵忆文　叶　盛

副 主 编　周人凤　骆智琴　孙　敏

主　　审　张雅丽　叶文琴

上海科学技术出版社

编　委　会

主　编
顾建钧　郁东海

执行主编
严斌泓　顾玮萍　赵忆文　叶　盛

副主编
周人凤　骆智琴　孙　敏

编　委
（以姓氏笔画为序）

万娅娇　卜亚琴　兰　蕾　朱轶梅　朱　俊　孙琦玉　杨燕婷
邸英莲　张彩虹　陈　燕　赵力群　胡　祎　胡　静　贾文鹏
顾永红　顾频颉　倪永新　徐莉萍　曹　凤　曹　燕

主　审
张雅丽　叶文琴

前　言

　　随着医学模式的发展及人们对疾病认识的深入,中医护理已成为医疗活动中的重要组成部分,中医护理也以其独特的文化内涵和思考方式越来越多地吸引着外国学者的兴趣。《中国护理事业发展规划纲要(2011—2015)》,也明确提出要大力发展中医护理,并以中医护理发展特色和优势为线,注重中医药技术在护理工作中的作用。中医护理是遵循中医药理论体系,体现中医辨证施护特点的护理理论和护理技术,即针对不同个体、不同病情、不同环境,应用扶正祛邪、标本缓急、同病异护、异病同护、正护反护,因人、因时、因地制宜及治未病等护理原则制订护理措施并予以实施。

　　为了提升中医护理内涵,本书以《临床护理实践指南》《中医护理常规、技术操作规程》为依据,针对 54 种常见疾病,以中西医结合的方法深入浅出地对疾病的定义、分类、治疗、护理、健康宣教进行论述,将患者从入院至出院的全程护理作为主线,简洁明了地突出整个护理过程中各个阶段的中西医护理措施及健康宣教内容,并通过辨证的方法重点叙述了每个疾病的症状护理,便于临床护士掌握。同时针对不同疾病的特点,本书也提出了相对的中医技术,为护士在实施护理措施时提供参考。

　　本书的编写博采众长,互为补充,中西结合,融会贯通,既可作为临床护理人员重要的指导用书,也可作为广大人民群众了解疾病护理的参考资料。

　　本书在编写过程中,得到了上海市区两级领导和专家的大力支持,并衷心感谢护理同仁以及各位编者的辛勤付出。由于时间仓促及水平所限,书中内容难免有疏漏和不当之处,敬请专家和读者批评指正!

编　者

2017 年 2 月

目　　录

脑出血（脑卒中）

脑出血指原发性非外伤性脑实质内的自发性出血。最常见的病因是高血压伴发脑内小动脉硬化引起动脉破裂出血，即高血压性脑出血。我国脑出血占脑卒中的 20%～30%，是病死率最高的脑卒中类型。80% 为大脑半球出血，脑干与小脑出血占 20%。

一、诊断

（一）西医

（1）多数为 50 岁以上高血压患者，在活动或情绪激动时突然发病。

（2）突然出现头痛、呕吐、意识障碍和偏瘫、失语等局灶性神经缺失症状，病程发展迅速。

（3）CT 检查可见脑内高密度区。

（二）中医

本病属于"脑卒中"范畴。

二、脑出血的分类与分型

（一）西医

根据出血部位分以下类型。

（1）壳核出血：为最常见出血部位。大的壳核出血患者在数分钟到数小时内出现出血灶对侧偏瘫及中枢性面瘫，同向偏盲和两眼向病灶一侧同向凝视，即不能看向偏瘫侧。

（2）丘脑出血：发病早期常有意识丧失，但清醒患者常可发现对侧偏身感觉障碍早于对侧偏瘫。常伴有对侧同向偏盲。丘脑出血可造成两眼向上凝视障碍，但不会出现两眼侧向凝视障碍，这是和壳核出血的鉴别点。

（3）脑桥出血：起病即出现昏迷。一侧少量脑桥出血可出现偏瘫，但多数累及两侧脑桥，除深昏迷外，双侧瞳孔针尖般缩小，但对光反应存在。四肢瘫痪或呈去大脑强直，伴中枢性高热及呼吸困难，预后极差。

（4）小脑出血：突然发病，通常神志清楚，首发症状为后枕部痛，伴严重的呕吐及眩晕，继之步态不稳或不能行走、手部动作笨拙等共济失调症状。神经系统检查可发现共济失调、眼球震颤等小脑体征。通常肢体瘫痪症状不明显，也无浅感觉障碍。随着病情进展，当血肿增大压迫脑干或破入第四脑室，可引起对侧偏瘫及枕骨大孔疝，患者很快进入昏迷、呼吸不规则或停止。

（5）脑叶出血：少量脑叶出血仅产生局灶临床症状，例如，枕叶出血出现偏盲，左侧额叶出血表现为失语，顶叶出血可呈现为偏身感觉障碍等。大量出血较少见，可出现突然意识障碍和癫痫发作。

（二）中医辨证分型

1. 中经络

（1）肝阳暴亢证：眩晕头痛，面红耳赤，心烦咽干，便秘尿黄。舌质红绛，舌苔黄或燥，脉弦有力。

(2) 风痰阻络证：头晕目眩，痰多而黏。舌质暗淡，舌苔薄白或黄腻，脉弦滑。

(3) 痰热腑实证：腹胀便秘，头痛目眩，口黏痰多。舌质暗红，苔黄腻，脉弦滑或偏瘫侧弦滑而大。

(4) 气虚血瘀证：面色㿠白，气短乏力，口角流涎，自汗出，心悸便溏，手足肿胀。舌质暗淡，舌苔白腻，有齿痕，脉沉细。

(5) 阴虚风动证：眩晕耳鸣，手足心热，咽干口燥。舌质红而体瘦，少苔或无苔，脉弦细数。

2. 中脏腑

(1) 痰蒙清窍证：意识障碍，半身不遂，口舌歪斜，言语謇涩或不语，痰鸣漉漉，面白唇暗，肢体瘫软，手足不温，静卧不烦，二便自遗。舌质紫暗，苔白腻。

(2) 痰热内闭证：意识障碍，半身不遂，口舌歪斜，言语謇涩或不语，鼻鼾痰鸣，或肢体拘急，或躁扰不宁，或身热，或口臭，或抽搐，或呕血。舌质红，舌苔黄腻。

(3) 元气败脱证：昏语不知，目合口开，四肢松懈瘫软，肢冷汗多，二便自遗。舌卷缩，舌质紫暗，苔白腻。

三、治疗原则

脱水降颅压，调整血压，防止继续出血，减轻水肿所致继发性损害，促进神经功能恢复，加强护理，防止并发症。

四、护理

(一) 护理评估

1. 健康史(生活史)

(1) 家族史：了解亲属中有无脑卒中病史。

(2) 了解患者发病前的生活及饮食习惯：有无情绪激动、活动过度、疲劳、用力排便等诱发因素和危险因素；有无过多的摄入钠盐和饱和脂肪酸饮食；有无暴饮暴食、酗酒。

(3) 职业：了解患者职业性质，是否长期处于高压状态。

(4) 既往史：了解患者既往有无高血压、动脉粥样硬化、血液病。

2. 心理社会评估

(1) 了解患者是否存在因突然发生肢体残疾或瘫痪卧床，生活需要依赖他人而产生焦虑、恐惧、绝望等心理反应。

(2) 评估患者及家属对疾病的病因和诱因、治疗护理、防治知识及预后的了解程度。

(3) 了解患者家庭成员的组成、家庭环境、经济状况以及家属对患者的关心、支持程度等。

3. 身体状况

(1) 了解患者血压情况及服药情况。

(2) 了解患者有无中枢性高热和呼吸节律(潮式、间停、抽泣样呼吸)、频率和深度异常；脉率和脉律的情况；瞳孔大小及对光反射有无异常。

(3) 了解患者有无意识障碍及其程度；有无失语及类型；有无肢体偏瘫及其类型、性质和程度。

(4) 了解患者进食情况，有无吞咽困难及饮水呛咳。

（5）了解患者有无排便、排尿障碍；有无颈部抵抗等脑膜刺激征和病理反射。

（6）了解患者机体的营养状况。

（二）一般护理

1. 病室要求　病室宜安静、整洁、舒适、空气清新、光线柔和、温湿度适宜，避免噪声、强光等一切不良刺激。

2. 生活起居护理

（1）指导患者起居有常，慎避外邪，保持大便通畅，养成定时排便的习惯，勿努挣。

（2）注意安全。防呛咳窒息、防跌倒坠床、防烫伤等意外。做好健康宣教，增强患者及家属的防范意识。

（3）指导患者沐浴时水温不宜过高、时间不宜过长，谨防血压突然升高而发生意外。若患者出现头晕、眼花、恶心时，应立即躺平，抬高下肢以增加回心血量。

3. 饮食护理　饮食宜低盐、低脂、高蛋白质、高维生素饮食。可多食新鲜蔬菜水果以防止便秘。少食辛辣、肥腻、生冷及刺激性食物，戒烟酒。神智障碍或吞咽困难者，根据病情予禁食或鼻饲喂服，以补充足够的水分及富有营养的流质，如果汁、米汤、肉汤、菜汤、匀浆膳等。

（1）肝阳暴亢证：饮食以清淡、低盐为佳，鼓励多食新鲜蔬菜、水果，如芹菜、海带、香菇、梨等具有疏肝理气的食品。

（2）风痰阻络证：饮食宜少量多餐，以进食祛风化痰开窍的食品为宜，如山楂、荸荠、黄瓜。食疗方：鱼头汤。忌食羊肉、牛肉、狗肉等。

（3）气虚血瘀证：进食益气活血的食物，如山楂。食疗方：大枣滋补粥（大枣、枸杞、猪瘦肉）。

4. 情志护理

（1）关心尊重患者，多与患者沟通，了解其心理状态，及时予以心理疏导。

（2）解除患者因突然得病而产生的恐惧、焦虑、悲观情绪，可采用释放、宣泄法，使患者心中的焦躁、痛苦释放出来。

（3）鼓励家属多陪伴患者，亲朋好友多探视，多给予情感支持。

（4）鼓励病友间相互交流治疗体会，提高认知，增强治疗信心。

5. 给药护理

（1）遵医嘱及时给予降压药物，并应向患者及家属介绍降压药物的性能、作用及用药方法，不可自行停药或减量。

（2）密切观察药物的疗效与不良反应，及时纠正不良反应。同时在用药期间应密切监测血压的变化，以评价药物的疗效。如果在用药期间患者的血压突然下降，并出现头晕等不良反应时，应立即通知医生进行药物调整。

（三）症状护理

1. 意识障碍

（1）密切观察神志、瞳孔、心率、血压、呼吸、汗出等生命体征等变化，及时报告医师，配合抢救。

（2）保持病室空气流通，温湿度适宜，保持安静，避免人多惊扰。

（3）取适宜体位，避免引起颅内压增高的因素，如头颈部过度扭曲、用力，保持呼吸道通畅等。

（4）定时变换体位，用温水擦身，保持局部气血运行，预防压疮发生。

（5）眼睑不能闭合者,覆盖生理盐水纱布或涂金霉素眼膏;遵医嘱取藿香、佩兰、金银花、荷叶等煎煮后做口腔护理。

（6）遵医嘱鼻饲流质饮食,如肠外营养液、匀浆膳、混合奶、米汤等。

（7）遵医嘱留置导尿,做好尿管护理。

（8）遵医嘱给予醒脑开窍药枕,置于患者枕部,借中药之辛散香窜挥发性刺激头部腧穴,如风池、风府、哑门、大椎等。

2. 半身不遂

（1）观察患侧肢体的感觉、肌力、肌张力、关节活动度和肢体活动的变化。

（2）加强对患者的安全保护,如床边上床挡,防止坠床摔伤,每天用温水擦拭全身1～2次,按摩骨隆突处和经常受压部位,促进血液循环,预防压疮发生等。

（3）协助康复医师进行良肢位摆放,经常观察并及时予以纠正,指导并协助患者进行肢体功能锻炼,如伸屈、抬肢等被动运动,注意患肢保暖防寒。

（4）遵医嘱穴位按摩,患侧上肢取穴:极泉、尺泽、肩髃、合谷等;患侧下肢取穴:委中、阳陵泉、足三里等。

（5）遵医嘱艾条灸,患侧上肢取穴:极泉、尺泽、肩髃、合谷等;患侧下肢取穴:委中、阳陵泉、足三里等。

（6）遵医嘱中药熏洗:在辨证论治原则下给予具有活血通络的中药局部熏洗患肢,每天1次或隔天1次。

3. 眩晕

（1）观察眩晕发作的次数、程度、持续时间、伴随症状等。遵医嘱监测血压,若出现血压持续上升或伴有眩晕加重、头痛剧烈、呕吐、视物模糊等变化,及时通知医师,做好抢救准备。

（2）向患者讲解发生眩晕的病因、诱因,指导患者避免诱因的方法,如自我调适,保持心理平衡,避免急躁、发怒等不良情绪刺激,改变体位时动作缓慢,避免深低头、旋转等动作,防止摔倒。

（3）眩晕发作时应卧床休息,头部稍抬高,呕吐时取侧卧位,做好口腔护理。保持室内安静,空气流通,光线调暗,避免光刺激。多做解释工作以消除患者紧张情绪。

（4）遵医嘱穴位按摩:适用于风痰阻络、阴虚风动引起的眩晕头痛。取穴百会、太阳、风池、内关、曲池等,每天4～5次,每次30 min。

（5）遵医嘱耳穴贴压(耳穴埋豆):取穴神门、肝、脾、肾、降压沟、心、交感等,每天按压3～5次,每次3 min,隔天更换1次,双耳交替。

（6）遵医嘱穴位贴敷:取穴双足涌泉穴,每天1次。

4. 痰多息促

（1）密切观察痰的颜色、性状、量及气味,有无喘促、发绀等伴随症状,必要时给予氧气吸入。

（2）保持室内空气流通,温湿度适宜,避免外感风寒。

（3）保持呼吸道通畅,定时翻身拍背,及时清除口腔内分泌物,每天用中药漱口液清洁口腔2次;痰液黏稠时多饮水,或遵医嘱予雾化吸入,促进痰液排出;神昏或痰多无力咳出者可行机械吸痰。

（4）循经拍背法:排痰前,沿脊柱两侧膀胱经,由下往上轻拍,每天2～3次,每次20 min,根据痰液的多少,增加力度、时间、次数。

（5）遵医嘱穴位贴敷,取穴肺俞、膏肓、定喘、天突等。

5. 高热

（1）遵医嘱定时观测体温,监测生命体征及汗出情况,及时擦干皮肤,更换汗湿的衣服、被褥等,保持皮肤和床单清洁、干燥。

（2）遵医嘱采用亚低温治疗仪、中药擦浴、头部冷敷等物理降温方法。

（3）遵医嘱穴位按摩:取穴大椎、合谷、曲池等。

（4）指导多饮温开水,漱口液漱口,使用中药时应遵医嘱。

（5）进食清热生津之品,如:西瓜、荸荠等。忌辛辣、香燥、助热动火之品。

6. 二便失禁

（1）观察排便次数、量、质及有无里急后重感;尿液的色、质、量,有无尿频、尿急、尿痛感。

（2）保持会阴及肛周皮肤清洁干燥,使用便器时动作轻缓,避免拖、拉,以免擦伤患者的皮肤,每次便后将会阴部及肛周擦洗揩干。如留置导尿,做好留置导尿护理。

（3）进食健脾养胃益肾食物,遵医嘱进行肠内营养补充。

（4）遵医嘱艾条灸:适用于气虚及元气衰败所致的二便失禁,取穴神阙、气海、关元、百会、三阴交、足三里等。

（5）遵医嘱穴位按摩:适用于气虚及元气衰败所致的二便失禁,取穴肾俞穴、八髎穴、足三里、天枢等。

7. 便秘

（1）观察排便次数、性状、排便费力程度及伴随症状。

（2）指导患者保持生活规律,适当运动,定时排便,忌努挣。习惯性便秘者畅情志,克服对排便的恐惧与焦虑。

（3）鼓励患者多饮水,建议每天饮水量在 1 500 ml 以上,饮食以粗纤维为主,多吃有利于通便的食物,如黑芝麻、蔬菜、瓜果等;多饮水,戒烟酒,禁食产气多、刺激性的食物,如甜食、豆制品、圆葱等。热秘患者以清热、润肠、通便饮食为佳,可食用白萝卜、蜂蜜汁;气虚便秘患者以补气血、润肠通便饮食为佳,可食用核桃仁、松子仁;芝麻粥适用于各种症状的便秘。

（4）穴位按摩,遵医嘱取穴:胃俞、脾俞、内关、足三里、中脘、关元等穴,腹胀者加涌泉,用揉法。

（5）腹部按摩:取平卧位,以肚脐为中心,顺时针方向按揉腹部。以腹内有热感为宜,每次 20～30 周。每天 2～3 次。

（6）遵医嘱艾灸:取神阙、天枢、气海、关元等穴。

8. 言语謇涩

（1）观察患者语言功能情况,建立护患交流板,与患者达到良好沟通,对家属进行健康宣教,共同参与语言康复训练。

（2）鼓励患者开口说话,随时给予肯定,在此过程中,尽量减少纠正,更不应责难,以增强患者的信心。对遗忘性患者应有意识地反复进行,以强化记忆。

（3）配合康复治疗师进行语言康复训练。包括放松疗法、发音器官运动训练、呼吸训练、发音训练及语言矫治等,初期可用手势或书面笔谈,加强沟通,进而从简单的字、音、词开始。鼓励患者读书看报,适当听收音机。

（4）遵医嘱穴位按摩,取廉泉、哑门、承浆、大椎等穴。

9. 吞咽困难

（1）协助医师进行吞咽试验以观察有无呛水、呛食等情况。

（2）遵医嘱胃管鼻饲，做好留置胃管的护理。

（3）对轻度吞咽障碍以摄食训练和体位训练为主。如采用改变食物性状和采取代偿性进食方法如姿势和手法等改善患者吞咽状况，一般先用糊状或胶状食物进行训练，少量多次，逐步过渡到普通食物。

（4）对中度、重度吞咽障碍患者采用间接训练为主，主要包括：增强口面部肌群运动、舌体运动和下颌骨的张合运动；咽部冷刺激；空吞咽训练；呼吸功能训练等。

（5）保持环境安静、舒适，减少进餐时分散注意力的干扰因素，如关闭电视、收音机等，指导患者进餐时不要讲话，防止误吸。

五、健康教育

（一）向患者及家属讲解疾病的相关知识

1. 防治高血压　血压升高容易诱发脑出血，因此，要积极防治高血压。

2. 影响脑出血的危险因素

（1）不合理的膳食结构：摄入过多的钠盐，饮食过于油腻，未做到荤素搭配。

（2）不良的生活习惯：生活不规律、精神紧张、吸烟、酗酒。酗酒可引起血压升高或凝血机制改变和脑血流加速而促发脑出血。

（3）不良的社会心理因素：激动、兴奋、愤怒等各种情绪反应常会引起神经内分泌功能的改变，导致血压升高。

3. 常用药物的副作用及注意事项

（1）常用药物的副作用：甘露醇是渗透疗法中最常用的药物，适当延长甘露醇的治疗时间，可提高脑出血的治疗效果，但需密切观察肾功能。钙通道阻滞剂如尼莫地平可致头痛、头晕面红、消化道不适等症状。

（2）用药注意事项：药物应遵医嘱调整剂量，不可自行增减药物。

4. 脑出血病的饮食禁忌

（1）忌过量食用脂肪：高脂肪食物（如肥肉、油炸食品）容易引起人体脂质代谢紊乱，高脂肪可以形成或加重动脉粥样硬化。

（2）忌多食高胆固醇食物：高胆固醇食物（如蛋黄、动物肝脏、心、肾等内脏）可使血脂升高，血液黏稠度增加，加速动脉硬化的进展。

（3）忌食过咸食物：盐中的钠可使血管平滑肌对去甲肾上腺素的反应性增强，血管收缩，外周血管阻力增大，血压升高，诱发脑血管意外。

（4）忌饱餐：饱餐可使大脑中酸性纤维芽细胞生长因子增加，促进脑动脉硬化的形成。

（5）忌吸烟：因烟中含有一氧化碳和尼古丁。一氧化碳可以促进动脉壁合成脂肪酸，加速动脉粥样硬化的形成；尼古丁能刺激交感神经，导致小动脉痉挛，还可能使血小板易于聚集形成血栓。

（6）忌酗酒：据报道，酗酒患者脑出血概率是不饮酒者的4倍以上。因酒中的乙醇在体内达到一定的量时可使大脑神经细胞由兴奋转为抑制，可出现血管破裂或损害大脑细胞，还可以促进血小板凝集形成血栓。

（7）忌饮浓茶：茶叶中含有咖啡碱，可兴奋人体的中枢神经系统，如过度饮用浓茶，可使心跳加快,血压升高,加重病情。

5. 脑出血的先兆症状

(1) 突然感到一侧身体麻木、无力、活动不便,手持物品掉落,嘴歪、流涎,走路不稳。

(2) 与人交谈时突然讲不出话来,或吐字不清,或听不懂别人说的话。

(3) 突然感到头晕,周围景物出现旋转,站立不稳甚至晕倒在地。

(4) 暂时性视物模糊,以后可自行恢复正常,或出现失明。

(二) 教会康复训练方法

1. 床上练习　包括翻身和上下左右移动体位,腰背肌、腹肌及呼吸肌练习,上下肢活动以及洗漱、穿衣、进餐、使用便器等日常生活活动练习。

2. 步行练习　步行是偏瘫患者生活自理的重要一环,先作步行前预备活动(如扶持立位下患肢前后摆动、踏步、负重等)扶持步行或平行杠间步行、扶拐步行、徒手步行。在步行练习中应多给予鼓励,留意改善步态练习。

3. 站立和站立平衡练习　先作站立预备活动(如坐位提腿踏步,患侧下肢肌力练习等,有条件可利用站立床练习),然后扶持站立、平衡杠间站立、徒手站立。

4. 坐起和坐位平衡练习　先从半坐位(30°～40°角)开始逐渐增加角度、次数和时间,从床上坐、床边坐、椅子或轮椅坐。因患者坐位时,不能控制,常向患侧偏斜,接着应进行坐位平衡练习,从无依靠不能坐稳,躯干向不同方向摆动能坐稳,在他人一定外力推动下能坐稳。

六、出院指导

(1) 保持情绪稳定和心态平和,避免引起血压骤然升高的各种因素,如过分的喜怒哀伤等不良的心理和惊吓等刺激。

(2) 建立良好的生活方式,保证充足的睡眠,适当运动,避免体力或脑力过度劳累。

(3) 养成定时排便的习惯,保持大便通畅,切忌大便努责,必要时使用缓泻剂。

(4) 定时测量血压,复查病情,及时治疗动脉硬化、高脂血症。

(5) 坚持定时定量用药,不可自行减药或停药,出现异常情况如头晕、肢体不遂、言语不利等情况,及时就医。

脑栓塞(中风病)

脑栓塞指脑血管被血流带进颅内的固体、液体或气体栓子阻塞,引起相应供血区域脑组织缺血、坏死与脑功能障碍。脑栓塞占全部缺血性脑卒中的 15%～20%,但 45 岁以下者的发病率更高。只要产生栓子的病因不消除,脑栓塞就有反复发病的可能。有 2/3 的复发患者,均发生在第一次发病后的 1 年内。临床上最常见的为心脏并发症。

一、诊断

(一) 西医

本病任何年龄均可诱发,以青壮年较多见,病前多有风湿性心脏病、心房颤动及大动脉粥样硬化等病史。临床上有时不容易区分栓子来源。脑栓塞患者多起病急,症状常在数秒或数分钟内达高峰,多数患者有神经系统体征,可表现为偏瘫、失语等局灶性神经功能缺损。头颅 CT 在发病 24 h 内可无明显异常,但脑 CT 扫描阴性不能排除脑栓塞,发病 24～48 h 后可见栓塞部位有低密度梗死灶,边界欠清晰,并可有一定的占位效应;头 MRI 有助于早期发现小的栓塞病灶,对于脑干和小脑病变的显示 MRI 要明显优于 CT。

(二) 中医

在古代中医文献中,没有脑栓塞的记载,现代医家根据其主要症状的不同,将其归属于"中风"等范畴。

二、脑栓塞的分类

(一) 西医

1. 心源性脑栓塞　是脑栓塞中最常见的,约 75% 的心源性栓子栓塞于脑部,引起脑栓塞的常见的心脏疾病有心房颤动、心脏瓣膜病、感染性心内膜炎、心肌梗死、心肌病、心脏手术、先天性心脏病(来自体循环静脉系统的栓子,经先天性心脏病如房间隔缺损、卵圆孔未闭等的异常通道,直接进入颅内动脉而引起脑栓塞,为反常栓塞)、心脏黏液瘤等。

2. 非心源性脑栓塞　动脉来源包括主动脉弓和颅外动脉(颈动脉和椎动脉)的动脉粥样硬化性病变、斑块破裂及粥样物从裂口逸入血流,能形成栓子导致栓塞;同时损伤的动脉壁易形成附壁血栓,当血栓脱落时也可致脑栓塞;其他少见的栓子有脂肪滴、空气、肿瘤细胞、寄生虫卵、羊水和异物等。

3. 来源不明　还有部分脑栓塞利用现代手段和方法,虽经仔细检查也未能找到栓子来源称为栓子来源不明者。正常人体血液呈流态,虽然血液内含有有形成分如红细胞、白细胞、血小板和血浆大分子物质,但是它们是血液的组成部分,能够通过变形顺利通过微循环,如果血液内成分如红细胞聚集,形成缗钱物,也容易阻塞血管。

（二）中医辨证分型

1. 中脏腑

（1）痰蒙清窍证：意识障碍，半身不遂，口舌歪斜，言语謇涩或不语，痰鸣漉漉，面白唇暗，肢体瘫软，手足不温，静卧不烦，二便自遗。舌质紫暗，苔白腻。

（2）痰热内闭证：意识障碍，半身不遂，口舌歪斜，言语謇涩或不语，鼻鼾痰鸣，或肢体拘急，或躁扰不宁，或身热，或口臭，或抽搐，或呕血。舌质红，舌苔黄腻。

（3）元气败脱证：昏语不知，目合口开，四肢松懈瘫软，肢冷汗多，二便自遗。舌卷缩，舌质紫暗，苔白腻。

2. 中经络

（1）风火上扰证：眩晕头痛，面红耳赤，口苦咽干，心烦易怒，尿赤便干。舌质红绛，舌苔黄腻而干，脉弦数。

（2）风痰阻络证：头晕目眩，痰多而黏。舌质暗淡，舌苔薄白或白腻，脉弦滑。

（3）痰热腑实证：腹胀便干便秘，头痛目眩，咯痰或痰多。舌质暗红，苔黄腻，脉弦滑或偏瘫侧弦滑而大。

（4）气虚血瘀证：面色㿠白，气短乏力，口角流涎，自汗出，心悸，便溏，手足肿胀。舌质暗淡，舌苔白腻，有齿痕，脉沉细。

（5）阴虚风动证：眩晕耳鸣，手足心热，咽干口燥。舌质红而体瘦，少苔或无苔，脉弦细数。

（三）几种特殊类型的脑栓塞并发症

（1）由于栓子顺血流流动，根据流动的部位不同，可以引起相应器官的梗死，所以临床上常有其他部位栓塞的征象，如肺栓塞（气急、发绀、胸痛、咯血和胸膜摩擦音等），肾栓塞（腰痛、血尿等），肠系膜栓塞（腹痛、便血等），皮肤栓塞（出血点或淤斑）等症状、体征。

（2）大多数患者还伴有风心病、冠心病和严重心律失常等，或心脏手术、长骨骨折、血管内介入治疗后等临床表现。

三、治疗原则

脑栓塞的药物治疗

1. 治疗目标

（1）基本目标：在于改善脑循环，减轻缺血缺氧所致的脑损害。

（2）主要目标：控制脑水肿，治疗原发病，防止再次出现脑栓塞。

2. 治疗时机　目前国内外公认的溶栓最佳黄金时间窗口，是脑血栓形成后 6 h 以内，即在脑血栓形成后 6 h 以内到达医院并开始溶栓。一般认为，血栓形成后 6 h 以内开始溶栓，就有可能把新鲜的血栓凝块完全溶解，实现堵塞血管的再通，恢复正常的血液供应，原来缺血的脑细胞可以完全恢复正常功能。约有 70% 以上的患者可以痊愈，效果神奇。然而，超过 6 h，部分缺血脑细胞会发生坏死，12 h 以后，绝大部分缺血脑细胞坏死，而且，这种坏死是不可逆转的，就是说不大可能再恢复其正常的功能了，因此，不可避免地留下后遗症，再完全恢复就十分困难了。所以，把握脑血栓后 6 h 以内开始溶栓的最佳黄金时间，对于患者的预后，至关重要。

3. 治疗原则

（1）脑栓塞患者一般较重，应卧床休息，尽量少搬动患者。患者如烦躁不安，可用镇静类药物,但剂量不宜太大,以免影响意识水平的观察。不用抑制呼吸的阿片类药物,在颅内压增高的情况下用这类药物会导致呼吸突然停止。

(2)保持呼吸道通畅和心脏功能:及时清除患者口腔和鼻腔中的黏液、呕吐物等。如发现患者通气功能欠佳或氧分压减低,应及时插入气管套管,加压给氧,或考虑作气管切开术,使用人工辅助呼吸器。由于栓子多数来源于心脏,所以应特别注意心脏情况,维持正常心功能,最好有心电监护,以排除因心律异常而导致的血液循环障碍,也便于及时发现心律变化。

(3)注意营养状况,保持水和电解质的平衡:由于脑栓塞发病急,病情重,早期常有意识障碍、呕吐频繁,则可暂禁食48 h,以免发生吸入性肺炎。72 h后,如果患者仍不清醒可采用鼻饲饮食,以牛奶、豆浆等流食为主,液体进入总量每天约2 000 ml。如合并有心脏病者,则液体量可限制在1 500 ml。

(4)加强护理,防止肺炎、泌尿系感染和褥疮等并发症的发生。

4. 脑栓塞非药物治疗 心房颤动的患者心脏内容易形成血栓,而且容易出现血栓脱落。目前出现脑栓塞,治疗脑栓塞的同时也要注意到心房颤动,要同时治疗,才能预防再次脑栓塞。脑栓塞会落下后遗症,可以通过康复训练逐渐恢复部分功能。

四、护理

(一)护理评估

1. 健康史(生活史)

(1)家族史:主要了解家族中有无罹患心脑血管疾病者,其预后的死亡原因。

(2)生活史:了解患者的生活环境和地理位置,有无盐分摄取过多、高脂、酗酒等饮食习惯,有无长期口服避孕药,有无生活压力增加和久坐等不健康的行为和生活方式。

2. 心理社会评估

(1)了解急性意识障碍患者是否给家属带来不安及恐惧,慢性意识障碍患者是否因给家属增添负担,而产生厌烦心态和不耐心的言行;言语障碍的患者是否感到孤独、烦恼甚至悲观。

(2)了解脑血管疾病患者对疾病治疗有无信心。

(3)了解患者有无恐惧、绝望、烦躁、悲观失望、焦虑和情绪不稳定等心理变化,以及有无器质性心理特征,家属对患者所患疾病的了解及家庭、社会对患者的理解和支持程度。

3. 身体状况

(1)了解患者的各项生命体征、精神等。

(2)了解患者的意识程度。

1)通过患者的言语反应、对答是否切题、对疼痛刺激的反应、肢体活动、瞳孔对光反应、角膜反射等来判断意识觉醒障碍(嗜睡、昏睡和昏迷)以及意识内容障碍(意识模糊和谵妄)。

2)对患者进行睁眼反应、运动反应和语言反应的测试,记录其Glasgow昏迷量表(GCS)总分来描述意识程度。

(3)了解发病过程中有跌倒者,应观察头部有无外伤,耳、鼻、结膜有无流血或溢液。

(4)了解瞳孔的形状、大小、对称与否、对光反应以及眼底有无视乳头水肿。

(5)了解有无脑膜刺激征。

(6)了解患者有无瘫痪、共济失调,应观察患者的日常生活动作,如穿衣、吃饭、系纽扣、取物、书写、站立、姿势和步态等是否协调正确,有无震颤、言语顿挫等。

（二）一般护理

1. **病室要求** 病室宜安静、无噪声，整洁、舒适，空气清新，光线柔和，温湿度适宜。室内可适当加以隔音防噪设施，为患者创造一个良好的休息环境。

（1）风火上扰的患者病室宜保持凉爽，定时开窗通风。

（2）气虚血瘀的患者病室宜保持安静，无噪声，注意保暖。

2. **生活起居护理**

（1）急性发作期或病情严重者应卧床休息。

（2）保持床单、衣裤的清洁干燥。

（3）保持环境整洁，光线柔和，定时开窗通风，室温一般以 18～22℃，湿度 40%～60% 为宜。

（4）接受溶栓治疗后需保持室内环境安静、舒适，避免强光和一切可引起出血及颅内压增高的诱因。患者应绝对卧床休息，减少探视。保持情绪乐观，避免情绪激动，防止血压突然增高。

（5）注意劳逸结合，保证充足的睡眠，避免过度劳累。

3. **饮食护理**

（1）风痰阻络证：进食祛风化痰开窍的食品，如山楂、荸荠、黄瓜。食疗方：鱼头汤。忌食羊肉、牛肉、狗肉等。

（2）气虚血瘀证：进食益气活血的食物，如山楂。食疗方：大枣滋补粥（大枣、枸杞、猪瘦肉）。

（3）阴虚风动证：宜多食养阴生津之品，如绿豆粥、莲子粥、赤豆粥等，忌烟酒辛辣等助火之品及猪头肉等动风之品。

（4）神智障碍或吞咽困难者，根据病情予禁食或鼻饲喂服，以补充足够的水分及富有营养的流质，如果汁、米汤、肉汤、菜汤、匀浆膳等，饮食忌肥甘厚味等生湿助火之品。

（5）注意饮食宜忌，如糖尿病患者注意控制葡萄糖及碳水化合物的摄入，高血脂患者注意控制总热量、脂肪、胆固醇的摄入等。

4. **情志调理**

（1）语言疏导法。运用语言，鼓励病友间多沟通、多交流。鼓励家属多陪伴患者，家庭温暖是疏导患者情志的重要方法。

（2）移情易志法。通过戏娱、音乐等手段或设法培养患者某种兴趣、爱好，以分散患者注意力，调节其心境情志，使之闲情逸致。

（3）五行相胜法。在情志调护中，要善于运用《内经》情志治疗中的五行制约法则，即"怒伤肝，悲胜怒；喜伤心，恐胜喜；思伤脾，怒胜思；忧伤肺，喜胜忧；恐伤肾，思胜恐"。同时，要注意掌握情绪刺激的程度，避免刺激过度带来新的身心问题。

5. **给药护理**

（1）溶栓治疗时注意观察生命体征、意识、瞳孔变化。有无出现严重头痛、急性高血压、恶心和呕吐等继发出血性疾病症状，如有异常，应立即报告医生。

（2）应用肝素抗凝或选用溶栓治疗脑梗死者，每天测活化部分凝血酶原 1 次，密切观察有无出血倾向，如口腔黏膜、牙龈、皮下出血及血尿、黑便等，备好鱼精蛋白锌、6-氨基己酸等药物以便作对抗治疗。

（3）降压类药物不可自行停药或减量，宜饭后服用，服药后卧床片刻，防止直立性低血压。

（4）中药汤剂宜温服，丸剂宜开水送服，或用水溶化后服用。

（5）鼻饲者药片需碾碎后溶解注入。

（6）坚持按医嘱服药，不得随意增减药物。

（三）症状护理

1. 意识障碍

（1）密切观察神志、瞳孔、心率、血压、呼吸、汗出等生命体征等变化，及时报告医师，配合抢救。

（2）保持病室空气流通，温湿度适宜，保持安静，避免人多惊扰。

（3）取适宜体位，避免引起颅内压增高的因素，如头颈部过度扭曲、用力，保持呼吸道通畅等。

（4）定时变换体位，用温水擦身，保持局部气血运行，预防压疮发生。

（5）眼睑不能闭合者，覆盖生理盐水纱布或涂金霉素眼膏；遵医嘱取藿香、佩兰、金银花、荷叶等煎煮后做口腔护理。

（6）遵医嘱鼻饲流质饮食，如肠外营养液、匀浆膳、混合奶、米汤等。

（7）遵医嘱留置导尿，做好尿管护理。

（8）遵医嘱给予醒脑开窍药枕，置于患者枕部，借中药之辛散香窜挥发性刺激头部腧穴，如风池、风府、哑门、大椎等。

2. 半身不遂

（1）观察患侧肢体的感觉、肌力、肌张力、关节活动度和肢体活动的变化。

（2）加强对患者的安全保护，如床边上床挡，防止坠床摔伤，每天用温水擦拭全身1～2次，按摩骨隆突处和经常受压部位，促进血液循环，预防压疮发生等。

（3）协助康复医师进行良肢位摆放，经常观察并及时予以纠正，指导并协助患者进行肢体功能锻炼，如伸屈、抬肢等被动运动，注意患肢保暖防寒。

（4）遵医嘱穴位按摩，患侧上肢取穴：极泉、尺泽、肩髃、合谷等；患侧下肢取穴：委中、阳陵泉、足三里等。

（5）遵医嘱艾条灸，患侧上肢取穴：极泉、尺泽、肩髃、合谷等；患侧下肢取穴：委中、阳陵泉、足三里等。

（6）遵医嘱中药熏洗：在辨证论治原则下给予具有活血通络的中药局部熏洗患肢，每天1次或隔天1次。

3. 眩晕

（1）观察眩晕发作的次数、程度、持续时间、伴随症状等。遵医嘱监测血压，若出现血压持续上升或伴有眩晕加重、头痛剧烈、呕吐、视物模糊等变化，及时通知医师，做好抢救准备。

（2）向患者讲解发生眩晕的病因、诱因，指导患者避免诱因的方法，如自我调适，保持心理平衡，避免急躁、发怒等不良情绪刺激，改变体位时动作缓慢，避免深低头、旋转等动作，防止摔倒。

（3）眩晕发作时应卧床休息，头部稍抬高，呕吐时取侧卧位，做好口腔护理。保持室内安静，空气流通，光线调暗，避免光刺激。多做解释工作以消除患者紧张情绪。

（4）遵医嘱穴位按摩：适用于风痰阻络、阴虚风动引起的眩晕头痛。取穴百会、太阳、风池、内关、曲池等，每天4～5次，每次30 min。

（5）遵医嘱耳穴贴压（耳穴埋豆）：取穴神门、肝、脾、肾、降压沟、心、交感等，每天按压3～

5 次,每次 3 min,隔天更换 1 次,双耳交替。

(6)遵医嘱穴位贴敷:取穴双足涌泉穴,每天 1 次。

4. 痰多息促

(1)密切观察痰的颜色、性状、量及气味,有无喘促、发绀等伴随症状,必要时给予氧气吸入。

(2)保持室内空气流通、温湿度适宜,避免外感风寒。

(3)保持呼吸道通畅,定时翻身拍背,及时清除口腔内分泌物,每天用中药漱口液清洁口腔 2 次;痰液黏稠时多饮水,或遵医嘱予雾化吸入,促进痰液排出;神昏或痰多无力咳出者可行机械吸痰。

(4)循经拍背法:排痰前,沿脊柱两侧膀胱经,由下往上轻拍,每天 2～3 次,每次 20 min,根据痰液的多少,增加力度、时间、次数。

(5)遵医嘱穴位贴敷,取穴肺俞、膏肓、定喘、天突等。

5. 高热

(1)遵医嘱定时观测体温,监测生命体征及汗出情况,及时擦干皮肤,更换汗湿的衣服、被褥等,保持皮肤和床单清洁、干燥。

(2)遵医嘱采用亚低温治疗仪、中药擦浴、头部冷敷等物理降温方法。

(3)遵医嘱穴位按摩:取穴大椎、合谷、曲池等。

(4)指导多饮温开水,漱口液漱口,使用中药时应遵医嘱。

(5)进食清热生津之品,如:西瓜、荸荠等。忌辛辣、香燥、助热动火之品。

6. 二便失禁

(1)观察排便次数、量、质及有无里急后重感;尿液的色、质、量,有无尿频、尿急、尿痛感。

(2)保持会阴及肛周皮肤清洁干燥,使用便器时动作轻缓,避免拖、拉,以免擦伤患者的皮肤,每次便后将会阴部及肛周擦洗揩干。如留置导尿,做好留置导尿护理。

(3)进食健脾养胃益肾食物,遵医嘱进行肠内营养补充。

(4)遵医嘱艾条灸:适用于气虚及元气衰败所致的二便失禁,取穴神阙、气海、关元、百会、三阴交、足三里等。

(5)遵医嘱穴位按摩:适用于气虚及元气衰败所致的二便失禁,取穴肾俞穴、八髎穴、足三里、天枢等。

7. 便秘

(1)观察排便次数、性状、排便费力程度及伴随症状。

(2)指导患者保持生活规律,适当运动,定时排便,忌努挣。习惯性便秘者畅情志,克服对排便的恐惧与焦虑。

(3)鼓励患者多饮水,建议每天饮水量在 1 500 ml 以上,饮食以粗纤维为主,多吃有利于通便的食物,如黑芝麻、蔬菜、瓜果等;多饮水,戒烟酒,禁食产气多、刺激性的食物,如甜食、豆制品、圆葱等。热秘患者以清热、润肠、通便饮食为佳,可食用白萝卜、蜂蜜汁;气虚便秘患者以补气血、润肠通便饮食为佳,可食用核桃仁、松子仁;芝麻粥适用于各种症状的便秘。

(4)穴位按摩,遵医嘱取穴:胃俞、脾俞、内关、足三里、中脘、关元等穴,腹胀者加涌泉,用揉法。

(5)腹部按摩:取平卧位,以肚脐为中心,顺时针方向按揉腹部。以腹内有热感为宜,每次 20～30 周。每天 2～3 次。

（6）遵医嘱艾灸：取神阙、天枢、气海、关元等穴。

8. 言语謇涩

（1）观察患者语言功能情况，建立护患交流板，与患者达到良好沟通，对家属进行健康宣教，共同参与语言康复训练。

（2）鼓励患者开口说话，随时给予肯定，在此过程中，尽量减少纠正，更不应责难，以增强患者的信心。对遗忘性患者应有意识地反复进行，以强化记忆。

（3）配合康复治疗师进行语言康复训练。包括放松疗法、发音器官运动训练、呼吸训练、发音训练及语言矫治等，初期可用手势或书面笔谈，加强沟通，进而从简单的字、音、词开始。鼓励患者读书看报，适当听收音机。

（4）遵医嘱穴位按摩，取廉泉、哑门、承浆、大椎等穴。

9. 吞咽困难

（1）协助医师进行吞咽试验以观察有无呛水、呛食等情况。

（2）遵医嘱胃管鼻饲，做好留置胃管的护理。

（3）对轻度吞咽障碍以摄食训练和体位训练为主。如采用改变食物性状和采取代偿性进食方法如姿势和手法等改善患者吞咽状况，一般先用糊状或胶状食物进行训练，少量多次，逐步过渡到普通食物。

（4）对中度、重度吞咽障碍患者采用间接训练为主，主要包括：增强口面部肌群运动、舌体运动和下颌骨的张合运动；咽部冷刺激；空吞咽训练；呼吸功能训练等。

（5）保持环境安静、舒适，减少进餐时分散注意力的干扰因素，如关闭电视、收音机等，指导患者进餐时不要讲话，防止误吸。

五、健康教育

（一）向患者及家属讲解疾病的相关知识

1. 家庭康复护理　近年来由于脑血管意外的诊断、抢救和治疗水平的提高，其急性期死亡率明显下降，但仍有部分患者残留有运动、语言功能障碍、心理和情感障碍及其并发症，而住院期间很难完全康复，因此出院后的家庭康复护理对患者及其家属都是一件重要的事情。

2. 影响脑栓塞的危险因素

（1）心脏病：以风湿性心脏病伴心房纤维颤动脑栓塞位居首位，约占半数以上；其他常见的有：冠状动脉硬化性心脏病伴有房颤，亚急性感染性心内膜炎的赘生物，心肌梗死或心肌病的附壁血栓，二尖瓣脱垂，心脏黏液瘤和心脏手术合并症等的栓子脱落。

（2）动脉粥样硬化斑块脱落：主动脉、颈动脉或椎动脉粥样硬化所致血管内膜溃疡斑块脱落，造成脑栓塞，此外颈部大血管外伤，肺静脉血栓脱落等。

（3）细菌性栓子：如亚急性细菌性心内膜炎患者，其心脏瓣膜上常形成含有大量细菌的赘生物，该赘生物性质松脆而易脱落成栓子。

（4）脂肪栓子：常见于肱骨、股骨及胫骨等长骨骨折或长骨手术时，骨髓内脂肪组织被挤压进入血液中，形成脂肪栓子。

（5）空气栓子：如在胸部手术或颈部手术、人工气胸、气腹、皮下气肿伴有血管损伤时，空气进入血液循环中形成气泡，便成为空气栓子，还有潜水作业者上升过快或进行高压氧治疗时高压氧舱减压过快时，溶解在血液中的空气游离出来，在血液中形成气泡并相互融合，也可形成空气栓子。

（6）其他栓子：如支气管扩张、肺脓肿等形成的栓子，以及身体其他部位的感染（如肺部感染、肢体感染、败血症），肿瘤物质脱落形成的瘤栓子，寄生虫或虫卵，羊水等均可引起脑栓塞。

3. 常用药物的副作用及其注意事项

（1）常用药物的副作用：甘露醇结晶易阻塞肾小管引起血尿或无尿等肾功能损害，利尿剂能产生低钠、低钾、低氯及高尿酸血症等，尿激酶易引起颅内出血、皮肤黏膜出血倾向、黑粪等，改善微循环的药物低分子右旋糖酐易引起出血倾向、颅内压增高及心肾功能不全等。

（2）用药注意事项：甘露醇静滴应加压滴注，且要专人守护以防空气进入静脉，应注意尿量、尿色，如输入后 4 h 内尿量少于 200 ml 则应慎用或停用。使用药物应从小剂量开始，不可自行增减或突然撤换药物。使用尿激酶前应测出凝血时间和凝血酶原时间等以备对照。使用右旋糖酐 40 前应做过敏试验。

4. 脑栓塞患者的饮食禁忌

（1）适量增加蛋白质。由于膳食中的脂肪量下降，就要适当增加蛋白质，可由瘦肉、去皮禽类提供；可多用鱼类，特别是海鱼。每天要吃一定量的豆制品，如豆腐、豆干，对降低血液胆固醇及血液黏滞有利。

（2）脑血栓的患者要经常饮水，尤其在清晨和夜间，清晨饮水可冲淡胃肠道，水分入血液后，随活动以汗液和尿液的形式排出体外。夜间活动量小，睡眠前饮水的最大好处是可以稀释血液，防止血栓栓塞。

（3）要增加膳食纤维和维生素 C 的食物，其中包括粗粮、蔬菜和水果。有些食物如洋葱、大蒜、香菇、木耳、海带、山楂、紫菜、淡茶、魔芋等食品有降脂作用。

（4）平时宜吃清淡、细软、含丰富膳食纤维的食物，宜采用蒸、煮、炖、熬、清炒、汆、熘、温拌等烹调方法，不适宜煎、炸、爆炒、油淋、烤等方法。

（5）忌高脂肪、高热量食物：若连续长期进高脂肪、高热量饮食，可使血脂进一步增高，血液黏稠度增加，动脉粥样硬化斑块容易形成，最终导致血栓复发。忌食肥肉、动物内脏、鱼卵等，少食花生等含油脂多、胆固醇高的食物；忌用或少用全脂乳、奶油、蛋黄、肥猪肉、肥羊肉、肥牛肉、肝、内脏、黄油、猪油、牛油、羊油、椰子油；不宜采用油炸、煎炒、烧烤烹调。

（6）忌肥甘甜腻、过咸刺激、助火生痰之品：少甜味饮品、奶油蛋糕的摄入；忌食过多酱、咸菜等。

（7）忌嗜烟、酗酒：烟毒可损害血管内膜，并能引起小血管收缩，管腔变窄，因而容易形成血栓；大量饮用烈性酒，对血管有害无益。据调查，酗酒是引起脑血栓的诱因之一。

5. 脑栓塞的危害

（1）起病急骤：多数无前驱症状，发病急骤，以秒计，发病后常于数秒钟内病情达高峰。

（2）多数患者有神经系统体征：如偏瘫，偏身感觉障碍和偏盲，在主半球则有运动性失语或感觉性失语，少数患者为眩晕、呕吐、眼震及共济失调，可有短暂意识丧失，或局限或全身抽搐，严重患者可以有昏迷、消化道出血、脑疝，甚至很快死亡。

（3）有产生栓子来源的疾病：多数患者有产生栓子来源的疾病，如心脏病、心房纤颤、心肌病、心肌梗死等，尤其是心房纤颤的症状和体征。

（二）教会患者自我监测的方法

（1）脑栓塞患者再栓塞机会很大，因此必须采取预防措施，心房纤颤兼有高血压，或糖尿病或心脏衰竭患者，植入人工心瓣者，二尖瓣狭窄的慢性风湿性心脏病兼有心房纤颤患者也属高危人群，即使未发生脑栓塞也应采取预防措施。

（2）多项大规模临床试验清楚证明，调整剂量的口服华法令能减少高危人群脑栓塞 2/3，二尖瓣狭窄的慢性风湿性心脏病患者以及植入人工心瓣者应该口服华法令，阿司匹林疗效就远远不及华法令，但用华法令必须严格控制抗凝程度。

六、出院指导

（1）保持心情舒畅，避免急躁恼怒、情志过激而使疾病再度复发。

（2）生活起居有常，避免过劳，适当休息。随天气变化增减衣被，注意保暖。

（3）饮食以低盐、低脂肪、低胆固醇食物为宜，多吃新鲜水果、蔬菜及豆制品，不宜过饱，忌食辛辣、刺激之品，戒烟酒。

（4）保持大便通畅，避免用力过度，以免再发脑出血。经常食用含纤维素多的新鲜蔬菜、水果，以润肠通便。

（5）积极治疗原发病，按时服药，注意血压的变化，定期到医院复查。

（6）根据自身的情况，适当参加锻炼，加强肢体功能活动。

高血压(眩晕病)

高血压是以体循环动脉血压增高为主要表现的临床综合征,是最常见的心血管疾病。近10年来发病率不断升高,它能引起动脉粥样硬化,造成血管狭窄,常常引起心脑血管及肾脏疾病,是造成这些疾病发病率和死亡率增高的重要因素之一。根据世界卫生组织预测,至2020年,非传染性疾病将占我国死亡原因的79%,其中心血管病将占首位。

一、诊断

(一) 西医

按照《中国高血压预防指南(2010)》,高血压诊断标准为:在未服用降压药的情况下,非同日3次测量血压,收缩压≥140 mmHg 和(或)舒张压≥90 mmHg。患者既往有高血压史,目前正在服用抗高血压药,血压虽低于 140/90 mmHg 也诊断为高血压。

(二) 中医

在中国古代文献中,没有高血压病的记载,现代医家根据其表现的主要症状的不同,将其归属于中医的"眩晕""头痛"等范畴。

二、高血压的分级及分类

(一) 西医

1. 分类

(1) 原发性高血压:又称高血压病,是一种以血压升高为主要临床表现而病因尚不明确的独立疾病(占所有高血压患者的90%以上)。原发性高血压多以 H 型高血压(伴随同型谷胱氨酸升高的原发性高血压)为主,这与我国人群特有的高遗传突变及生活饮食等有关。同型谷胱氨酸水平与年龄和性别有关,男性高于女性,随年龄增长而升高。

(2) 继发性高血压:又称症状性高血压,在这类疾病中,病因明确,高血压是该种疾病的临床表现之一,血压可暂时性或持续性升高,如慢性肾脏病、睡眠呼吸暂停综合征、原发性醛固酮增多症、肾动脉狭窄、嗜铬细胞瘤、皮质醇增多症、大动脉疾病、药物引起的高血压。

2. 分级

表1　高血压分级

级　别	收缩压(mmHg)	舒张压(mmHg)
理想血压	<120	<80
正常血压	<130	<85
正常高值	130~139	85~89
1级高血压病(轻度)	140~159	90~99
亚组:临界高血压	140~149	90~94
2级高血压病(中度)	160~179	100~109

级　　别	收缩压(mmHg)	舒张压(mmHg)
3 级高血压病(重度)	≥180	≥110
ISH(单纯收缩期高血压病)	≥140	<90
亚组:临界收缩期高血压	140~149	<90

注:若患者的收缩压与舒张压分属不同级别时,则以较高的级别为准。

3.危险分层

表 2　高血压危险分层

其他危险因素和病史	血　压(mmHg)		
	1 级高血压	2 级高血压	3 级高血压
无	低　危	中　危	高　危
1~2 个其他危险因素	中　危	中　危	很高危
≥3 个其他危险因素,或靶器官损害	高　危	高　危	很高危
临床并发症或合并糖尿病	很高危	很高危	很高危

靶器官损害是指左心室肥厚、颈动脉内膜增厚或斑块、肾功能受损等。

临床相关疾病包括脑血管病、心脏病、肾脏病、周围血管病变、视网膜病变、糖尿病等。

(二)中医辨证分型

1.肾气亏虚证　腰脊酸痛(外伤性除外),胫酸膝软和足跟痛,耳鸣或耳聋,心悸或气短,发脱或齿摇,夜尿频、尿后有余沥或失禁。舌淡苔白,脉沉细弱。

2.痰瘀互结证　头如裹,胸闷,呕吐痰涎,胸痛(刺痛、痛有定处或拒按),脉络瘀血,皮下瘀斑,肢体麻木或偏瘫,口淡食少。舌胖苔腻脉滑,或舌质紫暗有瘀斑瘀点,脉涩。

3.肝火亢盛证　眩晕,头痛,急躁易怒,面红,目赤,口干,口苦,便秘,溲赤。舌红苔黄,脉弦数。

4.阴虚阳亢证　腰酸,膝软,五心烦热,心悸,失眠,耳鸣,健忘。舌红少苔,脉弦细而数。

(三)几种特殊类型的高血压

1.高血压危象　在高血压疾病发展过程中,因为劳累、紧张、精神创伤、寒冷所诱发,出现烦躁不安、心慌、多汗、手足发抖、面色苍白、异常兴奋等临床表现,可伴有高血压脑病的临床表现。血压升高以收缩压升高为主,往往收缩压>200 mmHg。

2.高血压脑病　在高血压疾病发展过程中,因为劳累、紧张、情绪激动等诱发急性脑血液循环障碍,引起脑水肿和颅内压增高,出现头痛、呕吐、烦躁不安、心跳慢、视物模糊、意识障碍、甚至昏迷等临床表现。血压升高以舒张压升高为主,往往舒张压>120 mmHg。

3.恶性高血压　又称急进型高血压,是指舒张压和收缩压均显著增高,病情进展迅速,常伴有视网膜病变,多见于青年人,常常出现头晕、头痛、视物模糊、心慌、气短、体重减轻等临床表现,舒张压>130 mmHg,易并发心、脑、肾等重要脏器的严重并发症,短时间内可因肾衰竭而死亡。

三、治疗原则

高血压药物治疗如下。

1.治疗目标

(1)基本目标:血压达标,以期最大限度地降低心脑血管病发病及死亡总危险。

(2) 主要目标：预防脑卒中。

(3) 目标血压：① 18 岁≤年龄<65 岁，血压降至 140/90 mmHg 以下。② 年龄≥65 岁，血压降至 150/90 mmHg 以下，若可耐受，可降至 140/90 mmHg 以下。③ 一般糖尿病或慢性肾脏病患者的血压目标可以再适当降低。

(4) 血压达标的时间：在患者能耐受的情况下，推荐尽早血压达标，并坚持长期达标。治疗 2～4 周，评估血压是否达标；如达标，则维持治疗；如未达标，及时调整用药方案。对 1～2 级高血压，一般治疗后 4～12 周达标，若患者治疗耐受性差或高龄老年人达标时间可适当延长。

2. 治疗时机　高血压初步诊断后，均立即采取治疗性生活方式干预。评估为高危患者应立即启动降压药治疗；中危、低危患者可分别随访 1 个月、3 个月，多次测量，血压仍符合诊断标准，可考虑药物治疗。

3. 治疗原则　① 小剂量开始。② 尽量用长效药。③ 联合用药。④ 个体化治疗。

4. 高血压非药物治疗　高血压确诊后，所有患者均应长期坚持非药物治疗，即生活方式干预，大多数患者需要长期坚持降压药治疗。限盐是预防治疗高血压重要而有效的非药物措施。

四、护理

(一) 护理评估

1. 健康史(生活史)

(1) 家族史：了解患者父母是否有高血压病史。

(2) 了解患者发病前的生活及饮食习惯，有无过多摄入钠盐、大量饮酒及饱和脂肪酸等；是否肥胖或超重，有无便秘习惯；有无剧烈运动、长期环境噪声及视觉刺激史等。如：工作环境、强度、交通方式、社交活动等。

(3) 职业：了解患者的职业性质，如脑力劳动者患病率高于体力劳动者，城市居民高于农村居民。

2. 心理社会评估

(1) 了解患者在发病前有无不良的精神刺激，是否处在持续的精神紧张状态，如长期工作压力、焦虑、紧张等。

(2) 了解患者的文化素养、家庭背景、经济条件、医疗保障及家庭社会人际关系，以及家庭主要成员对患者的关心支持力度等。

(3) 注重了解患者对疾病的认知程度，所持态度及心理承受能力等。

3. 身体状况

(1) 了解患者的各项生命体征、精神和神志反应，尤其是要注意患者的血压变化，如有无持续的血压升高或波动过大等。

(2) 了解患者的头痛、头晕、头胀的程度。有无失语或暂时性失语、肢体麻木或瘫痪、意识模糊等表现。

(3) 了解患者有无心悸、气促、夜间呼吸困难、咳嗽，或突然胸骨后疼痛发作等症状。有无心绞痛甚至心肌梗死。

(4) 了解患者的尿量变化，有无血尿、蛋白尿及有无水肿及水肿程度。

(5) 了解患者有无眼花、视力模糊、失明等。

(6) 了解患者有无恶性高血压、高血压危象的发生,如明显的血压升高、头痛、多汗等。

(二) 一般护理

1. **病室要求** 病室宜安静、无噪声,整洁、舒适,空气清新,光线柔和,温湿度适宜。室内可适当加以隔音防噪设施。并可在室内放置鲜花或盆景等物,为患者创造一个良好的休息环境。

(1) 对于肾气亏虚的患者,严寒刺激可使血管收缩、血压升高,故寒冷季节,患者外出应注意防寒保暖,室温不宜太低。

(2) 肝火亢盛的患者,病室应安静,凉爽通风,光线宜略偏暗为宜;阴虚阳亢的患者,病室宜凉爽湿润为宜。

(3) 痰瘀互结的患者,居室宜温暖干爽,谨防潮湿。

2. **生活起居护理**

(1) 患者生活起居要有规律。应注意劳逸有度,动静结合,谨防过劳。要做到寝寐有时,保证充足的睡眠。患者睡眠欠佳时,可遵医嘱临时用镇静剂或安眠药。

(2) 根据病情适当控制探视人员及时间,避免多言情扰而加重病情。并要保证患者的大便通畅,防止因便秘而诱发本病。

(3) 高血压初期可不限制一般的体力活动,但必须避免重体力活动。血压较高、症状较多或出现严重并发症时,应绝对卧床休息。一切生活需要应有护理人员协助进行,必要时应由专人护理。若痰涎壅盛、呕吐严重时,患者应取侧卧位为宜,防止痰涎阻塞气道。

(4) 患者起居动作不宜过快,应少旋转、弯腰等,避免突然或强力的头部运动,致体位骤变,血压波动,而加重头晕、头痛等症状及发生脑血管意外。

(5) 应根据患者的病情,适当组织轻患者或康复期患者参加户外活动,如慢跑、快步走、打太极拳、散步、医疗体操等体育锻炼。

(6) 指导患者沐浴时水温不宜过高、时间不宜过长,谨防血压突然升高而发生意外。若患者出现头晕、眼花、恶心时,应立即躺平,抬高下肢以增加回心血量。

3. **饮食护理** 患者饮食宜清淡,易消化,少食多餐。可多食富含维生素的蔬菜、水果以防止便秘。宜少食辛辣、肥腻、生冷、钠盐及忌烟酒等刺激性的食物。肥胖者要适当控制饮食。

(1) 肝火亢盛证:饮食应以清淡、低盐、素食为佳。多食蔬菜、水果,如芹菜、紫菜、海蜇、海带、香菇、豆制品、梨等具有疏肝理气作用的食品。有条件者可多食清蒸甲鱼以滋阴潜阳,平时可用菊花、枸杞子、草决明泡水代茶饮。忌食肥甘厚味、动物内脏、公鸡肉、猪头肉等动风之品。戒烟酒及辛辣助火刺激之物,以免引动风阳上扰清窍。

(2) 肾阴虚证:宜食具有补益肾精、滋阴润燥作用的食品,如甲鱼、海参、蜂蜜、银耳等。忌食海腥、羊肉、辛辣之物。

(3) 痰瘀互结证:宜食具有清淡化痰、健脾益胃、清热利湿作用的食品,如党参粥、薏苡仁粥、茯苓饼,多食赤小豆、冬瓜等。形体肥胖者可用荷叶煎汤代茶饮。忌食油腻、肥甘厚味、生冷、烟酒等物,以防助湿生痰。并应控制食量。

4. **情志护理** 了解患者思想动态,及时进行恰当的心理疏导和必要的疾病健康知识教育,提高患者对疾病的认识,尤其对于肝火亢盛的患者,更应向患者说明自我情感控制的重要性。谨防因忧郁恼怒,肝阳化火,风阳上扰清窍,甚至肝阳暴涨,脏腑阴阳失调,气血逆乱,直冲犯脑,导致中风等危证的发生。可根据患者的文化修养、性格爱好的不同,适当地指导患者看书、读报、欣赏音乐、下棋等,以转移患者对疾病的注意力和缓冲不良情绪的影响。

5. 给药护理

(1) 遵医嘱及时给予降压药物,并应向患者及家属介绍降压药物的性能、作用及用药方法和注意事宜。

(2) 密切观察药物的疗效与不良反应,及时纠正不良反应。同时在用药期间应密切监测血压的变化,以评价药物的疗效。如果在用药期间患者的血压突然下降,并出现头晕等不良反应时,应立即通知医生进行药物调整。

(三) 症状护理

1. 眩晕

(1) 眩晕发作时应卧床休息,改变体位时应动作缓慢,防止跌倒,避免深低头、旋转等动作。环境宜清静,避免声光刺激。

(2) 观察眩晕发作的次数、持续时间、伴随症状及血压等变化。

(3) 进行血压监测并做好记录。若出现血压持续上升或伴有眩晕加重、头痛剧烈、呕吐、视物模糊、语言謇涩、肢体麻木或行动不便者,要立即报告医师,并做好抢救准备。

(4) 遵医嘱耳穴贴压(耳穴埋豆),可选择神门、肝、脾、肾、降压沟、心、交感等穴位。

(5) 遵医嘱穴位按摩,可选择百会、风池、上星、头维、太阳、印堂等穴位,每次 20 min,每晚睡前 1 次。

(6) 中药泡足,根据不同证型,选用相应中药制剂,每天 1 次。

(7) 遵医嘱穴位贴敷疗法:可选择双足涌泉穴,每天 1 次。

2. 头痛

(1) 观察头痛的性质、持续时间、发作次数及伴随症状。

(2) 进行血压监测并做好记录,血压异常时及时报告医师并遵医嘱给予处理。

(3) 头痛时嘱患者卧床休息,抬高床头,改变体位时如起、坐、下床动作要缓慢,必要时有人扶持。

(4) 避免劳累、情绪激动、精神紧张、环境嘈杂等不良因素。

(5) 遵医嘱穴位按摩,常用穴位有太阳、印堂、风池、百会等穴。

(6) 遵医嘱耳穴贴压(耳穴埋豆),可选择内分泌、神门、皮质下、交感、降压沟等穴位。隔天更换 1 次,双耳交替。

(7) 遵医嘱穴位贴敷:贴敷两侧太阳穴。

(8) 目赤心烦、头痛者,可用菊花泡水代茶饮。

3. 心悸气短

(1) 观察心悸发作是否与情志、进食、体力活动等变化有关。

(2) 心悸发作时卧床休息,观察患者心率、心律、血压、呼吸、神色、汗出等变化。

(3) 心悸发作有恐惧感者,应有专人陪伴,并给予心理安慰。必要时遵医嘱给予镇静安神类药物。

(4) 遵医嘱耳穴贴压(耳穴埋豆),可选择心、交感、神门、枕等穴位。

(5) 遵医嘱穴位按摩:可选择内关、通里,配穴取大陵、心俞、膻中、劳宫、照海等穴位。

4. 呕吐痰涎

(1) 急性发作呕吐剧烈者暂禁食,呕吐停止后可给予流质或半流质易消化饮食。

(2) 出现恶心呕吐者及时清理呕吐物,指导患者采取正确体位,以防止发生窒息,可按揉双侧内关、合谷、足三里等穴,以降血压止吐。

(3) 呕吐甚者,中药宜少量多次频服,并可在服药前口含鲜生姜片,或服少量姜汁。

(4) 呕吐停止后协助患者用温开水或淡盐水漱口以保持口腔清洁。

(5) 饮食宜细软温热素食,如生姜枇杷叶粥或生姜陈皮饮,忌食生冷、肥甘、甜腻生痰之品。

五、健康教育

(一) 向患者及家属讲解疾病的相关知识

1. 血压的正/异常值

正常血压:收缩压未超过 140 mmHg(18.7 kPa),舒张压未超过 90 mmHg(12.0 kPa),若不是低血压者,正常血压≤140/90 mmHg(18.7/12.0 kPa)。

高血压:收缩压达到或超过 160 mmHg(21.3 kPa)和/或舒张压达到或超过 95 mmHg(12.7 kPa),即血压≥160/95 mmHg(21.3/12.7 kPa)。

临界高血压:指血压在正常标准与高血压标准之间 140~160/90~95 mmHg(18.7~21.3/12.0~12.7 kPa)。

目前,我国采用国际上统一的诊断标准为:在未服用抗高血压药的情况下,收缩压≥140 mmHg(18.7 kPa)和(或)舒张压≥90 mmHg(12 kPa)即诊断为高血压。

2. 影响高血压病的危险因素

(1) 不合理的膳食结构:摄入过多的钠盐,会造成体内水钠潴留,使血压升高。世界卫生组织建议每人每天摄取盐量小于 5 g;研究发现,人群中摄钾或钙不足的高血压患者明显高于摄取钾或摄取钙充足的人群。

(2) 不良的生活习惯:生活不规律、精神紧张可以使体内升压物质分泌增加,使血压升高;吸烟饮酒能刺激交感神经兴奋,使血管收缩,血压升高。

(3) 不良的社会心理因素:紧张、愤怒、悲伤、焦虑等各种情绪反应常可以使神经内分泌功能改变,导致血压升高。

(4) 体重超重:体重与血压呈显著正比关系。

3. 常用降压药物的副作用及注意事项

(1) 常用降压药物的副作用:利尿剂如氢氯噻嗪、呋塞米能产生低钠、低钾、低氯及高尿酸血症等;β受体阻滞剂如阿替洛尔可抑制心肌收缩力、心动过缓、使支气管收缩;钙拮抗剂如尼莫地平可致头痛、头晕、面红、消化道不适、皮肤瘙痒,维拉帕米可使心动过缓;血管紧张素转换酶抑制剂如卡托普利可产生头昏、乏力、上腹不适、食欲减退等,肾功能受损慎用;α受体阻滞剂如哌唑嗪可产生心悸、头痛、嗜睡等症状。

(2) 用药注意事项:药物应遵医嘱调整剂量,不可自行增减或突然撤换药物,药物使用一般从小剂量开始,多数患者需长期用维持量;降压不宜过快过低,防止出现体位性低血压反应,应指导患者改变体位时动作要缓慢;当患者出现头昏、眼花、恶心、眩晕时,应立即平躺,抬高下肢增加回心血量。

(3) 用药后如果感到头痛、恶心,测量血压升高时,首先找外部因素,如精神刺激、气候变化、饮食过饱等情况。一般情况随着影响因素的排除,血压和症状会逐渐恢复正常,为了及时缓解血压,可将常规药加服 1 次。

(4) 用药后如果感到头痛,测量血压下降时,要立即平卧,再喝些高糖水,并将常规用药减半或暂时停药,并积极寻找原因。

(5) 轻度高血压患者,平时未用药常规治疗者,如出现头痛、恶心、血压升高时,可临时加服或含服硝酸异山梨酯 5~10 mg 或硝苯地平 5~10 mg。

4. 高血压病的饮食禁忌

(1) 控制食盐:研究表明钠盐和高血压病之间有密切的关系。有效限制钠盐的摄入,可降低血压,是高血压病治疗中所必须采取的基础治疗方法。

(2) 忌暴饮暴食:暴饮暴食可损伤脾胃,而致脾运失司,痰湿内生;而肝阳上亢者,则有肝阳挟痰上扰清窍,痰浊蒙蔽清窍之症如中风等。所以高血压患者应忌暴饮暴食。

(3) 忌高热量食物:经常进食油腻食物过量,可致消化不良,痰浊内生,气血阻滞,造成风痰瘀阻,甚至卒中身亡。

(4) 忌烟:香烟中所含有害物质尼古丁,能刺激心脏,加快心跳频率,并使肾上腺增加儿茶酚胺的释放,从而引起全身血管的收缩,血压升高。

(5) 忌酗酒:现代研究证明,少量饮酒有扩张血管、活血脉、助药力、增食欲、消疲劳的功效,有利于高血压的治疗。但是长期大量饮用烈性酒,则会损伤动脉壁,从而加速动脉硬化,使高血压病难以控制。

(6) 忌浓茶:高血压病患者忌饮浓茶,尤其是忌饮浓烈红茶,因为浓茶中所含的茶碱量高,可以引起大脑兴奋、不安、失眠、心悸等不适,从而使血压上升。而饮清淡绿茶则有利于高血压病的治疗。

5. 高血压对人体健康的危害

(1) 脑动脉硬化:由于长期高血压可导致脑动脉硬化,以致发生脑溢血、脑梗死,使患者发生头痛、呕吐、失语、偏瘫,甚至昏迷、死亡。

(2) 心脏肥大伴心功能不全:由于长期高血压使左心室排血阻力增加,左心室收缩期负荷过重,因而产生左心室肥大,至一定程度左心室收缩不足以排出全部血液而产生心功能不全。

(3) 冠状动脉粥样硬化:由于长期高血压导致冠状动脉粥样硬化而产生冠心病,使心肌缺血、缺氧,甚至发生心绞痛、心肌梗死、心律失常、心功能不全。

(4) 肾动脉硬化:由于长时期高血压使肾小球动脉硬化,肾脏缺血甚至发生肾功能不全。

(二) 教会患者正确测量血压的方法

(1) 要定时、定测量仪器、定体位、定部位。在测前患者应保持安静状态,如劳累或情绪紧张时,应休息 15 min 后再测。

(2) 患者取半坐位或卧位,卷袖暴露一臂至肩部,肘部伸直,手掌向上,使肘部与心脏处在同一水平处,打开水银槽开关。

(3) 放平血压计,驱尽袖带内空气,平整无折地缠于上臂中部,带下缘距肘窝上 2~3 cm,松紧以能放入一指为宜,将末端整齐地塞入里圈内。

(4) 戴好听诊器,在肘窝部摸到肱动脉的搏动点,将听诊器头放于此处,轻轻加压,用手固定,另一手关闭气门上的螺旋帽,握住输气球向袖带内打气至肱动脉搏动音消失,再升高 20~30 mmHg,然后慢慢开放气门,使汞柱缓慢下降,并注意汞柱所指刻度。当听到第一声脉搏跳动的声音时为"高压",即收缩压,继续微微放气,水银缓缓下降到水银柱上某一刻度,声音突然变弱或消失时为"低压",即舒张压。

(5) 测量完毕,排尽袖带内余气,解开袖带,拧紧气门上螺旋帽,整理放入盒内,关闭水银槽开关。

六、出院指导

(1) 遵医嘱服药,注意自我血压监测,检测次数视病情而定。病情稳定,血压波动不大的患者,可每周测 1 次;血压不稳定,处于药物调整阶段的患者,应每天测 1 次;如有不适感,应及时测量。

(2) 提高社会适应能力,保持心情舒畅,避免各种不良心理的影响。

(3) 避免各种诱发因素,生活起居有常,注意劳逸结合及饮食调控。

(4) 眩晕患者不宜从事高空作业,避免游泳、乘船及做各种旋转度大的动作和游戏,避免突然或较大幅度的头部运动。

(5) 保持大便通畅,必要时服用缓泻剂,避免排便努责。

(6) 坚持体育锻炼,增强体质。为避免强光刺激,外出时佩戴变色眼镜。

(7) 定期随访。血压持续升高或出现头晕、头痛、恶心等症状时,应及时就医。

阵发性心房颤动（促脉证）

阵发性心房颤动是由于多重折返小波引起间歇性快速而不规则的心房节律是起搏点在心房的异位性心动过速。发作时心房每分钟发生350～600次不规则的冲动,引起不协调的心房乱颤。房室传导系统仅能接受部分心房兴奋的传导。阵发性房颤时心室搏动快而不规则,每分钟120～180次。阵发性房颤是成人最常见的心律失常之一,远较房扑多见,两者发病率之比为10～20：1。阵发性的经过反复发作可转变为持久性的。

一、诊断

(一) 西医

1. 阵发性房颤应与其他不规则的心律失常鉴别　如频发早搏、室上性心动过速或房扑伴有不规则房室传导阻滞等。心电图检查可以作出诊断。阵发性房颤伴完全性束支传导阻滞或预激综合征时,心电图表现酷似心室性心动过速。仔细辨认房颤波以及 R－R 间距的明显不规则性,有利于确诊房颤。

2. 阵发性房颤伴频率依赖性心室内传导改变与室性异位搏动的鉴别　个别 QRS 波群畸形有时难以作出鉴别。下列各点有利于室性异位搏动的诊断:畸形的 QRS 波群与前一次心搏有固定配对间距,其后且有较长间歇;V1 单相或双相型 QRS(非 rSR′型)波群,V5S 或 rS 型 QRS 波群。以下各点有利于频率依赖性心室内传导改变的诊断:心室率偏快,畸形的 QRS 波群与前一次心搏无固定间距,大多为一个较长的 R－R 间距后第一个提早的 QRS 波群,其后无长间歇;V1rSR′型 QRS 波群,V6 中有小 Q 波;同一导联上可见不同程度的 QRS 波群增宽。

(二) 中医

参照新世纪全国高等中医药院校规划教材《中医诊断学》(朱文峰主编,中国中医药出版社,2007 年)。

脉来数而时一止,止无定数。自觉心悸,或快速,或跳动过重,或突发突止。呈阵发性,可伴胸闷不适、心烦寐差、颤抖乏力、头晕等症。

二、分级及分类

(一) 分类

1. 气阴两虚证　心中悸动,五心烦热,失眠多梦,短气,咽干,口干烦躁。舌红少苔。

2. 心虚胆怯证　心悸怔忡,善惊易恐,坐卧不安,恶闻声响,多梦易醒。舌质淡红,苔薄白。

3. 痰热内扰证　心悸,睡眠不安,心烦懊恼,胸闷脘痞,口苦痰多,头晕目眩,胸闷或胸痛。舌红苔黄腻。

4. 气虚血瘀证　心悸怔忡,气短乏力,胸闷心痛阵发,面色淡白,或面唇紫暗。舌质黯淡或有瘀斑。

（二）分级

1级：无症状；

2级：症状轻微，日常活动不受限制；

3级：症状严重，日常活动明显受限；

4级：不能从事任何活动。

三、治疗原则

（一）治疗目标

1. 将心房颤动转复为窦性心律　药物转复心房颤动的适应证和禁忌证：慢性心房颤动持续6个月以上，左房明显扩大或病因未充分控制之前，不宜转复治疗；有严重血液动力学影响的急诊情况，如心室率极快有晕厥的预激综合征伴发心房颤动，急性心肌梗死或高度二尖瓣狭窄伴发心房颤动导致左心衰竭时，应及时直流电同步转复；在药物转复前，首先使用洋地黄类药物、β受体阻滞剂或钙拮抗剂控制心室率。选用延长心房动作电位时间和不应期的药物，我国临床实践中主要用的是奎尼丁、胺碘酮和普罗帕酮3种药。

2. 控制心室率在每分钟100次以下　大多数心房颤动患者伴有快的心室率，应选用作用于房室结、增加其隐匿性传导的药物，包括洋地黄类、β受体阻滞剂或钙拮抗剂。

冠心病，尤其是心脏明显扩大或已有心功能不全的患者，应首选洋地黄类药物。如单独用药不能满意控制心室率，可联合使用小剂量β受体阻滞剂或钙拮抗剂。

3. 预防心房颤动复发　心房颤动转复为窦性心律后复发率高。转复后不用药物者，一年随访中保持窦性心律者不到30%；转复后使用抗心律失常药物维持，可使该数字上升为50%。预防心房颤动复发，除可以选用小剂量胺碘酮外，亦可用普罗帕酮。而在一些老年人阵发性心房颤动者，可以使用莫雷西嗪，可能有比较好的疗效。

4. 预防血栓栓塞并发症　有器质性心脏病，尤其是心脏瓣膜病变或有心力衰竭的患者，或已有栓塞史，或超声心动图有附壁血栓者，应使用华法林抗凝治疗。

（二）治疗原则

（1）尽量寻找引起心房颤动的基本病因并加以治疗。

（2）如心力衰竭与心房颤动并存，采用洋地黄类强心药物，可达到"一箭双雕"之效（指既可减缓心率，又可加强心肌的收缩）。

（3）对心功能较好、心脏无明显扩大、心房颤动发生在本年之内者，可由医生采用直流电电击转复，然后配合药物治疗。

（4）对不宜采用直流电转复，而心率又偏快者，不论心功能是否有变化，都可采用注射或口服洋地黄类药物治疗，目的是为了降低心脏搏动的频率。

（5）若心房颤动发生时间较久，或虽通过直流电转复一度成功，但于短期内又复发，或心脏搏动的频率并不快者，不必再采用特殊措施治疗。

（6）对于突然发生的颤动，一般可给予静脉注射洋地黄类药物，如毛花苷C。

（7）对因心房颤动导致脏器栓塞的患者，应给予长期抗凝血药物治疗，以防止再次栓塞的发生。

四、护理

(一) 护理评估

1. 健康史(生活史)

(1) 家族史：主要了解患者父母是否有房颤史。

(2) 了解患者发病前的生活及饮食习惯,有无过多摄入钠盐、大量饮酒及饱和脂肪酸等;是否肥胖或超重,有无便秘习惯;有无剧烈运动、长期环境噪声及视觉刺激史等。如:工作环境、强度、交通方式、社交活动等。

(3) 职业:了解患者的职业性质,如脑力劳动者患病率高于体力劳动者,城市居民高于农村居民。

2. 心理社会评估

(1) 了解患者在发病前有无不良的精神刺激,是否处在持续的精神紧张状态,如长期工作压力、焦虑、紧张等。

(2) 了解患者的文化素养、家庭背景、经济条件、医疗保障及家庭社会人际关系,以及家庭主要成员对患者的关心支持力度等。

(3) 注重了解患者对疾病的认知程度,所持态度及心理承受能力等。

3. 身体状况

(1) 了解患者的各项生命体征、精神和神志反应等。

(2) 了解患者心悸、气短、心前区不适及忧虑不安等表现。

(3) 了解患者眩晕,甚至晕厥等表现。

(4) 了解患者是否有心力衰竭及休克等表现。

(二) 一般护理

1. 病室要求　病室宜安静、无噪声,整洁、舒适,空气清新,光线柔和,温湿度适宜。室内可适当加以隔音防噪设施。并可在室内放置鲜花或盆景等物,为患者创造一个良好的休息环境。

2. 生活起居护理

(1) 合理安排休息与活动,协助患者制订合理作息时间,不宜晚睡,睡前不宜过度兴奋。最好在上午、下午各有 1 次卧床休息或短暂睡眠的时间,以 30 min 为宜。

(2) 季节交替温差变化大时,注意预防感冒。

(3) 发作期静卧休息,缓解期适当锻炼,根据患者情况制订活动计划,活动量应按循序渐进的原则,以不引起胸闷、心悸等不适症状为度,活动中密切观察患者心率、呼吸、血压变化,如有头晕、气促、汗出、胸闷痛等症状要停止活动,休息缓解,严重不适及时报告医生处理。

(4) 指导患者养成每天定时排便习惯,排便时勿过于用力屏气,保持排便通畅。

3. 饮食护理

(1) 气阴两虚证:宜食补气、性平、味甘或甘温,营养丰富,容易消化的食品,如大枣、花生、山药等。忌食破气耗气、生冷性凉、油腻厚味、辛辣的食品,避免煎炸食物。

(2) 心虚胆怯证:宜食滋阴清热、养阴安神的食品,如柏子玉竹茶。忌食辛辣香燥食品。

(3) 痰热内扰证:宜食清化痰热、补中益气、滋养心阴的食品,如荸荠、甘蔗等;也可选用薏苡仁、大枣、山药、莲子等熬粥食用。

(4) 气虚血瘀证:宜食补气、化瘀通络、行气活血的食品,如山药、菱角、荔枝、葡萄、鲢鱼、鳝鱼等。也可食用桃仁、油菜等活血祛瘀的食品。忌食破气耗气、生冷酸涩、油腻厚味、辛辣等食品。

4. 情志护理

(1) 对心悸发作时自觉心慌恐惧的患者专人守护,稳定情绪。

(2) 指导患者平淡静志,避免七情过激和外界不良刺激。消除患者的紧张心理,树立战胜疾病的信心和勇气,以利于疾病的好转或康复。

(3) 告知患者诱发促脉证的各种因素,使患者对疾病有正确的认识,积极主动加强自我保健,提高患者的依从性。

5. 给药护理

(1) 遵医嘱及时给予降压药物,并应向患者及家属介绍药物的性能、作用及用药方法和注意事宜。

(2) 密切观察药物的疗效与不良反应,及时纠正不良反应。同时在用药期间应密切监测患者病情的变化,以评价药物的疗效。

(三) 症状护理

1. 心悸

(1) 严密观察心率、心律、呼吸、面色、血压等变化。重症患者遵医嘱持续心电监护。患者出现呼吸不畅、面色苍白、大汗或自觉濒死感时,报告医师并留置静脉通路,遵医嘱予吸氧、药物治疗,配合做好急救工作。

(2) 心悸发作时,卧床休息,取舒适体位,尽量减少搬动患者;病室保持安静,避免噪声干扰,减少探视。

(3) 遵医嘱中药泡洗。

(4) 遵医嘱穴位贴敷,取关元、气海、膻中、足三里、太溪、复溜、内关、三阴交等穴。

(5) 遵医嘱耳穴贴压,取心、肺、肾、神门、皮质下等穴;伴失眠者可配交感、内分泌等穴。

(6) 遵医嘱穴位按摩,取神门、心俞、肾俞、三阴交、内关等穴;伴汗出者可加合谷穴。

2. 胸闷胸痛

(1) 密切观察胸闷胸痛的部位、性质、持续时间、诱发因素及伴随症状,遵医嘱监测心率、心律、脉搏、血压等变化。绝对卧床休息,遵医嘱给予氧气吸入。出现异常或胸痛加剧、汗出肢冷时,报告医师,配合处理。遵医嘱用药,并观察服药后症状缓解程度。

(2) 遵医嘱穴位贴敷,取心俞、膈俞、脾俞、肾俞、内关、膻中等穴。

(3) 遵医嘱耳穴贴压,取心、神门、交感、内分泌、肾等穴。

(4) 病情稳定时可遵医嘱中药泡洗。

(5) 遵医嘱穴位按摩,取内关、神门、心俞、膻中等穴。

(6) 遵医嘱艾灸治疗,取心俞、膈俞、膻中、足三里、内关、气海等穴;气虚血瘀者,给予隔姜灸,取心俞、膻中、关元、气海等穴;也可给予艾条灸,取足三里、内关等穴。气阴两虚、痰热内扰者慎用此方法。

3. 气短乏力

(1) 卧床休息,限制活动,减少探视。

(2) 加强巡视和生活护理,做好患者安全防护。

(3) 遵医嘱中药泡洗。

(4) 遵医嘱穴位贴敷,取内关、神门、关元、气海等穴。

4. 夜寐不安

(1) 环境安静舒适,光线宜暗,床被褥松软适宜,避免噪声。

(2) 遵医嘱穴位按摩,睡前按摩神门、三阴交、中脘等穴。

(3) 遵医嘱耳穴贴压,取心、脾、神门、三焦、皮质下、肝等穴。

(4) 遵医嘱中药泡洗,每晚睡前半小时遵医嘱予中药泡足。

五、健康教育

(一) 向患者及家属讲解疾病的相关知识

1. 阵发性心房颤动　本病是由于多重折返小波引起间歇性快速而不规则的心房节律是起搏点在心房的异位性心动过速。发作时心房每分钟发生 350~600 次不规则的冲动,引起不协调的心房乱颤。房室传导系统仅能接受部分心房兴奋的传导。阵发性房颤时心室搏动快而不规则,每分钟 120~180 次。阵发性房颤是成人最常见的心律失常之一,远较房扑多见,两者发病率之比为 10~20：1。阵发性的经过反复发作可转变为持久性的。

2. 影响阵发性房颤的危险因素　引发阵发性房颤的临床常见的疾病包括高血压、冠心病、慢性心力衰竭、瓣膜病、糖尿病,以及导致心房扩张、心房肌缺血、增生、纤维化、炎症浸润和渗出等病变的其他心脏病,交感和副交感神经活性增强、全身感染、肺部疾病、肺栓塞、甲状腺功能亢进及其他一些代谢异常等,相当比例的阵发性房颤的发生与这些基础疾病有关,当患者的某种日常活动加重了上述病症,就会诱导阵发性房颤复发。

3. 常用阵发性房颤药物的副作用及注意事项

(1) 常用阵发性房颤药物的副作用:口服地高辛时易出现黄绿色视、胃肠反应、心律失常等中毒症状。奎尼丁可引发皮疹、发热腹痛、腹泻,严重者可导致尖端扭转性室速,发生晕厥。因此在复律期间,应进行心电监护,注意 QRS 波宽度和 QT 间期,如 QTc 超过 0.50 s,则停药。氟卡尼对有病变心脏的传导抑制作用明显,易致新的心律失常,心脏严重受损者不宜选用此药。

(2) 用药注意事项

1) 无器质性心脏病的阵发性心房颤动及有器质性心脏病(但非冠心病亦不伴左心室肥厚)的阵发性心房颤动者,可首选 I C 类药如普罗帕酮,次选索他洛尔、依布利特(ibutilide)。若仍无效,可选用胺碘酮,它也可作为首选。

2) 有器质性心脏病或心力衰竭者:胺碘酮为首选药。

3) 冠心病(包括急性心肌梗死)合并心房颤动者:应首选胺碘酮,次选索他洛尔。

4) 迷走神经介导性心房颤动:选用胺碘酮,或胺碘酮与氟卡尼联合应用,也可用丙吡胺(双异丙吡胺)。

现阶段我国对器质性心脏病合并心房颤动者使用的药物中仍以 I 类抗心律失常药较多,但它可增高这类患者的死亡率,故应引起重视。器质性心脏病的心房颤动,尤其是冠心病和心力衰竭患者,应尽量使用胺碘酮、索他洛尔,避免使用 I A 类(奎尼丁)和 I C 类(普罗帕酮)药物。

4. 阵发性房颤的饮食禁忌

(1) 戒烟、戒酒:烟和酒都是对身体具有毒害作用的东西,烟中的烟碱和酒中的乙醇都是增加心脏负担的物质,所以,戒烟和戒酒是房颤患者饮食上需首要注意的。

(2) 合理饮食,应有合理的饮食安排。从心脏病的防治角度看营养因素十分重要。原则上应做到"三低"即：低热量、低脂肪、低胆固醇。

（3）少吃含饱和脂肪酸和胆固醇高的食物，如肥肉、蛋黄、动物油、动物内脏等。

（4）饮食有规律，不可过饥或过饱。

5. 阵发性房颤对人体健康的危害　血栓形成和栓塞是房颤最严重的危害所在。房颤时由于心房丧失收缩功能，血液容易在心房内淤滞而形成血栓。如果血栓脱落则可以随着血液流至全身各处，从而导致脑栓塞（中风、偏瘫）、肢体动脉栓塞（严重者甚至需要截肢）等。房颤患者的血栓栓塞事件发生率是正常人的 5～17 倍。

房颤发作时过快的心室率和节律不整齐可以使患者感到心悸胸闷、气短、烦躁、坐立不安等，明显降低患者的生活质量。而心房收缩功能丧失和长期心率增快可以引起心动过速性心肌病，会因此导致或加重心力衰竭。此外，房颤本身就可以增加患者的死亡率（是健康人群的 2 倍）。

（二）教会患者自测房颤的方法

1. 心慌　指心跳得不舒服，专业上称为心悸。其中包括多种不同的感觉，比如心跳快、心跳慢、心跳重、心跳乱、心跳有间歇等。"心跳快且乱"是房颤相对比较有特点的感觉。如果持续有心慌的感觉，就是提示你该去医院做系统的心脏检查了。

2. 脉搏　房颤时心跳往往快且不规则，反映在脉搏上，表现为脉搏增快和节律紊乱。如果把脉搏比作鼓点，正常的脉搏就是间隔相等的整齐鼓点，如"咚——咚——咚——咚"；而房颤时"鼓点很乱"，完全没有节奏。总之，不规则、强弱不等且往往偏快的脉搏可能提示房颤的发生。

六、出院指导

（1）保持轻松、愉快的心情，避免精神过度紧张和情绪波动。

（2）合理安排规律的作息时间，养成良好的生活方式。如：早睡、早起，避免熬夜。

（3）适当参加体力劳动和体育活动，如散步、打太极拳、做广播操等。避免爬山、踢足球等剧烈运动。运动的程度视个人情况而定，以不出现胸闷、心悸等不适为宜。

（4）肥胖者要逐步减轻体重。少吃动物脂肪和胆固醇含量高的食物，如蛋黄、肥肉、鱿鱼、动物内脏等，多吃鱼、蔬菜、水果、豆类及其制品。应适当控制糖类食品、食盐。

（5）针对出院后的患者进行定期电话随访监控，出院后 15 天、30 天、60 天。随访内容为：用药依从性、生活起居规律性、自我疾病管理的自律性。提升患者自我护理能力。

（6）日常生活中，特别是外出时，要携带保心丸。

慢性稳定性心绞痛(胸痹心痛病)

心绞痛是冠状动脉供血不足,心肌急剧的、暂时缺血与缺氧所引起的以发作性胸痛或胸部不适为主要表现的临床综合征。特点为前胸阵发性、压榨性疼痛,可伴有其他症状,疼痛主要位于胸骨后部,可放射至心前区与左上肢,劳动或情绪激动时常发生,每次发作持续 3～5 min,可数日 1 次,也可一日数次,休息或用硝酸酯制剂后消失。本病多见于男性,多数 40 岁以上,劳累、情绪激动、饱食、受寒、阴雨天气、急性循环衰竭等为常见诱因。

一、诊断

据典型的发作特点和体征,含用硝酸甘油后缓解,结合年龄和存在冠心病易患因素,除外其他原因所致的心绞痛,一般即可建立诊断。发作时心电图检查可见以 R 波为主的导联中,ST 段压低,T 波平坦或倒置(变异型心绞痛者则有关导联 ST 段抬高),发作过后数分钟内逐渐恢复。心电图无改变的患者可考虑做负荷试验。发作不典型者,诊断要依靠观察硝酸甘油的疗效和发作时心电图的改变;如仍不能确诊,可多次复查心电图、心电图负荷试验或 24 h 动态心电图连续监测,如心电图出现阳性变化或负荷试验诱致心绞痛发作时亦可确诊。诊断有困难者可做放射性核素检查或考虑行选择性冠状动脉造影。考虑施行外科手术治疗者则必须行选择性冠状动脉造影。冠状动脉内超声检查可显示管壁的病变,对诊断可能更有帮助。冠状动脉血管镜检查也可考虑。

二、心绞痛的分类

(一) 西医

分类如下。

(1) 劳累性心绞痛:1786 年 Heberden 首先引入心绞痛这一术语,并对劳累性心绞痛做了详尽的描述。这种心绞痛最初被称为经典心绞痛。其特点是疼痛由体力劳累、情绪激动或其他足以增加心肌需氧量的情况所诱发,休息或舌下含化硝酸甘油后迅速缓解。包括以下 3 种类型。

1) 初发型心绞痛:过去未发生过心绞痛或心肌梗死,初次发生劳累性心绞痛病程在 1 个月内。或有过稳定型心绞痛的患者已数月未发,现再次发生时间未到 1 个月,也可列入本型。与稳定型心绞痛相比,此型心绞痛患者年龄相对较轻,其临床表现差异较大。心绞痛可在较重体力、较轻体力和休息时发作。并且同一患者,其心绞痛可在不同劳力强度下发作,反映了心绞痛阈值幅度较大,提示动力性阻塞在其发病中的重要作用。第 1 个月内有 8%～14% 的急性心肌梗死的发病率,其后多数转变为稳定劳累性心绞痛,部分患者心绞痛可消失。

2) 稳定型心绞痛:是临床上最常见的一种类型。指劳累性心绞痛发作的性质在 1～3 个月内并无改变,即每天和每周疼痛发作次数大致相同,诱发疼痛的劳累和情绪激动程度相同,每次发作疼痛的部位和性质无改变,疼痛持续时间相仿(3～5 min),经休息或含化硝酸甘油后,也在相同的时间内发生疗效。

3) 恶化型心绞痛:原为稳定型心绞痛的患者,在3个月内疼痛的频率、程度、时间、诱发因素经常变动,进行性恶化,硝酸甘油用量明显增加。发作时常出现 ST 段明显压低,发作缓解后有时可见 T 波倒置,但无血清酶的升高。经内科积极治疗约 90% 的患者病情可逐步稳定,其中一部分患者病情稳定后的活动耐量大致可恢复到原劳力水平,部分患者病情稳定后的活动耐量较前下降。约 8%~10% 的患者于不稳定期发生急性心肌梗死。

(2) 自发性心绞痛:其特点为疼痛发生与心肌耗氧量的增加无明显关系,疼痛程度较重,时限较长,不易为含用硝酸甘油所缓解,包括以下 4 种类型。

1) 卧位型心绞痛:是指安静平卧位时发生的心绞痛,发作时需立即坐起或站立方可缓解。或发生于夜间熟睡时,亦可发生在午休或白天平卧时。可能与夜梦、夜间血压降低,或发生未被觉察的左心室衰竭,以致狭窄的冠状动脉远端心肌灌注不足,或平卧时静脉回流增加、心肌耗氧量增加有关。可发展为心肌梗死或猝死。

2) 变异型心绞痛:变异型心绞痛的发作与心肌耗氧量的增加无关,主要是由于冠状动脉暂时性痉挛和收缩造成一过性心肌缺血所致。发作时 ECG 示有关导联的 ST 段抬高,与之相应的导联则 ST 段可压低。患者迟早会发生心肌梗死。

3) 中间综合征:亦称冠状动脉功能不全。疼痛在休息或睡眠时发生,历时较长,可达 30 min 或 1 h 以上,但无心肌梗死的客观证据,常为心肌梗死的前奏。

4) 梗死后心绞痛:是急性心肌梗死发生后 1 个月内又出现的心绞痛。由于供血的冠状动脉阻塞,发生心肌梗死,但心肌尚未完全坏死,一部分未坏死的心肌处于严重缺血状态下又发生疼痛,随时有再发生梗死的可能。

(3) 混合性心绞痛:其特点是患者既在心肌需氧量增加时发生心绞痛,亦在心肌需氧量无明显增加而冠状动脉供血减少时发生心绞痛。1985 年 Maseri 首先提出混合性心绞痛这一名称,认为在确具有一定劳力阈值的劳力性心绞痛患者,如在静息时或应能很好地耐受的劳力水平下也发生心绞痛时,建议用混合性心绞痛这一词来诊断。它是由不同程度的固定性和动力性狭窄共同作用的结果。

另外,有人将初发型心绞痛、恶化型心绞痛、各型自发性心绞痛广义地统称为不稳定型心绞痛;也有人将恶化型心绞痛和各型自发性心绞痛统称为"梗死前心绞痛"。

(二) 中医辨证分型

1. 痰浊痹阻证 症见胸闷如窒而痛,或痛引肩背,肢体沉重,形体肥胖,苔腻,脉滑。

2. 气滞血瘀证 症见胸痛如刺,或呈绞痛,胸闷气短,心慌,口唇、舌质瘀斑或暗,脉细涩或结代。

3. 心气阴两虚证 症见胸闷隐痛,时作时止,心悸气短,面色少华,倦怠懒言,头晕目眩,舌质偏红或有齿印,脉细弱无力。

4. 心肾阴虚证 症见胸闷且痛,心悸盗汗,心烦不寐,头晕耳鸣,腰膝酸软,舌红苔少,脉细数。

(三) 几种特殊表现类型的心绞痛

1. 颈部疼痛 表现为颈部的一侧或双侧的跳痛或窜痛,疼痛时多伴有神情紧张、心情烦躁、不想说话。

2. 咽喉疼痛 可表现为咽部或喉头部的疼痛,可沿食管、气管向下放射,伴有闷堵、窒息样感觉。咽喉无红肿,扁桃体无肿大,上消化道钡餐检查无异常。

3. **牙床疼痛** 牙床的一侧或两侧疼痛,以左侧为多,疼痛多伴有胸闷。与酸、冷刺激、咀嚼无关。

4. **上肢内侧疼痛** 一侧或两侧上肢内侧疼痛,可由肩、臂向肘、腕、手指部放射,亦可表现为肘、腕、手指单独疼痛。疼痛多为窜痛和痉挛性疼痛,多伴有麻木、沉重感。关节无红肿。

5. **耳痛** 少数患者可表现单侧耳痛,出现麻、胀感,或针刺样痛,多伴有胸闷、心悸、血压增高。

6. **面颊部疼痛** 少数心绞痛患者表现面颊部的疼痛,疼痛可为锐痛和窜痛,多有神情紧张和心前区不适。

7. **上腹部疼痛** 可出现左上腹或剑突下或右上腹部的疼痛,出现跳痛、灼痛、针刺样疼痛或沉重样感觉。

三、治疗原则

心绞痛药物治疗如下。

1. **基本目标** 解除或减轻冠脉狭窄及痉挛,改善心肌供血,减少心肌耗氧量,防止血栓形成及心肌梗死和猝死。

2. **主要目标** 恢复心肌氧的供需平衡。

3. **发作时的治疗**

(1) 休息发作时立刻休息,患者一般在停止活动后症状即可缓解。

(2) 药物治疗较重的发作,可使用作用快的硝酸酯制剂。这类药物除扩张冠状动脉,降低阻力,增加血流量外,还通过扩张周围血管,减少静脉回心血量,降低心室容量、心腔内压、心排血量和血压,减低心脏前后负荷和心肌的需氧,从而缓解心绞痛。

(3) 亚硝酸异戊酯为极易气化的液体,盛于小安瓿内,用时以手帕包裹敲碎,立即盖于鼻部吸入。作用快而短。本药作用与硝酸甘油相同,其降低血压的作用更明显,宜慎用。同类制剂还有亚硝酸辛酯。

应用上述药物的同时,可考虑用镇静药。

4. **缓解期的治疗** 宜尽量避免各种诱因。调节饮食,特别是进食不应过饱;禁绝烟酒。调整日常生活与工作量,减轻精神负担;保持适当的体力活动,但以不发生疼痛症状为度;一般不需卧床休息。在初次发作(初发型)或发作频繁、加重(恶化型),或卧位型、变异型、中间综合征、梗死后心绞痛等,疑为心肌梗死前奏的患者,应休息一段时间。使用作用持久的抗心绞痛药物,以防心绞痛发作,可单独选用、交替应用或联合应用下列作用持久的药物。

缓解期药物治疗的 3 项基本原则是:选择性地扩张病变的冠脉血管;降低血压;改善动脉粥样硬化。

(1) 硝酸酯制剂:① 硝酸异山梨醇。② 四硝酸戊四醇酯。③ 长效硝酸甘油制剂。服用长效片剂使硝酸甘油持续而缓慢释放。用 2‰硝酸甘油软膏或膜片制剂涂或贴在胸前皮肤,作用可维持 12~24 h。

(2) β受体阻断剂(β阻断剂):具有阻断拟交感胺类对心率和心收缩力受体的刺激作用,减慢心率,降低血压,减低心肌收缩力和耗氧量,从而缓解心绞痛的发作。此外,还减低运动时血流动力的反应,使在同一运动量水平上心肌耗氧量减少;使不缺血的心肌区小动脉(阻力血管)缩小,从而使更多的血液通过极度扩张的侧支循环(输送血管)流入缺血区。用量要大。不良反应有心室喷血时间延长和心脏容积增加,这时可能使心肌缺血加重或引起心力衰竭,但其使心肌耗氧量减少的作用远超过其不良反应。常用制剂有：① 普萘洛尔，逐渐增加剂量。② 氧烯洛尔。③ 阿普洛尔。④ 吲哚洛尔。⑤ 索他洛尔。⑥ 美托洛尔。⑦ 阿替洛尔。⑧ 醋丁洛尔。⑨ 纳多洛尔等。

β受体阻断剂可与硝酸酯合用，但要注意：① β受体阻断剂与硝酸酯有协同作用，因而剂量应偏小，开始剂量尤其要注意减小，以免引起体位性低血压等不良反应。② 停用β受体阻断剂时应逐步减量，突然停用有诱发心肌梗死的可能。③ 心功能不全、支气管哮喘以及心动过缓者不宜用。

（3）钙通道阻滞剂：本类药物抑制钙离子进入细胞内，也抑制心肌细胞兴奋—收缩耦联中钙离子的利用。因而抑制心肌收缩，减少心肌耗氧；扩张冠状动脉，解除冠状动脉痉挛，改善心内膜下心肌的血供；扩张周围血管，降低动脉血压，减轻心脏负荷；还降低血液黏度，抗血小板聚集，改善心肌的微循环。常用制剂有：① 维拉帕米。不良反应有头晕、恶心、呕吐、便秘、心动过缓、PR间期延长、血压下降等。② 硝苯地平。不良反应有头痛、头晕、乏力、血压下降、心率增快等。③ 地尔硫草。不良反应有头痛、头晕、失眠等。新制剂尼卡地平、尼索地平、氨氯地平、非洛地平、苄普地尔等。

钙通道阻断剂治疗变异型心绞痛的疗效最好。本类药可与硝酸酯同服，其中硝苯地平尚可与β受体阻断剂同服，但维拉帕米和地尔硫草与β受体阻断剂合用时则有过度抑制心脏的危险。停用本类药时也宜逐渐减量然后停服，以免发生冠状动脉痉挛。

（4）冠状动脉扩张剂：理论上能增加冠状动脉的血流，改善心肌血供，缓解心绞痛。但由于冠心病时冠状动脉病变情况复杂，有些血管扩张剂如双嘧达莫，可能扩张无病变或轻度病变的动脉较扩张重度病变的动脉远为显著，减少侧支循环的血流量，引起所谓"冠状动脉窃血"，增加了正常心肌的供血量，使缺血心肌的供血量反而减少，因而不再用于治疗心绞痛。目前仍用的有：① 吗多明。不良反应有头痛、面部潮红、胃肠道不适等。② 胺碘酮。也用于治疗快速心律失常，不良反应有胃肠道反应、药疹、角膜色素沉着、心动过缓、甲状腺功能障碍等。③ 乙氧黄酮。④ 卡波罗孟。⑤ 奥昔非君。⑥ 氨茶碱。⑦ 罂粟碱等。

（5）抗氧化：鉴于动脉粥样硬化的核心原因是氧化应激及炎症反应。而氧化应激是以低密度脂蛋白LDL氧化为Ox-LDL后引起，Ox-LDL是导致动脉粥样硬化的起点，因此防止LDL氧化为Ox-LDL尤其重要，现在比较肯定的疗法是有效地抗氧化，比如说ASTA虾青素、花青素之类的天然抗氧化剂，已经作为美国等国家防治冠心病的首选药物，虾青素可以显著减轻炎症因子C-反应蛋白，阻止动脉粥样硬化的血栓形成。另外还有报道，这种物质可以显著提升高密度脂蛋白HDL来改善动脉粥样硬化。以至于哈佛研究院的MASON称这个虾青素将极有可能继他汀类药物和抗血小板药物后掀起第3次预防性药物浪潮。

5. 其他治疗　低分子右旋糖酐或羟乙基淀粉注射液，作用为改善微循环的灌流，可用于心绞痛的频繁发作。抗凝剂如肝素、溶血栓药和抗血小板药可用于治疗不稳定型心绞痛。高压氧治疗增加全身的氧供应，可使顽固的心绞痛得到改善，但疗效不易巩固。体外反搏治疗能增加冠状动脉的血供，也可考虑应用。兼有早期心力衰竭者，治疗心绞痛的同时宜用快速作用的洋地黄类制剂。

6. 外科手术治疗　主要是在体外循环下施行主动脉-冠状动脉旁路移植手术，取患者自身的大隐静脉作为旁路移植的材料，一端吻合在主动脉，另一端吻合在有病变的冠状动脉段的远端；或游离内乳动脉与病变冠状动脉远端吻合，引主动脉的血流以改善病变冠状动脉所供血心肌的血流供应。

四、护理

(一) 护理评估

1. **疼痛发生的部位**　是否位于胸骨体上段或中段之后并波及心前区;是否放射至左肩、左臂内侧或至颈、咽、下颌、背部、上腹部。

2. **疼痛的性质**　是否为压迫、发闷或紧缩性,有无压塞、烧灼感。心绞痛发作时是否伴有面色苍白、心率增快、血压升高、皮肤湿冷、出汗或濒死感等。

3. **疼痛发生的诱因**　是否常因体力劳动、情绪激动所诱发,是否在饱餐、寒冷刺激、吸烟及用力排便时发病。

4. **疼痛的持续时间**　一般为 3～5 min,休息或含服硝酸甘油后逐渐缓解;可数日或数周发作 1 次,也可一天内多次发作。

5. **既往史**　了解患者既往是否有高血压、糖尿病或其他疾病,血脂是否偏高。

(二) 一般护理

1. **发作护理**　发作时立刻停止所有活动,一般休息后症状即可缓解;缓解期一般不需卧床休息;不稳定型心绞痛者,应卧床休息,并密切观察。合理的运动锻炼可促进侧支循环的建立,提高体力活动的耐受量而改善症状,最大活动量以不发生心绞痛症状为度,要避免竞赛活动及屏气用力动作。活动中一旦出现异常情况,应立即停止活动,并给予含硝酸甘油和吸氧处理。

(1) 减少和避免诱因,不吸烟,避免受凉等。

(2) 饮食:给予低热量、低脂肪、低胆固醇和高纤维的食物,要避免饱食,禁烟酒,保持排便通畅。

2. **生活起居护理**

(1) 适当休息:心绞痛时最好稍稍躺卧休息一会儿。平时可正常工作,但不宜过度劳累。心肌梗死诊断明确后,应保持卧床休息,平卧位。在 2 周内,患者的一切生活活动均由旁人帮助完成,绝对严禁自己翻身,因为翻身会增加心脏负担,造成心肌梗死部位破裂或心搏骤停。

(2) 宜床上大小便,保持大小便通畅。如无严重并发症,一般卧床 2～3 周后,可半卧床上,每天 3～4 次。1 周后如无变化,则可下床坐在椅子上,每天 3～4 次,每次约半小时,再 1 周后,可在卧室内散步。长期卧床对心脏恢复不利,酌情活动是必要的。3 个月后可以进行轻便的体力劳动。

(3) 劳逸结合:应避免过重体力劳动或突然用力,不要劳累过度。走路、上楼梯、骑车宜慢,否则会引起心率加快,血压增高,诱发心绞痛。饱餐后不宜运动。寒冷会使血管收缩,减少心肌供血而产生疼痛,应注意保暖。性生活时处于高度兴奋,血液循环加快,全身需血量增加,而冠状动脉供血则相对不足,极易发生心绞痛或心肌梗死,故宜严格节制。在心肌梗死完全恢复后,房事宜控制在每月 1～2 次。

(4) 戒烟少酒:吸烟是造成心肌梗死、中风的重要因素,应绝对戒烟。少量饮啤酒、黄酒、葡萄酒等低度酒可促进血脉流通,气血调和。烈性酒在禁忌之列。不宜喝浓茶、咖啡。

3. **饮食护理**　应做到合理膳食。

(1) 根据患者实际情况估算出每天总热量,按每天每千克体重 25～30 kcal(1 kcal＝4.186 kJ)计算,一般每天总热量为 1 700～2 100 kcal。

(2) 低盐低脂饮食,减少食物脂肪含量,低于总热量 30%,饱和脂肪之 10%。

（3）膳食结构按早、中、晚各餐占 1/5、2/5、2/5 分配，避免过饱。每天确保蔬菜 400～500 g，奶 200 ml，蛋 1 枚，粗细搭配。每周食鱼 1 次，豆制品 2～3 次。

（4）多吃新鲜的蔬果：平时要多吃新鲜的瓜果蔬菜，里面蕴含着的丰富维生素可以有效降低高血脂，对便秘也有很大的作用。

（5）少吃刺激辛辣的食物：这些辛辣的具有刺激性的食物对人的身体会产生一些不好的影响，会加速疾病发展，加重症状表现，因此要少吃或尽量不吃。

4. 给药护理

（1）硝酸甘油是缓解心绞痛首选药。如心绞痛发作时，可用短效制剂 1～2 片舌下含化，通过唾液溶解而吸收，1～2 min 即开始起作用，约半小时后作用消失。嘱患者不能吞服，如药物不易被溶解可轻轻嚼碎继续含化。

（2）应用硝酸酯类药物时，告诉患者可能出现头昏、头胀痛、头部跳动感、面红、心悸。继续用药数日后可自行消失。为避免体位性低血压所引起的晕厥，患者应平卧片刻慢慢起床。

（3）对长期服用 β 受体阻滞剂如氨酰心安、倍他乐克时应嘱咐患者不能随意突然停药或漏服，否则会引起心绞痛加剧或心肌梗死。因食物能延缓此类药物吸收，故应在饭前服用。

（三）症状护理

1. 发作时的护理

（1）休息：发作时立刻休息，患者一般在停止活动后症状即可缓解。

（2）药物治疗：较重的发作，可使用作用快的硝酸酯制剂。这类药物除扩张冠状动脉、降低阻力、增加血流量外，还通过扩张周围血管，减少静脉回心血量，降低心室容量、心腔内压、心排血量和血压，减低心脏前后负荷和心肌的需氧，从而缓解心绞痛。

（3）亚硝酸异戊酯：为极易气化的液体，盛于小安瓿内，用时以手帕包裹敲碎，立即盖于鼻部吸入。作用快而短。本药作用与硝酸甘油相同，其降低血压的作用更明显，宜慎用。同类制剂还有亚硝酸辛酯。

应用上述药物的同时，可考虑用镇静药。

2. 缓解期的治疗 宜尽量避免各种诱因。调节饮食，特别是进食不应过饱；禁绝烟酒。调整日常生活与工作量，减轻精神负担；保持适当的体力活动，但以不发生疼痛症状为度；一般不需卧床休息。在初次发作（初发型）或发作频繁、加重（恶化型），或卧位型、变异型、中间综合征、梗死后心绞痛等，疑为心肌梗死前奏的患者，应休息一段时间。使用作用持久的抗心绞痛药物，以防心绞痛发作，可单独选用、交替应用或联合应用下列作用持久的药物。

五、健康教育

（一）向患者及家属讲解疾病的相关知识

1. 临床表现及分型 临床表现为闷痛、压榨性疼痛或胸骨后、咽喉部紧缩感，有些患者仅有胸闷，同时可分为典型性心绞痛和不典型性心绞痛。

（1）**典型心绞痛症状**：突然发生的位于胸骨体上段或中段之后的压榨性、闷胀性或窒息性疼痛，亦可能波及大部分心前区，可放射至左肩、左上肢前内侧，达环指和小指，偶可伴有濒死感，往往迫使患者立即停止活动，重者还出汗。疼痛历时 1～5 min，很少超过 15 min；休息或含服硝酸甘油，疼痛在 1～2 min 内（很少超过 5 min）消失。常在劳累、情绪激动（发怒、焦急、过度兴奋）、受寒、饱食、吸烟时发生，贫血、心动过速或休克亦可诱发。

（2）**不典型的心绞痛症状**：疼痛可位于胸骨下段、左心前区或上腹部，放射至颈、下颌、左肩胛部或右前胸,疼痛可很快消失或仅有左前胸不适、发闷感。

2. 影响心绞痛的危险因素

(1) 饮食不当。大量脂肪餐、过度饱食、酗酒是引起心绞痛发作的最常见诱因。

(2) 过度劳累,过重体力劳动,突然用力及便秘、剧烈咳嗽,在这些情况下心绞痛的发作频率将大大增加。

(3) 情绪过分激动。发怒、精神高度紧张,以及过分焦虑和应激情况也是心绞痛发作的高危因素。

(4) 大量吸烟。特别是每天吸烟达 20 支以上时,烟草中的尼古丁、焦油和其他有害物质会对冠脉血管产生强烈刺激,诱发冠脉血管痉挛而引起心绞痛发作。

3. 常用心绞痛药物的副作用及注意事项

(1) 心绞痛药物的副作用:多数不良反应是其血管舒张作用所继发。如短时的面颊部皮肤发红;而搏动性头痛则是脑膜血管舒张所引起;有的出现体位性低血压及晕厥;眼内血管扩张则可升高眼内压。剂量过大可使血压过度下降,冠状动脉灌注压过低,并可反射性兴奋交感神经、增加心率、加强心肌收缩性,反使耗氧量增加而加重心绞痛发作。超剂量时还会引起高铁血红蛋白症。连续用药后可出现耐受性,停药 1~2 周后,耐受性可消失。

(2) 用药注意事项

1) 禁忌药物主要有:酒石酸麦角胺、哌甲酯、硫酸苄二甲肼、加压素、麻黄。可引发心绞痛或使其症状加重的药物有:甲状腺素、左旋甲状腺素钠、甲碘胺钠、盐酸肼酞嗪、潘生丁、氟尿嘧啶、替加氟等。

2) 由于个体差异较大,同样体征的心绞痛患者服用药剂量各不相同。抗心绞痛药物的安全范围较宽,患者在用药时应先从最小剂量开始,后逐渐加量,直到疗效最佳而无明显的不良反应为止。

3) 目前治疗心绞痛的药物种类繁多,各种不同药物均有不同程度的副作用。对于有些副作用比较严重的,应掌握其早期征兆,及时更换药物,预防严重副作用的发生。

4) 心绞痛的高发时间多在晨起时或洗漱时,因此,心绞痛患者应在起床前服药,以免发生不测。

4. 心绞痛的饮食禁忌

(1) 减少饱和性脂肪:例:猪油、肥肉、牛油的摄取,以植物油代替。因高脂肪食物摄取太多,热量供过于求,不能完全利用,转变为三酰甘油和胆固醇,贮积于体内,结果增加血液脂质。禁食油炸食品。

(2) 避免高胆固醇的食物:避免蛋黄、内脏类、甲壳类食品、鱿鱼等无鳞鱼、牛、羊肉,限制饮食中胆固醇含量。宜进食各种蔬菜、水果、木耳、蘑菇、鱼、家禽(去皮)、猪瘦肉、鲜奶等。

(3) 切忌暴饮暴食,可少量多餐,每顿以七成饱为宜。

5. 心绞痛对人体健康的危害

(1) 心肌梗死是属于常见的心绞痛的危害表现之一,由于冠状动脉急性闭塞,血流中断,引起严峻而持久的缺血性心肌坏死。临床表现呈突发性、强烈而持久的胸骨后疼痛,特征性心电动态衍变及血清酶的增高,心绞痛患者可发生心律失常、心力衰竭、休克等合并症,常可危及生命。约半数以上的急性心肌梗死患者,在起病前 1~2 天或 1~2 周有先驱心绞痛的症状,最常见的是原有的稳定型心绞痛变为不稳定型,或继往无心绞痛,忽然出现长时间心绞痛。

(2) 心绞痛也易导致心力衰竭,心脏因疾病、过劳、排血功能减弱,以致排血量不能满足器官及组织代谢的需要。主要心绞痛的症状是呼吸困难、喘息、水肿等。心力衰竭分为左心衰竭和右心衰竭。左心衰竭主要表现为倦怠乏力,心绞痛患者会有呼吸困难,初起为劳力性呼吸困难,终而演变为休息时呼吸困难,只能端坐呼吸。阵发性呼吸困难是心绞痛的典型表现,心绞痛患者多于熟睡之中发作,有胸闷、气急、咳嗽、哮叫,格外严峻的可演变为急性肺水肿而表现强烈的气喘、端坐呼吸、极度焦虑和咳吐含泡沫的黏液痰(典型为粉红色泡沫样痰)、发绀等肺部淤血症状。

（二）教会患者自测心绞痛的方法

1. 位置　在胸骨下段 1/3 处,即胸廓正中线与左侧乳头之间疼痛。

2. 范围　疼痛的范围往往是一片,患者通常用一个握紧的拳头放在胸部中间或稍偏左侧来表示疼痛范围。

3. 放射　疼痛常常不局限于胸部,还常放射至颈部前方喉头等处,并感觉到脖子像被人勒住了。疼痛有时还向左上肢尺侧、后背放射,向左肩、左手内侧的三个指头以及腿部放射。

4. 起始　心绞痛常常是慢慢开始,起初隐痛较轻,数分钟后可达高潮。

5. 持续　持续 3～4 min,最长 15 min。

6. 诱因　可因情绪激动或劳累而诱发。

7. 缓解　因体力活动所诱发的心绞痛,在停止活动后数秒钟内即可消失。

8. 体位的影响　发作时不宜平躺,平躺时下肢血流回心血量增多,心脏负担加重,而使心绞痛加剧。患者宜半卧位休息。

9. 进食的影响　饱餐常可诱发心绞痛,而且往往在进食 30 min 内发生喝冷水、醉酒、吸烟时疼痛也可加重。

六、出院指导

（1）保持轻松、愉快的心情,避免精神过度紧张和情绪波动。

（2）合理安排规律的作息时间,养成良好的生活方式。如:早睡、早起,避免熬夜。

（3）适当参加体力劳动和体育活动,如散步、打太极拳等。避免爬山、踢足球等剧烈运动。运动的程度视个人情况而定,以不出现胸闷、心悸等不适为宜。

（4）肥胖者要逐步减轻体重。少吃动物脂肪和胆固醇含量高的食物,如蛋黄、肥肉、鱿鱼、动物内脏等,多吃鱼、蔬菜、水果、豆类及其制品。应适当控制糖类食品、食盐。

（5）有高血压及糖尿病应控制血压及血糖。因这两病可加重冠心病,血脂高者要控制血脂水平。

（6）不吸烟,不酗酒。吸烟是本病的一个主要危险因素,吸烟者应下决心戒除。

（7）日常生活中,特别是外出时,要携带保健盒,以备急用。当心绞痛发作时,要就地而坐或卧,并迅速取出硝酸甘油舌下含服。如疼痛剧烈,含硝酸甘油无效,经上述处理病情仍不缓解时,且伴大汗、恶心、呕吐等,应立即与"120"联系。硝酸甘油应避光保存,防止受潮,使用时注意有效期,如含服药物后,舌下无烧灼感,说明药物失效,不宜再用,定期复查,不适时随诊。

（8）坚持服用抗血小板、降脂药物以抑制病变基础,减少心绞痛的发作。出院时根据医生的出院医嘱,按时服药,定期门诊复查。

急性心肌梗死（胸痹心痛病）

心肌梗死又称心肌梗塞，是冠状动脉闭塞，血流中断，使部分心肌因严重的持久性缺血而发生局部坏死。临床上有剧烈而较持久的胸骨后疼痛，发热、白细胞增多、红细胞沉降率加快，血清心肌酶活力增高及进行性心电图变化，可发生心律失常、休克或心力衰竭。

一、诊断

(一) 西医

根据典型的临床表现，特征性的心电图改变和实验室检查发现，诊断本病并不困难，无痛的患者，诊断较困难，凡年老患者突然发生休克，严重心律失常，心力衰竭，上腹胀痛或呕吐等表现而原因未明者，或原有高血压而血压突然降低且无原因可寻者，手术后发生休克但排除出血等原因者，都应想到心肌梗死的可能。此外年老患者有较重而持续较久的胸闷或胸痛者，即使心电图无特征性改变，也应考虑本病的可能，都宜先按急性心肌梗死处理，并在短期内反复进行心电图观察和血清心肌酶测定，以确定诊断。

(二) 中医

急性心肌梗死相当于中医学"真心痛"范畴，心痛病名最早见于马王堆古汉墓出土的《五十二病方》。

二、急性心肌梗死的分类及分级

(一) 西医

1. 分类

(1) ST 段抬高型心肌梗死：是指具有典型的缺血性胸痛，持续超过 20 min，血清心肌坏死标记物浓度升高并有动态演变，心电图具有典型的 ST 段抬高的一类急性心肌梗死。

(2) 非 ST 段抬高型心肌梗死：是指心电图虽无 ST 段抬高，但确有心梗症状、心肌酶谱及肌钙蛋白异常等急性心肌梗死的证据的心肌梗死。

2. 分级（Killip 分级）

Ⅰ级：无心力衰竭征象，但 PCWP（肺毛细血管楔嵌压）可升高，病死率 0～5％。

Ⅱ级：轻至中度心力衰竭，肺啰音出现范围小于两肺野的 50％，可出现第三心音奔马律、持续性窦性心动过速或其他心律失常，静脉压升高，有肺淤血的 X 线表现，病死率 10％～20％。

Ⅲ级：重度心力衰竭，出现急性肺水肿，肺啰音出现范围大于两肺的 50％，病死率 35％～40％。

Ⅳ级：出现心源性休克，收缩压小于 90 mmHg，尿少于每小时 20 ml，皮肤湿冷，发绀，呼吸加速，脉率大于每分钟 100 次，病死率 85％～95％。

3. 危险分层

低危组：无合并症，血流动力学稳定，不伴反复缺血发作。

中危组：伴持续性胸痛、反复发作的心绞痛。

高危组：并发心源性休克、急性肺水肿或持续性低血压。

（二）中医辨证分型

1. 寒凝心脉证　猝然心痛如绞，或心痛彻背，背痛彻心，或感寒痛甚，心悸气短，形寒肢冷，冷汗自出，苔薄白，脉沉紧或促。多因气候骤冷或感寒而发病或加重。

2. 气滞心胸证　心胸满闷不适，隐痛阵发，痛无定处，时欲太息，遇情志不遂时容易诱发或加重，或兼有脘腹胀闷，得嗳气或矢气则舒，苔薄或薄腻，脉细弦。

3. 痰浊闭阻证　胸闷重而心痛轻，形体肥胖，痰多气短，遇阴雨天而易发作或加重，伴有倦怠乏力，纳呆便溏，口黏，恶心，咯吐痰涎，苔白腻或白滑，脉滑。

4. 瘀血痹阻证　心胸疼痛剧烈，如刺如绞，痛有定处，甚则心痛彻背，背痛彻心，或痛引肩背，伴有胸闷，日久不愈，可因暴怒而加重，舌质暗红，或紫暗，有瘀斑，舌下瘀筋，苔薄，脉涩或结、代、促。

（三）几种特殊类型的急性心肌梗死

1. 腹型心肌梗死　又称胃肠型心肌梗死。其特点为突然上腹部疼痛伴恶心、呕吐或休克，少数可有胃肠道出血或肠麻痹，甚至在体检时可有上腹部压痛及肌紧张。

2. 无痛型心肌梗死　无痛性心肌梗死是指心肌梗死后患者无典型的特征性的疼痛表现，可分为 3 种类型。

（1）无痛症状型：常见症状有上腹部堵闷、恶心、呕吐、胸闷、低血压状态、休克、突然心悸、心律失常、脑卒中、感染等。

（2）其他部位疼痛型：表现为异位疼痛，如上腹痛（"心窝痛"）、牙痛、肩臂痛、右侧胸痛、下腹痛等。

（3）完全无症状型：没有任何自觉症状，仅心电图发现可疑心肌梗死图形，亦无心肌酶学改变，可被心向量图证实，多见于灶性或陈旧性心肌梗死。

3. 无 Q 波心肌梗死的诊断　典型的胸痛，准确的物理检查及常规心电图改变对诊断心肌梗死可提供依据。

三、治疗原则

急性心肌梗死药物治疗

1. 治疗目标

（1）基本目标：在最短时间重建患者相关血管的血液循环。

（2）主要目标：尽早、完全恢复并保持冠状动脉血流，使心肌得到持续的充分灌注。

2. 治疗时机　急性心肌梗死的患者应争取早期接受直接冠状动脉介入治疗，最大限度地改善患者的预后。AMI 的确定性治疗应在发病后 1 h 内进行，从症状出现到再灌注的时间是决定患者预后的重要预测因素。

3. 治疗原则

（1）保护和维持心脏的功能。

（2）挽救濒死的心肌，防止梗死面积扩大，缩小缺血范围。

（3）及时治疗合并症，防止猝死。

4. 急性梗死非药物治疗　在起病 3～6 h 内，进行再灌注心肌治疗。

四、护理

（一）护理评估

1. 健康史（生活史）

（1）家族史：主要了解患者父母是否有急性心肌梗死病史。

（2）了解患者饮食，适当控制进食量，禁忌刺激性食物及烟、酒，少吃动物脂肪及胆固醇较高的食物。避免各种诱发因素，如紧张、劳累、情绪激动、便秘、感染等。

（3）职业：了解患者职业性质，如工作任务尽可能在白天上班时完成，夜间不宜加班。从事工作的运动量以达到最大体力活动能力的 75% 为限，即急性心梗患者，应终生避免重体力劳动、繁重的脑力劳动及大运动量的文体活动。

2. 心理社会评估

（1）了解患者在发病前有无不良的精神刺激，是否处在持续的精神紧张劳累状态，如长期工作压力、紧张等。

（2）了解患者的文化素养、家庭背景、经济条件、医疗保障及家庭社会人际关系，以及家庭主要成员对患者的关心支持力度等。

（3）注重了解患者对疾病的认知程度，所持态度及心理承受能力等。

3. 身体状况

（1）了解患者的各项生命体征、精神和神志反应，尤其是要注意患者心情变化，急性心肌梗死是心内科较为严重的疾病，同时由于急性心肌梗死具有发病急、高死亡率等特点，使得患者心理产生了较大的畏惧和恐慌情绪。

（2）了解患者的心慌、气短、恶心、头昏、出冷汗现象，有无短暂意识模糊、休克等表现。

（3）了解患者有无心绞痛、高脂血症及高血压、糖尿病，尽量避免发生急性心肌梗死。40岁以上的人，还要熟识急性心肌梗死的各种表现，及早发现，及早治疗。

（4）了解患者的尿量变化，有无血尿、蛋白尿及有无水肿及水肿程度。

（5）了解患者有无眼花、视力模糊、失明等。

（二）一般护理

1. 病室要求　病室及环境保持安静，走路、说话、关开门、取放物品声音等均要轻，尤其要避免噪声刺激。

（1）对于寒凝心脉的患者保持病室环境的安静，禁止高声喧哗，注意气候的变化以防感冒。

（2）对于气滞心胸及瘀血痹阻的患者，病室应安静温暖，预防感冒。

（3）对于痰浊闭阻的患者，不宜久坐久卧，适当增加活动，轻者可散步，练太极拳，但不宜过劳。

2. 生活起居护理

（1）患者生活起居要有规律。应注意劳逸结合。

（2）休息与卧床：要注意卧床休息，胸痛发作时应立即停止活动，轻者可适当活动，如散步、做操、打太极等；重者则绝对卧床休息。

3. 饮食护理　饮食宜低盐、低脂、低胆固醇饮食。应定时定量，防过饱过饥，夜餐尤应忌过饱。

（1）寒凝心脉证：饮食宜食温热性食物，忌食生冷瓜果等寒凉食品。

（2）气滞心胸证：可进食行气之品，忌辛辣、油煎、刺激性食物。

（3）痰浊闭阻证：饮食宜忌寒凉、油腻厚味及过甜的食物，痰多黏稠不易咯出时，饮少量温开水润喉，或可拍背以助痰出。

（4）瘀血痹阻证：饮食宜控制食量，切忌饱餐。勿食动物油脂，宜清淡之品，如瘦肉、鱼类、清炖鸡等。

4. 情志护理　保持情绪稳定，避免七情过极和外界不良刺激，不宜观看紧张刺激性电影、电视、小说。减少探陪人员，不宜多交谈，不宜用脑过度，避免情绪波动。做好解释劝导工作，解除思想顾虑，使患者心情舒畅地配合治疗、护理。

5. 给药护理

（1）及时给氧，按时服药。氧流量以每分钟 2～4 L 为宜，持续吸入。一般药物及时服下，睡眠药在临睡前 30 min 至 1 h 内服下，硝酸甘油片宜舌下含服，避免整片吞服。心功能不全者，应控制进水量，故水药宜浓煎，少量多次分服。

（2）控制输液的速度及液体的入量，尤其是抗心律失常的药物，速度宜慢。

（三）症状护理

1. 胸闷、胸痛

（1）密切观察胸痛的部位、性质、持续时间、诱发因素及伴随症状，遵医嘱监测心率、心律、脉搏、血压等变化。出现异常或胸痛加剧，汗出肢冷时，立即汇报医师。

（2）发作时绝对卧床休息，必要时给予氧气。

（3）遵医嘱舌下含服麝香保心丸或速效救心丸，必要时舌下含服硝酸甘油，并观察疗效。

（4）遵医嘱穴位贴敷：选取心俞、膈俞、脾俞、肾俞等穴位。

（5）遵医嘱耳穴贴压（耳穴埋豆）：取穴心、神门、交感、内分泌、肾等穴位。

（6）遵医嘱中药泡洗：常选用当归、红花等活血化瘀药物。

（7）遵医嘱穴位按摩：取穴内关、神门、心俞等穴位。

（8）中药离子导入治疗：选择手少阴心经、手厥阴心包经、足太阳膀胱经的背俞穴等穴位。

2. 心悸、气短

（1）观察心率、心律、血压、脉搏、呼吸频率、节律、面唇色泽及有无头晕、黑蒙等伴随症状。

（2）遵医嘱穴位贴敷：选取关元、气海、膻中、足三里、太溪、复溜等穴位。

（3）遵医嘱耳穴贴压（耳穴埋豆）：选取心、肺、肾、神门、皮质下等穴位，伴失眠者配伍交感、内分泌等穴位。

（4）遵医嘱穴位按摩：选取神门、心俞、肾俞、三阴交、内关等穴位，伴汗出者加合谷、复溜穴。

（5）遵医嘱中药泡洗：选用红花、当归、川芎、薄荷、艾叶等药物，伴失眠者配合按摩涌泉穴。

3. 便秘

（1）养成每天按时大便的习惯，练习床上大小便，保持大便通畅。

（2）可腹部顺时针按摩，每次 15～20 min，每天 2～3 次。

（3）遵医嘱穴位贴敷：可用醋调大黄粉、吴茱萸粉或一捻金贴敷神阙穴。

（4）多食新鲜蔬菜及多纤维的食物。可食香蕉、蜂蜜等。

（5）必要时用缓泻剂，如麻仁丸等，切忌努责。

五、健康教育

(一) 向患者及家属讲解疾病的相关知识

1. 告知患者及家属急性心肌梗死的症状

(1) 疼痛：是急性心肌梗死中最先出现和最突出的症状，疼痛性质为绞榨样或压迫性疼痛，或为紧缩感、烧灼样疼痛，常伴有烦躁不安、出汗、恐惧，或有濒死感。持续时间常大于30 min，甚至长达 10 h，休息和含服硝酸甘油一般不能缓解。少数急性心肌梗死患者无疼痛。

(2) 全身症状：主要是发热，伴有心动过速、白细胞增高和红细胞沉降率增快等，由于坏死物质吸收所引起。一般在疼痛发生后 24～48 h 出现，程度与梗死范围常呈正相关，体温一般在 38℃上下，很少超过 39℃，持续 1 周左右。

(3) 胃肠道症状：疼痛剧烈时常伴有频繁的恶心、呕吐和上腹胀痛，与迷走神经受坏死心肌刺激和心排血量降低、组织灌注不足等有关。肠胀气亦不少见。重症者可发生呃逆。

(4) 心律失常：多发生在起病 1～2 周内，而以 24 h 内最多见，可伴乏力、头晕、昏厥等症状。室性心律失常最为多见，尤其是室性过早搏动，若室性过早搏动频发（每分钟 5 次以上），成对出现或呈短阵室性心动过速，多源性或落在前一心搏的易损期时，常预示即将发生室性心动过速或心室颤动。一些患者发病即为心室颤动，可引起心源性猝死。

(5) 休克：表现为烦躁不安、面色苍白、皮肤湿冷、脉细而快、大汗淋漓、尿量减少（＜每小时 20 ml）、神志迟钝、甚至昏厥者则为休克。休克多在起病后数小时至 1 周内发生，见于 20% 的患者，主要是心源性，为心肌广泛（40% 以上）坏死。

(6) 心力衰竭：主要是急性左心衰竭，可在发病最初数天内发生或在疼痛、休克好转阶段出现，也可突然发生肺水肿为最初表现。患者出现胸部压闷，窒息性呼吸困难，端坐呼吸、咳嗽、咳白色或粉色泡沫痰、出汗、发绀、烦躁等。

2. 影响心肌梗死的危险因素

(1) 遗传因素：已证明此病有家族遗传因素，虽然遗传因素是不可控制的，但在许多情况下是受生活环境、习惯、传统等影响，例如饮食、吸烟等。

(2) 年龄：心肌梗死是因为给心脏供血的冠状动脉急性闭塞而造成的心肌坏死，粥样硬化随着年龄的增加逐渐加重。

(3) 高血压：高血压是冠心病最常见最重要的危险因素之一，血压高可使动脉血管痉挛、硬化、冠状动脉粥样硬化加速，患高血压的患者患心肌梗死的概率增加 4 倍。

(4) 糖尿病：多数成年发生糖尿病的患者是肥胖的，合并存在其他危险因素，糖尿病可使机体的代谢紊乱，可并发高血压、高血脂，促进动脉硬化，糖尿病患者患冠心病是非糖尿病患者 2 倍左右，而一旦患有冠心病则死亡率提高 2～5 倍。

(5) 高血脂：高血脂是发生冠心病最常见和最重要的危险因素之一，血脂包括胆固醇和三酰甘油等，血脂超过正常值，就加速动脉粥样硬化。

(6) 肥胖：肥胖是冠心病最常见和最重要因素之一。体重超过标准体重 30% 的人 10 年内发生冠心病是正常体重的 2～8 倍。

(7) 吸烟：是冠心病最常见的危险因素。重度吸烟者患心肌梗死是不吸烟的 2 倍，应记住，已经发现吸烟是 40 岁以下的人群发生心肌梗死的唯一主要原因。

(8) 紧张状态：心理紧张可引起血压升高，血中三酰甘油升高，血管收缩，是心肌梗死的重要危险因素。

（9）男性：心肌梗死的发病率比女性多得多，主要和不健康的生活方式和体内荷尔蒙分泌有关。

3. 急性心肌梗死常用药物的副作用及注意事项

（1）急性心肌梗死常用药物的副作用：硝酸酯类如硝酸甘油可使面颊部出现皮肤潮红、搏动性头痛、眼内压升高等，大剂量可出现直立性低血压及晕厥；β受体阻滞剂如减慢心率、抑制心肌收缩力、降低自律性和延缓房室传导时间等；钙离子拮抗剂如硝苯地平和硫氮草酮可引起水肿、反射性心动过速、心动过缓、传导阻滞和抑制心肌收缩力。

（2）用药注意事项：药物应严格按规定时间、剂量服，不可自行增减。

（3）胸痛发作时，按医嘱给硝酸甘油舌下含服，观察用药后疗效。初次服用时，患者应卧床休息。

（4）硝酸酯类如硝酸甘油，可有轻度的头痛、头晕、头部跳痛等不良反应。偶尔可出现体位性低血压或晕厥，故首次使用时，应遵医嘱小剂量用药，同时应避免站立。

（5）强心苷，以地高辛为例，观察有无黄视、绿视等症状。过量可出现恶心、呕吐、食欲不振等肠胃道反应及心动过缓，心律失常。严禁与钙剂合用。

4. 急性心肌梗死病的饮食禁忌

（1）控制总热量的摄入：心肌梗死患者身体超重或肥胖的较多，因脂肪过多环绕心脏，压迫心肌，致使心肌功能进一步减弱。因此，要限制饮食总热量，以控制体重。

（2）限制食盐：钠摄入过多，能增加血管对各种升高血压物质的敏感性，引起细小动脉痉挛，使血压升高。钠还有很强的吸收水分的作用，食盐过多，可使血容量增加，从而直接增加心脏负担。因此，心肌梗死的患者每天食盐量应少于 4 g。

（3）忌高脂饮食：高脂饮食易引起血脂增高，血液黏稠度增高，局部血流缓慢，血小板易于聚集凝血，而诱发心肌梗死。

（4）忌暴饮暴食：暴饮暴食会加重心肌耗氧，加重或诱发心肌梗死。

（5）忌浓茶：急性心肌梗死病患者忌饮浓茶，尤其是忌饮浓烈红茶，因为浓茶中所含的茶碱量高，可以引起大脑兴奋、不安、失眠、心悸等不适。

（6）忌烟：香烟中所含有害物质尼古丁，能刺激心脏，加快心率，并使肾上腺增加儿茶酚胺的释放，易诱发心肌梗死。

5. 急性心肌梗死对人体健康的危害

（1）心力衰竭：是急性心梗常见而重要的并发症之一。在急性心肌梗死中的发生率为 20%～40%，住院期总的病死率在 10%～17%。可见急性左心衰、急性右心衰。

（2）休克：AMI 时由于丧失大块具有收缩功能的心肌而引起心肌收缩力减弱，心排血供能显著降低，可并发心源性休克。

（3）乳头肌功能失调或断裂：总发生率可高达 50%，但乳头肌整体断裂极少见，这主要因为乳头肌的血液供应差，常有慢性缺血小梗死灶，存在较多的纤维瘢痕，故不易发生完全断裂。多数发生在急性心肌梗死后 1 周内。

（4）心脏破裂：心脏破裂最常发生于心室游离壁，其次是室间隔穿孔，而乳头肌断裂极少见。在 AMI 患者中发生心室游离壁破裂同时并发室间隔穿孔或乳头肌断裂情况非常罕见。心脏破裂是 AMI 早期死亡的主要原因之一。常见于 AMI 发病后 5 天内，尤以第 1 天内最为多见。常发生于初次急性透壁心肌梗死，尤其是前壁心肌梗死。

（5）心室室壁瘤：心室室壁瘤是 ST 段抬高性 AMI 中较常见的并发症之一。室壁瘤见于

12%～15%的 AMI 存活的患者。心室室壁瘤就是梗死区坏死的心室壁呈瘤样的向外膨出，在心脏收缩期更为明显。

（二）告知急性心肌梗死患者恢复活动耐力的过程

急性期 24 h 内绝对卧床休息，若病情稳定无并发症，24 h 后可允许患者坐床边椅。指导患者进行腹式呼吸、关节被动与主动运动，协助患者洗漱、进餐，在患者活动耐力范围内，鼓励患者自理部分生活活动，以增强患者的自我价值感，逐渐过渡到床边活动。心肌梗死后第 5～7 天后可在病室内行走、室外走廊散步，在帮助下如厕、洗澡、试着上下一层楼梯等。若有并发症，则应适当延长卧床时间。

六、出院指导

（1）积极治疗高血压、高脂血症、糖尿病等疾病。

（2）合理调整饮食，适当控制进食量，禁忌刺激性食物及烟、酒，少食动物脂肪及胆固醇较高的食物。

（3）避免各种诱发因素，如紧张、劳累、情绪激动、便秘、感染等。

（4）注意劳逸结合，当病程进入康复期后可适当进行康复锻炼，锻炼过程中应注意观察有否胸痛、心悸、呼吸困难、脉搏增快，甚至心律、血压及心电图的改变，一旦出现应停止活动，并及时就诊。

（5）按医嘱服药，随身常备硝酸甘油等扩张冠状动脉的药物，并定期门诊随访。

（6）指导患者及家属当病情突然变化时应采取简易应急措施。

慢性心力衰竭(心衰病)

心力衰竭在临床上以肺循环和(或)体循环淤血以及组织血液灌注不足为主要特征,又称充血性心力衰竭,常是各种病因所致心脏病的终末阶段。

一、疾病诊断

(一) 西医

参照中华医学会 2007 年颁布的"慢性心力衰竭的诊断和治疗指南"、2009 年中华医学会编著《临床诊疗指南——心血管内科分册》、Framingham 心衰诊断。

表 3 心力衰竭诊断标准

项　目	主　　要　　标　　准	次　　要　　标　　准
临床表现	阵发性夜间呼吸困难或端坐呼吸 颈静脉怒张 肺部啰音 心脏扩大 急性肺水肿	踝部水肿 夜间咳嗽 活动后呼吸困难 肝肿大 胸腔积液
体　征	第三心音奔马律 静脉压增高>1.57 kPa(16 cm H_2O) 循环时间>25 s 肝颈静脉反流征阳性	肺活量降低到最大肺活量的 1/3 心动过速 治疗后 5 天内体重减轻>4.5 kg

同时存在 2 个主项或 1 个主项加 2 个次项,即可诊断为心力衰竭(除外明确肺源性或其他原因所致的右心衰及急性心衰,或急性心肌梗死后心衰)。

(二) 中医

参考《实用中西医结合内科学》(陈可冀主编,北京医科大学/中国协和医科大学联合出版社)。

二、分型分类

(一) 西医

1. 分类

(1) 按心力衰竭发展速度的快慢可分为急性和慢性心力衰竭。

(2) 按心力衰竭发生的部位可分为左心、右心和全心衰竭。

(3) 按收缩及舒张功能障碍可分为收缩性心力衰竭和舒张性心力衰竭。前者临床特点为心脏扩大、收缩末期容积增加和射血分数下降;后者则因舒张期心室主动松弛能力受损和心室顺应性下降以致心室充盈受限。其特点为左室舒张末压升高,射血分数正常。

2. 分级

(1) 美国纽约心脏病学会(NYHA)的分级方案,根据患者自觉的活动能力划分为 4 级、心力衰竭 3 度。

Ⅰ级(心功能代偿期):患者患有心脏病,但活动量不受限制,平时一般活动不引起疲乏、心悸、呼吸困难或心绞痛。

Ⅱ级(Ⅰ度心衰):心脏病患者的体力活动受到轻度的限制,休息时无自觉症状、但平时一般活动下可出现疲乏、心悸、呼吸困难或心绞痛。

Ⅲ级(Ⅱ度心衰):心脏病患者体力活动明显受限,小于平时一般活动即引起上述的症状。

Ⅳ级(Ⅲ度心衰):心脏病患者不能从事任何体力活动。休息状态下也出现心衰的症状,体力活动后加重。

(2) 根据 2013 年 AHA 心力衰竭指南,将心力衰竭分为 A 期至 D 期。

A 期:有危险因素无心脏结构改变,无症状;

B 期:开始有心脏结构性改变,无症状;

C 期:有结构改变,有症状;

D 期:用难治性心力衰竭、终末期心力衰竭或进展性心力衰竭等名词来描述。

(二) 中医辨证

1. 慢性稳定期

(1) 心肺气虚、血瘀饮停证:胸闷气喘,心悸,活动后诱发或加重,神疲乏力,咳嗽,咯白痰,面色苍白,或有发绀。舌质淡或边有齿痕,或紫暗、有瘀点、瘀斑,脉沉细、虚数或涩、结代。

(2) 气阴两虚、心血瘀阻证:胸闷气喘,心悸,动则加重,乏力自汗,两颧泛红,口燥咽干,五心烦热,失眠多梦,或有发绀。舌红少苔,或紫暗、有瘀点、瘀斑,脉沉细、虚数或涩、结代。

(3) 阳气亏虚、血瘀水停证:胸闷气喘、心悸、咳嗽、咯稀白痰,肢冷、畏寒,尿少浮肿,自汗,汗出湿冷,舌质暗淡或绛紫,苔白腻,脉沉细或涩、结代。

(4) 肾精亏虚、阴阳两虚证:心悸,动辄气短,时尿少浮肿,或夜卧高。腰膝酸软,头晕耳鸣,四肢不温,步履无力,或口干咽燥。舌淡红质胖,苔少,或舌红胖,苔薄白乏津,脉沉细无力或数,或结、代。

2. 急性加重期

(1) 阳虚水泛证:喘促气急,痰涎上涌,咳嗽,吐粉红色泡沫样痰,口唇青紫,汗出肢冷,烦躁不安,舌质暗红,苔白腻,脉细促。

(2) 阳虚喘脱证:面色晦暗,喘悸不休,烦躁不安,或额汗如油,四肢厥冷,尿少肢肿,面色苍白,舌淡苔白,脉微细欲绝或疾数无力。

(3) 痰浊壅肺证:咳喘痰多,或发热形寒,仰息不得平卧;心悸气短,胸闷,动则尤甚,尿少肢肿,或静脉显露。舌淡或略青,苔白腻,脉沉或弦滑。

三、治疗

(一) 西医

1. 急性心力衰竭 即刻目标是改善症状和稳定血流动力学状态。

2. 慢性心力衰竭

(1) 防治病因及诱因:应用手术和药物治疗基本病因,则心力衰竭可获改善。

(2) 限制其体力活动,保证有充足的睡眠和休息。

(3) 减少钠盐摄入,减少体内水钠潴留,减轻心脏的前负荷。

(4) 使用利尿剂控制心力衰竭体液潴留;应用于所有伴有体液潴留、有症状的心衰患者。

（5）使用血管扩张药减轻前负荷和后负荷来改善心脏功能。

（6）应用洋地黄类药物，加强心肌收缩力，改善血流动力学，提高运动耐量，缓解症状。

（7）应用血管紧张素转换酶抑制剂可改善血流动力学，直接扩张血管，纠正低血钾、低血镁，降低室性心律失常危险，减少心脏猝死。

（8）治疗慢性心力衰竭的主要药物是β受体阻滞剂，可减缓心肌增生、肥厚及过度氧化，延缓心肌坏死与凋亡。

3. 积极控制危险因素和合并症　如高血压、糖尿病、高脂血症等，参照中华医学会2007年颁布的"慢性心力衰竭的诊断和治疗指南"。

（二）中医

1. 慢性稳定期

（1）心肺气虚、血瘀饮停证：补益心肺，活血化瘀。

（2）气阴两虚、心血瘀阻证：益气养阴，活血化瘀。

（3）阳气亏虚、血瘀水停证：益气温阳，化瘀利水。

（4）肾精亏虚、阴阳两虚证：填精化气，益阴通阳。

2. 急性加重期

（1）阳虚水泛证：温阳利水，泻肺平喘。

（2）阳虚喘脱证：回阳固脱。

（3）痰浊阻肺证：宣肺化痰，蠲饮平喘。

四、护理

（一）护理评估

1. 病史

（1）心衰的病因或诱因：患者有无冠心病、高血压、风湿性心瓣膜病、心肌炎等病史；有无呼吸道感染、心律失常、劳累过度、妊娠或分娩等诱发因素。

（2）病程发展经过：有无劳力性呼吸困难，患者产生呼吸困难的体力活动类型，如上楼、步行或洗漱等。有无夜间阵发性呼吸困难或端坐呼吸；有无咳嗽、咳痰或痰中带血；有无疲乏、头晕、失眠等。以上症状是左心衰竭患者的主诉。还应了解患者是否有恶心、呕吐、食欲不振、腹胀、体重增加及身体低垂部位水肿等右心衰竭表现。了解相关检查结果、用药情况及效果，病情是否有加重趋势。

（3）心理—社会状况：心力衰竭往往是心血管病发展至晚期的表现。长期疾病折磨和心衰反复出现，体力活动受到限制，甚至不能从事任何体力活动，生活上需他人照顾，常使患者陷于焦虑不安、内疚、绝望甚至对死亡的恐惧之中。家庭和亲人可因长期照顾患者而忽视患者的心理感受。

2. 身体评估

（1）一般状态：生命体征，如呼吸状况、脉搏快慢、节律、有无交替脉和血压下降；意识和精神状况；体位，是否采取半卧位或端坐位。

（2）心肺：心脏是否扩大，心尖搏动的位置和范围，心率是否加快，有无心尖部舒张期奔马律、病理性杂音等。两肺有无湿啰音或哮鸣音。

（3）其他：有无皮肤黏膜发绀；有无颈静脉怒张、肝颈静脉反流征阳性；肝脏大小、质地；水肿的部位及程度，有无胸水征、腹水征。

(二) 护理措施

1. 起居护理

(1) 病室环境温湿度适宜,注意防寒保暖。气候转凉时注意加强室内保暖,防止上呼吸道感染诱发心衰。保证患者夜间睡眠充足,避免患者过度劳累,如果患者心衰较重,取高枕或半卧位姿势睡眠,给予氧气吸入。

(2) 若患者有水肿,尽量抬高下肢,以利于下肢静脉回流,减轻水肿的程度;保持皮肤清洁干燥,保持衣着宽松舒适,床单、衣服安静平整;观察患者皮肤水肿消退情况,定时更换体位,避免水肿部位长时间受压,避免在水肿明显的下肢行静脉输液,防止皮肤破损和压疮形成。

(3) 病情缓解经医生允许后,患者可在陪同下进行适度活动。

2. 饮食护理 注意营养,对水肿者,应限制水和钠盐的摄入,重度水肿者盐摄入量为每天1 g、中度水肿每天3 g、轻度水肿每天5 g;还要控制含钠高的食物摄入,如腊制品、发酵的点心、味精、酱油、皮蛋等;每天的饮水量通常一半量在用餐时摄取,另一半量在两餐之间摄入。注意日常饮食以低热量、清淡易消化为主,并摄入充足维生素和碳水化合物,少食多餐。虚者可进食大枣、莲子、百合等补益之品。饮食有节制,宜清淡可口,忌食辛辣、醇酒、咖啡之品。

3. 用药护理

(1) 血管紧张素转换酶抑制剂的主要不良反应包括咳嗽、低血压和头晕、肾损害、高血钾症等,在用药期间需监测血压,避免体位的突然改变,监测血钾水平和肾功能。若患者出现不能耐受的咳嗽或血管神经性水肿应停止用药。

(2) β受体阻滞剂的主要不良反应有液体潴留和心衰恶化、疲乏、心动过缓和心脏传导阻滞、低血压等,应监测心率和血压,当心率低于每分钟50次时,暂停给药。

(3) 祥利尿剂和噻嗪类利尿剂最主要的不良反应是低钾血症,从而诱发心律失常或洋地黄中毒,故应监测血钾及有无乏力、腹胀、肠鸣音减弱等低钾血症的表现,同时多补充含钾丰富的食物。

(4) 使用洋地黄类药物药量个体差异很大,按医嘱给药同时监测心率、心律及心电图变化,应严密观察患者用药后反应,必要时监测血清地高辛浓度。补液时控制补液速度,一般每分钟20~30滴。

4. 帮助患者制订活动计划 告诉患者运动训练的治疗作用,鼓励患者体力活动(心衰症状和体征急性加重期或怀疑心肌炎的患者除外),督促其坚持动静结合,先从被动运动开始,循序渐进增加活动量,病情好转后,可到室外活动;如活动不引起胸闷、气喘则表明活动适度。若患者活动中有呼吸困难、胸痛、心悸、疲劳、大汗、面色苍白、低血压等情况应停止活动。如患者经休息后症状仍持续不缓解,应及时通知医生。活动要以轻体力、小活动量、长期坚持为原则。

5. 了解患者思想动态 及时进行恰当的心理疏导和必要的疾病健康知识教育,提高患者对疾病的认识,避免紧张、恐惧、激动、过度思虑等。可根据患者的文化修养和兴趣爱好的不同,适当地指导患者看书、读报、下棋等,转移患者的注意力、缓冲不良情绪的影响,保持平和心态。

五、健康教育

1. 心理指导 急性心力衰竭发作时,患者因不适而烦躁。护士应语言安慰患者,告知尽量做缓慢深呼吸,采取放松疗法,稳定情绪,配合治疗及护理,才能很快缓解症状。长期反复发病患者,需保持情绪稳定,避免焦虑、抑郁、紧张及过度兴奋,以免诱发心力衰竭。

2. 饮食指导

(1) 提供令人愉快、舒畅的就餐环境,避免进餐时间进行治疗。饮食宜少食多餐、不宜过饱,在食欲最佳的时间进食,宜进食易消化、营养丰富的食物。对使用利尿剂患者,由于使用利尿药的同时,常伴有体内电解质的排出,容易出现低血钾、低血钠等电解质紊乱,并容易诱发心律失常、洋地黄中毒等,可指导患者多食香蕉、菠菜、苹果、橙子等含钾高的食物。

(2) 适当控制主食和含糖零食,多吃粗粮、杂粮、禽肉、鱼类,以及核桃仁、花生、葵花籽等含有不饱和脂肪酸较多,可多用;多食蔬菜和水果,不限量;蛋白质尽量多用黄豆及其制品。

(3) 禁忌食物:限制精制糖,包括蔗糖、果糖、蜂蜜等单糖类;最好忌烟酒,忌刺激性食物及调味品,忌油炸、油煎等烹调方法;少用黄油、猪油等动物油烹调;禁用动物脂肪高的食物。

3. 作息指导　减少干扰,为患者提供休息的环境,保证睡眠时间。有呼吸困难者,协助患者采取适当的体位。教会患者放松疗法如局部按摩、缓慢有节奏的呼吸或深呼吸等。根据不同的心功能采取不同的活动量。在患者活动耐力许可范围内,鼓励患者生活自理。教会患者保存体力、减少氧耗的技巧,在较长时间活动中穿插休息,日常用品放在易取放位置。部分自理活动可坐着进行,如刷牙、洗脸等。心力衰竭症状改善后增加活动量时,首先是增加活动时间和频率,然后才考虑增加运动强度。运动方式可采取半卧位、坐起、床边摆动肢体、床边站立、室内活动、短距离步行。

4. 用药指导　遵医嘱准确及时的用药,观察患者用药后的疗效及有无不良反应。

六、出院指导

(1) 避免诱发因素,气候转凉时及时添加衣服,预防感冒。

(2) 合理休息,体力劳动不要过重,适当进行体育锻炼以提高活动耐力。

(3) 进食富含维生素、粗纤维食物,保持大便通畅。少量多餐,避免过饱。

(4) 强调正确按医嘱服药,不随意减药或撤换药的重要性。

(5) 定期门诊随访,防止病情发展。

肺炎(肺热病)

肺炎是一种常见的、多发的感染性疾病,是指肺泡腔和间质组织的肺实质感染。

一、诊断

(一) 西医

按照《实用内科学》(第13版)肺炎的诊断标准为:① 新出现或进展性肺部浸润性病变。② 发热≥38℃。③ 新出现的咳嗽咳痰,或原有呼吸道疾病症状加重,并出现脓性痰,伴或不伴胸痛。④ 肺实变体征和(或)湿性啰音。⑤ 白细胞>$10×10^9$/L 或<$4×10^9$/L 伴或不伴核左移。以上①+②~⑤项中任何1项,并除外肺结核、肺部肿瘤、非感染性肺间质病、肺水肿、肺不张、肺栓塞等,肺炎的临床诊断确立。

(二) 中医

根据其表现的主要症状不同,将其归属于中医的"咳嗽""肺热病"等范畴。

二、肺炎的分类

(一) 西医

1. 按感染来源分类

(1) 细菌性肺炎:占成人各类病原体肺炎的80%,其重要特点是临床表现多样化、病原谱多元化、耐药菌株不断增加。

(2) 真菌性肺炎:真菌引起的疾病是真菌病,肺部真菌占内脏深部真菌感染的60%以上,大多数为条件致病性真菌,以念珠菌和曲霉菌最为常见,除了可由多种病原体引起外,其他如放射性、化学、过敏因素等亦能引起肺炎。

(3) 非典型肺炎:是指由支原体、衣原体、军团菌、立克次体、腺病毒以及其他一些不明生物引起的肺炎。

2. 按获病方式分类

(1) 医院获得性肺炎:亦称医院内肺炎,是指患者入院时不存在、也不处在感染的潜伏期,入院48 h后在医院(包括老年护理院、康复院)内发生的肺炎。我国HAP发病率1.3%~3.4%,是第1位的医院内感染(占29.5%)。

(2) 社区获得性肺炎:又称院外肺炎,是指在医院外罹患的感染性肺实质炎症,包括有明确潜伏期的病原体感染而在入院后于平均潜伏期内发病的肺炎。

3. 按部位分类 可分为大叶性肺炎、小叶性肺炎和间质性肺炎。

(二) 中医辨证分型

1. 风热犯肺证 症见咳嗽频剧,气粗声嘶、咽喉肿痛,咳痰不爽,痰黏稠色黄,咳时汗出,伴身热,口渴,恶风,头痛,鼻流黄涕,苔薄黄,脉浮数或浮滑。

2. 痰热壅肺证 症见咳嗽气息粗促或喉中痰声,痰多黄稠,咯吐不爽,或有热腥味,吐血痰,胸胁胀满,咳时引痛,面赤,身热,口渴,舌质红,苔薄黄腻,脉滑数。

3. 肺阴亏虚证　症见发病日久干咳,咳声短促,痰少黏白,或痰中带血,或声音逐渐嘶哑,口干咽燥,或午后潮热颧红,手足心热,盗汗,起病缓慢,日渐消瘦,神疲,舌红,少苔,脉细数。

三、治疗原则

细菌性肺炎治疗主要选择敏感抗菌药物及对症支持治疗。真菌性肺炎治疗目前尚无很理想的药物,临床所见真菌肺炎常继发于大量广谱抗生素、肾上腺皮质激素、免疫抑制药等的应用,也可因体内留置导管而诱发,因此,本病的预防比治疗更为重要。

(一) 一般治疗

去除诱发因素,治疗基础疾病,调整免疫功能。

(二) 对症治疗

加强营养支持,进食高热量、富含维生素、易消化的饮食;补充液体,维持水、电解质、酸碱平衡,对病情较重、病程较长、体弱或营养不良者应输鲜血或血浆,或应用人血白蛋白。合并休克患者应注意保证有效血容量,应用血管活性药物及正性心力药物。当有呼吸急促或有缺氧、发绀时给予氧疗,必要时予机械通气治疗;高热时予物理或药物降温,注意祛痰,采取的体位应有利于引流排痰,结合药物祛痰,必要时可经纤维支气管镜或人工气道吸痰、冲洗,当有剧咳或有剧烈胸痛时方考虑加用镇咳药物。

(三) 抗生素治疗

抗菌治疗是决定细菌性肺炎预后的关键,正确选择和及早使用抗菌药物可降低病死率。治疗疗程根据病情轻重、感染获得来源、病原体种类和宿主免疫功能状态等有所不同,轻、中度肺炎可在症状控制后 3～7 天停药,病情较重者常需 1～2 周,金黄色葡萄球菌肺炎、免疫抑制宿主、老年人肺炎疗程适当延长;吸入性肺炎或伴肺脓肿形成、真菌性肺炎时,总疗程则需数周至数月;抗感染治疗 2～3 天后,若临床表现无改善甚至恶化,应调换抗感染药物;若已有病原学检查结果,则根据病原菌体外药敏试验选用敏感的抗菌药物。

1. 轻至中度肺炎常见病原菌　肠杆菌科细菌、流感嗜血杆菌、肺炎链球菌、甲氧西林敏感金黄色葡萄球菌。治疗抗生素可选择:① 第二代及不具有抗假单胞菌活性的第三代头孢菌素。② β 内酰胺类和 β 内酰胺酶抑制药(如氨苄西林和舒巴坦)。③ 氟喹诺酮类(环丙沙星,诺氟沙星)或克林霉素联合大环内酯类。

2. 重症肺炎常见病原菌　铜绿假单胞菌、耐药金黄色葡萄球菌(MRSA)、不动杆菌、肠杆菌属细菌、厌氧菌。治疗抗生素可选用喹诺酮类或氨基糖苷类联合下列药物之一。① 抗假单胞菌 β 内酰胺类,如头孢他啶、头孢哌酮、哌拉西林、替卡西林、美洛西林等。② 广谱 β 内酰胺类和 β 内酰胺酶抑制药(克拉维酸、头孢哌酮、哌拉西林和他唑巴坦)配伍。③ 碳青霉烯类(如亚胺培南)。④ 必要时联合万古霉素(针对 MRSA)。⑤ 当估计真菌感染可能性大时应选用有效抗真菌药物。

四、护理

(一) 护理评估

1. 健康史(生活史)

(1) 家族史:了解家属中近期有否严重呼吸道感染病史。

(2) 了解有无使用免疫抑制剂,有无局麻、全麻史。

(3) 了解患者居住环境是否拥挤、潮湿、通风不良。经济条件和教育环境,近期有否遇生活灾难、工作压力增高等因素。

2. 心理社会评估

(1) 了解患者及家属应对疾病的心理准备情况,是否存在焦虑不安、不知所措。

(2) 了解患者的文化素养、家庭背景、经济条件、医疗保障及家庭社会人际关系,以及家庭主要成员对患者的关心支持力度等。

(3) 了解患者发热期间是否表现为情绪波动不安,因剧烈咳嗽、胸痛、呼吸困难导致痛苦等。

3. 身体状况

(1) 了解患者的各项生命体征,观察患者咳嗽的声音、频率、程度,有无刺激性咳嗽等。

(2) 观察患者咳痰的颜色、量、气味、喉中痰鸣音等情况。

(3) 了解患者体温的变化,有无恶寒、出汗等情况。

(4) 了解患者是否出现低氧血症,有无气急、发绀、呼吸急促等。

(二) 一般护理

1. 病室要求　保持病室安静,空气流通,每天开窗通风。若为金黄色葡萄球菌、铜绿假单胞菌感染者,应做好呼吸道隔离。

2. 生活起居护理

(1) 保持居室内空气新鲜、潮润,室温宜偏暖,特别禁止吸烟,避免一切刺激性气体和灰尘。

(2) 应注意卧床休息,有喘息者宜取高枕位或半卧位。咳嗽多痰,应准备好痰具,放于患者易取之处,要求患者取侧卧位,还应定时更换体位以利痰液排出。

(3) 保持口腔清洁,每天以等渗盐水或中药漱口液漱口和擦拭,注意口腔有无真菌感染及黏膜变化。

(4) 肺炎患者,因表气虚,易感外邪,要提醒患者避风保暖,以免加重病情。

(5) 食醋熏蒸法:每立方米空间用食醋 1~2 ml 加水 1~2 倍水稀释后加热熏蒸作空气消毒。

3. 饮食护理　饮食宜清淡可口、易消化、有营养,特别是富含维生素 A、维生素 C 的食物,如胡萝卜、番茄、白萝卜、绿叶蔬菜等。忌食生冷、过咸、辛辣、油腻及烟、酒等刺激性的物品,以免加重症状。喝淡盐水化痰:适量的饮水能稀释痰液,有利于排痰。

(1) 风热犯肺证:咳嗽可用金银花、枇杷叶泡水代茶频饮,或以丝瓜炖汤以疏风化痰止咳。痰多黄黏用萝卜汁炖冰糖以清热化痰。

(2) 痰热壅肺证:多食白萝卜、梨、荸荠和新鲜蔬菜。

(3) 肺阴亏虚证:饮食宜进滋补肺阴、清热化痰之品。

4. 情志护理　做好心理护理,由于病情多易反复,患者容易产生失望、焦虑、愤怒、悲观等不良情绪,应重视情志护理,提高其对治疗的信心。使患者消除不良情绪,保持情绪稳定,怡情放怀,能使气机通畅,有利于康复。多与患者交流使其了解有关疾病的知识及治疗情况,对于吸烟患者,积极开展戒烟咨询和心理上的支持,使其能配合治疗和护理。

5. 给药护理

(1) 按医嘱坚持用药切勿停时用,以防止慢性阻塞性肺气肿及肺心病的发生。

(2) 结合细菌培养结果,选择合适抗生素以控制感染。

（3）对伴有喘病者，应慎用镇静剂，如吗啡类。可致呼吸抑制药物更要禁用。

（4）中药按中医辨证选用。

（5）根据"冬病夏治"原则，慢性支气管炎的患者应在夏季就开始应用扶正固本的方剂，如补肺汤或七君子汤加减；或在夏末秋初开始采用菌苗疗法，如注射核酪、服用气管炎菌苗等，这些措施均需在医生指导下采用。

（6）患者出现痰液黏稠或痰少咳剧等症状，可口服复方甘草合剂或其他祛痰止咳药物；药物应饭后服用，尤其是含有甘草的药物，如复方甘草合剂、复方甘草片等，如空腹服用对胃黏膜刺激较强，会产生不适；合剂药物服用后，不要马上饮水，以保持咽部局部作用，止咳效果会更好。

（7）对于喘息型慢性支气管炎或并发肺气肿的患者，应选用解痉平喘的药物，如氨茶碱、喘定、沙丁胺醇气雾剂等，如有明显的呼吸加快，呼吸费力，应行氧疗。

（8）在服用利尿剂期间，应注意补钾，除了服用药物氯化钾外，多食橘子、橙或饮用鲜橙汁都可起到补钾作用。

（三）症状护理

1. 咳嗽咳痰

（1）保持病室空气新鲜、温湿度适宜，温度保持在 18～22℃，湿度控制在 50%～60%。减少环境的不良刺激，避免寒冷或干燥空气、烟尘、花粉及刺激性气体等。

（2）使患者保持舒适体位，咳嗽胸闷者取半卧位或半坐卧位，持续性咳嗽时，可频饮温开水，以减轻咽喉部的刺激。

（3）每天清洁口腔 2 次，保持口腔卫生，有助于预防口腔感染、增进食欲。

（4）密切观察咳嗽的性质、程度、持续时间、规律以及咳痰的颜色、性状、量及气味，有无喘促、发绀等伴随症状。

（5）加强气道湿化，痰液黏稠时多饮水，在心肾功能正常的情况下，每天饮水 1 500 ml 以上，必要时遵医嘱行雾化吸入，痰液黏稠无力咳出者可行机械吸痰。

（6）协助翻身拍背，指导患者掌握有效咳嗽、咳痰、深呼吸的方法。

（7）遵医嘱给予止咳、祛痰药物，用药期间注意观察药物疗效及不良反应。

（8）耳穴贴压（耳穴埋豆）：遵医嘱耳穴贴压（耳穴埋豆），根据病情需要，可选择肺、气管、神门、皮质下等穴位。

（9）穴位贴敷：遵医嘱穴位贴敷，三伏天时根据病情需要，可选择肺俞、膏肓、定喘、天突等穴位。

（10）拔火罐：遵医嘱拔罐疗法，根据病情需要，可选择肺俞、膏肓、定喘、脾俞、肾俞等穴位。

2. 发热

（1）保持病室整洁、安静，空气清新流通，温湿度适宜。

（2）体温 37.5℃以上者，每 6 h 测体温、脉搏、呼吸 1 次，体温 39.0℃以上者，每 4 h 测体温、脉搏、呼吸 1 次，或遵医嘱执行。

（3）采用温水擦浴、冰袋等物理降温措施，患者汗出时，及时协助擦拭和更换衣服、被褥，避免汗出当风。

（4）做好口腔护理，鼓励患者经常漱口，可用金银花液等漱口，每天饮水≥2 000 ml。

（5）饮食以清淡、易消化、富营养为原则。多食新鲜水果和蔬菜，进食清热生津之品，如：

苦瓜、冬瓜、绿豆、荸荠等,忌煎炸、肥腻、辛辣之品。

(6) 遵医嘱使用发汗解表药时,密切观察体温变化及汗出情况以及药物不良反应。

(7) 刮痧疗法:感受外邪引起的发热,遵医嘱刮痧疗法,可选择大椎、风池、肺俞、脾俞等穴位。

五、健康教育

1. 影响肺炎的危险因素

(1) 环境因素:感染、毒气、化学物质、药物、放射线,以及食物呕吐物的吸入,受凉、劳累可诱发。

(2) 疾病因素:过敏、风湿性疾病等。

(3) 年龄身体因素:儿童、年老体弱、身体抵抗能力下降易患本病。

2. 常用药物的副作用及注意事项

(1) 常用药物的副作用:常见药物有抗生素(如青霉素、头孢类、氟喹诺酮类)、用药过程中如出现皮肤瘙痒或皮疹、腹泻、胃部不适等;氨溴索类祛痰药偶见过敏性皮疹,注射时可出现心悸、恶心、胸闷、皮肤瘙痒等变态反应。

(2) 用药注意事项:应用青霉素前必须询问有无过敏性疾病史,以往用青霉素后有无皮疹、发热等变态反应,用药前务必做青霉素皮试;本品稀释后应立即使用,因为久置可使效价降低;门诊患者尤其是初次用药后,可休息 15~30 min 再离开,以便于医务人员的观察。使用氨溴索类祛痰类时,对于妊娠 3 个月内的孕妇和胃溃疡患者慎用。

3. 肺炎的饮食禁忌

(1) 忌食温热生痰食物:如蛇肉、白果、柑、胡椒、龙眼肉,以保护呼吸道黏膜,增强抗病能力。

(2) 忌烟:香烟中的化学品及吸烟时喷出的烟雾对肺炎患者都会有直接的影响,因为它们会刺激呼吸道,患者也要尽量避免吸入二手烟。

4. 肺炎对人体健康的危害

(1) 高热:肺炎链球菌感染时,可引起体温升高,多汗等,甚至并发感染性休克。

(2) 心律不齐:并发心肌炎时出现心律失常,如早搏、阵发性心动过速或心房纤颤。

六、出院指导

(1) 肺炎虽可治愈,但若不注意身体,易复发。

(2) 出院后应戒烟,避免淋雨、受寒、尽量避免到人多的公共场所。室内经常开窗通风,防止感冒,及时治疗上呼吸道感染,1 个月以后回院复查 X 线胸片。

(3) 合理饮食,保持心情愉快,增强机体抵抗力。

(4) 积极参加力所能及的体育锻炼,如打太极拳、练气功等,以调节呼吸,增加肺活量,使支气管肌肉松弛,提高呼吸道纤毛清除能力,以免细菌生长繁殖。

(5) 如有高热、寒战、胸痛、咳嗽、咳痰立即就诊。必要时可接受流感疫苗、肺炎球菌疫苗注射。

慢性咽炎(喉痹)

慢性咽炎为咽黏膜、黏膜下及淋巴组织的慢性炎症。弥漫性咽部炎症常为上呼吸道慢性炎症的一部分;局限性咽部炎症则多为咽淋巴组织炎症。本病在临床中常见,病程长,症状容易反复发作。

一、诊断

(一) 西医

参照全国高等医药院校五年制教材《耳鼻咽喉头颈外科学》第七版(田勇泉主编,人民卫生出版社,2008 年)。

1. 病史　常有急性咽喉炎反复发作史,或因鼻病长期张口呼吸及烟酒过度、环境空气干燥、粉尘和刺激性气体污染等。

2. 症状　咽部不适,或疼,或痒,或干燥感、灼热感、烟熏感、异物感等;刺激性咳嗽,晨起用力咳出分泌物,甚或作呕。病程 2 个月以上,常因受凉、感冒、疲劳、多言等原因致症状。

3. 检查　咽部慢性充血,加重。呈暗红色,或树枝状充血;咽后壁淋巴滤泡增生,或咽侧索肿大;咽黏膜增生肥厚,或干燥、萎缩、变薄,有分泌物附着,具备上述症状及 1 项或 1 项以上检查所见,即可诊断。

(二) 中医

参照中华人民共和国中医药行业标准《中医病证诊断疗效标准》(ZY/T001.6—94)、普通高等教育"十一五"国家级规划教材《中医耳鼻咽喉科学》第二版(王士贞主编,中国中医药出版社,2007 年)。

1. 主要症状　咽异物感、咽干、咽痒、灼热、微痛。

2. 主要体征　咽黏膜慢性充血,或有萎缩,咽侧索肥厚,咽后壁淋巴滤泡增生。

3. 病程　病程较长。

4. 病史　可有急喉痹反复发作史,或有嗜好烟酒、辛辣食物史,或长期烟尘、有害气体刺激史。

具备 2 个主症以上,结合局部体征即可确诊。

二、分类与辨证分型

(一) 西医分型

慢性咽炎根据其病理改变和咽部检查不同,分为 3 型。

1. 慢性单纯性咽炎　病理改变为咽黏膜层慢性充血,小血管扩张,黏膜下结缔组织及淋巴组织增生,黏液腺肥大,分泌亢进。咽部检查所见:咽部黏膜弥漫性充血,暗红色,小血管曲张,有散在的淋巴滤泡,可附着少量黏稠分泌物。

2. 慢性肥厚性咽炎　病理改变为黏膜充血肥厚,黏膜下有广泛的结缔组织及淋巴组织增生,咽后壁上形成颗粒状隆起。若咽侧索淋巴组织增生,则呈条索状增厚。咽部检查所见:咽部黏膜弥漫性充血、肥厚,呈暗红色。咽后壁淋巴滤泡充血肿胀,呈颗粒状突起,典型者犹如"蟾蜍背",或融合成块状,两侧咽侧索也充血肥厚。

3. **萎缩性咽炎** 病理改变为主要为黏膜上皮细胞退化变性,黏膜上皮变薄。腺体萎缩,分泌减少,变稠,黏膜干燥。继而黏膜下组织逐渐机化收缩,压迫黏液腺和血管,妨碍腺体分泌与营养供给,致使黏膜下组织萎缩变薄,严重者可累及咽腱膜及肌肉。咽后壁上可附有脓性臭味痂皮。咽部检查所见:咽腔可较正常宽大,咽黏膜干燥、菲薄,色苍白,发亮如"油纸"(或蜡纸),黏膜附着黏稠分泌物或脓痂,有时可在咽后壁见到颈椎椎体的轮廓。咽部感觉及反射减退。

(二)中医辨证分型

1. **肺肾阴虚证** 咽部干燥,灼热疼痛,午后较重,或咽部梗梗不利,干咳痰少而稠;咽部黏膜暗红,或干燥少津;手足心热,舌红少津,脉细数。

2. **脾气虚弱证** 咽喉梗梗不利或痰黏着感,咽燥微痛;咽黏膜淡红,咽后壁淋巴滤泡增生;呃逆反酸,少气懒言,胃纳欠佳,或腹胀,大便不调,舌质淡红边有齿印,苔薄白,脉细弱。

3. **脾肾阳虚证** 咽部异物感,梗梗不利;咽部黏膜淡红;痰涎稀白,面色苍白,形寒肢冷,腹胀纳呆,舌质淡胖,苔白,脉沉细弱。

4. **痰瘀互结证** 咽部异物感、痰黏着感,或咽微痛,咽干不欲饮;咽黏膜暗红,咽后壁淋巴滤泡增生或融合成片,咽侧索肥厚,易恶心呕吐,胸闷不适。舌质暗红,或有瘀斑,苔白或微黄,脉弦滑。

三、治疗原则

(一)西医

1. **去除病因** 戒烟酒,积极治疗引起慢性咽炎的原发病(急性咽炎、鼻和鼻咽部慢性炎症、反流性胃食管疾病、改善工作及生活环境)。

2. **生活方式改变** 进行适当体育锻炼、正常作息、清淡饮食、保持良好的心理状态以通过增强自身整体免疫功能状态来提高咽部黏膜局部功能状态。

3. **局部治疗**

(1)慢性单纯性咽炎:常用复方硼砂等含漱,保持口腔、咽部的清洁;或含服碘喉片、薄荷喉片等治疗咽部慢性炎症的喉片;中药制剂对慢性咽炎也有一定疗效;局部可用复方碘甘油、5%的硝酸银溶液或10%的弱蛋白银溶液涂抹咽部,有收敛及消炎作用;超声雾化可以缓解慢性咽炎的症状;一般不需要抗生素治疗。

(2)慢性肥厚性咽炎:治疗较困难,可以参照慢性单纯性咽炎。除上述方法外,还可以对咽后壁隆起的淋巴滤泡进行治疗,可用化学药物或电凝固法、冷冻或激光治疗法等。化学药物多选用20%的硝酸银或铬酸溶液,烧灼肥大的淋巴滤泡。电凝固法因副作用较多,目前已很少采用,多采用激光或射频治疗仪治疗咽后壁淋巴滤泡。上述处理淋巴滤泡的方法可能会增加黏膜瘢痕,有加重症状的可能。此外,超声雾化疗法、局部紫外线照射及透热疗法,对肥厚性咽炎也有辅助作用。

(3)萎缩性及干燥性咽炎:一般处理同慢性单纯性咽炎,但不可用烧灼法。可服用或咽部局部涂抹小剂量碘剂以促进黏膜上皮分泌增加;超声雾化治疗也可减轻干燥症状。服用维生素 A、B_2、C、E,可促进咽部黏膜上皮组织增长。对于干燥性咽炎的患者,考虑行扁桃体切除术时应慎重,以免术后病情加重。

(4) 慢性变应性咽炎:避免接触各种可能的过敏原,应用抗组胺类药物或肥大细胞稳定剂,局部或短期内全身应用糖皮质激素及免疫调节剂等。

(5) 慢性反流性咽炎:避免食用促进胃酸分泌的食物,如巧克力、辛辣刺激的食物等,来减少咽喉部反流情况以减少对咽部黏膜的刺激;睡前 3~4 h 控制进食进水量。在慢性咽炎的一般处理基础上可用胃酸抑制剂及胃黏膜保护剂配合治疗,同时积极治疗胃部疾患。

(二) 中医

1. 辨证选择口服中药汤剂、中成药

(1) 肺肾阴虚证:滋养阴液,降火利咽。

(2) 脾气虚弱证:益气健脾,升清利咽。

(3) 脾肾阳虚证:补益脾肾,温阳利咽。

(4) 痰瘀互结证:祛痰化瘀,散结利咽。

2. 外治法

(1) 含漱:可选用金银花、桔梗、甘草等中药煎水含漱。

(2) 吹药:利咽止痛中药粉剂,直接喷于咽部。

(3) 含服:生津利咽中药丸或片剂含服。

(4) 中药吸入:选用具有利咽功效的中药进行蒸气或雾化吸入。

3. 针灸疗法

(1) 体针:选用合谷、内庭、曲池、足三里、肺俞、太溪、照海等为主穴,以尺泽、内关、复溜、列缺等为配穴。

(2) 耳穴放血法:选耳背静脉,先按摩耳郭使充血,选择较明显的 1 条耳背静脉,用 1 寸毫针或小三棱针,每次针刺放血 3~5 滴。每天 1 次,每次一侧耳郭的 1 条静脉。4 次为 1 个疗程,疗程间休息 3~5 天。

(3) 灸法:可选合谷、足三里、肺俞等穴,悬灸、隔姜灸等。

(4) 耳针:可选咽喉、肺、心、肾上腺、神门等埋针或可用王不留行籽贴压。

(5) 穴位注射:可选人迎、扶突、水突等穴。

4. 其他疗法

(1) 放血疗法:取三棱针消毒后于喉底小瘰、咽侧索或异物感处刺血或挑刺出血;每次刺出血 3~4 处,5 天放血 1 次。

(2) 按摩:于喉结两侧或沿颈椎双侧,纵向上下反复,轻轻揉按。

(3) 咽后壁淋巴滤泡增多,咽侧索增生肥厚可配合割治法、烙治法,亦可配合低温等离子射频治疗、微波疗法、冷冻治疗等。

(4) 对于咽干、咽痒、咳嗽久治不愈者可以配合中药贴敷、中药离子导入等。

四、护理

慢性咽炎为难治之症,而且病程漫长,所以护理更为重要。内容不外乎饮食、居处、劳逸、服药和精神五方面的护理。这五者,对慢性咽炎患者来说,都是比较重要的。

(一) 护理评估

(1) 患者的职业、饮食、有无吸烟史及诱发因素。

(2) 咽部有无慢性炎症及其他病理变化。

（3）对疾病的认识程度。

（4）心理社会状况。

（二）中医护理

（1）严禁烟、酒、辛辣。《顾氏医案》曰："烟为辛热之魁,酒为湿热之最。凡姜椒芥蒜及一切辛辣热物,极能伤阴。"

（2）注意营养。《素问·阴阳应象大论》云："精不足者,补之以味。"《素问·五常政大论》言："谷肉果菜,食养尽之。"都是强调营养的。

（3）生活和工作,需在空气新鲜的环境里。《寿世保元》认为："人卧室宇,当令清净。净则受灵气,不净则受故气。故气乱人。"

（4）居室要寒暖适宜。

（5）注意劳逸结合。《素问·上古天真论》："不妄作劳,故能形与神俱而尽终其天年。"过度操劳者,必伤必病。《尚书·旅獒》："玩人丧德,玩物丧志。"玩物是过分安逸的同义词。志丧者形必涣散衰败。

（6）戒多言。言多损气,气损致津伤。

（7）注意锻炼。《素问·四气调神论》的"夜卧早起,广步庭前"以及《吕氏春秋·尽数》的"流水不腐,户枢不蠹,动也",都是强调身体的锻炼。

（8）民间谚语"急发一朝生死决,慢喉百帖断根难"。意思是急性喉病可以一夜之间决定生死;慢性喉病,求其痊愈,要 100 剂药尚难言把握。

（9）药茶,也是中医的一个特殊的简便疗法,就是用少量的药物,代替茶叶来作饮料。既方便,又可持久,对慢性病的确是大有用处。阴虚者,用生地黄、沙参、麦冬等分 3 味。阳虚者,用白扁豆、焦薏苡仁、山药等分 3 味。代茶叶泡茶作饮料,常饮。

（10）保持情绪稳定,多阅读有益文献,以涵养性情。《千金翼方·起居·养性》："焉能无闷,闷则何以遣之,还须蓄数百卷书,易老庄子等,闷来阅之。"孙思邈藏书数百卷,独独指名《易经》《老子》《庄子》三书,不是没有道理的。

（11）对治疗要有信心、恒心和决心。因为本病疗程极长,见效缓慢,往往容易失去信心。再则本病有时也可暂时减轻,足以苟安于一时,治疗就为之放松。因之一定要有信心、恒心和决心,才能有治愈之日。

（12）注意口腔卫生,坚持早晚及饭后刷牙。减少烟酒和粉尘刺激,还需纠正张口呼吸的不良习惯。应加强身体锻炼,增强体质,预防呼吸道感染,少用烟酒,积极治疗咽部周围器官的疾病。合理安排生活,保持心情舒畅,避免烦恼郁闷。保持室内合适的温度和湿度,空气新鲜。宜吃清淡、具有酸、甘滋阴的一些食物,如水果、新鲜蔬菜、青果等。经常含服四季润喉片、薄荷喉症片等。

（13）食疗方法

1）利咽茶饮:金银花、麦冬、木蝴蝶、胖大海、生甘草各 3～5 g,开水冲泡频服。清咽饮:乌梅肉、生甘草、沙参、麦冬、桔梗、玄参各 50 g,捣碎混匀,每天 3 次,每次服 15 g 左右,以沸水冲饮。

2）绿豆海带汤:绿豆 50 g,海带 50 g,白糖少许。将绿豆与海带(切丝)放于锅中,加水煮烂,后入白糖调味,每天当茶喝。

3）青龙白虎汤:青果 5 枚,萝卜 1 个。制法:萝卜切片与青果共煮 30 min,取汁代茶。效用:清热泻火,解毒利咽,生津消食。用于秋天燥咳、咽痛。

4) 银耳西红柿羹：银耳 50 g(野生银耳 15 g)，西红柿 100 g，冰糖适量。制法：先将银耳用水泡发、洗净，然后放入砂锅中，熬至浓稠、酥软，再将西红柿洗净去皮、籽，切碎捣烂，放入银耳羹中煮开，加冰糖适量调味。效用：银耳滋阴润肺，西红柿清热解毒，生津利咽，加冰糖成羹，酸甜可口，富于营养。此方对阴虚火旺之慢性扁桃体炎、慢性咽炎、干咳日久的患者有调理及治疗作用。

5) 沙参玉竹蒸鸭：老鸭 1 只，玉竹 50 g，北沙参 50 g，姜、花椒、黄酒、盐适量。制法：将老鸭宰杀去毛，去内脏，玉竹及北沙参拣净杂质，洗净备用。将老鸭、玉竹、北沙参同放入煲内，加清水、姜、花椒、黄酒、盐适量，用小火炖 2 h 即可。特点：鸭肉香、味鲜美，微苦。效用：滋阴清热、利咽润喉、润肠通便。

五、健康教育

(1) 消除各种致病因素，如戒除烟酒，改善工作环境，积极治疗鼻及鼻咽慢性炎性病灶及有关全身性疾病。

(2) 预防上呼吸道感染，防止慢性咽炎急性发作。应注意天气的冷暖变化，在流感易发季节，尽量少去公共场所，以免相互传染。

(3) 锻炼身体，增强体质。平时生活要有规律，劳逸结合，多进行室外活动，呼吸新鲜空气。

(4) 注意口腔和鼻腔卫生。咽位于口、鼻后下方，与口、鼻直接相连，口腔、鼻腔、鼻窦的慢性感染常因病毒、细菌、脓液等波及咽部黏膜而导致咽炎，因此，平时要注意保持口腔清洁，及时治疗牙周疾病。

(5) 注意饮食卫生，保证身体营养平衡。少吃过热、过冷及辛辣刺激食物，保持大便通畅。如患了咽炎，应及时治疗，不应认为是小病而忽视治疗。

(6) 局部治疗同急性咽炎，常用复方硼砂溶液、2% 硼酸液含漱，以保持口腔、口咽的清洁；或含服喉片。可用复方碘甘油、13% 硝酸银溶液或 10% 弱蛋白银溶液涂抹咽部，有收敛及消炎作用。

六、出院指导

(1) 避免急性咽炎反复发作。

(2) 进行适当体育锻炼、保持健康规律的作息、清淡饮食、保持口腔清洁、避免烟酒刺激、保持良好的心态从而提高自身整体免疫力。

(3) 避免接触粉尘、有害气体、刺激性食物、空气质量差的环境等对咽黏膜不利的刺激因素。

(4) 积极治疗可能引发慢性咽炎的局部相关疾病：如鼻腔、鼻窦、鼻咽部的慢性炎症；慢性鼻炎、鼻中隔偏曲、慢性鼻窦炎、腺样体肥大、鼾症等阻塞性疾病；慢性扁桃体炎；口腔炎症；胃食管反流。

(5) 积极治疗可能引发慢性咽炎的全身相关疾病：如贫血，消化不良，胃食管反流，心脏病，慢性支气管炎，支气管哮喘，风湿病，肝、肾疾病等。

(6) 避免长期过度用声。

(7) 尽量避免接触导致慢性过敏性咽炎的致敏原。

慢性阻塞性肺疾病（喘病）

慢性阻塞性肺疾病是一种以气流受限为特征的肺部疾病,这种气流受限常呈进行性进展,不完全可逆,多与肺部对有害颗粒物或有害气体的异常炎症反应有关。此病与慢性支气管炎和肺气肿密切相关,且患病率高,病情呈缓慢进行性发展,严重影响患者的劳动能力和生活质量。

一、诊断

（一）西医

按照《呼吸病学（2003 年 1 月第 1 版）》,慢性阻塞性肺疾病诊断标准为：依据咳嗽、咯痰或伴喘息,每年发病持续 3 个月,连续 2 年或以上,并能排除其他心、肺疾患（如肺结核、尘肺、哮喘、支气管扩张、肺癌、肺脓肿、慢性鼻咽疾患、心脏病、心功能不全等）时,则可作出诊断。如每年发病持续时间不足 3 个月,而有明确的客观检查依据（如 X 线、肺功能等）,亦可予以诊断。

（二）中医

现代医家根据其表现的主要症状的不同,将其归属于中医的"喘病""肺胀"等范畴。

二、慢性阻塞性肺疾病的分级与分类

（一）西医

1. 分类

（1）肺气肿型（红喘型）：其主要病理变化为全小叶性肺气肿。呼吸困难明显,但呼吸衰竭及肺心病发生较晚。

（2）支气管炎型（蓝肿型）：其主要病理变化为小叶中心型肺气肿。早期即可出现低氧血症及高碳酸血症,肺动脉高压和肺心病发生亦早。

2. 分级

（1）临床分级

表 4 COPD 分级标准

级 别	分 级 标 准
0 级	具有罹患 COPD 的危险因素；肺功能在正常范围内；有慢性咳嗽、咳痰症状
Ⅰ级（轻度）	$FEV_1/FVC<70\%$；$FEV_1 \geqslant 80\%$预计值；有或无慢性咳嗽、咳痰症状
Ⅱ级（中度）	$FEV_1/FVC<70\%$；$30\% \leqslant FEV_1<80\%$预计值（ⅡA 级：$50\% \leqslant FEV_1<80\%$预计值；ⅡB 级：$30\% \leqslant FEV_1<50\%$预计值）；有或无慢性咳嗽、咳痰、呼吸困难症状
Ⅲ级（重度）	$FEV_1/FVC<70\%$ $FEV_1<30\%$预计值或 $FEV_1<50\%$预计值伴呼吸衰竭或右心衰竭的临床征象

(2) 在 COPD 的发展过程中,根据病情可分为急性加重期和稳定期。

1) 急性加重期:患者在短期内咳嗽、喘息加重,痰呈脓性或黏液脓性,痰量明显增加或可伴发热等炎性表现。

2) 稳定期:患者咳嗽咯痰、气短等症状稳定或症状减轻。

(二) 中医辨证分型

1. 风寒袭肺证 咳嗽声重,咯痰稀薄色白,恶寒,或有发热,无汗。舌苔薄白,脉浮紧。

2. 风热犯肺证 咳嗽气粗,咯痰黏白或黄,咽痛或咳声嘶哑,或有发热微恶风寒,口微渴。舌尖红,舌苔薄白或黄,脉浮数。

3. 燥热犯肺证 干咳少痰,咯痰不爽,鼻咽干燥,口干。舌尖红,舌苔薄黄少津,脉细数。

4. 痰热壅肺证 咳声气粗,痰多稠黄,烦热口干。舌质红,舌苔黄腻,脉滑数。

5. 肝火犯肺证 咳呛气逆阵作,咳时胸胁引痛,甚则咯血。舌苔薄黄少津,脉弦数。

6. 痰浊阻肺证 咳声重浊,痰多色白,晨起为甚,胸闷脘痞,纳少。舌苔白腻,脉滑。

7. 肺阴亏虚证 咳久痰少,咯吐不爽,痰黏或夹血丝,咽干口燥,手足心热。舌质红,少苔,脉细数。

8. 肺气亏虚证 病久咳声低微,咳而伴喘,咯痰清稀色白,食少,气短胸闷,神疲乏力,自汗畏寒。舌淡嫩,舌苔白,脉弱。

三、治疗原则

(一) 急性加重期治疗

1. 控制感染 住院初期给予广谱抗菌药,随后根据呼吸道分泌物培养及药敏试验结果合理调整用药。轻者可口服,较重患者用肌内注射或静脉滴注抗生素。常用的有青霉素类、头孢菌素类、大环内酯类、喹诺酮类等抗菌药物。

2. 祛痰镇咳 在抗感染治疗的同时,应用祛痰、镇咳的药物,以改善患者症状。常用药物有盐酸氨溴索、乙酰半胱氨酸等。

3. 解痉平喘 可选用支气管舒张药,主要有 β_2 受体激动药、抗胆碱药及甲基黄嘌呤类,根据药物的作用及患者的治疗的反应选用。如果应用支气管舒张药后呼吸道仍持续阻塞,可使用糖皮质激素。长期规律地吸入糖皮质激素较适用于 $FEV_1 < 50\%$ 预计值(Ⅲ级和Ⅳ级)并且有临床症状以及反复加重的 COPD 患者。联合吸入糖皮质激素和 β_2 受体激动药,比各自单用效果好,目前已有布地奈德/福莫特罗、福地卡松/沙美特罗 2 种联合制剂。对 COPD 患者不推荐长期口服糖皮质激素治疗。

4. 纠正缺氧和二氧化碳中毒 在急剧发生的严重缺氧时,给氧具有第一重要性,可通过鼻导管、面罩或机械通气给氧。给氧应从低流量开始(鼻导管氧流量为每分钟 1~2 L)。对严重低氧血症而 CO_2 潴留不严重者,可逐步增大氧浓度。

5. 控制心力衰竭 对于 COPD 合并慢性肺源性心脏病并伴有明显心力衰竭者,在积极治疗呼吸衰竭的同时给予适当的抗心力衰竭治疗。

6. 注意水、电解质平衡和补充营养

(二) 稳定期治疗

1. 预防 稳定期以预防为主,增强体质,提高机体免疫功能,避免各种诱发因素。

2. 对症治疗 某些症状明显或加重时及时处理也是预防 COPD 急性发作的重要措施。呼吸困难时主要应用 β_2 受体激动药定量气雾吸入。症状较重、呼吸困难持续存在者主要应用异丙托品定量吸入治疗,并可在需要时加用 β₂受体激动药以迅速缓解症状。对咳嗽、咯痰且痰液不易咳出者,可同时给予祛痰药。

3. 长期家庭氧疗　COPD 稳定期进行长期家庭氧疗对具有慢性呼吸衰竭的患者可提高生存率。对血流动力学、血液学特征、运动能力、肺生理和精神状态都会产生有益的影响。

4. 中医治疗　辨证施治是中医治疗的原则,对 COPD 的治疗亦应据此原则进行。实践中体验到某些中药具有祛痰、支气管舒张、免疫调节等作用,值得深入的研究。

5. 康复治疗　可以使进行性气流受限、严重呼吸困难而很少活动的患者改善活动能力、提高生活质量,是 COPD 患者一项重要的治疗措施。

6. 外科治疗　肺大泡切除术、肺减容术、肺移植术等。

四、护理

(一) 护理评估

1. 健康史(生活史)

(1) 家族史:家属中有无慢性阻塞性肺部疾患史。

(2) 了解患者有无慢性心肺疾病,有无反复上呼吸道感染史,有无气喘等,起病的时间和进展的情况。

(3) 了解患者的工作生活情况,如吸烟史,居住环境和工作环境,日常生活活动能力等。

2. 心理社会状况

(1) 了解患者及其家属对疾病的态度。

(2) 了解疾病对患者的影响,如情绪、性格和生活方式的改变。

(3) 了解患者日常生活自理能力是否减退或丧失,社会活动及人际交往是否受到限制,患者是否感到在家庭和社会中地位降低,因而失去自信,常有焦虑和抑郁。

3. 身体状况

(1) 了解患者呼吸困难的程度,慢性支气管炎合并肺气肿时,在原有咳嗽、咯痰等症状的基础上出现逐渐加重的呼吸困难。

(2) 了解患者咳嗽、咳痰的情况,当合并呼吸道感染时,发热、咳嗽、咳痰加重,痰为黄脓,伴喘息。

(3) 了解患者食欲不振、体重减轻的程度,慢性缺氧时胃肠道功能紊乱,摄入减少,常引起营养供给相对不足或营养不良,在有感染时,机体处于高代谢状态,对营养的需求也增加。

(4) 了解患者体温情况,有无发热恶寒等情况。

(5) 了解患者腹胀的程度。

(二) 一般护理

1. 病室要求　病室安静整洁,空气清新,避免空气污浊或刺激性气体的吸入。夏、秋季保持空气流通,但是应避免患者直接吹风,冬季气候寒冷,应定时开窗换气。室温在 20～24℃,湿度在 50%～60%为宜。每天定时空气消毒。

(1) 风寒袭肺的患者病室环境宜温暖、阳光充足,寒冷季节外出应注意防寒保暖,室温不宜太低。

(2) 风热犯肺、痰热壅肺、肺阴亏虚的患者,病室环境应清新、凉爽、通风。

(3) 痰湿蕴肺的患者,病室环境宜温暖、干燥、通风。

2. 生活起居护理

（1）病室内空气清新，潮润，室温宜偏暖，避免呼吸道刺激。吸烟患者应戒烟。

（2）不可忽视叩背排痰的重要性，卧床患者还应定时更换体位以利痰液排出。

（3）日常起居应避免胸、腹内压过高，如不用力屏气、不做过于激烈的运动、保持大便通畅等。

（4）患者出现心力衰竭时都有不同程度的下肢水肿，家人应观察增长、消退情况并记录全日尿量，作为服用利尿剂的依据。

（5）要学会以消耗最少的热量和氧气，达到最大可能的肺膨胀：要处于舒适的体位，最好是端坐位；要学会放松肩和颈部的肌肉；呼吸时尽量延长呼气时间；尽量保持有节律的呼吸；养成安静、不慌张的习惯。

（6）患者在家中禁用镇静剂，无论患者是在缓解期还是在发作期。因为镇静剂能抑制呼吸中枢，并可引起呼吸暂停。

（7）有条件的患者可在家中氧疗，每天 15 h，最好在夜间进行。需要注意的是氧疗时氧流量一定不可过高，保证持续低流量吸氧，即每分钟 1～2 L。

（8）加强个人防护，在寒冷季节或气候转变时，注意防寒保暖，防止呼吸道感染，这一点至关重要。

3. 饮食护理　给予高蛋白质、高维生素饮食，特别是富含维生素 A、维生素 C 的食物，鼓励多饮水。急性发作期，饮食宜清淡、易消化、高营养为宜；恢复期饮食要有规律，忌辛辣、肥腻、生冷食物。

（1）风寒袭肺证：饮食以疏风散寒、宣肺止咳为宜，可选用温性调味品，如生姜、胡椒、葱等，以助祛寒。可用生姜、红糖、红枣加水适量煎，热服，盖被取微汗，以祛风散寒。忌肥甘、厚味的食物。

（2）风热犯肺、痰热壅肺证：饮食以疏风清热、宣肺止咳为宜，多食萝卜、梨、枇杷、荸荠等新鲜蔬菜、水果，或选雪梨 1 只，去核，加冰糖适量，炖服，以润肺化痰止咳。忌食香燥、肥厚、过咸之品。

（3）燥热犯肺、肝火犯肺、肺阴亏虚证：鼓励多饮水或清凉饮料，多食润肺之品。干咳少痰、口咽干燥者，可予苦杏仁去皮打碎，与去核切块的生梨加水同煮，生梨熟后加冰糖少许饮用。痰中带血者可食生藕片、藕汁以清热止血。

（4）痰浊阻肺证：可食赤小豆、白扁豆、山药等食物。忌糯米、甜食、过咸食物。

（5）肺气亏虚证：喘息、咳嗽者可常食杏仁奶。

4. 情志护理

（1）对久咳不愈、肝火犯肺者，做好情志调护，避免精神刺激，教会其自我调节的方法，如听音乐、阅读等。

（2）正确评估患者的心理需求，辅以适当的心理指导，并做好疾病知识的相关宣教，以消除其担心、怀疑、焦虑、恐惧的心理，树立信心，配合治疗。

（3）指导患者进行生活方面的自我护理。宜升高床头并采用高枕卧位，注意居室通风。

5. 给药护理

（1）中药汤剂适宜温服，每天 1 剂，分 2 次于饭后服用，丸剂用温开水送服。观察用药后反应及效果。

（2）遵医嘱应用抗炎、止咳、平喘、化痰、强心、利尿等药物，并观察疗效和不良反应。

（3）慎用镇静安眠药,患者烦躁不安时,要警惕呼吸衰竭的发生。切忌随意服用安眠药及镇静剂,以免诱发和加重肺性脑病。尤其要禁用吗啡、哌替啶,以免抑制呼吸,加重病情。

(三) 症状护理

1. 咳嗽咳痰

（1）保持病室空气新鲜、温湿度适宜,温度保持在 18～22℃,湿度控制在 50%～60%。减少环境的不良刺激,避免寒冷或干燥空气、烟尘、花粉及刺激性气体等。

（2）使患者保持舒适体位,咳嗽胸闷者取半卧位或半坐卧位,持续性咳嗽时,可频饮温开水,以减轻咽喉部的刺激。

（3）每天清洁口腔 2 次,保持口腔卫生,有助于预防口腔感染、增进食欲。

（4）密切观察咳嗽的性质、程度、持续时间、规律以及咳痰的颜色、性状、量及气味,有无喘促、发绀等伴随症状。

（5）加强气道湿化,痰液黏稠时多饮水,在心肾功能正常的情况下,每天饮水 1 500 ml 以上,必要时遵医嘱行雾化吸入,痰液黏稠无力咳出者可行机械吸痰。

（6）协助翻身拍背,指导患者掌握有效咳嗽、咳痰、深呼吸的方法。

（7）指导患者正确留取痰标本,及时送检。

（8）遵医嘱给予止咳、祛痰药物,用药期间注意观察药物疗效及不良反应。

（9）耳穴贴压(耳穴埋豆):遵医嘱耳穴贴压(耳穴埋豆),根据病情需要,可选择肺、气管、神门、皮质下等穴位。

（10）穴位贴敷:遵医嘱穴位贴敷,三伏天时根据病情需要,可选择肺俞、膏肓、定喘、天突等穴位。

（11）拔火罐:遵医嘱拔罐疗法,根据病情需要,可选择肺俞、膏肓、定喘、脾俞、肾俞等穴位。

（12）饮食宜清淡、易消化、少食多餐,避免油腻、辛辣刺激及海腥发物。可适当食用化痰止咳的食疗方,如杏仁、梨、陈皮粥等。

2. 喘息气短

（1）保持病室安静、整洁、空气流通、温湿度适宜,避免灰尘、刺激性气味。

（2）密切观察生命体征变化,遵医嘱给予吸氧,一般给予鼻导管、低流量、低浓度持续给氧,每分钟 1～2 L,可根据血气分析结果调整吸氧的方式和浓度,以免引起 CO_2 潴留,氧疗时间每天不少于 15 h。

（3）根据喘息气短的程度及伴随症状,取适宜体位,如高枕卧位、半卧位或端坐位,必要时安置床上桌,以利患者休息;鼓励患者缓慢深呼吸,以减缓呼吸困难。

（4）密切观察患者喘息气短的程度、持续时间及有无短期内突然加重的征象,评价缺氧的程度。观察有无皮肤红润、温暖多汗、球结膜充血、搏动性头痛等 CO_2 潴留的表现。

（5）指导患者进行呼吸功能锻炼,常用的锻炼方式有缩唇呼吸、腹式呼吸等。

（6）耳穴贴压(耳穴埋豆):遵医嘱耳穴贴压(耳穴埋豆),根据病情需要,可选择交感、心、胸、肺、皮质下等穴位。

（7）穴位按摩:遵医嘱穴位按摩,根据病情需要,可选择列缺、内关、气海、足三里等穴位。

（8）艾灸疗法:遵医嘱艾灸疗法,根据病情需要,可选择大椎、肺俞、命门、足三里、三阴交等穴位。

（9）指导患者进食低碳水化合物、高脂肪、高蛋白质、高维生素饮食,忌食辛辣、煎炸之品。

3. 发热

(1) 保持病室整洁、安静,空气清新流通,温湿度适宜。

(2) 体温 37.5℃以上者,每 6 h 测体温、脉搏、呼吸 1 次,体温 39.0℃以上者,每 4 h 测体温、脉搏、呼吸 1 次,或遵医嘱执行。

(3) 采用温水擦浴、冰袋等物理降温措施,患者汗出时,及时协助擦拭和更换衣服、被服,避免汗出当风。

(4) 做好口腔护理,鼓励患者经常漱口,可用金银花液等漱口,每天饮水≥2 000 ml。

(5) 饮食以清淡、易消化、富营养为原则。多食新鲜水果和蔬菜,进食清热生津之品,如苦瓜、冬瓜、绿豆、荸荠等,忌煎炸、肥腻、辛辣之品。

(6) 遵医嘱使用发汗解表药时,密切观察体温变化及汗出情况以及药物不良反应。

(7) 刮痧疗法:感受外邪引起的发热,遵医嘱刮痧疗法,可选择大椎、风池、肺俞、脾俞等穴位。

4. 腹胀纳呆

(1) 保持病室整洁、空气流通,避免刺激性气味,及时倾倒痰液,更换污染被褥、衣服,以利促进患者食欲。

(2) 保持口腔清洁,去除口腔异味,咳痰后及时用温水或漱口液漱口。

(3) 与患者有效沟通,积极开导,帮助其保持情绪稳定,避免不良情志刺激。

(4) 鼓励患者多运动,以促进肠蠕动,减轻腹胀。病情较轻者鼓励下床活动,可每天散步20~30 min,或打太极拳等。病情较重者指导其在床上进行翻身、四肢活动等主动运动,或予四肢被动运动,每天顺时针按摩腹部 10~20 min。

(5) 耳穴贴压(耳穴埋豆):遵医嘱耳穴贴压(耳穴埋豆),根据病情需要,可选择脾、胃、三焦、胰、胆等穴位。

(6) 穴位按摩:遵医嘱穴位按摩,根据病情需要,可选择足三里、中脘、内关等穴位。

(7) 穴位贴敷:遵医嘱穴位贴敷,根据病情需要,可选择中脘、气海、关元、神阙穴等穴位。

(8) 饮食宜清淡易消化,忌肥甘厚味、甜腻之品,正餐进食量不足时,可安排少量多餐,避免在餐前和进餐时过多饮水,避免豆类、芋头、红薯等产气食物的摄入。

五、健康教育

向患者及家属讲解疾病的相关知识。

1. 影响慢性阻塞性肺疾病的危险因素

(1) 酶的缺乏。

(2) 气道高反应性:支气管哮喘和气道高反应性是发展成为 COPD 的重要危险因素,与某些基因因素和环境因素等相关的复杂发病因素有关。气道高反应性可能与吸烟或暴露于其他的环境因素相关。

(3) 环境因素:如吸烟、生物燃料(柴草、木头、木炭和动物粪便等)、职业粉尘和化学物质、大气污染(氯、氧化氮、二氧化硫等烟雾)、呼吸道感染(肺炎球菌和流感嗜血杆菌)。

(4) 气候因素:气候变化,特别是寒冷空气能引起黏液分泌物增加,支气管纤毛运动减弱。在冬季,COPD 患者的病情波动与温度和温差有明显关系。

(5) 迷走神经功能失调:这可能是本病的一个内因,大多数患者有迷走神经功能失调现象。部分患者的副交感神经功能亢进,气道反应性较正常人增强。

2. 常用药物的副作用及注意事项

(1) 常用药物的副作用：使用支气管扩张剂者可出现头晕、头痛、心悸、手指震颤等；长期使用糖皮质激素，可诱发和加重感染、溃疡、精神症状、骨质疏松等；长时间大剂量抗生素使用可引起二重感染，如口腔溃疡等。

(2) 用药注意事项：使用糖皮质激素，应同时加用足量有效的抗菌药物，以防感染扩散；病情改善后，应将剂量逐渐减少，避免骤停、骤减。祛痰剂仅用于痰黏难咳者，不推荐规则使用。镇咳药可能不利于痰液引流，应慎用。

3. 慢性阻塞性肺疾病的饮食禁忌

(1) 少食胀气、油脂类食物：胀气、油腻食物可致消化不良，痰浊内生，因此应减少食用。

(2) 少食海鱼、虾、蟹等：海鲜类食物容易生痰，因此应该尽量少食或者避免食用。

(3) 减少糖类的摄入：糖类食物容易发生 CO_2 潴留，加重病情，发生危险，因此应该减少摄入。

(4) 忌辛辣、酒等刺激性食物：防止对呼吸道产生刺激，加重病情。

(5) 忌烟：香烟中的化学品及吸烟时喷出的烟雾对 COPD 患者都会有直接的影响，因为它们会刺激呼吸道，患者也要尽量避免吸入二手烟。

4. 慢性阻塞性肺疾病对人体健康的危害

(1) 自发性气胸：慢性阻塞性肺疾病可引起自发性气胸，因基础肺功能差，且多为张力性气胸，病情常较重。

(2) 呼吸衰竭：慢性阻塞性肺疾病可诱发呼吸衰竭，有些重症患者处于慢性呼吸衰竭代偿期，在某些诱因如呼吸道感染、不适当氧疗、应用镇静剂过量或外科手术影响下，通气和换气功能障碍进一步加重，可诱发呼吸衰竭。

(3) 慢性肺源性心脏病和右心衰竭：低氧血症和高碳酸血症以及肺毛细血管床破坏等可引起肺动脉高压和慢性肺源性心脏病。

(4) 继发性红细胞增多症：慢性缺氧引起红细胞代偿性增多，以提高血氧含量和机体氧供。红细胞增多，全血容量相应增加，血黏度增高，从而引起头痛、头晕、耳鸣、乏力等症状，并易发生血栓栓塞。

六、出院指导

(1) 预防感冒及治疗呼吸系统疾病。晨起按揉迎香穴 50 次，可预防感冒。外出戴口罩，避免受凉。

(2) 保持呼吸道通畅，禁止吸烟。指导患者做腹式呼吸、缩唇呼气等。

(3) 生活起居有规律，随气候变化增减衣物。保持情绪乐观、稳定。注意休息，合理运动。

(4) 积极治疗呼吸系统原发病，预防上呼吸道等肺部感染。注意药物的不良反应。

(5) 可从夏季开始进行耐寒锻炼，如冷水擦脸、背、身，适当参加体育锻炼。

(6) 饮食以高热量、低盐、富营养、易消化为原则，不喝浓茶、咖啡等，忌刺激性食物，戒烟、酒。

(7) 定时复查，防止并发症的发生。

上呼吸道感染(外感发热)

上呼吸道感染简称上感,又称普通感冒,是包括鼻腔、咽或喉部急性炎症的总称。广义的上感不是一个疾病诊断,而是一组疾病,包括普通感冒、病毒性咽炎、喉炎、疱疹性咽峡炎、咽结膜热、细菌性咽—扁桃体炎。狭义的上感又称普通感冒,是最常见的急性呼吸道感染性疾病,多呈自限性,但发生率较高。成人每年发生 2～4 次,儿童发生率更高,每年 6～8 次。全年皆可发病,冬春季较多。

一、诊断

(一)西医

参照人民卫生出版社第七版《内科学》(陆再英,2010 年)急性上呼吸道感染的诊断标准:以鼻咽部卡他症状为主要表现。起病较急,初期有咽干、咽痒或烧灼感,发病同时或数小时后,可有喷嚏、鼻塞、流清水样鼻涕,2～3 天后鼻涕变稠,可伴咽痛。一般无发热及全身症状,或仅有低热、不适、轻度畏寒和头痛。检查可见鼻腔黏膜充血、水肿、有分泌物,咽部轻度充血。如无并发症,一般经 5～7 天痊愈。

(二)中医

参照中华人民共和国中医药行业标准《中医病症诊断疗效标准》(ZY/T001.1 - 94)。

(1)鼻塞流涕,喷嚏,咽痒或痛,咳嗽。

(2)恶寒发热,无汗或少汗,头痛,肢体酸楚。

(3)四时皆有,以冬春季节为多见。

(4)血白细胞总数正常或偏低,中性粒细胞减少,淋巴细胞相对增多。

二、分类与辨证分型

(一)西医

1. 普通感冒型　又称急性鼻炎或上呼吸道卡他、伤风,发病季节好发于冬春季节;局部鼻咽部症状较重,如出现鼻塞、流清涕、打喷嚏、咽痛等,全身症状轻或无;可见鼻黏膜充血、水肿、有分泌物,咽部轻度充血;血常规白细胞计数偏低或正常,淋巴细胞比例升高;病毒分离在成人,多为鼻病毒,儿童多为呼吸道合胞病毒。一般 5～7 天多自愈。

2. 流行性感冒型　流行性感冒简称流感,该病起病急,有传染性,症状易变,以全身中毒症状为主,呼吸道症状较轻。有畏寒、高热(39～40℃),全身不适,腰背四肢酸痛,乏力,头痛、头昏、喷嚏、鼻塞、流涕、咽痛、干咳、少痰。查体呈重病容,衰弱无力,面潮红,鼻咽部充血水肿,肺下部有少量湿啰音或哮鸣音。白细胞减少,淋巴细胞相对增多。若继发细菌感染可有黄脓痰、铁锈痰、血痰、胸痛,白细胞总数、中性粒细胞增多,病程 3～5 天。

3. 咽炎型　发病季节好发于冬春季节;以咽部炎症为主,可有咽部不适、发痒、灼热感、咽痛等,可伴有发热、乏力等;检查时有咽部明显充血、水肿,颌下淋巴结肿大并有触痛;血常规白细胞计数可正常或减少,淋巴细胞比例升高;病毒分离多为腺病毒、副流感病毒和呼吸道合胞病毒等。

4. 疱疹性咽峡炎型　发病季节多发于夏季,常见于儿童,偶见于成人;咽痛程度较重,多伴有发热,病程约1周;有咽部充血,软腭、腭垂、咽及扁桃体表面有灰白色疱疹及浅表溃疡,周围环绕红晕;病毒分离多为柯萨奇病毒A。

5. 咽结膜热型　发病季节常发生于夏季,游泳中传播,儿童多见;有咽痛,畏光,流泪,眼部发痒、发热等症状,病程约4～6天;咽腔及结合膜明显充血等体征;血常规白细胞计数正常或减少,淋巴细胞比例增高;病毒分离多为腺病毒及柯萨奇病毒。

(二) 中医

1. 风寒束表证　恶寒重,发热轻,无汗,头项强痛,鼻塞声重,鼻涕清稀,或有咽痒咳嗽,痰白稀,口不渴,肢节酸痛。舌苔薄白。

2. 风热犯表证　发热重,微恶风寒,鼻塞流黄浊涕,身热有汗或无汗,头痛,咽痛,口渴欲饮或有咳嗽痰黄。舌苔薄黄。

3. 暑湿袭表证　恶寒发热,头重,胸腹闷胀,恶呕腹泻,肢倦神疲,或口中黏腻,渴不多饮。舌苔白腻。

4. 卫气同病证　自觉发热重,烦渴,小便短赤,舌红苔黄,恶寒或恶风,或高热寒战,流涕,咽痒咽痛,头痛头胀,喷嚏。舌红苔薄黄或黄腻。

三、治疗原则

(一) 西医

1. 对症治疗

(1) 休息:病情较重或年老体弱者应卧床休息,忌烟、多饮水,室内保持空气流通。

(2) 解热镇痛:如有发热、头痛、肌肉酸痛等症状者,可选用解热镇痛药,如复方阿司匹林、对乙酰氨基酚、吲哚美辛(消炎痛)、去痛片、布洛芬等。咽痛可用各种喉片如溶菌酶片、健民咽喉片,或中药六神丸等口服。

(3) 减充血剂:鼻塞,鼻黏膜充血水肿时,可使用盐酸伪麻黄碱,也可用1%麻黄碱滴鼻。

(4) 抗组胺药:感冒时常有鼻黏膜敏感性增高,频繁打喷嚏、流鼻涕,可选用马来酸氯苯那敏或苯海拉明等抗组胺药。

(5) 镇咳剂:对于咳嗽症状较明显者,可给予右美沙芬、喷托维林等镇咳药。

2. 病因治疗

(1) 抗菌药物治疗:单纯病毒感染无须使用抗菌药物,有白细胞计数升高、咽部脓苔、咳黄痰等细菌感染证据时,可酌情使用青霉素、第一代头孢菌素、大环内酯类或喹诺酮类。极少需要根据病原菌选用敏感的抗菌药物。

(2) 抗病毒药物治疗:目前尚无特效抗病毒药物,而且滥用抗病毒药物可造成流感病毒耐药现象。因此如无发热,免疫功能正常,发病超过2天的患者一般无须应用。免疫缺陷患者可早期常规使用。广谱抗病毒药物利巴韦林和奥司他韦对流感病毒、副流感病毒和呼吸道合胞病毒等有较强的抑制作用,可缩短病程。

(二) 中医

1. 辨证选择口服中药汤剂或中成药

(1) 风寒束表证:辛温解表。

（2）风热犯表证：辛凉解表。

（3）暑湿袭表证：祛暑解表。

2. **辨证选用中成药注射剂**　柴胡注射液、双黄连粉针、炎琥宁注射液、热毒宁注射液等。

3. **非药物中医治疗方法**

（1）针刺疗法

1）风热感冒

治法：疏风清热，解表宣肺。取手太阴、手阳明经穴及背俞穴为主。

处方配穴：肺俞、大椎、合谷、曲池、鱼际、外关、少商。

2）风寒感冒

治法：疏风散寒，解表宣肺。取手少阳、手阳明经穴及背俞穴为主。

处方配穴：风门、大杼、肺俞、大椎、合谷、外关、肩井。

（2）拔罐疗法：患者取俯卧位，充分暴露背部皮肤，在背部沿脊柱两侧均匀涂抹凡士林，用闪火法拔火罐，沿膀胱经络走行自上而下、再自下而上反复推拉火罐 5～6 次，使两侧皮肤呈紫红色或潮红色为止，然后将火罐停留于大椎穴上，留罐 15 min 起罐。若患者发热明显，体温超过 38.5℃，则先用三棱针在大椎穴上点刺出血，再拔火罐，吸出暗红色血液 1～2 ml，留罐 5 min 后起罐，把吸出的血液擦拭干净，再沿背部两侧膀胱经络走罐，方法同上。每天 1 次，3 天为 1 个疗程。

（3）推拿治疗：治则为疏通经络，解表宣肺，风寒者疏风散寒；风热者疏风清热。以手太阴、手少阳、手阳明经穴及足太阳膀胱经穴位为主。

取穴：肺俞、风门、大杼、大椎、合谷、曲池、鱼际、外关、肩井。

手法：按揉法、一指禅推法、滚法、擦法。

操作：用指法按揉印堂、太阳、攒竹、迎香等穴操作，分推前额及目眶上下，拿风池，拿五经，酸胀为度；患者俯卧，用滚法滚膀胱经侧线，重点施按揉法在肺俞、风门、大杼上操作，以能忍受为度。最后在膀胱经两侧线及腰骶部施擦法，局部透热为度。一指禅推合谷、外关等穴，拿肩井。风热感冒者，延长按揉合谷、曲池、鱼际等穴；风寒感冒者，延长按揉风池、风府等穴。

根据临床情况可选用雷火灸、热敏灸、雀啄灸、隔姜灸等疗法，暑湿感冒尚可用刮痧等疗法。伴有咽痒、咽部不适等症状时，可配合雾化吸入治疗。

四、护理

（一）护理评估

1. **健康史**

（1）有无与急性上呼吸道感染患者密切接触史。

（2）有无受凉、淋雨及过度疲劳等诱因。

（3）呼吸道有无慢性炎症。

2. **身体状况**

（1）普通感冒：又称急性鼻炎，俗称"伤风"。以鼻咽部的炎症为主。起病较急，开始有咽干、喉痒、打喷嚏、鼻塞及流清水样鼻涕，2～3 天后鼻涕变稠，可伴咽痛、流泪及声音嘶哑。如有耳咽管炎可致听力减退。无发热或仅有低热、轻度头痛、全身不适。鼻腔黏膜可有充血、水肿及分泌物，咽部可有轻度充血。

（2）病毒性咽炎和喉炎：以咽喉部炎症为主。急性病毒性咽炎：咽部发痒和灼热感，咽痛轻且短暂,可伴有发热及乏力等,有咽部充血、水肿及颌下淋巴结肿大和触痛等。急性病毒性喉炎:声音嘶哑、说话困难、咳嗽时咽喉疼痛,可伴发热或咽炎。体检可见喉部充血、水肿,局部淋巴结肿大有触痛。

(3) 疱疹性咽峡炎:明显咽痛、发热。咽充血,软腭、悬雍垂、咽及扁桃体表面有灰白色疱疹及浅表溃疡,周围有红晕。多见于儿童,夏季多发,病程约为 1 周。

(4) 咽结膜热:发热、咽痛、畏光及流泪,咽及结膜明显充血。常发生于夏季,常通过游泳传播,儿童多见。

(5) 细菌性咽炎和扁桃体炎:起病急,咽痛明显,畏寒、发热,体温超过 39℃,伴头痛、乏力、恶心、呕吐及全身肌肉酸痛。咽部充血,扁桃体肿大,表面有脓性分泌物,颌下淋巴结肿大及触痛。

(6) 并发症:可并发急性鼻窦炎、中耳炎及急性气管-支气管炎等。部分患者也可继发病毒性心肌炎、肾小球肾炎及风湿热等。

3. 心理—社会状况　患者因发热等症状导致情绪低落,或因发生并发症而焦虑。也有少数患者对疾病抱无所谓态度,不及时就诊而延误病情。

(二) 一般护理

1. 病室环境　病房应安静整洁,限制家属探访。根据感冒病因不同,采取不同应对措施。风寒及气虚感冒者应注意保暖防寒,室温可稍高,达到"寒者热之"的目的;风热、阴虚感冒,室内宜稍凉,并注意保持适当温度,达到"热者寒之"的目的。暑湿感冒则应注意室内的通风透气。

2. 作息　重症患者宜卧床休息。服药后汗出过多者,宜擦干身体后换干爽衣服,以免受凉。热退后可适当活动。同时患者应保证充分的休息和睡眠,以利疾病康复。

3. 给药护理

(1) 风寒感冒者,汤药宜热服,服药后可给予热饮料,或盖被保暖,以助微汗出。

(2) 风热感冒者,汤药宜温服。

4. 饮食护理

(1) 饮食以清淡为主,多饮水。忌辛辣、油腻厚味食物。

(2) 风寒感冒者,宜热食,忌生冷;风热感冒者,可多食水果;气虚感冒者,宜多选温补、易消化食物。

5. 情志护理　因感冒多次反复发作,情绪低落,鼓励患者树立战胜疾病的信心,保持良好情绪,注意劳逸结合,保证充足睡眠,提高自身免疫力。

6. 监护　密切注意体温、血压、呼吸、脉搏、痰色、舌苔、脉象,以及用药后的反应。如有异常情况报告医生处理。

7. 临证施护

(1) 体虚感冒者可用艾灸的补法,取大椎、关元、足三里等穴;临睡开水泡脚,以祛湿、散寒、振奋卫阳之气。

(2) 感冒无汗伴头痛、流涕者可应用捏脊、按摩、热敷等疗法。

(3) 阴虚感冒者可用滁菊泡水代茶饮;风热感冒可用茅根、苏叶煎汤代茶饮;暑湿感冒可用鲜藿香、佩兰、薄荷泡水代茶饮。

(4) 便秘者可服用麻仁丸或番泻叶泡水代茶饮。

8. 预防

(1) 预防交叉感染。遇上呼吸道感染好发季节,特别是秋冬季,出门应戴口罩;室内用食醋熏蒸;对患者进行呼吸道隔离。

(2) 患感冒前口服中成药类抗病毒药如大青叶合剂,也是预防上呼吸道感染的好方法。

(3) 在临床护理中应注意对病员的保健指导,宣传预防感冒的重要意义,并加强病区的环境管理,为病员提供温湿度适宜及清洁的环境。加强体育锻炼,以增强体质和抗病能力。

(三) 症状护理

1. 恶寒、发热

2. 头痛

(1) 观察头痛部位、性质、程度、伴随症状及持续时间。

(2) 改变体位时动作要缓慢。

(3) 遵医嘱穴位按摩,取太阳、印堂、百会、合谷、风池等穴。

(4) 遵医嘱耳穴贴压,取神门、皮质下、肺等穴。

3. 咳嗽、咳痰

(1) 观察咳嗽的性质、程度、持续时间、规律以及痰液的量、颜色、性状等。

(2) 咳嗽剧烈时取半卧位。

(3) 教会有效咳嗽及咳痰方法,翻身拍背。

(4) 遵医嘱耳穴贴压,取肺、气管、神门、下屏尖等穴。

4. 鼻塞、流涕

(1) 观察鼻塞情况及涕液颜色、性质等。

(2) 掌握正确的擤涕方法。

(3) 遵医嘱穴位按摩,鼻塞时按摩迎香、鼻通等穴。

(4) 遵医嘱耳穴贴压,取肺、内鼻、外鼻、气管等穴。

五、健康教育

1. 适当休息　感冒轻者,一般不需要卧床休息,但应尽量避免过度劳累。

2. 环境适宜　室内环境要保持空气清新,阳光充足,经常开窗通风换气,室内要保持一定的温度和湿度,应定时开窗通气。

3. 生活起居　年老体弱、反复外感者练习太极拳、八段锦等中国传统养生保健操,以增强体质。

4. 通畅二便　感冒患者,二便调畅,可使邪不内闭,不致入里传变。风寒感冒者,宜多喝温开水或热稀粥;风热感冒或素蕴内热者,宜喝凉开水,频饮之,或饮蜜糖水,使二便通调。

5. 调节饮食　感冒患者饮食宜清淡,多饮水,多食蔬菜瓜果,日常主食应以蒸、煮为主,质地应稀软,食勿过饱。切忌炙煿厚味及荤腥油腻煎炸之品,更忌生冷不洁之物。

6. 饮食指导　饮食清淡易消化、忌食辛辣油腻之品,忌烟酒。

(1) 风寒束表证:宜食解表散寒的食品,如生姜、葱白、红糖等。食疗方:红糖生姜饮等。

(2) 风热犯表证:宜食疏风清热、宣肺化痰的食品,如西瓜汁、荸荠汁、金银花茶等。

(3) 暑湿袭表证:宜食清热解暑、理气化湿的食品,如丝瓜、冬瓜、绿豆汤等。

(4) 卫气同病证:宜食养阴透热、益肺生津的食品,如藕汁、梨汁、荸荠汁等。

7. 情志调理

(1) 加强与患者沟通,避免不良情绪。

(2) 向患者讲解本病的发生、发展及转归。

六、出院指导

(1) 多休息,少活动,发烧时要卧床。

(2) 患病期间戒烟戒酒,不去人口稠密的公共场所,以防感染其他疾病。

(3) 适当增减衣服,防止着凉,屋室内要保持空气新鲜。

(4) 要多饮水,多吃新鲜蔬菜、水果,发烧者可进食半流质,如:米、粥、面条等。

(5) 可选用新康泰克或对乙酰氨基酚制剂等药物口服(只选1种)。

(6) 根据辨证选择中成药:发热咽痛者可服银翘解毒片或板蓝根冲剂,恶寒咽痒者可服正柴胡饮冲剂。

(7) 反复感冒体虚者可选用黄芪30 g、白术15 g、防风10 g煎药服用。淋雨及受寒后可服生姜红糖茶,预防感冒。

(8) 出现高热、谵妄、抽搐等情况应及时就医。

支气管哮喘(哮病)

支气管哮喘是多种细胞(如嗜酸性粒细胞、肥大细胞、淋巴细胞、中性粒细胞和气道上皮细胞等)和细胞组分参与的气道慢性炎症疾患。这种炎症导致气道高反应性,并引起反复发作性的喘息、气急、胸闷或咳嗽等症状,常在夜间和(或)清晨发作、加剧。通常出现广泛多变的可逆性气流受限,多数患者可自行缓解或经治疗缓解。支气管哮喘是一种世界性疾病,无地域和种族的局限性,也无年龄和性别的明显差异。

一、诊断

(一) 西医

按照《实用内科学(第13版)》支气管哮喘的诊断标准为:反复发作喘息、气急、胸闷或咳嗽,多与接触变应原,冷空气,物理、化学性刺激以及病毒性上呼吸道感染、运动有关。发作时在双肺可闻及散在或弥漫性,以呼气相为主的哮鸣音,呼气相延长。上述症状和体征可经治疗缓解或自行缓解。

(二) 中医

现代医家根据其表现的主要症状的不同,将其归属于中医的"哮病"。

二、支气管哮喘的分类与分期

(一) 西医

1. 分类

(1) 按发作时间可分为速发型哮喘和迟发型哮喘。速发型哮喘反应在接触过敏原后哮喘立即发作;迟发型哮喘反应在接触抗原数小时后哮喘才发作,或再次发作加重。

(2) 按致病因素可分为外源型哮喘、内源型哮喘和混合型哮喘。外源型哮喘多见于有遗传过敏体质的青少年,患者常有过敏史和明显的过敏原接触史,一般有明确的致病因素。而对一些无明确致病因素者,则称为内源型哮喘。但近来认为任何哮喘都是外因和内因共同作用的结果。哮喘在长期反复发作过程中,外源型和内源型哮喘可相互影响而混合存在,使症状复杂或不典型,称为混合型哮喘。

(3) 其他类型:咳嗽型哮喘、运动型哮喘、药物型哮喘等。咳嗽型哮喘大多有家族或个人过敏史,春秋季节多发。常以咳嗽为主要症状,多表现为刺激性干咳,听诊无哮鸣音,对止咳药和抗生素治疗无效,而平喘药有效,可发现气道反应性增高,支气管舒张试验阳性。运动型哮喘一般在运动6~10 min和停止运动10~15 min出现胸闷、气急、喘息和哮鸣音,30 min内逐渐缓解,少数持续2~4 h。药物型哮喘为无哮喘病史者使用某药物后引起哮喘,或哮喘患者使用某药物诱发哮喘或使哮喘加重。常为使用非甾体抗炎药物如阿司匹林、吲哚美辛、安乃近和布洛芬等诱发哮喘发作。

2. 分期 根据临床表现哮喘可分为急性发作期、慢性持续期和缓解期。

（1）哮喘急性发作是指喘息、气急、咳嗽、胸闷等症状突然发生，或原有症状急剧加重，常有呼吸困难，以呼气流量降低为其特征，常因接触过敏原等刺激物或治疗不当等所致。其程度轻重不一，病情加重可在数小时或数天内出现，偶尔可在数分钟内危及生命，故应对病情做出正确评估，以便于给予及时有效的紧急治疗。

表 5　哮喘分度及临床特点

临床特点	轻度	中度	重度	危重
气短	步行、上楼时	稍事活动	休息时	
体位	可平卧	喜坐位	端坐呼吸	
讲话方式	连续成句	单词	单字	不能讲话
精神状态	可有焦虑，尚安静	时有焦虑或烦躁	常有焦虑、烦躁	嗜睡或意识模糊
出汗	无	有	大汗淋漓	
呼吸频率	轻度增加	增加	常＞30 min	
辅助呼吸肌活动及三凹征	常无	可有	常有	胸腹矛盾运动
哮鸣音	散在，呼吸末期	响亮、弥漫	响亮、弥漫	减弱，乃至无
脉率(min)	＜100	100～200	＞120	脉率变慢或不规则
奇脉	无，＜10 mmHg	可有，10～25 mmHg	常有，＞25 mmHg	无，提示呼吸肌疲劳
使用 β₂激动药后PEF 预计或个人最佳值%	＞80%	60%～80%	＜60%或＜100 L/min 或作用时间＜2 h	
PaO₂（吸空气，mmHg）	正常	≥60	＜60	
PaCO₂(mmHg)	＜45	≤45	＞45	
SaO₂(吸空气，%)	＞95	91～95	≤90	

（2）慢性持续期是指在相当长的时间内，每周均不同频度和（或）不同程度地出现症状（喘息、气急、胸闷、咳嗽等）。

（3）缓解期是指经过治疗或未经治疗症状、体征消失，肺功能恢复到急性发作前水平，并维持 4 周以上。

（4）危重哮喘一般多指哮喘的急性严重发作，常规的吸入和口服平喘药物，包括静脉滴注氨茶碱等药物，仍不能在 24 h 内缓解者。以往所称"哮喘持续状态"亦属此症。

（二）中医辨证分型

1.发作期

（1）冷哮：喉中哮鸣有声，胸膈满闷，咳痰稀白，面色晦滞；或有恶寒，发热，身痛。舌淡，舌苔白滑，脉浮紧。

（2）热哮：喉中哮鸣如吼，气粗息涌，胸膈烦闷，呛咳阵作，痰黄黏稠，面红，伴有发热，心烦口渴。舌质红，舌苔黄腻，脉滑数。

（3）虚哮：反复发作，甚者持续哮喘，咯痰无力，声低气短，动则尤甚，口唇爪甲发绀，舌紫暗，脉弱。

2.缓解期

（1）肺气亏虚：平素自汗，怕风，常易感冒，每因气候变化而诱发。发病前喷嚏频作，鼻塞流清涕。舌苔薄白，脉濡。

（2）脾气亏虚：平素痰多，倦怠无力，食少便溏，每因饮食失当而引发。舌苔薄白，脉细缓。

（3）肾气亏虚：平素气息短促，动则为甚。腰酸腿软，脑转耳鸣，不耐劳累，下肢欠温，小便清长。舌淡，脉沉细。

三、治疗原则

治疗原则为消除病因、控制发作及预防复发，同时应加强对患者的教育和管理。对于危重哮喘，应给予氧疗、补液、糖皮质激素、沙丁胺醇（舒喘灵）雾化吸入或注射、异丙托溴铵溶液雾化吸入、氨茶碱静脉滴注或静脉推注，同时应注意电解质平衡、纠正酸中毒和 CO_2 潴留。

1. 病因治疗　去除过敏原及引起哮喘的刺激因素。

（1）控制发作

1）应用支气管解痉药：β_2 受体激动药，具有松弛呼吸道平滑肌、抑制炎症细胞释放介质、降低血管通透性、增强纤毛清除能力的作用。沙丁胺醇为轻度哮喘的首选药；茶碱类，有松弛支气管平滑肌作用，是中小支气管扩张药。

2）抗胆碱能药物：主要作用于气道平滑肌和黏膜下腺体的胆碱能（M）受体，抑制胆碱能神经对支气管平滑肌和黏膜腺的兴奋，使支气管平滑肌松弛、黏膜分泌减少。抑制气道平滑肌的迷走神经释放乙酰胆碱，如溴化异丙托品（爱全乐）雾化吸入。

3）抗炎治疗：糖皮质类固醇激素（简称激素），具有抑制气道炎症、上调气道平滑肌 β_2 肾上腺受体数目和功能、降低气道高反应性等作用，是目前治疗哮喘最有效的抗炎药物。

在给药途径方面以吸入疗法优于全身注射或口服治疗，前者的优点是气道内药物浓度高、用量少，全身无或极少不良反应。

2. 哮喘管理　哮喘是一种慢性的气道炎症性疾患。对于缓解期患者最有效的管理是通过消除诱发因素来防止炎症的发生或加重。哮喘管理主要包括教育患者加深对哮喘的认识、监测哮喘的严重程度、避免和控制哮喘的触发因素、建立一个个体化的治疗计划、分级阶梯治疗的方案等。

四、护理

（一）护理评估

1. 健康史（生活史）

（1）主要了解患者父母是否有支气管哮喘或其他过敏的家族遗传病史。

（2）了解患者有无上呼吸道疾病史和过敏史，如过敏性鼻炎、鼻窦炎史。

（3）了解患者居住地环境周围有无特殊性气体，家中有无地毯，是否养宠物。有无化学性气体或刺激性粉尘吸入。

2. 心理社会评估

（1）了解患者及其家属对疾病的态度。

（2）了解疾病对患者的影响，如情绪、生活方式的改变。

（3）了解疾病给患者是否造成社会活动减少和社会角色的变化。在疾病发作时是否有悲观、失望、对治疗丧失信心的情况。

3. 身体状况

（1）了解患者是否有鼻痒、打喷嚏、流涕、眼痒、流泪和干咳等先兆表现。有无发作性呼气性呼吸困难、胸闷、咳嗽、喘鸣。

(2) 了解患者发作时是否呈端坐呼吸,严重时有无口唇和手指发绀。

(3) 了解患者在呼吸窘迫时,是否有说话不连贯,皮肤潮湿,心率增加,奇脉;危重状态时,哮鸣音反而减少,呼吸无力,发绀,心动过缓,神志恍惚或昏迷。

(4) 了解患者呼吸频率、节律、深浅,发作持续时间。

(5) 了解咳嗽的性质、程度、持续时间、规律以及咳痰的量、颜色、性状。

(6) 了解胸闷的性质、诱发因素及伴随症状。

(二) 一般护理

1. 病室要求　病室洁净,阳光充足,室内空气新鲜,多通气,换气,但是避免患者直接吹风。温度保持在 18～22℃,湿度在 50%～60%,避免各种过敏原,如煤气、烟雾、油漆、花草等。室内禁止吸烟,清扫时先洒水,减少尘土飞扬,喷洒灭蚊剂、灭蝇剂时,应避开此区域。周围避免种植可以诱发哮病的花草树木,不在居室内放置盆景。

(1) 寒哮患者病室宜阳光充足、温度宜偏暖,避风寒。

(2) 热哮患者病室宜凉爽通风。

(3) 冷哮患者病室内空气流通,注意保暖,避风寒。

2. 生活起居护理

(1) 保持室内空气新鲜,温湿度适宜,避免烟尘异味刺激,避免接触诱发哮喘的刺激物,如尘螨、花粉及某些致敏食物。

(2) 避免过度紧张和劳累,保持起居有节,生活有规律。戒烟限酒,养成良好的生活习惯。长期吸烟可以引起支气管对外界刺激物的反应性增高,容易发生哮喘。无论什么年龄,主动吸烟和被动吸烟都是诱发哮喘的重要因素之一。

(3) 哮喘发作时宜取半坐卧位或端坐位。出汗较多者,应及时用毛巾擦干,必要时更换衣物,勿使汗后受风,以免着凉后加重病情。寒证哮喘:病室宜向阳,宜加衣被注意保暖。避免感受风寒之邪。热证哮喘:病室宜凉爽,衣被不宜过厚。

(4) 哮喘患者避免剧烈运动,避免在干冷的空气条件下运动。建议进行的运动有广播体操、慢跑、打拳、呼吸操等。

(5) 知晓哮喘发作的先兆征象,及时用药控制,以避免哮喘的发生。

(6) 减少日常生活中的刺激性或有害物质接触,很多哮喘患者首次发作与接触有害气体有关。新装修的居室应在充分通风后才入住,一般冬季以 2 个月为宜,春夏 1 个月。

3. 饮食护理　饮食以清淡,忌生冷、厚味、辛辣、肥甘之品。忌食可诱发哮喘的食物;避免油腻、煎炸、生冷或雪糕、冷饮寒食等,忌食辛辣刺激之品及烟酒。

(1) 寒证:饮食以温热,可用豆豉、葱、蒜、生姜等辛温调味品以助散寒宣肺,忌生冷、油腻、海腥之物。

(2) 热证:饮食以清淡、易消化为原则。痰黏稠难咯出、口干者,应鼓励其多饮水及食用新鲜水果,如雪梨、鸭梨等。平时可食枇杷叶粥、川贝母粥调理,以清热润肺化痰。

(3) 虚证:饮食以清淡富营养,依虚损之脏腑,选择相应补益食品,如补益肺气、滋养肺肾之阴等。平时可饮服党参红枣汤、百合杏仁汤以达到益气固表之功。多食黑木耳、芡实粥、白果核桃粥,以补肾纳气。

4. 情志护理　哮喘病程长,且反复发作,喜、怒、忧、思、悲、恐、惊等精神情志变化可以影响脏腑气血功能。保持心情舒畅,避免七情内伤可改善病情;根据患者不同的心理、思想状态进行耐心细致的解释,解除其紧张疑虑心理,使患者获得信心,配合治疗,以利疾病的康复;加强情志护理,解除患者思想顾虑,消除激动与紧张心理。耐心安慰和满足患者合理要求,建立对医护人员的信任感,积极配合治疗与护理。教会自控方法,保持良好的心态,安心养病。

5. 给药护理

(1)哮病发作时暂勿服药,一般选择在间歇期服药。如发作定时,可以在发作前1～2 h服药,有利于控制发作或减轻症状。注意观察用药后的反应、疗效和不良反应,掌握用药方法和配伍禁忌。当用氨茶碱静脉注射时,需稀释后缓慢注入,同时观察有无恶心、呕吐、头痛及血压、心率情况,氨茶碱不宜与麻黄碱、肾上腺素、异丙肾上腺素同时使用,以免协同中毒。

(2)指导患者正确使用含有β受体激动剂的气雾剂,并且严格掌握剂量,在使用时指导患者先呼气,然后开始深吸气,同时用药,吸入后屏气数秒,再缓慢呼气,每次吸入1～2次。使用肾上腺糖皮质激素的患者,应先让其了解药物作用和不良反应,正确使用激素。慎用麻醉止咳剂或镇静剂,必须遵医嘱用药,以免呼吸抑制。

(三)症状护理

1. 喘息哮鸣

(1)观察呼吸频率、节律、深浅,发作持续时间,发现异常应及时报告医师。

(2)取适宜体位,可高枕卧位、半卧位或端坐位。

(3)遵医嘱耳穴贴压,取平喘、肺、肾上腺、交感等穴。

(4)遵医嘱穴位按摩,取中府、云门、孔最、膻中等穴。

(5)遵医嘱拔火罐,取肺俞、膏肓、定喘等穴。

(6)遵医嘱穴位贴敷,取肺俞、天突、天枢、定喘等穴,三伏贴效果尤甚。

(7)遵医嘱中药泡洗。

(8)遵医嘱中药离子导入。

2. 咳嗽咳痰

(1)观察咳嗽的性质、程度、持续时间、规律以及咳痰的量、颜色、性状。

(2)咳嗽胸闷者取半坐卧位。

(3)持续性咳嗽时,可频饮温开水。

(4)做深呼吸训练,采用有效咳嗽、翻身拍背、胸背部叩击或使用设备进行排痰等方法。

(5)保持口腔清洁。

(6)遵医嘱耳穴贴压,取肺、气管、神门、皮质下、大肠等穴。

(7)遵医嘱拔火罐,取肺俞、膏肓、定喘、脾俞、肾俞等穴。

(8)遵医嘱穴位贴敷,取肺俞、膏肓、定喘、天突等穴。

(9)遵医嘱穴位按摩,取肺俞、膻中、中府、云门、孔最等穴。

3. 胸闷

(1)观察胸闷的性质、持续时间、诱发因素及伴随症状等。

(2)协助患者变换舒适体位。

(3)遵医嘱穴位按摩,取膻中等穴。

(4)遵医嘱耳穴贴压,取心、胸、神门、小肠、皮质下等穴。

五、健康教育

向患者及家属讲解疾病的相关知识。

1. 影响支气管哮喘的危险因素

(1) 遗传因素：哮喘是一种具有复杂性状的、具多基因遗传倾向的疾病。其特征为：① 外显不全。② 遗传异质化。③ 多基因遗传。④ 协同作用。这些就导致在一个群体中发现的遗传连锁有相关，而在另一个不同的群体中则不能发现。

(2) 环境因素：① 变应原因素，是哮喘最重要的激发因素。室内变应原，常见的有 4 种：屋尘螨、粉尘螨、宇尘螨和多毛螨；室外变应原最常见的是花粉和草粉；引起职业性哮喘的常见变应原有油漆、谷物粉、面粉、木材、饲料、茶、咖啡豆、鸽子、松香、活性染料等；食物如鱼、虾、蟹、蛋类、牛奶均是常见的变应原；药物如阿司匹林和一些非糖皮质激素类抗炎药，其他一些药物如普萘洛尔、抗生素、水杨酸酯等也可引起哮喘发作。② 非变应原因素，如大气污染、吸烟、呼吸道病毒感染(呼吸道合胞病毒、腺病毒、流感病毒、冠状病毒等)、月经及妊娠等生理因素、精神和心理因素(焦虑、抑郁、过度的躯体关注等)、运动(跑步、爬山等)。

2. 常用药物的副作用及注意事项

(1) 常用药物的副作用：β_2 受体激动药，长期应用可引起 β_2 受体功能下调和气道反应性增高，出现耐受性；沙丁胺醇静脉滴注时，可出现心悸、骨骼肌震颤等副作用；茶碱类可致恶心、呕吐等胃肠道症状，心动过速、心律失常、血压下降等心血管症状，偶有兴奋呼吸中枢作用，甚至引起抽搐，直至死亡；糖皮质激素，部分患者吸入后可出现声音嘶哑、口咽部念珠菌感染或呼吸道不适，全身用药可致肥胖、糖尿病、高血压、骨质疏松、消化性溃疡等全身副作用；抗胆碱能受体，少数患者可有口苦或口干感。如溴化异丙托品，有个别病例有口干或喉部激惹等局部反应及变态反应。如酮替芬有镇静、头晕、口干、嗜睡等副作用。

(2) 用药注意事项：β_2 受体激动药，指导患者按需用药，不宜长期规律使用；沙丁胺醇静脉滴注时应注意滴速(每分钟 2～4 μg)；茶碱类，静脉注射浓度不宜过高，速度不宜过快，注射时间应在 10 min 以上，以防中毒症状发生。慎用于妊娠、发热、小儿或老年人，心、肝、肾功能障碍或甲状腺功能亢进者。用药中最好监测氨茶碱血浓度，安全浓度为 6～15 μg/ml；糖皮质激素，指导患者喷药后用清水充分漱口，使口咽部无药物残留，以减少局部反应和胃肠吸收。如长期每天吸入剂量＞1 mg 可引起骨质疏松等全身副作用，应注意观察。指导患者宜联合使用小剂量糖皮质激素和长效 β_2 受体激动药或控释茶碱，以减少吸入糖皮质激素的副作用。气雾吸入糖皮质激素可减少其口服量，当用吸入剂替代口服液时，开始时应在口服剂量的基础上加用吸入剂，在 2 周内逐步减少口服量。嘱患者勿自行减量或停药；抗胆碱能受体，当闭角型青光眼患者操作不当，而使药物进入眼，可使眼压增高，慎用于患前列腺增生而尿道梗阻的患者。酮替芬有镇静、头晕、口干、嗜睡等副作用，持续服药数天可自行减轻，慎用于高空作业人员、驾驶员、操作精密仪器者。

3. 支气管哮喘患者的饮食禁忌

(1) 忌食海腥、肥腻及易产气食物：避免腹部胀气，向上压迫原已憋气的肺脏而加重气急症状。鱼、虾、肥肉等易助湿生痰。产气食物如韭菜、红薯等对肺气宣降不利。

(2) 忌高糖、高脂肪和高盐分的食物及味精：这些食物会增加哮喘病的发病率，故均应少食或不食。

(3) 忌烟：香烟中的化学品及吸烟时喷出的烟雾对哮喘患者都会有直接的影响，因为它们会刺激呼吸道，患者也要尽量避免吸入二手烟。

4. 支气管哮喘对人体健康的危害

(1) 发作性的咳嗽、胸闷、呼气性呼吸困难：支气管哮喘发作时，除了发作性的喘息，最常见的症状即为此 3 种表现。

（2）低氧血症：支气管哮喘发作严重者可短时间内出现严重呼吸困难，从而导致低氧血症。

（3）呼吸骤停：支气管哮喘严重发作时，可出现呼吸音低下，哮鸣音消失，临床上称为"静止肺"，预示着病情危重，随时会出现呼吸骤停。

六、出院指导

（1）改善居住环境，避免接触过敏原，在气温骤变和换季时要特别注意保暖。

（2）平时慎起居、避风寒、防感冒，居室内禁放花、草、地毯等。注意肺俞穴保暖，坚持适度体育锻炼，增强抗病能力。感冒流行时，少去公共场所。

（3）饮食宜清淡、富有营养，进食富含蛋白质、维生素的清淡饮食、少量多餐。多进食健脾、补肺、益肾之品，忌食诱发哮病的食物。

（4）正确服药，注意不良反应。随身携带止喘气雾剂（如 β_2 受体兴奋药），如出现哮喘先兆症状，要患者保持平静，可立即吸入气雾剂，并脱离致病环境。

（5）根据病情遵医嘱采用冬病夏治，如穴位敷贴、食疗、气管炎菌苗接种等，达到扶正祛邪、防病治病的目的。

（6）定期门诊随访，如出现睡眠不良、活动能力下降、支气管扩张药治疗效果下降和需要量增加、PEF 值下降等信号要及时到医院就医。

呼吸衰竭(肺胀病)

呼吸衰竭(respiratory failure)指各种原因引起的肺通气和(或)换气功能严重障碍,以致在静息状态亦不能维持足够的气体交换,导致低氧血症伴(或不伴)高碳酸血症,进而引起一系列病理生理功能和相应临床表现的临床综合征。

一、疾病诊断

(一) 西医

呼吸衰竭临床表现缺乏特异性,明确诊断有赖于动脉血气分析:在海平面、静息状态、呼吸空气条件下,动脉血氧分压(PaO_2)<60 mmHg 伴或不伴二氧化碳分压($PaCO_2$)>50 mmHg,可诊断为呼吸衰竭。

(二) 中医

中医学无呼吸衰竭这一病名,根据发病过程中的病机和临床表现,慢性呼吸衰竭及其急性加重多属于中医学"肺胀"范畴。

参照中华中医药学会 2008 年制订的《中医内科常见病诊疗指南中医病证部分》《中国中医药出版社 2008 年 7 月第一版)"肺胀病"(ZYYXH/T4~49~2008)和 2010 年全国中医内科肺系病第十四次学术研讨会通过《慢性阻塞性肺疾病中医诊疗指南》进行诊断。

(1) 喘息、胸闷、气短或呼吸困难、咳嗽、咳痰,动则气短、呼吸困难,早期仅于活动时出现,后逐渐加重,以致日常活动甚至休息时也感气短。

(2) 常有吸烟、反复的加重病史。

(3) 或伴有消瘦、纳差、心烦等。

(4) 肺功能检查,使用支气管扩张剂后 FEV_1/FVC<70% 表示存在不可逆气流受限。

二、分型分类

(一) 西医

1. 按动脉血气分析分类

(1) I 型呼吸衰竭:即低氧性呼吸衰竭。无 CO_2 潴留,或伴 CO_2 降低。血气分析特点:PaO_2<60 mmHg,$PaCO_2$ 降低或正常。主要见于换气功能障碍(通气/血流比例失调、弥散功能损害和肺动-静脉分流等),如严重肺部感染性疾病、间质性肺疾病、急性肺栓塞等。

(2) II 型呼吸衰竭:即高碳酸性呼吸衰竭。既有缺氧,又有 CO_2 潴留。血气分析特点为:PaO_2<60 mmHg,$PaCO_2$>50 mmHg,系肺泡通气不足所致。

2. 按发病急缓分类

(1) 急性呼吸衰竭:某些突发致病因素,如严重肺疾患、创伤、休克、电击、急性气道阻塞等,可使肺通气和(或)或换气功能迅速出现严重障碍,短时间内即可发生呼吸衰竭。因机体不能很快代偿,如不及时抢救,将危及患者生命。

（2）慢性呼吸衰竭：一些慢性疾病可使呼吸功能的损害逐渐加重,经过较长时间发展为呼吸衰竭。如慢阻肺、肺结核、间质性肺疾病、神经肌肉病变等,其中以慢阻肺最常见。早期虽有低氧血症或伴高碳酸血症,但机体通过代偿适应,生理功能障碍和代谢紊乱较轻,仍保持一定的生活活动能力,动脉血气分析 pH 在正常范围（7.35～7.45）。另一种临床较常见的情况是在慢性呼吸衰竭的基础上,因合并呼吸系统感染、气道痉挛或并发气胸等情况,病情急性加重,在短时内出现 $PaCO_2$ 显著下降和（或）$PaCO_2$ 显著升高,称为慢性呼吸衰竭急性加重,其病理生理学改变和临床表现兼有慢性和急性呼吸衰竭的特点。

3. 按照发病机制分类

可分为通气性呼吸衰竭和换气性呼吸衰竭,也可分为泵衰竭（pump failure）和肺衰竭（lung failure）。驱动或调控呼吸运动的中枢神经系统、外周神经系统、神经肌肉组织（包括神经-肌肉接头和呼吸肌）以及胸廓统称为呼吸泵,这些部位的功能障碍引起的呼吸衰竭称为泵衰竭。通常泵衰竭主要引起通气障碍,表现为 II 型呼吸衰竭。气道阻塞、肺组织和肺血管病变造成的呼吸衰竭称为肺衰竭。肺实质和肺血管病变常引起换气功能障碍,表现为 I 型呼吸衰竭。严重的气道阻塞性疾病（如慢阻肺）影响通气功能,造成 II 型呼吸衰竭。

（二）中医辨证

1. 肺脾气虚证　① 咳嗽或喘息、气短,动则加重。② 神疲、乏力或自汗,动则加重。③ 恶风,易感冒。④ 纳呆或食少。⑤ 胃脘胀满或腹胀或便溏。⑥ 舌体胖大或有齿痕,舌苔薄白或腻,脉沉细或沉缓或细弱。具备①、②、③中的 2 项,加④、⑤、⑥中的 2 项。

2. 肺肾气虚证　① 喘息、气短,动则加重。② 乏力或自汗,动则加重。③ 易感冒,恶风。④ 腰膝酸软。⑤ 耳鸣,头昏或面目虚浮。⑥ 小便频数、夜尿多,或咳而遗尿。⑦ 舌质淡、舌苔白,脉沉细或细弱。具备①、②、③中的 2 项,加④、⑤、⑥、⑦中的 2 项。

3. 肺肾气阴两虚证　① 喘息、气短,动则加重。② 自汗或乏力,动则加重。③ 易感冒。④ 腰膝酸软。⑤ 耳鸣,头昏或头晕。⑥ 干咳或少痰、咳痰不爽。⑦ 盗汗。⑧ 手足心热。⑨ 舌质淡或红、舌苔薄少或花剥,脉沉细或细弱或细数。具备①、②、③中 2 项加④、⑤中的 1 项加⑥、⑦、⑧、⑨中的 2 项。

三、治疗

（一）西医

呼吸衰竭的总体治疗原则是：加强呼吸支持,包括呼吸道通畅、纠正缺氧和改善通气等;呼吸衰竭的病因和诱因的治疗;加强一般支持治疗以及对其他重要脏器功能的监测与支持。

呼吸衰竭的处理原则是保持呼吸道通畅,迅速纠正缺氧、改善通气、积极治疗原发病、消除诱因、加强一般支持治疗和对其他重要脏器功能的监测与支持、预防和治疗并发症。

1. 保持呼吸道通畅　对任何类型的呼吸衰竭,保持呼吸道通畅是最基本、最重要的治疗措施。气道不通畅可加重呼吸肌疲劳,气道分泌物积聚时可加重感染,并可导致肺不张,减少呼吸面积,使气体交换面积减少;气道如发生急性完全阻塞,会发生窒息,短时间内致患者死亡。保持气道通畅的方法主要如下。

（1）若是昏迷患者,应使其处于仰卧位,头后仰,托起下颌并将口打开。

（2）清除呼吸道分泌物及异物。

（3）建立人工气道：如上述方法不能有效地保持气道通畅,可采用简易人工气道或气管插管级气管切开,简易人工气道主要有口咽通气道、鼻咽通气道和喉罩,是气管内导管的临时替代方式。

(4) 缓解支气管痉挛：用支气管舒张药如 β_2 肾上腺素受体激动剂、糖皮质激素等缓解支气管痉挛。急性呼吸衰竭患者需静脉给药。

2. 氧疗　任何类型的呼吸衰竭都存在低氧血症，故氧疗是呼吸衰竭患者的重要治疗措施，但不同类型的呼吸衰竭其氧疗的指征和给氧方法不同。原则是 II 型呼吸衰竭应给予低浓度(<35%)持续吸氧；I 型呼吸衰竭则可给予较高浓度(>35%)吸氧。急性呼吸衰竭的给氧原则：在保证 PaO_2 迅速提高到 60 mmHg 或 SpO_2 达 90% 以上的前提下，尽量降低吸氧浓度。

3. 增加通气量、减少 CO_2 潴留

(1) 呼吸兴奋剂：呼吸兴奋剂通过刺激呼吸中枢或外周化学感受器，增加呼吸频率和潮气量，改善通气。使用原则：① 必须在保持气道通畅的前提下使用，否则会促发呼吸肌疲劳，并进而加重 CO_2 潴留。② 脑缺氧、脑水肿未纠正而出现频繁抽搐者慎用。③ 患者的呼吸肌功能应基本正常。④ 不可突然停药。主要用于以中枢抑制为主所致的呼吸衰竭，不宜用于以换气功能障碍为主所致的呼吸衰竭。

(2) 机械通气：对于呼吸衰竭严重、经上述处理不能有效地改善缺氧和 CO_2 潴留时，需考虑机械通气。

4. 抗感染　感染是慢性呼吸衰竭急性加重的最常见诱因，一些非感染性因素诱发的呼吸衰竭加重也常继发感染，因此需进行积极抗感染治疗。

5. 纠正酸碱平衡失调　急性呼吸衰竭患者常容易合并代谢性酸中毒，应及时纠正。慢性呼吸衰竭常有 CO_2 潴留，导致呼吸性酸中毒，宜采用改善通气的方法纠正。

6. 病因治疗　在解决呼吸衰竭本身造成危害的前提下，针对不同病因采取适当的治疗措施是治疗呼吸衰竭的根本所在。

7. 重要脏器功能的监测与支持　重症患者需转入 ICU 进行积极抢救和监测，预防和治疗肺动脉高压、肺源性心脏病、肺性脑病、肾功能不全和消化功能障碍，尤其要注意预防多器官功能障碍综合征的发生。

(二) 中医

1. 辨证选择口服中药汤剂或中成药

(1) 肺脾气虚证：补肺健脾，降气化痰。

(2) 肺肾气虚证：补肾益肺，纳气定喘。

(3) 肺肾气阴两虚证：益气养阴滋肾，纳气定喘。

2. 穴位贴敷

(1) 药物组成：主要有白芥子、延胡索、甘遂、细辛等组成，磨成粉，姜汁调敷。

(2) 穴位选择：选取膻中、肺俞、脾俞、肾俞、膏肓，或辨证选穴。

(3) 操作方法：患者取坐位，暴露所选穴位，局部常规消毒后，取贴敷剂敷于穴位上，于 6~12 h 后取下即可。

(4) 外敷后反应及处理：严密观察用药反应。① 外敷后多数患者局部有发红、发热、发痒感，或伴少量小水泡，此属外敷的正常反应，一般不需处理。② 如果出现较大水泡，可先用消毒毫针将泡壁刺一针孔，放出泡液，再消毒。要注意保持局部清洁，避免摩擦，防止感染。③ 外敷治疗后皮肤可暂有色素沉着，但 5~7 天会消退，且不会留有疤痕，不必顾及。

穴位贴敷每 10 天 1 次，视患者皮肤敏感性和反应情况对贴敷次数进行调整。

3. 益肺灸(督灸)　是在督脉的脊柱段上施以隔药灸来治疗疾病的特色疗法，汇集督脉、

益肺灸粉、生姜泥和艾灸的治疗作用于一炉;每月 1~2 次,3~6 次为 1 个疗程。

4. **拔罐疗法** 选择背部太阳经及肺经,辨证取穴,运用闪罐、走罐、留罐等多种手法进行治疗,每周 2 次。

5. **穴位注射** 可选曲池、足三里、尺泽、丰隆穴,或者辨证取穴注射卡介菌多糖核酸注射液,每穴 0.5 ml,3 天 1 次,7 次为 1 个疗程。

6. **穴位埋线法** 根据不同证候辨证选穴,15 天 1 次,3 次为 1 个疗程。

7. **针灸** 根据不同证候选择热敏灸、雷火灸等,辨证取穴或循经取穴,如肺脾气虚证配气海、丰隆,肺肾气虚证配太溪等。

8. **其他中医特色疗法** 根据病情可选择中药离子导入、电针疗法、沐足疗法、砭石疗法、经络刺激疗法等。经络刺激法可选用数码经络导平治疗仪、针刺手法针治疗仪等设备。

9. **冬令膏方** 辨证选用不同的补益方药。

10. **肺康复训练** 采用肺康复训练技术,如呼吸操、缩唇呼吸、肢体锻炼等,或选用中医传统气功、导引等方法进行训练。

四、护理

(一) 护理评估

(1) 评估患者既往基础疾病的情况,有无慢性支气管炎、支气管哮喘、支气管扩张、肺结核、慢性阻塞性肺心病等病史。

(2) 评估患者的神志、血压、呼吸、脉搏、体温、皮肤颜色、尿量和大便颜色等,有无休克、肺性脑病、消化道出血等。

(3) 评估各类药物作用和副作用,尤其是呼吸兴奋剂。

(4) 评估机械通气患者的缺氧程度和通气效果;监测动脉血气分析和各项化验指标变化。

(5) 评估患者的心理状态及社会支持情况。

(二) 一般护理

1. **起居护理**

(1) 保持室内空气新鲜,保持室内相对湿度 60%~70%。房间定期消毒,护理人员吸痰或处置后洗手,防止医源性感染。

(2) 监测生命体征:观察患者的血压、意识状态、呼吸频率,昏迷患者要检查瞳孔大小、对光反射、肌张力、腱反射病理特征。

(3) 饮食:呼吸衰竭患者体力消耗大,尤其在施人工通气者,机体处于应激状态,分解代谢增加,蛋白质供应量需增加 20%~50%,每天至少需要蛋白质 1 g/kg。鼓励清醒患者进食,增加营养,给高蛋白质、高脂肪和低碳水化合物的饮食,如瘦肉、鸡蛋等。

(4) 皮肤护理:睡气垫床,每 2 h 翻身、拍背、按摩骨突处,防止压疮及坠积性肺炎的发生。

(5) 准出入量:24 h 的出入量准确记录,注意血钾电解质变化。

(6) 备好各种抢救器材、药品,如吸引器、呼吸机、气管插管、喉镜、气管切开包、呼吸兴奋剂、强心利尿扩血管药物等,随时准备急救。

2. **饮食护理** 饮食宜清淡、易消化、富营养,忌食辛辣、煎炸或过甜、过咸之品。多汗者,注意补液,以及进食含钾食物。纳呆者,可少食多餐,并注意饮食的色、香、味。喘促气粗、水肿者,给予低盐或无盐饮食。

(1) 痰热壅肺证:多食蔬菜和水果,鼓励多饮水,忌食油腻、荤腥之品。

(2) 痰浊阻肺证：可食赤小豆、白扁豆、薏苡仁、山药、冬瓜等健脾利湿化痰之品，可饮清热化痰之品。忌肥甘食物。

(3) 肺肾气虚证：可常食百合、核桃、黑芝麻、木耳等温补脾气，补肾清肺之品。

3. 用药护理

(1) 遵医嘱服用中药汤剂，服药后观察效果和反应。

1) 痰热壅肺证：中药汤剂宜偏凉服，服后观察有无汗出。

2) 痰浊阻肺证：化痰降气汤药不宜久煎，服药期间注意保暖。

(2) 遵医嘱应用抗炎、止咳、平喘、化痰、强心、利尿等药物，并观察疗效和不良反应。

利尿药：观察尿量，以及水、电解质等变化。

强心药物：应观察心率、心律和胃肠道反应等。

平喘药物：静脉注射氨茶碱时必须稀释后缓慢注入，同时观察有无恶心、呕吐、头痛、血压等变化。

抗生素类药物：遵医嘱合理使用，并掌握药物的适应证、作用和不良反应，加强疗效的观察。

(3) 遵医嘱予中药塌渍，每天1次，每次20 min，温度控制在38～40℃，注意观察局部皮肤情况及患者的全身反应。

4. 情志护理

(1) 患者病情缠绵反复，易产生忧虑情绪，应做好开导、劝解工作，解除顾虑。

(2) 指导患者合理安排生活起居，保持情绪乐观稳定。

(3) 患者心烦意乱时忌用安神药，睡前可用足浴等助眠方式。

5. 症状护理

(1) 呼吸困难的护理

1) 痰液清除：指导患者有效咳嗽、咳痰，更换体位和多饮水。

2) 危重患者每2～3 h翻身拍背1次，帮助排痰，如建立人工气道者，应加强湿化吸入。

3) 严重呼吸衰竭意识不清的患者，可用多孔导管经鼻或经口给予机械吸引，吸痰时应注意无菌操作。

4) 神志清醒者可每天2～3次超声雾化吸入。

5) 人工气道建立：必要时气管插管或气管切开。

(2) 咳嗽、咳痰

1) 取舒适体位，指导患者有效咳嗽、咳痰、深呼吸的方法。卧床患者定时翻身拍背，痰液无力咳出者，予胸部叩击或振动排痰。

2) 遵医嘱耳穴贴压，取肺、气管、神门、皮质下等穴。

3) 遵医嘱拔火罐，取大椎、定喘、肺俞、风门、膏肓等穴。

4) 遵医嘱足部中药泡洗。

5) 遵医嘱中药雾化。

(3) 喘息、气短

1) 观察喘息气短的程度及有无发绀，遵医嘱给予氧疗，观察吸氧效果。

2) 取合适体位，如高枕卧位、半卧位或端坐位，指导采用放松术，如缓慢呼吸、全身肌肉放松、听音乐等。

3) 指导患者进行呼吸功能锻炼，常用的锻炼方式有缩唇呼吸、腹式呼吸等。

4）遵医嘱穴位贴敷，取大椎、定喘、肺俞、脾俞、天突等穴。

5）遵医嘱耳穴贴压，取交感、心、胸、肺、皮质下等穴。

6）遵医嘱穴位按摩，取列缺、内关、气海、关元、足三里等穴。

7）遵医嘱艾灸，取大椎、肺俞、命门、足三里、三阴交、气海等穴，用补法。

（4）自汗、盗汗

1）衣着柔软、透气，便于穿脱；汗出时及时擦干汗液、更衣，避免汗出当风。

2）遵医嘱耳穴贴压，取交感、肺、内分泌、肾上腺等穴。

3）遵医嘱穴位贴敷，取神阙等穴。

（5）腹胀、纳呆

1）病室整洁，避免刺激性气味，咳痰后及时用温水漱口。

2）顺时针按摩腹部 10～20 min，鼓励患者适当运动，促进肠蠕动，减轻腹胀。

3）遵医嘱穴位贴敷，取中脘、气海、关元、神阙等穴。

4）遵医嘱耳穴贴压，取脾、胃、三焦、胰、交感、神门等穴。

5）遵医嘱穴位按摩，取中脘、足三里等穴。

6）遵医嘱艾灸，取中脘、足三里等穴。

五、健康教育

（1）生活起居有规律，随气候变化增减衣服。保持情绪乐观稳定。

（2）饮食宜清淡、易消化、富营养，忌食辛辣、刺激性食物，戒烟、酒。

（3）指导患者做呼吸肌锻炼，如腹式呼吸、缩唇呼气等。

（4）加强体质锻炼，以增强抗病力。可从夏季开始进行耐寒锻炼，如冷水擦脸、背、身，适当参加体育锻炼。每天晨起按揉迎香穴 50 次，可预防感冒。

（5）积极治疗呼吸系统原发病，预防上呼吸道等肺部感染。

六、出院指导

（1）呼吸训练指导：为预防呼吸困难，患者必须学会调整自己的活动量，学会放松技巧，避免呼吸困难的诱发因素，学会缩唇呼吸，让气体均匀地通过缩窄的口型呼出，腹部内陷，膈肌松弛，尽量将其呼出，呼气与吸气时间比为 2∶1 或 3∶1，以不感到费力为适度，每天 2 次，每次 10～15 min，呼吸频率每分钟 8～12 次。

（2）指导有效咳嗽：患者尽可能采用坐位，先进行浅而慢的呼吸 5～6 次，后深吸气至膈肌完全下降，屏气 3～5 s，继而缩唇，缓慢的通过口腔将肺内气体呼出，再深吸一口气屏气 3～5 s，身体前倾，从胸腔进行 2～3 次短促有力的咳嗽，咳嗽同时收缩腹肌，或用手按压上腹部，帮助痰液咳出，也可以让患者取俯卧屈膝位，借助膈肌、腹肌收缩，增加腹压，咳出痰液。

（3）卫生宣教指导：教育患者注意个人卫生，不随地吐痰，防止病菌污染空气传染他人，保持室内空气新鲜。避免呼吸困难的诱发因素，如冷风、空气不流通和人群拥挤的地方，适应新的饮食习惯，接受疾病带来的限制。注意生活规律，适当参加体育锻炼，预防感冒。

上消化道出血(血脱)

上消化道出血是指屈氏韧带以上的消化道,包括食管、胃、十二指肠或胰胆等病变引起的出血,胃空肠吻合术后的空肠病变出血亦属这一范围。大量出血是指在数小时内失血量超出1 000 ml 或循环血容量的 20%,其临床主要表现为呕血和(或)黑粪,往往伴有血容量减少引起的急性周围循环衰竭,是常见的急症,病死率高达 8%~13.7%。

一、诊断

(一) 西医

(1) 大量呕血、便血,数小时失血量超过 1 000 ml 或循环血量的 20%。

(2) 血压、脉搏明显变化:血压低于平时 3.99 kPa(30 mmHg),或每小时输血 100 ml 不能维持血压;每分钟脉搏>110 次。

(3) 血红蛋白降到 70 g/L 以下;红细胞<$2×10^{12}$/L 或血细胞比容降到 28%L/L 以下。

(4) 临床上有心慌、烦躁、冷汗、厥逆。

(二) 中医

(1) 中医诊治上消化道出血,一般要遵循血证论治,其证属于吐血和便血范围,吐血多由食管或胃起来,便血则要分清近血和远血,近血不属上消化道出血,远血则属血在便后者,其远,远者或在小肠或在于胃。

(2) 不论吐血或便血,中医证治首先要辨清寒热,若寒热混淆,就会加重病情。对于吐血,多认为由热邪而致,故治疗以降逆清火、凉血止血为大法。便血则多由脾胃虚寒,气虚不能统摄,阴络损伤所致,治疗以益气摄血为主。

(3) 中医治疗血证,要辨清标本,出血之现象是标证,出血之根源是本,治疗大出血之时,首先治标,血止后再治本。治疗中小量出血,则可标本兼顾,一方面迅速采取措施,达到立即止血,另一方面针对原发病,制止出血之由。

二、分级与辨证分型

(一) 西医

表 6　上消化道出血严重程度分级

分级	失血量 (ml)	血压 (mmHg)	脉搏 (次/分)	血红蛋白 (g/L)	症　状	休克 指数
轻度	>500	基本正常	正常	无变化	头　晕	0.5
中度	500~1 000	下降	>100	70~100	晕厥、口渴、少尿	1
重度	>1 500	收缩压<80	>120	<70	肢冷、少尿、意识模糊	>1.5

(二) 中医

1. **胃中积热证**　主症:吐血紫暗或呈咖啡色,甚则鲜红,常混有食物残渣。大便色黑如漆。兼症：口干口臭,喜冷饮,或胃脘胀闷的痛。舌、脉象：舌红苔黄,脉滑数。

2. 肝火犯胃证 主症：吐血鲜红或紫暗,大便色黑如漆。兼症：口苦目赤,胸胁胀痛,心烦易怒,失眠多梦,或有黄疸,或见赤丝蛛缕,痞块。舌、脉象：舌红苔黄,脉弦数。

3. 肠道湿热证 主症：下血鲜红,肛门疼痛,先血后便,大便不畅。舌、脉象：舌苔黄腻,舌质红,脉滑数。

4. 脾虚不摄证 主症：吐血暗淡,大便漆黑稀清。兼症：病程较长,时发时愈面色萎黄,唇甲淡白,神疲,腹胀,纳呆,便溏,四肢乏力,心悸,头晕。舌、脉象：舌淡苔薄白,脉细弱。

5. 气衰血脱证 主症：吐血倾碗,大便漆黑,甚则紫红。兼症：面色及唇甲白,眩晕,心悸,烦躁,口干,冷汗淋漓,四肢厥冷,尿少,神志恍惚或昏迷。舌、脉象：舌淡,脉细数无力或微细欲绝。

三、治疗原则

(一) 西医

1. 一般治疗 大出血宜取平卧位,并将下肢抬高,头侧位,以免大量呕血时血液反流引起窒息,必要时吸氧、禁食。少量出血可适当进流食,对肝病患者忌用吗啡、巴比妥类药物。应加强护理,记录血压、脉搏、出血量及每小时尿量,保持静脉通路,必要时进行中心静脉压测定和心电图监护。

2. 补充血容量 当血红蛋白低于 70 g/L、收缩压低于 90 mmHg 时,应立即输入足够量全血。肝硬化患者应输入新鲜血。开始输液应快,但老年人及心功能不全者输血输液不宜过多过快,否则可导致肺水肿,最好进行中心静脉压监测。如果血源困难可给右旋糖酐或其他血浆代用品。

3. 止血措施

(1) 药物治疗

1) 近年来对消化性溃疡疗效最好的药物是质子泵抑制剂奥美拉唑,H_2 受体拮抗剂西咪替丁或雷尼替丁,雷尼替丁在基层医院亦较常用。上述 3 种药物用药 3～5 天血止后皆改为口服。对消化性溃疡和糜烂性胃炎出血,可用去甲肾上腺素 8 mg 加入冰盐水 100 ml 口服或作鼻胃管滴注,也可使用凝血酶口服应用。凝血酶需临床用时新鲜配制,且服药同时给予 H_2 受体拮抗剂或奥美拉唑以便使药物得以发挥作用。

2) 食管、胃底静脉曲张破裂出血时,垂体后叶素是常用药物,但作用时间短,主张小剂量用药。患高血压病、冠心病或孕妇不宜使用。有主张同时舌下含硝酸甘油或硝酸异山梨醇酯。20 世纪 80 年代以来有采用生长抑素,对上消化道出血的止血效果较好。短期使用几乎没有严重不良反应,但价格较贵。

(2) 三腔气囊管压迫止血适用于食管、胃底静脉曲张破裂出血。如药物止血效果不佳,可考虑使用。该方法即时止血效果明显,但必须严格遵守技术操作规程以保证止血效果,并防止窒息,吸入性肺炎等并发症发生。

(3) 内镜直视下止血对于门脉高压出血者,可采取如下措施。① 急诊食管曲张静脉套扎术。② 注射组织胶或硬化剂如乙氧硬化醇、鱼肝酸油钠等。一般多主张注射后用 H_2 受体拮抗剂或奥美拉唑,以减少硬化剂注射后因胃酸引起溃疡与出血。

(4) 内镜直视下止血对于非门脉高压出血者,可采取如下措施。① 局部注射 1/10 000 肾上腺素盐水。② 采用 APC 电凝止血。③ 血管夹(钛夹)止血。

（5）血管介入技术对于食管—胃底静脉曲张破裂出血，经垂体后叶素或三腔气囊管压迫治疗失败的患者，可采用经颈静脉门体分流手术（TIPS）结合胃冠状静脉栓塞术。

（6）手术治疗经上述处理后，大多数上消化道大出血可停止。如仍无效可考虑手术治疗。食管、胃底静脉曲张破裂可考虑口腔或脾肾静脉吻合等手术。胃、十二指肠溃疡大出血患者早期手术可降低死亡率，尤其是老年人不宜止血又易复发，更宜及早手术，如并发溃疡穿孔、幽门梗阻或怀疑有溃疡恶变者宜及时手术。

（二）中医

1. 辨证选择中药汤剂

（1）脾虚不摄证：益气健脾，养血止血。

（2）胃中积热证：清胃泻火，凉血止血。

（3）肝火犯胃证：清肝泻火，和胃止血。

（4）肠道湿热证：清热除湿，凉血止血。

（5）气血衰脱证：益气摄血，固脱回阳。

2. 针灸治疗

（1）以中脘、内关、足三里为主穴，心脾两虚者配梁门、建里、血海，胃中积热者配胃俞、丰隆、天枢，肝火犯胃者配肝俞、胃俞、太冲，胃阴不足者配梁丘、太溪、阴陵泉，瘀阻胃络者配血海、膈俞、三阴交。虚证用提插捻转补法，实证用泻法或平补平泻手法，进行针刺治疗。此法不仅具有一定的止血作用，还可改善其自觉症状。

（2）取双侧足三里或血海穴，用维生素 K_3 注射液或安络血注射液进行穴位注射。此法具有一定的止血作用。

3. 敷贴处方

（1）取白芷、炒栀子各适量，水煎后用布包药渣趁热敷于胸口。此法适用于热盛伤及血络之上消化道出血。

（2）取生栀子、生大黄、黄芩各 15 g，共研为细末，加入适量米醋调成膏状，敷于脐部，每天 1 次，待脐部发痒、吐血止时去掉，2 天为 1 个疗程。此法适用于胃热炽盛之吐血。

（3）取吴茱萸粉适量，用米醋或大蒜泥调成膏状，外敷于足底之涌泉穴，纱布包扎固定。此法对吐血有一定的治疗效果。

四、护理

（一）护理评估

（1）询问患者有无引起上消化道出血的疾病，如食管疾病、胃十二指肠疾病、门静脉高压症、肝胆疾病及血管性疾病等。

（2）评估患者呕血与黑便的量、颜色和性状，判断出血的量、部位及时间。

（3）评估患者体温、脉搏和血压，观察患者面色，评估有无失血性周围循环衰竭。

（4）了解患者的饮食习惯、工作性质，评估患者对疾病的心理反应。

（二）一般护理

（1）口腔护理出血期禁食，需每天 2 次清洁口腔。呕血时应随时做好口腔护理，保持口腔清洁、无味。

（2）便血护理大便次数频繁，每次便后应擦净，保持臀部清洁、干燥，以防发生湿疹和褥疮。

（3）饮食护理出血期禁食；出血停止后按序给予温凉流质、半流质及易消化的软饮食；出血后 3 天未解大便者，慎用泻药。

（4）使用双气囊三腔管压迫治疗时，参照双气囊三腔管护理常规。

（5）使用特殊药物，如施他宁、垂体后叶素时，应严格掌握滴速不宜过快，如出现腹痛、腹泻、心律失常等副作用时，应及时报告医师处理。

（三）对症护理

1. 出血期护理

（1）绝对卧床休息至出血停止。

（2）烦躁者给予镇静剂，门脉高压出血患者烦躁时慎用镇静剂。

（3）耐心细致地做好解释工作，安慰体贴患者的疾苦，消除紧张、恐惧心理。

（4）污染被服应随时更换，以避免不良刺激。

（5）迅速建立静脉通路，尽快补充血容量，用 5％葡萄糖生理盐水或血浆代用品，大量出血时应及时配血、备血，准备双气囊三腔管备用。

（6）注意保暖。

2. 呕血护理

（1）根据病情让患者侧卧位或半坐卧位，防止误吸。

（2）行胃管冲洗时，应观察有无新的出血。

3. 便血的护理 便后应擦净，保持肛周清洁、干燥。排便后应缓慢站立。

4. 发热的护理 治疗后如出现发热，遵医嘱给予输液及抗炎药物，定时观察体温变化情况。

5. 疼痛的护理

（1）遵医嘱给予抑酸、胃黏膜保护剂等药物。

（2）观察疼痛部位、性质、程度、持续时间、诱发因素及伴随症状，做好疼痛评分，可应用疼痛自评工具"数字评分法（NRS）"评分，记录具体分值。

（3）指导患者卧床休息，避免活动及精神紧张。出现呕吐或便血时立即报告医师，协助处理。

（4）遵医嘱耳穴贴压，取脾、胃、交感、神门、肝胆等穴。

五、健康教育

（一）病情观察

（1）出现吐血、便血或大便呈黑色要立即告知医生。

（2）患者出现头晕、心慌、皮肤湿冷等表现要及时告知医生。

（3）患者出现烦躁不安、表情淡漠呼之不应，四肢怕冷等休克状态要立即告知医生。

（二）饮食宣教

（1）出血期应禁食，禁饮水。

（2）出血控制住后先吃温凉、清淡无刺激性流食如牛奶、西瓜汁、梨汁、温凉的米汤等。

（3）当大便隐血转为阴性后可进无刺激、少渣、低温、半流质饮食。如藕粉、稀面条、稀饭、米粥和少量青菜等。

（4）恢复期应食软而易消化、无刺激的营养饮食，如稀饭、细面条、牛奶、软米饭、豆浆、鸡蛋、瘦肉、豆腐和豆制品；富含维生素 A、B、C 的食物，如新鲜蔬菜和水果等。戒烟、酒，禁食辛辣动火之品以及过热过烫的饮食,忌食生冷油腻、坚硬不宜消化的食物,以避免再出血。

(5) 平时可选食木耳、甲鱼、红枣、山药等滋阴清热及补血养血的食物,限制多渣食物,应避免吃油煎、油炸食物以及含粗纤维较多的芹菜、韭菜、豆芽、火腿、腊肉、鱼干及各种粗粮。但经过加工制成菜泥等易消化的食物可以食用。避免过饥、过饱、可少食多餐,尽量不吃生、硬、粗糙食物。

(三) 环境宣教

保持环境清洁、安静,减少探视,定时开窗通风。

(四) 心理宣教

注意生活规律,保持精神愉悦,避免动怒及过分激动,对于工作和生活中的不良事件要选择合适的时间以合适的方法告知患者。

六、出院指导

(1) 生活有规律,保证充足的睡眠,避免精神过度紧张。

(2) 饮食要合理,定时进食,少量多餐,每餐不宜过饱,富于营养易消化的饮食,以面食为主或软食、粥等,要充分咀嚼。

(3) 积极治疗消化道出血的病因:如消化性溃疡要持续遵医嘱药物治疗,预防复发,尤其在季节转换时更应注意。

(4) 在医生指导下服用药物,慎用或勿用致溃疡药物,如乙酰水杨酸、咖啡因、利血平等。

(5) 患者及家属均要学会观察粪便的情况。

(6) 定期门诊随访,如上腹疼痛节律发生变化或加剧,出现呕血、黑粪时,应立即就医。

慢性胃炎(胃脘痛)

胃炎是指任何病因引起的胃黏膜炎症。它是一种临床常见病。按临床发病的缓急,一般分为急性胃炎、慢性胃炎,以及其他特殊型胃炎(巨大肥厚性、痘疮样胃炎、残胃炎等)3大类。

一、诊断

(一) 西医

本病的诊断主要有赖于胃镜检查和直视下胃黏膜多部位活组织病理学检查。胃炎的确诊以及程度判定主要靠病理学检查。因此,只做胃镜不做活检是不完整不客观的评价。由于研究时,要求取5块标本,胃窦2块取自距幽门2～3 cm的大弯和小弯,胃体2块取自贲门8 cm大弯和小弯(距胃角近侧4 cm)和胃角1块。对可能或肯定存在的病灶要另取。标本要足够大,达到黏膜肌层。用于临床时,建议根据病变情况和需要取2～5块活检组织。一般胃角部萎缩和肠化比较严重,亦是异型增生的好发部位。活检除取胃窦黏膜外,还可取胃角和胃体下部小侧弯,有助于估计萎缩和Hp感染的范围。通过胃镜检查能明确胃炎的诊断,同时对胃癌,消化性溃疡等疾病也可以排除。

(二) 中医

现代医学根据其表现的主要症状的不同,将其归属于中医学的"胃脘痛""呕吐""泛酸"等范畴。

二、胃炎的分类

(一) 西医

分类

(1) 急性胃炎:是指各种病因引起的胃黏膜急性炎症。其病变可广泛性或局限于胃窦、胃体或胃底,组织学特点是黏膜固有层以中性粒细胞浸润为主。有明显糜烂和出血时又称为急性糜烂出血性胃炎。急性胃炎一般呈可逆性,大多数患者通过治疗可以愈合。

(2) 慢性胃炎:是指不同病因引起的各种慢性胃黏膜炎性病变,是一种常见病,其发病率在各种胃病中居首位。自纤维内镜广泛应用以来,对本病认识有明显提高。常见慢性浅表性胃炎、慢性糜烂性胃炎和慢性萎缩性胃炎。后者黏膜肠上皮化生,常累及贲门,伴有G细胞丧失和胃泌素分泌减少,也可累及胃体,伴有泌酸腺的丧失,导致胃酸、胃蛋白酶和内源性因子的减少。

(二) 中医辨证分型

1. 肝胃气滞证　胃脘胀满或胀痛,胁肋胀痛,症状因情绪因素诱发或加重,嗳气频作,胸闷不舒。舌苔薄白,脉弦。

2. 肝胃郁热证　胃脘不适或灼痛,心烦易怒,嘈杂反酸,口干口苦,大便干燥。舌质红苔黄,脉弦或弦数。

3. **脾胃湿热证** 脘腹痞满,食少纳呆,口干口苦,身重困倦,小便短黄,恶心欲呕。舌质红,苔黄腻,脉滑或数。

4. **脾胃气虚证** 胃脘胀满或胃痛隐隐,餐后明显,饮食不慎后易加重或发作,纳呆,疲倦乏力,少气懒言,四肢不温,大便溏薄。舌淡或有齿印,苔薄白,脉沉弱。

5. **脾胃虚寒证** 胃痛隐隐,绵绵不休,喜温喜按,劳累或受凉后发作或加重,泛吐清水,神疲纳呆,四肢倦怠,手足不温,大便溏薄。舌淡苔白,脉虚弱。

6. **胃阴不足证** 胃脘灼热疼痛,胃中嘈杂,似饥而不欲食,口干舌燥,大便干结。舌红少津或有裂纹,苔少或无,脉细或数。

7. **胃络瘀阻证** 胃脘痞满或痛有定处,胃痛拒按,黑便,面黄暗滞。舌质暗红或有瘀点、瘀斑,脉弦涩。

(三)几种特殊类型的胃炎

1. **感染性胃炎** 一般人很少患除幽门螺杆菌之外的感染性胃炎,但当机体免疫力下降时,如艾滋病患者、长期大量使用免疫抑制剂者、严重疾病晚期等,可发生各种细菌(非特异性细菌和特异性细菌如结核、梅毒)、真菌和病毒(如巨细胞病毒)所引起的感染性胃炎。其中急性化脓性胃炎病情凶险,该病常见致病菌为甲型溶血性链球菌、金黄色葡萄球菌或大肠杆菌,化脓性炎症常源于黏膜下层,并扩展至全层胃壁,可发生穿孔,内科治疗多无效而需紧急外科手术。

2. **化学性胃炎** 胆汁反流、长期服用 NSAID 或其他对胃黏膜损害的物质,可引起以胃小凹增生为主且炎症细胞浸润很少为特征的反应性胃黏膜病变。胃大部切除术后失去了幽门的功能,含胆汁、胰酶的十二指肠液长期大量反流入胃,由此而引起的残胃炎和吻合口炎是典型的化学性胃炎,该病治疗上可予促胃肠动力药和吸附胆汁的药物(如硫糖铝、铝碳酸镁或考来烯胺),严重者需作 Rous-en-Y 转流术。

3. **Menetrier 病** 本病特点是:① 胃体、胃底皱襞粗大、肥厚,扭曲呈脑回状。② 胃黏膜组织病理学见胃小凹延长扭曲、深处有囊样扩张,伴壁细胞和主细胞减少,胃黏膜层明显增厚。③ 胃酸分泌减少。④ 低蛋白血症(由蛋白质从胃液丢失引起)。本病多见于 50 岁以上的男性。诊断时注意排除胃黏膜的癌性浸润、胃淋巴瘤及淀粉样变性等。因病因未明,目前无特效治疗,有溃疡形成时予抑酸药,伴有幽门螺杆菌感染者宜根除幽门螺杆菌,蛋白质丢失持续而严重者可考虑胃切除术。

4. **其他** 嗜酸细胞性胃炎、淋巴细胞性胃炎、非感染性肉芽肿性胃炎(如胃克罗恩病、结节病)、放射性胃炎(放射治疗引起)、充血性胃病(如门脉高压性胃病)等。痘疮样胃炎表现为内镜下见胃体或(及)胃窦有多发性的小隆起,其中央呈脐样凹陷,凹陷表面常有糜烂,活组织病理学检查见胃黏膜以淋巴细胞浸润为主。痘疮样胃炎多与幽门螺杆菌感染或服用 NSAID 有关,但亦有病因不明者。

三、治疗原则

胃炎的药物治疗如下。

1. **治疗目标**

(1)基本目标:Hp 感染引起的胃炎,特别在有活动性者,应予根除治疗。对未能检出 Hp 的胃炎,应分析其病因:非甾体抗炎药引起;胆汁反流。

(2)主要目标:预防癌前病变。

（3）胃炎治疗时间：急性胃炎常在数天内恢复。如致病因素持续存在，可发展为慢性浅表性胃炎，最终可导致胃腺体萎缩。慢性胃炎，大多数和胃酸分泌过多有关，还有一部分伴有幽门螺杆菌感染，还有些患者伴有情绪方面的问题，这种疾病治疗疗程最少 2 周，这种疾病是三分治七分养，一方面是药物治疗，一方面是生活方式的改善。

2. 治疗时机　当出现胃痛（多为隐痛，半数以上与饮食有关，空腹时比较舒适。饭后不适，常因进冷食、硬食、辛辣或其他刺激性食物引起症状或使症状加重，有的与天气寒冷有关）、饱胀（患者进少量食物，甚至空腹时，都觉上腹饱胀）、打嗝（又称嗳气，患者胃内气体增多，经食管排出，可使上腹饱胀暂时缓解）、其他（泛酸、烧心、恶心、呕吐、食欲不振、乏力等）。胃炎种类多，分为急性和慢性，慢性胃炎又有浅表性和萎缩性之分，因此不同的胃炎有不同的症状表现，并且胃炎与消化性溃疡的症状也类似，所以患者应该积极的检查确定病因病情再进行治疗。

3. 治疗原则　戒除烟酒；饮食治疗；药物治疗。

4. 胃炎非药物治疗　过酸、过辣等刺激性食物及生冷不易消化的食物应尽量避免，饮食时要细嚼慢咽，使食物充分与唾液混合，有利于消化和减少胃部的刺激。饮食宜按时定量、营养丰富，多吃含维生素 A、B、C 多的食物。忌服浓茶、浓咖啡等有刺激性的饮料。

四、护理

（一）护理评估

1. 健康史（生活史）

（1）家族史：主要了解家属中有无恶性贫血和慢性胃炎者。

（2）了解有无消化不良症状、Hp 感染史，疾病发生时间、病程及诱发因素。

（3）了解是否有胆汁反流、急性胃炎未予治愈和长期贫血史。

（4）了解生活是否有规律，饮食习惯如何，嗜酒和吸烟史的情况，有无长期服用消炎药物史等。

2. 社会心理评估

（1）慢性胃炎病程迁延，大多无明显症状，易被患者忽视。一旦症状明显而久治不愈时，患者易出现急躁、疑虑、悲观、抑郁情绪。

（2）经胃镜确诊后，尤其对于胃黏膜萎缩或肠化等病理报告，患者会更加茶饭无味、失眠、产生疑病症，怀疑得了胃癌。

（3）了解患者及家属对疾病的认识程度和心理反应。

3. 身体状况

（1）轻者可无体征，有时可有上腹部压痛。

（2）慢性胃体炎严重时可有舌炎、消瘦、贫血、营养不良和四肢感觉异常等周围神经病变。

（二）一般护理

1. 病室要求　病室宜保持整洁，安静，阳光充足，空气流通，定时通风换气。病房保持一定的温湿度，温度一般在 18～22℃，湿度在 50％～60％为宜。

（1）脾胃虚寒的患者，应注意气候变化，随时增加衣服。

（2）肝胃气滞证者要注意室内通风，无噪声。

2. 生活起居护理

（1）一般轻症胃炎可适当活动，动静结合，如配合做太极拳、气功疗法等则更好，生活要有规律。慢性胃炎急性发作时，或伴有上消化道出血者应卧床休息。

（2）观察胃痛的部位、时间、性质、规律，虚寒型胃部疼痛可给热水袋敷痛处，病情好转后可适当增加活动，根据自己的情况而定，如散步、打太极拳等，但要劳逸结合，适当运动不但可以调节气血，增强体质，还可以调节胃肠道分泌和蠕动功能。

（3）病室安静、整洁、空气清新，温湿度适宜。

（4）指导患者养成良好的饮食卫生习惯，制订推荐食谱，改变以往不合理的饮食结构。

（5）指导患者注意保暖，避免腹部受凉，根据气候变化及时增减衣服。

3. **饮食护理** 饮食以质软、少渣、易消化、定时进食、少量、多餐为原则；宜细嚼、慢咽，减少对胃黏膜的刺激；忌食辛辣、肥甘、过咸、过酸、生冷之品，戒烟酒、浓茶、咖啡。

（1）肝胃气滞证：进食疏肝理气的食物，如香橼、佛手、山楂、桃仁、山药、萝卜、生姜等。忌食壅阻气机的食物，如豆类、红薯、南瓜等。食疗方：金橘山药粟米粥等。

（2）肝胃郁热证：进食疏肝清热的食物，如栀子、杏仁、薏苡仁、莲子、菊花等。食疗方：菊花饮等。

（3）脾胃湿热证：进食清热除湿的食物，如荸荠、百合、马齿苋、赤小豆等。食疗方：赤豆粥等。

（4）脾胃气虚证：进食补中健胃的食物，如鸡蛋、猪瘦肉、羊肉、大枣、龙眼、白扁豆、山药、茯苓。食疗方：莲子山药粥等。

（5）脾胃虚寒证：进食温中健脾的食物，如猪肚、鱼肉、羊肉、鸡肉、龙眼、大枣、莲子、生姜等。食疗方：龙眼糯米粥等。

（6）胃阴不足证：进食健脾和胃的食物，如蛋类、莲子、山药、白扁豆、百合、大枣、薏苡仁、枸杞等。忌油炸食物、羊肉、狗肉、酒类等助火之品。食疗方：山药百合大枣粥、山药枸杞薏苡仁粥等。

（7）胃络瘀阻证：进食活血祛瘀食物，如桃仁、山楂、大枣、赤小豆、生姜等。忌粗糙、坚硬、油炸、厚味之品，忌食生冷性寒之物。食疗方：大枣赤豆莲藕粥等。

4. **情志护理**

（1）责任护士多与患者沟通，了解其心理状态，指导其保持乐观情绪。

（2）针对患者忧思恼怒、恐惧紧张等不良情志，指导患者采用移情相制疗法，转移其注意力，淡化、甚至消除不良情志；针对患者焦虑或抑郁的情绪变化，可采用暗示疗法或顺情从欲法。

（3）鼓励家属多陪伴患者，给予患者心理支持。

（4）鼓励病友间多沟通交流疾病防治经验，提高认识，增强治疗信心。

（5）指导患者和家属了解本病的性质，掌握控制疼痛的简单方法，减轻身体痛苦和精神压力。

5. **给药护理**

（1）服用制酸剂时不宜药量过大，应在两餐之间，在胃酸分泌高峰时以及睡前服用。服药时应观察有无乏力、腹泻、粒细胞减少、皮疹等不良反应。如雷尼替丁、法莫替丁等。

（2）服用胃黏膜抑制剂时应注意有无口干、腹泻、无力、头痛、恶心及肢端麻木等不良反应，应于饭后服用。

（3）对于幽门螺杆菌阳性的患者需要用三联疗法，一般为10～14天，如出现食欲不振、恶心、呕吐、腹泻等不良反应时应及时报告医生。

（4）慢性胃炎的治疗需要较长一段时间服药，一般连续服3个月，如不坚持服药病情易反复发作。

(5) 中药汤剂宜温服、顿服,分早晚 2 次服用,脾胃气虚及脾胃虚寒的患者中药汤剂宜热服,服药之后宜进热粥、热饮,还可饮姜糖水,脾胃湿热者宜凉服,如痛有定时可发作前 30 min 服。

(6) 慎服对胃黏膜有刺激的药物。

(三) 症状护理

1. 胃脘疼痛

(1) 观察疼痛的部位、性质、程度、持续时间、诱发因素及伴随症状。出现疼痛加剧,伴呕吐、寒热,或出现厥脱先兆症状时应立即报告医师,采取应急处理措施。

(2) 急性发作时宜卧床休息,给予精神安慰;伴有呕吐或便血时立即报告医师,指导患者暂禁饮食,避免活动及精神紧张。

(3) 根据证型,指导患者进行饮食调护,忌食辛辣、肥甘、煎炸之品,戒烟酒。

(4) 调摄精神,指导患者采用有效的情志转移方法,如深呼吸、全身肌肉放松、听音乐等。

(5) 遵医嘱穴位贴敷,取穴:中脘、胃俞、足三里、梁丘等。

(6) 遵医嘱穴位按摩,取穴:中脘、天枢、气海等。

(7) 遵医嘱耳穴贴压(耳穴埋豆),根据病情需要,可选择脾、胃、交感、神门、肝胆、内分泌等穴位。

(8) 遵医嘱艾灸,取穴:中脘、气海、关元、足三里等。

(9) 遵医嘱药熨,脾胃虚寒者可用中药热奄包热熨胃脘部。

(10) 遵医嘱拔火罐,取穴:背俞穴。遵医嘱 TDP 电磁波治疗,取穴:中脘、天枢、关元、中极等。

2. 胃脘胀满

(1) 观察胀满的部位、性质、程度、时间、诱发因素及伴随症状。

(2) 鼓励患者饭后适当运动,保持大便通畅。

(3) 根据食滞轻重控制饮食,避免进食过饱。

(4) 保持心情舒畅,避免郁怒、悲伤等情志刺激。

(5) 遵医嘱穴位贴敷,取穴:脾俞、胃俞、肾俞、天枢、神阙、中脘、关元等。

(6) 遵医嘱穴位注射,取穴:双侧足三里、合谷。

(7) 遵医嘱艾灸,取穴:神阙、中脘、下脘、建里、天枢等。

(8) 腹部按摩:顺时针按摩,每次 15~20 min,每天 2~3 次。

3. 嗳气、反酸

(1) 观察嗳气、反酸的频率、程度、伴随症状及与饮食的关系。

(2) 指导患者饭后不宜立即平卧,发作时宜取坐位,可饮用温开水;若空腹时出现,应立即进食以缓解不适。

(3) 忌生冷饮食,少食甜、酸之品,戒烟酒。

(4) 指导患者慎起居,适寒温,畅情志,避免恼怒、抑郁。

(5) 遵医嘱穴位注射,取穴:双侧足三里、内关。

(6) 遵医嘱穴位按摩,取穴:足三里、合谷、天突、中脘、内关等。

(7) 遵医嘱艾灸,取穴:肝俞、胃俞、足三里、神阙等。

(8) 遵医嘱低频脉冲电治疗,取穴:取中脘、内关、足三里、合谷、胃俞、膈俞等。

4. 纳呆

(1) 观察患者饮食状况、口腔气味、口中感觉、伴随症状及舌质舌苔的变化,保持口腔清洁。

(2) 定期测量体重,监测有关营养指标的变化,并做好记录。

(3) 指导患者少食多餐,宜进高热量、高优质蛋白质、高维生素、易消化的饮食,忌肥甘厚味、煎炸之品。

(4) 遵医嘱穴位按摩,取穴:足三里、内关、丰隆、合谷、中脘、阳陵泉等。

(5) 遵医嘱耳穴贴压(耳穴埋豆),根据病情需要,可选择脾、胃、肝、小肠、心、交感等穴位。

五、健康教育

(一) 向患者及家属讲解疾病的相关知识

1. 胃炎的临床表现

(1) 急性胃炎发病急骤,轻者仅有食欲不振、腹痛、恶心、呕吐;严重者可出现呕血、黑便、脱水、电解质及酸碱平衡紊乱,有细菌感染者常伴有全身中毒症状。

(2) 慢性胃炎缺乏特异性症状,症状的轻重与胃黏膜的病变程度并非一致。大多数患者常无明显症状或有不同程度的消化不良症状,如上腹隐痛、食欲减退、餐后饱胀、反酸等。

(3) 萎缩性胃炎患者可有贫血、消瘦、舌炎、腹泻等症状,个别伴有黏膜糜烂的患者上腹痛较明显,并可有出血。

2. 影响胃炎的危险因素

(1) 远离化学刺激:如口服某些药物如水杨酸盐类、利血平及肾上腺皮质激素等,大量饮用烈性酒、浓茶、咖啡等,均可刺激损伤胃黏膜,引起胃黏膜充血、水肿,甚至出血、糜烂,而致急性单纯性胃炎的发生。

(2) 避开病菌因素:急性胃炎的诱发原因常见的是由于不洁饮食所致的急性胃炎,常见的细菌感染为葡萄球菌外毒素、肉毒杆菌毒素、沙门菌属内毒素及嗜酸杆菌。幽门螺杆菌在急性感染期也出现急性胃炎,若未能消除可能转化为慢性活动性胃炎。病毒感染因素常见的有流感病毒、肠道病毒等。

(3) 其他因素:精神神经功能障碍,应激状态,各种因素所致的机体变态反应及某些全身性疾病。慢性肺源性心脏病、呼吸功能衰竭、维生素缺乏病、小肠吸收不良及晚期癌肿等均可作为内源性刺激因子,引起胃黏膜急性炎症。

3. 常用药物的副作用及注意事项

(1) 常用药物的副作用:西咪替丁、雷尼替丁、法莫替丁等的不良反应主要为乏力、头昏、嗜睡和腹泻。奥美拉唑等可减少华法林、苯妥英钠、茶碱等药物在肝内的代谢,延长药物的作用时间。氢氧化铝等易引起便秘及低磷血症。胶体次枸橼酸铋有黑舌、黑粪的不良反应。硫糖铝也会引起便秘。

(2) 用药注意事项:鼓励患者戒烟,因为吸烟可消减 H_2 受体拮抗剂的作用而影响疗效。每天早餐前吞服奥美拉唑时,不可咀嚼,不能倾倒胶囊中的内容物,药物保存于避光、阴凉干燥的密闭瓶中,开封 4 周内服完。氢氧化铝一般宜在饭后 1 h 服用。胶体次枸橼酸铋宜在早晨、晚餐前半小时服用,且不宜长期服用。硫糖铝宜在进餐前 1 h 单独服用。

4. 胃炎的饮食禁忌

(1) 要定时:这一点是根据胃的生理功能提出的。胃的分泌和蠕动功能在正常三餐时达到最佳水平,此时进食能充分消化,提倡少食多餐则违反了这一规律,反而加重了胃的负担。

(2) 要定量：不能饥饱失常和暴饮暴食，需要饥中饱饱中饥，一般进食七八成饱即可。

(3) 要细嚼慢咽：一方面，食物通过充分咀嚼，能磨成较细的食糜，促进吸收并能减轻胃的负担；另一方面，充分咀嚼能促进唾液、胃液的分泌。

(4) 要忌食辛辣、饮酒、油腻食物：酒能直接损伤胃黏膜。饮食宜软、宜烂、慢性胃炎的患者胃功能较差，软烂的食物能减轻胃的负担，饮食宜清淡，肥腻之品难以消化，增加胃的负担，饮食宜多样化，能充分摄取各种营养，防止营养不良。

(5) 戒烟：吸烟对胃功能的损伤很大，其中一些有害物质能使胃黏膜血管痉挛，导致胃黏膜缺血，同时还能使胃黏膜损坏因子分泌增多，降低胃的自身保护功能，使胃黏膜受损，可出现炎症。吸烟还能使幽门括约肌松弛，十二指肠液含有碱性物质，包括胆汁，其能直接反流到胃腔，对胃黏膜造成严重损害，故慢性胃炎的患者不能吸烟。

5. 胃炎对人体健康的危害

(1) 胃出血：慢性胃炎出血并不少见，黏膜萎缩变薄、血管显露、粗糙食物磨搓、黏膜糜烂出血，以黑便为主要表现，若出血量大时可突然吐血，重者头晕、心慌、眼黑、大汗、甚至休克等。

(2) 贫血：慢性胃炎大量失血后伴有两种贫血。

1) 巨幼红细胞贫血，即恶性贫血，患者具有贫血表现，头晕、乏力、心悸、面色苍白。

2) 缺铁性贫血，一是慢性失血所致；二是慢性胃炎患者吃饭少，营养不足引起；三是胃酸缺乏。

(3) 胃溃疡：胃溃疡与浅表性胃炎、糜烂性胃炎同在，存在明显的炎症刺激，胃黏膜萎缩变薄，并发糜烂、溃疡，应及时进行胃镜检查，以免延误诊治。

(4) 胃癌前期：慢性胃炎的癌变与胃炎性增生密切有关。有两种情况的慢性胃炎易癌变。

1) 慢性胃炎伴有恶性贫血者，癌变发生率比其他胃肠病要高出 20 倍以上，要引起胃肠病患者重视。

2) 萎缩性胃炎伴肠化及重度不典型增生者。

(二) 教会患者自我预防的方法

(1) 自我心理疏导，慢性胃炎患者易引起急躁、疑虑、悲观、抑郁情绪，因此乐观的情绪、避免过度紧张就显得尤为重要。

(2) 作息指导，鼓励患者生活自理，适当活动，如散步等。但不能剧烈或过度地运动，以免引起疲劳，疼痛时可卧床休息，减少活动。

(三) 家庭防护指导

Hp 可通过粪—口和(或)口—口途径在人与人之间传播，患者应与家人分餐，餐具进行消毒。

六、出院指导

(1) 饮食应节制有规律，定时定量，避免暴饮暴食，食物应选富营养、新鲜、易消化的细软食物为主，多吃植物蛋白质、维生素多的食物，避免过硬、过辣、过咸、过热、过分粗糙、刺激性强的食物和咖啡等饮料，对胃酸缺乏者，宜选酸性食品及水品。

(2) 生活要有规律，劳逸结合。

(3) 保持乐观情绪，避免精神过度紧张、焦虑、愤怒、忧郁。

(4) 按医嘱定时服药，不可擅自加量和减量，慎用阿司匹林、吲哚美辛等对胃黏膜有刺激的药物。

(5) 定期复查，如有不适，及时就诊。

消化性溃疡(胃疡)

　　消化性溃疡主要指发生于胃和十二指肠的慢性溃疡,是一种多发病、常见病。溃疡的形成有各种因素,其中酸性胃液对黏膜的消化作用是溃疡形成的基本因素,因此得名。酸性胃液接触的任何部位,如食管下段、胃肠吻合术后吻合口、空肠以及具有异位胃黏膜的憩室,绝大多数的溃疡发生于十二指肠和胃,故又称胃、十二指肠溃疡。

一、诊断

(一) 西医

　　1. X 线钡剂检查　　多采用钡剂和空气双重对比造影。溃疡的 X 线征象有间接和直接 2 种,前者是诊断本病的可靠依据,而后者的诊断无特异性。龛影是溃疡的直接征象;局部痉挛、激惹现象、球部畸形和局部压痛等是溃疡的间接征象。现 X 线检查已逐步被更可靠的胃镜检查取代。

　　2. 内镜检查　　是诊断消化性溃疡的首选方法。不仅可以直接观察胃、十二指肠黏膜,还可以进行病理组织学检查。对于消化性溃疡的诊断和良、恶性溃疡的鉴别诊断准确性高于钡剂检查。

　　3. 实验室检查

　　(1) Hp 检查:Hp 感染的诊断方法分为侵入性和非侵入性两大类,前者需要做胃镜检查和胃黏膜活检,优点是可以同时确定有无胃十二指肠疾病;后者仅提供有无 Hp 感染的信息,为开展 Hp 治疗提供依据。

　　(2) 血清促胃液素测定:消化性溃疡患者的血清促胃液素较正常人稍高,但诊断意义不大,故不列为常规。如怀疑有胃泌乳素瘤,应做此项测定。

(二) 中医

　　在古代中国文献中,没有消化性溃疡的记载,现代医家根据其主要症状的不同,将其归属于"胃脘痛"等范畴。

二、消化性溃疡的分类

(一) 西医

　　分类如下。

　　(1) 胃溃疡:是位于贲门至幽门之间的慢性溃疡,是消化性溃疡最常见的一种,主要是指胃黏膜被胃消化液自身消化而造成的超过黏膜自身的组织损伤。其典型表象为饥饿不适,饱胀嗳气、泛酸或餐后定时的慢性中上腹疼痛,严重时可有黑便和呕血。

　　(2) 十二指肠球部溃疡:是我国人群中常见病、多发病之一,是消化性溃疡的常见类型。好发于气候变化较大的冬春两季。男性发病率明显高于女性。十二指肠溃疡多发生在十二指肠球部(95%),以前壁居多,其次为后壁、下壁、上壁。

（二）中医辨证分型

1. 肝胃气滞证　胃脘胀痛,攻窜胁痛,嗳气则舒,每因情志因素而诱发或加重,苔薄白,脉弦。

2. 胃热炽盛证　胃脘灼痛,嘈杂吐酸,心烦口渴,口苦口臭,牙龈肿痛,舌质红,苔黄腻,脉数。

3. 胃阴亏虚证　胃痛隐作,灼热不适,嘈杂似饥,食少口干,大便干燥,舌苔红少津,脉细数。

4. 脾胃虚寒证　胃痛绵绵,空腹为甚,得食则缓,喜温喜按,泛吐清水,纳差便溏,苔白润,脉沉细。

（三）几种特殊类型的消化性溃疡

1. 出血　出血是消化性溃疡最常见的并发症,十二指肠溃疡比胃溃疡易发生。多数患者消化道出血为首发症状,出血量与被侵蚀的血管大小有关,可表现为呕血与黑便,出血量大时甚至可排鲜血便,出血量小时,粪便隐血试验阳性。

2. 穿孔　穿孔通常为外科急诊,最常发生于十二指肠溃疡。表现为腹部剧痛和急性腹膜炎体征,当溃疡病变为持续性,进食或用制酸药后长时间疼痛不能缓解,并向背部和两侧上腹部放射时,常提示可能出现穿孔。

3. 幽门梗阻　主要由十二指肠溃疡或幽门管溃疡引起,表现为餐后上腹部饱胀,频繁呕吐宿食,严重时可引起水和电解质紊乱,常发生营养不良和体重下降。

4. 癌变　少数胃溃疡可发生癌变,尤其是 45 岁以上的患者。

三、治疗原则

消化性溃疡的药物治疗如下。

1. 治疗目标

（1）基本目标:使损害胃十二指肠黏膜的侵袭因素与黏膜自身的防御因素之间保持平衡。

（2）主要目标:预防癌变。

（3）消化性溃疡的治疗时间:活动期患者休息是必要的,严重者应住院卧床休息 1～2 周,有点紧张、焦虑、失眠等症状者,可短期给予镇静剂,愈合期患者也应保持生活规律,避免过分紧张和劳累,或戒烟,尽量避免使用糖皮质激素等治疗溃疡的药物。

2. 治疗时机　当出现胃痛(多为隐痛,半数以上与饮食有关,空腹时比较舒适。饭后不适,常因进冷食、硬食、辛辣或其他刺激性食物引起症状或使症状加重,有的与天气寒冷有关)、饱胀(患者进少量食物,甚至空腹时,都觉上腹饱胀)、打嗝(又称嗳气,患者胃内气体增多,经食管排出,可使上腹饱胀暂时缓解)、其他(泛酸、烧心、恶心、呕吐、食欲不振、乏力等)。消化性溃疡的症状与胃炎也类似,所以患者应该积极的检查确定病因病情再进行治疗。

3. 治疗原则　① 戒除烟酒。② 饮食治疗。③ 药物治疗。

4. 消化性溃疡非药物治疗　过酸、过辣等刺激性食物及生冷不易消化的食物应尽量避免,饮食时要细嚼慢咽,使食物充分与唾液混合,有利于消化和减少胃部的刺激。饮食宜按时定量、营养丰富,多吃含维生素 A、B、C 多的食物。忌服浓茶、浓咖啡等有刺激性的饮料。

四、护理

(一) 护理评估

1. 健康史(生活史)

(1) 家族史：主要了解患者父母是否有消化性溃疡病史。

(2) 了解患者有无急、慢性胃炎、十二指肠炎、Hp 感染促胃液素瘤、传染病或营养不良等病史,治疗过程和效果如何。

(3) 了解患者的饮食习惯、食欲情况。

(4) 了解有无长期服用阿司匹林、糖皮质激素等药物史。

2. 心理社会评估

(1) 了解患者的生活压力(家庭角色、家庭成员关系和经济状况)。

(2) 了解患者的工作压力、个性特征(即事业心强、责任感重,事事追求完美,情绪易激动等)。

(3) 了解患者对疾病的认知程度和家属的支持状况,包括精神和物质两方面。

3. 身体状况

(1) 了解患者的腹痛的特点,发生的部位及性质等。

(2) 了解患者是否服用某些药物、不良饮食、过度劳累、气候变化或精神刺激等因素而诱发并加重疼痛。

(3) 了解患者有无嗳气、泛酸、上腹饱胀、恶心、呕吐等消化不良症状。

(4) 了解患者有无因疼痛或消化不良症状影响进食而致体重减轻,或因频繁进食可缓解疼痛而致体重增加。

(5) 了解患者有无因贫血而有黏膜苍白或心率加快。

(二) 一般护理

1. 病室要求　病室宜安静、舒适、无噪声、整洁、空气清新、光线柔和、温湿度适宜。并可在室内放置鲜花或盆景等物,为患者创造一个良好的休息环境。

(1) 脾胃气滞患者,要注意保持室内安静、通风。

(2) 脾胃虚寒患者,应注意保暖,避免着凉。

2. 生活起居护理

(1) 消化性溃疡的患者生活要规律,避免劳累和精神刺激,注意保暖。

(2) 溃疡发作期间应注意休息保证充足的睡眠,疼痛剧烈合并出血时要卧床。

(3) 要树立乐观情绪,消除焦虑。情绪波动时,可适当服用一些镇静剂,如艾司唑仑(舒乐安定)等。加强身体锻炼,提高机体功能状态和免疫力。

3. 饮食护理

(1) 饮食原则：选用营养丰富的食物,特别是蛋白质含量高和维生素 C、维生素 B、维生素 A 丰富的食物,以利于帮助修复受损伤的组织和促进溃疡面的愈合。

(2) 为了补充营养和中和胃酸,宜常饮用牛奶、豆浆;为了减缓胃部蠕动和胃液分泌,宜多吃奶酪和奶油。

(3) 不宜多吃促进胃酸分泌的浓缩肉汁、香料、浓茶、咖啡、酒(除有治疗作用者外)及过甜、过酸、过辣、过硬的或含纤维素过多的不易消化及易产气的食物,如整粒大豆、芹菜、韭菜、泡菜等。

（4）煎、炸、烟熏、腌腊、生拌等法烹制的菜，不易消化，易增加胃的负担，不宜多食。

（5）少量出血时，宜适当食用牛奶、豆浆、米汤、藕粉一类流质饮食，但不宜多加糖，以免引起胃酸过多，并应少食多餐，待出血停止病情稳定后，逐渐改用面糊、稀粥、蛋羹及饼干等食物。

（6）肝胃气滞证：遵医嘱饮食以软食为主，忌食南瓜、山芋、土豆等。中药汤剂宜少量多次温服。

（7）胃热炽盛证：平时多吃水果、蔬菜，如梨汁、甘蔗汁等。保持大便通畅，给蜂蜜适量以润肠通便。胀痛时避免进食过饱或粗糙食物。胃酸缺乏者可于饭后食少许米醋、山楂片、金橘等。

（8）胃阴亏虚证：饮食宜温热、质软，忌食生冷瓜果。饭前疼痛者，可在饥饿时进食少许。气虚消瘦者，饭后休息片刻，不宜过度劳累。

（9）脾胃虚寒证：胃脘痛时遵医嘱可热敷，以利祛寒止痛。

4. 情志护理

（1）多与患者沟通，了解其心理状态，指导其保持乐观情绪。

（2）以乐观豁达的心态对待他人，气滞型的患者更应注意调整自己的情绪，可适当以音乐疗法来缓解紧张不愉快的情绪。

（3）鼓励家属多陪伴患者，给予患者心理支持。

（4）鼓励病友间多沟通交流疾病防治经验，提高认识。增加治疗信心。

5. 给药护理

（1）服制酸药物应选择餐前1~2 h。

（2）胃黏膜保护药宜在进餐前1 h。

（3）含铁剂药物忌用茶水送服；中成药、西药片宜碾碎或嚼碎吞服。

（4）对胃出血者应特别注意，诊断未明确前忌用麻醉性止痛剂，以免掩盖病情。

（5）避免服用对胃有损伤的药物，如阿司匹林、吲哚美辛（消炎痛）、利舍平、肾上腺皮质激素等。

（6）遵医嘱服用中药汤剂，服药后观察疗效与反应。

（三）症状护理

1. 胃脘疼痛

（1）观察疼痛的部位、性质、程度、持续时间、诱发因素及伴随症状。出现疼痛加剧，伴呕吐、寒热，或出现厥脱先兆症状时应立即报告医师，采取应急处理措施。

（2）急性发作时宜卧床休息，给予精神安慰；伴有呕吐或便血时立即报告医师，指导患者暂禁饮食，避免活动及精神紧张。

（3）根据证型，指导患者进行饮食调护，忌食辛辣、肥甘、煎炸之品，戒烟酒。

（4）调摄精神，指导患者采用有效的情志转移方法，如深呼吸、全身肌肉放松、听音乐等。

（5）遵医嘱穴位贴敷，取穴：中脘、胃俞、足三里、梁丘等。

（6）遵医嘱穴位按摩，取穴：中脘、天枢、气海等。

（7）遵医嘱耳穴贴压（耳穴埋豆），根据病情需要，可选择脾、胃、交感、神门、肝胆、内分泌等穴位。

（8）遵医嘱艾灸，取穴：中脘、气海、关元、足三里等。

（9）遵医嘱药熨，脾胃虚寒者可用中药热奄包热熨胃脘部。

（10）遵医嘱拔火罐，取穴：背俞穴。遵医嘱TDP电磁波治疗，取穴：中脘、天枢、关元、中极等。

2. 胃脘胀满

(1) 观察胀满的部位、性质、程度、时间、诱发因素及伴随症状。

(2) 鼓励患者饭后适当运动,保持大便通畅。

(3) 根据食滞轻重控制饮食,避免进食过饱。

(4) 保持心情舒畅,避免郁怒、悲伤等情志刺激。

(5) 遵医嘱穴位贴敷,取穴:脾俞、胃俞、肾俞、天枢、神阙、中脘、关元等。

(6) 遵医嘱穴位注射,取穴:双侧足三里、合谷。

(7) 遵医嘱艾灸,取穴:神阙、中脘、下脘、建里、天枢等。

(8) 腹部按摩:顺时针按摩,每次 15~20 min,每天 2~3 次。

3. 嗳气、反酸

(1) 观察嗳气、反酸的频率、程度、伴随症状及与饮食的关系。

(2) 指导患者饭后不宜立即平卧,发作时宜取坐位,可饮用温开水;若空腹时出现,应立即进食以缓解不适。

(3) 忌生冷饮食,少食甜、酸之品,戒烟酒。

(4) 指导患者慎起居,适寒温,畅情志,避免恼怒、抑郁。

(5) 遵医嘱穴位注射,取穴:双侧足三里、内关。

(6) 遵医嘱穴位按摩,取穴:足三里、合谷、天突、中脘、内关等。

(7) 遵医嘱艾灸,取穴:肝俞、胃俞、足三里、中脘、神阙等。

(8) 遵医嘱低频脉冲电治疗,取穴:取中脘、内关、足三里、合谷、胃俞、膈俞等。

4. 纳呆

(1) 观察患者饮食状况、口腔气味、口中感觉、伴随症状及舌质舌苔的变化,保持口腔清洁。

(2) 定期测量体重,监测有关营养指标的变化,并做好记录。

(3) 指导患者少食多餐,宜进高热量、高优质蛋白质、高维生素、易消化的饮食,忌肥甘厚味、煎炸之品。

(4) 遵医嘱穴位按摩,取穴:足三里、内关、丰隆、合谷、中脘、阳陵泉等。

(5) 遵医嘱耳穴贴压(耳穴埋豆),根据病情需要,可选择脾、胃、肝、小肠、心、交感等穴位。

五、健康教育

(一) 向患者及家属讲解疾病的相关知识

1. 基本知识 消化性溃疡为心身疾病,不良情绪可引起大脑皮层功能失调,自主神经兴奋,使胃酸分泌过多,同时,也可通过内分泌系统使肾上腺皮质激素增加,促进胃酸分泌并减少黏液的分泌,导致或加重溃疡。不良情绪可通过心理应激,引起胃和十二指肠黏膜局部血管痉挛和营养障碍,进一步发展成为溃疡缺损形成。消化性溃疡虽是常见病、多发病,发病诱因也很明确,但治疗护理不当,同样也会危害患者的健康,生活质量下降,因此正确的护理干预对促进患者康复,提高生活质量,预防发病和复发十分重要。

2. 影响消化性溃疡的危险因素

(1) 不良情绪:焦虑、心神不安、敏感、抑郁等。人类消化系统对情绪变化非常敏感,不良心态作用于丘脑边缘系统和脑干网状结构,刺激儿茶酚胺分泌类物质分泌,导致自主神经紊乱,使消化道血供减少、胃酸分泌增加而致病。

(2)不良生活习惯:烟酒嗜好等。吸烟可促进胃蛋白酶分泌,影响幽门括约肌功能,导致胃肠反流,减少消化道血供而致病。乙醇对消化道黏膜有损害作用,可直接引起胃肠化学炎症、溃疡,还可以降低药物疗效,也可加重溃疡。

(3)不良饮食习惯:浓茶、咖啡和可口可乐等饮料能刺激胃酸分泌,产生消化不良症状。不规则进食或暴饮暴食可能干扰胃分泌的节律性,高盐饮食可损伤胃黏膜,进食过快、过烫、过冷、偏食、辛辣食物等不良饮食习惯,可增加溃疡病的危险性。

(4)药物:阿司匹林除对胃黏膜有直接刺激外,还抑制环氧化酶干扰胃十二指肠膜内前列腺素的合成,削弱了前列腺素保护作用。利血平有类似组胺的作用,可增加胃酸分泌,有潜在的致溃疡作用。

3. 常用药物的副作用及其注意事项

(1)常用药物的副作用:西咪替丁、雷尼替丁、法莫替丁等的不良反应主要为乏力、头昏、嗜睡和腹泻。奥美拉唑等可减少华法林、苯妥英钠、茶碱等药物在肝内的代谢,延长药物的作用时间。氢氧化铝等易引起便秘及低磷血症。胶体次枸橼酸铋有黑舌、黑粪的不良反应。硫糖铝也会引起便秘。

(2)用药注意事项:鼓励患者戒烟,因为吸烟可消减 H_2 受体拮抗剂的作用而影响疗效。每天早餐前吞服奥美拉唑时,不可咀嚼,不能倾倒胶囊中的内容物,药物保存于避光、阴凉干燥的密闭瓶中,开启 4 周内服完。氢氧化铝一般宜在饭后 1 h 服用。胶体次枸橼酸铋宜在早晨、晚餐前半小时服用,且不宜长期服用。硫糖铝宜在进餐前 1 h 单独服用。

4. 消化性溃疡患者的饮食禁忌

(1)急性发作期饮食指导:饮食的原则是严格限制对胃黏膜有化学性和物理性刺激的食物及减少胃的负担。食物应易于消化、富含蛋白质和维生素、低脂、少量多餐。可选择少渣半流饮食,如白米粥、蛋花粥、小馄饨、细面条、鱼丸等。这一阶段控制饮食的时间较长,往往容易产生饮食单调,所以制备食物应变换花样,注意色、香味的调配,待病情稳定后,进入缓解期饮食。

(2)缓解期饮食指导:为巩固疗效,在病情稳定的情况下,可采用少渣软食,同时要注意蛋白质的补充。患者经过急性期一段时间的饮食控制,容易造成营养素的缺乏,因此应根据患者个人的耐受力可增加食物内容,并多样化,使营养达到充分的平衡。可增加一些容易消化的含少量膳食纤维的蔬菜,如冬瓜、西红柿,主食可逐渐吃一些馒头、肉包等。

(3)恢复期饮食指导:此期饮食应营养均衡,以促进溃疡的愈合,防止溃疡复发。改变传统的溃疡饮食习惯(如少量多餐,只吃细软食物,防止进食刺激性食物),提倡正常饮食和高纤维素饮食,原因如下。

1)少吃多餐可导致饮食无规律,不仅不能减轻溃疡的症状,反而会加重病情。因为食物进入胃内,虽然能中和一部分胃酸,但食物又会刺激胃酸,不利于溃疡愈合。因此现在主张一般在有效的抗酸治疗条件下,大多数患者可进行正常饮食,不必过多限制,但应避免辛辣、过咸食物及浓茶、咖啡等。

2)高纤维饮食中存在一种脂溶性保护因子而且含有较多的营养因子,这些具有防止溃疡发生和复发作用。同时高纤维饮食可使口腔充分咀嚼,唾液充分的分泌,不仅能帮助消化,而且有中和胃酸和提高胃黏膜屏障的作用,而细软的食物在口腔中咀嚼时间短,唾液不能充分分泌。

（4）要戒烟、忌酒，忌高盐饮食，切忌暴饮暴食等不良的饮食习惯。

5. 消化性溃疡对人体健康的危害

（1）消化性溃疡是消化内科常见疾病，目前多数患者在正规内科治疗下预后良好，但往往因部分患者临床症状不典型或不出现任何症状，造成治疗延误，出现严重并发症。出血常为患者就诊的首发症状，由于部分患者缺乏医疗常识，对于早期出血不易察觉，当出现失血及贫血症状方就诊，增加诊治困难。

（2）对人体影响较大，时间较长，易致癌前变及癌变。并且溃疡病在急性期时，炎性水肿如在幽门附近，可因水肿及痉挛而导致暂时性幽门梗阻，严重时可引起穿孔。

（二）教会患者自我预防的方法

（1）自我心理疏导，消化性溃疡属于典型的心身疾病范畴，心理社会对发病起重要作用，因此乐观的情绪、避免过度紧张，无论在本病的发作期或缓解期均很重要。

（2）作息指导，鼓励患者生活自理，适当活动，如散步等。但不能剧烈或过度地运动，以免引起疲劳，疼痛时可卧床休息，减少活动。

（3）家庭防护指导，Hp 可通过粪—口和（或）口—口途径在人与人之间传播，患者应与家人分餐，餐具进行消毒。

六、出院指导

（1）秋末冬初，冬春之交，一般容易复发，尤其注意休养，以免复发。

（2）按时服药、坚持服药。H_2 受体拮抗剂或质子泵阻滞剂治疗溃疡的疗程一般为十二指肠溃疡 4～6 周，胃溃疡 6～8 周。

（3）避免使用致溃疡药物，吲哚美辛、阿司匹林等，必须使用时应尽量采用肠溶剂型或小剂量间断应用或造成不良反应小者，同时必须进行充分的抗酸治疗和加强黏膜保护治疗。

（4）纠正不良的饮食习惯，如避免两餐间吃零食，睡前进食，暴饮暴食，戒烟、酒。

（5）门诊随访，出院后 3 个月需复查胃镜，当出现腹痛节律变化并加重、黑粪等症状时应及时就诊。

糖尿病（消渴病）

糖尿病是由遗传和环境因素相互作用而引起的一组以慢性高血糖为特征的代谢异常综合征。随着病程延长，可出现眼、肾、神经、心脏、血管等多系统损害，引起功能缺陷及衰竭，是导致患者致残，甚至死亡的主要原因。重症或应激时可发生酮症酸中毒、高血糖高渗状态等急性代谢紊乱。糖尿病是当前威胁全球人类健康的最重要的非传染性疾病之一，据国际糖尿病联盟（IDF）统计 2011 年全球糖尿病患者人数已达 3.7 亿，预计到 2030 年全球将有近 5.5 亿糖尿病患者。2010 年我国糖尿病流行病学调查显示，糖尿病患病率已达 9.7%，成人糖尿病总数达 9 240 万，糖尿病前期的人群近 1.48 亿，居世界第 1 位，成为继肿瘤、心血管疾病之后的第 3 大严重威胁人们健康的慢性疾病。

一、诊断

（一）西医

糖尿病的临床诊断应依据静脉血浆血糖，我国目前采用 WHO（1999 年）标准（见表 7、表 8）。

表 7　糖代谢状态分类

糖代谢分类	FPG(mmol/L)	2hPG(mmol/L)
正常血糖	<6.1	<7.8
空腹血糖受损（IFG）	6.1～<7.0	<7.8
糖耐量减低（IGT）	<7.0	7.8～<11.1
糖尿病	≥7.0	≥11.1

注：IFG 和 IGT 统称为糖调节受损。

（二）中医

糖尿病属于中医"消渴""肥胖"等范畴。典型的糖尿病具有多饮、多食、多尿及体重下降；80% 的患者以皮肤或外阴瘙痒、皮肤化脓性感染、视物模糊等为首发症状。① 主要症状：多饮，多尿，烦渴，渴喜冷饮；小便频数量多，有泡沫，或有甜味。② 多食易饥：食欲亢进，易饥饿，进食量多，倍于常人。③ 体重下降：2 型糖尿病患者开始表现为肥胖或超重，当血糖异常升高至一定程度时，营养物质丢失，体重下降，往往伴有体力不支、倦怠乏力等。④ 其他症状：心烦易怒、失眠多梦、健忘、腰膝酸软等，女子带下量多，月经不调。

表 8　糖尿病的诊断标准

诊　断　标　准	静脉血浆葡萄糖水平（mmol/L）
典型糖尿病症状（多饮、多尿、多食、体重下降）+随机血糖检测	≥11.1
糖尿病症状+FPG 检测	≥7.0
糖尿病症状+葡萄糖负荷后 2 h 后血糖检测	≥11.1
无糖尿病症状者，需改日重复检查，但不做第 3 次 OGTT	

二、糖尿病的分型

(一) 西医分型

1. 1 型糖尿病　①自身免疫性。②特发性。

2. 2 型糖尿病

3. 特殊类型糖尿病　β细胞功能基因缺陷等。

4. 妊娠期糖尿病　指在妊娠期发现的糖尿病,但不能排除于妊娠前原有糖耐量。异常而未被确认者。

(二) 中医辨证分型

1. 肝胃郁热证　脘腹痞满,胸胁胀闷,面色红赤,形体偏胖,腹部胀大,心烦易怒,口干口苦,大便干,小便色黄,舌质红,苔黄,脉弦数。

2. 胃肠实热证　脘腹胀满,痞塞不适,大便秘结,口干口苦,或有口臭,或咽痛,或牙龈出血,口渴喜冷饮,饮水量多,多食易饥,舌红,边有瘀斑,舌下络脉青紫,苔黄,脉滑数。

3. 脾虚胃热证　心下痞满,胀闷呕恶,呃逆,纳呆,便溏,或肠鸣下利,或虚烦不眠,或头眩心悸,或痰多,舌淡胖,舌下络脉瘀阻,苔白腻,脉弦滑无力。

4. 上热下寒证　心烦口苦,胃脘灼热,痞满不痛,或干呕呕吐,肠鸣下利,手足及下肢冷甚,舌红,苔黄根部腐腻,舌下络脉瘀阻,脉弦滑。

5. 阴虚火旺证　五心烦热,急躁易怒,口干口渴,渴喜冷饮,易饥多食,时时汗出,少寐多梦,溲赤便秘,舌红赤,少苔,脉虚细数。

6. 气阴两虚证　消瘦,倦怠乏力,气短懒言,易汗出,胸闷憋气,脘腹胀满,腰膝酸软,便溏,口干口苦,舌淡体胖,苔薄白干或少苔,脉虚细无力。

7. 阴阳两虚证　小便频数,夜尿增多,浑浊如脂如膏,五心烦热,口干咽燥,畏寒肢冷,面色苍白,神疲乏力,腰膝酸软,脘腹胀满,食纳不香,五更泄泻,舌淡体胖,苔白而干,脉沉细无力。

三、治疗原则

(一) 治疗目标

1. 近期目标　控制高血糖,预防急性并发症。

2. 远期目标　预防慢性并发症,提高患者生活质量。

(二) 治疗原则

早期、长期、综合及治疗方法个体化。

(三) 综合管理

1. 饮食治疗

(1) 合理控制总热量:这是饮食疗法的首要原则。热量摄入标准,成人为达到或维持理想体重为准;儿童青少年保持正常发育为准;妊娠期糖尿病同时保证胎儿及母体的营养需求。每周测量 1 次体重,根据体重变化适时热量摄入总量。

(2) 保证碳水化合物的摄入:碳水化合物的摄入量为总热量的 50%～60% 为宜。WHO推荐的低血糖指数食物,如燕麦、大麦、谷麦、大豆、小扁豆、豆类、粗黑麦面包、苹果、柑橘、牛奶、酸奶等。糖尿病患者严格限制白糖、红糖、蜂蜜、果酱、巧克力、各种糖果、含糖饮料、冰激凌及各种甜点。

（3）限制脂肪和胆固醇：脂肪摄入量占总热量 20%～30%，饱和脂肪酸和反式脂肪酸占每天总热量比不超过 10%；胆固醇摄入量每天少于 300 mg。

（4）适量的蛋白质：占总热量 15%～20%。

（5）充足的维生素：注意补充 B 族维生素、维生素 A、维生素 C 等。

（6）合适的矿物质：补充锌、铬、硒、镁、钙等对预防糖尿病及其并发症发生有重要作用，但应注意钠盐摄入。

（7）丰富的膳食纤维：膳食纤维摄入过多影响矿物质吸收，建议每天摄入 20～30 g。

2. 运动疗法

（1）适应证：① 2 型糖尿病患者，特别是肥胖型患者。② 处于稳定期的 1 型糖尿病患者。③ 无早产、先兆流产等异常情况的妊娠期糖尿病患者。④ IGT 及糖尿病高危人群。

（2）禁忌证：① 血糖明显升高，超过 14～16 mmol/L。② 血糖波动大或频发低血糖患者。③ 各种急性感染。④ 合并严重心肾功能不全。⑤ 合并新近发生的血栓。⑥ 合并未控制高血压，血压>180/120 mmHg。⑦ 糖尿病并发症者，需在专业人士指导下进行运动治疗。

（3）运动方式：散步、医疗步行、慢跑。

（4）运动量：运动量＝运动强度×运动时间。

（5）运动时间：以餐后 1～3 h 最佳，每周可进行 3～4 次。

3. 药物治疗

（1）口服药物治疗：主要包括促胰岛素分泌剂（磺脲类和非磺脲类）、增加胰岛素敏感性药物（双胍类和胰岛素增敏剂）和 α 葡萄糖苷酶抑制剂。2 型糖尿病首选药物为二甲双胍。

（2）胰岛素治疗适应证：① 1 型糖尿病。② 糖尿病伴急、慢性并发症或处于应激状态。③ 2 型糖尿病患者经饮食、运动、口服降糖药治疗血糖控制不满意者，β 细胞功能明显减退者。

4. 血糖监测

（1）HbA_1C：在治疗之初建议每 3 个月检测 1 次，达到治疗目标可 6 个月检查 1 次。

（2）自我血糖监测：餐前血糖监测适用于注射基础、餐时或预混胰岛素的患者；餐后血糖监测适用于注射餐时胰岛素的患者和采用饮食控制和运动控制血糖者；睡前血糖监测适用于注射胰岛素的患者，特别是晚餐前注射胰岛素的患者；夜间血糖监测用于了解有无夜间低血糖，特别在出现了不可解释的空腹高血糖时；出现低血糖症状或怀疑低血糖时；剧烈运动前后宜监测血糖。

5. 健康教育

（1）模式：授权教育、跨理论模式、健康信念模式、PBL。

（2）工具：糖尿病看图对话、胰岛素使用访谈工具。

（3）形式：个体教育、小组教育、大课堂教育。

四、护理

（一）护理评估

1. 健康史

（1）个人史：① 评估年龄、性别、职业，了解患者的职业性质，如脑力劳动者患病率高于体力劳动者，城市居民高于农村居民。② 生活习惯：是否喜食高糖、高热量、高脂肪饮食；是否缺乏运动；吸烟、饮酒史。③ 服药史。

（2）家族史：主要了解患者父母是否有糖尿病史。

（3）既往史：是否有感染、高血压、内分泌系统、心脑血管疾病史等。

2. 心理社会评估

（1）了解患者在发病前有无不良的精神刺激，是否处在持续的精神紧张状态，如长期工作压力、焦虑、紧张等。

（2）了解患者的文化素养、家庭背景、经济条件、医疗保障及家庭社会人际关系，以及家庭主要成员对患者的关心支持力度等。

（3）注重了解患者对疾病的认知程度，所持态度及心理承受能力等。

（4）评估患者是否有社交障碍。

3. 身体状况

（1）了解患者的各项生命体征、精神和神志反应，尤其是要注意患者的血压变化，是否合并高血压。

（2）了解患者有无神志改变、认知障碍头晕、心慌、出汗等低血糖症状，接受药物治疗的糖尿病患者只要血糖水平≤3.9 mmol/L 即属于低血糖。

（3）评估患者体质指数（BMI），了解患者体重是否超重。

（4）了解患者的尿量变化，有无血尿、蛋白尿及有无水肿及水肿程度。

（5）了解患者有无眼花、视力模糊、失明等。

（6）观察患者足部皮肤及周围神经症状。

（二）一般护理

1. 病室要求　病室保持清洁、整齐、安静、舒适，室内空气保持新鲜，光线充足，保持室温在 18～22℃，湿度 50％～60％。

2. 生活起居　① 顺应四时及时增减衣物。② 起居有常，戒烟限酒。③ 保持眼、口腔、会阴、皮肤等清洁卫生。

3. 饮食护理　根据身高、体重、年龄、体力活动强度，计算每天的总热量，合理分配餐次。碳水化合物占总热量的 50％～60％，蛋白质占总热量的 15％～20％，脂肪占总热量的 20％～30％，饱和脂肪酸的摄入量不超过饮食总热量的 10％；不宜摄入反式脂肪酸；每天胆固醇摄入量＜300 mg；每天食盐摄入量限制在 6 g 以内，伴有高血压、水肿每天摄入盐量不超过 2 g；少食坚果类、油炸类食物及甜食；平衡膳食，定时定量进餐。

（1）肝胃郁热证：宜食开郁清热之品，如苦瓜、黄瓜、丝瓜、芹菜、莲子、银耳等。食疗方：苦瓜山药烧豆腐、凉拌黄瓜、丝瓜炒蘑菇等。

（2）胃肠实热证：宜食清利胃肠实热之品，如芦荟、马齿苋、苦瓜、冬瓜、荞麦、燕麦片等。食疗方：凉拌马齿苋、冬瓜炒竹笋、苦丁茶等。

（3）脾虚胃热证：宜食补脾清胃热之品，如山药、粟米、高粱、菠菜、赤小豆、鱼肉等。食疗方：山药芡实瘦肉饮等。

（4）上热下寒证：宜食清上温下之品。如白萝卜、狗肉、党参、鲜芦根等。食疗方：白萝卜汁等。

（5）阴虚火旺证：宜食滋阴降火之品，如甲鱼、老鸭、莲子、百合、银耳、茼蒿、枸杞子、桑葚等。食疗方：菊花茶、枸杞茶、银耳莲子百合饮等。

（6）气阴两虚证：宜食益气养阴之品，如瘦肉、蛋类、鱼肉、山药等。食疗方有皮蛋瘦肉粥等。

（7）阴阳两虚证：宜食温益肾阳，补肾滋阴之品，如牛肉、羊肉、虾仁、韭菜、猪胰、干姜、黑豆、黑芝麻等。食疗方为韭菜炒虾仁、香菇木耳汤等。

4. 情志护理

(1) 说理开导：结合患者的实际情况，护士多与其沟通，了解其心理状态，根据患者的文化程度由表及里，由浅入深地讲解糖尿病相关知识，提高患者认知，进而做到既不轻视，也不恐慌，以正确心态进行治疗与调养。

(2) 释疑解惑：了解患者的疑问与思想状况，及时通过语言诱导方式予以释疑，以免患者胡思乱想增加心理负担，鼓励家属理解支持患者，进而建立良好的心理状态，避免不良情绪的影响。组织形式多样、寓教于乐的病友活动，开展同伴支持教育，介绍成功的病例，鼓励参与社会活动。增强其与慢性疾病作斗争的信心，保持乐观心态。

(3) 以情胜情：根据"五行相克"理论，以一种情志抑制另一种情志，如以悲制怒，以喜制悲，以恐制喜，以思制恐，以怒制思，最终起到淡化消除目的，以保持良好精神状态。

(4) 移情易性：应用中医七情归属，了解患者情志状态，分散患者对疾病的注意力，改变其不良习性。

(5) 顺情从欲：了解并尽力满足患者的合理需求，对于不切实际及不利于疾病治疗的要求，在避免患者受到语言伤害前提下诚恳、耐心说服。

5. 用药护理

(1) 遵医嘱用药，观察用药后反应：① 中成药制剂建议单独使用，如需联合给药，应考虑时间间隔或中性液体过渡，用药过程中观察有无不良反应。② 滴速不宜过快，孕妇及哺乳期慎用，有出血倾向者禁用丹红注射液、苦碟子注射液。③ 胰岛素治疗者注射方法、部位正确，观察有无低血糖反应。④ 将菊花、决明子、荞麦皮、绿豆皮、葛根碎片、白术等装成药枕，通过药物的发散作用以达到清肝明目之功效。

(2) 用药指导：① 中药汤剂根据证型予温服或温凉服。② 中西药之间间隔 30 min 以上。③ 汤剂类：肝胃郁热证、胃肠实热证、气阴两虚证、阴虚火旺证者宜温凉服，阴阳两虚证者宜温服。④ 口服降糖药注意服用时间、方法及不良反应。

6. 并发症护理

(1) 急性并发症护理

1) 低血糖护理包括：① 严重低血糖：需要其他人帮助，常有意识障碍，低血糖明显纠正后神经系统症状明显改善或消失。② 症状性低血糖：血糖≤3.9 mmol/L 且有低血糖症状。③ 无症状性低血糖：血糖≤3.9 mmol/L，但无低血糖症状。低血糖常见的诱因为胰岛素、磺脲类药物等使用不当；未进食或进食过少、运动量增加、空腹饮酒。低血糖对患者的危害包括自主神经功能障碍、脑功能障碍、器官损害。临床表现为软弱无力、出汗、心悸、面色苍白、视物模糊、神志改变、认知障碍、头痛、言语障碍、幻觉、痴呆等。一旦发生低血糖护士应严密观察病情，对症处理，必要时配合医生抢救。预防低血糖的措施为定期监测血糖，夜间睡前酌情加餐，加测血糖，初用降糖药宜从小剂量开始，外出时佩戴病情卡。

2) 糖尿病酮症酸中毒护理：患者出现多尿、烦渴多饮和乏力症状加重应引起注意，立即告知医生。注意观察病情，遵医嘱予以补液治疗，昏迷者立即开放 2 条静脉通道，卧床休息，注意保暖及保持呼吸道通畅，必要时予以吸氧。

(2) 慢性并发症护理

1) 预防感染的护理：保持口腔清洁，早晚刷牙，饭后漱口；每晚用温水泡脚，水温不宜过热防止烫伤，穿宽松柔软鞋袜，修剪指甲时勿损伤皮肤，女性每晚清洗外阴；勤洗澡，避免搔抓皮肤引起破溃。

2）糖尿病周围神经病变的护理：密切观察病情，控制血糖，补充 B 族维生素，勤换内裤、保持肛周清洁。

3）糖尿病足的护理：每天检查足部皮肤是否有破损等异常改变，如皮肤发红、肿胀等理解就医。每晚宜用低于 40℃温水及软皂浴足。用吸水性强的毛巾擦脚，涂植物油保护，可做足部按摩以促进血液循环，避免穿硬底鞋。

（三）症状护理

1. 尿量增多

（1）观察排尿次数、尿量及尿色。

（2）嘱患者睡前少饮水。

（3）指导患者饮食调理，适当进食芡实、枸杞等补肾之品，食疗方：芡实瘦肉汤。

2. 口干多饮

（1）保持病室空气温湿度适宜。

（2）观察口干、口渴、每天饮水量。

（3）多食生津润燥类食物，如百合、西葫芦等，可选用鲜芦根煎水代茶饮；口含乌梅、饮用菊花玉竹茶、苦丁茶以缓解口干口渴。食疗方：凉拌黄瓜、蓝莓山药、葛根鱼汤。

（4）遵医嘱耳穴贴压(耳穴埋豆)，根据病情需要可选择皮质下、内分泌、糖尿病点、脾、胰、三焦等穴位。

3. 多食易饥

（1）询问饮食习惯及饮食量。宜选择混合餐，每餐进食种类包含主食、蔬菜、肉、蛋类等；粗细粮合理搭配，少食多餐，细嚼慢咽。

（2）适当增加膳食纤维的摄入，如燕麦、芹菜、韭菜等，以增加饱腹感，延缓食物吸收稳定血糖。

（3）观察记录身高、体重、腰围、臀围。

（4）遵医嘱耳穴贴压(耳穴埋豆)，根据病情需要可选择皮质下、内分泌、糖尿病点、脾、胰、饥点等穴位。

4. 倦怠乏力

（1）起居有时，避免劳累。

（2）进食补中益气类食物，如山药、鱼肉、香菇等。食疗方：乌鸡汤、香菇木耳汤、山药炖排骨。

（3）病情稳定者适量运动，循序渐进。

（4）遵医嘱艾灸，取穴足三里、关元、气海，或穴位贴敷肾俞、脾俞、足三里以调节脏腑气血功能。

5. 肢体麻木、疼痛、肢冷

（1）进食活血化瘀食物，如黄鳝、木耳等。食疗方：洋葱烧黄鳝。

（2）遵医嘱应用中医适宜护理技术：① 给予足部中药泡洗以祛风通络，活血通脉；双下肢穴位按摩，取足三里、阳陵泉、三阴交、涌泉穴等。② 穴位贴敷涌泉穴。③ 耳穴贴压(耳穴埋豆)，根据病情需要可选择皮质下、内分泌、糖尿病点、脾、足等穴位。

6. 视物模糊

（1）注意视力变化，定期检查眼底，减少阅读、看电视及使用电脑，宜闭目养神，饮用菊花茶或银杞明目汤等。

（2）按摩睛明、四白、丝竹空等穴位以辅助通络明目。

（3）遵医嘱予珍珠明目液滴眼或中药眼部雾化以改善症状。

（4）评估跌倒高危因素，落实防跌倒措施。

7. 皮肤瘙痒

（1）指导患者洗澡忌用刺激性强的皂液，洗后皮肤涂抹润肤露，穿棉质内衣，避免搔抓、热水烫洗；修剪指（趾）甲；瘙痒甚者，遵医嘱予以清热燥湿洗剂，如苦参、苍术、黄柏、白花蛇舌草、连翘等煎汤外洗，亦可涂尿素乳膏防止皮肤干燥。

（2）饮食宜清淡，少食辛辣油腻及海鲜之品。

8. 腰膝酸软

（1）适当食用枸杞、黑豆等固肾之品。食疗方：韭菜炒虾仁，山药芡实瘦肉饮。

（2）操练八段锦"两手攀足固肾腰"动作。

（3）遵医嘱应用中医适宜护理技术：① 按摩腰背部及气海、关元穴、涌泉穴。艾灸肾俞、关元、气海、三阴交等穴。② 耳穴贴压（耳穴埋豆），根据病情需要可选择皮质下、内分泌、糖尿病点、肾、胰等穴位。③ 中药保留灌肠。

五、健康教育

1. 饮食指导

（1）定时定量进餐，避免进食时间延迟或提早，避免吃糖。

（2）避免吃浓缩的碳水化合物，避免饮用乙醇饮料，避免食用高胆固醇、高脂肪食物。

2. 用药指导　口服降糖药方法简单，易被接受，要教会患者掌握常用药物与进餐的关系，告知其低血糖反应的症状及防治措施，合理用药，按时按量进餐，适当运动，加强血糖监测可预防低血糖的发生。胰岛素可促进糖原和脂肪等合成与贮存，促进蛋白质和核酸的合成，使各组织加速摄取、贮存和利用血液中的葡萄糖。当口服降糖药而血糖不能控制时，应早期首选胰岛素。指导并教会患者或家属注射胰岛素的方法和技巧，注意剂量准确及储存方法、注射后按时按量进餐、注射部位应注意多部位轮流注射，胰岛素分速效、中效和长效 3 种。注射前后放置在冰箱 4℃冷藏保存。

（1）注射器的选择：有胰岛素专用注射器、胰岛素笔、胰岛素泵 3 种。

（2）规格：胰岛素制剂为每毫升含 40 U（400 U/10 ml，即 0.1 ml＝4 U）。

（3）注射方法和部位：方法为皮下注射。选用上臂三角肌、腹部和大腿前侧、腹部等，有计划按顺序更换注射部位，以免形成局部硬结和肌肉萎缩。注射时严格无菌操作，防止发生感染而影响药物的吸收和疗效。

（4）注射时间：普通胰岛素于饭前 30 min 皮下注射，注射后必须按时进食，以免发生低血糖。

3. 指导患者掌握正确的尿糖及血糖检查方法　指导患者提高自我监测和自我护理的能力，教会患者自测血糖和尿糖的方法，并嘱其定期监测血糖和尿糖。指导患者掌握口服降糖药物的应用方法和不良反应，指导其注射胰岛素的方法及低血糖反应的应对。

4. 正确的足部护理

（1）定期检查足部皮肤，以早期发现病变。

（2）促进足部血液循环，以温水浸泡双脚，时间不可过长，5 min 左右，冬季应注意保暖，避免长时间暴露于冷空气中。

(3) 以润滑剂按摩足部,避免穿过紧的长裤、袜、鞋。

(4) 避免穿拖鞋、凉鞋、赤脚走路,禁用暖水袋,以免因感觉迟钝而造成踢伤、烫伤。

5. 保持皮肤清洁

(1) 勤洗澡,不可用过热的水,以免烫伤。

(2) 女患者阴部用温水清洗,以减轻不适。

(3) 阴部及脚趾皮肤避免潮湿,应随时保持干燥。

6. 适当的休息 睡眠时间以能够恢复精神为原则。

7. 运动 可减少身体对胰岛素的需要量,依患者喜好和能力,共同计划规律运动,鼓励肥胖患者多运动。

六、出院指导

1. 饮食指导 主要目的是合理平衡和协调食物、药物与运动的关系,以达到理想血糖控制。

(1) 培养良好的饮食习惯,每餐定时定量,七八成饱即可,细嚼慢咽。

(2) 不吃甜食,甜品如可乐、橙汁、果汁、甜面包等应严格限制,可用非热卡性、非营养性甜味剂(如阿斯巴甜、木糖醇等)。

(3) 保持营养均衡,每餐饮食要尽量包括 4 类基本食物(五谷、素菜、肉、奶及钙类),三大营养即糖、脂肪、蛋白质比例要合理。成人长期卧床者每天每千克理想体重给予热量 25～30 kcal,轻体力劳动(如司机及一般以脑力劳动为主的工作)30～35 kcal,中度体力劳动者(瓦工、木工、管工等)35～40 kcal,重体力劳动者(建筑工人、搬运工等)40 kcal 以上。孕妇、乳母、营养不良和消瘦、伴有消耗性疾病的患者在此基础上每天每千克体重增加 5 kcal,肥胖者酌情减少 5 kcal,至体重逐渐恢复至理想体重的±5%。

(4) 减少油腻食品,少用煎炸方式烹调及避免进食动物脂肪,以清淡饮食为主。

(5) 多选用高纤维食品,如红米、素菜、麦片、豆类等。尽量少吃坚果类食物,如花生米、瓜子、开心果等。

(6) 尽量减少外出进食,因为外出应酬,美味佳肴极易造成饮食失调,使病情加重。戒烟限酒,每天控制食盐摄入量食盐<6 g。

(7) 注意监测体重,每周测量体重 1 次,如果体重改变>2 kg,应立即报告医师,协助查明原因。

2. 运动指导 规律运动及控制体重指数在理想状态,能降低糖尿病发病率,运动能促进血液循环,增加热量消耗,降低血糖、降低血管病变。这对肥胖的糖尿病患者尤为重要。

(1) 运动方法

1) 运动原则是适量、经常性和个体化。运动的选择是在心功能良好基础上,在医生指导下养成良好的生活习惯,可选择快走、慢跑、登山、骑车等有氧运动。

2) 运动量的选择:每次运动 30～60 min,每周 3～4 次,合适的活动强度为活动时患者的心率应达到个体 60% 的最大耗氧量,即心率=170－年龄。

3) 运动的时间宜在餐后 1 h 运动,因此时血糖较高不易发生低血糖症、注射胰岛素或口服降糖药的患者,不宜晨起空腹运动,以防低血糖。

(2) 注意事项

1) 运动量要因人而异(要根据年龄、心肺功能及体力等多种因素而定)。

2）运动要持之以恒、循序渐进，感到身体舒服为标准，不能过量。

3）运动中应注意补充水分，随身携带糖果，当出现饥饿感、心慌、出冷汗、头晕及四肢无力等低血糖反应时及时食用。

4）因运动可以加重心脑负担，使血浆容量减少，血管收缩，有诱发心绞痛、心肌梗死和心律失常的危险，还可使肾血流量减少使糖尿病肾病加重；运动时血压上升，增加玻璃体和视网膜出血的可能，因此合并急性感染、伴有心功不全者，糖尿病肾病、血糖>15 mmol/L 者或不稳定者，不宜运动。

3. 卫生指导

（1）保持皮肤干爽，尤其是脚、鞋袜不宜过紧，以避免脚部皮肤损伤。皮肤有伤口，必须到医院处理好，并经常修剪指甲，避免挠痒时皮肤被抓破，引起感染。

（2）糖尿病患者对疾病的抵抗力差，牙齿易患牙周病，应坚持每餐餐后漱口或刷牙，刷牙方法要正确，并定期去医院检查牙齿，如有蛀牙、牙周病应及时治疗。

4. 自我监测指导　帮助患者家属了解糖尿病的相关知识，指导患者定期复查。

5. 预防并发症指导

（1）经常监测血压、血脂，积极控制高血压、高血脂，防治周围神经及血管病变，定期检查眼底、眼压等。

（2）糖尿病患者易发生感染，指导讲究卫生，尤其女患者应做好会阴部清洁，做好足部护理，选择宽松柔软鞋袜，每天温水泡足，避免足损伤。

（3）由于糖尿病患者的末梢神经病变导致对温度、热度反应不敏感，因此对于糖尿病患者来说，既要保暖，又要防止被烫伤显得尤其重要。所以糖尿病患者应注意足部保暖，避免双足暴露在过冷处，洗脚水温度不应超过 35℃，泡脚时间不应超过 20 min；使用热水袋温度不超过50℃，电热毯睡前要关闭电源。

（4）注射胰岛素的患者较易发生低血糖现象。因此，必须在饭前 30 min 注射和随身备少量糖果应急，并分清糖尿病酮症酸中毒昏迷和低血糖休克。如果是酮症酸中毒昏迷，应及时送到医院治疗；如果是注射胰岛素过量或口服过量降糖剂，运动过度或不定时进食引起的低血糖休克，必须让患者立即进食一些容易吸收的糖类，如糖块、果汁糖或糖分高的饮料，然后尽快送医院。

（5）糖尿病的妇女在怀孕或分娩时较易产生毒血症、感染、难产等并发症，对母亲及胎儿都造成影响。因此，糖尿病患者在怀孕之前应先将糖尿病控制好，并尽早做好产前检查，以确保产前、分娩及产后的安全。

6. 情绪　保持情绪稳定，生活规律。

7. 降糖药　按医嘱服用降糖药，定期复查。

甲状腺功能亢进（瘿病）

甲状腺功能亢进症（hyperthyroidism）简称"甲亢"，是由于多种病因导致甲状腺合成释放过多的甲状腺激素（TH），造成机体代谢亢进和交感神经兴奋，其主要的临床表现为高代谢症候群，包括多汗、心悸、多食、消瘦、怕热、易怒等。在我国本病的发病率逐年上升。

一、疾病诊断

（一）西医

1. 诊断标准　参照《中国甲状腺疾病诊治指南》，典型病例经详细询问病史，依靠临床表现：高代谢症群、甲状腺肿大及 T3、T4 增高可确诊为甲亢。早期轻症，小儿或老年表现不典型甲亢，常需辅以必要的甲状腺功能检查方可确认。在确诊甲亢基础上，应排除其他原因所致的甲亢，结合患者眼征、弥漫性甲状腺肿等特征，必要时检测血清 TSAb 等，可诊断为 GD；有结节需与自主性高功能甲状腺结节，或多结节性甲状腺肿伴甲亢相鉴别，后者临床上一般无突眼，甲亢症状较轻，甲状腺扫描为热结节，结节外甲状腺组织功能受抑制；亚急性甲状腺炎伴甲亢症状者甲状腺摄[131]I 率减低，桥本甲状腺炎伴甲亢症状者血中微粒体抗体水平增高，碘甲亢有碘摄入史，甲状腺摄[131]I 率降低，有时具有 T4、rT3 升高，T3 不高的表现，其他如少见的异位甲亢，TSH 甲亢及肿瘤伴甲亢等均应想到，逐个排除。其诊疗流程如图 1 所示。

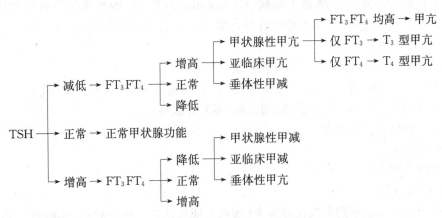

图 1　甲状腺功能诊断流程

2. 临床表现　多见于女性，男∶女为 1∶4～6，20～40 岁多见。

（1）高代谢综合征：患者可表现为怕热多汗，皮肤、手掌、面、颈、腋下皮肤红润多汗。常有低热，严重时可出现高热。患者常有心动过速、心悸、胃纳明显亢进，体重下降，疲乏无力。

（2）甲状腺肿：不少患者以甲状腺肿大为主诉，呈弥漫性、对称性肿大，质软，吞咽时上下移动。少数患者的甲状腺肿大不对称，或肿大不明显。

（3）眼征：眼征有以下几种：① 睑裂增宽，上睑挛缩（少眨眼睛和凝视）。② Mobius 征：

双眼看近物时,眼球辐辏不良(眼球内侧聚合困难或欠佳)。③ Vongraefe 征:眼向下看时,上眼睑因后缩而不能随眼球下落,出现白巩膜。④ Joffroy 征:眼向上看时,前额皮肤不能皱起。⑤ Stellwag 征:瞬目减少炯炯发亮。

(4)神经系统:神经过敏,易于激动,烦躁多虑,失眠紧张,多言多动,有时思想不集中,但偶有神情淡漠、寡言抑郁者。

(5)心血管系统:心率快,心排血量增多,脉压加大,多数患者述说心悸、胸闷、气促,活动后加重,可出现各种期前收缩及心房纤颤等。

(6)消化系统:食欲亢进,体重明显减轻为本病特征。腹泻,一般大便呈糊状。肝可稍大,肝功能可不正常,少数可有黄疸及维生素 B 族缺乏的症状。

(7)肌肉骨骼:甲亢性肌肉、肌无力、肌萎缩、周期性瘫痪。

(8)生殖系统:女性月经减少或闭经,男性阳痿,偶有乳腺增生。

(9)造血系统:白细胞总数减少,周围血淋巴细胞比例增高,单核细胞增加,血容量增大。

(二) 中医

中医临床学中无甲亢的病名,根据其发病原因、临床症状及体征,本病与中医学中的"瘿病"很类似。但中医学瘿病的概念很广,在《吕氏春秋》《三国志》《诸病源候论》《肘后方》《千金要方》《三因方》等古代文献中先后沿用了血瘿、气瘿、息肉瘿、石瘿、劳瘿、土瘿、忧瘿、筋瘿等众多名称,这些可以包括西医学的单纯性甲状腺肿大、甲状腺功能亢进、甲状腺肿瘤、甲状腺炎等多种疾病,但与甲亢比较接近的当属忧瘿与气瘿。

二、分型分类

(一) 西医

根据不同病因,甲亢的分类如下。

(1)甲状腺性甲亢:① 格雷夫斯病(Graves disease)。② 毒性多结节性甲状腺肿腺瘤(Plummer disease)。③ 多结节性甲状腺肿伴甲亢。④ 滤泡性甲状腺癌。⑤ 毒性甲状腺瘤。⑥ 碘甲亢。⑦ 新生儿甲亢。

(2)垂体性甲亢(垂体促甲状腺激素瘤致甲亢等)。

(3)恶性肿瘤(肺、胃、肠、胰、绒毛膜等)伴甲亢(分泌 TSH 或 TSH 类似物)。

(4)HCG 相关性甲亢(绒毛膜癌、葡萄胎、多胎妊娠等)。

(5)卵巢甲状腺肿伴甲亢。

(6)医源性甲亢。

(7)暂时性甲亢。

(二) 中医辨证

有研究指出:本病早期多以火旺为主(实火),阴虚次之。病程较长,年龄较大者,多以阴虚为主,火旺次之(偏虚火)。不典型甲亢、淡漠型甲亢及病程较长且年老体弱者,多以气虚、脾虚为主,阴虚次之。良性突眼为痰气交结,恶性突眼多为肝阳上亢,弥漫性甲状腺肿大多肝郁脾虚,结节性甲状腺肿大或甲状腺腺瘤多有气滞血瘀。综合近年来国内研究的资料,本病的辨证分型主要有气郁痰结证、肝胃火旺证、气阴两虚证、阳亢风动证、阴虚火旺证、肝郁脾虚证、痰结血瘀证、心肝阴虚证等 8 个证型。临床上不少病例常不是单一证型存在,可表现为 2 个或 2个以上的证型复合存在,在治疗时需注意分清主次,抓住主要矛盾,方能收效良好。

1.气郁痰结证 本证型的发病多因情志不舒,肝气郁结,痰邪内生结聚于颈前所致。临床表现为颈前结块肿大,弥漫对称,肿块光滑、柔软,性急易怒,胸闷胁痛,怕热汗出,颈部憋胀,吞咽不爽,喉间有痰;舌质淡红,苔白厚腻,脉弦滑或弦数有力。

2. **气阴两虚证**　本证的发病多因郁火耗伤气阴所致。临床表现为颈前轻度肿大或不肿大,神疲乏力,口干咽燥,气促多汗,心悸少寐,面色萎黄,腰膝酸软,便溏纳差,下肢浮肿,指舌颤动;舌质红,苔少,脉沉细数而无力。

3. **阳亢风动证**　本证的发病多因肝肾阴虚,筋脉失养,虚风内动所致。临床表现为心悸而烦,发热多汗,性急易怒,口干不欲饮,消谷善饥,形体消瘦,头晕目眩,指舌颤动,颈前肿大,目突如脱;舌质红,苔少,脉弦细数而有力。

4. **肝胃火旺证**　本证的发病多因暴怒伤肝,肝郁化火,火邪及胃,炼津生痰所致。临床表现为颈前肿大而柔软光滑,面红目赤,心悸失眠,性急易怒,口苦咽干,多食善饥,畏热汗出,口渴喜冷饮,头晕目眩,指舌颤动,形体消瘦;舌质红,苔黄燥,脉沉弦数有力。

5. **阴虚火旺证**　本证的发病多因火郁伤阴,虚火外浮所致。临床表现为颈前肿块或大或小,形体消瘦,目干睛突,面部烘热,咽干不欲饮,多食易饥,烦躁易怒,心悸汗出,头晕失眠,手指颤动,腰膝酸软;舌质红,苔少,脉沉细数。

6. **肝郁脾虚证**　本证的发病多因郁怒伤肝,肝气不舒,横逆犯脾所致。其临床表现为:急躁易怒,善太息,胸闷胁痛,脘腹胀满,纳食不佳,便稀或溏,颈前肿块或大或小,或见恶心,呕吐,倦怠乏力,心悸汗出;脉象弦滑,苔白或厚腻。

7. **痰结血瘀证**　本证患者病程多较长,缘由气滞痰凝、血脉瘀阻而发病。临床表现为:颈前肿块经久不消,按之较硬或有结节,胸闷憋气,眼球突出,心烦善怒,喉间有痰,吞咽不爽,食少便溏;舌质紫暗或有瘀点、瘀斑,苔白厚腻,脉沉弦或沉涩。

8. **心肝阴虚证**　本证的发病多因痰气壅结、化火伤阴所致。临床表现为:颈前轻度或中度肿大,质地柔软,表面光滑,心悸汗出,心烦少寐,手指颤动,眼干目眩,倦怠乏力,形体消瘦;舌质红,苔少,舌体颤动,脉弦细数。

三、治疗

(一) 西医

甲亢治疗目前主要有 3 种方法:药物治疗、^{131}I 放射治疗及外科手术治疗。在老年人中药物治疗是最基本方法,^{131}I 放射治疗也是比较常用,由于身体条件限制,手术在老年人中相对较少用。

1. **药物治疗**　治疗甲亢的药物主要还是硫脲类药物,包括硫氧嘧啶类和咪唑类。国内常用的有甲巯咪唑(他巴唑)、丙硫氧嘧啶(PTU)、卡比马唑(在体内分解成他巴唑起作用)和甲硫氧嘧啶(MTU)。后者现已少用。硫脲类药物的作用机制主要是抑制甲状腺过氧化酶活性,阻断酪氨酸碘化,从而抑制甲状腺激素的合成。一般甲亢患者需服药后 2～4 周才能出现临床症状减轻。若治疗前患者体内存留着大量的碘,使合成和储备的甲状腺激素增多,导致抗甲状腺药物的起效时间延长。就药物作用机制而言,丙硫氧嘧啶(PTU)有抑制 T4 在外周组织中转化成 T3 作用。因此,许多医生首选丙硫氧嘧啶(PTU)。从临床应用实践看,甲巯咪唑(他巴唑)疗效更强些,而且甲巯咪唑(他巴唑)价格便宜。所以,甲巯咪唑(他巴唑)可作首选药。

药物治疗过程大致可分 3 个阶段:

(1) 症状控制阶段:一般需 1～3 个月,服药剂量一般为每天甲巯咪唑(他巴唑)30～40 mg,或丙硫氧嘧啶(PTU)300～400 mg,分 3～4 次服。为减轻症状,特别是心率过快,可加用普萘洛尔(心得安)等β受体阻滞剂,在开始治疗的2～4周因抗甲状腺药作用尚未显效,多数患者需要服用普萘洛尔类药。

(2) 药物剂量递减阶段:一般需2～3个月。当达到临床症状基本缓解及甲状腺功能检测TT3、FT3、TT4、FT4恢复正常时,可以开始减药。首次减药一般可减少日服量的1/3,以后在保持临床症状缓解和甲状腺功能正常情况下,多数患者可以1个月左右减药1次,每次减少剂量为甲巯咪唑(他巴唑)5 mg或丙硫氧嘧啶(PTU)50 mg。在开始减药前应加用甲状腺粉(片)每天40 mg,或左甲状腺素每天50～100 μg,以防止抗甲状腺药物过量导致甲减,也有利于防止治疗期间甲状腺增大。

(3) 维持阶段:维持剂量一般为每天甲巯咪唑(他巴唑)5～15 mg或丙硫氧嘧啶(PTU)50～150 mg,多数患者为甲巯咪唑(他巴唑)5 mg或丙硫氧嘧啶(PTU)50 mg,每天2次。维持剂量过小,甲亢复发率增高。在这阶段甲状腺粉(片)或左甲状腺素也继续服用,原则上剂量不变,直到停药为止。

2. ^{131}I放射治疗 本法治疗甲亢是一种方便、安全、有效的方法,对老年人尤其合适。患者服用适量的^{131}I后,迅速被甲状腺摄取,^{131}I在衰变过程中放出的射线,其中主要由α射线对细胞产生内照射,使甲状腺细胞被破坏,达到甲状腺功能减低的目的。服^{131}I前2周内忌碘,按甲状腺大小及吸碘率估算服用^{131}I的剂量,一次顿服。一般服药后2～3周甲亢症状开始减轻,1～3个月症状缓解,必要时6～9个月后考虑第2次治疗。重症甲亢患者可在服用^{131}I后1～7天加服抗甲状腺药物和普萘洛尔。国内报告治愈率在80%以上,总有效率在95%以上。本法治疗的主要并发症是甲减。治疗后3～6个月引起的暂时性甲减可在1年内恢复;永久性甲减发生率随治疗后时间延长而增加,国外有资料统计治疗头两年有20%患者发生甲减,以后每年平均发生率为3.2%。国内文献报告甲减发生率多数低于国外,但也有报告随访748例患者,到治疗后11年时,累计患病率已达50%左右。永久性甲减发生原因与放射性剂量及个体对射线敏感性有关,也不排除与自身抗体TGAb及TMAb存在有关。

少数人服^{131}I后2～3天出现憋气、甲状腺疼痛。偶有并发甲亢危象。所以在治疗第1周,应密切注意病情变化。

3. 手术治疗 甲状腺次全切除手术也是甲亢的有效治疗方法。手术适应证为:

(1) 甲状腺明显肿大(Ⅲ度以上),血管杂音明显,内科治疗后甲状腺无明显缩小。

(2) 结节性甲状腺肿或毒性腺瘤。

(3) 内科治疗效果不理想,多次复发。

(4) 长期药物治疗有困难或难以坚持者。患者必须经抗甲状腺药物治疗后,甲状腺功能(主要为TT4、FT4、TT3及FT3)恢复到正常,再经过充分的术前准备,包括服用卢戈氏液每天3次,每次10滴,2～3周后才能进行手术。抗甲状腺药物可服到术前5～7天停用。手术治疗90%的患者可以获得满意效果。但手术后仍可复发。少数患者也可出现甲减,特别桥本甲亢手术后容易发生甲减,因此,这类患者一般不宜手术治疗。全身情况不能耐受手术、浸润性突眼者及各种甲状腺炎引起甲亢者应禁忌手术治疗。老年甲亢患者由于身体条件较差,常伴有冠心病、心肺功能差及高血压等慢性病,手术风险增大,所以手术治疗应慎重。

另外,甲状腺危象作为甲亢的严重并发症,一旦发生,其处理原则如下。

(1) 充分阻断甲状腺激素合成,口服甲巯咪唑(他巴唑)每天60～100 mg(甲状腺手术后引起危象除外),分3～4次给药。

(2) 抑制已合成甲状腺激素释放,立即口服(鼻饲)卢戈氏碘液30滴,以后每6 h 30～40

滴;或碘化钠 1.0 g 溶于 5% 葡萄糖液 500 ml 中静滴,8~12 h 1 次。碘剂最好在用抗甲状腺药 1 h 后给药,在紧急时也可同时给药。

(3) 阻断甲状腺激素对外周组织作用,可用 β 受体阻滞剂,口服普萘洛尔(心得安)20~40 mg 每 4 h 1 次;或静注普萘洛尔(心得安)1 mg,5 min 内注射完,以后每小时静滴 5~10 mg。也可口服胍乙啶,每天 100~200 mg,分 3 次给药。

(4) 糖皮质激素治疗,常用静滴氢化可的松每天 200~400 mg,或地塞米松每天 15~30 mg。

(5) 去除诱发因素,由感染引起的应积极抗感染治疗。

(6) 对症处理和支持治疗,高热者降温,必要时采用冬眠疗法,吸氧,充分补充液体,恢复电解质平衡。补充足够葡萄糖及维生素。

(7) 若经上述处理 24~48 h 后病情仍不好转,可考虑血液或腹膜透析,以迅速减低血循中甲状腺激素水平。

(二) 中医治疗

1. 气郁痰结证　理气舒郁,化痰散结。四海舒郁丸加减。
2. 气阴两虚证　益气养阴,涤痰散结。牡蛎散合生脉饮加减。
3. 阳亢风动证　滋阴潜阳,息风豁痰。珍珠丸加减。
4. 肝胃火旺证　清肝泻胃,育阴散结。龙胆泻肝汤合清胃散加减。
5. 阴虚火旺证　滋阴降火,涤痰散结。知柏地黄丸合消瘰丸加减。
6. 肝郁脾虚证　疏肝健脾。柴胡疏肝散加减。
7. 痰结血瘀证　理气化痰,活血消瘿。海藻玉壶汤加减。
8. 心肝阴虚证　滋阴益精,宁心柔肝。天王补心丹合一贯煎加减。

四、护理

(一) 护理评估

1. 病史、身体评估　甲亢大多起病缓慢,病史询问中应注意患者有无自觉乏力、多食、消瘦、怕热、多汗、急躁易怒及排便次数增多等异常改变。体检时甲状腺多呈弥漫性肿大,可有震颤或血管杂音。伴有眼征者眼球可向前突出。病情严重变化时可出现甲亢危象。

2. 实验室检查　甲状腺功能检查异常,大多患者血中可测得 TSAb。

3. 心理—社会资料　作为甲亢临床症状的一部分,情绪改变几乎见于所有患者。表现为敏感、急躁易怒、焦虑,处理日常生活事件能力下降,家庭人际关系紧张。患者也可因甲亢所致突眼、甲状腺肿大等外形改变,产生自卑心理。部分老年患者可表现为抑郁、淡漠,重者可有自杀行为。

(二) 一般护理

1. 饮食调护　甲亢患者由于分解代谢增强,营养物质消耗增加,往往使体重锐减,并出现体乏无力等症状,故维持患者足够的营养极为重要。

(1) 为了满足患者的机体需要,必须遵循"三高一忌一适量"的饮食调护原则,即给予高蛋白质、高热量、高维生素(尤其是符合维生素 B)食物,以补充机体的消耗,增加热量及各种营养;忌高纤维食物,避免增加肠蠕动,导致腹泻加重;适当补钙及磷,预防骨质疏松及病理性骨折。患者的主食应足量,可增加奶类、蛋类、瘦肉等优质蛋白质以纠正体内负氮平衡,在两餐之间增加点心。

(2) 甲亢患者多为阴虚阳亢(阴虚火旺),所以患者宜食具有滋阴清热之食,如新鲜蔬菜、水果、山药、扁豆、大枣、百合粥、瘦肉莲子羹等。并要鼓励患者多饮水,以补充机体丢失的津液。患者每天应饮水 2 000~3 000 ml。

(3) 患者应忌食高脂、辛辣燥热伤阴耗津之食物,如烟酒、胡椒、辣椒、大蒜、牛肉、羊肉等,并应忌浓茶咖啡,以避免引起交感神经兴奋而加重病情。

(4) 除缺碘性甲亢患者外,患者不宜补充含碘的食物,如海鱼、海菜等。因为甲亢患者使用富含碘的食物,可能会使甲状腺组织硬化,使病情迁延不愈。再则,碘是制造甲状腺素的主要原料,长期服用碘剂,可促使甲亢更为严重,以致发生碘甲亢,所以患者应忌用含碘的食物。

(5) 患者外出活动时,要嘱其随身携带一些食品,以备饥饿时食用。

2. 用药护理　遵从医嘱,按时、按量服药,不可随意停药或改变药物剂量,需要减量或增加药量及其他药物时应征得医生的同意,以免引起意外发生。

3. 情志护理　精神刺激是本病发生的常见诱因,常因忧虑、情绪不安、精神紧张而症状加重。因此,甲亢患者要注意调畅情志,修身养性,要遇事不怒,静心休养,常听优雅动听的音乐,养成种花、养鱼、养鸟等习惯,以怡情养性,安静神志,逐渐消除精神症状。家人及同事也要同情安慰、理解关心,避免直接冲突。

(三) 症状护理

1. 甲亢危象护理措施

(1) 病情监测原有甲亢症状加重,出现严重乏力、烦躁、发热(39℃以上)、多汗、心悸、心率达每分钟 120 次以上,伴纳减、恶心、腹泻等应警惕发生甲亢危象。

(2) 甲亢危象紧急护理措施保证病室环境安静;严格按规定的时间和剂量给予抢救药物;密切观察生命体征和意识状态并记录;昏迷者加强皮肤、口腔护理,定时翻身、以预防压疮、肺炎的发生。甲亢的重要因素,应学会避免诱因,患者学会进行自我心理调节,增强应对能力,家属病友要理解患者现状,应多关心、爱护患者。

2. 营养失调护理措施

(1) 饮食高碳水化合物、高蛋白质、高维生素饮食,提供足够热量和营养以补充消耗,满足高代谢需要。成人每天总热量应在 12 552~14 644 kJ 以上,约比正常人提高 50%。蛋白质每天 1~2 g/kg,膳食中可以各种形式增加奶类、蛋类、瘦肉类等优质蛋白质以纠正体内的负氮平衡。餐次以一日六餐或一日三餐间辅以点心为宜。主食应足量。每天饮水 2 000~3 000 ml,补偿因腹泻、大量出汗及呼吸加快引起的水分丢失,有心脏疾病者除外,以防水肿和心衰。忌食生冷食物,减少食物中粗纤维的摄入,调味清淡可改善排便次数增多等消化道症状。慎用卷心菜、花椰菜、甘蓝等致甲状腺肿食物。

(2) 药物护理有效治疗可使体重增加,应指导患者按时按量规则服药,不可自行减量或停服。

(3) 定期监测体重、血 BUN 值。

3. 感知改变(sensory/perceptual alterations)　有视觉丧失的危险,与甲亢浸润性突眼有关。其护理措施如下。

(1) 指导患者保护眼睛:戴深色眼镜,减少光线和灰尘的刺激。睡前涂抗生素眼膏,眼睑不能闭合者覆盖纱布或眼罩,将角膜、结膜损伤、感染和溃疡的可能性降至最低限度。眼睛勿向上凝视,以免加剧眼球突出和诱发斜视。

(2) 指导患者减轻眼部症状的方法:0.5%甲基纤维素或 0.5%氢化可的松溶液滴眼,可减轻眼睛局部刺激症状;高枕卧位和限制钠盐摄入可减轻球后水肿,改善眼部症状;每天做眼球运动以锻炼眼肌,改善眼肌功能。

(3) 定期眼科角膜检查以防角膜溃疡造成失明。

4. **情绪护理措施** 个人应对无效与甲亢所致精神神经系统兴奋性增高,性格与情绪改变有关。其护理措施如下。

(1) 解释情绪、行为改变的原因,提高对疾病认知水平:观察患者情绪变化,与患者及其亲属讨论行为改变的原因,使其理解敏感、急躁易怒等是甲亢临床表现的一部分,因治疗而得到改善,以减轻患者原有的因疾病而产生的压力,提高对疾病的认知水平。

(2) 减少不良刺激,合理安排生活:保持居室安静和轻松的气氛,限制访视,避免外来刺激,满足患者基本生理及安全需要。忌饮酒、咖啡、浓茶,以减少环境和食物中对患者的不良刺激。帮助患者合理安排作息时间,白天适当活动,避免精神紧张和注意力过度集中,保证夜间充足睡眠。

(3) 帮助患者处理突发事件:以平和、耐心的态度对待患者,建立相互信任的关系。与患者共同探讨控制情绪和减轻压力的方法,指导和帮助患者处理突发事件。

五、健康宣教

(1) 教育患者有关甲亢的临床表现、诊断性试验、治疗、饮食原则和要求以及眼睛的防护方法。上衣宜宽松,严禁用手挤压甲状腺以免甲状腺受压后甲状腺激素分泌增多,加重病情。坚持按医嘱继续服用抗甲状腺素药物,定时门诊复查甲状腺功能,并调整用药剂量,逐渐减量直至停药。

(2) 注意休息:应保持休养环境安静,避免噪声等不良刺激,加强自控,防止情绪激动。

(3) 指导患者每天清晨卧床时自测脉搏,定期测量体重,如出现脉搏减慢、体重增加则是治疗有效的重要标志。每隔1～2个月门诊随访做甲状腺功能测定,以巩固疗效并降低复发率。出现高热、恶心、呕吐、大汗淋漓、腹痛、腹泻、体重锐减、突眼加重等示甲亢危象可能应及时就诊。掌握上述自我监测和自我护理可有效地降低本病的复发率。

(4) 本病病程较长,经积极治疗预后良好,少数患者可自行缓解。心脏并发症可成为永久性。放射性碘治疗、甲状腺手术治疗所致甲减者需终生替代治疗。

(5) 饮食指导:少食多餐,不能暴饮暴食。忌辛辣、烟酒;补充充足的水分,每天饮水2 500 ml左右,忌咖啡、浓茶等兴奋性饮料;适当控制高纤维素食物,尤其腹泻时;注意营养成分的合理搭配;禁食海带、海鱼、海蜇皮等含碘高的食物。由于碘在空气中或受热后极易挥发,故只需将碘盐放在空气中或稍加热即可使用;进食含钾、钙丰富的食物;病情减轻后适当控制饮食。

局灶节段性肾小球硬化(肾风)

局灶节段性肾小球硬化表现为部分肾小球和(或)肾小球部分毛细血管襻(节段)发生病变。病变首先累及肾皮质深层的髓旁肾小球；早期就可以出现明显的肾小管间质病变。蛋白尿、肾病综合征是其突出的临床表现。本病呈慢性进行性过程，最终发展为慢性肾功能衰竭。

一、诊断

(一) 西医

参照中华医学会编著,陈香美主编《临床诊疗指南·肾脏病学分册》(2011 年第 1 版,人民卫生出版社)及黎磊石、刘志红主编《中国肾脏病学》(2007 第 1 版,人民卫生出版社)确定诊断。

典型的 FSGS 的特征为局灶损害,影响少数肾小球(局灶)及肾小球的局部(节段)。起始于近髓质的肾小球受累,轻者仅累及数个毛细血管襻区,重者波及大部分肾小球,病变呈均匀一致的无细胞或细胞极少的透明变性物质(襻内泡沫细胞、透明滴);严重者见球囊粘连,脏层上皮细胞增生形成"帽样"结构,甚至出现"脐部"病变。电镜下显示大部分肾小球或全部肾小球足突融合上皮细胞及其足突与基底膜脱离,内皮细胞和系膜处有电子致密物沉积。免疫荧光检查在硬化区见 IgM 及 C3 呈不规则、团状、结节状沉积。无病变的肾小球呈阴性或弥漫 IgM、C3 沉积,IgA、IgG 少见。

本病易误诊为微小病变肾病,故需结合临床表现肾组织学所见、对激素治疗的反应以及有无自发缓解或药物诱导缓解等全面考虑,有助于 FSGS 的诊断。肾小球局灶节段性硬化除了可见于 FSGS 之外,还可见于多种肾脏疾病的慢性发展过程,如梗阻性肾病、反流性肾病及二醋吗啡成瘾者;甚至可见于过度肥胖者。因此,要综合分析作出正确诊断。

(二) 中医诊断

参照戴庆麟主编的《常见肾脏病的诊断和治疗》(1960 年,人民卫生出版社)。

(1) 有急性肾风病史,及(或)有经常反复感冒病史。

(2) 病程较长,一般为数年或数十年,颜面或全身浮肿,腰酸,眩晕,心悸,纳呆、恶心,气短,尿少等。

(3) 颜面灰白虚浮,或灰黄,罩青色,面色有灰垢不净之感。肉轮暗黑,耳轮发白或焦枯,口唇、爪甲色淡,舌淡白或隐青,苔多腻,脉多沉缓无力,或沉弦无力。血压多有升高。

(4) 实验室检查可见尿中蛋白、潜血或有红细胞、管型,尿素氮、肌酐正常或轻度升高。

同时具备(1)或(2)或(3)和(4)者,均可确诊为肾风。

二、分型分类

(一) 西医

1. 病因分型　按病因可分类为原发性 FSGS、家族性或遗传性 FSGS、继发性 FSGS。

2. 形态学分型　根据形态学改变特点可将其分为 4 种类型：① 周边型：肾小球周边硬化，硬化区常与壁层上皮细胞粘连，儿童特发性 FSGS 多见此型。② 混合型：肾小球脐部硬化伴血管极透明变性，病变始于血管极，成人特发性 FSGS 多见此种类型。③ 塌陷型：肾小球袢开放不良、皱缩，毛细血管袢广泛塌陷，此型多与病毒感染相关。④ 结节型：系膜基质增加，形成结节，常伴入球动脉透明变性，是糖尿病肾病典型的形态学改变。

(二) 中医辨证

1. 风伏肾络证　面目或四肢浮肿，遇风发病，或遇风复发，或遇风加重，或迁延日久不愈，四肢关节不适，尿中泡沫增多，面色晦暗，腰膝酸软，倦怠乏力。舌质淡，苔薄黄或白，脉浮或细沉细。

2. 湿热蕴结证　遍体浮肿，胸脘痞闷，烦热口渴，小便短赤，或大便干结或溏滞不爽。舌质红，苔黄腻，脉沉数或濡数。

3. 肾络瘀阻证　肾病迁延不愈，反复发作，浮肿时发时止，面色黧黑或面色无华，骨痛。舌质暗或有瘀斑瘀点，脉沉细涩或沉弦细。

4. 肾虚湿瘀证　四肢浮肿不甚，面、唇、肤色晦滞黧黑，腹部青筋暴露，手足心热，腰膝酸软，或妇女经色暗红有紫块，或经少经闭，小便黄赤。舌质红或紫暗，苔黄腻，脉细涩或细弦。

5. 气阴两虚证　浮肿日久，面目四肢浮肿不甚，气短乏力，手足心热，口干咽燥，头目眩晕，腰膝酸软，时见自汗或盗汗，小便短赤。舌红少苔或舌淡而边有齿痕，脉细数或细弦。

6. 脾肾阳虚证　全身浮肿，腰以下为甚，按之凹陷不易恢复，脘腹胀闷，纳呆便溏，面色萎黄，神倦肢冷，或腰部冷痛，小便短少。舌质淡胖，苔白滑或白腻，脉沉缓，或沉弱，或沉细，或沉迟无力。

三、治疗

(一) 治疗原则

1. 积极对症治疗　包括抗凝、抗血栓形成、降血压、降血脂、降蛋白尿、营养的维护与支持疗法。

2. 保护肾功能　防止或延缓肾功能损害，减慢病情进展。

3. 防治并发症　包括感染、血栓栓塞性并发症、水电解质及酸碱代谢异常、药物治疗的不良反应等。

4. 联合用药　病情反复发作的肾病综合征患者，可以考虑联合糖皮质激素和免疫抑制药物治疗。

(二) 西医

1. 初始治疗　表现为肾病综合征的 FSGS 患者的初始治疗可使用糖皮质激素和免疫抑制剂治疗。首次治疗很重要，其疗效对估计病情、确定长期治疗方案及预后判断有重要意义。

泼尼松每天 1～2 mg/kg，最大量每天 60 mg，持续 2～4 个月，治疗有效者（完全缓解或部分缓解）逐渐减量至每天 0.5 mg/kg 或隔天 60 mg，持续 6～8 周后逐步减撤。大部分患者在 5～9 个月达到完全缓解（平均时间 3～4 个月），疗程不到 2 个月完全缓解率小于 30%。初始大剂量糖皮质激素使用至少 8 周，如能耐受最长可使用至 16 周，或直至完全缓解。达到完全缓解后，糖皮质激素在 6 个月内缓慢减量。

完全缓解者应逐渐撤减糖皮质激素，且在撤减过程中应加服雷公藤多苷片或其他细胞毒药物，避免复发。使用糖皮质激素有相对禁忌证或不能耐受大剂量糖皮质激素的患者（如未控制的糖尿病、精神疾病、严重的骨质疏松),建议选用 CNI。

判定糖皮质激素无效的标准是:泼尼松每天 1 mg/kg,4 个月后仍持续存在肾病综合征,初治无效的患者,应予迅速减量,在 4～6 周内停药。FSGS 首次糖皮质激素治疗无效或复发后再治无效者,预后较差,易进展为慢性肾功能衰竭。

2. 复发患者　治疗应视复发频率而定。非频繁复发者建议采用初发 FSGS 相同的治疗方案。如果糖皮质激素停药较长时间(≥6 个月)后复发,给予第二疗程的糖皮质激素。而经常复发(6 个月中复发次数超过或等于 2 次,或 12 个月中复发超过或等于 3 次)、糖皮质激素依赖(糖皮质激素减量期间复发 2 次,或停药 1 个月内复发)、不适用较大剂量糖皮质激素者,最好加用其他免疫抑制剂。

3. 难治性患者　建议小剂量糖皮质激素联合口服或静脉环磷酰胺 200 mg,隔天用药,达到累计剂量(6～8 g)。使用环磷酰胺后复发和希望保留生育能力的患者,建议使用 CNI 1～2 年(他克莫司每天 0.05～0.1 mg/kg 或环孢素 A 每天 3.0～5.0 mg/kg,分 2 次口服,间隔 12 h)。可单用或与激素联合用药。

CNI 联合小剂量糖皮质激素(每天 0.4～0.5 mg/kg)较激素单药治疗更可能获得临床缓解。对于糖皮质激素依赖或抵抗患者,CNI 较 CTX 可更快达到缓解并有可能获得更高的完全缓解率。

他克莫司作为新型的 CNI,曾有研究显示与糖皮质激素联合治疗 FSGS 的疗效优于环磷酰胺联合糖皮质激素治疗 FSGS,而不良反应少于后者。而有小规模研究,与环孢素 A 对比,其免疫活性比后者强 100 倍,可能有效降低尿蛋白,临床缓解率高,可有效治疗环孢素 A 抵抗或依赖型 FSGS 患者。

4. 血管紧张素转换酶抑制剂或血管紧张素 Ⅱ 受体拮抗剂　在理论上和实践中治疗 FSGS 都获得良好的效果,其机制是:① 减缓肾小球硬化的进展速度。② 降低发生肾功能不全的危险性,使尿蛋白为每天 1～3 g 的患者发生肾功能不全的危险性(血肌酐值倍增)下降＞50%,尿蛋白超过每天 3 g 者危险性下降＞65%。③ 降低蛋白尿,减少尿蛋白＞45%。④ 降低血压,避免高血压给肾脏带来进一步损害。

5. 降脂治疗　脂质代谢异常参与本病的发病过程,降脂治疗可干预 FSGS 病程,达到延缓肾小球硬化和疾病进展之目的。血脂恢复正常也降低冠心病、脑血管疾病的危险性。

6. 抗凝、抗血栓　改变肾小球局部高凝状态,可能影响凝血机制介导的肾小球硬化,从而减缓本病进展。同时对肾病综合征患者的血栓栓塞性并发症有防治作用。

7. 血浆置换和免疫吸附　有报道在应用免疫抑制剂的同时,采用血浆置换能有效缓解那些治疗反应差、快速进展至终末期肾功能衰竭、肾移植后复发的青年 FSGS 患者(可能与循环因子相关)的临床症状。停止血浆置换再次复发者,重复血浆置换治疗仍能使病情改善。此外,难治性 FSGS 患者亦可采用葡萄球菌蛋白 A 免疫吸附柱进行免疫吸附治疗。FSGS 患者在接受肾移植后短期内即可复发,有人提出 FSGS 的复发率高达 50%～100%,甚至在移植后即刻疾病就可复发。FSGS 的复发可能与体内循环因子相关。

(三) 中医

1. 辨证选择口服中药汤剂或中成药

(1) 风伏肾络证:祛风通络。

(2) 湿热蕴结证:清热利湿。

(3) 肾络瘀阻证:化瘀通络。

（4）肾虚湿瘀证：益肾活血。

（5）气阴两虚证：益气滋肾。

（6）脾肾阳虚证：温阳利水。

2. 静脉滴注中成药注射剂　根据病情可辨证选用黄芪注射液、生脉注射液、丹参注射液、川芎注射液、疏血通注射液、参芎注射液、灯盏细辛注射液等。

3. 针灸治疗

（1）体针疗法：辅助疗法。取然谷穴，直刺，灸 3～5 min，留针 20～30 min，取章门穴，留针 20～30 min，以温肾助阳，化气行水。上肢肿加偏历穴；下肢肿加阴陵泉穴；足背肿加商丘穴；尿少加水分、中极穴；便溏加天枢穴。或取水分、脾俞、肾俞、列缺、天枢、关元、足三里、复溜穴，平补平泻，留针 20～30 min，以温阳健脾，行气利水。10 天为 1 个疗程。

（2）穴位注射疗法：辅助疗法。取双侧肾俞、足三里穴，每天每穴注射鱼腥草注射液或板蓝根注射液 2 ml(交替应用)，20 天为 1 个疗程。

（3）耳针疗法：辅助疗法。取耳穴肾、肾俞、输尿管、膀胱及交感、神门、肾上腺、三焦、内分泌，每次选 2～3 穴，毫针浅刺，中等刺激，隔天 1 次，左右交替，3 次为 1 疗程。

4. 其他疗法

（1）中药皮肤熏蒸发汗疗法：适用于高度水肿无汗或汗少，而无其他严重高血压、冠心病等急慢性疾病患者。葛根、桂枝、白芍、苏叶、荆芥、防风、香薷、紫菀、生姜等，水煎 500 ml，应用《中药汽疗仪》中药熏蒸治疗，隔天熏蒸 1 次，每次熏蒸 15～20 min，温度 37～42℃，7 次为 1 个疗程。

（2）气功疗法：适用于恢复期治疗。可以选练放松功、内养功、六字诀等功法，每天练 1～3 次，练功前 1 h 不要服药和打针，练功前若饥饿可进少量并排出大小便。练功后不宜马上进食。

四、护理

(一) 护理评估

1. 患病及治疗经过

（1）患病经过：患病的起始情况和时间，有无起因和诱因。有无急性肾风病史，及(或)有经常反复感冒病史。

（2）检查及治疗经过：既往检查、治疗经过及效果，是否遵从医嘱治疗。询问用药史，包括药物的种类、剂量和用法。

2. 心理—社会状况

（1）疾病知识：患者对疾病的性质、过程、预后及防治知识的了解程度。

（2）心理状况：患者的性格、精神状态。患病对患者日常生活、工作的影响。有无焦虑、抑郁、悲观等负性情绪及程度。

（3）社会支持系统：包括患者的家庭成员组成，家庭经济、文化、教育背景，对患者所患疾病的认识，对患者的关怀和支持程度；医疗费用来源或支付方式。

3. 身体状况

（1）患者的生命体征、精神、意识、营养状况。

（2）皮肤和黏膜：皮肤或全身有无浮肿，应注意有无皮肤干燥、弹性减退等失水倾向。皮肤有无灰白虚浮，或灰黄，藏青色，面色有灰垢不净之感。

（3）实验室检查可见尿中蛋白、潜血或有红细胞、管型，尿素氮、肌酐正常或轻度升高。

（二）一般护理

1. 起居护理

（1）保持病室静谧清爽，起居有时；顺应四时，避免六淫邪气入侵。

（2）保持口腔、皮肤、会阴清洁，防止感染。

（3）避免肾损害加重因素，如过度劳累等。慎用对肾脏有损害的药物和食物。

2. 饮食护理

（1）风伏肾络证：宜食祛风通络的食品，如木瓜、丝瓜、樱桃等。

（2）湿热蕴结证：宜食清热利湿的食品，如薏苡仁、冬瓜、苦瓜、鲫鱼等。

（3）肾络瘀阻证：宜食活血散结、补气行气的食品，如山楂、桃仁、香菇、海带、金橘等。

（4）肾虚湿瘀证：宜食益肾活血、清热利湿的食品，如山药、桃仁、樱桃等。

（5）气阴两虚证：宜食益气养阴的食品，如莲子、红枣、山药、黑米、枸杞等。

（6）脾肾阳虚证：宜食健脾益肾、温阳利水的食品，如山药、木瓜、薏苡仁、莲子、红枣、泥鳅等。

（7）出现浮肿、高血压时应低盐饮食，建议每天盐摄入量控制在 2～3 g，忌食腌制品、含盐蔬菜（如茴香等）。高度浮肿时遵医嘱短期内无盐饮食。当肾功能不全（GFR≤50 ml/min）时，应限制蛋白质摄入，蛋白质每天 0.6～0.8 g/kg，且优质蛋白质占 50% 以上。极低蛋白质饮食患者每天 0.3～0.4 g/kg，还应配合 α-酮酸治疗。必要时，可以麦淀粉替代部分主食，保证热量摄入充分。

3. 情志护理

本病病程长，病情易反复，患者抑郁善忧，情绪不宁，可采用顺情从欲方法，疏导患者的不良情绪，以化郁为畅，疏泄情志。

使用激素、免疫抑制剂的患者担心副作用，心理压力大，可采用说理开导方法，多与患者沟通，了解心理状况，做好针对性解释工作，给予心理支持。当患者表现为郁怒、躁动等肝阳亢盛、血压增高现象时，应及时心理疏导，避免言语、行为、环境因素等不良刺激。

采用自我放松、分心移情的方法，如听音乐、放松操等；鼓励患者生活中培养兴趣爱好，参与力所能及的家务和社会活动，如种植花草、烹饪、棋艺等。

（三）症状护理

1. 泡沫尿（蛋白尿）

（1）观察尿泡沫多少及消散时间。遵医嘱留取尿常规、24 h 尿蛋白定量及尿微量蛋白等。标本留取应正确、及时，避免尿液过度稀释或浓缩，防止标本污染或变性。

（2）注意观察有无发热、剧烈运动，以及体位改变等因素对患者泡沫尿（蛋白尿）的影响。

（3）大量泡沫尿（蛋白尿）患者，以卧床休息为主，适度床旁活动。卧床时需定时翻身，做足背屈、背伸等动作，病情缓解后，可逐步增加活动量。

（4）做好口腔、皮肤、会阴等护理，避免因感染致病情反复，蛋白尿增加。

（5）遵医嘱艾灸，可取气海、关元、足三里等穴位。

2. 水肿

（1）及时评估水肿程度、部位，监测体重、腹围、出入量等。重度水肿宜卧床休息，记 24 h 出入量，重点观察血压、心率、呼吸及肾功能等变化。下肢高度浮肿患者，需注意观察双下肢浮肿程度是否对称、有无疼痛感、皮温升高等情况，及时发现血栓性事件发生。

（2）保持皮肤清洁、干燥，衣着柔软宽松，定时翻身，防止皮肤破损、感染发生。头面眼睑水肿者应将枕头垫高;下肢水肿明显应抬高足部;阴囊水肿用阴囊托托起。严重胸水、腹水时宜取半坐卧位。

(3) 适当控制饮水量,指导患者量出为入,保持出入量平衡。

(4) 使用攻下逐水剂或利尿剂时,应重视血压监测、观察尿量、及大便的次数和量,防止有效血容量减少导致的休克及电解质紊乱。

(5) 遵医嘱中药泡洗。

(6) 遵医嘱中药外敷。

(7) 遵医嘱中药熏蒸。

3. 血尿

(1) 辨尿色、性状。定期检查尿液,观察尿红细胞量增减、反复与日常生活的相关性,如活动、睡眠、疲劳等,以及有无感染等因素影响。

(2) 血尿辨证多属于或兼有肾络瘀阻证,遵医嘱予活血化瘀类中药,护理中应注意观察皮肤、口腔、牙龈等部位有无出血,女性患者月经期经量改变等。

4. 头晕、血压增高

(1) 加强巡视、监测血压。眩晕发生时,尽量使患者卧床休息。若出现头痛剧烈、呕吐、血压明显升高、视物模糊、立即报告医师,做好抢救准备。

(2) 应用降压药物时,注意监测血压动态变化,避免降压速度过快。并注意观察降压药物可能对肾功能产生的影响。一般血压应控制在 130/80 mmHg,对于 24 h 内尿蛋白>1 g 者,血压应控制在 125/75 mmHg。

(3) 遵医嘱耳穴贴压,取神门、肝、降压沟、心、交感等穴。

(4) 遵医嘱穴位按摩,取风池、百会、太阳等穴。

5. 尿量异常(少尿、无尿;多尿、夜尿)

(1) 少尿、无尿是肾风重症,关注血压、心率、呼吸、神志、24 h 出入量等变化,尤其重视有无高钾、高血容量、酸中毒及其对心肺功能的影响。严格控制水分摄入,保持出入量平衡。

(2) 对多尿、夜尿患者应观察尿量、尿比重、尿渗透压、排尿次数等。

(3) 遵医嘱艾灸,取肾俞、关元、足三里与命门、气海、三阴交两组穴位交替、间歇应用。

(4) 遵医嘱中药全结肠灌洗。

6. 腰膝酸软

(1) 观察疼痛性质、部位、伴发症状,注意区别肾外因素导致的腰痛。

(2) 行肾穿刺患者术后往往有腰酸胀痛情况,一般术后 3 天内忌在腰部行各项物理治疗。

(3) 遵医嘱耳穴贴压,取肾、腰骶等穴。

(4) 遵医嘱艾灸,取肾俞、气海、关元等穴。

(5) 遵医嘱中药外敷,取双侧肾俞、三焦俞等穴。

五、健康指导

(一) 生活起居

(1) 患者要充分休息,保证睡眠,避免疲劳。适当运动有利于增强体质,如太极运动、八段锦等。

(2) 防止感染。严防感冒,扁桃体发炎或其他上呼吸道感染以及泌尿系感染的发生。

(3) 要保持皮肤清洁,预防皮肤感染。卧床患者应经常变换体位,保持床上平整干燥,预防褥疮发生。

（4）应在病情稳定2～3年后再考虑结婚，婚后也要节制房事。

（5）定期监测血压，控制血压于合理范围。

（6）指导患者进行中医特色的自我保健方法，如穴位按摩等。

（二）饮食指导

1. 合理安排饮食　做到饮食有节，宜忌得当。

首先注意忌盐。水肿初起，或浮肿较甚者，应给予低盐或无盐饮食；肿势减退后，可逐渐改为低盐饮食。其次，蛋白质摄入要适当控制，以低于平时1/3或1/2为度，并不宜食有碍脾胃运化的滋腻、肥甘之物，忌食发物、辛辣、烟酒等刺激性物品。切忌暴饮暴食，过食生冷寒凉之品。

2. 饮食疗法　辅助疗法。

（1）黄芪薏苡仁粥：用生黄芪、生薏苡仁，煮成稀粥，长期食之。

（2）黄芪瘦肉汤：黄芪、猪瘦肉适量，共煎汤，不放盐，吃肉饮汤。

（3）赤小豆鲫鱼汤：赤小豆、小鲫鱼、生姜、葱白，炖汤不放盐，喝汤吃鱼。

（4）玉米须茅根饮：玉米须、白茅根，共煎汤，加适量白糖分次服用。

（5）赤小豆鲤鱼汤：赤小豆、鲤鱼（去肠脏）、生姜，共炖汤，不放盐，吃鱼饮汤。

（6）干燥玉米须，加水500 ml，用温水煎煮20～30 min，成300～400 ml，经过滤而口服，每天1剂。

（7）苦葫芦瓢，微炒为末，每天粥饮服3 g，功专利水。

（三）用药指导

（1）要谨慎用药，忌用肾毒性药物，以防药物伤肾。

（2）服药时应少量多次频频饮下，有恶心呕吐时可用生姜片擦舌，以和胃降逆止呕。

IgA 肾病(肾风)

IgA 肾病(IGAnephropathy,IGAN)又称 Berger 病,是指肾小球系膜区以 IgA 或 IgA 沉积为主,伴或不伴有其他免疫球蛋白在肾小球系膜区沉积的原发性肾小球病。IgA 肾病是肾小球源性血尿最常见的病因,是我国最常见的肾小球疾病,并成为终末期肾脏病重要的病因之一。

一、诊断

(一) 西医

国际 IgA 肾病协作组 2009 年发表了 IgA 肾病的牛津病理分类;2011 年中华医学会肾脏病学分会出版的《临床诊疗指南·肾脏病学分册》;2012 年 KDIgO 肾小球肾炎临床实践指南。

(二) 中医

中国中西医结合学会肾脏疾病专业委员会,参考已发表的 IgA 肾病中医辨证分型,组织专家设计新的 IgA 肾病辨证分型问卷调查表,然后采用科学的德尔菲法进行了 2 轮问卷调查。第一轮调查问卷 65 题,62 位中西医结合肾病专家回复了答卷。经过整理、分析确定了第二轮调查问卷的题目共 53 题,45 位肾病专家回复了答卷。将第二轮调查问卷的结果总结后,再经过专家的充分商议和修改,形成了现在的 IgA 肾病的中医辨证分型。以中国中西医结合学会肾脏疾病专业委员会的名义推荐给中西医结合肾病工作者在临床和科研工作中应用。

二、分级与辨证分型

(一) 西医

IgA 肾病 Lee 分级主要是针对 IgA 肾病的病情和症状进行分级,有利于对症下药。需要做肾穿刺检查才能确定分级。

1. Ⅰ级　此期的患者其肾小球绝大多数正常,偶尔轻度系膜增宽(节段)伴和(或)不伴细胞增生,肾小管和肾间质则没有改变,这是 Lee 分级中最轻的一型。

2. Ⅱ级　此期的患者肾小球示局灶系膜增殖和硬化(<50%),有罕见小的新月体,肾小管和肾间质无损害。这一期相对于第一期来说病变较重,光镜下为局灶损害,病变影响了少数肾小球(局灶)及肾小球的部分小叶(节段)。

3. Ⅲ级　患者的肾小球呈弥漫性系膜增殖和增宽(偶尔局灶节段),偶见小新月体;肾小管和肾间质改变则呈现出局灶性肾间质水肿,偶见细胞浸润,罕见肾小管萎缩。细胞浸润就可导致炎症反应,此时如果不及时地加以制止,在炎症反应的过程中肾脏功能细胞会发生表型转化,并会释放出一系列致肾毒性因子。肾小球硬化的面积会增加,肾小管萎缩也会增多,还会出现肾间质肾血管纤维化。

4. Ⅳ级　肾小球病变呈重度弥漫性系膜增生和硬化,部分或全部肾小球硬化,可见新月体(<45%)。肾小管萎缩,肾间质浸润,偶见肾间质泡沫细胞。此分型中拿新月体为例:此型

中新月体接近50%，可以说患者如果不加以注意的话，很可能就会达到这个数字，而研究表明当新月体超过肾小球总数的50%以上时，即为新月体肾炎（或新月体 IgA 肾病），它是国内除狼疮性肾炎之外最常见的Ⅱ型-免疫复合物性新月体肾炎，其严重程度不言而喻。

5. **Ⅴ级**　肾小球病变的性质类似Ⅳ级，但更严重，肾小球新月体形成>45%；肾小管和肾间质病变类似于Ⅳ级，但更严重。此期 IgA 肾病的病变是 IgA 肾病中最严重的，所以治疗起来也最困难，IgA 肾病治疗措施与Ⅳ级治疗无异，只是需要更严格的治疗方案，或许在治疗的时间上也会相对较长。

（二）中医

1. **气阴两虚证**　主症：微量泡沫尿（24 h 尿蛋白定量小于 1.0 g）或兼有少量异形红细胞尿。次症：腰酸、乏力，口干、目涩、手足心热，眼睑或足跗浮肿，夜尿多。舌脉象：脉细或兼微数，苔薄、舌红，舌体胖，舌边有齿痕。肾病理改变（可参考）：功能健全的肾单位数目减少和足细胞受损。

2. **脉络瘀阻证**　主症：持续性镜下异形红细胞尿。次症：腰部刺痛，或久病（反复迁延不愈病程 1 年以上）；皮肤赤红缕，蟹爪纹路，肌肤甲错。舌脉象：脉涩，或舌有瘀点、瘀斑，或舌下脉络瘀滞。肾病理改变（可参考）：肾微小血管（血流）损伤的表现。

3. **风湿内扰证**　主症：尿多泡沫（24 h 尿蛋白定量大于 1.0 g）或兼有异形红细胞尿。次症：水肿，腰痛、困重，头身、肌肉、肢节酸楚，皮肤瘙痒，恶风。舌脉象：脉弦或弦细或沉，苔薄腻。肾病理改变（可参考）：肾固有细胞增生及炎细胞浸润，新月体形成、伴坏死。

三、治疗原则

（一）西医

IgA 肾病是肾脏免疫病理相同，但临床表现、病理改变和预后变异很大的原发性肾小球病，本病迄今为止尚无一种治疗方法能改变 IgA 在系膜区沉积，只能通过改变免疫反应及炎症状态来减少肾小球硬化，目的是保护肾功能，减慢病情进展。其治疗则根据不同的临床、病理综合给予合理治疗，按照临床分型治疗 IgA 肾病。

1. **孤立性镜下血尿型**　无须特殊治疗，定期随访，一旦出现高血压、蛋白尿则需要治疗。

2. **反复发作肉眼血尿型**　病灶清除如扁桃体切除，可根据蛋白尿的多少使用三联疗法〔雷公藤多苷，大黄素，血管紧张素转换酶抑制剂（ACEI）联合血管紧张素Ⅱ受体拮抗剂（ARB）〕。

3. **无症状尿检异常型**　治疗原则是抑制系膜病变、减少蛋白尿、血尿及延缓肾组织纤维化。三联疗法（雷公藤多苷，大黄素，ACEI/ARB）如下。

（1）雷公藤多苷能抑制免疫反应过程，促进主细胞病变的修复。

（2）大黄素能抑制系膜细胞增生，延缓肾小球硬化的进展。

（3）ACEI/ARB 能降低肾小球出球小动脉阻力从而减轻肾小球后负荷，减低肾小球球内压力。

4. **血管炎型**　是近年认识的一种特殊的 IgA 肾病，肾小球新月体形成伴或不伴毛细血管襻和内皮细胞增生。这一类型需要积极的免疫抑制治疗。

（1）霉酚酸酯（MMF）治疗方案：甲泼尼龙静脉滴注冲击治疗（每天 0.5 g）3 天，继以泼尼松每天 0.6 mg/kg，每 2 周减少每天 5～10 mg，以后维持此剂量。MMF 以 0.5 g、每天 2 次开始给药，依据血药浓度增加至每天 1.5～2.0 g，连续用 6 个月，以每天 0.75～1 g 剂量维持，总疗程 2 年。

(2) 环磷酰胺(CTX)治疗方案：甲泼尼龙同 MMF 治疗方案。CTX 冲击 $0.5\sim1.0$ g/m²，每月 1 次，共 6 个月，以后每 3 个月 1 次。总剂量<8 g。CTX 治疗结束后用硫唑嘌呤维持，总疗程 2 年。

5. 大量蛋白尿型

(1) 微小病变合并 IgA 肾病时选用激素治疗。

(2) 系膜区 IgA 沉积，病理上有较多球性废弃小管间质慢性化病变时用雷公藤联合 ACEI/ARB 能减少蛋白尿，患者要低蛋白质饮食。

6. 高血压型　控制血压 125/75 mmHg 以下；ACEI/ARB 能控制血压，还能有效减少蛋白尿，延缓肾功能进展，降压药首选 ACEI/ARB，如控制不佳可加用钙通道阻滞剂和利尿剂；血压控制理想的状态下仍有较多蛋白尿时，可加用雷公藤以减少尿蛋白。

(二) 中医

1. 重视祛邪　由于长期以来，受到以正虚为纲的影响，在治疗 IgA 肾病过程中，存在过于强调从补虚着手、重视脾肾的习惯思维。在临床过程中发现，邪实病因在慢性 IgA 肾病的发病中亦起很大作用，因而治疗中在补虚的基础上，加重了祛邪的治疗，对于湿热、热毒、瘀血，应用利湿、清热解毒及活血化瘀之法，从而达到减少尿蛋白、保护肾功能的目的。慢性 IgA 肾病是一个较复杂的疾病，因此中药应用中应重视辨证论治，针对不同的临床表现、不同的病理类型而应用相应的方法，同时要注意辨证与辨病相结合。特别强调的是对于大量蛋白尿的患者使用解毒祛湿之蛇莓、白花蛇舌草、穿山龙、蒲公英、紫花地丁等中药，可减少蛋白尿的排泄。

2. 合理应用补药　IgA 肾病为本虚标实之证，多虚实夹杂，单独脾肾阳虚型很少见，多夹湿、夹瘀，因而有阳虚者，不宜用大热之品，如肉桂、附子、鹿茸等辛温燥烈之补阳药，而宜用菟丝子、淫羊藿、鹿角霜、续断等温而不燥之药。另外慢性 IgA 肾病之血尿，亦多属气虚兼血瘀，治疗以益气养血、活血止血为宜，不可长期应用凉血止血之药，否则会导致气虚血瘀之证加剧，从而导致血尿难治。

四、护理

(一) 护理评估

1. 病史

(1) 起病与特点：询问疾病的起始时间和主要症状。

(2) 检查与治疗经过：了解是否曾做过尿常规、肾功能、肾 B 超等检查，其结果如何；是否已经过治疗，并详细询问以往的用药情况。

(3) 心理—社会状况：本病病程长，部分患者可出现焦虑、悲观等不良情绪，评估时应注意了解患者的心理反应和患者的社会支持状况。

2. 身体评估

(1) 一般状况：患者的精神状态、营养状况、生命体征等。

(2) 水肿：水肿的范围、特点以及有无胸腔、腹腔、心包积液等。

3. 实验室及其他检查

(1) 血液和尿液检查。

(2) 肾活组织病理检查。

（二）日常护理

（1）IgA 肾病的患者一定要注意劳逸结合，因为劳累过度，剧烈运动，促使血尿增加，因此应该做到起居有节，注意卧床休息，适度锻炼身体，防止熬夜、过度疲劳及剧烈运动。

（2）IgA 肾病的患者要注意精神调养，凡患尿血的患者，均有不同程度的精神紧张、抑郁和悲观。因此，在日常生活中，要时时注意言行，慌张、高叫等都会增加患者的不安和恐惧心理，故精神调养显得尤为重要。尽可能减少对患者不良的精神刺激，保持心情舒畅，以利于疾病的康复。

（3）本病常因上呼吸道感染、扁桃体炎而使病情加重，故应预防感冒，如体质较差，容易感冒者，可适度锻炼身体，增加抵抗力，防止上呼吸道感染发生，并服用中药玉屏风散以益气固表。

（4）积极消除易感和诱发因素，如上呼吸道、皮肤、肠道、尿路感染，根治疮疖、真菌感染，对反复因扁桃体炎而诱发血尿发作者，可行扁桃体切除术，儿童包皮过长者宜适时环切。一旦出现炎症感染，积极治疗。

（5）影响 IgA 肾病长期预后的因素很多，最常见于高龄男性起病者，或持续性血尿伴有大量蛋白尿者，或伴有严重高血压患者等，对此类情况，应严密观察，高度重视，并给予及时合理的防护措施，由此才可阻滞 IgA 肾病发展至肾功能衰竭的进程，达到治病防变的目的。

（6）除了上述的注意事项外患者在饮食也要注意，肾病患者在饮食上需保证"五低一高"原则：低盐（低钠）、低钾、低磷、优质低蛋白质及高维生素饮食。

（三）症状护理

1. 血尿　肾风病血尿可分肉眼血尿及镜下血尿。

（1）辨尿色、性状。肾风病血尿具有无凝血块、无血丝，一般无疼痛、全程血尿等临床特征，尿检红细胞形态为异形红细胞，要排除药物（如大黄、利福平、口服避孕药等）和女性月经污染所致的红色尿、假性血尿和外科范围的血尿。

（2）肾风病肉眼血尿，初发时可伴发热、咽痛等外感风热证候，或与乳蛾（扁桃体炎）急性发作同步出现，应注意观察咽部及体温情况。鼓励饮水，也可用金银花煎液漱口清洁口腔，或遵医嘱中药雾化治疗。

（3）肉眼血尿严重者需卧床休息，尚需监测血压、血液分析、评估出血量。

（4）镜下血尿病程多数较长，且症状隐匿。应定期检查尿液，观察尿红细胞量增减、反复与日常生活的相关性，如活动、睡眠、疲劳等，以及有无感染灶等影响。

（5）镜下血尿辨证多属于或兼有肾络瘀痹证，医嘱予丹参、三七总苷等养血活血、敛阴宁络治疗时，护理中应注意观察尿红细胞的增减，观察皮肤、口腔、牙龈有无出血等。

（6）日常应避风寒，防感染，动静相宜，以不疲劳为度。

2. 泡沫尿（蛋白尿）

（1）观察尿泡沫多少及消散时间。检测尿常规、24 h 尿蛋白定量及尿微量蛋白等。标本留取应正确、及时，避免尿液过度稀释或浓缩，防止标本污染或变性。

（2）注意观察发热、剧烈运动，以及体位改变等因素对患者泡沫尿（蛋白尿）的影响。

（3）少许泡沫尿多属肾气阴两虚证，医嘱常予补肾气、益肾阴等中药，应观察有无外感、伤食、气滞、湿困等征象，以防补益药滋腻助邪。而泡沫尿持续明显增多是风湿扰肾证的表现，常用祛风除湿中药，护理需重点观察药物毒副反应。

（4）饮食上注意优质蛋白质的摄入，并观察蛋白质摄入与尿蛋白定量的相关性。

(5) 重视防止六淫邪气的侵袭,尤其是使用激素及免疫抑制剂的患者,亦可根据医嘱予玉屏风散内服,或温灸足三里、气海穴以补益正气,强肾固本。

3. 水肿

(1) 及时评估水肿程度,监测体重、腹围、出入量等。重症水肿宜卧床休息,记 24 h 出入量,重点观察血压、心率、呼吸及肾功能等变化。

(2) 保持皮肤清洁、干燥,定时翻身,防止皮肤破损、感染发生。头面眼睑水肿者应将枕头垫高;下肢水肿明显可抬高足部;阴囊水肿可用阴囊托托起。严重胸水、腹水时宜取半坐卧位。

(3) 使用攻下逐水剂或利尿剂时,应重视血压监测、观察尿量,及大便的次数和量,防止有效血容量减少导致的休克及电解质紊乱。

(4) 肾风水肿呈"三高一低"肾病综合征表现者,蛋白质摄入宜按 $1.45 \times P +$ 每天 1.0 g/kg(P 代表 24 h 尿蛋白排出量)计算。优质蛋白质占 50% 以上。

(5) 可根据水肿程度,予无盐或低盐饮食。出入量保持适当平衡。

(6) 遵医嘱选择荞麦包外敷、中药药浴、中药熏蒸、中药泡洗等特色疗法,改善局部或全身性水肿。

4. 头晕、血压增高

(1) 头晕、脉弦、血压增高是肝风内扰的表现,但早期症状隐匿,应加强巡视、监测血压。眩晕发生时,尽量使患者卧床休息。若出现头痛剧烈、呕吐、脉弦滑数、血压明显升高、视物模糊、立即报告医师,做好抢救准备。

(2) 肾风病患者出现郁怒、躁动等肝阳亢盛现象,应避免言语、行为、环境因素等不良刺激。应用降压药物时,还应重点观察服药后的血压动态变化及对肾功能的影响。

(3) 饮食宜清淡,少食肥甘厚味,用盐量遵医嘱。

(4) 取神门、肝、降压沟、心、交感等穴位耳穴贴压(耳穴埋豆)改善睡眠,降低血压。也可取风池、百会、太阳等穴位,按摩 5~10 min,缓解头晕头痛症状。

5. 尿量异常(少尿、无尿、多尿、夜尿)

(1) 对少尿、无尿患者必须关注舌象、脉象、血压、心率、呼吸、神志、24 h 出入量等变化,尤其重视有无高钾、高血容量、酸中毒及其对心肺功能的影响。

(2) 少尿、无尿是急进、危重的风湿扰肾证候,应根据医嘱做好祛风湿、利尿、逐水药物的临床用药护理。

(3) 出现水气凌心射肺危象时,应帮助患者取半坐卧位,吸氧,并做好各种抢救准备。

(4) 对多尿、夜尿患者应观察尿量、尿比重、尿渗透压、排尿次数等。

(5) 多尿、夜尿是肾气(阳)虚弱、下元不固、摄纳无权所致,应注意休息,适度运动,如太极拳等,可增强体质,固护肾气。

(6) 温灸肾俞、关元、足三里与命门、气海、三阴交两组穴位交替、间歇应用,能益肾气、补精气,改善多尿、夜尿症状。

6. 腰痛、腰酸

(1) 对肾风病有腰痛主诉者,应详细询问病史,并观察疼痛性质、部位、伴发症状,注意区别肾外因素导致的腰痛。

(2) 耳穴贴压(耳穴埋豆):取肾、腰骶穴,用王不留行籽附在耳穴部位,定时按压刺激,每次 1~3 min。

(3) 艾条温和灸:选择肾俞、气海俞、关元等穴位,予艾条温和灸,每穴灸 15 min。

（4）行肾穿刺患者术后往往有腰酸胀痛情况，应注意观察尿色、尿量及血压等。一般术后3天内避免在腰部行各项物理治疗。

五、健康教育

（一）生活起居

（1）保持病室静谧清爽，起居有时，避风寒，防感冒。

（2）保持口腔、皮肤、会阴清洁，防止感染。

（3）避免肾损害加重因素，如扁桃体症状明显且反复发作者，可于急性炎症控制后，择期手术摘除；慎用肾损害药物等。

（4）适当运动有利于增强体质，如太极运动等。

（5）指导患者进行中医特色的自我保健方法，如按摩足三里、肾俞穴等，补益肾气。

（二）饮食指导

（1）肾气阴两虚证：宜食益气养阴之物。忌辛辣、生冷、油腻之品。可选用莲子、红枣、山药、木耳等食物。

（2）肾络瘀痹证：宜选用活血散结、补气行气的食物，可选用山楂、香菇、大蒜、葱、姜等。

（3）风湿内扰证：以祛风除湿为主，少食肥甘厚味，忌过饱。可选用薏苡仁、冬瓜、茯苓、丝瓜、苦瓜等。肾风病出现肝风内扰时，更应重视低盐饮食。饮食中也可适当补充增强机体免疫力的食物。

（4）针对肾风病（慢性肾脏病3期以上）患者，宜选择优质低蛋白质饮食，如鱼、肉、蛋、奶等。

（三）情志调理

（1）顺情从欲：本病病程长，病情易反复，患者抑郁善忧，情绪不宁，护士应积极疏导患者的不良情绪，以化郁为畅，疏泄情志。

（2）说理开导：使用激素、免疫抑制剂的患者担心副作用，心理压力大，护士应多与患者沟通，了解患者心理状况，做好针对性解释工作，给予心理支持。

（3）自我放松：鼓励患者采用一些自我放松的方法，如听音乐、放松操等，达到怡养心神、舒畅情志的效果。

（4）分心移情：生活中培养自己的兴趣爱好，鼓励患者参与力所能及的家务和社会活动，如种花植草、烹饪、棋艺等。

（四）病情监测

（1）要观察水肿的程度、部位、皮肤情况。

（2）要观察水肿的伴随症状，如倦怠、乏力、高血压、食欲减退、恶心呕吐，早晚测血压1次，观察记录24 h尿量、呕吐量及出液量，根据总出量计算补液量及合理使用利尿剂。

（3）要观察尿量、颜色、饮水量的变化，维持水电解质平衡，经常监测尿镜检或尿沉渣。

（五）用药护理

严格按医嘱服药，避免应用对肾脏有损害的药物，如庆大霉素、丁胺卡那等。已服用激素者，应根据具体情况在医师指导下递减激素用量与次数，切不可随意停药。肾病自然病程通常需1年或更长，应坚持服药和复查。

（六）积极预防

（1）适当休息，避免剧烈运动。但病情稳定时，适当的锻炼是必要的。

（2）增加抗病能力，避免受凉，减少感染的机会，一旦出现各种感染，应及时应用强有力的抗生素以及早控制感染，反复扁桃体炎患者可行切除治疗。

六、出院指导

（1）保持心情愉快，保证充足的休息和睡眠，适当进行锻炼，如练气功、太极拳等。

（2）积极预防上呼吸道感染，保持皮肤及会阴部清洁，坚持药物及饮食治疗，不可随意中断。

（3）药物治疗要在医生的指导下进行，避免应用对肾脏有毒性的药物，如庆大霉素、卡那霉素等。应定期复查，如再次出现血尿、水肿、少尿应立即来院就诊。

（4）劳逸结合：因劳累过度，剧烈运动，常可使血尿增加，故应做到起居有节，注意卧床休息，适度锻炼身体，防止熬夜、过度疲劳及剧烈运动。

（5）防治炎性疾病，积极消除易感和诱发因素，如上呼吸道、皮肤、肠道、尿路感染，根治疮疖，真菌感染，对反复因扁桃体炎而诱发血尿发作者，可行扁桃体切除术，儿童包皮过长者宜适时环切。一旦出现炎症感染，积极治疗。

（6）预防外感本病常因上呼吸道感染、扁桃体炎而使病情加重，故应预防感冒，如体质较差，容易感冒者，可适度锻炼身体，增加抵抗力，防止上呼吸道感染发生，并服用中药玉屏风散以益气固表。

慢性肾衰竭(肾衰病)

慢性肾衰竭(CRF)是指各种慢性肾脏疾病造成的肾小球滤过率下降及与此相关的代谢紊乱,临床出现以代谢产物潴留,水、电解质、酸碱平衡失调,全身各系统受累为主要表现的临床综合征。又称慢性肾功能不全。

一、疾病诊断

(一) 西医

参照《肾脏病学》(王海燕主编,第二版,人民卫生出版社,1996 年)及美国肾脏基金会 2002年制订的 K/DOQI"慢性肾脏病临床实践指南"(王海燕、王梅译.慢性肾脏病及透析的临床实践指南Ⅱ,人民卫生出版社,2005 年)。

症状:有慢性肾脏病史,出现食欲不振、恶心、呕吐、头痛、倦怠、乏力、嗜睡等。

体征:当患者某一系统损害时,就可有该系统的体征。如:浮肿、贫血貌、心动过速、心包摩擦音等。不明原因的高血压、贫血等,应考虑本病的可能。

经过肾活检或检测损伤标记物证实的肾脏损伤或肾小球滤过率(glomerular filtration rate, GFR)持续<60 ml/min/1.73 m² ≥3 个月。肾脏损伤的标志物包括蛋白尿、尿试纸条或尿沉渣异常或肾脏影像学检查异常。

(二) 中医

参照中华人民共和国国家标准《中医临床诊疗术语疾病部分》(GB/T16751.1 - 1997)。

二、分型分类

(一) 西医

1. 代偿期　肾单位受损超过 50%(GFR 50~80 ml/min),血肌酐维持在 133~177 μmol/L,临床上无症状。

2. 失代偿期　肾单位受损,剩余肾单位低于正常之 50%(GFR 50~20 ml/min),血肌酐达 186~442 μmol/L,临床出现乏力、轻度贫血、食欲减退等症状。

3. 衰竭期　血肌酐升至 451~707 μmol/L,患者出现贫血,代谢性酸中毒;钙、磷代谢紊乱;水电解质紊乱等。

4. 尿毒症期　血肌酐达 707 μmol/L,肌酐清除率在 10 ml/min 以下,酸中毒症状明显,全身各系统症状严重。

(二) 中医辨证

本病可分为正虚证及邪实证,临床上多表现为虚实夹杂。

1. 正虚诸证

(1) 脾肾气虚证

主症:倦怠乏力,气短懒言,食少纳呆,腰酸膝软。

次症：脘腹胀满，大便烂，口淡不渴，舌淡有齿痕，脉沉细。

（2）脾肾阳虚证

主症：畏寒肢冷，倦怠乏力，气短懒言，食少纳呆，腰酸膝软。

次症：腰部冷痛，脘腹胀满，大便烂，夜尿清长，舌淡有齿痕，脉沉弱。

（3）气阴两虚证

主症：倦怠乏力，腰酸膝软，口干咽燥，五心烦热。

次症：夜尿清长，舌淡有齿痕，脉沉。

（4）肝肾阴虚证

主症：头晕，头痛，腰酸膝软，口干咽燥，五心烦热。

次症：大便干结，尿少色黄，舌淡红少苔，脉弦细或细数。

（5）阴阳两虚证

主症：畏寒肢冷，五心烦热，口干咽燥，腰酸膝软。

次症：夜尿清长，大便干结，舌淡有齿痕，脉沉细。

2. 邪实诸证

（1）湿浊证

主症：恶心呕吐，肢体困重，食少纳呆。

次症：脘腹胀满，口中黏腻，舌苔厚腻。

（2）湿热证

主症：恶心呕吐，身重困倦，食少纳呆，口干，口苦。

次症：脘腹胀满，口中黏腻，舌苔黄腻。

（3）水气证

主症：全身浮肿，尿量少。

次症：心悸、气促，甚则不能平卧。

（4）血瘀证

主症：面色晦暗，腰痛。

次症：肌肤甲错，肢体麻木，舌质紫暗或有瘀点瘀斑、脉涩或细涩。

（5）浊毒证

主症：恶心呕吐、口有氨味、纳呆、皮肤瘙痒、尿量少。

次症：身重困倦，嗜睡，气促不能平卧。

三、治疗

（一）西医

治疗基础疾病和纠正肾衰恶化的危险因素，坚持长期合理病因治疗，避免或消除肾功能急剧恶化的危险因素，保护健存肾单位，延缓慢性肾衰竭，防止尿毒症的发生。

1. 饮食治疗　及时、有效地控制血压并严格控制血糖。积极纠正贫血、降血脂、戒烟等对肾功能具有一定的保护作用。

2. 对症治疗　包括：① 缓解 CRF 症状，减轻或消除患者痛苦，提高生活质量。② 延缓 CRF 病程的进展，防止其进行性加重。③ 防治并发症，提高生存率。

（1）纠正酸中毒和水、电解质紊乱

1）纠正代谢性中毒：代谢性酸中毒的处理，主要为口服碳酸氢钠($NaHCO_3$)。中、重度患者必要时可静脉输入,在 72 h 或更长时间后基本纠正酸中毒。对有明显心功能衰竭的患者,要防止 NaHCO₃ 输入总量过多,输入速度宜慢,以免使心脏负荷加重甚至心功能衰竭加重。

2) 水钠紊乱的防治:适当限制钠摄入量,一般 NaCl 的摄入量应每天不超过 6~8 g。有明显水肿、高血压者,钠摄入量一般为每天 2~3 g(NaCl 摄入量每天 5~7 g),个别严重病例可限制为每天 1~2 g(NaCl 2.5~5 g)。也可根据需要应用绊利尿剂(呋塞米、布美他尼等),噻嗪类利尿剂及贮钾利尿剂对 CRF 病(Scr>220 μmol/L)疗效甚差,不宜应用。对急性心功能衰竭严重肺水肿者,需及时给单纯超滤、持续性血液滤过(如连续性静脉-静脉血液滤过)。

对慢性肾衰患者轻、中度低钠血症,一般不必积极处理,而应分析其不同原因,只对真性缺钠者谨慎地进行补充钠盐。对严重缺钠的低钠血症者,也应有步骤地逐渐纠正低钠状态。

3) 高钾血症的防治:肾衰竭患者易发生高钾血症,尤其是血清钾水平>5.5 mmol/L 时,则应更严格地限制钾摄入。在限制钾摄入的同时,还应注意及时纠正酸中毒,并适当应用利尿剂(呋塞米、布美他尼等),增加尿钾排出,以有效防止高钾血症发生。

对已有高钾血症的患者,除限制钾摄入外,还应采取以下各项措施:① 积极纠正酸中毒,必要时(血钾>6 mmol/L)可静滴碳酸氢钠。② 给予绊利尿剂:最好静脉或肌内注射呋塞米或布美他尼。③ 应用葡萄糖-胰岛素溶液输入。④ 口服降钾树脂:以聚苯乙烯磺酸钙更为适用,因为离子交换过程中只释放离钙,不释放出钠,不致增加钠负荷。⑤ 对严重高钾血症(血钾>6.5 mmol/L),且伴有少尿、利尿效果欠佳者,应及时给予血液透析治疗。

(2) 高血压的治疗:对高血压进行及时、合理的治疗,不仅是为了控制高血压的某些症状,而且是为了积极主动地保护靶器官(心、肾、脑等)。血管紧张素转化酶抑制剂(ACEI)、血管紧张素Ⅱ受体拮抗剂(ARB)、钙通道拮抗剂、绊利尿剂、β受体阻滞剂、血管扩张剂等均可应用,以 ACEI、ARB、钙拮抗剂的应用较为广泛。透析前 CRF 患者的血压应<130/80 mmHg,维持透析患者血压一般不超过 140/90 mmHg 即可。

(3) 贫血的治疗和红细胞生成刺激剂(ESA)的应用:当血红蛋白(Hb)<110 g/L 或血细胞比容(Hct)<33%L/L 时,应检查贫血原因。如有缺铁,应予补铁治疗,必要时可应用 ESA 治疗,包括人类重组红细胞生成素(rHuEPO)、达依泊丁等,直至 Hb 上升至 110~120 g/L。

(4) 低钙血症、高磷血症和肾性骨病的治疗:当 GFR<50 ml/min 后,即应适当限制磷摄入量(每天<800~1 000 mg)。当 GFR<30 ml/min 时,在限制磷摄入的同时,需应用磷结合剂口服,以碳酸钙、枸橼酸钙较好。对明显高磷血症(血清磷>7 mg/dl)或血清 Ca、P 乘积>65(mg²/dl²)者,则应暂停应用钙剂,以防转移性钙化的加重。此时可考虑短期服用氢氧化铝制剂或司维拉姆,待 Ca、P 乘积<65(mg²/dl²)时,再服用钙剂。

对明显低钙血症患者,可口服 1,25(OH)₂D₃(钙三醇);连服 2~4 周后,如血钙水平和症状无改善,可增加用量。治疗中均需要监测血 Ca、P、PTH 浓度,使透析前 CRF 患者血 IPTH 保持在 35~110 pg/ml;使透析患者血钙磷乘积<55 mg²/dl²(4.52 mmol²/L²),血 PTH 保持在 150~300 pg/ml。

(5) 防治感染:平时应注意防止感冒,预防各种病原体的感染。抗生素的选择和应用原则,与一般感染相同,唯剂量要调整。在疗效相近的情况下,应选用肾毒性最小的药物。

(6) 高脂血症的治疗:透析前 CRF 患者与一般高血脂者治疗原则相同,应积极治疗。但对维持透析患者,高脂血症的标准宜放宽,如血胆固醇水平保持在 250~300 mg/dl,血三酰甘油水平保持在 150~200 mg/dl 为好。

(7) 口服吸附疗法和导泻疗法：口服吸附疗法(口服氧化淀粉或活性炭制剂)、导泻疗法(口服大黄制剂)、结肠透析等,均可利用胃肠道途径增加尿毒症毒素的排出。上述疗法主要应用于透析前 CRF 患者,对减轻患者氮质血症起到一定辅助作用。

(8) 其他

1) 糖尿病肾衰竭患者随着 GFR 不断下降,必须相应调整胰岛素用量,一般应逐渐减少。

2) 高尿酸血症通常不需治疗,但如有痛风,则予以别嘌醇。

3) 皮肤瘙痒外用乳化油剂,口服抗组胺药物,控制高磷血症及强化透析或高通量透析,对部分患者有效。

3. 尿毒症期的替代治疗　当 CRF 患者 GFR 6～10 ml/min(血肌酐＞707 μmol/L)并有明显尿毒症临床表现,经治疗不能缓解时,则应让患者做好思想准备,进行透析治疗。糖尿病肾病可适当提前(GFR 10～15 ml/min)安排透析。

(1) 透析治疗

1) 血液透析：应预先给患者作动静脉内瘘(位置一般在前臂),内瘘成熟至少需要 4 周,最好等候 8～12 周后再开始穿刺。血透治疗一般每周 3 次,每次 4～6 h。在开始血液透析 6 周内,尿毒症症状逐渐好转。如能坚持合理的透析,大多数血透患者的生活质量显著改善,不少患者能存活 15～20 年以上。

2) 腹膜透析：持续性不卧床腹膜透析疗法(CAPD)应用腹膜的滤过与透析作用,持续地对尿毒症毒素进行清除,设备简单,操作方便,安全有效。将医用硅胶管长期植入腹腔内,应用此管将透析液输入腹腔,每次 1.5～2 L,6 h 交换 1 次,每天交换 4 次。CAPD 对尿毒症的疗效与血液透析相似,但在残存肾功能与心血管的保护方面优于血透,且费用也相对较低。CAPD 的装置和操作近年已有显著改进,腹膜炎等并发症已大为减少。CAPD 尤其适用于老人、有心血管合并症的患者、糖尿病患者、小儿患者或作动静脉内瘘有困难者。

(2) 肾移植：患者通常应先作一个时期透析,待病情稳定并符合有关条件后,则可考虑进行肾移植术。成功的肾移植可恢复正常的肾功能(包括内分泌和代谢功能),使患者几乎完全康复。移植肾可由尸体或亲属供肾(由兄弟姐妹或父母供肾),亲属肾移植的效果更好。要在 ABO 血型配型和 HLA 配型合适的基础上,选择供肾者。肾移植需长期使用免疫抑制剂,以防治排斥反应,常用的药物为糖皮质激素、环孢素、硫唑嘌呤和(或)麦考酚吗乙酯(MMF)等。近年肾移植的疗效显著改善,移植肾的 1 年存活率约为 85%,5 年存活率约为 60%。HLA 配型佳者,移植肾的存活时间较长。

(二) 中医

1. 辨证论治口服中药汤剂、中成药　中医辨证治疗主要针对慢性肾衰代偿期、失代偿期、衰竭期患者,依据中医辨证原则,一般在本虚辨证基础上,结合标实证进行药物加减,药物加减不超过 3 味。医生需根据中成药的组成,注意药物之间的相互作用,避免重复用药,并结合患者的具体情况酌量使用。

(1) 正虚诸证

1) 脾肾气虚证：补脾益肾。

2) 脾肾阳虚证：温补脾肾。

3) 气阴两虚证：益气养阴。

4) 肝肾阴虚证：滋补肝肾。

5) 阴阳两虚证：阴阳双补。

（2）邪实诸证

1）湿浊证：祛湿化浊。

2）湿热证：清热利湿。

3）水气证：行气利水。

4）血瘀证：活血化瘀。

5）浊毒证：泄浊蠲毒。

2. 肠道给药疗法　根据病情,选用大黄、牡蛎、蒲公英等药物,水煎取液,适宜温度,保留灌肠。亦可采用大肠水疗仪、中药结肠透析机等设备进行治疗。

3. 其他疗法　根据病情,可选择中药离子导入等疗法。

四、护理

1. 病情观察　生命体征,尤其体温及血压变化,每天定时监测并记录。如血压低,要预防血容量不足,防止体位性低血压和摔跤;如血压高,要预防肾脏缺血、左心功能不全和脑水肿发生。

2. 饮食护理　要坚持优质低蛋白质、高钙、高铁、高维生素、低磷饮食,限制植物蛋白质摄入量,尿少者限水、钠、钾盐摄入量。急性肾炎患者,要低盐、高维生素饮食,限制水的摄入。限制蛋白质的摄入量,减轻尿毒症症状,但应供给患者充足的热量,以减少体内蛋白质的消耗。患者必须卧床休息,待病情稳定后,在医师指导下可逐步增加活动。正确记录出入液量,限制水和盐的摄入量。

3. 用药护理　用利尿药时,留意观察尿量的变化及药物的副作用和水、电解质的情况。

4. 皮肤护理　保持清洁干燥,预防皮肤损伤和感染。

5. 保证休息　应卧床休息,避免过度劳累。

6. 预防感染　病室定期透风及空气消毒,严格无菌操作。加强生活护理,教育患者远离公共场所。如皮肤瘙痒时遵医嘱用药,避免搔抓。

7. 心理护理及指导　指导定期复查肾功能、血清电解质等,正确记录逐日尿量。做好心理疏导,增强患者战胜疾病的信心。

8. 中医特色治疗　本病属中医水肿、淋证等范畴,并因为肾系病症迁延日久。中医辨证施治通过调整脏腑功能和阴阳气血的平衡,可改善症状,提高生活质量。

（1）中医食疗:选取补肾利水之品,如动物肾脏、紫河车、蛋乳类等,也可常服葱白粥、鲤鱼汤或老母鸡汤,以清淡少盐、少食多餐为原则。

（2）药浴:水肿用利尿剂无效者又不能透析治疗者,及有皮肤瘙痒者,可用中医"开鬼门"之药浴法:药物煮开加入浴缸温浴（38～40℃）使部分毒素及多余水分随汗排除。常用药物有:橘子叶、生姜、麻黄、桂枝、柚子皮等。

（3）中药及中成药:如升清降浊胶囊、丹参注射液、黄芪注射液等及配合中药灌肠等。

（4）穴位敷贴:外敷穴位肾俞、腰阳关、命门,每周1次,疗程2～3个月。可温阳补肾,提高自身免疫力。

（5）艾灸:艾灸中脘、关元、气海、足三里、涌泉、肾俞、命门,15 min 局部发热为止,每天1次,每周1个疗程,可温经散寒,防御保健。

（6）穴位注射:针刺结合现代医学的疗法,用中成药针剂如丹参注射液或黄芩注射液注射足三里或肾俞穴,可提高免疫力,预防感冒。

(7) 其他如耳穴贴压、中药灌肠及各种单味药等也有一定疗效。

五、健康教育

(1) 使患者及家属了解慢性肾衰竭的相关知识,消除或避免危险因素。

(2) 严格遵医嘱用药,避免使用肾毒性药物。

(3) 按照饮食原则合理制订饮食计划,少食多餐。

(4) 保持居室空气新鲜,经常开窗通风,注意保暖,尽量减少到公共场所,适当活动,避免劳累。

(5) 定期随访,定期复查。

肾、输尿管结石(石淋)

肾、输尿管结石,又称为上尿路结石,多发生于中壮年,男、女比例为3~9:1,左右侧发病相似,双侧结石占10%。肾、输尿管结石的主要症状是绞痛和血尿,常见并发症是梗阻和感染。通过病史、体检、必要的X线和化验检查,多数病例可确诊。肾、输尿管结石治疗目的不仅是解除病痛,保护肾脏功能,而且应尽可能找到并解除病因,防止结石复发。

一、诊断

(一) 西医

参照普通高等教育"十五"国家规划教材《外科学》(第6版)的诊断标准进行诊断。

(1) 发作时腰腹绞痛,痛及前阴,面色苍白,冷汗,恶心呕吐。可伴有发热恶寒,小便涩痛频急,或有排尿中断。

(2) 肉眼可见血尿,或小便有砂石排出。

(3) 尿常规检查有红细胞。

(4) 肾系B超检查,或X线腹部平片、肾盂造影等可明确结石部位。必要时作膀胱镜逆行造影。

(二) 中医

参照全国高等中医药院校教材《中医外科学》(2002版,赵尚华主编)石淋进行诊断。

1. 主要症状　发作时腰腹绞痛,小便涩痛频急、排尿中断、血尿。

2. 次要症状　面色苍白,冷汗,恶心呕吐,发热恶寒等。

二、分类与辨证分型

(一) 西医

尿路结石分上尿路结石和下尿路结石。尿路结石的症状也因结石的位置不同而有所差异。

1. 上尿路结石　如肾结石和输尿管结石常表现为腰部或腹部疼痛。轻则感腰部酸胀或不适,重则呈严重的刀割样疼痛,这种疼痛似乎极少有人能够忍受,医生称之为肾绞痛。常突然发作,疼痛常向下腹部、腹股沟、股内侧放射,女性则放射至阴唇部位。绞痛发作时,患者常表情痛苦异常,双手紧压腹部和腰部,蜷曲在床,甚至在床上翻滚,呻吟不已,大汗淋漓。发作常持续数小时,但亦可数分钟即自行缓解。同时多伴恶心、呕吐和血尿,有时自排尿开始到结束都能看见肉眼血尿,尿液呈鲜红色、茶叶水色或洗肉水色,但多数血尿只能在显微镜下发现。

2. 下尿路结石　包括膀胱结石、尿道结石。它们的症状各不相同。

(二) 中医

1. 下焦湿热证　腰腹绞痛,小便涩痛,尿中带血,或排尿中断,解时刺痛难忍,大便干结。舌苔黄腻。脉弦或数。

2. 下焦瘀滞证 腰痛发胀,小腹刺痛,尿中夹血块或尿色暗红,解时不畅。舌质紫暗或有瘀斑,脉细涩。

3. 肾气亏虚证 腰腹隐痛,排尿无力,小腹坠胀,神倦乏力,甚则颜面虚浮。

4. 肾阴亏虚证 头晕目眩,耳鸣,心烦咽燥,腰酸膝软。舌红苔少,脉细数。

三、治疗

(一) 西医

1. 非手术治疗

(1) 一般治疗:大量饮水,每天 2 000 ml,不能饮水或有呕吐者宜静脉输液,同时配合止痛解痉药物或其他治疗如针灸和中药治疗,帮助结石排出。

(2) 排石治疗:根据输尿管结石的大小、部位,有无尿路感染和尿路解剖学上的特点选择疗法。位于输尿管下段、直径<0.4 cm 的结石,即使无特殊治疗也有 90% 以上能自行排出,4.0~5.9 mm 大小的结石有 50% 以上可自行排出,>6 mm 仅 20% 可排出。治疗 6 个月以上时,结石未能排出,应注意检查肾功能,了解尿路有无感染,有无形成梗阻等,以便决定继续观察或采取积极的外科治疗。

(3) 体外冲击波碎石术(ESWL):随着 ESWL 临床经验的不断积累和碎石机的改进,输尿管结石 ESWL 适应证不断扩大。结石远段输尿管无梗阻,不影响碎石后排石均为 ESWL 治疗的适应证。

2. 手术治疗 结石确诊已久,经试用各种非手术方法无效者宜及早考虑手术,尤其结石以上明显有积水者应优先考虑。

(1) 输尿管镜治疗:一般来说,输尿管结石不论在输尿管的任何部位都可以采用输尿管镜取石手术。但目前认为以治疗中下段结石为佳,在输尿管镜下超声碎石、液电碎石、激光碎石、气压弹道碎石及电子动能碎石。前两种方法因对组织损伤大已基本放弃,常用激光碎石。

(2) 输尿管切开取石术:输尿管切开取石术的优点是手术小,可将结石完整取出,甚至 1 次手术同时取出双侧的输尿管结石。切开取石手术的适应证为:输尿管镜术时穿破输尿管或造成输尿管狭窄;输尿管憩室并发结石;结石直径>1.0 cm 或结石表面粗糙呈多角形者;结石嵌顿过久,输尿管发生严重梗阻及上尿路感染;非手术治疗无效。

(二) 中医

1. 辨证选择中药汤剂

(1) 下焦湿热证:治法为清热利湿,通淋排石。汤药选用八正散加减。

(2) 下焦瘀滞证:治法为行气化瘀,排石通淋。汤药选用沉香散合血府逐瘀汤加减。

(3) 肾气亏虚证:治法为补肾健脾,温阳溶石。汤药选用济生肾气丸加减。

(4) 肾阴亏虚证:治法为滋阴补肾,通淋排石。汤药选用知柏地黄汤合石韦散加减。

2. 穴位注射 疼痛剧烈时可予山莨菪碱注射液 5 mg 足三里注射缓解疼痛。

四、护理

(一) 护理评估

1. 评估患者疼痛情况 了解腰腹部疼痛的性质、位置和放射的部位。

2. 询问患者是否有血尿 体力活动后是否血尿加重。

3. 其他症状 尿路感染常是儿童结石就诊的一个重要原因。

4. 健康史　仔细询问患者是否有代谢性疾病痛风、原发性甲状旁腺功能亢进、慢性泌尿系感染、病理性骨折以及排石史等;生活、工作是否在高温环境;饮食习惯如每天饮水量,食物中糖、粗纤维比例及含量是否超过人体每天需要量;家族成员中是否有尿石症,如胱氨酸尿症和原发性高草酸尿症都是常染色体隐性遗传病。

5. 了解辅助检查情况　① 腹部 X 线平片。② B 超检查。③ 静脉肾盂造影。④ CT 检查。⑤ 尿液常规检查。

6. 心理社会评估　了解患者及家属对疾病的认识与期望值,以便针对性进行疏导。

(二) 一般护理

(1) 每天饮水量 2 000～3 000 ml,少食高嘌呤、高动物蛋白质、高草酸、高糖、少纤维素饮食,如马铃薯、菠菜、甜菜、动物内脏、豆类、巧克力、浓茶、咖啡、腌制品等,应注意饮水均衡,睡前饮水 250 ml 可稀释尿液。

(2) 及时治疗疾病,如甲状旁腺功能亢进、库欣综合征等及肠瘘或短路手术后、慢性腹泻、维生素 K 缺乏等。

(3) 及时治疗尿路感染、梗阻等疾患,尿道内不要存留异物。

(三) 术前护理

1. 术前常规准备及注意事项

(1) 备皮:将手术区域及会阴部皮肤的毛剃掉,并清洗干净,其目的是去除手术区的毛发和污垢,使消毒皮肤的药物能充分发挥作用,以减少伤口感染。

(2) 洗澡:术前一天备皮后洗澡,清洁皮肤,减少不适感。

(3) 禁饮食:手术前晚进食流质饮食,术前 12 h 禁饮食,目的是防止因麻醉引起呕吐,呕吐物误吸入气管导致窒息,同时减少术后胃肠胀气,有利于伤口愈合。

(4) 患者术晨排空膀胱,更换清洁衣裤(脱掉内衣、内裤、袜子)如有活动假牙,应摘下妥善保存,手表、发夹、耳饰、项链等也应摘下,贵重物品交家属保存。

(5) 训练有效咳嗽的方法:嘱患者双手捂住腹部,先深吸一口气,然后用力咳嗽,从胸部向外咳而非喉咙处,每次练习 5～10 次,每天 2～3 次。

(6) 训练卧床大便:如手术较大,术后不能下床,应练习卧床排便,以免手术后不能下床引起排便困难。

2. 讲解麻醉的目的、方式及注意事项　麻醉目的是清除术中疼痛,减少痛苦,使全身肌肉放松,为手术创造良好的条件,使手术顺利进行,一般采用全麻或硬膜外麻醉。

3. 练习正确的翻身方法　术后 6 h 可在床上翻身,翻身时动作要轻,缓慢将身体转向另侧,携带引流管的患者,应先夹闭引流管,置于对侧,再翻身,固定好,同时注意保持引流管通畅,勿打折或牵拉,防止引流管滑脱。

4. 训练有效咳痰的方法　嘱患者双手捂住腹部,先深吸一口气,然后用力咳嗽,从胸部向外咳而非喉咙处,每次练习 5～10 次,每天 2～3 次。

5. 心理护理　向患者耐心解释有关手术和麻醉情况及先进的医疗设备和技术,减轻其顾虑。同时鼓励患者把自己的一些想法,看法和顾虑告诉主管护士,以便能及时解决其紧张情绪。另外,还应向患者介绍以下方法,减轻紧张情绪,从而顺利施行手术。

(1) 与同病室的患者多聊天,也可与同种病已经恢复的患者聊天,听病友介绍经验。

(2) 制订一个作息时间表,尽量安排的满一些,轻移自己的注意力,同时还可听听轻松的音乐,多看杂志等,都可分散注意力,减轻紧张情绪。

（3）如果还感到紧张,可做放松运动。平卧或坐在椅子上,然后闭上双眼,深吸气,先握拳,同时全身放松,反复做几次,再屈肘,伸直,同时全身放松,反复做几次。每天练习 20～30 min,每天 1～2 次。

（四）术后护理

1. 麻醉后注意事项　硬膜外麻醉后去枕平卧 6 h,因麻醉后血压易受影响,应注意血压、脉搏、呼吸变化,血压平稳后可改半卧位。全麻术后去枕平卧 6～8 h,头偏向一侧,也可取侧卧位,防止因麻醉导致呕吐,误吸呕吐物引起窒息。严密观察血压、脉搏、呼吸变化直至患者完全清醒,循环、呼吸稳定。若患者出现寒战,可加盖毛毯或 50℃ 以下的热水袋。

2. 饮食原则及种类　排气后方可进食,应先食流质、半流,然后过渡到普食,饮食以清淡、高蛋白质、高维生素、易消化食物为宜,并结合结石成分调理饮食。

（1）尿酸结石患者应吃低嘌呤饮食,如鸡蛋、牛奶,应多吃水果和蔬菜,以碱化尿液。禁食动物肝、脑、肾、内脏,肉类、蟹、菜花、菠菜、豆类、芦笋、香菇等也要尽量少吃。

（2）胱氨酸结石患者应限制含蛋氨酸较多的食物,如肉类、蛋类及乳类食品。

（3）草酸钙结石患者应食低草酸、低钙的食物,如尽量少食菠菜、海带、香菇、虾皮等食物。

（4）磷酸钙和磷酸镁铵结石患者应食低钙低磷饮食,少食豆类、奶类、蛋黄等食物。

3. 术后活动的方法及意义　术后平卧 6 h 后,可于床上翻身,做下肢活动,向患者介绍术后早活动的优点,使其积极主动配合。术后早翻身活动可促进咳痰,防止发生坠积性肺炎;做下肢活动可预防深静脉血栓形成,术后第 1 天,可采取半坐卧位,半坐卧位可增加肺通气量,降低腹部张力,减轻伤口疼痛,还有利于伤口引流,使感染局限于盆腔。术后第 2 天,床边坐,床边站,术后第 3 天,床边活动,室内活动 100 m,术后第 4 天,室内及楼道活动 100～200 m,术后第 5 天,楼道活动 300 m。

4. 引流管的护理方法及指导

（1）伤口引流管:用于观察伤口出血情况,每天记录引流量,防止引流管被牵拉、打折。留置双 J 管患者不可剧烈活动,避免下蹲的动作,以免双 J 管移位出现血尿及膀胱刺激征,观察患者体温及肾区疼痛情况,如体温正常、肾区无胀痛说明引流通畅。

（2）尿管:用于尿液引流,注意尿液的颜色、性状及量,发现异常,及时通知医师。每天用 0.2% 碘伏消毒尿道口,并更换引流袋,以防逆行感染。活动时应将引流管固定好,并要低于膀胱水平。要定时挤捏尿管,防止小血块或碎石堵塞尿管,发现引流不畅,挤捏无效时可用生理盐水缓慢冲洗或报告医生。留置尿管期间鼓励患者多饮水,以冲洗尿路,减少感染的发生。

5. 术后腹胀的原因及护理指导　术后由于伤口较大,患者怕疼不敢活动,加上麻醉原因造成肠蠕动减慢,肠道内细菌作用产生大量气体,容易引起腹胀。

（1）向患者讲解腹胀的原因及术后早活动的意义,肛门排气后指导患者进食流质饮食,忌食甜食及豆类,可食用米粥、蛋汤、肉汤、鱼汤等。

（2）术后 6 h 后,协助患者半卧位,术后第 1 天,协助患者翻身活动,并根据患者情况制订活动计划,循序渐进。

（3）腹胀时,协助患者取舒适卧位,可轻揉腹部,按摩足三里、合谷穴或按摩,必要时肛管排气。

（五）症状护理

1. 疼痛

（1）观察疼痛的持续时间、部位、程度、性质及伴随症状。

(2) 向患者解释疼痛与活动的关系,减少剧烈活动,鼓励患者多饮水,利于结石的排出。

(3) 教会患者非药物性缓解疼痛的方法,如分散注意力和放松方法。

(4) 遵医嘱给予解痉和止痛药物,病情较重者遵医嘱输液治疗。

(5) 肾绞痛发作时,可局部热敷肾区,缓解疼痛。

(6) 肾绞痛疼痛剧烈者,可遵医嘱艾灸止痛,常选用的穴位有:肾俞、三阴交、足三里等,有止痛、促排石的作用。

(7) 遵医嘱给予中药灌肠,选用生大黄等中药保留灌肠,可缓解结石疼痛。

2. 血尿

(1) 发生血尿时,应卧床休息,避免剧烈运动,观察患者血压、脉搏、神志变化,防止发生虚脱。

(2) 患者虚脱时,立即给予平卧位或头低位,迅速遵医嘱补液。

(3) 向患者解释发生血尿的原因,安慰患者,消除紧张、忧郁情绪,鼓励患者多饮水,防止尿中盐类结晶的形成。

(4) 中药汤剂宜温服,服药后嘱患者做跳跃运动,利于结石的排出。

(5) 穴位按摩,点按中极、关元、大横、腹结穴约 60~80 次,以酸胀为宜,用拇指指腹顺时针按摩肾俞穴,以酸胀为宜。

3. 恶心、呕吐

(1) 观察患者呕吐的次数、量及呕吐物的性状,皮肤弹性,尿量,尿比重,血液浓缩程度,血清电解质及血气分析结果等。

(2) 饮食宜清淡、低盐,忌食辛辣、油腻、刺激之品,戒除咖啡、浓茶、烟酒等。

(3) 鼓励患者多饮水,适量运动,利于结石排出。

(4) 呕吐严重者,立即通知医师,遵医嘱给予解痉、止吐药物,必要时遵医嘱补液治疗。

(5) 患者恶心时可配合穴位按摩,如合谷、内关、足三里等。

(6) 可遵医嘱耳穴贴压,常选用的穴位有:神门、胃、交感为主穴,肝、脾为配穴。

(7) 膀胱刺激征

1) 观察患者排尿反应,有无尿频、尿急、尿痛,有无砂石排除,有无排尿突然中断。

2) 遵医嘱给予中药汤剂口服,也可以给予金钱草、车前草煮水代茶饮,以清热利湿,通利小便。

3) 按摩小腹部,解除肌肉紧张,利于尿液排出,也可点按肾俞、膀胱俞、阳陵泉等穴位,以酸胀为宜。

4) 遵医嘱给予耳穴贴压,可选用神门、皮质下、肾、输尿管等穴位。

五、健康教育

(一) 生活起居

(1) 注意饮食及个人卫生,勤换内裤,不喝生水,少食咸菜、火锅及腌制食物。

(2) 保持心情愉悦,每天进行适量体育锻炼,建立健康的生活方式。

(3) 鼓励患者多饮水,每天饮水量在 2 000 ml 以上,稀释尿液,防止结石再次形成。

(二) 饮食指导

1. 气血瘀滞证 宜选用行气功能的食物,如白萝卜、生姜、桂皮等;桃仁、油菜、黑大豆具有活血化瘀作用。忌食甘薯、栗子、豆子等易胀气的食物及肥肉,油炸食物。

2. **湿热蕴结证** 饮食宜清淡,选用清热利湿的食物,如苦瓜、冬瓜、空心菜等,鼓励患者多饮水,可选用金钱草、玉米须煮水代茶饮,以清热利湿。

3. **肾气不足证** 以选用温补的食物,如山药、龙眼、牛羊肉、猪瘦肉、动物肝脏等,忌食辛辣、刺激食物。

(三)情志调理

(1)护士多与患者沟通,了解其心理状态,指导其保持乐观情绪。

(2)鼓励病友间多沟通交流疾病防治经验,提高认识,增强治疗信心。

六、出院指导

(1)3个月内患者术后避免重体力劳动及剧烈运动,避免过度劳累,注意劳逸结合。术后输尿管内放置双J管作支架引流,以免血块或碎石颗粒聚集堵塞输尿管。置管期间不可剧烈活动及突然下蹲,防止双J管滑脱或移位,嘱其术后1个月复查,根据结石排出情况拔除双J管。带管期间若出现血尿,多饮水即可消失,出血多时应及时就诊。

(2)养成多饮水的习惯,每天饮水量 2 000～3 000 ml,以稀释尿液,减少尿中晶体产生,根据结石成分调节饮食。

尿酸结石应吃低嘌呤饮食,如鸡蛋、牛奶,应多吃水果和蔬菜,以碱化尿液。禁食动物肝、脑、肾、内脏,尽量少吃肉类、蟹、菠菜、豆类、菜花、香菇。

胱氨酸结石应限制含蛋氨酸较多的食物,如肉类、蛋类及乳类食品。

草酸钙结石应食低草酸、低钙的食物,如尽量少食菠菜、海带、香菇、虾皮、浓茶、巧克力、草莓、各种干果等食物。

磷酸钙和磷酸镁铵结石应食低钙低磷食物,少食豆类、奶类、蛋黄、南瓜子、咖啡、浓茶等食物。

饮食指导是预防结石复发经济、安全、有效的方法,应向患者介绍饮食的重要性及优点,使患者主动参与预防,改变不良健康行为,最大限度减少结石复发。

(3)如有腰痛、发热、血尿及时就诊,如无上述不适症状也应半年复查1次,以便及早发现结石,及时处理。

(4)多与家人、朋友聊天,参加集体活动,避免生气,保持心情舒畅。

再发性尿路感染(劳淋)

劳淋属中医六淋之一,以淋证日久不愈,遇劳即发,故名。主要表现:小便淋沥,尿后下阴部隐痛,肢倦腰酸,缠绵难愈。此证多因淋证经久失治,或调治失宜,致脾肾两虚而起。若面色㿠白,少气懒言的,为脾气虚;形虚肢冷,脉虚弱的,为肾阳虚;手足心热,舌红,脉细数的,为肾阴虚。常见于前列腺炎、前列腺肥大、慢性泌尿系感染等疾病。

一、疾病诊断

(一)西医

参照《内科学》第七版(陆再英等主编,人民卫生出版社,2008 年)和《肾脏病临床与进展》(郑法雷等主编,人民军医出版社,2006 年)。再发性尿路感染是指半年内尿感发作 2 次或 2 次以上,或 1 年内尿感发作 3 次或 3 次以上。

尿路感染诊断标准:

(1)清洁中段尿(要求尿停留在膀胱中 4~6 h 以上)细菌定量培养,菌落数≥105 ml。

(2)清洁离心中段尿沉渣白细胞数>10 个/HP,有尿路感染症状。

具备上述 2 项可以确诊。如无第 2 项,则应再作尿菌计数复查,如仍≥105 ml,且 2 次的细菌相同者,可以确诊。

(3)作膀胱穿刺尿培养,细菌阳性(不论菌数多少),亦可确诊。

(4)作尿菌培养计数有困难者,可用治疗前清晨清洁中段尿(尿停留于膀胱 4~6 h 以上)离心尿沉渣革兰染色查找细菌,如细菌>1/油镜视野,结合临床症状亦可确诊。

(5)尿细菌数为 104~105 ml 者,应复查。如仍为 104~105 ml,需结合临床表现诊断,或作膀胱穿刺尿培养确诊。

(6)当女性有明显尿频、尿急、尿痛、尿白细胞增多、清洁中段尿细菌定量培养≥102 ml,并为常见致病菌时,可拟诊为尿路感染。

(7)老年男性,如有尿路感染症状,清洁中段尿培养菌落计数≥103 ml 时,可以诊断;对于存在尿路复杂情况,如前列腺肥大、尿路结石或留置导尿管等,清洁中段尿培养菌落计数≥104 ml 时,可以诊断。

(二)中医

参照普通高等教育"十一五"国家级规划教材《中医内科学》(周仲瑛主编,中国中医药出版社,2007 年)和《实用中医内科学》第二版(王永炎、严世芸主编,上海科学技术出版社,2009 年)。

(1)小便频数,淋沥涩痛,小腹拘急引痛,为各种淋证的主症,是诊断淋证的主要依据。

(2)劳淋:病程较长,缠绵难愈,时轻时重,遇劳加重或诱发。尿液赤涩不甚,溺痛不著,淋沥不已,余沥难尽,乏力,不耐劳累。

(3)病久或反复发作后,常伴有低热、腰痛、小腹坠胀等。

二、分型分类

(一) 西医

再发性尿路感染包括重新感染和尿路感染复发。

1. **重新感染**　治疗后症状消失,尿细菌定量培养阴性,但在停药 6 周后再次出现真性细菌尿,菌种与上次不同,称为重新感染。

2. **复发**　治疗后症状消失,尿细菌定量培养阴转后在 6 周内再出现菌尿,菌种与上次相同(菌种相同且为同一血清型),称为复发。

(二) 中医辨证

1. **气阴两虚,膀胱湿热证**

主症:① 尿频。② 倦怠乏力。③ 小腹不适。

次症:① 尿色黄赤。② 遇劳加重或复发。③ 手足心热。④ 舌质红、少津和/或脉沉细或弦数或滑数。

具备主症 3 项,或主症 2 项兼次症 2 项者,即可诊断。

2. **肾阴不足,膀胱湿热证**

主症:① 尿频而短。② 腰酸痛/手足心热。③ 小腹不适。

次症:① 尿热。② 口干舌燥。③ 小便涩痛。④ 舌红、少苔和/或脉细数或滑数。

具备主症 3 项,或主症①③兼次症②①或②③,或兼次症④①或④③者,或主症②③兼次症①或③者,即可诊断。

3. **阴阳两虚,湿热下注证**

主症:① 尿频。② 欲出不尽。③ 遇冷加重。

次症:① 小腹凉。② 腰酸痛。③ 夜尿频。④ 舌质淡苔薄白和/或脉细弱或沉细。

具备主症 3 项,或主症 2 项兼次症 2 项者,即可诊断。

三、治疗

(一) 原则

以扶正祛邪为主,发作期以清热利湿、解毒通淋为主,略投补肾之品,缓解期以益气补肾为法,少加清利之品。

(二) 辨证选择口服中药汤剂

1. **气阴两虚,膀胱湿热证**　益气养阴,清利湿热。

2. **肾阴不足,膀胱湿热证**　滋补肾阴,清利湿热。

3. **阴阳两虚,湿热下注证**　滋阴助阳,清利湿热。

(三) 特色技术治疗

1. **中药坐浴**　除湿通络止痛方,坐浴,每天 1～2 次,水温以 37～40℃为宜,时间 20～30 min,严防烫伤,用于尿频、尿急、尿痛。

2. **灸法**　急性期取膀胱俞、三焦俞、中极、三阴交、阳陵泉穴,施予雀啄灸,每穴每次灸 5～10 min,每天或隔天 1 次,10 次为 1 个疗程。疗程间休息 1 天。临床痊愈后,为巩固疗效,取肾俞、膀胱俞、中极、关元、三阴交穴,施予温和灸,隔天 1 次,治疗 2 周。

3. **穴位按摩**　推按膀胱俞:取俯卧位,以手掌侧面在膀胱俞穴及腰骶部上下反复推擦。按揉中极:呈仰卧位,操作者或患者用可按揉穴位的工具对中极穴进行顺时针或逆时针的按揉,每次 1 min,连做 3 次。适度用力,局部有酸胀感并向下传导、略有便意为佳。按压委中:呈坐位,一手拇指置于阳陵泉穴,其余 4 指放于委中穴进行按压,一按一放,至整条腿酸麻为止。

4. 拔罐疗法　取大椎、脾俞、中极和肾俞、次髎、关元 2 组穴位,每次选用 1 组,采用留罐法,每次 10～15 min,每天 1 次,5 次为 1 个疗程,连续治疗 1～2 个疗程。

5. 刮痧疗法　先刮肾俞、膀胱俞、下髎穴,再刮脾经阴陵泉穴至三阴交穴,以本经压痛明显处为主。

四、护理

(一) 护理评估

1. 健康史(生活史)

(1) 家族史:主要了解患者父母是否有淋病病史。

(2) 了解患者发病前的生活卫生习惯。

2. 心理社会评估

(1) 了解患者在发病前有无不良的精神刺激,是否处在持续的精神紧张状态,如长期工作压力、焦虑、紧张等。

(2) 了解患者的文化素养、家庭背景、经济条件、医疗保障及家庭社会人际关系,以及家庭主要成员对患者的关心支持力度等。

(3) 注重了解患者对疾病的认知程度,所持态度及心理承受能力等。

3. 身体状况

(1) 了解患者的各项生命体征、精神和神志反应。

(2) 了解患者的腹痛、尿痛及小便淋沥的情况。

(3) 了解患者有无心悸、气促、夜间呼吸困难、咳嗽或突然胸骨后疼痛发作等症状。

(4) 了解患者的尿量变化,有无血尿、蛋白尿及有无水肿及水肿程度。

(二) 一般护理

1. 病室要求　病室宜安静、无噪声、整洁、舒适、空气清新、光线柔和,温湿度适宜。室内可适当加以隔音防噪设施。并可在室内放置鲜花或盆景等物,为患者创造一个良好的休息环境。

(1) 对于肾气亏虚的患者,严寒刺激可使血管收缩、血压升高,故寒冷季节,患者外出应注意防寒保暖,室温不宜太低。

(2) 肝火亢盛的患者,病室应安静,凉爽通风,光线宜略偏暗为宜;阴虚阳亢的患者,病室宜凉爽湿润为宜。

(3) 痰瘀互结的患者,居室宜温暖干爽,谨防潮湿。

2. 生活起居护理

(1) 患者生活起居要有规律。应注意劳逸有度,动静结合,谨防过劳。要做到寤寐有时,保证充足的睡眠。

(2) 根据病情适当控制探视人员及时间,避免多言情扰而加重病情,减少干扰患者,缓解尿路刺激征。

(3) 调摄精神,指导患者采用有效的情志转移方法,如深呼吸、全身肌肉放松、听音乐等。

(4) 在无禁忌证的情况下,应嘱患者尽量多饮水、勤排尿,以达到不断冲洗尿路的目的,减少细菌在尿路停留的时间。

（5）应根据患者的病情，适当组织轻患者或康复期患者参加户外活动，如慢跑、快步走、打太极拳、散步、医疗体操等体育锻炼，增加患者机体抵抗力，利于病情恢复。

3. **饮食护理** 给予高热量、高蛋白质、富含维生素易消化的饮食，不必限制钠盐；鼓励患者多饮水，每天入量应在 2 500 ml 以上以增加尿量冲洗尿道（肾功能不全者除外），促进细菌及炎症物质的排出。

（1）气阴两虚证：进食食物，如大枣、龙眼、白扁豆、山药、茯苓。食疗方：西洋参山药粥。

（2）肾阴不足证：进食食物，如黑木耳、黑芝麻、核桃、甘蓝、菠菜、韭菜、芹菜、胡萝卜、甜薯、番茄等。食疗方：熟地黄山茱萸鸭肉汤等。

（3）阴阳两虚证：进食食物，如甲鱼、燕窝、海参、龙虾、山羊肉、鸭肉、黑鱼、海蜇、藕、金针菇、枸杞头、荸荠、生梨等。食疗方：枸杞龙眼羊肉汤等。

4. **情志护理**

（1）责任护士应鼓励病友间多沟通交流疾病防治经验，提高认识，乐观开朗，保持对疾病治疗的信心。

（2）针对患者忧思恼怒、恐惧紧张等不良情志，指导患者采用移情相制疗法，转移其注意力，淡化、甚至消除不良情志；针对患者焦虑或抑郁的情绪变化，可采用暗示疗法或顺情从欲法。

（3）鼓励家属多陪伴患者，给予患者心理支持。

（4）指导患者和家属了解本病的性质，掌握控制疼痛的简单方法，减轻身体痛苦和精神压力。

5. **给药护理**

（1）遵医嘱及时给予抗生素治疗，期间应注意观察药物的治疗反应及有无出现副作用，嘱患者按时、按量、按疗程服药，勿随意停药以达到彻底治疗的目的。

（2）密切观察药物的疗效与不良反应，及时纠正不良反应。

（三）症状护理

1. **尿路刺激征（尿频、尿急、尿痛）**

（1）观察排尿次数、量，疼痛程度。评估患者的心理状态、治疗情况、睡眠情况。

（2）嘱患者于急性发作期间注意休息，心情尽量放松，分散患者对自身不适的注意力，减轻患者的焦虑，缓解尿路刺激征，另外，各项治疗、护理操作宜集中进行，尽量少干扰患者。

（3）调摄精神，指导患者采用有效的情志转移方法，如深呼吸、全身肌肉放松、听音乐等。

（4）在无禁忌证的情况下，应嘱患者尽量多饮水、勤排尿，以达到不断冲洗尿路的目的，减少细菌在尿路停留的时间。

（5）指导患者进行膀胱区热敷或按摩，以缓解疼痛。

（6）遵医嘱穴位贴敷，穴位按摩，艾灸，中药热奄包热熨会阴部，拔火罐，TDP 电磁波治疗。取穴：气海、关元、中极、曲骨、足三里、命门等。

（7）指导患者做好个人卫生，女患者月经期间增加外阴清洗次数。教会患者正确清洗外阴部的方法，以减少肠道细菌对尿路的感染机会。

（8）使用抗生素应注意观察药物的治疗反应及有无出现副作用，嘱患者按时、按量、按疗程服药，勿随意停药以达到彻底治疗的目的。

（9）指导患者正确留取尿标本。

2. **肉眼血尿**

（1）观察患者出血的颜色、量、性状及伴随症状，治疗情况，心理反应。

（2）评估患者生命体征、精神和意识状态、周围循环状况、腹部体征。

（3）安慰患者做好心理护理，消除恐惧心理。

（4）监测患者生命体征变化，记录出入量。

（5）血尿严重时应卧床休息，尽量减少剧烈活动。

（6）根据病情及医嘱，给予相应的饮食指导。一般以清淡蔬菜为主，忌食辛辣刺激食物，忌酒、烟。长期血尿者可致贫血，应多吃含铁丰富的食物，如牛肉、肝、蛋黄、豆制品、菠菜、油菜、海带等。鼓励患者多饮水，每天饮水量应不少于 2 000 ml。大量饮水可减少尿中盐类结晶，加快药物和结石排泄。肾炎明显水肿者应少饮水。

（7）遵医嘱穴位贴敷，穴位按摩，艾灸，取穴：血海、关元、中极、足三里、命门、肾俞、三阴交等。

（8）帮助患者及家属掌握有关疾病的知识，以便取得合作、协助治疗，减少再度出血的危险。发病期禁洗澡，严禁性生活，以防止发生和加重感染。

（9）告诫患者养成规律的生活习惯，避免长期精神紧张、过度劳累，应劳逸结合，保持乐观的情绪，保证身心休息。要积极锻炼身体，增强体质。在平时生活工作中，不能经常使膀胱高度充盈，感觉尿意即要去排尿，以减少尿液在膀胱存留时间。平时养成多饮水习惯。

（10）慎用可导致血尿的药物，尤其是已患有肾脏病者。

3. 腰腹坠胀

（1）观察患者腰痛，小腹坠胀不适，拘急的频率、程度、伴随症状。若剧痛难忍时，应立即平卧，同时报告医生，配合处理。

（2）指导患者饮食合理，不要喝酒，不要吃辛辣食物，穿衣打扮上裤子不要太紧，精神上要进行有效的调养。

（3）保持病室整洁，注意空气流通，室温偏凉。

（4）提肛练习：患者每天要坚持提肛练习，反复收缩上提，提肛、提睾，然后放松肛门、睾丸，这样的练习能改善泌尿生殖系统局部血液的循环。

（5）可以做阴囊壁的牵拉，用手指反复牵拉阴囊壁，做 20～30 次，当然牵拉的时候不要力量太大，使阴囊的内膜和提睾肌得到松弛。

（6）热水坐浴或者活血化瘀药物坐浴的方法进行治疗，这会让阴部得到舒缓，前列腺的血液循环更快一点。

（7）腰腹部疼痛时可用中药奄包热敷或中频脉冲电治疗（可选膀胱俞、阴陵泉、三阴交、肾俞等穴位）。

（8）遵医嘱穴位贴敷，穴位按摩，艾灸，中药外敷腰骶部，会阴部，拔火罐，TDP 电磁波治疗。取穴：三阴交、气海、关元、足三里、命门、肾俞等。

4. 乏力、纳差

（1）观察患者饮食状况、口腔气味、口中感觉、伴随症状及舌质舌苔的变化。

（2）定期测量体重，监测有关营养指标的变化，并做好记录。

（3）指导患者少食多餐，宜进高热量、高优质蛋白质、高维生素、易消化的饮食，忌肥甘厚味、煎炸之品。

（4）遵医嘱穴位按摩，取穴：足三里、内关、丰隆、合谷、中脘、阳陵泉等。

（5）遵医嘱耳穴贴压（耳穴埋豆），根据病情需要，可选择脾、胃、肝、小肠、心、交感等穴位。

五、健康教育

(一)向患者及家属讲解疾病的相关知识

1. 基本知识 劳淋是指小便淋沥不断,涩痛不甚,遇劳即发为主要临床表现的病症,劳淋病是人类很古老的一种传染病,是指由淋球菌引起的各种感染的总称。最常见的是泌尿生殖系统的化脓性感染,如急性尿道炎及女性的子宫颈炎。此病不仅给个人带来很大危害,还可能传染给亲属和子女,影响子孙后代的健康和造成不育等严重后果。它是世界上发病人数较多的性传播疾病之一,也是中国性病中发病人数最多的性病之一。

2. 主要临床表现

(1) 小便频数,淋沥涩痛,小腹拘急引痛,为各种淋证的主证,是诊断淋证的主要依据。

(2) 劳淋:病程较长,缠绵难愈,时轻时重,遇劳加重或诱发。夜尿赤涩不甚,溺痛不著,淋沥不已,余沥难尽,乏力,不耐劳累。

(3) 病久或反复发作后,常伴有低热,腰痛、小腹坠胀等。

3. 病因病机

(1) 病因:外感湿热病邪,房劳思虑过度,劳倦,情志不遂,体虚久病,受邪而发病。

(2) 病机:此证多因淋证经久失治或调治失宜,或房劳思虑过度,劳倦,复感外感湿热病邪,情志不遂,郁而化火,或由下阴不上传膀胱,或由其他脏腑传入膀胱。情志不遂,气郁化火,滞于下焦膀胱。饮食不节,酿生湿热,下注膀胱。体虚久病,脾肾两亏,更易受邪而发病。久病气阴两虚,肾阴不足,阴阳两虚。

(二)介绍相关药物治疗

根据不同的病情应用不同的治疗方法,由于对青霉素有耐药的淋球菌菌株在世界上日益增多,所以如针对劳淋的治疗主要以头孢类抗生素为主,对于劳淋患者以静推头孢曲松钠 1 g,每天 1 次,连用 7 天为主,辅以泌感煎,灌注 1 号等药物治疗,经对临床 100 余例患者治疗,均取得了临床治愈的效果。对于合并有生殖腺感染的患者,在抗生素应用之外,男性患者可辅以盖列治、温肾通关丸、消炎痛、丹参片等中西药,女性患者辅以盆炎清、妇尔馨、疏通利等药物治疗,均取得良好效果。

六、出院指导

(1) 按医嘱坚持完成疗程,擅自减量或过早停药,利用多种形式向患者介绍坚持完成疗程重要性,告诫擅自减量或过早停药危害,鼓励患者建立良好的用药方式。

(2) 定期进行电话回访及门诊复查,进行针对性干预。

(3) 对目标人群进行定期追踪、随访和效果评价。

(4) 生活规律,劳逸结合,保证休息和睡眠,急性期患者应注意卧床休息,各项护理操作最好能集中进行,避免过多地干扰患者,加重患者的不适。给患者提供安静、舒适的休息环境,加强生活护理,及时更换汗湿的衣服。

(5) 指导患者养成良好的饮食卫生习惯,制订推荐食谱,改变以往不合理的饮食结构。

(6) 急性发作期应卧床休息,取屈曲位,尽量勿站立或坐直;保持心情愉快,防止过分紧张加重尿频。恢复期应适当活动劳逸结合。保持充足的休息和睡眠。

(7) 指导患者做好个人卫生,女患者月经期间增加外阴清洗次数。教会患者正确清洗外阴部的方法,以减少肠道细菌对尿路的感染机会。

慢性前列腺炎(精浊病)

前列腺炎由于细菌、病毒等病原微生物侵犯前列腺组织或其他的非感染因素对前列腺产生刺激作用,从而引发局部组织的炎性反应。临床出现以前列腺区域局部的疼痛、坠胀或不适等,以及排尿的异常,尿道口流白等症状为特征的临床症状群。慢性前列腺炎是青壮年男性常见临床病症,近半数的男性在其一生中的某个时段都会遭遇到前列腺炎症状的影响。国外报道前列腺炎综合征发病率约为 $2.3\%\sim6.3\%$;而我国 15～60 岁男性,前列腺炎综合征发病率可高达 8.4%。慢性前列腺炎治愈率低,复发率高,主要原因是其发病原因和发病机制还不明确。慢性前列腺炎不仅引起患者躯体的诸多不适,而且在心理上造成重大危害,对患者的生活质量造成严重影响。因此,大多数学者认为前列腺炎是心身疾病。

一、诊断

(一) 西医

参照 1995 年美国国家卫生研究院关于慢性前列腺炎症状评分标准,诊断主要依靠详细询问病史、全面体格检查、包括直肠指检、尿液和前列腺按摩液常规检查及细菌培养结果进行诊断及分型。以患者临床表现为诊断的起点,Ⅰ型为急性病程,多具有典型临床表现;Ⅱ型和Ⅲ型为慢性病程。

(二) 中医

中医古籍中无"前列腺炎"病名的记载,但西医学中前列腺炎所表现的临床症状应归属于中医"白淫""精浊""淋浊"等范畴,为中医男科常见病症之一。

中医证型的诊断标准:具备主症 1 项、次症 2 项和舌脉者,即辨证成立。临床科研时可以进行量化诊断:根据主症 1 项计 2 分,次症、舌脉一项计 1 分的原则,累计得分≥5 分辨证成立。

二、分型及辨证分型

(一) 西医分型

目前,前列腺炎未有公认的分类标准,应用广泛的是 1995 年美国国立卫生研究院对慢性前列腺炎提出了新的分类方法,将前列腺炎分为 4 种类型。

Ⅰ型:急性细菌性前列腺炎;起病急,可表现为突发的发热性疾病,伴有持续和明显的下尿路感染症状,尿液中白细胞数量升高,血液或(和)尿液中的细菌培养阳性。

Ⅱ型:慢性细菌性前列腺炎约占慢性前列腺炎的 $5\%\sim8\%$。有反复发作的下尿路感染症状,持续时间超过 3 个月,EPS/精液/VB3 中白细胞数量升高,细菌培养结果阳性。

Ⅲ型:慢性非细菌性前列腺炎/慢性骨盆疼痛综合征,ⅢA(炎症性 CPPS)和ⅢB(非炎症性 CPPS)2 种亚型。Ⅲ型是最常见的类型,约占慢性前列腺炎的 90% 以上。主要表现为长期、反复的骨盆区域疼痛或不适,持续时间超过 3 个月,可伴有不同程度的排尿症状和性功能障碍,严重影响患者的生活质量;EPS/精液/VB3 细菌培养结果阴性。

Ⅳ型:无症状的炎症性前列腺炎。无主观症状,仅在有关前列腺方面的检查(EPS、精液、前列腺组织活检及前列腺切除标本的病理检查等)时发现炎症证据。

以上分类中的Ⅰ型和Ⅱ型前列腺炎,即急性和慢性细菌性前列腺炎是定位于前列腺的感染性疾病,病因、病理、临床表现及转归明确,应看作独立的疾病。

(二)中医辨证分型

1. 湿热下注证　小便灼热涩痛,尿频尿急。尿黄短赤、尿后滴沥,小便白浊,阴囊潮湿,心烦口干、口臭脘痞。舌苔黄腻,脉滑实或弦数。

2. 气滞血瘀证　会阴部,或外生殖器区,或下腹部,或耻骨上区,或腰骶及肛周疼痛,以上部位坠胀。尿后滴沥,尿刺痛,小便淋漓不畅。舌质黯或有瘀点、瘀斑,脉弦或涩。

3. 肝气郁结证　会阴部,或外生殖器区,或下腹部,或耻骨上区,或腰骶及肛周坠胀不适,以上部位似痛非痛,精神抑郁。小便淋漓不畅,胸闷善太息,性情急躁焦虑,疑病恐病。舌淡红,脉弦。

4. 肾阳亏虚证　畏寒怕冷,腰膝软或痛。尿后滴沥,精神萎靡,阳痿或性欲低下。舌淡苔薄白,脉沉迟或无力。

三、治疗原则

前列腺炎应采取综合及个体化治疗。

(一)西医

Ⅰ型:主要是广谱抗生素、对症治疗和支持治疗。伴尿潴留者可采用细管导尿或耻骨上膀胱穿刺造瘘引流尿液,伴前列腺脓肿者可采取外科引流。

Ⅱ型:推荐以口服抗生素为主,选择敏感药物,疗程为4~6周,其间应对患者进行阶段性的疗效评价。疗效不满意者,可改用其他敏感抗生素。推荐使用α受体阻滞剂改善排尿症状和疼痛、植物制剂、非甾体抗炎镇痛药和M受体阻滞剂等改善症状。

ⅢA型:可先口服抗生素2~4周,然后根据其疗效反馈决定是否继续抗生素治疗。推荐使用α受体阻滞剂、植物制剂、非甾体抗炎镇痛药和M受体阻滞剂等改善排尿症状和疼痛。

ⅢB型:推荐使用α受体阻滞剂、植物制剂、非甾体抗炎镇痛药和M受体阻滞剂等药物治疗。

Ⅳ型:一般无需治疗。

(二)中医

中药保留灌肠、栓剂塞肛、针灸治疗、前列腺按摩及生物反馈等物理疗法、心理治疗。

四、护理

(一)护理评估

1. 健康史

(1)个人史:① 年龄、职业。50岁以上的男性重点关注,高龄是前列腺炎样症状的危险因素;评估是否有久坐,即一天端坐时间达8 h以上或(和)一天中至少有2次持续端坐时间达2 h以上,每月类似上述情况达20天以上,持续时间达3个月以上。② 生活习惯:喜嗜辛辣、甜食,每周3~4次;长时间骑车、憋尿;是否有吸烟及饮酒史。③ 冶游史。

(2)家族史:家族成员中是否有前列腺疾病史、肿瘤史等。

（3）既往史：是否曾经罹患病原体感染、排尿功能障碍、免疫反应异常、神经内分泌因素、精神心理因素、氧化应激学说、盆腔疾病等。

2. 心理社会因素

（1）患者及家属对疾病的认知程度，评估患者的心理状态，是否有焦虑、失落孤独、自卑、自责等消极悲观心理。

（2）病程超过 6 个月的患者重点关注，这些患者有共同的特点：有强烈的求治欲望和自责感；总是纠缠于某些症状或检验报告结果；经过多种或多方诊治但效果不佳。

3. 身体状况

（1）评估是否出现代谢综合征加重前列腺炎症状。代谢综合征包括中心性肥胖、血脂异常、高血压、胰岛素抵抗及代偿性高胰岛素血症和糖耐量异常等多种代谢异常。

（2）评估患者是否有排尿功能失调，排尿困难的程度，有无血尿及膀胱刺激症状等。

（3）了解患者是否伴有前列腺外周带静脉丛扩张、痔和精索静脉曲张等，或存在久坐、不适当的性活动等引起的慢性盆腔充血。

（二）一般护理

1. 房间环境　病室要温湿度适宜，安静舒适，干净整洁，私密性好。

2. 生活起居

（1）起居有常，规律作息，勿熬夜，保证充分休息。

（2）根据气候增减衣物，注意保暖特别是会阴部避免着凉，石凳、台阶等勿久坐。

（3）房事有节，勿纵欲过度，保持会阴部清洁。

（4）不憋尿，憋尿可引发化学性前列腺炎。

3. 饮食护理

（1）湿热下注者饮食宜清淡，多食苦瓜、赤小豆、鲤鱼、冬瓜、西瓜、雪梨等清热燥湿利尿之品，戒烟酒，忌辛辣、煎炸、肥甘等助生湿热之品。

（2）气滞血瘀者应多喝水，饮食以清淡、素食、易消化为主，忌生冷辛辣食物，可酌情少量饮酒。

（3）肾阳亏虚者可多食牛羊肉、动物内脏、鸡肉、虾等补阳，忌生冷辛辣刺激食物。

4. 情志调护

（1）多数患者均对自己的病情过度关注，而产生焦虑、抑郁和烦躁的情绪，往往会辗转多家医院看病。在临床护理工作中，应尽量消除患者过度关注的情绪，以避免患者精神症状的加重。

（2）耐心开导，及时解除患者对病情的误解，详细告知病情预后及转归，适时转移患者的注意力，合理的心理疏导对于患者病情的转归至关重要。

（3）针对不同的患者制订不同的护理方案，根据治疗中出现的情况及时做出相应的调整。护士应根据每个人的情况与其进行情感交流，保护患者隐私，合理劝导，鼓励其树立康复的信心，消除焦虑，紧张的情绪。

（4）教会患者放松疗法，如深呼吸、听舒缓的音乐等。

5. 用药护理

（1）口服中药者，注意观察有无恶心、呕吐等胃部或上腹部不适，有无腹痛、肛门不适及腹泻等症状；严重不能耐受者应告知医生处理。

（2）应用前列安栓等塞肛者，注意观察有无腹泻等症状，便后及时清洁会阴部，必要时告知医生。

（二）症状护理

1. 疼痛

（1）评估疼痛的部位、性质、程度，急性期卧床休息，避免剧烈运动。

（2）穿着宽松、质地柔软的衣裤，避免穿紧身衣裤摩擦会阴部。

（3）遵医嘱予以热疗，部位为耻骨上脐下区，隔天 1 次；每晚入睡前给予前列安栓 1 枚纳肛。

（4）必要时家属陪伴患者，给予情感支持，告知患者不良的情绪会加重疼痛，引导患者进行感兴趣的娱乐活动以分散注意力。

2. 排尿障碍

（1）指导患者多饮水，每天摄入量大于 3 000 ml，冲洗尿道的作用。

（2）可建议患者每次排尿均采取蹲式，不可坐式，不可用力，适当增加腹压，使残留在膀胱及前列腺尿道内的尿液充分流出。

（3）向患者解释精神紧张对排尿的影响，可进行腹部热敷、听流水声等促进排尿。

（4）若为盆底肌疼痛引起的排尿困难，遵医嘱给予高频热疗、中药坐浴及止痛药。

五、健康教育

1. 相关疾病知识的介绍

（1）循序渐进地向患者讲述前列腺炎的相关知识，注意保护患者隐私，引导患者树立正确认知，彻底消除患者疑虑，调动其主观能动性，以积极的心态配合治疗。

（2）告知患者虽然前列腺炎可能导致不育、前列腺癌；慢性前列腺炎易发生前列腺增生，可能会导致前列腺增大而发生急性尿潴留等疾病，但积极配合治疗前列腺炎是可以治愈的。

（3）让患者认识到慢性前列腺炎的有些症状是自己过度焦虑造成的，而且这种情况会和病情相互促进，形成恶性循环。

2. 预防前列腺炎复发

（1）注意个人卫生，勤换内衣裤，保持会阴部清洁，避免感染。

（2）饮食结构合理，饮水充足，不憋尿。

（3）注意保护会阴部，避免外伤、长时间骑跨动作，如骑车等。

（4）避免冶游。

3. 心理指导

（1）鼓励患者及家属，帮助其树立战胜疾病的信心，避免其情绪低落、焦虑。

（2）运用聚焦解决模式耐心倾听患者及其家属的诉求，了解其需求并与患者及其家属共同决策解决。

（3）让患者感觉到自己既是疾病治疗的施行者也是疾病治疗的接受者，医护人员怀着欣赏的心态善待患者，充分肯定患者前期成功的同时，并提出下个阶段建设性的治疗方案，促进患者完全康复。

（4）对"疑病素质"患者会整日集中感觉症状，从而主观上放大症状和派生出新的症状（如失眠等），焦虑情绪或强迫思维由此而生，可运用森田心理疗法进行调节疏导。

（5）医务人员多与性格内向的患者及家属沟通，鼓励其表达自己的感受和不适症状。

4. 康复训练

（1）帮助患者及其家属掌握前列腺自我按摩的方法，并要求患者每周按摩 1～2 次，每次按摩治疗至少间隔 3 天以上。

（2）指导患者掌握提肛运动的方法，并要求患者每天至少锻炼 4 次；争取患者家庭的理解和支持，并对其家属进行教育，指导患者建立和谐的家庭关系。

六、出院指导

（1）诱导方式了解患者的生活习惯，及时纠正其不健康行为，指导其建立健康的生活方式。如戒酒，禁忌辛辣刺激食物；防寒保暖，避免久坐阴凉地方、涉水淋雨、前列腺部受凉；适度的性生活，避免冶游；保证充分休息，避免过度劳累。

（2）指导患者严格遵医嘱用药并坚持治疗，不能自行停药或更换药物。

（3）家庭情感干预：对患者的家属进行家庭支持相关知识的教育，指导家属多与患者沟通，给予患者情感及生活上的支持。

（4）职业为司机、飞行员等的患者建议避免久坐，加强体育锻炼。

（5）急性前列腺炎预后较好，指导患者出院后避免诱发因素等。慢性前列腺炎患者迁延不愈影响生活质量，更加关注心理状态及治疗依从性方面。

（6）指导患者获得相关健康咨询的途径，如：医院健康讲座、健康教育门诊、相关网站等。不要轻易相信夸大宣传效果的广告，切勿"乱投医"，去正规医院进行诊治。

（7）老年患者运动每周 5～6 次，每次 30～40 min，运动强度以患者有轻微疲劳感为限。

前列腺增生（精浊病）

前列腺为男性附性腺中最大的不对称的实质性器官,正常大小为左右径约 3.5 cm,上下和前后径约 2.5 cm,上端宽大邻近膀胱颈,形似板栗。良性前列腺增生俗称前列腺肥大,是老年男性最常见的泌尿外科疾病,实际是前列腺细胞增生导致泌尿系梗阻而出现的一系列临床表现病理生理改变。尿频为前列腺增生最早表现,首先为夜间尿频,其后白天也出现尿频,随着病情发展,最后会出现进行性排尿困难,甚至出现上尿路损害而威胁生命,也严重影响着中老年男性的生活质量,前列腺增生的发病率随着老年男性年龄的增长而增加,即 60 岁以上的人发病率约 60%,70 岁以上的人发病率约 70%。

一、疾病诊断

(一) 西医

前列腺增生患者一般早期表现为排尿次数增多,夜里更为明显。久之,可导致膀胱颈充血水肿。排尿更加无力,此时前列腺充血水肿,使排出的尿线纤细、分叉、有时尿不成线,滴沥而出。后期如果残余尿的量与正常的膀胱容量相等时,就会自动溢出尿液。

直肠指诊可发现前列腺增大,中间沟消失或隆起,应注意有无坚硬结节,是否存在前列腺癌。B 超可检查前列腺大小、结构是否异常及膀胱有无残余尿等。CT 及 MRI 有助于鉴别前列腺癌。尿流率检查可了解排尿梗阻程度。

(二) 中医

"癃闭",最早见于《内经》,《素问·宣明五气篇》提出"膀胱不利为癃,不约为遗溺",指癃闭是以排尿困难,甚至尿闭不通为主症的一类病证。《医宗金鉴·张仲景〈伤寒论·太阳病中〉》"茯苓甘草汤方"方解:"去大枣芍药者,因有小便不利之里,恐滞敛而有碍于癃闭也。"明李时珍《本草纲目·草七·通草》〔发明〕引李杲曰:"膀胱受湿热,癃闭约缩,小便不通,宜此治之。"

二、分型分类

(一) 西医

1. 分类

按叶分布的趋向,前列腺增生分为 8 种不同的类型。

(1) 侧叶增生,产生前列腺尿道段受压,变形,弯曲,该型占 4.41%。

(2) 后联合或中叶增生,突出至膀胱,使膀胱三解区底部抬起,此型占 13.96%。

(3) 侧叶,中叶增生,突向膀胱及尿道,此型占 17.12%。

(4) 颈下叶增生,突向膀胱,呈悬垂状,此弄点 30.14%。

(5) 侧叶及颈下叶增生,占 21.62%。

(6) 侧叶,中叶及颈下叶增生。

(7) 前联合增生即前叶型。

(8) 三解区下叶增生。

2. 分期

(1) 第一期(轻度)为患者排尿困难,尿频夜尿增多、排尿无力,膀胱壁因排尿费力而出现小梁,但是没有残余尿。

(2) 第二期(中度)系指膀胱逼尿肌开始代偿不全,不能将尿液完全排出而出现残余尿,常常易合并发生慢性细菌性膀胱炎。

(3) 第三期(重度)系指由于长期排尿费力,引起膀胱排空功能减退发生尿潴留、肾功能不全。

(二) 中医辨证

1. 湿热蕴结证　排尿困难,小便不畅,点滴而下。继而出现尿频、尿急,排尿灼痛感,小腹胀痛,大便秘结。舌红、苔黄腻,脉滑数。

2. 气血瘀滞证　夜尿频多,小便不畅,或尿线变细,或尿流分叉,或时断时续,或点滴而下,情绪抑郁,小腹胀痛。舌暗、苔薄白,脉弦涩。

3. 脾气虚弱证　时欲小便,而欲解不得,或量少而不爽利,腹重肛坠,似欲大便,神疲气短,身体倦怠,舌质淡,脉缓弱。

4. 阴虚火旺证　小便频数,淋漓不畅,时发时止,遇劳即发,经久不愈,伴有头晕耳鸣,口干便燥,舌红苔少,脉来细数。

5. 肺气郁闭证　小便不通,少腹胀满,寒热咳嗽,茎中作痛,口渴喜饮,脉来沉数,苔薄微黄。

6. 肾阳虚衰证　排尿无力,滴沥不爽,尿液澄清,面色㿠白,神疲气弱,倦怠无力,肢冷畏寒,腰膝酸困,舌淡苔白,脉沉细弱。

三、治疗原则

(一) 药物治疗

1. 治疗目标

(1) 基本目标:减低、阻滞、延缓前列腺增生,使前列腺体积缩小,从而减轻因前列腺增生所致梗阻引起的一系列症状,如尿频、尿急、排尿困难。

(2) 主要目标:延缓疾病的临床进展,防止因梗阻所致的尿潴留和肾功能衰竭等远期合并症。

2. 治疗时机　前列腺体积增大同时伴中—重度下尿路症状 BPH 患者,具有 BPH 高临床风险的患者可以采用药物治疗。

3. 治疗原则　根据国际前列腺症状评分(IPSS 评分)及临床症状进行治疗。

(1) 对轻中度的 BPH 患者可先用耐受性较好的植物药(如舍利通或通尿灵)治疗。

(2) 前列腺体积<40 ml 的有症状 BPH,或刺激症状明显但无严重并发症(如尿潴留、肾功能不全)的患者,则使用或合用 α 受体阻滞剂(如特拉唑嗪或坦索罗辛)。

(3) 对中重度的 BPH,前列腺体积>40 ml,梗阻症状明显且无并发症的患者,采用 5a-还原酶抑制剂保列治治疗,若刺激症状亦明显的患者,尚可合用 α 受体阻滞剂。

(二) 手术治疗

1. 手术方式包括　① 经尿道前列腺电切术(TURP):BPH 治疗的"金标准"。② 经尿道前列腺切开术(TUIP)。③ 开放性前列腺摘除术。

2. 治疗目标

(1) 基本目标：解决下尿路症状及其对生活质量所致的影响。

(2) 主要目标：防止因梗阻所致的尿潴留和肾功能衰竭等远期合并症。

3. 治疗时机　具有中-重度 LUTS 并已明显影响生活质量的 BPH 患者，药物治疗效果不佳或拒绝药物治疗的患者。

4. 治疗原则

(1) 有下尿路梗阻症状，尿流动力学检查已明显改变，或残余尿在 60 ml 以上。

(2) 不稳定膀胱症状严重。

(3) 已引起上尿路梗阻及肾功能损害。

(4) 多次发作急性尿潴留、尿路感染、肉眼血尿。

(5) 并发膀胱结石者。对有长期尿路梗阻，肾功能已有明显损害，严重尿路感染或已发生急性尿潴留的患者，应先留置导尿管解除梗阻，待感染得到控制，肾功能恢复后再行手术。如插入导尿管困难或插管时间长已引起尿道炎时，可改行耻骨上膀胱穿刺造瘘。

四、护理

(一) 护理评估

1. 健康史(生活史)

(1) 年龄：了解患者年龄是否大于 50 岁。

(2) 了解患者发病前的生活及饮食习惯，有无大量饮酒及吸烟、爱好辛辣饮食等；是否喜爱久坐及长久憋尿；有无不适当性活动；是否注意个人卫生等。

(3) 职业：了解患者的职业性质，如办公室工作者患病率高于室外工作者，城市居民高于农村居民。

2. 心理社会评估

(1) 了解患者在发病前有无不良的精神刺激，是否处在持续的精神紧张状态，如长期工作压力、焦虑、紧张等。

(2) 了解患者的文化素养、家庭背景、经济条件、医疗保障及家庭社会人际关系，以及家庭主要成员对患者的关心支持力度等。

(3) 注重了解患者对疾病的认知程度，所持态度及心理承受能力等。

3. 身体状况

(1) 了解患者的各项生命体征、精神和神志反应，尤其要注意患者的排尿情况，如有无排尿无力、尿潴留等。

(2) 了解患者是否有排尿不尽感、是否间断性排尿。

(3) 了解患者是否排尿不能等待，即不能憋尿；是否排尿后 2 h 又想排尿，即尿频。

(4) 了解患者是否尿线变细变软；是否有尿急，但不能迅速排出，排尿不如以前通畅、时间长、有尿不尽感，尿排困难等表现。

(5) 了解患者是否夜尿增多；是否小便失禁，特别是在睡眠中遗尿。

(6) 了解患者是否不能自行排尿；是否出现性欲亢进，出现阴茎频繁勃起，但无性的欲望。

(7) 了解患者是否腰痛、会阴、腹股沟、睾丸部不适；是否尿道口灼热刺痛并有分泌物。

(8) 了解患者是否出现氮质血症，食欲减退、恶心、呕吐、贫血等症状。

（二）一般护理

1. 病室要求　病室宜安静、无噪声，整洁、舒适，空气清新，光线柔和，温湿度适宜。室内可适当加以隔音防噪设施。并可在室内放置鲜花或盆景等物，为患者创造一个良好的休息环境。

（1）对于湿热蕴结的患者病室保持安静、整洁，空气流通，温湿度适宜。

（2）气血瘀滞的患者宜安静、整洁，空气流通，注意保暖。

（3）脾气虚弱和肾阳虚衰的患者，病室应安静，注意保暖，光线宜略偏暗为宜；阴虚火旺的患者，病室宜凉爽湿润为宜。

（4）肺气郁闭的患者，居室宜温暖干爽，谨防潮湿。

2. 生活起居护理

（1）患者生活起居要有规律。应注意劳逸有度，动静结合，谨防过劳。要做到痛寐有时，保证充足的睡眠。患者睡眠欠佳时，可遵医嘱临时用镇静剂或安眠药。

（2）根据病情适当控制探视人员及时间，安静的环境有助于患者休养，噪声的刺激常使患者心烦意乱，不利于疾病恢复。

（3）病室内常有各种排泄物等秽浊之气，影响患者食欲和休息。因此，要经常通风换气，保持室内空气新鲜，并保证病房阳光充足。

（4）患者不宜久坐或长久憋尿，应鼓励患者少坐多走，有尿及时排出。

（5）指导患者进行晨练保健操：晨练时以大树或建筑物墙体为撞击依托物，背向被撞击物，用臀部撞击，撞击速度以 2～3 s 1 次为宜，每次撞击以感到臀部震动为适度，循序渐进，每次撞击 20～50 下，锻炼次数不限，臀部撞击活动有促进前列腺血液循环的作用。

（6）指导患者坐浴疗法：

1）将 40℃左右的水（手放入不感到烫），倒入盆内，约半盆即可，每次坐 10～30 min，水温降低时再添加适量的热水，使水保持有效的温度，每天 1～2 次，10 天为 1 个疗程。

2）热水中还可加适当的芳香类中药，如苍术、广木香、白豆蔻等，可提高疗效。

（7）应根据患者的病情，适当组织康复期患者参加户外活动，如慢跑、快步走、打太极拳、散步、医疗体操等体育锻炼。

3. 饮食护理　患者饮食宜清淡，易消化，少食多餐。可多食富含维生素的蔬菜、水果以防止便秘。宜少食辛辣、肥腻、生冷、钠盐及忌烟酒等刺激性的食物，鼓励多饮水。

（1）湿热蕴结的患者宜食偏凉、清热利湿之物，如绿豆、红点、黄瓜、薏苡仁、苦瓜、冬瓜、芹菜、芥蓝等；忌辛辣刺激性食物，戒烟、酒，鼓励多饮水。

（2）气血瘀滞的患者宜食调理气血、活血散瘀之物，如桃仁、山楂、黑木耳等。忌食辛辣刺激性之物，适当限制水的摄入。

（3）脾气虚弱的患者宜健脾和胃，食疗以避免冷热一起吃和尽可能的少吃生冷食物为主，多喝大米粥，如党参粥、薏苡仁粥、茯苓饼，多食红小豆、冬瓜等。忌食油腻肥甘厚味、生冷、烟酒等物。

（4）阴虚火旺的患者宜食滋阴、养阴清热之物，如大米粥、鲜百合、麦冬、芝麻、糯米、蜂蜜、甘蔗等，应以清淡为主，忌食辛辣，少吃油腻鱼腥和煎炸之物，多吃水果蔬菜。

（5）肺气郁闭的患者宜进食开郁宣肺的食物，如杏仁粥、萝卜、生姜汁等，忌食辛辣，多吃水果蔬菜。

（6）肾阳虚衰的患者宜进食温肾壮阳的食物，如粳米、糯米、莜麦、扁豆、菜花、胡萝卜、香菇、豆腐、马铃薯、红薯等。

4. 情志护理　了解患者思想动态，及时进行恰当的心理疏导和必要的疾病健康知识教育，提高患者对疾病的认识，尤其对于肺气郁闭的患者，更应向患者说明自我情感调节的重要性。指导患者调畅情志，轻松工作、学习、生活，以转移患者对疾病的注意力和缓冲不良情绪的影响，尽可能远离应激状态，使自己处在和谐环境中，消除任何压力。

5. 给药护理

(1) 遵医嘱及时给予前列腺增生药物，并应向患者及家属介绍药物的性能、作用及用药方法和注意事宜。

(2) 遵医嘱予以中药通淋方(包括王不留行、水蛭、地鳖虫、肉桂、穿心莲)，中药汤剂宜饭后温服，注意观察服药后的排尿情况。

(3) 中西药同用者，需间隔 1 h 服用，以利药效及不良反应的观察，及时纠正不良反应。

(三) 症状护理

1. 尿频、尿急、尿痛

(1) 观察患者排尿的次数及排尿情况，急性期或发作期要卧床休息，进食清淡富有营养的食物，补充多种维生素，多饮水每天饮水量＞2 000 ml，使尿量增多以冲刷尿路。

(2) 尿痛不适的患者应多饮水，可饮白开水或茶水，使尿量增多以冲刷尿路，是减轻尿路刺激征的重要措施。另外，分散患者注意力，听音乐、做松弛术或与患者谈话，可使排尿次数减少。

(3) 如疼痛可指导患者进行膀胱区热敷或按摩，以缓解疼痛，不可因为尿痛而憋尿。

(4) 保持会阴部清洁干燥，如尿湿裤子应及时更换。

(5) 遵医嘱予穴位贴敷治疗，取穴神阙、关元、中极等穴，每天 1 次。

2. 夜尿增多、急迫性尿失禁

(1) 观察患者夜尿的次数及排尿情况，并做好记录，及时报告医师并遵医嘱给予处理。

(2) 注意自我保健，加强身体锻炼，提高机体抗病力，预防感冒，防止复感外邪加重病情。预防泌尿系统感染，合理使用抗生素，鼓励患者多饮水，每天 2 500～3 000 ml 以上，达到"内冲洗"的目的。

(3) 清淡饮食，禁酒及辛辣刺激之物，以免引起前列腺充血；节制房事，禁忌性交中断，可减轻前列腺充血。

(4) 每天睡前热水坐浴，定期进行前列腺按摩，可促进血液循环，有利炎性分泌物排出。

(5) 加强健康教育，消除患者的不良情绪，教会患者放松技巧，转移分散注意力，密切配合医护人员工作，减少急迫性尿失禁的发生。

(6) 避免劳累、情绪激动、精神紧张、环境嘈杂等不良因素。

3. 排尿无力、尿线变细和尿滴沥

(1) 观察患者排尿情况，准确记录尿量。

(2) 指导患者放松心情，可通过听流水声来帮助排尿。

(3) 保持会阴部清洁干燥，如尿湿裤子应及时更换。

(4) 观察少腹胀急情况，遵医嘱予穴位敷贴治疗，取穴神阙、关元、中极等穴，每天 1 次。

(5) 可将食盐炒热用布包敷脐部，同时配合按揉少腹部，促使排尿。

4. 尿潴留

(1) 安慰患者，消除其紧张焦虑的情绪，提供隐蔽环境，取适当体位，听流水声诱导排尿。

（2）可将食盐炒热用布包敷脐部，同时配合按揉少腹部，促使排尿。

（3）遵医嘱予督灸治疗，取穴神阙穴，每天 1 次。

（4）遵医嘱予艾条熏灸治疗，取穴神阙穴、双侧足三里穴，每天 1 次。

（5）如经上述无效时，可采取导尿术。

（四）手术护理

1. 留置尿管护理　保持留置尿管引流通畅，妥善固定，防止扭曲受压、尿袋高度不可超过耻骨联合水平。术后留置尿管时间一般为 4～5 天，拔除尿管前均需间断夹管，每 2～3 h 放尿 1 次，以起到训练膀胱功能的作用。

2. 膀胱冲洗护理　保持膀胱冲洗通畅，定期由远端向近端挤压导尿管，防止导尿管堵塞，膀胱冲洗时尿管下端打开，如冲洗过程中尿管下端无冲洗液流出，且患者感觉腹胀腹痛时，应立即停止膀胱冲洗，查找原因，挤压并冲洗导尿管。根据冲洗液的颜色深浅调节膀胱冲洗速度，色深则快，色浅则慢。如血尿颜色深红或逐渐加深，说明有活动性出血，应及时报告医生进行处理。膀胱冲洗液温度保持 32～35℃。

3. 饮食护理　术后当日禁食，次日进流质饮食，推荐饮食为米汤、菜汤，以菜汤为佳，逐渐过渡至半流质饮食，推荐饮食为稀饭、面条或菜汤泡馒头，第 4 天进普通饮食，忌生冷干硬食物。逐渐过渡到高蛋白质、高热量、易消化的饮食。应多食水果、蔬菜，多饮水，保持大便通畅，避免大便干燥。

4. 盆底肌肉训练　术后尿色变清后即可行提肛锻炼，以增加尿道括约肌收缩力。有效方法：深吸一口气，同时收缩上提肛门肌肉，坚持 6～10 s，然后呼气。重复进行，每次 5～10 min，每天 2～3 次，循序渐进。

5. TURP 综合征　稀释性低钠血症是术中、术后易发生的一种吸收性并发症，表现为恶心、呕吐、腹胀、高血压等，甚至发生呼吸困难、发绀、视觉丧失及昏迷等。处理措施：① 减少冲洗液的吸收，选择等张或稍低张溶液，如 5% 葡萄糖溶液等，术后确保引流通畅，防止因引流不畅而增加膀胱压力，从而增加冲洗液的吸收。② 监测前列腺电切综合征症状，对电切时间＞90 min 或前列腺被膜切穿的患者，应监测中心静脉压和血气、尿量及心脏情况。对术后早期有恶心、呕吐、低血压或高血压、意识障碍的患者，应及时监测电解质及血浆渗透压。

6. 管道堵塞　术后根据冲洗液的颜色调节冲洗速度，如出血多时冲洗速度可成直线。及时的冲洗预防血液形成血凝块，加强引流管的挤压，及时将细小的血凝块排出体外。如发现管道堵塞，应用注射器加压反复冲洗膀胱及回抽，将引流管周围的血块或组织碎片抽吸出来，直至冲洗液澄清为止。

7. 膀胱痉挛　多发生于术后 3 天内，以 24 h 内最为严重。处理措施：① 积极镇痛、止血。② 及时调整导尿管，牵引力度。③ 术后冲洗液的温度应保持在 32～35℃，尤其冬天应减少寒冷刺激。④ 消除紧张因素，使患者全身放松。⑤ 术前积极预防尿路感染亦是减少术后膀胱痉挛的有效方法。

五、健康教育

（一）向患者及家属讲解疾病的相关知识

1. 前列腺的功能

（1）具有外分泌功能。前列腺是男性最大的附属性腺，亦属人体外分泌腺之一。它可分泌前列腺液，是精液的重要组成成分，对精子正常功能具有重要作用，前列腺液的分泌受雄性激素的调控。

（2）具有外分泌功能。

（3）具有控制排尿的功能。

（4）具有运输功能。

2. 影响前列腺增生的危险因素

（1）长期患有某些慢性疾病，尤其是内分泌或新陈代谢方面的疾病。

（2）长期过度劳累或缺乏营养等，都会导致身体各个脏器功能衰竭、内分泌系统功能减退及性激素代谢紊乱，都有诱发前列腺增生的可能。

（3）不合理的膳食结构：长期饮酒，长期吃辛、辣、酸、凉等刺激性较强的食物。

（4）不良的生活习惯：有经常或严重受寒、受凉、受湿情况，性欲旺盛或性生活过度频繁，过分肥胖，高血压及缺乏体育锻炼都可能导致前列腺组织的持久与广泛淤血，以及引起前列腺局部血液循环障碍，可能诱发前列腺增生。

（5）不良的社会心理因素：紧张、愤怒、悲伤、焦虑等各种情绪反应常可以使神经内分泌功能改变，易引起前列腺增生。

3. 常用前列腺增生药物的副作用及注意事项

（1）常用前列腺增生药物的副作用：植物药如舍利通或通尿灵能产生轻微低钠、低钾等症状；α受体阻滞剂如特拉唑嗪或坦索罗辛可产生头晕、头痛、乏力、血压下降、心率增快等症状；5a-还原酶抑制剂如保列治能引起乳房增大或压痛、皮疹等。

（2）用药注意事项：药物应遵医嘱调整剂量，不可自行增减或突然撤换药物，药物使用一般从小剂量开始，服药期间应随时观察排尿情况。

（3）用药后如果感到头痛、恶心、呕吐、皮疹等不适，应告知医生，立即停药，对症处理，再予其他药物治疗。

4. 前列腺增生的饮食禁忌

（1）饮食上注意少食甜、酸、辛辣食品，刺激性食物可影响前列腺血液循环，导致前列腺增生。

（2）忌烟：香烟中的烟碱、焦油、亚硝胺类、一氧化碳等有毒物质，不但可以直接毒害前列腺组织，而且还能干扰支配血管的神经功能，影响前列腺的血液循环，也可以加重前列腺的充血。

（3）忌酗酒：酒有扩张血管的作用，长期饮酒性前列腺炎就不容易治愈，即使治愈也非常容易复发。

5. 高血压对人体健康的危害

（1）前列腺疾病均可引起尿频、尿急、尿痛、排尿困难、夜尿增多、会阴部触痛等令人苦恼不安的症状，病情严重者会造成性功能障碍，给患者日常生活、工作带来不便和痛苦。

（2）前列腺疾病可导致不育，由于前列腺有问题，精子存活率不高，导致精子数量减少而引起久婚不育。

（3）前列腺疾病容易引起早泄、遗精、血精、性欲减退、阳痿、丧失性功能；慢性前列腺炎、前列腺增生如不及时治疗，容易转变前列腺肿瘤，其治疗更难，危害性更大。

（二）教会患者 IPSS 评分方法

在过去 1 个月，您有否以下表现：

（1）是否经常有尿不尽感？

（2）2 次排尿时间是否经常少于 2 h?

（3）是否经常有中断性排尿?

（4）是否经常有憋尿障碍?

（5）是否经常有尿线变细现象?

（6）是否经常需要用力使劲才能开始排尿?

（7）从入睡到早起一般需要起来排几次尿?

六、出院指导

（1）多饮水，每天饮水量 2 000～3 000 ml，保证每天足够的尿量，多饮水能起到内冲洗的作用。

（2）饮食应以清淡、易消化为佳，多食蔬菜水果，少食辛辣刺激性食物，戒烟酒。

（3）忌长时间憋尿，以免损害逼尿肌功能。

（4）调节情绪、放松心情。适度进行体育活动，有助于机体抵抗力的增强。

（5）进行了前列腺电切术的患者术后 1～2 个月内避免过度劳动，防止感冒，忌烟酒，忌食刺激性食物，以防继发出血。

（6）前列腺电切术后多数膀胱功能低下，3～6 个月仍有溢尿现象，因此需要进行肛门括约肌的收缩功能训练，吸气时缩肛，呼气时松肛，以尽快恢复尿道括约肌的功能。保持小便通畅，防止膀胱内压力增高继发出血。

（7）前列腺创面修复时间为 3～6 个月，在此期间不提过重物品，不骑自行车，避免久坐硬凳。

（8）由于手术后期有延期出血和感染的可能，因此患者要随时注意观察有无异常情况，如尿急、尿痛、血尿、夜尿、尿线粗细如何、尿内有无灰白色组织小块等，如有上述情况则应及时返回医院复诊，不可拖延。

（9）生活中注意遵医嘱用药，定期检查坚持"一个中心，两个基本点"；以健康为中心，坚持合理膳食（低盐、低脂、七分饱）；坚持运动（最好的运动是步行）。

胃 癌

胃癌（Gastriccancer）是指发生于胃黏膜的最常见恶性肿瘤，居消化道癌肿的第1位，居全球肿瘤发病及癌症死亡率的第2位。在消化系统恶性肿瘤的死亡病例中，约有半数死于胃癌。任何年龄均可发病，发病率中老年居多，随年龄增长而上升，30岁以前较少见，一般从35岁到39岁开始，呈成倍增长，高发在50岁以上，以55～70岁为高发年龄段，国内外差别不大。

一、疾病诊断

（一）西医

参照卫生部《胃癌诊疗规范（2011年版）》和《NCCN胃癌临床实践指南（中国版）2010年第一版》。胃癌的诊断多依据临床表现、影像学检查、内镜及组织病理学等进行综合判断，其中组织病理学检查结果是诊断胃癌的金标准。

1. 临床症状　胃癌缺少特异性临床症状，早期胃癌常无症状。常见的临床症状有上腹部不适或疼痛、食欲减退、消瘦、乏力、恶心、呕吐、呕血或黑便、腹泻、便秘、发热等。

2. 体征　早期或部分局部进展期胃癌常无明显体征。晚期胃癌患者可扪及上腹部包块，发生远处转移时，根据转移部位，可出现相应的体征。出现上消化道穿孔、出血或消化道梗阻等情况时，可出现相应体征。

3. 辅助检查

（1）内镜检查：① 胃镜检查：确诊胃癌的必须检查手段，可确定肿瘤位置，获得组织标本以行病理检查。必要时可酌情选用色素内镜或放大内镜。② 超声胃镜检查：有助于评价胃癌浸润深度、判断胃周淋巴结转移状况，用于胃癌的术前分期。③ 腹腔镜：对怀疑腹膜转移或腹腔内播散者，可考虑腹腔镜检查。

（2）病理学诊断：组织病理学诊断是胃癌的确诊和治疗依据。

（3）实验室检查：① 血液检查：血常规、血液生化学、血清肿瘤标志物等检查。② 尿液、粪便常规、粪隐血试验。

（4）影像检查：① 计算机断层扫描（CT）。② 磁共振（MRI）检查。③ 上消化道造影。④ 胸部X线检查。⑤ 超声检查。⑥ PET-CT。⑦ 骨扫描。

4. 原发病灶及部位的诊断

（1）根治术后病例：根据术后病理，明确诊断为胃癌。

（2）非根治术后及晚期病例：未手术患者根据胃镜加活检病理，姑息术/改道术/探查术后患者根据术后病理，明确为胃癌。

（3）对于胃镜见符合胃癌的恶性表现但未取到病理者，可以诊断为"胃恶性肿瘤"，并应继续取病理以明确诊断。

5. 复发或转移病灶的诊断　胃镜/超声内镜（EUS）以及活检病理学检查可以明确复发。以影像学检查，包括MSCT、MRI、胃镜/超声内镜（EUS）、B超、消化道造影等，必要时行

PET/CT;浅表淋巴结活检可以诊断肿瘤转移。

6.腹膜/网膜/肠系膜转移的诊断　除了 Krukenberg's 瘤、左锁骨上转移、肝转移等常见的转移部位,腹膜/网膜/肠系膜亦是胃癌常见的转移。对于粟粒样或<1 cm 的腹膜/网膜/肠系膜转移灶,CT 及 MRI 等影像学手段常无法及时发现,但患者多可出现腹腔积液、肠梗阻等肿瘤相关症状,该部分患者的诊断目前尚无统一标准,推荐病理学检查结合 PET/CT 等以助于明确诊断,包括:腹腔积液找脱落细胞;正电子发射断层成像(PET/CT);腹腔镜探查;手术探查,转移病灶的病理诊断。

(二)中医

本病属于中医"胃积""反胃""胃脘痛""心腹痞"等范畴。

二、分型分类

(一)西医

1.形态分型

(1)早期胃癌:是指病变局限于黏膜及黏膜下层。

Ⅰ:隆起型(息肉型)。

Ⅱa:表面隆起型。

Ⅱb:平坦型。

Ⅱc:表面凹陷型。

Ⅲ:凹陷型(溃疡型)。

(2)中晚期胃癌:指进展期胃癌,癌性病变侵及肌层及全层,常伴有转移。

隆起型:肿瘤的主体向肠腔内突出。

溃疡型:肿瘤深达或贯穿肌层合并溃疡。

浸润型:肿瘤向肠壁各层弥漫浸润,使局部肠壁增厚,但表面常无明显溃疡或隆起。可分为 2 种:一种是局限浸润型,多局限于胃窦,又称硬癌;另一种是弥漫浸润型,范围广,又称皮革胃。

2.组织学类型

(1)WHO 分类:目前最为常用的胃癌组织学分型方法。

(2)Lauren 分类:肠型、弥漫型、混合型。

(二)中医

依据《中华人民共和国国家标准·中医临床诊疗术语证候部分》GB/T16751.2 - 1997、《中药新药临床研究指导原则》(郑筱萸,中国医药科技出版社,2002 年)、《中医诊断学》(第五~七版)、胃癌协作分组共 10 家单位提供的胃癌(晚期胃癌为主)辨证分型,综合形成 8 类基本证型的辨证标准(见下);复合证型,以基本证型为组合,如脾虚痰湿、气血两虚、热毒阴虚等。

1.*脾气虚证*　以食少、腹胀、便溏与气虚症状共见,舌淡苔白,脉缓弱为辨证要点。

2.*胃阴虚证*　以胃脘嘈杂、灼痛,饥不欲食与虚热症状共见,舌红少苔乏津,脉细数为辨证要点。

3.*血虚证*　以体表肌肤黏膜组织呈现淡白以及全身虚弱,舌质淡,脉细无力为辨证要点。

4.*脾肾阳虚证*　以久泄久痢、水肿、腰腹冷痛等与虚寒症状共见,舌淡胖,苔白滑,脉沉迟无力为辨证要点。

5.*热毒证*　以胃脘灼痛、消谷善饥等与实火症状共见,舌红苔黄,脉滑数为辨证要点。

6.*痰湿证*　以脾胃纳运功能障碍及痰湿内盛症状共见,苔腻为辨证要点。

7. **血瘀证**　以固定疼痛、肿块、出血、瘀血色脉征,舌质紫暗,或见瘀斑瘀点,脉多细涩,或结、代、无脉为辨证要点。

8. **肝胃不和证**　以脘胁胀痛、嗳气、吞酸、情绪抑郁,舌淡红、苔薄白或薄黄,脉弦为辨证要点。

三、治疗

(一) 治疗原则

应当采取综合治疗的原则,即根据肿瘤病理学类型及临床分期,结合患者一般状况和器官功能状态,采取多学科综合治疗(multidisciplinaryteam, MDT)模式,有计划、合理地应用手术、化疗、放疗和生物靶向等治疗手段,达到根治或最大幅度地控制肿瘤,延长患者生存期,改善生活质量的目的。

(1) 早期胃癌且无淋巴结转移证据,可根据肿瘤侵犯深度,考虑内镜下治疗或手术治疗,术后无须辅助放疗或化疗。

(2) 局部进展期胃癌或伴有淋巴结转移的早期胃癌,应当采取以手术为主的综合治疗。根据肿瘤侵犯深度及是否伴有淋巴结转移,可考虑直接行根治性手术或术前先行新辅助化疗,再考虑根治性手术。成功实施根治性手术的局部进展期胃癌,需根据术后病理分期决定辅助治疗方案(辅助化疗,必要时考虑辅助化放疗)。

(3) 复发/转移性胃癌应当采取以药物治疗为主的综合治疗手段,在恰当的时机给予姑息性手术、放射治疗、介入治疗、射频治疗等局部治疗,同时也应当积极给予止痛、支架置入、营养支持等最佳支持治疗。

(二) 手术治疗

1. **手术治疗原则**　手术切除是胃癌的主要治疗手段,也是目前治愈胃癌的唯一方法。胃癌手术分为根治性手术与姑息性手术,应当力争根治性切除。胃癌根治性手术包括早期胃癌的 EMR、ESD、D0 切除术和 D1 切除术等,部分进展期胃癌的(D2)及扩大手术(D2+)。胃癌姑息性手术包括胃癌姑息性切除术、胃空肠吻合术、空肠营养管置入术等。

2. **术式及适应证**

(1) 缩小手术:切除范围小于标准根治术的各类根治性术式。

1) 内镜下黏膜切除术和内镜下黏膜下切除术适应证:高分化或中分化,无溃疡,直径小于 2 cm,无淋巴结转移的黏膜内癌。

2) 胃 D1 切除术适应证:黏膜内癌直径超过 2 cm 的,以及侵犯黏膜下层的胃癌。一旦出现淋巴结转移,应当施行 D2 切除术。

(2) 标准手术:D2 根治术是胃癌的标准术式,肿瘤浸润深度超过黏膜下层(肌层或以上),或伴有淋巴结转移但尚未侵犯邻近脏器的,均应当行标准手术(D2 根治术)。

(3) 标准手术+联合脏器切除:肿瘤浸润邻近脏器者。

(4) 姑息性手术:仅适用于有远处转移或肿瘤侵犯重要脏器无法切除而同时合并出血、穿孔、梗阻等情况者。姑息性手术以解除症状、提高生活质量为目的。

3. **根治性手术禁忌证**

(1) 全身状况无法耐受手术。

(2) 局部浸润广泛无法完整切除。

(3) 已有远处转移的确切证据,包括远处淋巴结转移、腹膜广泛播散、肝脏 3 个以上转移灶等情况。

（4）存在心、肺、肝、肾等重要脏器功能明显缺陷、严重的低蛋白血症、贫血、营养不良等情况无法耐受手术者。

4.胃癌淋巴结分组、分站标准

（三）放射治疗

1.适应证　胃癌放疗或放化疗的主要目的包括施行术前或术后辅助治疗、姑息治疗和改善生活质量。

（1）术后放化疗的适应证主要针对 T3～4 或 N＋（淋巴结阳性）的胃癌。

（2）术前放化疗的适应证主要针对不可手术切除的局部晚期或进展期胃癌。

（3）姑息性放疗的适应证为肿瘤局部区域复发和/或远处转移。

2.放射治疗技术

（1）照射技术：根据医院具有的放疗设备选择不同的放射治疗技术，如常规放疗、三维适形放疗、调强放疗、图像引导放疗等。建议使用三维适形放疗或调强放疗等先进技术，更好地保护周围正常组织如肝、脊髓、肾脏和肠道的照射剂量，降低正常组织毒副作用，提高放疗耐受性。

（2）靶区定义：胃癌根治术后照射靶区包括原发肿瘤高危复发区域和高危区域淋巴结区照射。

（四）化学治疗

分为姑息化疗、辅助化疗和新辅助化疗，应当严格掌握临床适应证，并在肿瘤内科医生的指导下施行。化疗应当充分考虑患者病期、体力状况、不良反应、生活质量及患者意愿，避免治疗过度或治疗不足。及时评估化疗疗效，密切监测及防治不良反应，并酌情调整药物和（或）剂量。按照疗效评价标准或参照 WHO 实体瘤疗效评价标准评价疗效。不良反应评价标准参照 NCI - CTC 标准。

1.姑息化疗　目的为缓解肿瘤导致的临床症状，改善生活质量及延长生存期。适用于全身状况良好、主要脏器功能基本正常的无法切除、复发或姑息性切除术后的患者。

2.辅助化疗　辅助化疗的对象包括：术后病理分期为Ⅰb期伴淋巴结转移者，术后病理分期为Ⅱ期及以上者。辅助化疗始于患者术后体力状况基本恢复正常，一般在术后 3～4 周开始，联合化疗在 6 个月内完成，单药化疗不宜超过 1 年。

3.新辅助化疗　对无远处转移的局部进展期胃癌（T3～4，N＋），推荐新辅助化疗，应当采用两药或三药联合的化疗方案，不宜单药应用。胃癌的新辅助化疗推荐 ECF 及其改良方案。新辅助化疗的时限一般不超过 3 个月，应当及时评估疗效，并注意判断不良反应，避免增加手术并发症。

术后辅助治疗应当根据术前分期及新辅助化疗疗效，有效者延续原方案或根据患者耐受性酌情调整治疗方案，无效者则更换方案。

（五）支持治疗

目的为缓解症状、减轻痛苦、改善生活质量，应当在选择治疗方案、判断疗效时统筹考虑，包括纠正贫血、改善营养状况、改善食欲、缓解梗阻、镇痛、心理治疗等。可根据病情需要选择现代技术，如超声胃镜，内镜支架植入术、ERCP 术或 PTCD 术、肠内外营养支持缓解胃肠道梗阻及胆道梗阻等。可根据病情酌情选用中医中药治疗、中医诊疗设备，如射频肿瘤治疗仪等。具体措施参考《临床诊疗指南——肿瘤分册》（中华医学会编著，北京：人民卫生出版社，2005.11.第一版）。

1. 中药治疗

（1）辨证口服中药汤剂：8类基本证型用药规范如下述；复合证型，以基本证型用药有机组合。

1）脾气虚证：健脾益气。

2）胃阴虚证：养阴生津。

3）血虚证：补血益气。

4）脾肾阳虚证：温补脾肾。

5）热毒证：清热解毒。

6）痰湿证：化痰利湿。

7）血瘀证：活血化瘀。

8）肝胃不和证：疏肝和胃。

（2）辨证口服中成药：根据病情选择应用安替可胶囊、消癌平片、华蟾素片等中成药，也可依据当地实际情况选择应用其常用中成药。各医院院内制剂，酌情使用。

（3）辨证选择静脉滴注中药注射液：根据病情选择应用华蟾素注射液、消癌平注射液、鸦胆子油乳剂、康莱特注射液、榄香烯注射液、复方苦参注射液、艾迪注射液等，也可依据当地实际情况选择应用其常用中药注射液。

2. 外治法

（1）中药导管滴入法：适应于消化道不完全性梗阻；消化道恶性肿瘤患者伴有腹胀症状者；无法耐受口服中药者，增加用药途径。

用药：大黄、芒硝、枳壳、八月札、大腹皮、红藤、天龙、槟榔等，按中医辨证用药、随证加减。

方法：中药浓煎至150 ml后至40℃放入输液瓶中，若行胃滴则患者留置胃管，取输液皮条将输液瓶与胃管连接后，控制滴速为每分钟40滴，缓慢将中药滴入，并夹闭胃管尽可能使中药在体内保留时间延长（大于1 h）。若行肛滴取输液皮条将输液瓶与十二指肠引流管连接后，患者侧卧取胸膝位，将该管自肛门口缓慢插入至少30 cm，控制滴速为每分钟40滴，缓慢将中药滴入，并尽可能使中药在肠中保留时间延长（大于1 h）。以上胃滴和肛滴治疗每天1次，14天为1个疗程。

（2）贴敷疗法：如中药外敷（芒硝）治疗腹胀及腹腔转移出现腹水，蟾乌巴布膏外用治疗癌性疼痛等。

（3）针灸治疗：根据病情及临床实际可选择应用体针、电针、耳穴埋籽等。

常用穴位：脾俞、胃俞、公孙、丰隆、照海、足三里、内关、列缺、上脘、中脘、下脘、三阴交、阴陵泉、血海、气海、关元、章门。

根据病情选取穴位，提插补泻，也可配合电针加强刺激增强疗效。如顽固性呃逆可针刺双侧内关、足三里，平补平泻。胃癌呕吐可针刺内关、足三里、公孙，平补平泻以降胃气止呕。耳穴埋籽适用于缓解恶心呕吐症状，取穴主要为：神门、交感、胃。操作方法：用胶布将王不留行籽或磁珠贴于穴位上，每天按压3～5次，每次10～15下，每贴7天。

四、护理

（一）护理评估

1. 初始评估　身体状况评估。

（1）基础生命体征（T、P、R、BP）。

（2）症状：通过护理体检,评估患者的疾病愈后和可能发生的护理问题,以便为制订相应的护理措施提供依据。

1）上消化道症状：有无恶心、呕吐、食欲不振、消瘦、乏力等。

2）腹痛：疼痛部位,性质。

3）腹部情况及淋巴结转移情况：有无腹部包块,腹水征、腹部压痛以及左锁骨淋巴结肿大或黄疸等。

4）排泄系统：有无呕血和黑便(量、次数)。

5）有无贫血。

（3）体检及辅助检查：主要通过查阅病历获得。

1）实验室检查：CBC、肝肾功能、电解质、凝血功能、肿瘤指标等。

2）特殊检查结果：CXR、BUS、胃肠钡餐、上腹部增强 CT、MRI。

2.其他评估

（1）健康史(包括家庭史)：详细了解患者的既往健康状况(包括有无慢性萎缩性胃炎、胃息肉、胃溃疡等病史)；生活饮食习惯(包括有无喜食烫食、进食快；嗜食烟熏鱼干、咸鱼、蟹酱等高盐食物及长期吸烟)。

（2）心理、精神状况：了解患者的情感反应及心理承受能力,以便采取适当的心理调护。

（3）家庭、社会情况：了解患者家庭经济情况,患者在家中及社会上的角色及医疗费用的承受能力等。从而为患者寻求最佳的社会支持系统。

（二）一般护理

1.术前护理

（1）情志护理

1）建立良好的护患关系,加强沟通,主动关心患者。

2）讲解胃癌的基本知识及手术治疗方式,对患者的疑问给予耐心的解释,消除患者的焦虑心理,鼓励他们以正确的态度对待手术。

3）教会患者术后有效咳嗽的方法并请做过手术的患者现身说法,增加患者对手术的信心。

4）与家属沟通,共同照顾、鼓励患者,制订护理计划,尽可能消除患者的紧张情绪,以增加其治疗的信心,积极配合治疗。

5）对于因承担的社会角色太多、心理压力较重的患者,要有针对性的疏导,在病情允许的情况下,鼓励家属多陪患者聊天、散步,为患者寻求最佳的精神支持。

6）向患者及家属介绍有关化疗的知识及化疗的重要性,使他们了解化疗可能出现的副作用,同时介绍同病患者谈体会,消除患者的顾虑,接受治疗。

7）必要时与医生沟通,避免不必要的治疗及检查,消除患者对经济支出而造成的负担。对于有自杀倾向的患者,应加强巡视,并要求家属 24 h 陪护。

（2）饮食调护

1）术前能进食者,应给予高蛋白质、高热量、高维生素、低脂肪、易消化和少渣的食物。

2）对不能进食者,应遵医嘱予以静脉输液,补充足够的热量,必要时输血浆或全血,提高其对手术的耐受性。

3）对化疗患者宜进食滋阴补血的食品。

（3）术前胃肠道准备

1）胃的准备：对有幽门梗阻的患者,在禁食的基础上,术前 3 天起每晚用温生理盐水洗胃,以减轻胃黏膜的水肿。

2) 肠道准备:术前 3 天给患者口服肠道不吸收的抗菌药,必要时清洁肠道。

(4) 呼吸道准备:劝告吸烟者戒烟,指导患者进行有效咳嗽和深呼吸的训练。

2. 术后护理

(1) 营养支持的护理

1) 肠外营养支持:需及时输液补充患者所需的水、电解质和营养素,必要时输血清清蛋白或全血。

2) 早期肠内营养支持:① 喂养管的护理:妥善固定喂养管,防止滑脱、移动、扭曲和受压;保持喂养管的通畅,防止营养液沉积堵塞导管,每次输注营养液前后用生理盐水或温开水 20~30 ml 冲管,输液过程中每 4 h 冲管 1 次。② 控制输入营养液的温度、浓度和速度:营养液温度以接近体温为宜,温度偏低会刺激肠道引起肠痉挛,导致腹痛、腹泻;温度过高则可灼伤肠道黏膜,甚至可引起溃疡或出血;营养液浓度过高易诱发倾倒综合征。③ 观察有无恶心、呕吐、腹痛、腹胀、腹泻和水电解质紊乱等并发症的发生。

3) 饮食护理:肠蠕动恢复后可拔除胃管,拔胃管后当日可少量饮水或米汤;第 2 天进半量流质饮食,每次 50~80 ml;第 3 天进全量流质,每次 100~150 ml,以蛋汤、菜汤、藕粉为宜;若进食后无腹痛、腹胀等不适,第 4 天可进半流质饮食,如稀饭;第 10~14 天可进软食。少食产气食物,忌生、冷、硬和刺激性食物。注意少量多餐,开始时每天 5~6 餐,以后逐渐减少进餐次数并增加每次进餐量,逐步恢复正常饮食。全胃切除术后,肠管代胃容量较小,开始全流质饮食时宜少量、清淡;每次饮食后需观察患者有无腹部不适。

(2) 采取有效措施,促进舒适感

1) 体位:全麻清醒前取去枕平卧位,头偏向一侧。麻醉清醒后若血压稳定取低半卧位,有利于呼吸和循环,减少切口缝合处张力,减轻疼痛与不适。

2) 保持有效胃肠减压:减少胃内积气、积液。胃肠减压患者每天口腔护理 2 次,遵医嘱予雾化吸入减轻喉部不适。

3) 镇痛:对切口疼痛所致的不舒适,可遵医嘱给予镇痛药物。观察效果及副作用。采用其他有效措施分散患者注意力,使其放松。

4) 休息:为患者创造良好的休息环境,保证患者休息和睡眠。

5) 皮肤:术后出汗多,及时擦汗,更换潮湿衣裤和床单。每天温水擦身 1 次;必要时使用气垫床等减压设备;鼓励患者尽早进行床上运动;观察患者皮肤情况。

6) 妥善固定各种引流管,防止牵拉引起疼痛。

(3) 及时清理呼吸道,保持呼吸道通畅

1) 保持病室空气清新,温度保持在 18~22℃,湿度 50%~70%。

2) 观察痰液的颜色、性质、量和气味。

3) 指导并鼓励患者有效地咳痰,具体方法是让患者尽量取半坐位或坐位,先进行几次深呼吸,然后深吸气后保持张口,用力进行 2 次短促的咳嗽,将痰从深部咳出。

4) 协助患者胸部叩击,有利于痰液流出。

5) 遵医嘱给予止咳、化痰的药物,并观察疗效及不良反应。

6) 遵医嘱给予雾化吸入,每天 2 次,每次 15~20 min。

3. 并发症的观察、预防和护理

(1) 术后出血:包括胃或腹腔内出血。

1) 病情观察：严密观察患者的生命体征，包括血压、脉搏、心率、呼吸、神志和体温的变化。

2) 禁食和胃肠减压：指导患者禁食。维持适当的胃肠减压的负压，避免负压过大损伤胃黏膜。加强对胃肠减压引流液量和颜色的观察。若术后短期内从胃管引流出大量鲜红色血液，持续不止，应警惕有术后出血，需及时报告医师处理。

3) 加强对腹腔引流的观察：观察和记录腹腔引流液的量、颜色和性质。

4) 止血和输血：若患者术后发生胃出血，应遵医嘱应用止血药物和输新鲜血等必要时积极完善术前准备，并做好相应的术后护理。

（2）感染

1) 体位：全麻清醒前取去枕平卧位，头偏向一侧，麻醉清醒后若血压稳定取低半卧位。

2) 口腔护理：保持口腔清洁卫生，减少口腔内细菌的生长繁殖。

3) 保持腹腔引流通畅：妥善固定引流管：患者卧床时引流管固定于床旁，起床时固定于上身衣服；引流管的长度要适宜；保持引流通畅：确保有效的负压吸引；观察和记录引流液的量、颜色和性质：若术后数日腹腔引流液变混浊并带有异味，同时伴有腹痛和体温下降后又上升，应疑为腹腔内感染，需及时通知医师。严格无菌操作；每天更换引流袋，防止感染。

4) 术后早期活动：鼓励患者定时做深呼吸、有效咳嗽和排痰，术后早期协助患者行肢体的伸屈运动，预防深静脉血栓形成，但应根据患者个体差异而决定活动量。

（3）吻合口瘘或残端破裂

1) 维持有效胃肠减压：① 妥善固定和防止滑脱。② 保持通畅：胃肠减压期间，避免胃管因受压、扭曲、折叠而引流不畅。③ 观察引流液的色、质、量：正常胃液的颜色呈无色透明，混有胆汁时为黄绿色或草绿色。

2) 加强观察和记录：注意观察患者的生命体征和腹腔引流情况。一般情况下，患者术后体温逐日趋于正常；腹腔引流液逐日减少和变清。若术后数日腹腔引流量仍不减、伴有黄绿色胆汁或呈脓性、带臭味，伴腹痛，体温再次上升，应警惕发生吻合口瘘的可能，须及时告知医师，协助处理。

3) 保护瘘口周围皮肤：一旦发生瘘应及时清洁瘘口周围皮肤并保持干燥；及时更换辅料，可用防瘘膏保护皮肤或伤口外接造口袋。

4) 支持治疗的护理：对瘘出量多且估计短期内瘘难以愈合的患者，遵医嘱给予输液纠正水、电解质和酸碱失衡，或肠内、外营养支持及相关护理，以促进愈合。

5) 合理应用抗菌药：对继发感染的患者，根据医嘱合理应用抗菌药。

（4）消化道梗阻：若患者在术后短期内再次出现恶心、呕吐、腹胀，甚至腹痛和停止肛门排便排气，应警惕消化道梗阻或残胃蠕动无力所致的胃排空障碍。

1) 禁食、胃肠减压，记录出入水量。注意观察呕吐物的性质、时间及频率。

2) 维持水、电解质和酸碱平衡，给予肠外营养支持，纠正低蛋白。

3) 对因残胃蠕动无力所致的胃排空障碍患者，应用促胃动力药物，如多潘立酮（吗丁啉）等。

4) 加强对患者的心理护理，缓解其术后因长时间不能正常进食所致的焦虑不安，甚或抑郁。

5) 若经非手术处理，梗阻症状仍不能缓解，应做好手术处理的各项准备。

（5）倾倒综合征

1) 对早期倾倒综合征者：主要指导患者通过饮食加以调整，包括少食多餐，避免过甜、过咸、过浓的流质饮食；宜进低碳水化合物、高蛋白质饮食；餐时限制饮水喝汤；进餐后平卧10~20 min。

2）对晚期倾倒综合征：出现症状时稍进饮食，尤其是糖类即可缓解。饮食中减少碳水化合物含量，增加蛋白质比例，少量多餐可防止其发生。

3）碱性反流性胃炎：对症状轻者，可指导其遵医嘱正确服用胃黏膜保护剂、胃动力药及胆汁酸结合药物考来烯胺（消胆胺）；对症状严重者需完善术前准备，做好相应心理护理和解释工作，择期行手术治疗。

4）营养相关问题：指导患者在接受药物治疗的同时，加强饮食调节，食用高蛋白质、低脂食物，补充铁剂与足量维生素。

4. 常见症状/证候施护

（1）胃脘痛

1）观察疼痛的性质、部位、程度、持续时间、诱发因素及伴随症状，总结疼痛发作规律。出现疼痛加剧，伴呕吐、寒热，或出现厥脱先兆症状时应立即报告医师，采取应急处理措施。

2）急性发作时宜卧床休息，注意防寒保暖。

3）指导患者采用转移注意力或松弛疗法，如缓慢呼吸、全身肌肉放松、听舒缓音乐等，以减轻患者对疼痛的敏感性。

4）遵医嘱耳穴贴压，取脾、胃、交感、神门等穴。

5）遵医嘱艾灸，取中脘、天枢、足三里等穴。

6）遵医嘱穴位贴敷，取脾俞、胃俞等穴。

（2）吞酸、嗳气

1）观察吞酸、嗳气的频率、程度、伴随症状及与饮食的关系。

2）遵医嘱使用黏膜保护剂与抑酸剂。黏膜保护剂应在餐前半小时服用，以起保护作用；抑酸剂应在餐后 1 h 服用，以中和高胃酸；抗菌药时应在餐后服用，减少抗生素对胃黏膜的刺激。

3）指导患者饭后不宜立即平卧，发作时宜取坐位，可小口频服温开水；若空腹时出现反酸、嗳气症状，应立即进食以缓解不适。

4）遵医嘱穴位按摩，取足三里、合谷、天突等穴。

5）遵医嘱耳穴贴压，取脾、胃、交感、神门等穴。

6）遵医嘱艾灸，取胃俞、足三里、中脘等穴。

（3）腹胀

1）观察腹胀的部位、性质、程度、时间、诱发因素、排便、排气情况及伴随症状。

2）患者宜卧床休息，给予半坐卧位。鼓励饭后适当运动，保持大便通畅。

3）遵医嘱给予肛管排气，观察排便、排气情况。

4）遵医嘱中药外敷，保留时间 6~8 h。

5）遵医嘱艾灸，取中脘、肝俞等穴。

（4）便溏

1）观察排便次数、量、性质及有无里急后重感。

2）遵医嘱指导患者正确使用缓泻剂，保持肛周皮肤清洁。

3）严重便溏者适量饮淡盐水。

4）遵医嘱穴位按摩，取足三里、中脘、关元等穴。

5）遵医嘱耳穴贴压,取大肠、小肠、胃、脾等穴。

6）遵医嘱艾灸（回旋灸）腹部,以肚脐为中心,上、下、左、右旁开 1～1.5 寸,时间 5～10 min。

（5）便秘

1）观察排便次数、性状、排便费力程度及伴随症状。

2）指导患者规律排便,适度增加运动量,餐后 1～2 h,取平卧位,以肚脐为中心,顺时针方向摩揉腹部,促进肠蠕动,排便时忌努责。

3）遵医嘱穴位按摩,取足三里、中脘等穴。

4）遵医嘱耳穴贴压,取大肠、小肠、胃、脾等穴。

5）遵医嘱中药导管滴入。

五、健康宣教

（一）疾病的相关知识

1. 胃癌的病因及发病机制

（1）幽门螺杆菌（Hp）感染:近年来流行病学研究表明,Hp 感染与胃癌的发生有一定关系。

1）Hp 高感染地区/高感染人群,大多是胃癌的高发地区及高发人群。

2）WHO 已将 Hp 列为胃癌的 I 类致癌源。Hp 抗体阳性人群发生胃癌的危险性高于阴性人群。其诱发胃癌的可能机制为:Hp 导致的慢性炎症有可能成为一种内源性致突变原;Hp 是一种硝酸盐还原剂,具有催化亚硝化作用而起致癌作用;Hp 的某些代谢产物促进上皮细胞变异。

3）Hp 直接诱发蒙古沙鼠胃癌获得成功。Hp 具有黏附性,其分泌的毒素有致病性,导致胃黏膜病变,由浅表炎症发展为萎缩、肠化与不典型增生等,在此基础上易发生癌变。Hp 胃炎发生萎缩、肠化后,胃酸分泌减少,pH 增高,有利于细菌在胃内生长,并促进 N-亚硝基化合物合成。

（2）饮食因素:食物、饮水、食品加工、储存或烹饪方法,均对胃癌的发生有影响,如用滑石粉处理过的大米、发霉食品、油炸食品、烟熏、腌制鱼肉、腐烂鱼类及咸菜,过多摄入食盐,以及缺乏新鲜蔬菜及水果的人群,胃癌发病率略高。其主要机制可能如下。

1）这些食品中亚硝基化合物、苯丙芘等致癌物质含量高及饮食中缺乏抗癌或抑癌物质（如维生素 C、β-胡萝卜素及维生素 E）。

2）腌制鱼肉中含高浓度硝酸盐,可在胃内受细菌盐酸盐还原酶的作用形成亚硝酸盐,再与胺结合成致癌的亚硝胺。

3）多环芳烃类化合物为致癌物质,较有代表性的是 3,4-苯丙芘,食物经熏烤后,3,4-苯丙芘的含量增多,易发胃癌。

4）高盐饮食可致胃排空延缓,造成胃黏膜损伤,使黏膜易感性增加而协同致癌作用。

5）多吃新鲜蔬菜、水果、乳品和蛋白质,可降低发生胃癌的危险性。

（3）环境因素:不同国家和地区发病率有明显差异,说明环境因素与胃癌的发生有密切关系。

流行病学研究表明,日本、智利、俄罗斯和爱尔兰为高发区,而北美、西欧、澳大利亚和新西兰发病率低。

在我国有明显的地理分布特点,高发区比较集中在辽东半岛、山东半岛,华东沿海江苏、浙江、上海和福建以及内陆地区宁夏、甘肃、山西和陕西;南方各省(自治区)如湖南、广东、广西、四川和云南为低发区。说明高纬度、高泥炭土壤、石棉地区及寒冷潮湿地区居民发病率较高,这可能与水土中含硒、镍、钴、铜过高,含硝酸盐过多,或微量元素比例失调,或化学污染等有关。

(4) 遗传因素:不同家族,其胃癌发病率有明显差异,因胃癌有明显的家族聚集倾向,可能为致癌物质对遗传易感者更易致癌。此外,不同血型、不同人种,其胃癌发病率亦有差异,如血型 A 型者比 O 型者发病率高,美国的黑人比白人发病率高,均提示有遗传因素存在。

(5) 癌前期变化:癌前期变化是指某些具有较强的恶变倾向的变化,包括癌前期病变与癌前期状态。前者为病理组织学改变,它较正常组织更易转变为癌组织,是病理学概念;后者是指较易恶变的全身或者局部的疾病和状态,为临床概念。根据长期观察,胃癌的癌前期状态有以下几种疾病:① 慢性萎缩性胃炎伴肠上皮化生及中度以上不典型增生。② 广基腺瘤型息肉>2 cm 者。③ 胃溃疡直径>2.5 cm 者。④ 毕 Ⅱ 式胃切除术后并发胆汁反流行残胃炎。⑤ 恶性贫血伴有显著胃腺体萎缩者。⑥ 巨大胃黏膜皱襞。

(6) 中医病机:中医认为,本病是由于脾胃运化受纳失职,痰湿凝聚中焦受阻所致。多因饥饱无常,冷热无度,久则克伤脾胃;或因饮食不洁,食毒内蕴,久则与痰瘀相结;或因七情失和,肝郁气滞,肝胃不和,气结伤脾,脾失健运,则痰湿内生。气滞则血瘀,久则瘀毒内结,郁而化火,灼伤胃津。亦有先天肾气不足,脾失温煦,则水谷不化,水湿内停,邪毒聚结。总之本病与饮食、情志、禀赋等因素有着密切关系。

2. 胃癌的好发部位　胃癌可发生于胃的任何部位,但最常见于胃窦,依次为胃小弯、贲门、胃体及胃底。

3. 胃癌的转移途径

(1) 直接蔓延:癌细胞直接蔓延至相邻器官,如食管、肝、脾、胰、结肠。

(2) 淋巴转移:癌细胞通过淋巴管转移至胃旁及远处淋巴结,是最早且最常见的转移方式。

(3) 血循转移:癌细胞通过血液循环转移至肝、肺、腹膜、脑、骨髓等。

(4) 种植转移:癌细胞侵入浆膜后脱落到腹腔内,种植于腹腔、盆腔。女性卵巢受癌细胞植入呈实体性黏液癌,称为 Krukenberg 肿瘤。

(二) 生活起居

(1) 提供一个安静的环境,给予舒适的体位。虚寒型患者住向阳病室为宜,阴虚型患者室温宜略低,凉爽湿润。

(2) 做好安全评估,防呕吐窒息、昏厥摔伤、自杀倾向等意外。

(3) 指导患者注意保暖,避免腹部受凉。

(4) 观察患者疼痛的部位、性质及持续时间。分散患者的注意力,如听音乐、看书报等。

(5) 保证患者能有充分的休息和睡眠,必要时可以应用镇静剂,同样也避免了交叉感染。

(三) 饮食指导

1. 术后饮食

(1) 术后禁食,待肠蠕动恢复肛门排气,拔除胃管后可少量饮水或米汤。

(2) 若术后恢复正常,术后禁食 3 天;第 4 天予半量清流质,应避免腹胀的食物,每次量为50~80 ml;术后第 6 天开始进流质,每次 100~150 ml;术后第 9 天开始进食半流质,少量多餐,开始每餐 50 g,每天 5~6 餐,其蛋白质含量达到正常需要量,纤维含量极少;至 6~8 个月,恢复每天 3 餐,每餐 100 g。

(3) 症状较重和反复发作者,应进食高蛋白质、高脂肪、低碳水化合物的食物,做到少量多餐,进餐时避免饮用流质等液体食物,餐后最好能平卧 30 min,餐后 30 min 至 1 h 可以饮用少量无糖的液体。经此调节后,可有效地减慢胃排空速度及排空量。

(4) 预防胃癌术后倾倒综合征和低血糖综合征:少食多餐,进高蛋白质、高脂肪与低碳水化合物饮食,避免甜的、过热的流质饮食。餐后平卧 10~20 min,并准备可供口服的糖类食品以纠正低血糖。多数患者经此调节后,6 个月至 1 年能逐步自愈。

1) 倾倒综合征的主要表现是进食甜的流质,如加糖的牛奶,10~20 min 后,即感上腹部不适,腹部胀痛,恶心,呕吐,肠鸣,腹泻,全身乏力,头晕,出汗,心慌,面部潮红,甚至虚脱。

2) 低血糖综合征的主要表现是进食后 2~4 h,出现心慌、出汗、无力、眩晕、手震颤、饥饿感、嗜睡或虚脱。其原因在于食物过快地排入空肠,葡萄糖被过快地吸收,血糖呈一过性增高,刺激胰腺分泌过多的胰岛素,随即引起了反应性低血糖。

(5) 患者饮食以自我感觉无不适,饮食内容以低渣、温和、易消化为原则,少食多餐,并避免油炸、辛辣、烟熏、过甜、过咸、过浓饮食,如进食后出现恶心、腹胀等症状,应暂停进食。

(6) 患者胃大部或全胃切除术后,既应注意营养的补充,同时还必须结合患者自身对饮食耐受情况及胃容量酌情调整进食量及种类,膳食要营养丰富且易消化,一般情况下,患者应遵循以下原则。

1) 少食多餐:因胃癌根治性切除术后仅残留小部分胃或全胃切除后空肠间置代胃,进食容受量比原来明显减少,只有增加餐数,才能弥补食量不足,满足机体对营养物质的需求。因此患者应养成良好的饮食习惯,进食时间规律,定时定量进餐,坚持少食多餐,以每天 5~6 餐为宜。主食与配菜应选软烂且易于消化的食物。千万不可暴饮暴食。

2) 多食高蛋白质食物,如鱼肉、虾等,但应注意烹调方法:动物性蛋白质最好的来源是鱼类,因为鱼类不仅蛋白质含量丰富,氨基酸的组成与相互之间的比值都与人体相近,鱼蛋白质的利用率可达 96%,鱼的脂肪含不饱和脂肪酸较高,且易为人体消化吸收,所以我们鼓励多食鱼类,如黄花鱼、鲫鱼等。蛋白质供能占总热量的 15%~20%,如一个体重 70 kg 的人,每天可摄入蛋白质 70~140 g。

3) 多食纤维素高的食物:进普通饮食后应多食蔬菜、水果等含纤维素高的食物,以保持大便通畅,促进毒素排泄。可适当补充一些铁剂。因胃切除后,胃酸减少或缺乏而影响铁的吸收,导致缺铁性贫血,可食硫酸亚铁、动物肝脏、菠菜等。

4) 少食甜食:糖摄入过多,易引起高渗性倾倒综合征,因此,糖类应适当控制,糖类供能应占总热量的 50%~60%,避免摄入过甜食物,应以淀粉类食物为主。

5) 细嚼慢咽:术后胃的研磨功能缺乏,所以牙齿的咀嚼功能应扮演更重要的角色。对于较粗糙不易消化的食物,应细嚼慢咽。如要进食汤类或饮料,应注意干稀分开,并尽量在餐前或餐后 30 min 进汤类,以预防食物过快排出影响消化吸收。进餐后应侧卧位休息以延长食物的排空时间,使其完全消化吸收。

2. 食物禁忌

(1) 禁食霉变或腐烂变质的食物。

(2) 禁高盐饮食。

(3) 禁食过度有刺激性的食物,如辣椒、花椒等。

(4) 禁忌烟酒、浓茶等刺激性食物。

(5) 手术以后的患者忌进牛奶、糖和高碳水化合物饮食,以防发生倾倒综合征。

(6) 少吃或不吃熏烤的食品及过度腌制的蔬菜。

(7) 忌食辛香走窜的食品,如香菜、孜然、胡椒、辣椒、葱、芥末、蒜等。

(8) 少食肥腻生痰食品:如肥肉、肥鸡、肥鸭、各种甜食(含糖量较高的)、奶油、奶酪等。

(9) 禁食中医传统认为的"发"物:如羊肉、无鳞鱼、猪头肉、动物内脏、虾蟹等海产品、公鸡、狗肉、蚕蛹等。

(10) 不宜食用粗杂粮、干豆、硬果、粗纤维含量多的蔬菜(笋、芹菜等)、辛辣刺激以及产气食物(如萝卜、蒜苗、白薯等)。

3. 化疗时饮食　化疗常常引起恶心、呕吐、食欲不振、腹胀腹泻等消化道症状。

(1) 处理好饮食与化疗药物作用高峰时间的关系,避免在药物作用的高峰期进食。例如采用静脉给药,最好在空腹时进行,因空腹可使恶心和呕吐症状减轻。如采用口服给药,以饭后服用为好,因为药物经 2～3 h 后吸收入血液,其浓度达到最高时,即使有消化道反应也是空腹状态,症状会因此减轻。

(2) 在化疗期间,进餐次数要比平时多一些,食物的性状要稀软易消化又含有丰富的蛋白质、维生素和充足的热量。即使有呕吐,也要坚持进食,必要时可通过输液补充热量。

1) 血象降低(白细胞、红细胞):补充高蛋白质食物:牛奶、大豆、瘦肉、海参、肝、红枣、花生、核桃、黑木耳、胡萝卜、赤小豆、河蟹、阿胶、骨髓炖汤、鸡鸭血;五黑食品(补血补肾):黑芝麻、黑米、黑豆、黑枣。

2) 消化道反应(没有食欲、恶心呕吐):莲子羹、牛奶、豆浆、鲫鱼汤、蜂蜜＋维生素 C;开胃:山楂、扁豆、山药、胡萝卜、香菇、姜汁。

3) 肝肾损伤(高蛋白质不合适):苦瓜、绿豆芽、香菇、木耳、猴头菇、猕猴桃、蜜桃、苹果、芍药、绿茶、乌龙茶、蜂蜜水、五味子炖鲫鱼汤。

4. 放疗时饮食　放疗时可出现恶心、食欲下降,高峰时可有呕吐。放疗后期可出现腹痛及腹泻、血象下降、免疫功能下降等,这时必须给予充足的营养和丰富的维生素,以补气生血。多食蔬菜水果、蘑菇类食物、豆类食物,含硒、钼等微量元素丰富的食物,含大蒜素丰富的食物(如大蒜、葱等)。不吃霉变、熏制、腌制食物。

(1) 属阴虚者宜清补,常用食品有山药、龙眼、莲子、木耳、香菇、百合、冰糖、藕、豆腐、蜂蜜、绿豆、鸭、甲鱼、蚌肉、牛乳、薏苡仁、大枣、糯米等。

(2) 平素丰腴者不宜进肥腻食物,应多进清淡食物。

(3) 体瘦患者不宜食香燥食物,应多食滋阴生津的食物。

5. 辨证调护

(1) 脾气虚证:宜食补中健脾的食品,如鸡蛋、猪瘦肉、羊肉、大枣、龙眼、白扁豆、山药、茯苓。

(2) 胃阴虚证:宜食滋补胃阴的食品,如莲子、山药、百合、大枣、薏苡仁、枸杞等。

(3) 血虚证:宜食补气养血的食品,如大枣、龙眼、山药。

(4) 脾肾阳虚证:宜食温补脾肾的食品,如羊肉、龙眼、肉桂、生姜。

(5) 热毒证:宜食疏肝清热的食品,如海带、紫菜、杏仁、绿豆、藕粉、菊花、蒲公英、金银花等。

(6) 痰湿证:宜食清热除湿的食品,如荸荠、马齿苋、赤小豆等。

（7）血瘀证：宜食活血祛瘀的食品，如桃仁、山楂、大枣、赤小豆等。忌粗糙、坚硬、油炸、厚味之品，忌食生冷性寒之物。

（8）肝胃不和证：宜食疏肝和胃的食品，如山楂、山药、萝卜、生姜、桂花等。

（9）指导患者戒烟酒，宜食健脾养胃的食品，如山药、红枣等。根据食滞轻重控制饮食，避免进食过饱。

（10）便秘者，指导患者进食富含膳食纤维的食物，如蔬菜、水果、粗粮等。

（11）腹胀者，指导患者进食增加肠动力的食物，如苹果、番茄、白萝卜等，避免产气食物的摄入。

（12）吞酸、嗳气者，应避免产酸的食物，如山楂、梅子、菠萝等。

六、康复锻炼

1. 术后活动

（1）腹部手术患者的胃肠功能一般在术后 48～72 h 后逐渐恢复，开始排气或排便，而胃肠功能恢复的快慢取决于术后的活动。若手术后数天仍不能自主肛门排气，则会引起腹胀，重度腹胀不仅可使患者极感不适，而且膈肌上升，运动受限，可引起呼吸困难，下腔静脉血液回流受阻。

（2）长期卧床还可以出现肺部感染、泌尿道感染、下肢静脉血栓形成。

（3）腹部术后早期活动，对促进胃肠道功能恢复、预防腹胀、促进血液循环、预防肺部及泌尿道感染、缩短手术恢复期、尽快恢复日常生活能力有着重要作用。

（4）活动方法：患者在护士的帮助下，手术后 24 h 即可进行以下锻炼。

1）呼吸运动锻炼：患者取半卧位，双目紧闭，用鼻吸气，缩唇口呼出，呼吸时间比为 1∶2 或 1∶3。

2）床上抬臀运动：患者平卧位，两腿屈曲，双手撑在床上，用力将臀抬起，坚持 5～10 s 放下，如此反复，第 1 天可做 50～100 次，第 3 天渐增加至 100～150 次。

3）鼓励、协助患者床上翻身。

4）在病情允许的情况下，术后前 3 天床上活动，第 4 天开始可逐步床旁活动，如无不适即可在室内适当运动。

（5）注意事项：

1）患者的活动量应根据个体差异而定。

2）活动应遵循循序渐进的原则。

3）腹部手术后 7 天不可到室外运动，特别是高龄患者，因为长期卧床后血液循环减慢，甚至有微小血栓形成，而突然起床会使栓子脱落，引起重要脏器的栓塞，出现意外。

2. 康复指导

（1）保持心情舒畅，适当运动，避免劳累及受凉，进行中等程度的锻炼，以增加耐受力。

（2）按医嘱服用有助消化及抗贫血药物，消化药物应在饭后服用。

（3）手术切口应保持干燥，拆线后 7～10 天方可洗澡，应避免质地较硬的衣服摩擦伤口。

（4）如患者带管出院，应指导患者妥善固定，保持引流管通畅，引流袋不可高于引流出口，以免引流液逆流引起感染，如引流液的颜色、量发生变化应该及时就诊。

（5）保持大便通畅，并观察有无黑粪、血便，一旦发生异常应及时治疗。

（6）如有腹痛、反酸、嗳气甚至恶心、呕吐者应及时检查，及早治疗。

3. 定期复查 术后化疗、放疗期间定期门诊随访，检查肝功能、血常规等，注意预防感染。术后初期每3个月复查1次，以后每半年复查1次，至少复查5年。若有腹部不适、胀满、肝区肿胀、锁骨上淋巴结肿大等表现时，应随时复查。保持良好的心理状态，适当活动。

肺　癌

原发性肺癌又称原发性支气管肺癌,简称肺癌,是源于支气管黏膜和腺体的恶性肿瘤,常伴有区域性淋巴结和血行转移。肺癌发病年龄多为 40 岁以上,男性多见,居我国恶性肿瘤发病率和死亡率居首位,占恶性肿瘤死因的 24.87%(男性 26.85%,女性 21.32%)。

一、诊断

(一) 西医

1. 临床诊断　参照中国原发性肺癌诊疗规范(2015 年版),根据症状、体征、影像学检查,符合下列情况之一者可作为临床诊断。

(1) 胸部 X 线检查发现肺部孤立性结节或肿物,有分叶或毛刺。

(2) 肺癌高危人群,有咳嗽或痰中带血者,胸部 X 线检查发现局限性病变,经积极抗炎或抗结核治疗(2~4 周)无效或病变增大者。

(3) 节段性肺炎在 2~3 个月发展成肺叶不张,或肺叶不张短期内发展为全肺不张。

(4) 短期出现无其他原因的一侧增长性血性胸水,或一侧多量血性胸水同时伴肺不张者或胸膜结节状改变者。

(5) 明显咳嗽、气急、胸片显示双肺粟粒样或弥漫性病变,可排除粟粒型结核、肺转移瘤、肺真菌病者。

(6) 胸片发现肺部肿物,伴有肺口或淋巴结肿大,并出现上腔静脉阻塞、喉返神经麻痹等症状,或伴有远处转移表现者。

2. 确诊诊断　经细胞或组织病理学检查确诊为肺癌。

(1) 肺部病变可疑为肺癌,经痰细胞学检查、纤维支气管镜检查、胸水细胞学检查、胸腔镜或开胸活检明确诊断者。痰细胞学检查阳性者建议除外鼻腔、口腔、鼻咽、喉、食管等处的恶性肿瘤。

(2) 肺部病变可疑为肺癌,肺外病变经活检或细胞学检查明确诊断者。

(3) 免疫学检查有助于鉴别原发性肺腺癌和转移性肺腺癌、鉴别腺癌和恶性胸膜间皮瘤、确定肿瘤的神经内分泌状况。

(二) 中医

肺癌属中医之"肺积""息贲""肺痈""肺痿"等范畴,目前大家多将肺癌归于"肺积"一类。

二、肺癌的分类

(一) 西医分类

1. 按解剖学部位分类

(1) 中央型肺癌:发生在段支气管以上至主支气管的肺癌称为中央型肺癌,约占 3/4,以鳞状上皮细胞癌和小细胞未分化癌较多见。

（2）周围型肺癌：发生在段支气管以下的肺癌称为周围型肺癌，约占 1/4，以腺癌较为多见。

2. 按组织学分类　根据各型肺癌的分化程度和形态特征，目前将肺癌分为两大类，即小细胞肺癌和非小细胞肺癌，后者包括鳞癌、腺癌、大细胞癌。

（1）小细胞未分化癌（简称小细胞癌）：这是肺癌中恶性程度最高的一种，约占原发性肺癌的 1/5。患者年龄较轻，多在 40～50 岁，有吸烟史。好发于肺门附近的大支气管，倾向于黏膜下生长，常侵犯支气管外肺实质，易与肺门、纵隔淋巴结融合成团块。癌细胞生长快，侵袭力强，远处转移早，常转移至脑、肝、骨、肾上腺等脏器。本型对放疗和化疗比较敏感。癌细胞有多种形态，如淋巴样、燕麦样、梭形等，又分燕麦细胞型、中间细胞型和复合型。免疫组化及特殊的肿瘤标志物，认为是属于神经内分泌源性肿瘤。

（2）鳞状上皮细胞癌（简称鳞癌）：是最常见的类型，约占原发性肺癌的 40%～50%，多见于老年男性，与吸烟关系非常密切。以中央型肺癌多见，并有向管腔内生长的倾向，常早期引起支气管狭窄，导致肺不张，或阻塞性肺炎。癌组织易变性、坏死，形成空洞或癌性肺脓肿。鳞癌生长缓慢，转移晚，手术切除的机会相对多，5 年生存率较好，但放射治疗、化学药物治疗不如小细胞未分化癌敏感。鳞癌细胞大，呈多形性，有角化倾向，细胞间桥多见，常呈鳞状上皮样排列。电镜见癌细胞间有桥粒连接，张力微丝附着。有时偶见鳞癌和腺癌混合存在称混合型肺癌（鳞腺癌），也有其他混合型。

（3）腺癌：女性多见，与吸烟关系不大，多生长在肺边缘小支气管的黏液腺，因此，在周围型肺癌中以腺癌为最常见。腺癌约占原发性肺癌的 25%。腺癌倾向于外生长，但也可沿肺泡壁蔓延，常在肺边缘部形成直径 2～4 cm 的肿块。腺癌富含血管，故局部浸润和血行转移较鳞癌早，易转移至肝、脑和骨，更易累及胸膜而引起胸腔积液。

典型的腺癌细胞，呈腺体样或乳头状结构，细胞大小比较一致，圆形或椭圆形，胞质丰富，常含有黏液，核大，染色深，常有核仁，核膜比较清楚。

细支气管肺泡癌属腺癌的一个亚型，占肺癌的 2%～5%，发病年龄较轻，与吸烟关系不大，大体形态可分为单个结节型、多发结节型和弥漫型，单个结节型中部分病灶生长极缓慢，弥漫型可侵及一侧肺或双侧肺野。典型的癌细胞多为分化好的柱状细胞，沿支气管和肺泡壁表面蔓延，不侵犯或破坏肺的结构，肺泡内常有黏液样物沉积。

（4）大细胞未分化癌（大细胞癌）：可发生在肺门附近或肺边缘的支气管，细胞较大，但大小不一，常呈多角形或不规则形，呈实性巢状排列，常见大片出血性坏死；癌细胞核核仁明显，核分裂象常见，胞质丰富，可分巨细胞型和透明细胞型。巨细胞型癌细胞团周围常有多核巨细胞和炎性细胞浸润。透明细胞型易误认为转移性肾腺癌。大细胞癌转移较小细胞未分化癌晚，手术切除机会较多。

3. 根据肺癌的始发部位分类

（1）原发性肺癌：原发性肺癌多成为肺癌，是指起源于支气管黏膜上皮局限于基底膜内者称为原位癌癌肿，可向支气管腔内或/和邻近的肺组织生长并可通过淋巴血行或经支气管转移扩散。

（2）继发性肺癌：继发性肺癌是指其他脏器的肿瘤经血液、淋巴或直接侵袭到肺部组织导致。

（二）中医辨证分型

1. 肺脾气虚证　久咳痰稀，胸闷气短，神疲乏力，腹胀纳呆，浮肿便溏。舌质淡苔薄、边有齿痕。

2. **肺阴虚证**　咳嗽气短,干咳痰少,潮热盗汗,五心烦热,口干口渴。舌赤少苔,或舌体瘦小、苔薄。

3. **气滞血瘀证**　咳嗽气短而不爽,气促胸闷,心胸刺痛或胀痛,痞块疼痛拒按,唇暗。舌紫暗或有瘀血斑、苔薄。

4. **痰热阻肺证**　痰多咳重,痰黄黏稠,气憋胸闷,发热。舌质红,苔黄腻或黄。

5. **气阴两虚证**　咳嗽有痰或无痰,神疲乏力,汗出气短,午后潮热,手足心热,时有心悸。舌质红苔薄,或舌质胖有齿痕。

三、治疗原则

应当采取多学科综合治疗与个体化治疗相结合的原则,即根据患者的机体状况、肿瘤的病理组织学类型和分子分型、侵及范围和发展趋向采取多学科综合治疗的模式,有计划、合理地应用手术、化疗、放疗和分子靶向治疗等手段,以期达到最大限度地延长患者的生存时间、提高生存率、控制肿瘤进展和改善患者的生活质量。

1. **外科手术治疗**　解剖性肺切除术是早期肺癌的主要治疗手段。手术方式主要为完全性切除、不完全性切除和不确定性切除。应力争完全性切除,以期达到完整地切除肿瘤,减少肿瘤转移和复发,并且进行精准的病理 TNM 分期,力争分子病理分型,指导术后综合治疗。

2. **放射治疗**　主要应用于手术后残留病灶和配合化学治疗。在各种类型肺癌中,小细胞癌对放射治疗敏感性较高,鳞癌次之,腺癌最差。晚期肺癌患者可用于解决因原发灶或转移灶导致的局部压迫症状、骨转移导致的疼痛以及脑转移导致的神经症状等。

3. **药物治疗**　包括化疗和分子靶向治疗。化疗分为姑息化疗、辅助化疗和新辅助化疗,应当严格掌握治疗的适应证,在肿瘤内科医师主导下进行。化疗应当充分考虑患者的病情、体力状况,评估患者可能获得的益处和对治疗的承受能力,及时评估疗效,密切监测并有效防治不良反应。

4. **中医中药治疗**　根据辨证论治,部分患者的症状可得到改善,或减轻患者放疗和化疗的不良反应,提高机体免疫力,延长生存期和改善生活质量。

四、护理

(一) 护理评估

1. 健康史

(1) 个人史:① 性别及年龄。② 吸烟史及戒烟史:了解吸烟数量、时间、戒烟时间。③ 生活环境:是否长期处于室内或室外污染的环境。④ 职业接触史:如石棉、铜、铬等可导致肺癌的化学物质。⑤ 是否有宗教信仰。

(2) 家族史:了解家族中特别是直系亲属是否有肺部疾病、肺癌或其他肿瘤病史。

(3) 既往史:了解患者是否有其他部位肿瘤史或手术史;是否有呼吸系统慢性疾病;有无肺结核等传染疾病史;是否有糖尿病、高血压、冠心病等伴随疾病。

2. 心理社会评估

(1) 了解患者对疾病的认知程度,对治疗是否有顾虑。

(2) 了解患者的文化素养、家庭背景、经济条件、医疗保障及家庭社会人际关系,以及家庭主要成员对患者的关心支持力度等。

（3）评估患者心理状态，是否较严重的焦虑及抑郁，必要时家属陪伴患者，防止发生自杀。

3. 身体状况

（1）评估患者主要症状及体征由原发肿瘤引起的症状和体征：① 咳嗽：咳嗽的频率，是否有刺激性干咳，是否带有金属音，是否伴随喘鸣、胸闷、气短、胸痛等症状。② 痰液的颜色、量和性状，是否持续性痰中带血，不易控制。③ 是否出现呼吸困难、声音嘶哑、吞咽困难等症状。④ 了解患者意识状态，是否有肝区肿大、黄疸等，有无局部压痛或骨骼疼痛。

（2）评估患者的营养状态，酌情测量身体质量指数、上臂围等。

（3）评估患者的皮肤完整性是否受损，是否有瘀点或瘀斑。

（4）评估患者的辅助检查结果的异常发现。

（5）生活质量评价应纳入肺癌患者的整体评价体系和姑息治疗的疗效评价中。疼痛和呼吸困难是影响肺癌患者生活质量的最常见症状。

（二）一般护理

1. 生活起居护理

（1）避免受凉，勿汗出当风。

（2）保证充分的休息，咳血者绝对卧床。

（3）经常做深呼吸，尽量把呼吸放慢。

（4）戒烟酒，注意避免被动吸烟。

2. 饮食护理

（1）制订饮食计划：高蛋白质、高热量、高维生素、易消化饮食，根据患者的饮食习惯提供色、香、味俱佳的食物。

（2）营造舒适的进餐环境以增进食欲，进餐前休息片刻，可少量多餐，尽可能安排患者与他人共同进餐；病情危重者可帮助其进餐，采取喂食、鼻饲，或静脉补充。

（3）肺脾气虚证：进食补益肺气、脾气的食品，如糯米、山药、鹌鹑、乳鸽、牛肉、鱼肉、鸡肉、大麦、白扁豆、南瓜、蘑菇等。食疗方：糯米山药粥。

（4）肺阴虚型证：进食滋阴润肺的食品，如蜂蜜、核桃、百合、银耳、秋梨、葡萄、萝卜、莲子、芝麻等。食疗方：核桃雪梨汤。

（5）气滞血瘀证：进食行气活血、化瘀解毒的食品，如山楂、桃仁、大白菜、芹菜、白萝卜、生姜、大蒜等。食疗方：白萝卜丝汤。

（6）痰热阻肺证：进食清肺化痰的食品，如生梨、白萝卜、荸荠等，咳血者可吃海带、荠菜、菠菜等。食疗方：炝拌荸荠海带丝。

（7）气阴两虚证：进食益气养阴的食品，如莲子、龙眼、瘦肉、蛋类、鱼肉、山药、海参等。食疗方：皮蛋瘦肉粥、龙眼山药羹。

3. 情志调理

（1）确诊后根据患者心理承受力和家属意见，适时、适度告知患者病情。

（2）采用暗示疗法、认知疗法、移情调志法，帮助患者建立积极的情志状态。

（3）指导患者倾听五音中的商调音乐，抒发情感，缓解紧张焦虑的心态，达到调理气血阴阳的作用。

（4）病情允许的情况下，指导患者进行八段锦、简化太极拳锻炼。

（5）责任护士多与患者沟通，了解其心理状态，及时予以心理疏导，鼓励家属多陪伴患者，亲朋好友给予情感支持。

（6）鼓励病友间相互交流治疗体会，提高认知，增强治疗信心。

（三）症状护理

1. 咳嗽/咳痰

（1）保持病室空气新鲜、温湿度适宜，避免灰尘及刺激性气味。

（2）观察呼吸、咳嗽状况，有无咳痰，痰液的性质、颜色、量；遵医嘱雾化吸入后观察有无咳痰以及痰液的性质、颜色、量。

（3）咳嗽胸闷者取半卧位或半坐卧位，少说话；痰液黏稠难咯者，可变换体位。

（4）协助翻身拍背（咯血及胸腔积液者禁翻身拍背），教会患者有效咳嗽、咳痰、深呼吸的方法。

（5）保持口腔清洁，咳痰后以淡盐水或漱口液漱口。

（6）遵医嘱耳穴贴压（耳穴埋豆），可选择肺、气管、神门、皮质下等穴位。

（7）进食健脾益气补肺止咳食物，如山药、白果等。持续咳嗽时，可频饮温开水或薄荷叶泡水代茶饮，减轻咽喉部的刺激。

2. 咯血

（1）密切观察咯血的性质、颜色、量及伴随症状，监测生命体征、尿量、皮肤弹性等，准确、及时记录。

（2）保持病室空气新鲜，温湿度适宜。

（3）指导患者不用力吸气、屏气、剧咳，喉间有痰轻轻咳出。

（4）少量咯血静卧休息；大量咯血绝对卧床，头低脚高位，头偏向健侧，尽量少语、少翻身。

（5）及时清除口腔积血，淡盐水擦拭口腔。

（6）消除恐惧、焦虑不安的情绪，禁恼怒、戒忧愁、宁心神。

（7）少量出血者可进食凉血养血、甘凉滋养之品，如黑木耳、茄子等；大量咯血者遵医嘱禁食。

3. 发热

（1）注意观察体温变化及汗出情况。

（2）病室凉爽，光线明亮，空气保持湿润。

（3）卧床休息，限制活动量，避免劳累。

（4）协助擦干汗液，温水清洗皮肤，及时更换内衣，切忌汗出当风。

（5）遵医嘱应用中医适宜护理技术：① 穴位按摩，可选择合谷、曲池（有皮肤完整性受损危险、出现瘀点或瘀斑者禁用）。② 耳尖或大椎放血（营养状况差者慎用）。

（6）进食清热生津之品，如苦瓜、冬瓜、猕猴桃、荸荠等，忌辛辣、香燥、助热动火之品；阴虚内热者，多进食滋阴润肺之品，如蜂蜜、莲藕、杏仁、银耳、梨等。

4. 胸痛

（1）观察疼痛的性质、部位、程度、持续时间及伴随症状，遵医嘱予止痛剂后观察用药反应。

（2）保持环境安静，光线柔和，色调淡雅，避免噪声及不必要的人员走动。

（3）给予舒适体位，避免体位突然改变。胸痛严重者，宜患侧卧位。

（4）避免剧烈咳嗽，必要时用手按住胸部疼痛处，以减轻胸痛。

（5）指导采用放松术，如缓慢呼吸、全身肌肉放松、听舒缓音乐等。

（6）遵医嘱应用中医适宜护理技术：① 耳穴贴压（耳穴埋豆），可选择神门、皮质下、交感、肺等穴位。② 遵医嘱使用理气活血通络中药外敷。

5. 气促胸闷

(1) 密切观察生命体征变化,遵医嘱给予吸氧。

(2) 保持病室安静、空气新鲜、温湿度适宜,避免灰尘、刺激性气味。

(3) 取半卧位或半坐卧位,减少说话等活动,避免不必要的体力消耗。

(4) 与患者有效沟通,帮助其保持情绪稳定,消除紧张、焦虑等。

(5) 教会患者进行缓慢的腹式呼吸。

(6) 患者多饮温开水,漱口液漱口。

(7) 病情允许情况下,鼓励患者下床适量活动,以增加肺活量。

(8) 遵医嘱协助胸腔穿刺抽水或胸腔药物灌注,治疗后观察症状、生命体征变化,指导患者进高热量、高营养及富含蛋白质的食物。

(9) 遵医嘱耳穴贴压(耳穴埋豆),可选择肺、气管、神门、皮质下、脾、肾等穴位。

6. 便溏

(1) 观察排便次数、量、性质及有无里急后重感。

(2) 保持肛周皮肤清洁。

(3) 遵医嘱应用中医适宜护理技术:① 耳穴贴压(耳穴埋豆),可选择大肠、小肠、胃、脾、交感、神门等穴位。② 穴位按摩,可选择足三里、天枢、中脘、关元等穴位。③ 遵医嘱艾灸(回旋灸)腹部,以肚脐为中心,上、下、左、右旁开 1~1.5 寸,时间 5~10 min。

(4) 进食健脾养胃及健脾利湿食物,如胡萝卜、薏苡仁、赤小豆、栗子等。严重便溏者适量饮淡盐水。

7. 纳呆

(1) 病室空气流通、新鲜。

(2) 做好心理疏导,化解不良情绪。

(3) 遵医嘱应用中医适宜护理技术:① 耳穴贴压(耳穴埋豆),可选择脾、胃、交感等穴位。② 穴位按摩,可选择足三里、阳陵泉、内关、脾俞、胃俞等穴位。

(4) 进食增加肠动力的食物,如苹果、番茄、白萝卜、菠萝等,忌肥甘厚味、甜腻之品,少食多餐。

8. 便秘

(1) 指导患者规律排便,适度增加运动量。

(2) 餐后 1~2 h,以肚脐为中心顺时针腹部按摩,促进肠蠕动。

(3) 指导患者正确使用缓泻剂。

(4) 遵医嘱应用中医适宜护理技术:① 耳穴贴压(耳穴埋豆),可选择大肠、胃、脾、交感、皮质下、便秘点等穴位。② 穴位按摩,可选择天枢、脾俞、肓俞、大肠俞等穴位,寒证可加灸。③ 中药泡洗。

(5) 进食富含膳食纤维的食物,如蔬菜、菱藕、粗粮等,适当增加液体的摄入。

9. 恶心呕吐

(1) 保持病室整洁,光线色调柔和,无异味刺激。

(2) 遵医嘱及时、准确给予止吐药物,必要时记录出入量。

(3) 保持口腔及床单清洁,协助淡盐水或漱口水漱口。

(4) 体质虚弱或神志不清者呕吐时应将头偏向一侧,以免呕吐物误入气管,引起窒息。

(5) 选择易消化的食物,如蔬菜、水果、山药、小米、百合等;少食多餐,每天 4~6 餐;避免进食易产气、油腻或辛辣的食物;呕吐后不要立即进食,休息片刻后进清淡的流食或半流食;频繁呕吐时,宜进食水果和富含电解质的饮料,以补充水分和钾离子。

(6) 因呕吐不能进食或服药者,可在进食或服药前先滴姜汁数滴于舌面,稍等片刻再进食,以缓解呕吐。

(7) 指导采用放松术,如聆听舒缓的音乐、做渐进式的肌肉放松等。

(8) 遵医嘱应用中医适宜护理技术:① 耳穴贴压(耳穴埋豆),可选择脾、胃、神门等穴位。② 穴位按摩,可选择合谷、内关等穴位。

五、健康教育

1. 向患者及家属介绍疾病相关知识

(1) 吸烟是肺癌的首要致病因素,90%的肺癌发病与吸烟有关。多发于 40 岁以上的男性,高危人群为年龄 55~74 岁,吸烟史≥30 包年,戒烟史<15 年;或年龄≥50 岁,吸烟史≥20 包年,被动吸烟暴露。

(2) 女性肺癌患者多与长期被动吸烟有关,如来自丈夫、同事等;其次与厨房油烟刺激有关。

(3) 肺癌是与遗传、自身免疫及环境多因素共同作用的结果。对于吸烟人群,重度吸烟、不锻炼与居住地污染最易增加肺癌风险;而被动吸烟、不常吃水果、不饮茶最易增加不吸烟者的肺癌风险。

2. 向患者及家属介绍治疗过程及注意事项

(1) 向患者及家属介绍手术方式及主要过程。

(2) 手术后可能出现的不适及应对方式,如手术后咳嗽、咯痰、腹式呼吸及肺功能锻炼方法,指导患者在术前练习。

(3) 手术后合适体位、切口保护方法、饮食注意事项、肩部功能锻炼及床上活动的方法和益处、加强生活自理的益处及方法。

(4) 手术后继续治疗方案、可能出现的不良反应和应对方法。

(5) 需要进行放射治疗和药物治疗的患者,应介绍所需疗程、饮食注意事项、可能出现的不良反应及应对措施。

(6) 向患者介绍化疗时多伴有食欲缺乏、消化吸收不良、恶心、呕吐等症状,制订满足患者需求的个体化护理方案,得到患者及其家属接受。食物中应增加调味剂,如增加甜度、鲜度以刺激食欲。每餐间隔时间延长,可减少恶心、呕吐。

3. 介绍疼痛管理相关知识

(1) 镇痛治疗是肿瘤整体治疗的重要内容,忍痛对患者百害无益。吗啡及其同类药物是癌痛治疗的常用药物,罕见成瘾;要在医务人员指导下进行镇痛治疗,患者不能自行调整治疗方案和药物剂量。

(2) 教会患者疼痛的评估法、药物止痛的原则。疼痛强度分为 3 类,即轻度、中度和重度疼痛。首选口服给药,根据疼痛程度按阶梯选择药物。轻度疼痛选择对乙酰氨基酚或非甾体类抗炎镇痛药;中度疼痛选择弱阿片类药物,如可待因、曲马多;重度疼痛选择强阿片类药物,如吗啡、羟考酮、芬太尼等。低剂量强阿片类药物也可用于治疗中度疼痛。

(3) 慢性持续性癌痛,按时给药后患者出现暴发性疼痛时,还应及时给予镇痛治疗,建议选择起效快的即释型药物。

（4）告知患者应用止痛药物的注意事项及不良反应。

（5）指导患者如何使用特殊的认知方式控制疼痛，如注意和分散注意、视觉想象或引导意象、娱乐疗法、催眠法等。

4. 化疗期间 PICC 的指导

（1）向患者和家属介绍 PICC 的优点、适应证、价格及介绍可能出现的并发症。

（2）告知患者置管侧肢体适当抬高，进行握拳活动，有利于静脉回流以减少静脉炎的发生。

（3）置管侧肢体不宜进行加压动作，如测量血压等。

（4）如发现穿刺处渗血、导管脱出等情况，立即告知医务人员，切勿自行处理。

（5）置管侧肢体疼痛、酸胀、麻木、灼热等症状应告知 PICC 专科护士予以处理。

六、出院指导

（1）指导进行肺癌切除术的患者出院后数周内，坚持进行腹式深呼吸和有效咳嗽，以促进肺膨胀。出院后半年内不得从事重体力活动。

（2）注意劳逸结合，逐渐增加活动量，并适当做力所能及的家务劳动，为重新投入工作和社会生活做积极的准备。

（3）做好患侧上肢的功能锻炼，防止因长期不活动患肢而造成的功能障碍。

（4）多进食营养丰富的食品及新鲜的蔬菜、水果，保持大便通畅；少吃刺激性食物及生痰伤肺之物如辣椒、生葱蒜、肥肉等物；保持良好的营养状况，常吃水果及饮茶是预防肺癌发生的保护性因素。

（5）保持室内空气新鲜，每天定时通风，避免居住或工作于布满灰尘、烟雾及化学刺激性气体的环境。

（6）保持良好的口腔状况，如有口腔疾病应及时就医；尽量避免去人员密集的公共场所或与上呼吸道感染者接触。

（7）如出现伤口疼痛、剧烈咳嗽、咯血、发热、血痰、气急、胸痛、头痛、视力改变、肝痛、骨痛、锁骨上淋巴结肿大、肝肿大等症状，或出现进行性倦怠情形应及时返回医院复诊。

（8）对需进行放射治疗和药物治疗的患者，指导其坚持完成放射治疗和化学治疗的疗程，并告知注意事项以提高疗效，定期返院复查。

（9）如离院者带有 PICC，给予 PICC 导管维护指导并告知 PICC 专科门诊开诊时间。

结 直 肠 癌

结、直肠癌是我国常见的消化道恶性肿瘤,占胃肠道肿瘤的第 2 位,占我国恶性肿瘤的第 4 位,并有上升的趋势。好发部位为直肠及直肠与乙状结肠交界处,占 60％,发病多在 40 岁以后,男女之比为 2∶1。近数十年来,随着人民生活水平的提高及饮食结构的改变,结肠癌比例亦逐渐增多。

一、疾病诊断

(一) 西医

1. **病史及症状** 排便习惯或粪便性状的改变,多数表现为大便次数增多,不成形或稀便,大便带血及黏液。有时便秘或腹泻与便秘交替,大便变细。中下腹部疼痛,程度轻重不一,多为隐痛或胀痛。右半结肠癌患者常发现腹部肿块。注意有无贫血、消瘦、乏力、水肿、低蛋白血症等全身症状、肿瘤坏死或继发感染时,患者常有发热。

2. **体检发现** 可扪及腹部包块或直肠指诊时发现包块,包块多质硬伴有压痛,形态不规则。贫血、消瘦、恶病质。伴淋巴转移者压迫静脉回流可引起腹水,下肢水肿,黄疸等。

3. **辅助检查** 血常规示小细胞性贫血,血沉增快。大便潜血试验持续阳性。X 线表现为钡剂充盈缺损,病变肠壁僵硬,蠕动减弱或消失,结肠袋不规则,肠管狭窄或扩张。结肠镜检查能明确病变性质、大小,部分甚至发现早期病变。另外血清癌胚抗原(CEA)、B 超、腹部 CT 检查亦有助于诊断。

(二) 中医

中医诊断为"肠覃""积聚""脏毒""锁肛痔"等范畴。

二、分型分类

(一) 西医

1. 病理分型

(1) 溃疡型:最常见,好发于左半结肠,易发生出血、感染,并易穿透肠壁,恶性程度高,转移早,预后差。

(2) 浸润型(缩窄型、硬癌):多见于左半结肠,沿肠壁浸润生长,至肠腔狭窄引起梗阻,恶性程度高,转移早,预后差。

(3) 肿块型(菜花型、软癌):好发于右半结肠,呈菜花状向肠腔内突出,易破溃,较少向周围浸润,恶性程度低,预后较好。

2. 结直肠癌分期的标准方案 参照 2011 年 NCCN 结肠癌、直肠癌 TNM 分期。

(二) 中医辨证

1. **脾肾阳虚证** 腹胀隐痛,久泻不止,大便夹血,血色黯淡,或腹部肿块,面色萎黄,四肢不温,舌质淡胖,苔薄白,脉沉细或沉迟。

2. 肝肾阴虚证　腹胀痛,大便形状细扁,或带黏液脓血或便干,腰膝酸软,失眠,口干咽燥,烦躁易怒,头昏耳鸣,口苦,胁肋胀痛,五心烦热,脉细数,舌红少苔。

3. 气血两亏证　体瘦腹满,面色苍白,肌肤甲错,食少乏力,神疲乏力,头昏心悸,舌质淡,苔薄白,脉细弱。

4. 痰湿内停证　里急后重,大便脓血,腹部阵痛,舌质红或紫暗,苔腻,脉滑。

5. 瘀毒内结证　面色黯滞,腹痛固定不移,大便脓血,血色紫暗,口唇黯紫,或舌有瘀斑,或脉涩,或固定痛处。

三、治疗原则

(一) 西医

1. **手术治疗**　是根治结、直结癌的最有效的方法,凡适合手术的患者,应及早行手术切除治疗。

(1) 治疗结肠癌的方案是以手术切除为主的综合治疗方案。Ⅰ、Ⅱ和Ⅲ期患者常采用根治性的切除＋区域淋巴结清扫,根据癌肿所在部位确定根治切除范围及其手术方式。Ⅳ期患者若出现肠梗阻、严重肠出血时,暂不做根治手术,可行姑息性切除,缓解症状,改善患者生活质量。

(2) 直肠癌根治性治疗的基础是手术。直肠手术较结肠困难。常见手术方式有:经肛门切除术(极早期近肛缘)、直肠全系膜切除手术、低位前切术、经腹肛门括约肌腹会阴联合切除。对于Ⅱ、Ⅲ期直肠癌,建议术前行放射、化学治疗,缩小肿瘤,降低局部肿瘤期别,再行根治性手术治疗。

2. **化学药物治疗**　大肠癌根治术后,仍有 50% 的病例复发和转移,因此术前、术后化疗有可能提高根治术后 5 年生存率。抗癌药物首选氟尿嘧啶,其次为丝裂霉素和阿霉素。

3. **放射治疗**　术前放疗,可缩小肿瘤,提高切除率,术后放疗,可杀死残留的肿瘤细胞。单纯放疗,仅用于晚期直肠癌病例,有止血、镇痛、延长存活期的作用。

4. **内镜下治疗**　对于早期黏膜层癌,可内镜下切除,晚期肿瘤,可在内镜下放置支架,以防狭窄及梗阻。

(二) 中医

1. **辨证选择口服中药汤剂**

(1) 脾肾阳虚证:温阳健脾。

(2) 肝肾阴虚证:滋阴补肝肾。

(3) 气血两亏证:益气养血。

(4) 痰湿内停证:化痰利湿。

(5) 瘀毒内结证:化瘀软坚。

2. **辨病用药**　在辨证论治的基础上,可以加用具有明确抗癌作用的中草药,如白花蛇舌草、半枝莲、半边莲、漏芦、藤梨根、红藤、蛇六谷、苦参、红豆杉、马齿苋、败酱草、白英、龙葵、土茯苓等。

3. **辨证选择口服中成药**　根据病情选择应用华蟾素片、复方斑蝥胶囊、安替可胶囊、西黄丸、西黄胶囊、平消胶囊、小金胶囊、康力新胶囊、贞芪扶正胶囊、健脾益肾颗粒等。

4. **辨证选择静脉滴注中药注射液**　根据病情选择应用复方苦参注射液、榄香烯乳注射液、华蟾素注射液、榄香烯注射液、鸦胆子油乳注射液、参芪扶正注射液、生脉注射液、参麦注射液、参附注射、艾迪注射液、康艾注射液等。

5. 外治法 根据病情选择中药泡洗、中药灌肠、贴敷疗法、中药熏药治疗等外治法。

(1) 肛滴法。适应证：消化道完全性或不完全性梗阻；消化道恶性肿瘤患者伴有腹胀症状者；无法耐受口服中药者，增加用药途径。禁忌证：门静脉癌栓、严重痔疮、痔静脉曲张、消化道出血等。方法：中药保留灌肠技术标准为取胃、十二指肠引流管1根，经消毒后备用。疗程为1个月。取250 ml洁净输液瓶1只，中药浓煎至150 ml后至40℃放入输液瓶中备用。取输液皮条将输液瓶与胃、十二指肠引流管连接后，以石蜡油将待插入管端润滑后，令患者侧卧取胸膝位，将该管自肛门口缓慢插入至少30 cm，以输液控制阀控制滴速为每分钟60滴，以输液方式缓慢将中药滴入，并尽可能使中药在肠中保留时间延长(大于2 h)。

(2) 保留灌肠疗法。适应证：直肠癌放疗后局部炎症、疼痛、肿胀者。

(3) 四妙散外敷。适应证：腹水、不全肠梗阻、腹部肿块疼痛。注意事项：用药期间如有局部皮肤溃破、皮疹、瘙痒、疼痛等不适反应，暂停用药，待症状缓解后酌情使用。

(4) 中药泡洗法。适应证：手足综合征或化疗导致手足麻木不仁。

6. 针灸治疗 根据病情及临床实际可选择应用体针、头针、电针、耳针、腕踝针、眼针、灸法、穴位埋线和拔罐等方法。

(1) 结直肠癌肠梗阻治疗。取穴：内关、足三里、天枢、下巨虚、中脘。方法：平补平泻，留针30 min，每天1次，连续针3天。

(2) 骨髓抑制治疗。取穴：主穴：足三里、三阴交、血海、膈俞；配穴：太冲、太溪。方法：行多补少泻手法，每天或隔天针刺1次，6次为1个疗程，一般治疗1~3个疗程。

(3) 耳穴按压疗法对化疗后胃肠道反应。取穴：恶心呕吐，取内分泌、胃；食欲不振，取胃、内分泌、交感；呃逆，取食道、贲门。配穴：上述各症分别取肾、贲门、食道；脾俞、胃。方法：用胶布将王不留行粘贴于穴上，每天按摩3~4次，每贴7天。

7. 其他疗法 根据病情需要选择，如食疗改善患者消化道反应，音乐治疗、心理治疗改善抑郁状态，腹腔给药治疗腹水等，可根据病情酌情选用中医诊疗设备如按摩椅、音乐治疗设备等。

四、护理

(一) 护理评估

1. 健康史(生活史)

(1) 家族有无类似病史，结直肠癌的遗传易感性包括一些研究较清楚的遗传性综合征，例如Lynch综合征(又称之为遗传性非息肉病性结直肠癌，HNPCC)和家族性腺瘤性息肉病(FAP)，结直肠癌家族史提高了患病风险，但预后较好。

(2) 既往有无排便习惯改变及结肠慢性炎症病史，如慢性结肠炎、结肠息肉等。

(3) 了解患者的饮食嗜好及生活习惯，嗜食高脂、高蛋白质、低纤维，饮酒，吸烟，食用红肉和加工肉类，低运动量，以及肥胖身高体重指数(BMI)。此外，一些数据显示吸烟和食用红肉、加工肉类与预后欠佳相关。

2. 心理社会评估

(1) 了解患者在患病后有无不良的精神刺激，是否处在持续的精神不良状态，如焦虑、悲观、恐惧等。

(2) 了解患者的文化素养、家庭背景、经济条件、医疗保障及家庭社会人际关系，以及家庭主要成员对患者的关心支持力度等。

(3) 注重了解患者对疾病的认知程度,所持态度及心理承受能力等,是否自卑、对生活和工作无信心。

3. 身体状况

(1) 早期:① 早期常无自觉症状,亦可有腹胀、不适、消化不良样症状。② 排便习惯的改变,随着病情发展可出现便秘次数增多,腹泻或便秘,便前腹痛。③ 粪便反常,黏液便或黏液脓性血便。

(2) 中期:① 中毒症状,由于肿瘤溃烂失血和毒素吸收,常可导致贫血、低热、乏力、消瘦、浮肿等,尤其以贫血和消瘦为主。② 肠梗阻,为不全性或完全性低位肠梗阻症状,如腹胀、腹痛(胀痛或绞痛),便秘或便闭。体检可见腹隆,局部有压痛,并可闻及亢强的肠鸣音。③ 腹部包块,为瘤体或与网膜、周围组织浸润粘连的肿块,质硬,形体不规则,有的可随肠管有一定活动度。

(3) 晚期:① 恶病质。② 有黄疸、腹水、浮肿等肝转移征象。③ 锁骨上淋巴结肿大等肿瘤远处扩散转移的表现。

(二) 术前护理

1. 一般护理

(1) 高蛋白质、高热量、高维生素、易消化的营养丰富的少渣饮食。

(2) 肠梗阻者禁食,行胃肠减压,补液纠正水电解质紊乱。

2. 病情观察

(1) 生命体征及腹部症状。

(2) 排便情况及有无肠梗阻。

3. 治疗配合 肠道准备(减少术中感染,防止术后切口感染,利于吻合口愈合)。

(1) 控制饮食:术前2~3天进流质,肠梗阻者禁食补液。

(2) 清洁肠道:传统肠道准备法。① 术前2~3天口服缓泻剂,如番泻叶或硫酸镁或蓖麻油,加速排出肠内容物。术前1天及术晨清洁灌肠(细肛管,轻柔插入,禁用高压灌肠,避免癌细胞扩散)。② 全肠道灌洗法:术前12~14 h开始口服37℃等渗平衡电解质液(氯化钠＋氯化钾＋碳酸氢钠)不少于6 000 ml,引起容量性腹泻,以灌洗肠道。年老体弱者、心肾功能不全者不宜使用。③ 口服甘露醇肠道准备法:术前1天午餐后口服5%~10%甘露醇1 500 ml。此方法可不改变患者饮食,清洁效果好,但是甘露醇在肠道内被细菌酵解产生易爆炸气体,妨碍术中使用电刀。年老体弱、心肾功能不全者禁用。

(3) 抑制肠道细菌

1) 术前2~3天起口服肠道不吸收的抗生素,如新霉素、甲硝唑等,抑制肠道细菌。

2) 肌内注射维生素K,补充因肠道细菌被抑制引起的维生素K合成不足。

(4) 其他

1) 直肠癌患者术前2天每晚用1∶5 000高锰酸钾溶液坐浴。

2) 女患者做阴道冲洗。

3) 术晨留置胃管和导尿管。

4. 心理护理

(1) 尊重和主动关心患者。

(2) 加强沟通,了解其心理反应。

（3）鼓励患者及家属正视结直肠癌的病情及治疗方式，增强战胜疾病的信心。

（三）术后护理

1. 一般护理

（1）体位：麻醉未清醒者去枕仰卧位，头偏向一侧；清醒后取平卧位；病情稳定后取半坐卧位，以利呼吸和引流。

（2）饮食：禁食，补液。2～3 天后肛门排气或造口开放后即可拔出胃管，进流质饮食，逐步过渡到普食，以高热量、高蛋白质、高维生素、低渣为主。

（3）术后常规留置导尿管。

2. 病情观察

3. 治疗配合

（1）结肠造口（人工肛门）护理

1）造口开放前：及时更换敷料，防止感染，观察有无肠段回缩、出血、坏死。

2）造口开放：取造口侧卧位，用塑料薄膜隔开造口，避免粪便污染手术切口造成感染。

3）保护肠造口周围皮肤：注意清洗造口周围的皮肤，并在造口周围涂复方氧化锌软膏，造口与皮肤愈合后改用人工肛门袋。

4）造口伤口愈合时：每天扩张造瘘口 1 次，隔天 1 次用温盐水经肠造口灌肠，促进形成规律的排便习惯。

5）活动：指导并协助患者佩戴肛门袋。

6）恢复饮食后：① 注意摄入蔬菜水果，适当增加活动量，保持排便通畅。② 若发生便秘，可用液状石蜡或肥皂水经结肠造口低压灌肠，注意插入造口内的肛管不要超过 10 cm，防止肠管损伤，甚至穿孔。

7）并发症的观察与护理：① 造口狭窄：手指扩宽造口（轻症）；外科手术治疗（严重）。② 造口回缩：手术重建造口。③ 造口脱垂：轻症者不需特殊处理；重症者用生理盐水纱布覆盖肠造口黏膜部位，顺势缓慢地将肠造口推回腹腔内，并用弹性绷带稍加压包扎；严重者需切除脱垂的肠段，重建肠造口。④ 造口旁疝：术后 6～8 周应避免提举重物；减轻腹压，如咳嗽时用手按压造口部位；减轻体重；不宜结肠灌洗。⑤ 造口出血：出血量少用棉球和纱布稍加压迫；出血量较多用 1‰肾上腺素溶液浸湿的纱布压迫或用云南白药粉外敷；更多量出血需缝扎止血。

（2）会阴部切口护理

1）早期：保持会阴部清洁，及时更换敷料。

2）引流护理：Miles 术式会阴部残腔大，术后渗血渗液多，注意骶前引流管负压吸引，保持通畅；拔除引流管后每天 2 次用 1∶5 000 高锰酸钾溶液坐浴。

3）常规使用抗生素。

（3）Dixon 术后护理

1）患者常有排便次数增多或排便失禁，应指导调整饮食，注意饮食卫生。

2）进行肛门括约肌训练。

3）便后清洁肛门，涂抹锌氧油等保护肛周皮肤。

4. 心理护理

（1）鼓励患者正视现实，理解结肠造口的治疗价值。

（2）指导其正确进行结肠造口的自我护理，适应新的生活方式，重塑自我形象，增强生活的信心与勇气,积极配合治疗,促进患者身心康复。

五、健康教育

1. 给予鼓励　鼓励患者积极适应新的排便方式,有规律的生活,保持心情愉悦,适当户外活动。教会患者适当掌握活动强度,避免过度活动增加腹压而引起人工肛门黏膜脱出。

2. 饮食指导

(1) 选用产气少、少渣、易消化的富含营养食品,避免生冷、辛辣饮食。

(2) 规律进食,注意饮食卫生。

3. 指导患者使用人工肛门袋

(1) 选袋:选用袋口大小适宜的肛门袋。

(2) 佩袋:用袋前先用中性皂或0.5%氯己定溶液将造口周围皮肤洗净,擦干后涂抹锌氧油保护皮肤,袋囊朝下,袋口贴敷于造口处,用弹力带将肛门袋系固于腰间。

(3) 换袋

1) 袋内存积粪便达1/3容积时,应及时更换清理。

2) 皮肤清洁、涂锌氧油保护后,再佩带清洁肛门袋。① 不戴:粪便成形及养成定时排便习惯后,可不戴肛门袋,每天排便后用清洁敷料覆盖造口即可。② 肛门袋保养:除一次性肛门袋外,倒出肛门袋内排泄物后,用中性洗涤剂和清水洗净,0.1%氯己定溶液浸泡30 min,晾干备用。

4. 指导复诊

(1) 防止人工肛门狭窄:出院后2～3个月内,每1～2周自带手套,用示指和中指深入造口内扩张结肠造口1次;若发现人工肛门狭窄或排便困难,及时就诊。

(2) 注意化疗、放疗的毒副作用,定期复查白细胞。

(3) 饮食

1) 保肛手术者应多摄入新鲜蔬菜水果,多饮水,避免高脂、辛辣饮食。

2) 结肠造口者需要适当控制粗纤维摄入,避免过稀、过凉、易致肠胀气的食物。

3) 出院后每隔2～3个月复查1次。

急性胰腺炎(脾心痛)

急性胰腺炎是指胰酶在胰腺内被激活后引起胰腺组织自身消化的急性化学性炎症。临床表现以急性腹痛,恶心,呕吐,发热及血、尿淀粉酶增高为特点。按病理变化分为急性水肿型和急性出血坏死型,前者病轻,约占90%,预后良好,后者病重,并发症多,死亡率高。本病为常见急腹症,可发生于任何年龄,女性多于男性。

一、疾病诊断

(一) 西医

1. **急性胰腺炎轻型** 参照① 中华医学会外科学会胰腺学组急性胰腺炎的临床诊断及分级标准(2007)。② 中华医学会消化病学分会胰腺疾病学组制订的《中国急性胰腺炎诊治指南(草案)(2007)》。

(1) 以急性起病的上腹疼痛为主要临床表现,伴有轻且局限腹膜炎体征。

(2) 血淀粉酶升高(超过正常值高限3倍)。

(3) 腹部B超或CT或MRI查及胰腺肿大或伴有胰周炎性渗出。

(4) 入院24 h内的APACHEⅡ评分<8分,入院48 h内的Ranson评分<3分,入院72 h的Balthazar CT分级Ⅱ级以下。以上1、3必备,参照2、4即可诊断。

2. **急性胰腺炎重症Ⅰ型** 参照《中华医学会重症急性胰腺炎临床诊治指南2007年版》,重症急性胰腺炎无器官功能障碍者临床表现如下。

(1) 症状:上腹疼痛、恶心、呕吐、腹胀、发热。

(2) 体征:上腹部压痛、和/或反跳痛及肌紧张,肠鸣音减弱或消失,脐周或肋下瘀斑。

(3) 实验室检查:血尿淀粉酶水平升高3倍,CT或MR有急性胰腺炎的影像表现,同时有胰周广泛渗出、和/或胰腺坏死等改变。

(4) APACHEⅡ评分在8分以上,Balthazar CT分级在D级或E级,Ranson's标准大于3项。

(二) 中医

1. **脾心痛(急性胰腺炎轻型)** 参照《中药新药临床研究指导原则》(第一版,中华人民共和国卫生部制订颁发,1993年;第四版,国家药品食品监督管理局颁发,2002年)及《急性胰腺炎》(张肇达,等.人民卫生出版社,2004年)。

主要症状:起病突然,常有饮酒和进油腻食物等诱因,以急性起病的上腹疼痛为主要症状。次要症状:常伴有腹胀、恶心、呕吐,可伴有轻度发热、黄疸、便闭等表现。体征:上腹部压痛,伴或不伴腹肌紧张和反跳痛,肠鸣音减弱或正常。舌脉:舌淡红或红,苔薄白,或薄黄,或黄厚,或黄腻,或燥,脉细或紧或弦数或弦滑数。现代影像技术(超声、CT、MRI):表现出胰腺炎的特征,可见胰腺非特异性增厚或肿大,胰周边缘不规则或有一个间隙的少量积液。

2. **脾心痛(急性胰腺炎重型)** 参照《重症急性胰腺炎中西医结合诊治指南2007版》。主要症状：脘腹胀满疼痛，心烦喜呕。次要症状：寒热往来，口干渴，尿短赤。舌脉：舌质红，苔黄腻，脉弦数或洪数或弦滑。

二、分型分类

(一) 西医

1. 疾病分期　急性胰腺炎重症Ⅰ型。

(1) 初期：自发病至1周左右。

(2) 进展期：发病后1～2周。

(3) 恢复期：发病后2～3周。

2. 分型　按病理变化分型如下。

(1) 急性水肿型：主要表现为胰腺肿大、苍白，间质水肿、充血、炎性细胞浸润，血管变化不明显，本型多见。

(2) 急性出血坏死型：胰腺细胞和脂肪组织坏死，血管破坏明显，腹腔内可有血性渗出液，本型少见，少数患者由于胰酶或坏死组织液沿腹膜后间隙渗到腹壁下，致两侧腰部皮肤呈暗灰蓝色，称 Grey - Turner 征，或出现脐周围皮肤青紫，称 Cullen 征。

(二) 中医辨证

1. 急性胰腺炎轻型

(1) 肝郁化火证：突发的中上腹疼痛，走窜两胁、腰背，伴低热、咽干、口苦、嗳气、恶心、呕吐、大便干结。舌质淡红，苔薄白或薄黄，脉弦或弦数。

(2) 肝胆湿热证：持续的腹部及两胁疼痛、阵发性加剧，胸闷、恶心、呕吐、发热或寒热往来，口苦、目黄、身黄、尿黄。舌红，苔黄腻，脉弦数或弦滑数。

(3) 腑实热结证：上腹疼痛，拒按，痛如刀割，腹胀难忍，时有恶心呕吐，发热口渴，烦躁，大便秘结，小便短黄。舌质红或红暗，苔黄厚或燥，脉弦数或洪数。

2. 急性胰腺炎重症Ⅰ型

(1) 结胸里实证：寒热往来，胸胁苦满，默默不欲饮，心烦喜呕等与痞满燥实坚。

(2) 热毒炽盛证：脘腹胀满，腹胀拒按，高热，口渴，头痛，烦躁不宁，肌肤发斑，舌绛苔黄，脉数。

(3) 气阴两虚证：神疲乏力，气短懒言，咽干口燥，烦渴欲饮，午后颧红，小便短少，大便干结舌体瘦薄，苔少而干，脉虚数。

三、治疗

(一) 西医

减少及抑制胰腺分泌，抑制胰酶活性，纠正水电解质紊乱，维持有效血容量及防治并发症。

1. 禁食、胃肠减压　轻症者禁食2～3天，重者视病情发展而定。

2. 补充血容量　每天补液2 000～3 000 ml及其以上，必要时给予血浆、白蛋白提高胶体渗透压。

3. 纠正水、电解质和酸碱失衡　补液过程中密切监测电解质变化和酸碱平衡紊乱情况。

4. 防治感染　使用抗生素控制胆道感染，预防继发感染。

5. 抑制胰腺分泌　主要有生长抑素、奥曲肽、加贝酯等。

6. 营养支持　禁食条件下提供有效的营养物质，尽可能降低分解代谢，预防和减轻营养不良。

7. 解痉镇痛　剧烈疼痛时可注射盐酸哌替啶(杜冷丁),不建议使用吗啡和胆碱能受体拮抗剂,因为前者会收缩 Oddi 括约肌,后者则会加重肠麻痹、肠梗阻症状。

8. 腹腔灌洗　重症急性胰腺炎确诊后 48 h 内可进行,将腹腔内渗液清除。

9. 中药治疗　大黄胃管注入或灌肠、腹部外敷芒硝等。

10. 早期血滤治疗　对于急性重症胰腺炎,发病 24 h 内就出现多器官功能障碍,临床上称之暴发性胰腺炎时可考虑血液净化。

11. 内镜治疗　通过内镜下取石、碎石,降低胰胆管内的压力,是胆源性胰腺炎治疗的重大突破。

12. 急性重症胰腺炎　内科治疗效果不佳的情况下可行手术治疗,其主要目的一是去除病因,如胆道结石等;二是处理胰腺病变,如清除和引流腹腔渗液,去除胰腺坏死和感染的组织等。

(二) 中医

1. 急性胰腺炎轻型

(1) 辨证选择口服中药汤剂

1) 肝郁化火证:疏肝解郁,通腑泻火。

2) 肝胆湿热证:疏肝利胆,清热利湿。

(2) 静脉滴注中药注射液:根据病情可选用丹参注射液,或灯盏细辛注射液,或红花注射液,或丹参酮注射液等具有活血化瘀作用的中药注射液;以及生脉注射液,或参麦注射液,或参芪注射液等具有益气养阴作用的中药注射液和参附注射液(恢复期)等具有益气温阳作用的中药注射液。

(3) 针刺疗法

1) 体针。主穴:下巨虚、内关、中脘、梁门、阳陵泉、地机等。镇痛操作:电针刺激足三里、三阴交。频率等幅 2/15 Hz。止吐操作:平补平泻中等强度刺激公孙、太冲。

2) 耳针。主穴:胆胰区、交感、神门、内分泌、阿是穴等。

3) 穴位注射法。双侧足三里穴位注射新斯的明 0.5 mg,每天 1～2 次。

(4) 其他疗法

1) 中药鼻饲:适用于腹胀、呕吐甚者。症状改善后,改用口服。

2) 中药保留灌肠:根据临床辨证用药煎剂,保留灌肠,每天 2～3 次,每次 200 ml,酌加芒硝。

3) 结肠透析机给药:根据临床辨证用药煎剂,运用结肠透析机灌肠治疗。

4) 中药外敷:六合丹(大黄、黄柏、白及、薄荷叶、白芷、乌梅肉、蜂蜜)外敷于上腹部及腰肋部。

5) 物理治疗:肠麻痹较明显者可运用超声电导仪,选取中药胃肠宁贴片;高脂血症胰腺炎可运用光电治疗仪;胰周炎性渗出较多者可运用极超短波治疗仪等物理治疗手段。

2. 急性胰腺炎重症 I 型

(1) 辨证选择口服中药汤剂或中成药

1) 结胸里实证:通里攻下,理气开郁,活血化瘀。

2) 热毒炽盛证:清热解毒,活血化瘀,通里攻下。

3) 气阴两虚证:益气养阴,活血化瘀,健脾和胃。

（2）静脉滴注中成药注射剂

1）结胸里实证：参麦注射液、血必净注射液、血塞通注射液、灯盏花注射液等。

2）热毒炽盛证：苦参注射液、血必净注射液等。

3）气阴两虚证：参芪注射液、参麦注射液、参附注射液等。

（3）针灸治疗：常用穴位为足三里、下巨虚、内关、中脘、梁门、阳陵泉、地枢、脾俞、胃俞等，呕吐重者加天突，腹胀明显者加上巨虚，强刺激，得气后留针 20 min，每天 2～3 次，也可用电针。耳针取胆区、胰区、交感、神门，强刺激手法，留针 30 min，或埋针。

(三) 外科手术治疗

四、护理

(一) 护理评估

1. 健康史

（1）了解患者既往有无胆道结石、感染等胆道疾病，有无十二指肠疾患，有无暴饮暴食和酗酒的习惯，是否有手术和外伤史等。

（2）了解患者的腹痛部位，疼痛程度及发病的主要诱因。

（3）了解患者患病后的主要治疗经过和病情控制情况等。

2. 身体状况

（1）一般状态：仔细观察患者的各项生命体征，尤其是血压变化；观察患者的精神神志反应；注意患者的体位，以及是否呈急性危重面容；注意是否有失液征象等。

（2）体征：观察患者腹部有无压痛、反跳痛；有无 Grey-turner 征或 Cullen 征；是否出现腹部膨隆，可否扪及肿块；有无腹肌紧张和移动性浊音，肠鸣音是否减弱或消失；皮肤黏膜、巩膜有无黄染。

3. 心理社会状况

（1）了解患者的文化层次、社会地位、家庭角色、经济生活状况等。

（2）了解患者发病前是否有强烈的精神刺激史。

（3）观察患者对疾病及治疗所持的态度，并注意其是否存在紧张、焦虑、恐惧等心理问题。

（4）了解患者和家庭主要成员对本病的认识程度，评估患者家属对患者治疗所持的态度，以及患者的医疗保障程度和所在社区的医疗保健服务情况等。

(二) 护理措施

1. 一般护理

（1）病室要求：病室安静、温湿度适宜、保证空气流通，每天消毒。注意调节室温与环境，高热患者室温宜偏低，凉爽、通风为宜。高热烦躁者，环境应舒适、安静，避免噪声、阳光直射，避免不良的知觉刺激。患者汗出过多时，应及时更换被褥及内衣，谨防汗出受凉复感他病。并应保持床单清洁干燥。

（2）情志护理

1）加强情志护理，避免不良刺激，尽量使患者保持良好的精神状态，以防情绪波动而加重病情。对于因疼痛而导致烦躁不安的患者，应给予理解和关怀，鼓励患者诉说内心的苦恼，尽量满足患者的身心需要。

2）肝郁气滞者应与患者进行恰当的心理沟通，针对患者存在的心理问题，进行有效的疏导，以消除抑郁恼怒等不良情绪，达到条达气机、缓解气滞的目的。

3）在病情允许的情况下，指导患者适当地活动或欣赏曲调流畅的音乐等，并与患者进行恰当的思想沟通，为患者解除心中的疑虑，使患者做到"恬淡虚无，精神内守"，以达到良好的护理效果。

（3）饮食护理

1）急性发作时应禁食或遵医嘱行胃肠减压，以减轻腹痛和腹胀。

2）清醒的患者待病情好转后，可在医生的指导下先进食少量低脂饮食，而后逐步增加饮食，饮食中应控制脂肪和淀粉的摄入量。避免暴饮暴食，尤其是高脂肪饮食、饱餐和酗酒以防复发。

3）如果患者恶心呕吐严重，可给予具有和胃止呕、疏肝理气作用的食品，如金橘、柑橘或佛手片、陈皮煎水代茶饮。

4）肝胆湿热证无禁食者，可给予具有清热利胆的饮食，如赤小豆、绿豆、扁豆煎汤饮，或茵陈、白糖、糯米粥等。

5）热盛伤阴、精神萎靡、汗多、不思饮食、舌质干红少苔或苔光剥者，可用沙参、麦冬、石斛、芦根等煎水代茶饮，频频送服。并遵医嘱补充足够液体。

（4）生活起居护理

1）做好口腔护理，防止口腔内感染。如患者能生活自理，应嘱其每天刷牙1～2次，口干、口渴时可含漱或湿润口唇，或用生理盐水或金银花水漱口。

2）如果患者躁动不安，则应加床护栏，以防坠床。

3）加强皮肤护理，对于高热卧床的患者要协助定时翻身，预防压疮。

4）患者应注意劳逸结合，在能够下床时应适当活动，有助于脾胃运化和机体的恢复。

5）腹痛时患者应取弯腰、屈膝侧卧位，以减轻疼痛。急性期患者应绝对卧床休息，以降低机体代谢率，增加脏器血流量，促进组织修复和体力恢复。对于因剧痛辗转不安者应加护栏或派专人看护，以防坠床。

6）密切观察病情变化，注意体温、血压、呼吸、脉搏、脉象、舌质、舌苔和尿量的变化，动态进行腹部检查，了解有无腹肌紧张，压痛程度及范围扩大等，了解各项检查结果。

（5）给药护理

1）剧烈疼痛时，可遵医嘱给予哌替啶等止痛药，但反复使用可致成瘾，严禁使用吗啡。注意观察用药后反应，如疼痛持续并伴有高热，应考虑是否并发胰腺脓肿，如疼痛剧烈，腹肌紧张、压痛和反跳痛明显，则提示并发腹膜炎，立即通知医生进行紧急处理。

2）肝胆湿热证者可遵医嘱给予抗感染和止痛药，或给中药小柴胡汤合龙胆泻肝丸，以清肝利胆、除热化湿。

3）如果患者呕吐严重时服中药，应温后少量多次服用，服前可用生姜汁滴舌以止呕。

4）若腹胀如鼓、呕吐、便秘不通者，应立即行胃肠减压，中药可由胃管按时滴入。

2. 手术护理

（1）术前评估

1）健康史和相关因素：评估患者的饮食习惯，有无嗜油腻饮食和酗酒。发病前有无暴饮暴食，既往有无胆道疾病和慢性胰腺炎病史。

2）身体状况。① 局部：腹痛的性质、程度、时间及部位。呕吐次数、呕吐物性状及量；腹胀程度，有无腹膜刺激征，移动性浊音及肠鸣音变化。② 全身：评估患者的生命体征，注意有无呼吸增快、呼吸音减弱、发绀等急性呼吸窘迫综合征（ARDS）的征象。意识状态，皮肤黏膜色泽,皮肤温度、尿量,有无休克及其程度。③ 辅助检查：血、尿淀粉酶值有无异常,有无水、电解质失衡及凝血功能障碍,患者的营养状况。

3) 心理和社会状况：评估患者及家属对疾病的了解程度,患者对疾病的反应。有无焦虑、恐惧等不良情绪。由于本病病程长,治疗期间病情反复、花费较大,需了解患者家庭经济承受能力及家属的配合情况。

（2）术后评估

1) 身体状况：评估腹部症状和体征,有无伤口渗血、渗液。各种引流是否有效,引流液是否正常。全身营养状况是否得以维持。辅助检查结果是否恢复正常。是否继发感染、出血,有无多脏器功能障碍;后期有无胰漏、肠漏等并发症。

2) 心理和社会状况：患者对长期接受治疗的心理反应,对有关胰腺炎复发因素及出院康复知识的掌握程度。

（3）护理措施

1) 疼痛护理：禁食、胃肠减压,以减少胰液的分泌,减轻对胰腺及周围组织的刺激,遵医嘱给予抗胰酶药、解痉药或止痛药。协助患者变换体位,使之膝盖弯曲、靠近胸部以缓解疼痛;按摩背部,增加舒适感。

2) 补液护理：密切观察患者生命体征、意识状态、皮肤黏膜温度及色泽;准确记录 24 h 出入水量和水、电解质失衡状况;必要时留置导尿,记录每小时尿量。留置中心静脉导管,监测中心静脉压的变化。早期应迅速建立 2 条静脉输液通路,补充水、电解质,并及时补充胶体液。根据脱水程度、年龄和心功能状况调节输液速度。

3) 维持营养素供给：观察患者营养状况,如皮肤弹性、上臂肌皮褶厚度,体重等。禁食期间,根据医嘱给予营养支持。若病情稳定、淀粉酶恢复正常、肠麻痹消除,可通过空肠造瘘管给予肠内营养,多选要素膳或短肽类制剂。不足部分由胃肠外补充。肠内、外营养输注期间需加强护理,避免导管性、代谢性或胃肠道并发症。

4) 并发症的观察和护理：① 多器官功能障碍：常见有急性呼吸窘迫综合征和急性肾衰竭。急性呼吸窘迫综合征：观察患者呼吸形态,根据病情,监测血气分析;若患者出现严重呼吸困难及缺氧症状,给予气管插管或气管切开,应用呼吸机辅助呼吸并做好气道护理。急性肾衰竭：详细记录每小时尿量、尿比重及 24 h 出入量。遵医嘱静脉滴注碳酸氢钠,应用利尿剂或作血液透析。② 感染：加强观察和基础护理。监测患者体温和血白细胞计数;协助并鼓励患者定时翻身,深呼吸、有效咳嗽及排痰;加强口腔及尿道口护理。维持有效引流。急性胰腺炎患者术后留置多根引流管,包括胃管、腹腔双套管、T 形管、空肠造瘘管、胰引流管、导尿管等。应分清每根导管的名称和部位,贴上标签后与相应引流装置正确连接固定。防止引流管扭曲、堵塞和受压。定期更换引流瓶、袋,注意无菌操作,分别观察记录各引流液的颜色、性质和引流量。根据医嘱,合理应用抗菌药。③ 出血：重症急性胰腺炎可使胃肠道黏膜防御能力减弱,引起应激性溃疡出血。应定时监测血压、脉搏;观察患者的呕吐物,排泄物和引流液色泽。若引流液呈血性,并有脉搏细数和血压下降,可能为大血管受腐蚀破裂引起的继发出血,若因胰腺坏死引起的胃肠道穿孔、出血,应及时清理血迹和引流的污物,立即通知医生,遵医嘱给予止血药和抗菌药物等,并做好急诊手术止血的准备。④ 胰漏、胆漏和肠瘘：若从腹壁渗出或引流出无色透明或胆汁样液体时应疑为胰漏或胆漏;若腹腔出现明显的腹膜刺激征,且引流出粪汁样或输入的肠内营养样液体时,则要考虑肠瘘。故应密切观察引流液的色泽和性质,动态监测引流液的胰酶值;注意保持负压引流通畅和引流管周围皮肤干燥、清洁后涂以氧化锌软膏,防止胰液对皮肤的浸润和腐蚀。

5）心理护理：由于发病突然、病情进展迅速，又多需在重症监护病房治疗，常会产生恐惧心理。此外，由于病程长，病情反复，患者会产生消极悲观情绪。护士应为患者提供安全舒适的环境，了解患者的感受，耐心解答患者的问题，帮助患者树立战胜疾病的信心。

五、健康教育

1. 向患者及家属介绍疾病的相关知识

（1）胰腺是仅次于肝的第二大消化腺，在生理上具有内分泌和外分泌的功能。外分泌部的腺泡细胞和小的导管管壁细胞所分泌的胰液，对食物的消化十分重要；而内分泌所分泌的胰岛素、胰高血糖素、生长抑素主要参与糖代谢的调节。

（2）急性胰腺炎就是指胰腺内胰酶激活后引起胰腺组织自身消化的急性化学性炎症。临床上以急性腹痛、发热、恶心、呕吐、血淀粉酶、尿淀粉酶升高为特点，是常见的消化系统急症之一。青壮年多见。

（3）病因及发病机制：在我国，约50％的急性胰腺炎由胆道结石、炎症、胆道蛔虫或胰管结石引起，尤以胆石症最多见。大量饮酒和暴饮暴食可刺激胰腺分泌及Oddi括约肌痉挛，也是引起该病的常见原因。其他少见的因素包括毒素、药物（糖皮质激素、免疫抑制剂、口服避孕药、四环素、磺胺药等）、手术、外伤、ERCP（逆行胰胆管造影）术后等。

2. 教育患者 积极防治胆道疾病，消除诱发胰腺炎的因素；及时治疗水肿型胰腺炎，防止其转化为出血坏死型胰腺炎。

3. 指导患者及其家属 要遵医嘱服药，并告诉其服药须知，如药名、作用、剂量、途径、副作用及注意事项等。指导并发糖尿病的患者进行饮食控制，并遵医嘱用药。

4. 起居 患者应起居有常，劳逸结合，保证充足睡眠，维持心情舒畅，避免情绪波动。

5. 饮食调养 指导患者及家属掌握饮食卫生知识，养成规律的进食习惯，避免暴饮暴食，避免强刺激、产气多、高脂肪和高蛋白质食品，戒烟酒，防止复发。

（1）总的原则：应遵循低脂肪、高蛋白质、高维生素、高碳水化合物和无刺激性、易消化等原则。

（2）急性发作期：应禁食1～3天，以免引起对胰腺的刺激，可静脉补充营养。

（3）症状缓解后，可给予无脂肪、低蛋白质的流质饮食，如果汁、米汤、藕粉、面汤、蜂蜜水、番茄汁、西瓜汁、绿豆汤等。

（4）病情稳定后，可给低脂肪、半流质饮食，如鱼、虾、鸡、鸭、瘦肉、豆及豆制品和含维生素A、B、C丰富的新鲜蔬菜水果。

（5）患病期间，胰脏功能薄弱，故应少食多餐，可每天5～6餐，上述饮食每餐只给1～2样食物，以免加重病情。在症状消除后的一定时期内，仍要避免富于脂肪和有刺激性的食物，每天膳食中脂肪含量不超过50 g。

6. 用药与饮食禁忌

（1）禁用诱发胰腺炎的药物：应避免使用肾上腺糖皮质激素、四环素、磺胺、硫唑嘌呤等类药物，因其可使胰液分泌或黏稠度增加，从而诱发胰腺炎。

（2）忌茶与多酶片同服：茶叶中所含的鞣酸可与蛋白质发生化学作用，使其活性减弱，甚至消失而影响疗效。

（3）忌碱性食物与喹诺酮类药物同用：碱性食物可减少喹诺酮类药物的吸收，故服药期间应避免与菠菜、胡萝卜、黄瓜等碱性食物同服。

(4) 忌胰酶片与酸性片同服：胰酶片在中性或弱碱性环境中活性较强，遇酸可使其失去活力。故服用胰酶片时应忌服山楂片、山楂丸、醋等酸性物。

(5) 忌胰酶片与含有鞣质、大黄粉的中成药合用：此类药物合用可使胰酶片疗效降低或消失。

(6) 忌饭后服用阿托品：阿托品可抑制腺体分泌，饭后服用会影响食物消化。

(7) 忌盲目使用止痛药：滥用止痛剂会掩盖病情，进而延误治疗，故应在医生指导下使用。

(8) 忌酗酒：乙醇可增加胰腺泡的分泌，使胰管内压力骤增，从而致胰小管及胰腺泡破裂，释放活性胰酶，消化胰腺及周围组织而诱发急性胰腺炎。

(9) 忌饮食不节：暴饮暴食刺激胰腺消化酶大量分泌，诱发胰腺炎；长期大量进高脂饮食，引起毛细血管栓塞或内膜损伤而导致胰腺炎。

六、出院指导

(1) 遵医嘱服药，每 2～4 周复查 1 次，如有腹痛、体温增高等病情变化，随时就诊。

(2) 避免各种诱发因素，生活起居有常，注意劳逸结合及饮食调控。

(3) 提高社会适应能力，保持心情舒畅，坚持适度的体育锻炼，增强体质。

肝胆管结石急性发作(胆胀)

一、疾病诊断

(一) 西医

参照中华医学会外科学分会胆道外科学组《肝胆管结石诊断治疗指南》。

(1) 反复发作右上腹胀痛,畏寒、高热史,或伴有黄疸。

(2) B超显示肝内胆管扩张,内有强光团伴声影。

(3) 经皮肝穿刺胆管造影(PTC)、经十二指肠逆行胰胆管造影(ERCP)或磁共振胆胰管成像(MRCP)等影像学检查显示肝内胆管狭窄与扩张病变,扩张胆管内有大小不一结石影。

(4) 曾经手术、介入或内镜治疗证实肝胆管结石。

具备第(1)、(2)项可诊断,兼有第(3)、(4)项可确诊。

急性发作期出现明显的腹痛、恶寒发热、黄疸,三大症状中两者或两者以上者。急性发作期分为梗阻型和胆管炎型。梗阻型表现为间歇性黄疸、肝区和胸腹部持续性不适、消化功能减退等胆道梗阻症状。胆管炎型表现为急性化脓性胆管炎,即腹痛、恶寒发热、黄疸。

(二) 中医

肝胆管结石为发生在肝、内外胆管的结石,是胆道系统的常见病、多发病,中医属"胆胀"范畴。

二、分型分类

(一) 西医

(1) 根据胆管结石发病的原因,胆管结石分为原发性胆管结石和继发性胆管结石。在胆管内形成的结石,称为继发性胆管结石,以胆色素结石或混合性结石多见。胆管内结石来自胆囊结石者,称为继发性胆管结石,以胆固醇结石多见。

(2) 根据结石所在的位置,胆管结石可以分为肝外胆管结石和肝内胆管结石,肝管分叉部以下的胆管结石为肝外胆管结石,肝管分叉部以上的胆管结石为肝内管结石。

(二) 中医辨证

1. 肝胆蕴热证　胁肋灼痛或刺痛,胁下拒按或痞块,伴畏寒发热,口干口苦,恶心呕吐,身目微黄,大便干结。舌质微红,苔薄白或微黄,脉平或弦微数。

2. 肝胆湿热证　胁肋胀痛,身目发黄。伴发热,纳呆呕恶,小便黄,胁下痞块拒按,便溏或大便秘结。舌质红,苔黄厚腻,脉滑数。

三、治疗

(一) 西医

1. 治疗　根据临床表现变化及胆道梗阻情况,可选用鼻胆管引流、胆管支架等治疗,主要目的是解除梗阻、胆道减压。术中注意肝内胆管是否引流通畅,以防形成多发性肝脓肿。若病情无改善,应及时手术治疗。

2. **外科基础治疗** 进食少或不能进食者,予水电解质、营养支持。

(二) 中医

1. **辨证选择口服中药汤剂或中成药**

(1) 肝胆蕴热证:疏肝解郁,清热利胆。

(2) 肝胆湿热证:清热利胆,化湿通下。

2. **静脉滴注中药注射液** 可选用具有清热解毒作用的中成药如双黄连注射液、清开灵注射液、醒脑静注射液等。

3. **辨证选择中药肛门滴注、针灸等** 肛门滴注中药方同口服中药汤剂,从肛管中滴入,每小时 50~100 ml。疼痛明显者予针刺足三里、胆俞、日月、期门、肝俞等;或用当归注射液穴位注射。发热者针刺大椎、曲池、合谷。也可在相应的经络穴位上采用中医推按运经仪治疗,以解痉镇痛、利胆排石。

四、护理

(一) 术前护理

1. **护理评估**

(1) 患病及治疗经过

1) 患病经过:患病的起始情况和时间,有无起因和诱因。主要症状及其特点,例如对于腹痛的患者,应询问疼痛的部位、性质、程度和时间,有何伴随症状等。

2) 检查及治疗经过:既往检查、治疗经过及效果,是否遵从医嘱治疗。询问用药史,包括药物的种类、剂量和用法。

(2) 心理—社会状况

1) 疾病知识:患者对疾病的性质、过程、预后及防治知识的了解程度。

2) 心理状况:患者的性格、精神状态。患病对患者日常生活、工作的影响。有无焦虑、抑郁、悲观等负性情绪及程度。

3) 社会支持系统:包括患者的家庭成员组成,家庭经济、文化、教育背景,对患者所患疾病的认识,对患者的关怀和支持程度;医疗费用来源或支付方式。

(3) 身体状况

1) 患者的生命体征、精神、意识、营养状况。

2) 皮肤和黏膜:有无黄染、出血倾向等表现。频繁呕吐或腹泻的患者应注意有无皮肤干燥、弹性减退等失水倾向。

3) 腹部检查:腹部外形,有无膨隆或凹陷;有无腹壁静脉显露及其分布与血流方向;腹壁紧张度,有无腹肌紧张、压痛、反跳痛,其部位、程度。

2. **护理措施**

(1) 减轻或控制疼痛:除以上症候施护外,可禁食、胃肠减压及指导患者深呼吸放松等,以缓解疼痛。

(2) 降低体温(亦见症候施护)

1) 物理降温:根据患者体温升高的程度,采用温水擦浴、冰敷等物理方法,防止体温继续升高。

2) 药物降温:在物理降温的基础上,可根据病情遵医嘱通过口服、注射或其他途径给予药物降温。

3）控制感染：遵医嘱联合应用足量有效的广谱抗菌药，以有效控制感染，使体温恢复正常。

（3）营养支持

1）对梗阻未解除的禁食患者：通过胃肠外途径补充足够的能量、氨基酸、维生素、水及电解质，以维持和改善营养状况。

2）对梗阻已解除、进食量不足者，指导和鼓励患者进食高蛋白质、高碳水化合物、高维生素和低脂饮食。

（4）**防止皮肤破损**

1）提供相关知识：胆道结石患者常因胆道梗阻而导致胆汁淤滞、胆盐沉积而引起皮肤瘙痒等。应告知患者相关知识，不可用手抓挠，防止抓破皮肤。

2）保持皮肤清洁：可用温水擦洗皮肤，减轻瘙痒。

3）瘙痒剧烈者：可遵医嘱应用外用药物和（或）其他药物治疗。

4）注意引流管周围皮肤的护理：若术后放置引流管，应注意其周围皮肤的护理。若引流管周围见胆汁样渗出物，应及时更换被胆汁浸湿的敷料，局部皮肤涂敷氧化锌软膏，防止胆汁刺激和损伤皮肤。

（5）术前准备：遵医嘱行肠道准备，术前 8 h 禁食、6 h 禁水。做好皮肤准备，防术后感染。

（二）术后护理

1. 执行全身麻醉术后常规护理　心电监护，吸氧，监测各项（心率、血压、氧饱和度等）生命体征的变化。采取相应体位，术后 6 h 平卧，后采取半卧位，减轻切口张力，利于引流液引流。

2. 减轻或控制疼痛　根据疼痛的程度和性质，采取非药物或药物的方法止痛。

3. 维持体液平衡　在患者禁食期间，根据医嘱经静脉补充足够的水、电解质能力和维生素等，以维持水、电解质及酸碱平衡。

4. 饮食护理　术后常规禁食，当患者肠蠕动及肛门排气恢复后，应由流质到半流质、软食、普食一步一步过渡。饮食应注意清淡、易消化，忌食油腻、辛辣、坚硬食品，忌高胆固醇、高脂肪饮食。

5. 引流管护理　观察引流液的色、质、量，保持引流管通畅，维持有效引流。

6. 并发症的预防和护理

（1）出血预防和护理：术后早期出血的原因多由于术中结扎血管脱落、肝断面渗血及凝血功能障碍所致，应加强预防和观察。

1）卧床休息：对于肝部分切除术后的患者，术后应卧床 3～5 天，以防过早活动肝断面出血。

2）改善和纠正凝血功能：遵医嘱予以维生素 K_1 10 mg 肌内注射，每天 2 次，以纠正凝血功能障碍。

3）加强观察：术后早期若患者腹部引流管内引流出血性液体每小时超过 100 ml，持续 3 h 以上，或患者出现腹胀、腹围增大，伴面色苍白、脉搏细数、血压下降等表现时，提示患者可能有腹腔内出血可能，应立即报告医师，并配合医师进行相应的抢救及护理。

（2）胆瘘的预防和护理：胆管损伤、胆总管下端梗阻、T 管引流不畅均可引起胆瘘。

1）加强观察：术后患者若出现发热、腹胀和腹痛等腹膜炎的表现，或患者腹腔引流液呈黄绿色胆汁样,常提示患者出现胆瘘。应立即报告医师,并配合医师进行相应的护理。

2)无论是腹腔引流管还是T管均应用缝线或胶布将其妥善固定于腹壁,避免将管道固定在床上,以防止患者在翻身或活动时被牵拉而脱出。对躁动及不合作的患者,应采取相应的防护措施,防止脱出。

3)保持引流通畅:避免腹腔引流管或T管扭曲、折叠及受压,定期从引流管的近端像远端挤捏,以保持引流通畅。

4)观察引流情况:定期观察并记录引流管引出胆汁的量、颜色及性质。

(3)感染的预防和护理

1)采取合适的体位:病情允许时应采取半坐或斜坡卧位,以利于引流和防止腹腔内渗液积聚于膈下而引发感染;平卧时引流管的远端不可高于腋中线,坐位、站立或行走时不可高于腹部手术切口,以防止引流液和(或)胆汁逆流而引起感染。

2)加强皮肤管理:每天清洁、消毒腹壁引流管周围皮肤,并覆盖无菌纱布,保持局部干燥,防止胆汁浸润皮肤而引起炎症反应。

3)加强引流管的护理:定期更换引流袋,并严格执行无菌技术操作。

4)保持引流通畅:避免T管扭曲、受压和脱落,以免胆汁引流不畅、胆管内压力升高而致胆汁渗漏和腹腔内感染。

(三)常见症状/证候施护

1.疼痛

(1)评估疼痛的部位、诱因、程度、性质、持续时间及伴随症状,做好疼痛评分,可应用疼痛自评工具"数字评分法(NRS)"评分,记录具体分值。出现剧烈绞痛、腹膜炎或出现厥脱先兆应立即报告医师,协助处理。

(2)卧床休息,取屈膝仰卧位或右侧卧位,缓慢深呼吸。

(3)遵医嘱穴位按摩,取右侧的肝俞、胆俞,强刺激胆囊穴、侠溪、太冲等穴。

(4)遵医嘱耳穴贴压,取腹痛点、脾俞等穴。

(5)遵医嘱穴位贴敷,取肝俞、胆俞等穴。

2.发热

(1)观察体温变化及汗出情况,保持皮肤清洁,及时更换汗湿的衣被。

(2)高热者宜卧床休息,恶寒时注意保暖,根据需要物理降温。

(3)保持口腔清洁,遵医嘱使用中药漱口液漱口。

(4)遵医嘱穴位按摩,取大椎、曲池、合谷等穴。

(5)遵医嘱中药保留灌肠。

3.黄疸

(1)观察巩膜、皮肤的色泽、黄染程度、二便颜色及伴随症状。

(2)皮肤瘙痒时,告知患者勿搔抓,修剪指甲,用温水清洗,禁用肥皂水擦洗。

(3)遵医嘱耳穴贴压,取肝、胆、脾、胃等穴。

(4)遵医嘱予中药保留灌肠。

4.恶心呕吐

(1)观察呕吐物的色、质、量,持续时间、诱发因素及伴随症状。

(2)呕吐时取半卧位,从上至下按摩胃部,以降胃气。

(3)可含服姜片,以缓解呕吐。

(4) 遵医嘱穴位按摩,取中脘、合谷、内关、足三里等穴。

(5) 遵医嘱耳穴贴压,取脾、胃、神门等穴。

(6) 遵医嘱穴位注射,取足三里等穴。

5. 便秘

(1) 评估排便次数、排便费力程度,观察大便性状、量。

(2) 腹部按摩。

(3) 遵医嘱穴位按摩,取胃俞、脾俞、内关、足三里、天枢、关元等穴。

(4) 遵医嘱耳穴贴压,取大肠、胃、脾、交感、皮质下、便秘点等穴。

(5) 遵医嘱中药保留灌肠。

五、健康指导

(一) 生活起居

(1) 避免受凉,养成定时排便的习惯,保证充足休息和睡眠。

(2) 避免终日静坐少动,适度运动,如散步、练气功、打太极拳等。

(3) 着棉质、透气、柔软衣服,勿搔抓皮肤,禁用碱性淋浴用品。

(二) 饮食指导

规律进食,禁烟酒、煎炸等食品,减少高脂肪食品的摄入。

(1) 肝胆蕴热证:宜食疏肝解郁、清热利胆的食品,如萝卜、丝瓜、绿豆等。

(2) 肝胆湿热证:宜食清热利胆、化湿通下的食品,如苦瓜、冬瓜、绿豆等。

(3) 便溏者:宜食山楂、乌梅,少食粗纤维的食品,如芹菜、韭菜等。

(4) 便秘者:宜食清热、润肠通便的食品,如白萝卜等。

(5) 食材宜采用煮、蒸、烩的烹饪方法。

(6) 含钙食品勿与富含草酸、植酸的食品混合烹制,同餐食用。

(三) 情志调理

(1) 指导患者保持心情舒畅,心胸豁达,精神愉快。

(2) 主动介绍疾病知识,使患者了解疾病的发生发展。

(3) 鼓励病友间相互交流治疗体会,提高认知度,增强治疗信心。

(4) 鼓励家属多陪伴患者,给予情感支持。

(四) 复查指导

出院后 3～6 个月门诊随访,以了解机体的康复情况;如出现腹痛、腹胀、高热、黄疸等不适,及时就诊。

肝硬化(积聚)

肝硬化(cirrhosisofliver)是由不同病因引起的慢性进行性弥漫性肝病。病理特点为广泛的肝细胞变性坏死、再生结节形成、结缔组织增生,正常肝小叶结构破坏和假小叶形成,致使肝内血循环紊乱,加重肝细胞营养障碍。临床主要表现为肝功能损害和门静脉高压,可有多器官受累,晚期出现消化道出血、肝性脑病、感染等严重并发症。

一、疾病诊断

(一) 西医

参照中华医学会传染病与寄生虫病学分会、肝病学分会联合修订的《病毒性肝炎防治方案》(2000 年)及中华医学会肝病学分会、中华医学会感染病学分会联合制订的《慢性乙型肝炎防治指南》中关于肝硬化代偿期的部分(2005 年)。

(二) 中医

参照全国高等中医药院校教材《中医内科学》第七版(田德禄主编,人民卫生出版社,2002 年)。

积聚是由于正气亏虚,脏腑失和,气滞、血瘀、痰浊蕴结腹内而致,以腹内结块,或胀或痛为主要临床特征的一类病证。

二、分型分类

(一) 西医

1. 分期　通常肝硬化的起病隐匿,病程发展缓慢,病情亦较轻微,可潜伏 5～10 年或以上,少数因短期大片肝坏死,3～6 个月便发展成肝硬化。目前,临床上仍将肝硬化分为肝功能代偿期和失代偿期,但两期界限常不清楚。

(1) 代偿期:症状轻且无特异性。指早期肝硬化,一般属 Child - PughA 级。虽可有轻度乏力、食欲减少或腹胀症状,但无明显肝功能衰竭表现。血清白蛋白降低,但仍≥35 g/L,胆红素(TB)≤35 μmol/L,凝血酶原活动度(PTA)多大于 60%。血清 ALT 及 AST 轻度升高,AST 可高于 ALT,γ - GT 可轻度升高。可有门脉高压症,如轻度食管静脉曲张,但无腹水、肝性脑病或上消化道出血。

(2) 失代偿期:主要表现为肝功能减退和门脉高压症,同时可有全身多系统症状。

1) 肝功能减退:① 全身症状,一般情况与营养状况较差,消瘦乏力,精神不振,严重者衰弱而卧床不起。皮肤干枯,面色幽暗而无光泽(肝病面容),可有不规则低热、夜盲及水肿等。② 消化道症状,食欲缺乏,甚至厌食,进食后常感上腹饱胀不适、恶心或呕吐,对脂肪和蛋白质耐受性差,稍进油腻食物,易引起腹泻,患者因腹水和胃肠道积气终日腹胀难受。有黄疸表现者,提示肝细胞有坏死。③ 出血倾向和贫血,常有鼻出血、牙龈出血、皮肤紫癜和胃肠道出血倾向,与肝合成凝血因子减少、脾功能亢进和毛细血管脆性增加有关。患者常有不同程度的贫血,是由营养不良、肠道吸收障碍、胃肠道失血和脾功能亢进等因素引起。④ 内分泌紊乱,雌激素增多,雄激素减少,男性患者常有性欲减退、睾丸萎缩毛发脱落及乳房发育等。女性有月经失调、闭经、不孕等。患者面、颈、上胸、肩背及上肢等区域出现蜘蛛痣和(或)毛细血管扩张。手掌大、小鱼际和指端腹侧部位有红斑,称为肝掌,认为均与雌激素增多有关。在肝功能减退时,肝对醛固酮和血管升压素灭能作用减弱,钠水潴留使尿量减少和水肿,对腹水形成和加重亦起重要促进作用。肾上腺皮质功能减损,患者面部(尤其是眼眶周围)和其他暴露部位,可见皮肤色素沉着。

2) 门脉高压症:脾大、侧支循环的建立和开放、腹水是门脉高压的三大表现。① 脾大:长期淤血所致,部分可达脐下。上消化道大出血时,脾可暂时缩小,甚至不能触及。晚期脾大常伴有白细胞、血小板和红细胞计数减少,称为脾功能亢进。② 侧支循环的建立和开放:当肝门静脉压力增高超过 1.96 kPa(200 mmH$_2$O)时,正常消化器官和脾的回心血液流经肝时受阻,导致门静脉系统许多部位与腔静脉之间建立门-体侧支循环(表 9),临床上有 3 条重要的侧支开放。③ 腹水:是肝硬化最突出的临床表现。失代偿期患者 75% 以上有腹水。腹水形成的机制为钠、水的过量潴留(表 9),多种因素在腹水形成和持续阶段所起的作用有所侧重,其中肝功能不全和门静脉高压贯穿整个过程。腹水出现前常有腹胀,大量腹水使腹部膨隆、腹壁紧绷发亮,状如蛙腹,患者行走困难,有时膈明显抬高,出现端坐呼吸和脐疝。部分患者伴有胸腔积液,多见于右侧,系腹水通过膈淋巴管或经瓣性开口进入胸腔所致。

表 9　侧支循环及其临床表现

侧　　支	临　床　表　现
食管和胃底静脉曲张	常因门脉压力显著增高、食管炎、十二指肠胃食管反流、腹内压突然增高或进食粗硬食物机械损伤等,致曲张静脉破裂出血,出现呕血、黑粪及休克等症状
腹壁静脉曲张	门脉高压时脐静脉重新开放,与副脐静脉、腹壁静脉等连接,在脐周和腹壁可见迂回的静脉,以脐为中心向周围延伸,曲张显者外观呈水母头状
痔静脉曲张	系门静脉系的直肠上静脉和下腔静脉系的直肠中、下静脉沟通,扩张形成痔核

2. 病原学分型

(1) 乙肝肝硬化:有以下任何 1 项阳性者,可诊断:① 血清 HBsAg 阳性。② 血清 HBV-DNA 阳性。③ 血清抗-HBcIgM 阳性。④ 肝内 HBcAg 和/或 HBsAg 阳性,或 HBV-DNA 阳性。

(2) 丙肝肝硬化:血清抗-HCV 阳性,或血清和/或肝内 HCV-RNA 阳性者可诊断。

(3) 其他肝硬化:包括酒精性、血吸虫性、肝吸虫性、自身免疫性及代谢性肝硬化等。

3. 根据肝脏炎症活动情况,可将肝硬化区分为以下 2 种

(1) 活动性肝硬化:慢性肝炎的临床表现依然存在,包括纤维间隔内炎症,假小叶周围碎屑坏死及再生结节内炎症病变。特别是 ALT 升高;黄疸,白蛋白水平下降,脾进行性增大,并伴有门脉高压症。

(2) 静止性肝硬化:假小叶周围边界清楚,间隔内炎症细胞少,结节内炎症轻。ALT 正常,无明显黄疸,脾大,伴有门脉高压症,血清白蛋白水平低。

(二) 中医辨证分型

1. 湿热内阻证　皮目黄染,黄色鲜明,恶心或呕吐,口干苦或口臭,胁肋灼痛,或纳呆,或腹胀,小便黄赤,大便秘结或黏滞不畅,舌苔黄腻。

2. **肝脾血瘀证**　胁痛如刺,痛处不移,朱砂掌,或蜘蛛痣色暗,或毛细血管扩张,胁下积块,胁肋久痛,面色晦暗,舌质紫暗,或有瘀斑瘀点。

3. **肝郁脾虚证**　胁肋胀痛或窜痛,急躁易怒,喜太息,口干口苦,或咽部有异物感,纳差或食后胃脘胀满,腹胀,嗳气,乳房胀痛或结块,便溏,舌质淡红,苔薄黄或薄白。

4. **脾虚湿盛证**　纳差或食后胃脘胀满,便溏或黏滞不爽,腹胀,气短,乏力,恶心或呕吐,自汗,口淡不欲饮,面色萎黄,舌质淡或齿痕多,舌苔薄白或腻。

5. **肝肾阴虚证**　腰痛或腰酸膝软,眼干涩,五心烦热或低热,耳鸣,耳聋,头晕,眼花,胁肋隐痛,劳累加重,口干咽燥,小便短赤,大便干结,舌红少苔。

6. **脾肾阳虚证**　五更泄,腰痛或腰酸腿软,阳痿,早泄,耳鸣,耳聋,形寒肢冷,小便清长或夜尿频数,舌质淡胖,苔润。

三、治疗

本病无特效治疗,关键在于早期诊断,针对病因和加强一般治疗,使病情缓解及延长其代偿期;对失代偿期患者主要是对症治疗,改善肝功能和防治并发症;对有肝门静脉高压的患者,应采取各种防止上消化道出血的有效措施,包括选择好适应证和时机进行手术治疗。

(一) 西医治疗

1. 一般治疗

(1) 休息:代偿期患者宜适当减少活动,失代偿期患者应以卧床休息为主。

(2) 饮食:以高热量、高蛋白质和维生素丰富而易消化的食物为宜。如肝功能显著损害或有肝性脑病先兆时,应限制或禁食蛋白质;有腹水时饮食应少盐或无盐。禁酒及避免进食粗糙、坚硬食物。

(3) 支持治疗:失代偿期,营养失调、病情较重者,可静脉补充高渗葡萄糖、复方氨基酸、白蛋白、新鲜血、血浆等,应特别注意维持水、电解质和酸碱平衡。

2. 药物治疗

(1) 保护肝细胞的药物:用于转氨酶及胆红素升高的肝硬化患者。

1) 促进胆汁排泄及保护肝细胞如熊去氧胆酸、强力宁等。

2) 维生素类维生素 B 族有防止脂肪肝和保护肝细胞的作用,如复合维生素 B 制剂等。维生素 C 有促进代谢和解毒的作用。维生素 E 有抗氧化和保护肝细胞作用,维生素 K 在有凝血障碍时可应用,慢性营养不良者,可适当补充维生素 B_{12} 和叶酸。

(2) 抗肝纤维化药物:目前尚无特效药物,可酌情试用秋水仙碱、丹参制剂等。

3. 腹水治疗

(1) 限制水、钠的摄入:肝硬化腹水的形成一般都有水钠潴留,每克钠盐可潴留 200 ml 的液体,限制钠盐的摄入可减轻或终止腹水的产生。一般每天限制钠盐量在 2 g/L 以下。如有稀释性低钠血症,难治性腹水则应严格控制进水量在每天 500 ml。

(2) 利尿:主要使用螺内酯和呋塞米。对轻度腹水患者可单独使用一种利尿剂,首选螺内酯。疗效不佳或腹水较多的患者,目前主张螺内酯和呋塞米联合应用。过急利尿易产生电解质紊乱,诱发肝性脑病、肝肾综合征等,故应用利尿药治疗,以每周内体重下降不超过 2 kg 为宜。

(3) 提高血浆胶体渗透压:提高血浆胶体渗透压对肝功能恢复和腹水消退有利。常用人血白蛋白 10～20 g,也可用血浆,定期、少量、多次静脉滴注。对低蛋白血症较轻、门脉高压严重的患者,大量补充白蛋白可诱发食管胃底静脉破裂出血。

(4)放腹水疗法:仅限用于利尿剂治疗无效,或由于大量腹水引起呼吸困难者。大量放腹水的主要并发症有严重水和电解质紊乱,诱发肝性脑病、肝肾综合征。大量放腹水加输注白蛋白治疗难治性腹水,比应用大剂量利尿剂治疗效果好,且不良反应也少。

(5)其他

1)自身腹水浓缩回输术:适用于低蛋白血症的大量腹水者,对利尿剂无反应的难治性腹水以及大量腹水需迅速消除者(如紧急手术前准备)。但感染性或癌性腹水、严重心肺功能不全、凝血功能明显障碍、有上消化道活动出血者不宜做此治疗。

2)外科:如腹腔-颈内静脉分流术、胸导管颈内静脉吻合术、经颈静脉肝内门体分流术、脾切除术等。

4.并发症治疗

(1)上消化道出血。

(2)肝性脑病:目前尚无特效疗法,主要针对原发病特点,尽可能改善肝功能,确定并消除诱因,减少肠源性毒物的生成及吸收。

1)去除诱因:如上消化道出血,感染,水、电解质和酸碱平衡失调,麻醉药,大量放腹水等。

2)减少肠道毒物的生成和吸收。① 饮食:限制蛋白质摄入,以碳水化合物为主要食物;每天供给热量 5 016～6 688 kJ(1 200～1 600 kcal)和足量维生素。病情改善后,应逐日增加蛋白质的供给量,可先供给植物性蛋白质。② 灌肠或导泻:口服 25%硫酸镁导泻或用生理盐水、弱酸性溶液清洁灌肠,清除肠内积食、积血或其他含氮物质,减少氨的产生和吸收。乳果糖对急性门体分流性脑病特别有效。③ 抗生素:口服氨苄西林、甲硝唑、去甲万古霉素、诺氟沙星均可抑制肠道细菌生长,抑制血氨的生成,和乳果糖合用有协同作用。

3)降低血氨药物。① 谷氨酸盐:谷氨酸钠(每支 5.75 g/20 ml)或谷氨酸钾(每支 6.3 g/20 ml),每次 4 支,加入葡萄糖液中静脉滴注,每天 1～2 次,常用于轻度的抑制性肝性脑病。谷氨酸钾、钠比例视血清钾、钠浓度和病情而定。② 精氨酸:以 25%盐酸精氨酸 40～80 ml加入葡萄糖液中静脉滴注,每天 1 次。仅在单纯性门体分流性脑病、有碱中毒的轻度肝性脑病中应用可能有效。

4)支链氨基酸:应用支链氨基酸,纠正氨基酸的不平衡,和抑制性神经递质竞争进入脑内。

5)肝移植:对于各种不可逆的终末期肝病,肝移植是一种公认有效的治疗。

6)其他对症治疗:纠正水、电解质和酸碱平衡失调,抗感染,防治脑水肿,保持呼吸道通畅等。

(二)中医治疗

1.肝郁脾虚证　疏肝健脾,行气活血。

2.脾虚湿盛证　健脾益气,软坚散结。

3.湿热内蕴证　清热利湿,通腑泄下。

4.肝肾阴虚证　滋养肝肾,活血化瘀。

5.脾肾阳虚证　温脾暖肾,行气活血。

6.血瘀证　活血祛瘀,通络软坚。

四、护理

（一）护理评估

1. 病史

（1）患病及治疗经过：询问本病的有关病因，例如：有无肝炎或输血史、心力衰竭、胆道疾病史；有无长期接触化学毒物、使用损肝药物或嗜酒，其用量和持续时间；有无慢性肠道感染、消化不良、消瘦、黄疸、出血史；有关的检查、用药和其他治疗情况。

（2）目前病情与一般状况：饮食及消化情况，例如食欲、进食量及食物种类、饮食习惯及爱好；有无食欲减退甚至畏食，有无恶心、呕吐、腹胀、腹痛，呕吐物和粪便的性质及颜色；日常休息及活动量、活动耐力。

（3）心理—精神—社会状况：肝硬化为慢性经过，随着病情发展加重，患者逐渐丧失工作能力，长期治病影响家庭生活、经济负担沉重，均可使患者及其照顾者出现各种心理问题和应对行为的不足。评估时应注意患者的心理状态，有无个性、行为的改变，有无焦虑、抑郁、易怒、悲观等情绪。并发肝性脑病时，患者可出现嗜睡、兴奋、昼夜颠倒等神经精神症状，应注意鉴别。评估患者及家属对疾病的认识程度及态度、家庭经济情况。

2. 身体评估

（1）意识状态：注意观察患者的精神状态，对人物、时间、地点的定向力。表情淡漠、性格改变或行为异常多为肝性脑病的前驱表现。

（2）营养状况：是否消瘦、皮下脂肪消失、肌肉萎缩、有无水肿、有腹水或浮肿时，不能以体重判断患者的营养状况。

（3）皮肤和黏膜：有无肝病面容、皮肤干枯、脱发，有无黄染、出血点、蜘蛛痣、肝掌、腹壁静脉显露。

（4）呼吸情况：观察呼吸的频率和节律，有无呼吸浅速、呼吸困难和发绀，有无因呼吸困难、心悸而不能平卧，有无胸水形成。

（5）腹部体征：检查肝脾大小、质地、表面情况及有无压痛。检查有无腹水征，如腹部膨隆、腹壁紧张度增加、脐疝、腹式呼吸减弱、移动性浊音。

（6）尿量及颜色：有无尿量减少，尿色有无异常。

3. 实验室及其他检查

（1）血常规检查：有无红细胞减少或全血细胞减少。

（2）血生化检查：肝功能有无异常，有无电解质和酸碱平衡紊乱，血氨是否增高，有无氮质血症。

（3）腹水检查：腹水的性质是漏出液抑或渗出液，有无找到病原菌或恶性肿瘤细胞。

（4）其他检查：钡餐造影检查有无食管胃底静脉曲张，B超检查有无门静脉高压征象等。

（二）一般护理

1. 病室要求　为患者营造出一个舒适的病房环境，定时通风，保持室内空气清新，维持适宜的温度和湿度，病床床垫软硬度适当，被褥则应干净、整齐、柔软、干燥。

2. 生活起居护理　告知患者应注意卧床休息。因卧床休息采取平卧位，可以增加肝脏及肾脏的血流量，有益于肝细胞再生与修复。其中肝硬化代偿期的患者不强调绝对卧床休息，而肝硬化失代偿期的患者则应绝对卧床休息，轻度腹水可采取平卧位，大量腹水患者应取半卧位，以降低膈肌，缓解呼吸困难。告知患者应注意口腔和皮肤护理，指导患者用软牙刷刷牙，忌用牙签剔牙。保持床铺整洁,保持皮肤清洁,有水肿处可用棉垫保护,避免皮肤破损而增加感染机会。每天可用温水擦浴,对于有皮肤瘙痒者可给予止痒剂外用,避免抓伤皮肤而引起出血和感染。同时要经常变换体位,预防褥疮和肺内感染的发生。每天测体重和腹围,并详细记录24 h出入量。

3. 饮食护理　合理饮食是人体维持正常生命功能的保证,营养的合理调配与摄取,对促进肝硬化患者病情的恢复十分重要,故护士应根据患者的不同病情给予针对性的饮食护理。饮食的原则是:以新鲜、清淡、高热量、高蛋白质、高维生素、低脂肪、易消化、无刺激性软食为主,忌食油腻、生冷、坚硬、粗糙、辛辣刺激性食物,同时要禁烟、禁酒,适量进食一些蜂蜜、香蕉之类的食物,必要时可服缓泻剂,减少肠道氨的吸收,避免诱发肝性脑病。根据患者的不同情况,再分别给予指导。

(1) 对于腹水或伴浮肿的患者,应限制钠盐和水的摄入量,低盐饮食,每天摄入量≤3 g,严重水肿时宜无盐饮食,而进水量则限制在每天1 000 ml左右。

(2) 肝硬化患者合成蛋白质的能力下降,故应注意蛋白质的摄入,以防诱发肝性脑病,如血氨升高或已出现肝性脑病者的患者,应严格限制蛋白质摄入或禁食蛋白质,同时注意盐的摄入。

(3) 对于肝硬化合并食管、胃底静脉曲张的患者,食物应细软,如软饭、菜泥、肉末等,避免干硬、粗糙、纤维多、难消化及刺激性的食物,以免引起上消化道出血;对于已发生上消化道出血者,应禁食。

4. 情志护理　肝硬化的病程漫长,且需长期用药治疗,给患者带来巨大的经济压力,故肝硬化患者极易产生抑郁、焦虑、烦躁或恐惧等不良心理。因此,要对住院的每一例患者进行心理评估,并根据评估结果给予针对性的护理。首先要耐心倾听患者的诉说,并针对具体情况给予耐心的解释、安慰、支持和鼓励,消除不良心理,使其保持乐观、向上的情绪,逐步树立战胜疾病的信心。另外,可采取病情明显好转的病例现身说法,给予其帮助和鼓励,有助于保持心情舒畅,有利于病情的恢复。

5. 给药护理　正确护理用药,减少肝脏负担,应用利尿药物时,密切观察药物的利尿效果及副作用,注意电解质的平衡。

(三) 症状护理

1. 腹水

(1) 休息:卧床休息,以增加肝、肾血流量。大量腹水者可取半卧位,以使膈肌下降,有利于呼吸运动,减轻呼吸困难和心悸。合并胸腔积液者,帮助患者取半卧位或健侧卧位,以减轻胸膜的刺激。

(2) 遵医嘱给予普萘洛尔降肝门静脉压力:普萘洛尔为β受体阻滞药,可通过降低心排量降低内脏的血流量,从而使肝门静脉压力降低,对无心功能异常的患者,可长期服用,用药期间,不能突然停药,应逐步减量,以免引起反跳使肝门静脉压力剧增并发出血。监测心率,如心率<50次/min,应及时联系医生处理。

(3) 提高血浆胶体渗透压:监测肝功能,如血浆白蛋白<30 g/L,可根据医嘱静脉补充血浆、新鲜血、白蛋白制剂。

(4) 使用利尿药:同时使用排钾和保钾利尿药,利尿速度不宜过快,以每周体重减轻不超过2 kg为宜,每天监测体重、腹围和记录尿量。测体重建议在晨起排尿后;测腹围应固定时间、部位,建议在晨起排尿后于同一体位、同一部位上测量。定期查肾功能,监测血钠、血钾水平,防止电解质紊乱;出现尿量过多、电解质紊乱时,应注意安全防护。

(5) 限制水钠摄入:如血清钠不低于 125 mmol/L,可以不用限制进水量;如血清钠低于 125 mmol/L 时应限制进水量在 1 000 ml。限制盐在每天 2 g。如血钠低者,应摄入适当的盐或静脉补充高渗盐。

(6) 腹腔穿刺放腹水的护理

1) 术前排空膀胱以免误伤。

2) 术中及术后监测生命体征,观察有无不适反应。

3) 术毕用无菌敷料覆盖穿刺部位,如有溢液可用吸收性明胶海绵处置;如因腹腔压力过大,持续溢液,可用无菌小橡皮瓶塞扣于穿刺点形成负压,封闭伤口。

4) 大量放腹水后,应用腹带缚紧腹部,以免腹压突然下降而导致血压下降。

5) 记录好抽出腹水的量、性质和颜色,标本应及时送检。

(7) 遵医嘱穴位贴敷,取神阙穴。

(8) 遵医嘱药熨,热熨腹部。湿热内阻证不宜此法。

(9) 遵医嘱艾灸,取足三里、中脘、天枢等穴。湿热内阻、肝肾阴虚发热者忌用此法。

(10) 遵医嘱耳穴贴压,取肝、胃、大肠等穴。

2. 黄疸

(1) 密切观察黄疸伴随症状,加强巡视。如果患者出现黄疸迅速加深,伴高热、腹水、神志恍惚、烦躁等急黄证,及时报告医师,积极配合抢救。

(2) 保持大便通畅,便秘者遵医嘱口服通便药物,禁止使用碱性液体灌肠。

(3) 并发皮肤瘙痒时,指导患者着棉质宽松透气衣裤,保持个人卫生,避免用力抓挠,防止皮肤破溃,洗澡时禁用肥皂或浴液等碱性用品。

(4) 遵医嘱中药保留灌肠。

(5) 遵医嘱中药全结肠灌洗。

(6) 遵医嘱中药熏洗。

3. 营养失调

(1) 饮食护理

1) 热量的摄入:每天总热量应不低于 2 000～2 500 kcal。

2) 高蛋白质饮食有利于细胞的修复,尤其适用于低蛋白血症和腹水患者,血浆蛋白过低,会加重腹水的形成。肝硬化的患者每天每千克体重可供给 1.5～2 g 蛋白质。蛋白质来源可选择植物蛋白质、奶类、蛋类、肉类,严重肝功能损害或肝性脑病患者应适当控制或进食蛋白质。

3) 肝硬化可造成机体多种维生素的缺乏,影响机体生理代谢过程及功能,常缺乏的维生素有 B 族维生素、维生素 C 及脂溶性维生素。新鲜的蔬菜、水果中含有大量维生素。

4) 合理安排每天食物中的含盐量,高钠食物有咸肉、酱菜、酱油、罐头食品、含钠味精等,应尽量少食用;含钠较少的食物有粮谷类、瓜茄类、水果等;含钾多的食物有水果、硬壳果、马铃薯、干豆、肉类等。但限钠饮食常使患者感到食物淡而无味,可适量添加柠檬汁、食醋等,改善食品调味,以增进食欲。

5) 有食管胃底静脉曲张者应食菜泥、肉末、软饭,进餐时应细嚼慢咽,咽下食团宜小且外表光滑,切勿混入糠皮、硬屑、鱼刺、甲壳等,药物应磨成粉末,以防损伤曲张的食管胃底静脉导致出血。

(2) 对于进食不足或禁食或进食困难的患者,可遵医嘱给予静脉补充足够的营养,每天给予一定量的糖、中长链脂肪乳、支链氨基酸,脂溶性、水溶性维生素等营养物质。

(3) 鼓励患者少量多餐,尤其是食欲减退、大量腹水引起腹胀的患者。

(4) 遵医嘱可给予患者促进胃动力的药。

(5) 经常评估患者的营养状况,包括每天的进食量、体重和实验室有关指标的变化。

(6) 遵医嘱穴位按摩,取足三里、脾俞、中脘等穴。

(7) 遵医嘱艾灸,取脾俞、中脘、足三里等穴。

4. 皮肤破损

(1) 每班检查、评估全身皮肤,尤其受压部位有无红肿、破损。

(2) 由于皮肤干燥、瘙痒、水肿,抵抗力弱,易损伤和继发性感染,故应每天用温水擦浴,保持皮肤的清洁。

(3) 衣着宜柔软、宽大,床铺应平整、洁净,定时更换体位,必要时用气垫床,以防局部组织长期收压、皮肤损伤、发生压疮或感染。

(4) 皮肤瘙痒者给予止痒处理,修平患者的指甲,嘱患者勿用手抓挠,以免皮肤破损和感染。

(5) 有脐疝的患者,可用消毒的柔软纱布覆盖突出的皮肤,以减少摩擦。

(6) 协助患者于晨起、餐后、睡前漱口,建议患者使用软毛的牙刷,出血、禁食及昏迷者做好口腔护理,口唇干燥者涂液状石蜡保护。

(7) 女患者应注意会阴部的清洁卫生,男患者阴囊水肿使用托带时应注意保护皮肤。

5. 出血

(1) 饮食原则,应进软的温凉饮食,避免刺激性、粗糙食物;避免进食过快,应细嚼慢咽;一次勿进食过饱,应少量多餐;禁烟禁酒。

(2) 避免剧烈的咳嗽、打喷嚏、大笑等动作,不要提举重物等,以免腹压骤增高引起食管胃底曲张静脉破裂出血。

(3) 避免便秘,保持大便通畅,养成定时排便的习惯,食管胃底静脉曲张或痔核形成的患者,如大便干结引起排便困难,不能用力排便,应使用开塞露等药物先润滑软化,平常可遵医嘱给予改善肠道功能的药物口服。

(4) 对于明确有消化性溃疡的患者,应积极进行治疗,遵医嘱给予制酸、保护胃肠黏膜等药物口服。

(5) 保持口鼻黏膜清洁、湿润,嘱患者选用软毛牙刷,刷牙时应轻柔,避免太过用力以损伤牙龈,口腔黏膜等。

(6) 遵医嘱给予患者输注凝血酶原、维生素 K_1 等药物。

6. 肝性脑病

(1) 强化消化道护理,减少有害物质吸收:应保持肠道清洁,维护正常的肠道环境,有消化道出血时宜及时排除肠道积血;便秘时宜予以通便,可口服乳果糖、山梨醇或大黄等,必要时予以生理盐水 50～70 ml 加入适量的 0.5% 醋酸(不宜用肥皂水)进行清洁灌肠。

(2) 抑制肠道菌丛。肠道中的毒性代谢产物主要是肠道细菌酶作用于基质的结果,抑制肠道菌丛,能有效地减少毒性代谢产物的生成。

(3) 加强饮食管理,调整蛋白质结构:给予高热量饮食维持正氮平衡。热量不够时,机体处于"饥饿状态",蛋白质分解代谢增强,氨基酸生成及产氨过多,从而增加 HE 发生的危险性。故要保证每天热量供应 5 050.8～6 694.4 kJ。对难以经胃肠补充糖液的患者,给予适量的支链氨基酸,它主要在骨骼肌、心肌、大脑内代谢,可使蛋白分解减少,合成增多。控制蛋白质摄入,优化蛋白结构。对于 HE 高危患者应适当限制蛋白质摄入,每天在 40 g 以下为宜。但长期低蛋白质饮食,对蛋白质合成不利,可出现或加重低蛋白血症。适当提高植物蛋白质给予量,因为植物蛋白质含芳香族氨基酸及含硫氨基酸较少而纤维素含量较高,能减少肠道氨及硫醇的生成并调整肠道菌丛对氮质代谢的作用。鼓励患者多食蔬菜及豆制品。

(4) 严密观察病情,及时发现 HE 的诱因定期对患者进行 NCT 检测,异常者即按 HE 高危病例处理。仔细观察患者的临床症状,体征及实验室检查的变化,包括体温、血压、消化道症状、黄疸、出血倾向、感染征象、大便性状、尿量、腹围、体重、肝功能、电解质检查等,及时发现 HE 的诱发因素和潜在危险因素,如消化道出血、功能性肾功能不全、感染(自发性腹膜炎、肺部、肠道感染)、休克、低钾、低氯、碱中毒等,详细记录,发现问题及时报告医生进行对症处理。

五、健康教育

(一) 心理指导

护士应帮助患者和家属掌握本病的有关知识及自我护理方法,分析和消除不利于个人和家庭应对的各种因素,树立治病信心,保持愉快心情,把治疗计划落实到日常生活中。

(二) 饮食指导

合理饮食可提高疗效,减少并发症的发生,饮食不合理有碍于疾病的治疗和康复,甚至会加重病情,诱发并发症如上消化道出血、肝性脑病等。

1. **饮食原则** 高蛋白质,高热量,高维生素,适量脂肪。饮食多样化,定时定量,每餐以七八成饱为宜。

2. **宜食食物**

(1) 肝硬化患者如未并发肝性脑病者,宜食高蛋白质食物如鱼类、豆制品、蛋类、瘦肉。

(2) 高维生素食物:新鲜蔬菜、水果。

(3) 酸奶:富含乳酸菌和酵母菌,能抑制和杀灭肠道内的腐败菌,减少肠道内细菌分解蛋白质产生氨等有害物质,减少氨的吸收。

(4) 蜂蜜:具有健胃、助消化、提高肝糖原含量和血红蛋白水平,增强肝解毒能力和强健机体的功效。

(5) 增加凝血功能的食物:肉皮冻、蹄筋、海参等。

(6) 补钾:血钾低者应多吃含钾高的食物如番茄、南瓜、橘子、香蕉、芒果等。

3. **忌食食物**

(1) 酒:酒及其代谢产物可直接刺激和损害肝细胞。

(2) 高脂肪食物:加重胃肠道负担。

(3) 腌制食品:咸菜、皮蛋、火腿、香肠、虾米等。

4. **限水** 如血清钠不低于 125 mmol/L,可以不用限制进水量;如血清钠低于 125 mmol/L 时,应限制进水量在 1 000 ml。

5. **限盐** 每天 2 g。

6. **食管静脉曲张患者饮食**

(1) 软食:软、烂、易消化食物,如面条、软饭、馒头等。

(2) 温热:食物不宜过烫、过冷。

(3) 细嚼慢咽,避免鱼刺、硬骨等损伤黏膜引起出血。

（4）忌食食物：油炸、干炸食品；粗纤维食品，如韭菜、芹菜等；胀气食品，如洋葱、黄豆等；硬果类。

7. 中医饮食护理

（1）湿热内阻证：饮食宜偏凉，宜食清热利湿类的食品，如西瓜、梨子、番茄、藕、冬瓜、苦瓜、黄瓜、薏苡仁、绿豆、赤小豆、鲤鱼等。

（2）肝脾血瘀证：饮食宜稀软，宜食理气活血化瘀的食品，如金橘、柚子、橙子、扁豆、萝卜、山楂等。

（3）肝郁脾虚证：宜食疏肝健脾的食品，如山楂、山药、扁豆、黑鱼、黑豆、莲藕等。

（4）脾虚湿盛证：宜食健脾利湿的食品，如红枣、山药、莲子、薏苡仁、甘薯、鲤鱼、鲫鱼、赤小豆等。

（5）肝肾阴虚证：宜食滋补肝肾的食品，如百合、枸杞、栗子、木耳、鸭肉、甲鱼、瘦肉等。

（6）脾肾阳虚证：宜食温补脾肾的食品，如韭菜、胡桃、山药、羊肉、牛肉、鸡肉等。

（三）作息指导

保证身心两方面的休息，根据病情不同，因人而异地安排休息和活动量。代偿期患者一般可参加轻工作，但应避免过度疲劳；失代偿期患者则以卧床休息为主。同时应看到，过多的躺卧易引起消化不良、情绪不佳，同样是不利于康复的，因此，可适当活动，活动量应以不感到疲劳、不加重症状为度。中医理论认为，"郁""怒"伤肝，故肝硬化患者应十分注意情绪的调节。在安排好治疗、身体调理的同时，勿过多考虑病情，遇事豁达开朗，可适当安排读书看报、散步、种花、轻微少量的家务等日常活动。总之，患者应保持情绪稳定，保持足够的休息和睡眠，生活起居有规律，有节制地用脑和活动。注意劳逸适度。同时，还应注意保暖和个人卫生，预防感染。

（四）用药指导

按医生处方用药，如需加药，应征得医生同意，以免服药不当而加重肝负担造成肝功能损害。如服用利尿药者，应向其详细介绍所用药物的名称、剂量、给药时间和方法，教会其观察药物疗效和不良反应。例如出现软弱无力、心悸等症状时，提示低钠、低钾血症，应及时就医。

（五）定期随诊、复查

家属应理解和关心患者，细心观察，及早识别病情变化，例如当患者出现性格、行为改变等可能为肝性脑病的前驱症状时，或消化道出血等其他并发症时，应及时就诊。定期门诊随访。

六、出院指导

（1）向患者和家属讲明肝硬化有关知识，讲明休息和饮食的重要性。

（2）遵医嘱服药，定期复查肝肾功能、电解质。

（3）提高社会适应能力，保持心情舒畅，避免各种不良心理的影响。

（4）避免各种诱发并发症的因素，生活起居有常，注意劳逸结合及饮食调控。

（5）保持大便通畅，必要时服用缓泻剂。

（6）定期随访，有呕吐、便秘、神志改变及时就诊。

大肠息肉（积聚）

大肠息肉是高出于黏膜、突向肠腔的赘生物，无论有蒂无蒂。它是消化系统常见病、多发病，人群发生率约为 10％，好发年龄 40～70 岁，发病率随年龄增加而升高。大肠息肉发展为大肠癌需 10～15 年的时间，好发部位直、乙状结肠，恶变的危险因素是绒毛状腺瘤，男性多于女性。我国大肠癌的发病率为 29.44/10 万，居所有恶性肿瘤第 3 位，病死率为 14.23％居所有恶性肿瘤的第 5 位。

一、诊断

（一）西医

大肠息肉主要分为腺瘤性及非腺瘤性息肉，而腺瘤性息肉是癌前病变，临床研究发现约 80％的结肠癌由结肠腺瘤性息肉发展而来，结直肠腺瘤患者的结直肠癌发病率高于正常人群的 4 倍。肠镜检查是诊断肠道肿瘤及癌前病变最简便、最安全、最有效的方法。大肠息肉病理诊断标准参照 2002 年全国大肠癌病理研究统一规范（第二版草案）对大肠息肉部分。

1. **大肠腺瘤（腺瘤性息肉）**　是有大肠上皮细胞起源的良性肿瘤，伴有不同程度的组织学结构及细胞学上的异型性称为不典型增生。

2. **大肠息肉（非腺瘤性息肉）**　为非肿瘤性增生性病变。

（二）中医

根据大肠息肉的临床表现，其可归属于中医学"腹痛""血证（便血）""泄泻"等范畴，亦可归属于中医学"积聚"的范畴。

二、大肠息肉的分期

（一）西医的病理分类

1. **大肠腺瘤（腺瘤性息肉）**

（1）管状腺瘤：由异型增生的腺管构成，腺管为正常有膜，可有少量绒毛状结构，但腺管成分占据腺瘤的 80％以上。

（2）绒毛状腺瘤：腺瘤组织呈绒毛状生长，绒毛中央为纤维，血管组织构成的中心索（固有膜组织），其中可混有少量腺管状结构，但绒毛结构占据此型腺瘤的 80％以上，偶然，在绒毛的斜切面可看到许多被包裹着的小腺管，称之为绒毛—微腺管腺瘤。

（3）管状绒毛状腺瘤：管状及绒毛状两种结构成，其绒毛状结构往往位于腺瘤表面。

（4）锯齿状腺瘤：低倍镜下，具有增生性（化生性）息肉的锯齿性结构的特征，但是衬覆于隐窝上部和腔面的上皮具有异形性（上皮内肿瘤），与增生性息肉不同的是，该腺瘤体积较大，并可发生癌变。

（5）大肠家族性腺瘤性息肉病：表现为结直肠黏膜面铺满着多发性腺瘤，其数量通常数百个至数千个不等，但最少在 100 个以上。

2. 大肠息肉（非腺瘤性息肉）

（1）佩吉息肉系一种非肿瘤性错构瘤性息肉，息肉可无蒂或有蒂，大小不等。

（2）幼年性息肉及息肉病：该息肉体积相对较大，呈球形，常有蒂，表面光滑，常伴有糜烂，切面常可见扩张的小囊腔。

（3）考登综合征：错构瘤可发生整个胃肠道，位于结直肠的错构瘤体积较小，约 3～10 mm，大者可达 2 cm。

（4）增生性息肉及息肉病：增生性息肉又称化生性息肉，是一种良性、广基扁平的小息肉，直径多<5 cm，主要位于左半结肠及直肠，也可见于大肠的其他部位甚至阑尾。

（5）良性淋巴性息肉是肠黏膜及黏膜下层，一种局灶性淋巴组织增生所致，多见于直肠。通常为小圆形广基性肿物。常为单个，亦为 4～5 个同时发生。

（6）炎性息肉大小、形态、数量均不相同，大多数息肉为广基型，也可有短蒂，表面光滑，也有的呈细指状或细束状，彼此融合、搭桥、形成网络状结构。

（7）血吸虫卵性息肉：多见于乙状结肠与直肠，息肉体小，褐黄色，常为多发成簇分布。

（8）黏膜肥大性赘生物：一般体积较小，呈半球状隆起，表面光滑。

（二）中医的辨证分型

1. 湿瘀阻滞证　大便溏烂不爽或黏液便，或见便下鲜红或暗红血液，或腹痛腹胀，或腹部不适，脘闷纳少。舌质偏暗或有瘀点、瘀斑，苔白厚或腻。

2. 肠道湿热证　腹胀腹痛，大便溏泻，或黏液便，泻下不爽而秽臭，或有便血，或大便秘结，兼口渴喜饮，小便黄，肛门灼热坠胀，舌质偏红，舌苔黄腻。

3. 气滞血瘀证　脘腹胀闷疼痛，或有刺痛，便秘、便血或大便溏烂，或有痞块，时消时聚，舌质偏暗或有瘀斑。

4. 脾虚夹瘀证　见腹痛隐作，大便溏薄，便血色淡，神倦乏力，面色萎黄，纳呆，或畏寒、四肢欠温，舌质淡胖而暗，或有瘀斑、瘀点。

三、治疗原则

（一）内镜检查治疗的指征和禁忌证

1. 指征　只要有临床症状（隐血或可见性出血、梗阻）和/或为发现早期癌肿或为预防癌变都有进行内镜诊断和摘除大肠息肉的必要性。

2. 绝对禁忌证　危重的炎症性肠病、腹膜炎。

3. 相对禁忌证　重度失代偿期心肺功能不全、重度冠心病。

4. 切除息肉的禁忌证　依息肉大小和出血素质权衡。

（二）内镜下治疗方式

内镜下发现息肉通常取活检组织学检查，根据息肉病理类型进行相应处理，常用的手术方法有套扎、激光、射频、微波、高频电切及氩离子血浆凝固术等。目前，高频电切优于激光、微波等内镜毁损性治疗，在治疗的同时可以获得完整息肉的回收。

四、护理

（一）护理评估

1. 健康史

（1）个人史：① 性别、年龄。60 岁以下年龄组大肠的腺瘤主要分布于左半结肠，60 岁以上年龄组不论是大肠腺瘤还是大肠癌则主要分布在右半结肠。② 生活习惯：了解患者是否长期喜嗜高脂肪高热量饮食；经常吸烟、长期大量饮酒、经常运动及不良排便习惯等。

（2）家族史：是否有家族性结肠息肉病或家族性腺瘤病，有家族史的患者等多在 40 岁以前癌变。

（3）既往史：了解是否有高血压、糖尿病、脂肪肝病史、胆系疾病、血吸虫等病史，是否有大肠腺瘤摘除或大肠癌切除的手术史。

2. 心理社会评估

（1）了解患者的婚姻状况、医疗保险及社会支持系统等。

（2）评估患者的人格特征，关注其心理状态及精神状态；是否有焦虑或抑郁等疾病。

（3）了解患者对疾病的认知程度，所持态度及心理承受能力等。

3. 身体状况

（1）评估患者 BMI 指数，判断是否肥胖、体重增加和体重不稳定。

（2）测量患者的腰围，对大肠息肉的发生有一定预测作用。

（3）了解患者是否有消化道症状，是否有腹部不适或疼痛、便秘、排便性质及性状是否有改变等。

（4）观察患者舌苔是否厚重，了解患者是否有严重的口气。

（二）一般护理

1. 生活起居

（1）病房温度控制在 20～25℃，湿度控制在 50%～60%，防止过冷或者过热对患者身体造成不适，引起排便异常。

（2）指导患者适当运动，进食富含粗纤维食物、新鲜水果及蔬菜，保持大便通畅。

（3）根据季节气候变化增减衣物，避免会阴部受寒凉等刺激。

（4）腹部不适或腹痛急性发作时宜卧床休息。

（5）减少增加腹压的姿势，如下蹲、屏气，不宜久坐、久立、久行和劳累过度。

2. 肠镜检查护理

（1）肠镜检查前向患者宣传解释，减轻其思想负担，取得患者配合。检查前一天指导患者进食流质或半流质饮食，清洁肠道，清洗肛周部位，检查当天禁食。

（2）肠镜检查后观察患者有无腹部不适、出血、感染等症状，指导患者保证充分休息，进食清淡易消化饮食。

3. 饮食指导

（1）湿瘀阻滞证：宜食行气化湿的食品，如陈皮、薏苡仁、姜黄，少食马铃薯、汽水等，忌食生冷油腻的食品。

（2）肠道湿热证：宜食清利湿热的食品，如白萝卜、荸荠、蒲公英、百合、马齿苋等，多吃蔬菜水果，保持大便的通畅，忌食辣椒、酒等。

（3）气滞血瘀证：宜食补脾理气的食品，如柑橘、姜、海带、白萝卜、桃仁，少食甘薯、芋芳、蚕豆、栗子等容易胀气的食品，忌食雪糕等冷饮。

（4）脾虚夹瘀证：宜食健脾理气的食品，如山药、猪瘦肉、羊肉、白扁豆等，忌食生冷油腻的食品。

（5）指导便秘患者多饮水，多吃蔬菜水果，平时可饮蜂蜜水，保持大便的通畅。

4. 情志调理

(1) 患者出现情绪烦躁时,使用安神静志法,指导患者闭目静心全身放松,平静呼吸;也可指导患者通过适当运动、欣赏音乐、书法、绘画等移情易性,保持乐观开朗情绪。

(2) 鼓励病友间多沟通交流疾病防治经验,提高认识,增强治疗信心。

(3) 耐心倾听患者的身体症状及心理感受,尽量满足其合理诉求,使其感到愉悦。

(三) 症状护理

1. 腹痛

(1) 密切观察腹痛的部位、性质、发作时间及诱发因素,腹部剧烈疼痛时,注意观察患者神志、血压、心率变化。

(2) 疼痛发作时,宜卧床休息。

(3) 遵医嘱予以适宜的中医护理技术减轻疼痛:① 穴位贴敷,取中脘、天枢、胃俞、关元等穴。② 耳穴贴压,取大肠、脾、胃、神门、交感、腹、内分泌等穴。③ 穴位注射,取天枢、三阴交、足三里等穴。④ 艾灸,取关元、天枢、大肠俞等穴。⑤ 穴位按摩,取足三里、大肠俞、天枢等穴。⑥ 红外线照射,取神阙、天枢、关元、气海等穴。

2. 泄泻

(1) 观察大便的频率、次数、颜色、性状等,观察是否有脱水及电解质紊乱发生并及时报告医师。

(2) 指保持肛门及会阴部的清洁,便后用软纸擦拭,用温水清洗。

(3) 患者宜卧床休息,注意腹部保暖;不能自理的患者应协助其排便。

(4) 遵医嘱予以适宜的中医护理技术:① 艾灸(回旋灸)腹部,取神阙、中脘、天枢、关元、气海等穴。② 耳穴贴压,取小肠、大肠、胃、脾等穴。③ 穴位贴敷,取天枢、神阙、关元等穴。④ 穴位按摩,取足三里、大肠俞、天枢等穴。

(5) 饮食调护,鼓励患者饮水,酌情予以清淡流质或半流质饮食,忌肥甘厚味、辛辣刺激及高纤维素饮食。严重者予以禁食。

(6) 年老体弱者注意观察肛周皮肤完整性,必要时肛周皮肤涂油膏予以保护。

(7) 及时更换粪便污染的衣裤、床单、被罩等物品,通风换气,注意为患者保暖。

(8) 陪伴并安慰患者,减轻其焦虑、自责、悲观等不良情绪。

3. 便秘

(1) 为患者提供适当的排便环境,选取适宜的排便姿势,注意保护隐私。

(2) 餐后 1~2 h 可顺时针按摩腹部促进肠蠕动。

(3) 遵医嘱予以适宜的中医护理技术:① 穴位按摩,取天枢、上巨虚、大肠俞等穴位。② 耳穴贴压,取大肠、直肠、脾、皮质下、便秘点等穴。

(4) 予以韭菜、芹菜等富含纤维素食物;餐前可适当饮用热水、柠檬汁等热饮料;病情许可者每天液体摄入量不少于 2 000 ml;适当食用油脂类食物。

(5) 遵医嘱予以口服麻仁胶囊等缓泄药物;开塞露、甘油栓等纳肛;必要时予以灌肠。

五、健康教育

1. 向患者介绍大肠息肉的相关知识　影响大肠息肉发生的因素如下。

(1) 不健康的生活方式:长期大量摄入高脂肪高热量饮食、长期大量饮酒对于大肠息肉的形成有重要影响,特别是长期既吸烟又饮酒的人群患病率较高。

（2）与职业有关：石化工厂等工作人员长期受到硫化物等有害物质刺激，有可能诱发本病。

（3）体重增加，特别是肥胖患者增加患大肠息肉的风险。

（4）高血压、糖尿病、胆道系统等疾病对大肠息肉的发生、发展有一定影响。

2. 大肠息肉有癌变可能　腺瘤性大肠息肉有癌变可能，应引起足够重视，早期发现早期治疗，定期随访。

3. 正常粪便性状及异常情况的处理

（1）正常粪便的性状：一般成人每天排便 1～3 次，量约 100～300 g，颜色为黄褐色或棕黄色。气味与饮食有关，肉食者味重，素食者味轻。

（2）异常排便的情况：便秘是指正常的排便形态改变，排便次数减少，排出的粪便过干过硬，且排便不通畅，困难。慢性便秘者可发生粪便嵌塞，即粪便持久滞留堆积在肠内，坚硬不能排出。腹泻指正常排便形态改变，频繁排出松散稀薄的粪便甚至水样便。

（3）排便异常的指导：① 确立排便时间：理想的排便时间是进食后排便效果最好，每天固定在此时间排便。② 合理膳食结构，多饮水，进食新鲜的蔬菜和水果，少食辛辣等刺激性食物，合理进食油脂类食物。③ 腹部环形按摩，促进肠蠕动。④ 适当活动，如散步、做操等，增强腹肌和盆底肌的运动，以增加肠蠕动和肌张力，有利于排便。

4. 饮食　多食水果、蔬菜、豆类、谷物等食物对预防大肠息肉有保护作用，经常食用较烫米饭和肥肉易患大肠息肉。

5. 心理　对于年龄大于 45 岁，位于左半结肠，直径大于或等于 1 cm 的腺瘤性息肉，需要进行内镜下切除的患者，应做好心理护理，调动家属、朋友等社会支持系统减轻患者恐惧心理。评估患者及其家属对治疗方案及护理方案的认知程度，并根据具体情况予以解释，增加其治疗的信心。

6. 大肠息肉切除后常见的并发症　内镜下息肉切除术后并发症有出血、穿孔、术后综合征，其中出血为最常发生的并发症。这与手术方法、病变位置、息肉特点等有关，老年人、高血压患者及应用阿司匹林等抗凝剂者更易发生出血。

六、出院指导

（1）形成合理膳食、适当运动、避免过度劳累、规律生活的健康生活方式有利于预防大肠息肉发生。

（2）监测体重、腰围及生化指标，以便有计划进行管理。

（3）息肉经治疗有可能复发，指导患者定期随访。① 息肉性腺瘤：第一次发现腺瘤并予以处理后，通常告知半年至 1 年复查结肠镜，若无新的腺瘤发生，以后结肠镜追踪时间可延至 2 年 1 次。② 腺瘤性息肉病：有家族史的成员 13 岁开始肠镜检查，阴性者每 2～3 年复查 1 次，直至 30 岁。③ 直肠增生性息肉、炎性息肉和息肉病属于非腺瘤性息肉定期复检即可。

（4）合理运动预防大肠息肉发生，建议成年人每周至少进行 150 min 的中等强度的有氧运动或 75 min 剧烈的有氧活动。

（5）积极预防和治疗可能诱发大肠息肉发生的疾病。

乳腺炎（乳痈）

乳腺炎是女性常见的疾病，根据病因的不同可以分为急性化脓性乳腺炎、乳晕旁瘘管、浆细胞性乳腺炎等，在此以最常见的急性化脓性乳腺炎做陈述。急性化脓性乳腺炎常发生于哺乳期，特别是初产妇产后1～2个月内，故又叫急性哺乳期或产褥期化脓性乳腺炎，中医称为"乳痈"。初产妇急性乳腺炎的发病率高达 2‰～4‰，比经产妇乳腺炎多1倍。乳汁淤积伴发细菌感染而发病，呈急性炎症表现，红肿热痛，寒战高热，早期可以手法排乳，中药治疗，化脓以后则需要切开引流。发病后不仅产妇本人痛苦异常，而且不能继续哺乳，影响婴儿的健康，所以要从妊娠后期开始预防，做好产褥期保健，急性乳腺炎是可以预防的。

一、诊断

（一）西医

急性化脓性乳腺炎的诊断比较容易，根据乳房红肿热痛，体温高达 39～40℃，血象白细胞数升高，即可做出诊断。如果脓肿位置较深，脓腔位于腺体后间隙，皮肤红肿往往不明显，此时需要穿刺抽出脓液，才能证实。如果治疗不当，脓肿形成缓慢，局部肿块不消，皮肤红肿和全身症状不明显，形成慢性炎症，则需要与其他疾病鉴别。

（二）中医

乳腺炎属于"乳痈"范畴，首见于晋代《针灸甲乙经》，古代文献中又称"妒乳""吹乳""乳毒"等。

二、乳腺炎的分类、分期、中医分型

（一）西医

1. 急性单纯乳腺炎　起初的症状主要是乳房的胀痛，局部皮温高并压痛，有边界模糊的硬结，有触痛。这种单纯性的乳腺炎一般通过按摩和一些调理可以慢慢好转。

2. 浆细胞性乳腺炎　又称导管扩张症，中医上称是粉刺性乳痈，俗称导管炎，简称浆乳。浆乳不是因为细菌感染所导致的，而是导管内的脂肪性物质不断地堆积、外流，引起导管四周的化学性刺激和免疫性反应，由于很多的浆细胞浸润，所以称浆细胞性乳腺炎。多次发作，溃烂后会变成瘘管，从而继发细菌感染，长时间治疗也很难治好。

3. 急性化脓性乳腺炎　局部皮肤有红、肿、热、痛等现象出现，较清晰的硬结，触痛更加厉害，患者伴有可出现寒战、高热、头痛、乏力等全身虚状。同时腋下能发现肿大的淋巴结，有触痛，化验血白细胞指数明显偏高，甚至在严重的时候还出现败血症。这种情况必须去医院治疗，等炎症消后再做疏通。

4. 慢性乳腺炎　慢性乳腺炎的特点是发病缓慢，病变的过程长，很难痊愈，很长时间才能消肿，乳房内可触及肿块，以肿块为主要特征，肿块的质地较硬，边界模糊，压痛感明显，会和皮肤粘连，但肿块不溃烂，难成脓也难消散；乳房局部没有明显的红肿热痛现象，如发热、寒战、无力等身体症状。

(二) 乳腺炎的分期

1. 一期　瘀奶肿块期或红肿期。主要表现是乳房的某一部分,通常是外上或内上象限突发肿硬胀痛,边界不清,多有明显的压痛。此期乳房内部的炎症呈蜂窝织炎阶段,尚未形成脓肿。乳房皮肤的颜色正常或微红,或微热。突然高热寒战、疼痛肿胀、局部鲜红,很快化脓破溃;多伴有胸闷头痛,食欲不振等。若有乳头皲裂,哺乳时会感觉乳头像针扎一样疼痛,乳头表面可见一两个小脓点或很小的裂口。

2. 二期　脓肿形成期。蜂窝织炎阶段未能及时消散,炎症继续发展,组织坏死,脓肿形成在所难免。肿块逐渐增大变硬,疼痛加重,多为搏动性跳痛,甚至持续性剧烈疼痛,乳房局部皮肤发红、灼热。全身壮热不退,口渴思饮,恶心厌食,同侧腋窝淋巴结肿大等。红肿热痛2~3天后,肿块中央渐渐变软,有波动感,中心红肿发亮,皮肤变薄,周边皮肤大片鲜红。穿刺会有脓液吸出。此期脓肿已成,保守治愈的时机已过。

3. 三期　脓肿溃后期。脓肿成熟时可自行破溃,或手术切开排脓。如果引流通畅,则局部肿消痛减,体温正常,经过换药,大约1个月内创口逐渐愈合。如果溃后脓出不畅,肿势不消,疼痛不减,身热不退,那就是引流不畅,经久不愈转成慢性乳腺炎,也会形成乳瘘,即有乳汁伴脓液混合流出。

(三) 中医辨证分型

1. 肝郁胃热证(初期)　发热恶寒,乳房胀痛肿硬,乳汁不通,口干苦,时有呕逆,纳物不香,倦怠,苔薄黄或黄腻,脉弦数。治法:疏肝清胃,通乳消肿。

2. 热毒壅滞证(成脓期)　肿块增大,疼痛加重,乳房胀满,皮色焮红,壮热不退,时有寒战,口渴喜饮,舌红苔黄腻,脉弦数。如局部触摸有波动感,为脓已形成。治法:清热解毒,托里透脓。

3. 气血两虚,余邪未净证(溃脓期)　破溃脓出,肿消痛减,热势渐退,疲乏无力,时有低热,食欲不振,舌胖偏淡、苔白或少苔,脉细数。如脓出不畅,肿痛不减,热势不退,仍以成脓期治法治之。也可见肿消缓慢,或溃脓清稀,久不收口者。治法:益气和营,驱除余邪。

三、治疗原则

(一) 西医治疗

1. 物理疗法　适用于乳腺炎的早期治疗,以促使炎症消退或局限。

(1) 冷敷治疗:冷敷能使局部温度下降,毛细血管渗出减少,周围神经传导冲动减缓,具有镇痛、消肿、抑制炎症扩散、减少乳汁的分泌的作用,热敷时脓肿形成较冷敷快,冷敷的切开排脓率为40.42%,低于热敷的切开率(热敷的切开率为82.9%),且冷敷越早越好。

1) 时机:于急性炎症的早期(发病后的24 h内),在炎症尚未被控制的48 h内进行,48 h后可改为热敷。

2) 方法:碎冰后,以冷水冲去棱角,置入冰袋,用棉布包裹冰袋外,置于硬结局部3~4 h,局部皮肤复温后可再行冷敷,若局部麻痛不可忍受,改为短时间冷敷,冬天可用冷水敷。

3) 注意问题:在冷敷的同时可多饮水,使乳汁变稀,减少淤滞,利于乳汁的排出,以起到引流及冲洗作用,有利炎症的消退,冷敷时尚须注意防止局部冻伤,如患病后24 h内用冷敷尚未能控制者,可放弃冷敷而改为热敷,以利炎症吸收。

(2) 热敷治疗:急性乳腺炎起病3天后,局部病灶呈现浸润和渗出改变,此时热敷可增加局部组织血流,促进白细胞趋化,提高白细胞的吞噬功能,促进炎性渗出物的吸收,局限和液化,具有镇痛、消炎的作用。

1) 时机:发病 24 h 或 48 h 以后,炎症已经局限者。

2) 方法:以 50℃左右温热敷布置于红肿局部,上盖以纱垫保温,每次 20～30 min,每天 3～4 次,水肿明显者可用 25％硫酸镁湿热敷。

(3) 红外线,紫外线:前者热力穿透性强,可达乳房组织的深部,其效果比湿热敷更佳;后者通过光化学作用,具有较强的消炎止痛作用。

(4) 乳房按摩:排尽剩乳用负压吸引法,如吸奶器吸引或人吸等,负压吸力过大,易使乳管暂时狭窄,影响排乳效果,乳房按摩则是利用挤压的作用,排空乳管,促进淤结消散,该法适用于乳管闭塞,乳汁淤积,或小叶炎症初期的患者,若局部水肿明显,伴有发烧,或脓肿已经形成者,则禁用此法。

1) 手法按摩:五指并拢,以两手小鱼际部,夹持乳房基底部,沿乳管走行,向乳头部轻轻按摩 1～2 min,然后用手掌由淤积硬结的外缘向乳头方向逐步推赶并轻揉挤,反复按摩 5～10 min,即可将淤积的乳汁逐渐推出,按摩时,可以用手轻轻提动乳头数次,以扩张乳头部的输出管,若按摩前先作局部热敷,效果更好。

2) 梳背按摩:乳房患部涂少量油脂(液体石蜡或蓖麻油均可),以减少摩擦对乳房皮肤的刺激,避免皮肤损伤,用烤热的木梳背(以不烫伤皮肤为度)由乳房基底部开始,经患部再向乳头连连推赶,使闭塞的乳管由内向外,由小而大,渐渐被乳汁所扩张,终至全管通开,积乳排出,患者可在短期获愈。

按摩注意事项:① 为减少按摩引起的炎症扩散和脓毒血症的发生,按摩必须在全身应用抗生素的前提下进行。② 为减少按摩时的疼痛,按摩先可在淤积的周围组织注射 0.5％～1％ 利多卡因 20～40 ml,待 5 min 后再作按摩。③ 乳腺小叶及周围组织已有轻度炎症时,可在局麻药内加入青霉素 40 万 U,注射后 10 min 再进行按摩。④ 治疗期间可用温硼酸液轻洗乳头并涂青霉素或磺胺油膏,然后用纱布遮盖以保护乳头。

(5) 乳房承托:其目的是减小乳房活动度,减轻乳房疼痛,有乳罩承托法和布带或三角巾带撑托法 2 种。

2. 抗生素应用

(1) 全身治疗:首选青霉素治疗,用量可根据症状而定,每次 80 万 U 肌内注射,每天 2～3 次,也可用 800 万 U 静脉滴入。

(2) 抗生素局部封闭

1) 方法 1:局部可用含青霉素 100 万 U 的生理盐水 20 ml 封闭治疗。

2) 方法 2:用 0.25％普鲁卡因 60～80 ml,加青霉素 80 万～160 万 U,在炎症区上方 3 cm 左右健康处的皮下组织作横"一"字形封闭,范围应超过炎症直径区,每天或隔天封闭 1 次,或注入乳房后疏松组织中,此治疗既有消炎、消肿、止痛的作用,亦可使乳房组织处于松弛状态,有利于乳汁的排出,注射时需注意离开炎症区域,以免因注射后,局部压力增高,使炎症扩散。

3. 手术治疗

(1) 激光打孔:确定脓肿位置后,在脓肿波动最明显的部位打孔并吸出脓液,然后将抗生素推入脓腔,此方法创伤小,患者容易接受,同时也免受换药之痛苦。

(2) 脓肿切开引流:脓肿形成后,应及时切开引流,但需注意几点:

1) 麻醉:表浅脓肿多采用局麻,深部脓肿或乳房后脓肿以静脉麻醉为宜。

方法：以长针头注射器从乳房基底边缘的上，下方及外侧分别向乳房后刺入；以 0.5%普鲁卡因作扇形浸润；然后围绕乳房基底边缘再行皮下浸润，总量约 100 ml，穿刺时针头应与胸壁平行，以免刺破胸膜，如切口部位麻醉不完全，可在切口沿线行皮内及皮下浸润，若脓肿范围较小，亦可于炎症周围的正常组织内行菱形浸润麻醉及切口沿线的皮内和皮下浸润。

2）脓腔穿刺：切开前先行脓腔穿刺，尤其深部脓肿更为重要，穿刺点选在水肿最明显，压痛最甚处，抽取少量脓液，进行涂片或细菌培养，抽出脓后，暂不拔针头，以针头作引导，行脓肿切开。

3）切开脓肿：① 切口大小选择：应根据不同部位的脓肿，采取不同方向的切口，但切口长度应基本与脓腔基底大小一致，如皮肤切口小，影响引流；而皮肤切口过大，会引起延迟愈合。② 切口方向：根据脓肿部位选择不同的切口方向，位于乳房腺叶间的脓肿，切口应循乳管方向行放射状切开，且不要切入乳晕内，腺叶间脓肿多有间隔，为数个脓肿所组成，故在切开皮肤及皮下组织后，用血管钳插入脓腔撑开，再用示指探查脓肿，并将脓腔间隔分开，使之成为一个脓腔，以便引流，同时也了解了脓肿的范围及大小，必要时可行对口引流。位于乳晕下的脓肿，为防止乳晕下皮脂腺损伤，应沿乳晕边缘作弧状切口，切开皮下，用血管钳插入脓腔撑开，且勿过深，以免切断输乳管，造成乳瘘。位于乳房后的脓肿或乳房周边脓肿，可在乳房周边（即乳房基底的胸乳皱处）作弧形切口，经乳房后间隙引流，以免损伤乳腺管造成乳漏，又利于引流。

4）引流脓液：逐层切开皮肤，皮下组织，结扎出血点，深层组织，可用中弯钳沿针头钝性分离入脓腔，见脓即可将针头拔出，然后用手指插入脓腔，探知脓腔大小及打开脓腔各间隔，以便引流。

一些脓腔较大的脓肿，有时切开后仍然引流不畅，探查脓腔时，可于脓腔最低位加作切口，钝性分离乳腺组织，使两切口创腔相交通，即对口引流，行对口切开应注意深部的切口应与皮肤切口大小近似，防止皮肤切口大，深部切口小，难以充分引流。

5）放置脓腔引流物：切开后用干纱布或吸引器将脓腔内的脓液清除，亦可用盐水冲洗干净，然后再用干纱布由脓腔底至切口处折叠放入脓腔，宜稍紧，干纱布引流，有利于止血及吸尽脓液，扩大创道，较凡士林纱布或盐水纱布优越。

6）换药：切开引流后 2～3 天行第 1 次换药，换药时可先用盐水将纱布引流条浸湿，然后再轻柔地徐徐拔出，用盐水棉球或盐水纱布将分泌物揩干后，用盐水纱布引流，一则便于引流，二则便于肉芽新生，有利于吸附脓苔及坏死组织，对创面刺激小，较凡士林纱布为佳，此次放置引流条要稍松，太紧会影响引流效果及肉芽生长，引流条应放置脓腔底，防止造成残余脓肿，同时应记录引流条的放置数目，取出时要仔细检查，避免遗留而影响创面的愈合。

7）乳管损伤的补救：术中一旦误将输乳管切断（哺乳期可见创面有乳汁流出），可行缝合结扎，以防乳瘘发生。

4. 脓腔冲洗　穿刺脓腔，抽尽脓液，然后注入无菌生理盐水或抗生素稀释盐水—抽出弃之—再注入盐水，如此反复操作，使脓液及坏死组织被冲洗抽出，促进脓腔肉芽的生长，减少毒素吸收及促进脓腔的早日愈合，而且患者痛苦小，乳腺组织损伤少，亦不影响乳汁的分泌功能，也避免因切开排脓而形成瘢痕，甚至乳房变形，在脓腔冲洗同时，可伴用中药内服。

（1）适应证：① 炎症局限，脓肿形成，全身中毒症状不明显者。② 炎症已转为慢性经过者。③ 单发性脓肿，没有脓腔间隔者。④ 对麻药过敏或不能进行全麻的患者。

（2）工具：20 ml 注射器 1 具，6 号针头 2 个，16 号采血针头 1 个，1%或 0.5%普鲁卡因注射液，以及 0.9％灭菌盐水等。

（3）操作：在脓腔中心行常规消毒，用 0.5％普鲁卡因作局麻，然后在脓腔壁较厚的部位穿刺（在脓腔壁太薄处穿刺，针眼不易愈合）。

穿刺后，一般注入无菌生理盐水，但如脓腔周围炎症浸润明显者，可用青霉素 80 万～120 万 U 用生理盐水 10～20 ml 稀释，再加入 1％普鲁卡因（奴夫卡因）液 1～2 ml，注入冲洗后的脓腔内（用青霉素须作皮试），每天冲洗后，注入青霉素 1 次，全身可以不再用抗生素。

（二）中医药治疗

1. 内治法

（1）肝郁胃热（初期）：发热恶寒，乳房胀痛肿硬，乳汁不通，口干苦，时有呕逆，纳物不香，倦怠，苔薄黄或黄腻，脉弦数。治法：疏肝清胃，通乳消肿。

（2）热毒壅滞（成脓期）：肿块增大，疼痛加重，乳房胀满，皮色焮红，壮热不退，时有寒战，口渴喜饮，舌红苔黄腻，脉弦数。如局部触摸有波动感，为脓已形成。治法：清热解毒，托里透脓。

（3）气血两虚，余邪未净（溃脓期）：破溃脓出，肿消痛减，热势渐退，疲乏无力，时有低热，食欲不振，舌胖偏淡、苔白或少苔，脉细数。如脓出不畅，肿痛不减，热势不退，仍以成脓期治法治之。也可见肿消缓慢，或溃脓清稀，久不收口者。治法：益气和营，驱除余邪。

2. 外治法

（1）初期：可采用轻柔按摩乳房并配合热敷促进排乳，外敷仙人掌（捣烂）或用芒硝湿热敷，或外敷金黄散或玉露散，也可将六神丸捣碎外敷。

针刺治疗：取肩井、膻中、足三里穴，强刺激后留针 15～20 min，每天 1 次。

（2）成脓期：体表脓肿可用粗三棱针放脓，深部脓肿宜切开排脓，排脓后插入药捻引流。

（3）溃后期：插入九一丹或八二丹药捻引流，外敷金黄膏。脓净后改用生肌玉红膏或生肌散。

四、护理

（一）护理评估

1. 健康史（生活史）

（1）了解患者是否属于哺乳期，是经产妇还是初产妇。

（2）了解患者有无乳头发育不良、破损。

（3）了解患者有无乳汁淤积及不良哺乳习惯。

2. 心理社会评估　患者及家属因担心疾病预后及婴儿哺乳，常表现出紧张、焦虑等心理反应。应了解患者及家属的心理反应及对疾病的认识程度。

3. 身体状况　了解患者是否存在以下临床表现。

（1）局部表现：了解患者初期有无乳房红肿、皮温升高、胀痛或压痛，乳房某一部位出现边界不清的硬结的情况。了解病情进一步加重后，局部组织发生坏死、液化、大小不等的感染灶相互融合形成脓肿的情况。了解脓肿有无波动感。

（2）全身情况：了解患者有无寒战、高热、头痛、乏力、脉快等全身症状。了解有无脓毒症的严重表现。

（二）一般护理

1. 病室环境　病室宜保持空气流通，卧床休息。

2. **生活起居** 疼痛剧烈时,尽量减少患侧上肢的活动。哺乳时应取坐位,侧卧哺乳易造成乳汁淤积。脓肿切开后,可取半卧位或取患侧卧位,以利脓液引流。

3. **饮食护理**

(1) 气滞热壅证:宜食疏肝理气、通乳消肿的食品,如白萝卜、白菜等。食疗方:萝卜丝汤。

(2) 热毒炽盛证:宜食清热解毒、托里透脓的食品,如马兰头、鲜藕、绿豆等。食疗方:马兰头拌豆腐。

(3) 正虚毒恋证:宜食益气和营托毒的食品,如鸡蛋、鱼肉、动物肝脏、豆制品、牛奶等。

4. **情志护理**

(1) 多与患者沟通,劝导安慰其正确对待疾病。

(2) 针对忧思恼怒、恐惧紧张的患者,指导采用移情相制疗法,转移注意力;焦虑或抑郁的患者,指导采用暗示疗法或顺情从欲法。

(3) 鼓励家属多陪伴患者,给予心理支持。

(4) 鼓励病友间多沟通,交流防治经验,增强治疗信心。

5. **用药护理**

(1) 中药汤剂一般温服;热毒炽盛宜凉服。服用回乳药时,如有恶心、呕吐等副作用发生,应立即报告医师。

(2) 药膏的大小、厚薄,宜以疮面大小及肿硬程度而定。如肿硬疼痛者,药膏宜厚。如皮肤有破溃者,药膏宜薄,宜用油纱布贴敷。观察疮面情况,若出现皮肤瘙痒,或敷贴部位出现皮疹等症状,应将药膏迅速去除,擦净疮面,用温水清洗,同时报告医师。

(三) 症状护理

1. **疼痛**

(1) 观察疼痛性质、持续时间及伴随症状。

(2) 行抽脓术的患者,取半卧位或患侧卧位(以利引流),观察脓液的量、色、质、气味以及有无乳汁排出。

(3) 遵医嘱耳穴贴压,取胸、肝、神门、心、交感、阿是穴等穴,每周2次更换。

(4) 遵医嘱中药外敷,每天2次。

2. **肿胀**

(1) 观察局部皮肤有无红、肿、热、痛,是否形成脓肿或破溃。

(2) 遵医嘱使用排乳手法,挤出淤积乳汁。

(3) 遵医嘱耳穴贴压,取胸、肾上腺、内分泌、肝、神门、阿是穴等穴,每周2次更换。

(4) 遵医嘱中药外敷,每天2次。

(5) 遵医嘱中药熏洗,每天2次,每次20~30 min。

3. **发热**

(1) 观察体温变化及汗出情况,保持皮肤清洁,及时协助更换衣被。

(2) 遵医嘱使用中药漱口液漱口,保持口腔清洁。

(3) 遵医嘱穴位按摩,取合谷、曲池等穴。按摩时选择薄荷油、生姜水等介质。

(4) 遵医嘱耳穴贴压,取胸、耳尖、神门、内分泌等穴,每周2次更换。

(5) 遵医嘱中药泡洗,每天2次,每次20~30 min。

五、健康教育

（一）向患者及家属讲解疾病的相关知识

1. 影响急性乳腺炎的危险因素

（1）妇女乳汁的淤积——不会哺乳：往往在哺乳时未让婴儿将乳汁吸尽，致使乳汁淤积在乳腺小叶中。特别是一旦乳头发生皲裂，哺乳时会引起剧烈疼痛，更影响产妇的充分哺乳。此外，有些产妇的乳头发育不良（如乳头内陷）也有碍于哺乳的进行。初产妇的乳汁中又含有比较多的脱落上皮细胞，更容易引起乳管的阻塞，使乳汁淤积加重。乳汁的淤积又往往使乳腺组织的活力降低，为入侵细菌的生长繁殖创造了有利的条件。

（2）细菌的入侵：急性乳腺炎的病原菌主要是金黄色葡萄球菌，链球菌引起的比较少见。

2. 细菌侵入的途径有两种

（1）由于哺乳不当引起乳头皲裂，然后细菌从裂口侵入，再沿淋巴管蔓延至皮下和腺叶间的脂肪和结缔组织，引起蜂窝织炎。

（2）另有一种在医院内流行的乳腺炎，多由耐青霉素的菌株引起，病菌通过婴儿的鼻咽部，在哺乳时直接沿乳腺管逆行侵入乳腺小叶，在淤积的乳汁中生长繁殖，引起腺叶的感染。

3. 使用青霉素抗菌药的副作用和注意事项

（1）副作用：青霉素毒性很低，主要不良反应为过敏反应。

（2）过敏反应：包括即刻的过敏休克、速发的皮疹和迟发的过敏反应（包括血清病、皮疹和接触性皮炎等）。青霉素过敏反应大多为皮疹反应，但应警惕可能发生威胁生命的过敏性休克。

（3）惊厥：大剂量青霉素（每天 2 000 万～2 500 万 U）静脉滴注可能发生惊厥或昏迷。

（4）血液学异常反应：大剂量青霉素治疗可能引起溶血性贫血。也可能引起白细胞减少。

（5）肾损害：大剂量青霉素治疗有引起肾功能衰竭与间质性肾炎的病例报告。

（6）赫氏反应：青霉素治疗梅毒可于给药后 2～8 h 内发生赫氏反应：发冷、发热、喉痛、头痛、心动过速、局部病变加重等。

4. 注意事项

（1）青霉素过敏休克抢救原则和方法：① 应分秒必争，就地抢救，立即使患者头低位躺下。② 立即皮下或肌内注射 0.1% 肾上腺素 0.5 ml。③ 迅速准备静脉输液。④ 如第一次皮下注射肾上腺素尚未见效应，重复注射一次或在输液内加肾上腺素。⑤ 如以上措施未见效应，静脉注射氢化可的松 50～100 mg。⑥ 有呼吸困难时可缓慢静脉注射氨茶碱 0.25～0.5 g，同时人工呼吸。⑦ 出现血管神经性水肿、荨麻疹应用抗组织胺药物。⑧ 保温，注意维持呼吸与循环功能。

（2）青霉素过敏休克的预防措施：① 注意询问过敏史，注意观察患者有无过敏疾患或过敏状态。对青霉素过敏者禁用。② 应在有抢救过敏休克的条件下才能注射青霉素。③ 注射青霉素前应作皮内敏感试验，用 500 U/ml 青霉素皮试液，皮内注射 0.05～0.1 ml，20 min 后观察反应。皮试阳性反应者禁用。注射青霉素后应观察 30 min。

（3）青霉素与其他药物的相互作用：① 丙磺舒通过抑制肾小管排泌作用能延长青霉素类血药浓度维持时间。② 青霉素类与氨基糖苷类呈协同作用，但大剂量青霉素类药物可使氨基糖苷类活性降低。③ 青霉素类与四环素、氯霉素、大环内酯类抗生素呈拮抗作用。青霉素类在抑菌药作用下,由于细菌繁殖受抑制不能充分发挥繁殖期杀菌的作用而呈拮抗。这种拮抗作用虽非属用药禁忌,但如以上抑菌药非治疗必需,则应避免采用拮抗联合,使青霉素充分发挥治疗作用。

5. **急性乳腺炎的饮食禁忌**

(1) 宜食清淡而富含营养的食物:如西红柿、青菜、黄瓜、鲜藕、荸荠、赤小豆、绿豆等;水果宜食橘子、香蕉、苹果、金橘饼等。

(2) 宜食有通乳作用的食物:如猪蹄、鲫鱼、乌贼鱼、虾、黄花菜、丝瓜、赤小豆、花生、芝麻等,以促进乳汁分泌,防止乳汁淤积。

(3) 宜多食清热散结之食物:蔬菜可选择黄花菜、芹菜、丝瓜、苦瓜、油菜、西红柿、莲藕、茭白、茼蒿、黑木耳、海带等。

(4) 忌燥热、辛辣刺激食物:如韭菜、辣椒、芥末、酒等。食后易生热化火,使本病火热毒邪更炽,病势更甚。

(5) 忌热性、油腻食物:如肥肉、海蟹,以及油条、麻花等油炸糕点。

(6) 忌食发物:如猪头肉、狗肉、羊肉等。

6. **急性乳腺炎对人体健康的危害**

(1) 脓毒血症和菌血症:病程进入急性化脓性乳腺炎阶段,患者可并发脓毒血症和菌血症,此时患者持续高热,面色潮红,谵妄,可出现转移性脓肿。

(2) 乳房瘘管:脓肿形成期,脓肿可向内或向外破溃,形成皮肤破口和乳腺瘘管,如处理不当可形成长期不愈的脓瘘或乳瘘,临床可见从瘘管排出乳汁及脓液。

(二) 教会患者及家属疾病的相关预防方法

1. **乳腺炎的预防**　急性化脓性乳腺炎是可以预防的,也是应当预防的,这是产褥期妇女保健工作不可或缺的一部分。了解急性乳腺炎的病因,预防也就不困难了。关键就是2条:防止乳汁淤积,保持乳房局部的清洁和产妇的身心健康。在怀孕最后2个月,就要做好哺乳的准备。首先要保持两侧乳房的清洁,经常用清水或3%的硼酸水清洗乳头。注意不要用香皂类清洁用品去清洗乳房,因为女性在怀孕期间,乳房上的皮脂腺以及大汗腺的分泌物会增加,这些物质可使皮肤表面酸化从而起到保护作用。如果经常用香皂等洗去保护层,甚至洗去了保护乳房皮肤润滑的油脂,就很容易使乳房表面形成破损、皲裂,病菌易于由此侵入导致感染。

争取产后30 min内开始喂奶,俗称开奶,及早的婴儿吸吮会刺激泌乳,不仅可增加泌乳量,而且促进排乳通畅,防止淤乳,这对预防乳腺炎十分重要。

如果乳头有先天性畸形,比如乳头凹陷、分裂等,在妊娠早中期就要想办法进行纠正。经常用手牵拉乳头,或用吸乳器或负压拔罐器吸出乳头,每天1~2次。睡觉的姿势以仰卧最好,以免侧身挤压乳房。选择合适的胸罩以不使乳房有压迫感为宜,平时活动时也要避免外力碰撞乳房。

在哺乳期,做好以下五方面的预防工作,对于防治急性乳腺炎尤为重要。

(1) 要因人而异,按需进补。有些产妇在开奶时不顺利,家人急忙炖鱼汤、猪蹄汤给产妇补身体。其实这种做法并不一定合适。首先是要分清奶少的原因是什么,究竟是奶汁分泌量少,还是奶汁淤积乳管不通造成的?即辨清是属于真性乳少,还是假性乳少。因为很多情况是乳汁已经在不断分泌,在乳房内越积越多,但是由于乳腺管尚未通畅,不能顺利排出来,给人的表现是"奶不多",也就是假性乳少,这个时候进补下奶的食物只能起到反作用,极易导致急性乳腺炎的发生。

（2）要保持乳房清洁。哺乳期可以用纱布蘸温水进行清洗后再哺乳，哺乳结束后，要用温清水将乳房和乳头擦拭干净。切忌使用香皂和酒精之类的化学用品来擦洗乳头，否则会使乳头局部防御能力下降，乳头干裂导致细菌感染。

（3）正确哺乳。提倡定时哺乳，每隔 2～3 h 为宜。两个乳房交替喂乳，机会最好均等，以防哺乳后两侧乳房不对称。排空乳房，不要积奶。当一侧乳房即可喂饱婴儿时要将另外一侧的乳房用吸奶器吸空，不要吝惜，因为奶是"越吃越有"，当然奶水不足时也可以放入冰箱保存。喂奶后不要让婴儿口含乳头睡觉，婴儿唾液中含有消化酶，会使乳汁形成乳酪样物，堵塞乳管口，造成排乳不畅乃至淤积。哺乳姿势要正确，最好采用坐位，少用卧姿。喂奶后应将婴儿直立抱起，让他的头靠在母亲的肩部，轻轻地拍背，这样能够让婴儿把吃奶时吸入的空气通过打嗝的方式排出，防止吐奶。哺乳后佩戴合适的胸罩，既能托起乳房，保持乳房内部血液循环畅通，也有利于矫正乳房下垂。

（4）开奶按摩。剖腹产的产妇经常下奶缓慢，初期奶水不足，需要及时开奶按摩。手法排奶时间每次应以 20～30 min 为宜，单次时间不要过长。如果一次排奶不通，单纯增加按摩时间，只能增加局部水肿的概率。按摩的正确手法是先涂上石蜡油或开塞露润滑皮肤，手指从乳房四周外缘滑向乳晕，数次后再上下提拉乳头，造成乳晕下局部负压，这样就达到类似婴儿吸吮的作用。除了按摩手法的刺激外，按摩结束后可让孩子吸吮，增加排乳反射，这样经过按摩加吸吮双重作用，效果会更好，可以减少急性乳腺炎的发生。

（5）要保持环境清净，情绪稳定，避免发怒生气。产妇居室温度、湿度都要合适，一般以 22～24℃为宜，室内空气要新鲜。有人以为产妇怕风，容易出汗，着凉感冒。所以把门窗关得严严实实，室内空气污浊，这样对产妇和婴儿都不利。另外，饮食适当，大便通畅，情绪安定对产妇都很重要。中医认为，急性乳腺炎是肝郁气滞、胃火雍盛所致。肝气郁结，乳管不通。惊恐暴怒，泌乳停止。所以心情舒畅，情绪稳定，平时注意防止乳房被挤压、撞击等外伤，以上这些对防止乳腺炎十分重要。淤奶肿块可以冰袋冷敷，而不热敷，不可随便揉按。

2. 孕期的预防措施

（1）保持心情愉悦，避免生气：良好的心情不仅有利于胎儿的正常发育，而且对孕妇全身功能有积极调节作用，能促进乳房组织的良好发育。

（2）注意乳房卫生，保持乳房清洁：孕后 6 个月开始，每天用热水软毛巾擦洗乳头、乳晕，每周用肥皂清洗 2 次，以增加皮肤抵抗力，增加今后哺乳时皮肤的耐受性。但禁忌用酒精擦洗，以免引起皮肤干燥、皲裂。佩戴松紧适宜的胸罩，胸罩内衣经常更换，保持清洁。

（3）纠正乳头凹陷、乳头平坦：妊娠 6 个月后，每天擦洗乳头，同时用一手的拇指、中指、示指捏住乳头，轻轻向外牵拉 30～50 次。有早产现象者禁做。

3. 哺乳期的预防措施

（1）保持泌乳通畅，预防乳汁淤积

1）产后尽早开奶：让婴儿早吸吮、勤吸吮，避免乳房过度充盈。

2）按需哺乳：即婴儿饿了就让吃，产妇奶水胀了就给哺，不规定哺乳时间及哺乳量，每次哺乳应尽量使乳汁排空。如乳汁过多，婴儿不能吸尽，应手法排出或借助吸乳器将乳汁排空，改变舍不得奶水浪费的观念。特殊情况不能喂乳时，应定时挤奶，排空乳汁，保持乳管通畅。

3）饮食调整：产后应给予清淡富于营养易消化的膳食，避免油腻、辛辣刺激。产妇分娩 1～2 天内奶汁够婴儿食量者，应少吃鸡、鱼、猪蹄等发奶食物。进食过度油腻食品，可使乳汁过浓，黏稠度过高，乳汁分泌不畅，而致乳腺管堵塞；乳汁多且稠厚时，可少喝汤汁多喝水，以帮助乳汁排出。

4) 注意喂奶姿势正确舒适：避免侧卧哺乳时，乳房长时间受压。穿戴不压迫、不紧束、不摩擦乳房的乳罩，防止乳房下垂影响血液循坏，加重乳汁淤积。

5) 保持心情愉快，消除不良情绪，解除烦恼，轻松愉快的心情有助于乳汁畅通、分泌和排泄。

(2) 乳头皲裂的预防及处理

1) 指导产妇学会正确的喂哺方法，掌握正确的喂哺技巧：喂哺时，应将乳头及大部分乳晕放入婴儿口内，让婴儿吸吮，同时能听到婴儿有节奏的吸吮声和吞咽声。否则，含衔不够，婴儿不能很好地吸出乳汁，反而更加用力，且力量只作用于乳头，易至乳头破损。停止哺乳时用示指轻轻按压婴儿下颌，温和地中断吸吮，不能用力拉出。

2) 注意婴儿口腔卫生：及时治疗口腔炎症，不让婴儿含乳而睡，以免造成乳头皲裂感染。

3) 注意个人卫生，保持乳房清洁：每次哺乳前洗净双手，并用干净湿热毛巾擦洗乳头。哺乳后洗净乳头，挤少许奶液涂抹于乳头乳晕滋润皮肤。

4) 乳头皲裂、刺痛可少量多次喂哺，也可用手挤出乳汁至奶瓶中喂婴儿。每次喂哺结束清洁乳头后，挤少许乳汁或用黄油涂抹乳头并待干。

5) 产妇体质虚弱，机体抵抗力低，安置于舒适安静的环境，减少不良刺激，充分休息，保证充足睡眠，以促进身体早日康复，增强抗病能力。

4. 急性乳腺炎早期的预防和处理

(1) 及时处理乳胀：让婴儿勤吸吮或用吸乳器或成人口吸出乳汁，避免淤积。

(2) 炎症早期，乳房出现胀痛性硬块，不轻易回乳，终止哺乳。哺乳前先湿热敷乳房5～10 min，并按摩乳房，利于乳汁排出。哺乳时，先让婴儿吸患侧，因婴儿饥饿时初始吸吮力相对较强，有利于吸通阻塞的乳腺管。最好让婴儿充分吸空乳汁。

(3) 红、肿、热、痛，需暂停哺乳：应热敷、按摩乳房，设法挤出或用吸奶器吸出淤乳至乳房松软为止，再戴胸罩托起乳房控制活动。

(4) 手工按摩挤乳方法：患者取半卧位或坐位，热毛巾湿敷患侧乳房5～10 min 后，一手固定乳房，另一手置于病变部位，小鱼际或大鱼际着力于患部，施以轻柔手法按摩，有硬块的地方反复揉压数次，边揉边向乳头方向逐渐推赶挤奶，淤乳渐被挤出，肿块变小变软，疼痛即减轻，乳管畅通排出积乳。按摩前可先在乳房局部涂以润滑油（如凡士林、麻油等），以免损伤皮肤。

(5) 注意病情观察，加强体温监测，必要时及时到医院就诊。遵医嘱适当使用抗生素治疗。不可私自随便用药，以免掩盖病情。

六、出院指导

(1) 保持乳头乳晕的清洁：在孕期经常用温水清洁两侧乳头，妊娠后期每天清洗1次；产后每次哺乳前、后均需清洗乳头，保持局部清洁和干燥。

(2) 纠正乳头内陷：乳头内陷者于妊娠期经常挤捏、提拉乳头。

(3) 养成良好的哺乳习惯：定时哺乳，每次哺乳时应将乳汁洗净，如有乳汁淤积，应及时用吸乳器或手法按摩排空乳汁，养成婴儿不含乳头睡眠的良好习惯。

(4) 保持婴儿口腔卫生，及时治疗婴儿口腔炎。

(5) 及时处理乳头破损：乳头、乳晕破裂或皲裂时暂时哺乳，用吸乳器吸出乳汁哺乳婴儿;局部用温水清洗以抗菌药软膏,待愈合后再行哺乳;症状严重时应及时诊疗。

(6)每天必须坚持热敷和吸奶:约 3 h 1 次,热敷后,用吸奶器将奶吸出来,一定要吸干净,可以一边吸一边轻轻向乳头方向按摩,帮助乳汁排出,避免涨奶,炎症消后,肿块就会消失了。

(7)饮食方面要留意,不要吃发奶的食物,如鲤鱼、鸭、螃蟹这些寒凉的食物也要尽量避免,饮食清淡,多喝水以加速药物代谢。可以用瘦肉清炖一些肉汤补充体力。

急性网状淋巴管炎(丹毒)

丹毒也称流火,是一种皮肤病症,主要致病菌为 A 组 β 溶血性链球菌,以皮肤突然发红,色如涂丹为主要表现的急性感染性疾病。好发于下肢和面部。其临床表现为起病急,局部出现界限清楚之片状红疹,颜色鲜红,并稍隆起,压之褪色。皮肤表面紧张炽热,迅速向四周蔓延,有烧灼样痛。伴高热畏寒及头痛等。西医学称为急性网状淋巴管炎。

一、诊断

(一) 西医

丹毒的诊断要点如下。

(1) 全身症状明显,突然发冷、高热、全身不适和头痛。

(2) 局部有烧灼感,肿胀,火红色,界限清楚,边缘不整齐似"地图样"并稍隆起。指压色褪,去压复原。有时伴有水泡。病变向四周扩大迅速而中心渐褪、脱屑。皮肤可坏死。

(3) 常有足癣或皮肤外伤感染等病灶。

(二) 中医

在中国古代文献中,根据它的症状和临床表现,又名"丹疹""丹瘭""天火"。

二、丹毒的分类和分型

(一) 西医

(1) 感染局限于皮肤内淋巴网的称为"网状淋巴管炎",局部红肿热痛,与正常组织分界明显,有时表面出现小水泡或有渗出液。

(2) 病变在浅部淋巴管时,叫"浅层淋巴管",呈一条或多条红线,红线坚硬,有压痛,自原发感染处引向淋巴结,这类淋巴管炎比较常见。

(3) 病变延及深部淋巴管时,叫"深层淋巴管炎",能导致整个肢体红肿疼痛。

(二) 中医辨证分型

1. **风热毒蕴证** 发于头面部,恶寒发热,皮肤焮红灼热,肿胀疼痛,甚至发生水疱,眼胞肿胀难睁。舌质红,舌苔薄黄,脉浮数。

2. **湿热毒蕴证** 发于下肢,局部红赤肿胀、灼热疼痛,或见水疱、紫斑,甚至结毒化脓或皮肤坏死;或伴恶寒发热,胃纳不香。舌红,苔黄腻。

3. **胎火蕴毒证** 发于新生儿,多见于臀部,局部红肿灼热,可呈游走性,并有壮热、烦热等。

三、治疗原则

1. **系统治疗** 丹毒的治疗原则一定是积极抗菌,早期、足量有效的抗生素治疗,解除全身症状、控制炎症蔓延,防止复发。抗生素中以青霉素为首选药物,疗程 10～14 天,口服或静脉滴注,一般用药 2～3 天后,体温常能恢复正常,但需持续用药 2 周左右;复发性丹毒患者在淋巴管炎的活动期间,大剂量抗菌药物治疗有效,但需要继续以间歇性小剂量维持较长时间以取得完全效果。磺胺类药亦能取得良好的疗效。对青霉素过敏的人可以使用红霉素。

2. 局部治疗　皮损表面可外用各种抗菌药物或中药制剂。局部处理可以外用清热解毒药,如金黄膏或黄连膏外涂,并及早应用理疗,比如超短波与紫外线照射,往往 1～2 次治疗就可以使炎症控制。如果是复发性的慢性丹毒,要检查足趾等处有无足癣,检查鼻前庭及外耳道等处有无感染病灶,并给予相应的处理。另外,加压治疗可减轻淋巴水肿,有助于预防复发。

3. 外科疗法　对以上治疗方案无效的持续性硬性水肿,可推荐用整形外科治疗。

四、护理

(一) 护理评估

1. 健康史(生活史)

(1) 了解患者有无营养不良、贫血、慢性疾病(糖尿病、恶性肿瘤等)。

(2) 了解患者生活、工作环境情况。

(3) 了解患者皮肤是否清洁及有无皮肤受伤、组织损伤、手术创伤的情况。

2. 心理社会评估　一般轻度感染易被患者忽略,直至发展为重度感染时会引起失眠、哭泣、易躁易怒等心理情绪方面的改变。有些患者及家属由于对感染的防治知识缺乏,会自行采取一些不科学的处理方法,而使病情延误或恶化。

3. 身体状况　了解患者是否存在以下临床表现。

(1) 了解患者全身不适、寒战、高热、头痛和乏力等症状。

(2) 了解局部红肿、疼痛、水疱的情况。

(3) 了解病变附近的淋巴结肿大情况。

(二) 一般护理

1. 一般环境

(1) 房间内保持安静整洁,空气新鲜,经常通风,温湿度适宜。

(2) 注意与他人隔离,洁具专用,每天用温水洗脚,忌用热水烫洗局部皮肤。

(3) 有足癣者,可用纯米醋或白醋,加温至 30℃,每晚睡前泡脚 1 次,以浸入患处即可,每次 30 min。

2. 饮食护理　指导患者宜食清热利湿,富含维生素、高蛋白质和烟酸的食品,如扁豆、赤小豆、绿豆、冬瓜、苦瓜、猕猴桃、鲜油菜叶、蛋、奶、花生、香菇、番茄等。忌食辛辣刺激、肥甘厚味的食品,如羊肉、鲐鱼、香椿、虾、蟹、葱、蒜、辣椒等。

3. 局部皮肤护理　可能合并水疱、破溃,应穿着宽松柔软的内衣并保持局部清洁,皮肤感到瘙痒时,应避免抓破,造成再次感染,充分暴露患处,避免热源,避免碰撞,防止感染。用中药外敷治疗时,应将药物直接敷于患处,范围要超出红肿边缘 1～2 cm,外敷无菌纱布,2 天换药1 次,并注意观察局部皮肤状况及红肿消退情况。

4. 给药护理

(1) 治疗其可能存在诱发因素,如下肢由脚气引起的可外用达克宁霜治疗脚气。

(2) 抗生素:我们常用大剂量青霉素(100 ml+800 万)静滴,每天 2 次治疗,治疗时间为症状消失后至少再续用 3～5 天。青霉素过敏者选用三代以上头孢类抗生素。

(3) 硫酸镁湿热敷:浓度约 25%～50%,以稍热水稀释,每次 15～30 min,每天 3 次以上。

(4) 中药涂药的护理：① 评估患者既往史及过敏史,涂药部位的皮肤情况。② 涂药前清洁局部皮肤,遵医嘱执行涂药次数。③ 水剂、酊剂用后须塞紧瓶盖;悬浮液需先摇匀后涂擦;霜剂则应用手掌或手指反复摩擦,使之渗入肌肤。④ 局部涂药不宜过多、过厚,以免堵塞毛孔。⑤ 面部涂药时防止药物误入口及眼睛。⑥ 局部皮肤如出现丘疹、奇痒或肿胀等,应立即停用,通知医师并协助处理。

5. 情志调理

(1) 对待对病情不了解,对治疗护理产生顾虑的患者,制订健康教育手册,并按手册内容多与患者及家属沟通,使其消除顾虑配合治疗。

(2) 对待焦虑、抑郁的患者,采用言语开导法及移情疗法。

(3) 对待疼痛紧张的患者,采用放松疗法,并指导患者练习各种养生保健操,如放松操、拍打操、太极拳等。

(4) 组织形式多样、寓教于乐的病友活动,开展同伴支持教育,鼓励病友间多沟通交流防治疾病的经验,介绍成功的病例。鼓励家属多陪伴患者给予情感支持。

6. 减少复发的办法

(1) 正规、及时、足量的抗生素治疗。

(2) 积极治疗体表慢性病灶,养成良好的卫生生活习惯,积极治疗足癣、大隐静脉曲张等疾病,积极纠正糖尿病、肝硬化、肾功能不全等可导致人体免疫能力下降的全身性疾病。

(三) 症状护理

1. 局部红赤肿胀

(1) 卧床休息,避免劳累。告知患者戒烟、酒。

(2) 抬高患肢 30°～40°,穿着合适的鞋袜和棉制衣物,避免穿着化纤毛织品,减少摩擦、搔抓,避免强烈阳光直射患部皮肤。

(3) 观察红赤肿胀的部位、性质、范围,每天定时、定位用软尺测量患肢肿胀部位的周径,以了解肿胀变化情况。患侧肢体严禁静脉输液。

(4) 每天用碘伏消毒清洗创面。尽可能暴露水肿部分,避免翻身时擦伤、剥脱、局部挤压,防止炎症扩散。

(5) 遵医嘱中药泡洗(未溃期),每天 1～2 次,每次 20～30 min。

(6) 遵医嘱中药外敷,每天 2 次。

(7) 遵医嘱中药湿敷,每天 2 次。

(8) 遵医嘱中药熏洗,每天 2 次,每次 20～30 min。

(9) 遵医嘱中药熏蒸,每天 2 次,每次 20～30 min。

2. 发热

(1) 监测体温等情况。寒战者注意保暖,加盖衣被。高热者遵医嘱采取相应的退热措施。

(2) 鼓励患者多饮水约每天 1 500～2 000 ml,遵医嘱可选用清热解毒中药煎汤代茶频频饮服,如菊花、金银花等。

(3) 遵医嘱穴位按摩,取大椎、合谷、曲池等穴,按摩手法用泻法,每天 1 次。

3. 疼痛

(1) 观察疼痛的性质、部位、程度、持续时间。

(2) 遵医嘱穴位按摩,取合谷、内关、足三里等穴,每天 1 次。

(3) 遵医嘱耳穴贴压,取神门、脑、交感、枕、肾上腺、皮质下等穴,双耳进行,每周 2 次更换。

(4) 遵医嘱中药外敷,每天 2 次。

(5) 遵医嘱中药湿敷,每天 2 次。

(6) 遵医嘱中药塌渍,每天 2 次,每次 20～30 min。

4. 水疱

(1) 水疱超过 3 cm 者,遵医嘱抽吸疱液。

(2) 保持局部皮肤清洁,忌用强刺激性沐浴品及热水烫洗局部皮肤,避免摩擦、搔抓及强烈阳光直接照射皮肤等,以免造成再次感染。

(3) 遵医嘱中药外敷,每天 2 次。

五、健康教育

(一) 向患者及家属讲解疾病的相关知识

1. 影响丹毒的危险因素

(1) 感染:丹毒的病原菌为乙型溶血性链球菌。足癣、小腿溃疡、外伤等常成为小腿丹毒的诱因。鼻腔、外耳道内或耳朵下方肉眼看不到的微细皲裂,常为面部丹毒的诱因。

(2) 免疫功能降低:本病多在身体免疫功能降低时发生,全身疾病如糖尿病、慢性肾炎、低 γ-球蛋白血症以及酗酒者均可成为本病的发病诱因,婴儿如发生丹毒可导致败血症,死亡率较高。

(3) 其他因素:其他如营养不良、过分饮酒、丙种球蛋白缺陷及肾性水肿等皆可为丹毒的促发因素。

2. 大剂量青霉素类或磺胺类药物的副作用和注意事项

(1) 大剂量青霉素类:见"乳腺炎(乳痈)"。

(2) 磺胺类药物

1) 副作用:磺胺类药物的主要作用是抑制细菌的生长和繁殖,结合人体的防御功能,最后将细菌杀灭,使用这类药物要掌握 3 个原则:① 早期给药。② 剂量要足,并有一定的疗程。③ 口服为主,只有在病情危急下或不能口服时,才使用注射法。此药在血液中的溶解度较低,通过肾脏排出时容易在肾小管中析出结晶,因此,服药期间应多喝水,使尿量充足,还必须同服等量小苏打,使尿呈碱性,以增加药物在尿中的溶解度。恶心呕吐,食欲不振较为多见,有时还有头痛、眩晕等不适,如不严重,可不停药,饭后服药可减少反应。有时可发生药热、药疹、粒细胞减少、溶血性贫血等各种毒性反应。

2) 注意事项:当出现药热、紫癜、溶血性贫血等毒性反应时,应立即停药。

3. 丹毒患者的饮食禁忌

(1) 饮食宜清淡易消化,急性期宜进半流质食物。

(2) 宜多饮汤水。

(3) 宜多吃具有清热解毒作用的食物,如新鲜蔬菜、菜汤、水果类、饮料类等。

(4) 忌牛肉、狗肉、羊肉、母猪肉、猪头肉及鱼、蟹等发物。

(5) 忌温热、辛辣刺激食物,如辣椒、胡椒粉之类。

(6) 最好能做到戒烟、戒酒。

4. 丹毒对人体健康的危害　本病一般可自愈,较少并发其他疾病,婴儿和年老体弱的患者,如治疗不及时,常可发生肾炎,皮下脓肿及败血症等。

（二）教会预防疾病的相关方法

1. 提高洁肤护肤意识　勤洗澡，保持皮肤清洁，避免抓挠，护理好每一个小创口。嘱患者勿挖鼻。

2. 及时治疗皮肤病　对于容易皮肤破裂的人一定要注意在洗浴之后，在全身或者局部涂抹保湿霜。对于皮肤干燥症等皮肤敏感人群，更要注意观察皮肤、保护皮肤。

3. 脚癣、丹毒齐防治　根据丹毒易复发的特点，很多患者都是丹毒治好后，脚癣仍存在，有痒的感觉抓破后就造成皮肤损伤，这时细菌就容易侵入造成感染。为此，脚气患者应积极治疗脚癣，彻底治疗脚癣是避免复发的好办法。

4. 高发季节服预防药　丹毒一般在春秋季节发病率较高。在春秋季节来临前服用一些清热利湿的药物。在饮食上也应注意，日常饮食以清淡为主。此外，在发病期间要戒烟、戒酒。要保持良好的卫生习惯，为防止接触性传染，最好不要与家人共用洁具，没人用温水洗脚，切忌用太热的水烫脚。

5. 积极锻炼身体　丹毒患者普遍抵抗力差，像一些身体抵抗力弱的人，要勤锻炼身体增强体质，有其他疾病要积极治疗其他疾病。

六、出院指导

（1）应积极寻找可导致致病菌进入的皮肤病变，如湿疹的搔抓、破损或外伤，一旦发现这些皮肤病变应积极治疗。最常见、易被忽视而未予治疗的易感因素是足癣，可成为细菌进入皮肤的门户。

（2）嘱患者勿挖鼻。饮食方面，以清淡、营养为主。忌辛辣和其他刺激性的食物，这样的食物会使身体出现很多的不良反应，而且过于油腻的食物也应该尽量的少食用。忌发物，比如羊肉之类的，多吃水果蔬菜等。

（3）个人生活方面，加强皮肤的呵护：紫外线照射，平素应用养成勤洗脚的良好习惯，保持下肢清洁卫生，应勤晒袜，有条件者可以经常更换鞋袜；加强个人防护，防外伤。养成良好的生活习惯：在发病期间要戒烟、戒酒。要保持良好的卫生习惯，为防止接触性传染，不与家人共用洁具，每天要用温水洗脚，切忌用太热的水烫脚等。

下肢静脉曲张（筋瘤）

下肢浅静脉曲张系指下肢浅静脉因血液回流障碍导致静脉迂曲、扩张、伸长而呈曲张状态的一种疾病。其病变范围包括大隐静脉、小隐静脉及其分支，绝大多数患者都发生在大隐静脉，临床诊断为大隐静脉曲张。本病是外科常见的一种疾病，占周围血管疾病的 90% 以上。

一、诊断

（一）西医

下肢浅静脉曲张具有明显的形态特征，通过一般体格检查即可以明确诊断。站立后，下肢浅静脉突起，即提示静脉曲张的可能。若要进一步全面了解病情，则需进一步进行详细体格检查，了解静脉瓣膜功能情况及深静脉通畅情况，必要时需进行静脉超声或造影检查。重点应与深静脉血栓后遗症导致的静脉曲张相鉴别，后者有深静脉血栓病史，下肢多有明显肿胀的表现。如下肢有靴区溃疡、重度皮炎等，需要注意交通静脉有无受累。

（二）中医

属于中医"筋瘤"范畴，《外科正宗·瘿瘤论》云："筋瘤者，坚而色紫，垒垒青筋，盘曲甚者结若蚯蚓。"

二、下肢静脉曲张的分级和分型

（一）下肢静脉曲张的 CEAP 分级

1. C—clinical features 临床表现

0 级：无可见或触及的静脉疾病体征，但是有下肢静脉功能不全的临床症状，包括活动后肢体酸胀沉重、疲倦乏力等，俗称"不安定腿"。

1 级：有毛细血管扩张、网状静脉、踝部潮红，有 3 种不同的表现。① 毛细血管扩张，持久性扩张的真皮内小静脉，红色，直径小于 1 mm，呈线状或丝状。② 网状静脉，持久性的扩张的真皮内小静脉，蓝色，直径大于 1 mm，小于 3 mm，通常呈扭曲状，不同于正常脾内小静脉。③ 冠状静脉扩张，是指足内外侧近内外踝的真皮内毛细血管扩张，呈扇形排列，与溃疡好发部位一致，往往是慢性静脉功能不全进展的临床表现。

2 级：有静脉曲张。

3 级：有水肿，但无静脉疾病引起的皮肤改变，如色素沉着、湿疹和皮肤硬化等。

4 级：有静脉疾病引起的皮肤改变，最常见有 3 种表现：① 色素沉着，早期的皮肤改变为浅黑色色素沉着，常见于踝周，可向小腿及足部扩展。② 湿疹，表现为红斑、水疱、渗出或鳞屑状红斑，严重者可累及整个下肢，又称淤积性皮炎。③ 脂质硬皮症，表现为患肢皮肤局限性硬化，可伴有瘢痕、挛缩，涉及皮肤、皮下组织，甚至筋膜，是严重的皮肤病变，伴有急性皮下组织炎时，局部皮肤发红、触痛。

5 级：有静脉疾病引起的皮肤改变和已愈合的溃疡。

6级：有静脉疾病引起的皮肤改变和正发作的溃疡。

2. E—etiology 病因　原发性 P，继发性 S，先天性 C。

3. A—anatomic distribution 解剖　浅静脉 S，深静脉 D，交通支 P。

4. P—pathophysiology 病理生理　血液倒流 R，回流障碍 O，或两者均存在 R/O。

(二) 中医辨证分型

1. **气滞血瘀证**　表现为患肢青筋迂曲，状若蚯蚓，局部有压痛或色素沉着。伴有精神抑郁或烦躁易怒、舌面有瘀斑瘀点，治宜理气行滞，活血化瘀。

2. **寒湿凝滞证**　表现为患肢青筋迂曲，微肿，按之凹陷，伴有畏寒怕冷、肢体酸胀、沉重乏力等，治宜温阳利湿，活血通络。

3. **湿热蕴结证**　患肢青筋迂曲，局部红肿有硬结，用手指按压有明显的压痛，伴有舌苔黄腻、发热、大便黏滞、便后肛门有灼热感等症状，治宜清热利湿，活血化瘀。

三、治疗原则

1. **传统手术治疗**

(1) 大隐静脉曲张的治疗以高位结扎和剥脱为主。

(2) 大隐静脉功能不全而交通支及深静脉正常者，可作高位结扎，切断大隐静脉及其属支。

(3) 大隐静脉瓣膜功能不全兼有交通支瓣膜功能不全者，除做上述手术外，尚应将不正常的交通支分别结扎和切断，或做大隐静脉剥脱术。

(4) 如小隐静脉进入腘静脉处有反流现象者，可将其入口段结扎切除，远侧段行剥脱术或注射硬化剂。

2. **下列情况可穿着弹力袜治疗**

(1) 全身性疾病，如活动性肝炎、进行性肺结核、未控制的糖尿病、重症心脏或肾脏疾病等。

(2) 局部疾病，如深部静脉阻塞、骨盆内或腹腔内肿瘤，急性静脉炎以及小腿溃疡并发蜂窝组织炎等。

(3) 妊娠期内、年龄过高、继发于动静脉瘘等的患者。

3. **微创治疗**　传统手术方法具根治性，但存在手术切口多、有创伤、需时间恢复、影响美观等缺点，因此，10 余年来涌现出一大批治创伤小的新方法，比如：硬化剂、激光闭合、射频消融、冷光源透光旋切、微波治疗及导管电凝等，均取得了不错的效果，为患者提供更多贴合个体化诉求的选择。

(1) 注射硬化剂治疗：① 原理：硬化剂与静脉内皮接触，导致血管内局部炎性粘连，使充盈的静脉闭塞。② 常用硬化剂有：5%鱼肝油酸钠、5%油酸-乙醇钠、1%～3%硫酸十四烷基钠。③ 适用于：范围较小的局限性静脉曲张，或仅系交通支瓣膜功能不全，或术后遗留的部分曲张静脉，或术后局部复发者，适用硬化剂注射法。④ 操作方法：患者站立，使曲张静脉充盈，在预定注射的部位，用针头斜面短的注射针刺入血管内，然后嘱患者平卧，将患肢徐徐抬高，注意固定好针头不使移动，待曲张静脉内的血液完全驱出后，用手指紧压该段静脉的上下端，再缓慢地注入硬化剂，继之在注射处用纱布加以按摩，然后自足趾至膝部缠以弹性绷带 2～3 周。注射后嘱患者照常行走。

(2) 静脉腔内激光闭合术：① 原理：激光纤维置入浅静脉主干腔内，末端接触静脉壁及血液,产生光热作用,一方面引起静脉内壁损伤,结构破坏;另一方面引起局部血栓形成,从而导致静脉纤维化以及血栓栓塞,进而导致静脉闭合。② 适用情况:使用于轻中度曲张,对于严重静脉曲张效果欠佳(有学者建议以静脉曲张直径 8 mm 为界)。③ 主要步骤:内踝上方穿刺静脉,置入鞘管,置入导管头端于隐股交汇处下方,将激光光纤通过导管置入适当位置,后撤导管线路光纤头端,设置激光处于连续发射状态,缓慢回撤光纤和导管,在穿刺处前停止激光发射。

(3)静脉腔内射频闭合术:① 原理:基本同激光闭合术,本方法通过射频方法产生热能,进而导致静脉壁内蛋白纤维发生热凝固、结构破坏,进而纤维化、变性、挛缩。② 适用范围及操作步骤基本同激光闭合术。③ 特点:热能穿透距离比激光短,衰退速度比激光快,因此能大幅避免因高温导致的副损伤,如神经损伤、静脉破裂等。④ 注意:体内有心脏起搏器等植入设备的患者,应谨慎使用该方法。

4. 对不同并发症的处理

(1)慢性溃疡:由于局部血液循环障碍、组织水肿以及细菌感染等因素的相互影响,使溃疡较难愈合。治疗时应:① 积极治疗下肢静脉曲张。② 改善局部血液循环,如嘱患者平卧,抬高患肢,劳动时用弹力绷带等。③ 控制感染,如全身应用抗生素及局部以 0.5%新霉素溶液或 3%硼酸溶液湿敷,达到清洁创面和减少分泌物的目的,有利于上皮生长,加速伤口愈合;无分泌物可用 0.5%新霉素软膏、鱼肝油软膏,亦可用氦氖激光照射。

(2)静脉曲张性湿疹:应保持创面清洁,外用 0.5%新霉素煤焦油糊剂等。

(3)静脉曲张性血栓性静脉炎:急性期可用抗生素预防感染,局部热敷,或并用蛋白酶等。抬高患肢,减少活动,同时严密观察,如果发生血栓扩展,应施手术治疗。若已成为慢性而又影响不大者可不必治疗。

(4)淤滞性皮下硬化症:可常服复方丹参片,每次 3～4 片,每天 3 次,待肿块缩小后,可用手术剥离和静脉结扎。

(5)出血:抬高患肢,加压止血或缝扎止血。

四、护理措施

(一)护理评估

1. 健康史(生活史)

(1)家族史:了解患者是否有下肢静脉曲张家族史。

(2)职业:了解患者是否长期从事站立工作或重体力劳动。

(3)了解患者有无慢性咳嗽、习惯性便秘、妊娠等使下肢静脉内压力持续增高的因素。

2. 心理社会评估

(1)术前了解患者的心理反应,是否了解本病的基本常识,能否正常的生活和工作。家庭经济状况,家庭其他成员对本病的认识等。

(2)术后了解患者是否了解本病术后治疗和护理的相关知识,患者与家属对本病健康教育内容的掌握程度和出院前的心理状态。

3. 身体状况 了解患者是否存在以下临床表现。

(1)术前:下肢静脉曲张,可无明显症状。静脉曲张较重时,患者在站立稍久后,患肢有酸胀、困乏、麻木、沉重感,容易疲劳,平卧休息或抬高患者后,上述症状消失。患者站立时,患肢浅静脉隆起、迂曲、扩张,甚至卷曲成团,一般小腿和足踝部明显,足踝部轻度肿胀。下肢静脉曲张,病变较重且长期未治疗者,可并发血栓性静脉炎、湿疹、慢性溃疡、急性出血。

(2)术后:了解术式、麻醉方式、术中情况,观察切口局部状况和患肢血液循环状况。了解患者术侧肢体功能锻炼和康复状况。

(二)一般护理

1. 病室要求　房间内保持安静整洁,空气新鲜,经常通风,温湿度适宜。

2. 生活起居护理

(1)多锻炼,但不可过度运动,适当的运动可以加快腿部血液循环,强化腿部血管。

(2)避免长时间的站立、行走,适当的时候要进行充分的腿部按摩。

(3)休息的时候,把腿抬至高于心脏高度处。这样能帮助腿部血液流回心脏。

(4)注意保持体重。不要为静脉增加额外的压力。

3. 饮食护理　饮食要保持低盐。体内的盐太多会导致体内吸水,进而导致小腿肿胀,对血管造成压力。

4. 皮肤护理　每天用温水泡洗患肢 1～2 次。做好手术区皮肤准备,范围包括整个患肢、会阴部及腹股沟区。术前 1 天用甲紫或记号笔画曲张静脉的行径。

5. 情志护理　下肢静脉曲张的手术虽不大,但仍可能使部分患者产生不同程度的心理障碍,从而影响对手术的耐受力和机体免疫功能。可根据患者的文化修养、性格爱好不同,适当地指导患者看书、读报、欣赏音乐、下棋等,以转移患者对疾病的注意力和缓冲不良情绪的影响。

(三)症状护理

1. 下肢肿痛

(1)卧床休息,避免劳累。告知患者戒烟、酒。

(2)抬高患肢 30°～40°,穿着合适的鞋袜和棉制衣物,避免穿着化纤毛织品,减少摩擦、搔抓,避免强烈阳光直射患部皮肤。

(3)观察肿痛的部位、性质、程度、范围,每天定时、定位用软尺测量患肢肿胀部位的周径,以了解肿胀变化情况。患侧肢体严禁静脉输液。

(4)每天用碘伏消毒清洗创面。尽可能暴露水肿部分,避免翻身时擦伤、剥脱、局部挤压,防止炎症扩散。

(5)遵医嘱中药泡洗(未溃期),每天 1～2 次,每次 20～30 min。

(6)遵医嘱中药外敷,每天 2 次。

(7)遵医嘱中药湿敷,每天 2 次。

(8)遵医嘱中药熏洗,每天 2 次,每次 20～30 min。

(9)遵医嘱中药熏蒸,每天 2 次,每次 20～30 min。

2. 下肢溃疡

(1)保持病室空气新鲜、流通,温湿度适宜。

(2)卧床时适当抬高患肢 15°～30°,以促进下肢血液回流。

(3)根据医嘱,疮面脓腐较多难以清疮者,外敷提脓祛腐药物或油膏,如逐腐祛瘀胶囊、红油膏等;渗出较多者,予清热解毒利湿收敛的中药煎液湿敷患处,如黄连、马齿苋、土槿皮等,外用油膏贴敷。

(4)疮周红肿灼热明显者,遵医嘱予清热解毒消肿油膏贴敷,如金黄膏等,观察有无药物过敏等不良反应。

（5）脓水多而臭秽，引流通畅者，遵医嘱予中药熏蒸局部疮面，每天1次。

（6）保持疮周皮肤清洁干燥，敷料渗出较多者及时更换。

（四）术前护理

（1）保持患肢皮肤清洁卫生，避免使用刺激性强的碱性肥皂或沐浴液洗澡，以免加重病情。

（2）修剪指（趾）甲，避免抓伤曲张的静脉皮肤，以致曲张静脉破溃出血。

（3）湿疹和溃疡形成者，易发生在足靴区内踝处，因内踝处于低位，软组织少，又有2～3支功能不全的交通静脉，故营养性障碍最为严重。溃疡部皮肤要保持清洁，干燥，给予湿敷、换药，抬高患肢，控制感染。

（4）嘱患者避免过度活动或做重体力劳动，多卧床休息，抬高患肢高于心脏水平20～30 cm，可于腿下垫一软枕，有利于静脉、淋巴回流，减轻患肢水肿。

（5）下床活动或外出时，穿弹力袜或使用弹力绷带，减轻患肢症状，避免外伤损伤皮肤，伤及血管。

（6）术前做好会阴部及下肢的备皮，皮肤准备时不要洗去标记的曲张静脉走行。

（五）术后护理

1. 心理护理　术后一些患者对下肢静脉曲张的知识缺乏了解，易出现紧张、焦虑、恐惧、烦躁等情绪，护士应加强巡视，深入病房，及时了解患者的心理活动，向其讲解手术治疗的目的及意义，让患者尽快掌握静脉曲张的相关知识，努力寻找为患者解除痛苦的办法，及时为患者解决问题，缓解其心理压力。

2. 体位护理　术后取正确卧位协助或指导患者在术后将下肢抬高至适宜角度，以达加速静脉回流的目的，减轻水肿。将患肢用弹力绷带从足背部向大腿方向加压包扎，以防止静脉剥脱部位出血。包扎后及足背动脉搏动及皮肤温度是否正常，掌握松紧度是否适宜。弹力绷带包扎时间约维持1周左右。切口的包扎用弹力绷带，但必须平整，包扎松紧适宜，避免压迫过紧及卷曲。严密观察患者下肢远端皮肤颜色及血液循环情况，指导患者做足背部的伸展运动。麻醉尚未消除的患者，则指导家属帮助其适当活动。术后协助患者离床适当活动，勤检查患肢的弹力绷带是否平整，及时调整松紧度，避免近端过于压迫，同时防止深静脉的血栓形成。避免过久站立、下肢过早负重，或久坐、静立不动。

3. 病情观察　观察切口和渗血，有无局部红肿、热痛等感染迹象。观察肢体颜色、皮温、足背动脉搏动情况。经常注意患者的下肢肿胀和疼痛情况。重视患者主诉，严密观察患肢颜色和周径有无变化。若下肢有较明显疼痛应及时做彩超，以预防深静脉血栓的形成。若患侧足面有水肿，应及时检查是否因患肢绷带包扎过紧所致。若患肢疼痛难忍，应及时松开弹力绷带并重新包扎，或考虑穿弹力袜。

4. 饮食指导　术后若如无恶心、呕吐等消化系统不适症状，可先进流食或半流食，逐渐过渡到普食。注意饮食的多样化及营养，多进食丝瓜、黄瓜、西红柿、白菜、萝卜等具有清热利湿、活血化瘀功效的清淡食物，摄入多种维生素及微量元素，保证摄入充足水分，以加速伤口愈合，保持大小便通畅。忌食羊肉、狗肉、辣椒、大蒜、鱼、虾等热性、辛辣刺激性食物。

五、健康教育

（一）向患者及家属讲解疾病的相关知识

1. 影响下肢静脉曲张的危险因素

（1）长期站立：是造成下肢静脉曲张的重要因素，血柱垂直的重力对下肢静脉压力增大，同时回流可以直接造成大隐静脉瓣膜破坏,因此大隐静脉曲张多见于长期站立的劳动者。

(2)妊娠妇女或盆腔肿瘤患者:由于腹内压增高,下肢静脉回流受阻,可引起下肢静脉曲张。

(3)老年人:静脉壁开始退化,亦容易发生静脉曲张。

2. 下肢静脉曲张的饮食禁忌

(1)新鲜蔬菜和水果:新鲜蔬菜和水果含有大量的维生素及矿物质,可以改善组织的氧化作用,增加血液循环,提高机体免疫力。宜多吃油菜,具有清热润燥、舒张血管、行血破气、消肿散结、和血补身的功效,对于静脉曲张的恢复有帮助。

(2)足够的蛋白质:要多吃含蛋白质丰富的食物,如鱼、牛、羊肉等,大豆以及豆制品也含有丰富的植物蛋白质,也应多吃。充足的蛋白质可以维持体内所有营养物质的平衡,增强免疫力,保护细胞,还可以乳化脂肪,促进血液循环。

(3)含维生素E丰富的食物:多吃含维生素E的食物,可以改善血液循环,减轻腿部的沉重感。

(4)避免油腻难消化食物;油炸、熏制、烧烤食物;高盐、高脂肪食物。如:腌制食物、小麻椒、大肥肉等。

(5)忌抽烟、喝酒,因为这些都是会加重病情的。

3. 下肢静脉曲张对人体健康的危害

(1)下肢静脉曲张会使患者小腿皮肤会出现萎缩、脱屑、色素沉着,小腿的皮肤还会发黑发硬,甚至溃烂等,严重影响腿部美观,许多患有静脉曲张的女性双腿爬满"青筋",导致女性在夏天都不敢穿裙子、穿短裤,对生活失去自信,产生强烈的自卑感,对身心造成一定的影响。

(2)下肢静脉曲张会导致患者出现静脉炎、湿疹、出血等并发症,这些并发症严重的话是会导致人休克甚至是死亡的。

(3)下肢静脉曲张还会造成腿部发炎溃烂,甚至是坏疽,最后患者不得不进行截肢,对今后的生活和健康带来严重的影响。

(二)教会患者预防下肢静脉曲张的方法

(1)避免同一个姿势长期的站立,如果是工作需要,可把重心轮流放在两条腿上,经常踮脚,让脚后跟起、落活动,或不时下蹲,能使小腿肌肉收缩,避免小腿静脉内血液淤积。

(2)长期坐着的工作人员,每隔一段时候起来行走一会,不要长时间的坐着,坐着的时候要经常变换姿势或活动踝关节和足趾。保持正确的坐位姿势。不要跷二郎腿。

(3)久站人群或早期的静脉曲张患者,可穿静脉曲张弹力袜,帮助静脉回流,预防和缓解静脉曲张的症状。

(4)久坐久站人群在晚上睡觉的时候可将腿抬高,缓解血液对下肢静脉的压力。

(5)尽量避免穿高跟鞋,平跟鞋有助于预防静脉曲张,在条件许可时,赤足或穿拖鞋。

(6)养成健康的饮食习惯,坚持低盐、低热量、低胆固醇、低脂、高纤维饮食,积极地戒烟戒酒。

(7)不要穿紧身的衣服,过紧的衣服会影响静脉的回流,诱发或加重静脉曲张的症状,衣服以宽松为好。

(8)适当体育锻炼,每天进行适当的体育锻炼,不仅能增加身体的抵抗力,还能改善身体的血液循环,预防静脉曲张的发生。

(9)怀孕也是静脉曲张的一个诱发因素,因此,怀孕的女性要避免久坐久站等,养成健康生活习惯,避免静脉曲张的发生。

(10) 平时可做一些保健操,如平卧于床上,抬高患肢 45°维持 1～2 min,或直抬腿向上向下运动数分钟,每天练习 2～3 次,以助下肢静脉血液回流加快。

(11) 戒烟,因吸烟能使血液黏滞度改变,血液变黏稠,易淤积。口服避孕药也有类似作用,应尽量少服用。

(12) 此病有遗传倾向,一般在 30 岁左右发病,因此在儿童和青少年时期应勤于运动,增强体质,有助于防治。

六、出院指导

(1) 出院后仍需穿弹力袜或用弹力绷带 1～2 个月。晚上睡觉时,将患肢抬高 20°～30°。

(2) 为维持下肢血运,平时应注意体位,勿长时间站立或坐位,以防静脉回流障碍时发生足背、足趾水肿和动脉闭塞。

(3) 术后半年至 1 年内可能有下肢酸痛或麻木感。

(4) 绝对禁烟,但可少量饮酒,以促进血管扩张。坚持适量运动,有利于下肢静脉回流。

(5) 按时按量遵医嘱服药,不可随意停药、减药。

(6) 每天坚持一定时间的行走,行走可以发挥小腿肌肉的"肌泵"作用,防止血液倒流的压力。

(7) 定期复查,分别为出院后第 1 个月、第 3 个月,半年后改每半年 1 次,如出现以下情况,需马上就诊:① 伤口有分泌物或红、肿、热。② 发热。③ 患肢肿胀。

下肢溃疡（臁疮）

下肢溃疡是临床上一种常见疾病，好发于小腿下 1/3 处，内、外侧的慢性溃疡，其特点为难愈且易反复。慢性下肢溃疡多见于老年人，尤其是在合并患有糖尿病、脉管炎及下肢静脉回流障碍的老年人群中更为常见。

一、诊断

（一）西医

参照 2015 年中华中医药学会外科分会《下肢慢性溃疡中医循证临床实践指南》：下肢局部见一溃疡，溃疡表浅，疮面肉色灰白、淡红或紫暗，表面或附有黄色脓苔，疮口凹陷，边缘形如缸口，脓水清稀，呈灰黑或带绿色，带腥味。溃疡周围可伴有湿疮、静脉曲张、色素沉着。疮口难愈，愈后易溃，反复发作。下肢溃疡 1 个月以上未愈合者。诊断时应注意双下肢溃疡面的外观、范围、创面面积、深度、温度、分泌物颜色、气味以及肉芽的状况疼痛等级记录；患肢有无浮肿、溃疡及窦道等。并可进行溃疡创面分泌物细菌学培养及药物敏感试验和耐药试验、静脉造影、多普勒肢体血流图、下肢静脉功能试验等辅助检查。

（二）中医

属中医学"臁疮""裤口疮""裙风""烂腿"等范畴，俗称老烂脚。中医诊断参照 2015 年中华中医药学会外科分会《下肢慢性溃疡中医循证临床实践指南》：下肢慢性溃疡的主症为局部溃疡、糜烂、痒痛，次症有脓水浸淫、秽臭难闻、足胫浮肿。舌象有舌质淡或淡紫，舌苔黄腻、白腻。脉象多细涩无力或细数。

溃疡：溃疡面初起坏死组织及脓液不断增多，有恶臭味，伴有疼痛，待坏死组织脱落，脓性分泌物可减少，出现浆液性分泌物，溃疡面可呈灰白色、淡红色、鲜红色不等。溃疡深度可在皮下组织，或深至骨膜外层，甚至骨质破坏。缸口样溃疡创面经久不愈，则可能癌变。溃疡愈合后可形成瘢痕，皮肤仍干燥、脱屑、色素沉着，如遇损伤可能复发。

糜烂：由于部分皮肤出现脱屑、粗糙，近苔藓样变的皮肤出现裂隙，可有渗出，若遇损伤则发生溃破、糜烂、渗出部分脓水或滋水淋漓。

痒痛：多见于疾病初起之时，局部先痒后痛，或痒痛相兼，或肿痛色红。

二、分类

（一）西医

1. *临床分级标准*　临床分级为 CEAP 分类中一个反映疾病严重程度的分级（$C_0 \sim C_6$）。C_0 为无静脉疾病的体征；C_1 为有扩张或网状的静脉；C_2 为有静脉曲张；C_3 为出现水肿；C_4 为出现皮肤改变（色素沉着，湿疹，皮下脂肪硬化）；C_5 皮肤改变（已愈合溃疡）；C_6 为皮肤改变（活动性溃疡），共 7 个级别。

2. *病因分类标准*　按照 CEAP 分类分为先天性、原发性和继发性 3 大类。

3. 解剖分类标准　按照 CEAP 分类分为浅静脉受累、深静脉受累和穿通支静脉受累 3 大类。

4. 病理分类标准　按照 CEAP 分类分为反流性（如深静脉瓣膜功能不全）、阻塞性（如深静脉血栓后遗症）和反流阻塞性（即反流病、阻塞病同时存在）3 类。

（二）中医的辨证分型

1. 湿热毒蕴证　疮周有痒痛，疮面腐肉较多，或秽臭难闻，疮周皮肤灼热，可伴发热，大便秘结，夜难入寐。舌质红，舌苔黄腻，脉数。

2. 湿热瘀阻证　疮面腐肉未完全脱尽，脓水淋漓，大便秘结。舌质偏红，苔黄腻，脉数。

3. 气虚血瘀证　疮面腐肉已尽，新肌难生或不生，肉芽色暗淡不鲜，脓水清稀。舌质淡，或有瘀斑，舌苔薄，脉细。

三、治疗原则

下肢溃疡的治疗主要强调个性化的综合治疗，包括药物治疗、物理治疗、辅助治疗和手术治疗。

（一）药物治疗

口服肠溶阿司匹林对静脉溃疡的愈合有一定作用，这一作用可能与缓和静脉溃疡患者的高凝状态有关。血流改善剂己酮可可碱能恢复红细胞的变形能力，降低血液黏稠度，增加缺血区的血流量，对静脉性溃疡有较好的作用，己酮可可碱与压力治疗联合对静脉溃疡有明显疗效。

（二）物理治疗

物理治疗是指采用光、电、射线、压力等物理原理达到增加伤口组织血流、促进组织生长目的的一种辅助治疗。① 低功率激光联合红外线治疗，每周 1 次，持续 9 周。② 负压封闭辅助技术伤口闭合，建议在坏死组织清除、感染控制后开始，负值设定 −125 mmHg，吸引模式为吸引 5 min 间停 2 min 的间歇吸引模式，连续治疗，每 2 周评价 1 次效果，如果伤口面积缩小率为 40% 为有效，可继续治疗至愈合或接近愈合。③ 非接触式低频率超声治疗。用低频率超声给患肢"足浴"对促进慢性静脉溃疡的愈合有帮助，"足浴"每次持续 10 min，每周进行 2 次，对减少溃疡大小有效，可以作为对静脉溃疡愈合有帮助的辅助治疗手段。④ 电磁疗法，可对局部伤口在常规处理基础上应用电磁疗法，每天持续 3 h 左右，持续 2～3 个月，对减少溃疡的大小有一定的作用。⑤ 高压氧舱治疗。对非糖尿病、非动脉硬化引起的下肢溃疡可采用高压氧舱治疗以缩小溃疡。

（三）伤口感染的治疗

（1）区分污染，定植和感染。

（2）适当使用抗生素。

（四）手术治疗

手术治疗的原则是纠正静脉系统功能不全，消除静脉反流，缓解静脉高压，改善局部供氧和微循环。经典的手术强调高位结扎、切除曲张的浅静脉，术中对大隐静脉近端属支均需逐一切断结扎。

四、护理

（一）护理评估

1. 健康史

（1）个人史：① 年龄、职业，了解是否长期坐位或站立等。② 用药史：是否使用了影响愈合的药物(包括类固醇和其他免疫抑制性药物)。③ 吸烟史。

(2) 家族史：了解患者是否有静脉疾病的家族史,静脉曲张史及曲张严重程度、血栓形成倾向。

(3) 既往史：了解患者是否曾患高血压、心力衰竭、外周血管疾病、哮喘、阻塞性气道疾病、炎症性肠病、肢体创伤史、肿瘤等病史;当患有癌症、贫血、营养不良和行动能力缺乏时,应该注意慢性下肢静脉溃疡。了解患者是否有手术史。

2. 心理社会因素

(1) 评估患者的生活质量、患者及其家庭的认知、情感、功能状态。

(2) 了解患者的文化素养、家庭背景、经济条件、医疗保障及家庭社会人际关系,以及家庭主要成员对患者的关心支持力度等。

(3) 了解患者在发病前有无不良的精神刺激,是否处在持续的精神紧张状态,如长期工作压力、焦虑、紧张等。

3. 身体状况

(1) 评估患者的皮肤、伤口及循环系统状况。① 皮肤有无斑疹、紫癜、结节和网状青斑。② 伤口的位置、大小和数量;是否有感染、坏死。③ 了解患者的循环系统状况。

(2) 评估患者的全身状况。评估下肢溃疡患者时应全面评估患者病史,包括溃疡的开始与原因、持续时间、曾经采取的治疗与结果、加压治疗的方式、患者的耐受性和有效性、复发史、反应及症状。

(3) 了解患者的检查结果,血糖、尿液分析、超声检查测量踝肱压力指数等。

(4) 评估可能影响伤口愈合的全身因素如心血管疾病、风湿性关节炎、淋巴水肿、吸毒或曾经吸毒、肥胖症或极度消瘦或恶液质状态、伴随动脉性疾病、缺乏预防和治疗的措施。

(5) 病程在 3 个月以上的患者应评估形成深静脉血栓的危险因素(可用 Autar 量表评估)。

(二) 一般护理

1. 疮面护理

(1) 勤剪指甲,避免搔抓,注意肢体保暖。

(2) 每天清洗疮面和疮周皮肤,保持清洁、干燥。

(3) 指导患者正确使用弹力绷带,以保护疮面和疮周皮肤。晨起时抬高患肢,排空浅静脉内血液。从足心开始,将弹力绷带向上缠绕到膝下,粘扣固定。弹力绷带缠绕松紧适度,特别注意足踝部,因此处位置最低,若松紧度不适易造成局部水肿。包扎弹力绷带后,活动时应自觉舒适,无酸胀、疼痛等不适。

(4) 遵医嘱应用中医适宜护理技术：① 中药外敷：适用于疮周红肿、痒痛者。药物涂抹薄厚均匀,约 0.1~0.2 mm,部位准确,固定松紧适宜。② 中药湿敷：适用于疮周皮肤瘙痒、渗出者。6 层纱布浸透药液,以不滴水为宜。③ 对于疮面不敛,久不收口者可应用智能中药熏蒸仪进行熏蒸,达到设定温度 90℃时喷气口开始喷出雾气,喷气口与皮肤之间最佳距离为 25~30 cm,防止烫伤;也可应用艾灸疗法,距疮面 5~10 cm,以旋灸方式艾灸疮面 10 min,及时弹去艾灰,防止烫伤。④ 半导体激光局部照射：适用于疮面不敛者。每次换药前照射 20 min,照射时距疮面 25~30 cm。

2. 生活起居

(1) 注意休息,适度活动;忌烟酒。

（2）对于患肢的护理，应当抬高患肢，减少走动，病情严重期应绝对卧床休息，卧床时抬高患肢15°～30°，从而减轻水肿，减少渗出，观察趾端血运是否正常。

（3）避免久行久立、跷二郎腿，教会患者腿部按摩，两手分别放在小腿两侧，由踝部向膝关节揉搓小腿肌肉。站立时做踮脚运动，或做小腿的踢腿运动。

（4）指导患者进行坐式八段锦、简化太极拳锻炼。

（5）创口愈合后，宜常用绷带缠缚保护，以避免外来损伤，引起复发。

3. 饮食指导

（1）指导患者健康、合理饮食。宜食清淡、易消化的高维生素、高蛋白质、高热量、富纤维素、低脂饮食。忌食辛辣、油炸、烧烤、高脂肪食物及海腥鲜发物。

（2）糖尿病患者饮食宜少食多餐，忌食碳水化合物高、纤维素低的食物。忌食高脂肪、高胆固醇食物，如牛油、肥肉、动物内脏等。大便干结时，可适量增加坚果类食物和膳食纤维素，如燕麦、芝麻、红薯、芹菜、杏仁等，但忌食花生米、核桃、杏仁、松子等坚果类食物。

（3）湿热毒蕴证：便秘患者可多食香蕉、蜂蜜、芝麻等润肠通便之品，养成定时排便的习惯。宜食甘寒、甘平的食物如绿豆、芹菜、土豆、马齿苋等。食疗方：玉米赤豆粥，绿豆银花汤等。

（4）湿热瘀阻证：予新鲜马齿苋、绿豆煎汤服用，以助清热利湿。食疗方：冬瓜排骨汤等。

（5）气虚血瘀证：以补气养血为主，宜进食高营养、高蛋白质、高维生素的食材，如瘦肉、山楂、大枣、莲子、龙眼、枸杞子、胡萝卜、黑豆、新鲜蔬菜水果等，以增强机体抵抗力。食疗方：薏苡仁黄豆汁、黄鳝粥等。可食用红枣，饮用党参乌鸡汤等。

4. 情志调理

（1）采用暗示疗法、说理开导法，引导患者自觉地戒除不良心理因素，调和情志。

（2）责任护士多与患者沟通，了解其心理状态，及时予以心理疏导。

（3）鼓励家属多陪伴患者，亲朋好友给予情感支持。

（4）鼓励病友间相互交流治疗体会，提高认知，增强治疗信心。

5. 用药护理

（1）外用药：厚薄均匀，出现瘙痒、皮疹等过敏反应，立即停药。

（2）注射给药：应用活血化瘀药物时注意患者有无出血倾向。

（三）症状护理

1. 发热

（1）发热者限制患者活动，宜卧床休息。病室温湿度适宜，空气流通，阳光充足。

（2）严密监测生命体征，高热者给予物理降温，出汗较多者及时擦干皮肤，保持皮肤和床单清洁、干燥。

（3）鼓励患者多饮水约每天1 500 ml，可用菊花、金银花泡水代茶饮，以清热解毒。饮食易消化，均衡营养，注意优质蛋白质的摄入，如鸡蛋、牛奶、瘦肉等。忌食海腥发物及辛辣刺激、助火食品，如牛羊肉、海鱼、虾、蟹、葱、蒜、辣椒等。

2. 疮面腐肉未脱

（1）保持病室空气新鲜、流通，温湿度适宜。

（2）卧床时适当抬高患肢15°～30°，以促进下肢血液回流。

（3）根据医嘱，疮面脓腐较多难以清疮者，外敷提脓祛腐药物或油膏，如逐腐祛瘀胶囊、红油膏等；渗出较多者，予清热解毒、利湿收敛的中药煎液湿敷患处，如黄连、马齿苋、土槿皮等，外用油膏贴敷。

(4) 疮周红肿灼热明显者,遵医嘱予清热解毒消肿油膏贴敷,如金黄膏等,观察有无药物过敏等不良反应。

(5) 脓水多而臭秽,引流通畅者,遵医嘱予中药熏蒸局部疮面,每天 1 次。

(6) 保持疮周皮肤清洁干燥,敷料渗出较多者及时更换。

3. 疮面新肌不生

(1) 根据医嘱,疮面较干燥者,予补虚活血生肌中药油膏贴敷,如橡皮生肌膏;新生肉芽及上皮生长缓慢者,予补虚活血通络生肌中药煎剂湿敷,如黄芪水煎液等。

(2) 新肌难生或不生者,遵医嘱予中药熏蒸、艾灸疮面,每天 1 次。

(3) 疮面无渗出,肉芽组织生长良好者,适当延长换药间隔时间。换药时,动作轻柔,避免用力擦拭疮面,以免损伤新生组织。对胶布过敏者,用绷带缠缚疮面,使用弹力绷带或弹力袜,注意缠缚的松紧度,肢端皮肤的色泽、患肢肿胀情况。

4. 疮周痒痛

(1) 保持疮周皮肤清洁、干燥,避免摩擦。

(2) 指导患者戒烟、酒,穿着合适的鞋袜和棉质衣物,注意保暖,避免穿着化纤毛织品。

(3) 忌用热水烫洗局部皮肤,避免搔抓,用力擦拭等加重损害。

(4) 局部瘙痒者,遵医嘱予清热利湿收敛药物或止痒洗剂外涂,如紫草油、三黄洗剂、三石散、青黛散或青黛膏、黄连膏等,以收涩止痒,减少皮肤浸渍。

(5) 遵医嘱穴位按摩,根据病情需要,可选择中脘、足三里、内关、合谷、曲池等穴位。

五、健康教育

(1) 加压治疗指导。早晨起床后第一时间要使用弹力袜。定期更换弹力袜(3～6 个月)以保证最适宜的弹性。弹力袜或加压设备使用期间必须要注意监测静脉水肿和静脉四肢溃疡的发生。

(2) 静脉曲张的动态治疗指导。包含体重管理,体重增长太多或太快会加重双下肢负重影响双下肢血流,容易引起溃疡难愈或愈合的溃疡复发;适当锻炼比如行走,指导并帮助患者避免穿过紧的衣物和跷二郎腿。

(3) 减少吸烟或戒烟。香烟中的尼古丁直接收缩血管,影响血流。吸烟者的溃疡治疗效果较不吸烟者差,引导患者逐步戒烟。

(4) 预防外伤指导。患肢缺血或瘀血性病损,局部营养不良,修复能力差。告知患者避免外伤,如抓伤、摩擦伤、切割伤等,以防引发难以愈合的溃疡。

(5) 运动指导。指导患者每天上抬腿部,次数以超过心跳次数为宜,进行等张小腿肌肉训练及踮脚走训练,白天每 30 min 弯曲关节 5～10 次,每次约 1～2 min 以避免静脉淤血并减少静脉的逆流;每天散步 2 次,每次约 30 min。

(6) 正确的足部护理。患者应该避免穿高跟鞋,以减少静脉反流。每天检查足部,发现水泡、伤口和皮肤/趾甲改变时,及时到专业健康机构咨询就诊。

(7) 膳食指导。根据身高体重和肝肾功能结果制订个体化营养食谱,维持足量的营养摄入。

(8) 教会患者早期识别伤口恶化的标准。

(9) 教会患者及家属换药的方法。

六、出院指导

（1）防寒冻、潮湿和劳累。环境温度低于 17℃时，患肢病变局部循环不良，营养障碍呈持续性缺血、淤血改变；户外活动，过度劳累可使患部耗氧量增加，矿井内环境寒湿、通风不良、空气中含氧量低等可加重病情。

（2）避免长期站立、重体力劳动、妊娠、慢性咳嗽、长期便秘等可使静脉内压力增高，进一步加剧了血液对瓣膜的冲击力和静脉壁的压力，导致静脉曲张。长期的静脉曲张，血液淤滞，最终产生淤积性皮炎，色素沉着和慢性硬结型蜂窝组织炎或形成溃疡。

（3）指导患者使用加压绷带的大小、种类、弹力袜的使用时间、尺码、使用方法、注意事项、保养须知。注意是否使用持续加压泵、抬高下肢的时间、溃疡伤口的有无渗液、疼痛等问题。

（4）应加强康复指导，鼓励步行锻炼，或给予康复器械锻炼；患者在家庭做等张肌肉锻炼能够促进小腿肌肉功能和腓肠肌肌肉收缩力的恢复，有助于溃疡愈合。

（5）告知患者溃疡患者定期（1~2周）到专业健康机构进行检查和评估及处理溃疡；溃疡愈合患者每3个月1次到专业健康机构进行检查和评估溃疡复发的危险。

神经根型颈椎病（项痹病）

颈椎病是由于颈椎间盘退行性病变，颈椎骨质增生，刺激和压迫了颈神经根、脊髓、椎动脉和颈部的交感神经等而引起的一种症状复杂的综合症候群，故又称颈椎综合征。临床常表现为颈、肩臂、肩胛上背及胸前区疼痛，手臂麻木，肌肉萎缩，甚则四肢瘫痪，有人可表现为头晕、猝倒等。颈椎病是临床常见病，多发病，以老年人群居多，发病率约为 $10\% \sim 20\%$，好发部位为颈 5-6、颈 6-7。近年来发病呈年轻化趋势，青少年颈椎患者逐年增多。从事伏案工作者发病率较高，性别间无差异。

一、诊断

（一）西医

根据患者的临床表现与 X 线片所见均符合颈椎病患者可以确诊；或者具有典型颈椎病的临床表现，而 X 线片尚未有异常变化者，应在排除其他疾病的前提下，诊断为颈椎病。

（二）中医

中医根据症状可将其分属"痹病""眩晕""痿病"等范畴，在病因学上通常是认为外伤、风寒湿邪侵袭、气血不和、经络不通所致，头晕、目眩、耳鸣则与痰浊、肝风、虚损有关。

二、颈椎病的分类及分级

（一）西医

1. 分类

（1）神经根型颈椎病：约占颈椎病的 $50\% \sim 60\%$，系椎间盘向后外侧突出致钩椎关节或椎间关节增生、肥大，进而刺激或压迫神经根所致。

（2）脊髓型颈椎病：约颈椎病的 $10\% \sim 15\%$，由后突的髓核、椎体后缘的骨赘、增生肥厚的黄韧带及钙化的后纵韧带压迫或刺激脊髓所致。

（3）椎动脉型颈椎病：由颈椎横突孔增生狭窄、颈椎稳定性下降、椎间关节活动移位等直接压迫或刺激椎动脉，使椎动脉狭窄或痉挛，造成椎-基底动脉供血不全所致。

（4）交感神经型颈椎病：由颈椎各种结构病变刺激或压迫颈椎旁的交感神经节后纤维所致。

（5）混合型颈椎病：临床上经常发现早期为颈型，以后发展为神经根型。神经根型与脊髓型常合并存在，同时合并两种或两种以上症状者称为混合型，又称弥漫型。

（6）其他还有食管压迫型等。

2. 分级

根据上下肢体感觉、运动和括约肌功能进行颈脊髓功能评分，目前国际上通用的有日本的 JOA17 评分表，可作为临床对脊髓功能的评分（表 10）。

表 10　JOA 脊髓型颈椎病评分

	分　级	评　分
运动功能		
上肢		
正常	0	4
用筷子吃饭有些困难	1	3
用筷子吃饭很困难	2	2
能用汤匙吃饭,但不能用筷子	3	1
自己不能吃饭	4	0
下肢		
正常	0	4
不用任何辅助,可以行走但是有轻度的肌肉挛缩	1	3
上下台阶需要扶栏杆	2	2
在平地上行走需要辅助器具	3	1
不能行走	4	0
感觉		
上肢		
正常	0	2
轻微感觉缺失	1	1
明显感觉缺失	2	0
下肢		
正常	0	2
轻微感觉缺失	1	1
明显感觉缺失	2	0
躯体		
正常	0	2
轻微感觉缺失	1	1
明显感觉缺失	2	0
膀胱功能		
正常	0	3
轻度功能障碍	1	2
严重功能障碍	2	1
完全尿潴留	3	0
总分	17	

$$恢复率(百分率)=(术前分-术后分)\div 17\times 100$$

截瘫 Frankel 分级:全瘫;无运动功能,残留部分感觉;肢体有部分活动,但无实用价值;不全瘫,肢体有活动并有实用价值,有的患者可行走;基本正常或无截瘫。

(二) 中医辨证分型

1. 风寒痹阻证　颈、肩、上肢窜痛麻木,以痛为主,头有沉重感,颈部僵硬,活动不利,恶寒畏风。舌淡红,舌苔薄白,脉弦紧。

2. 气滞血瘀证　颈肩部、上肢刺痛,痛处固定,伴有肢体麻木。舌暗,舌苔薄,脉弦。

3. 痰湿阻络证　头晕目眩,头重如裹,四肢麻木不仁,纳呆。舌暗红、舌苔厚腻,脉弦滑。

4. 肝肾不足证　眩晕头痛,耳鸣耳聋,失眠多梦,肢体麻木,面红目赤。舌质红少津,舌苔薄,脉弦。

5. 气血亏虚证　头晕目眩,面色苍白,心悸气短,四肢麻木,倦怠乏力。舌淡,舌苔薄,脉细弱。

三、治疗原则

(一) 非手术治疗

1. 治疗目标　最大限度地缓解因神经根受压而导致的临床自主症状。

2. 治疗时机　神经根型、椎动脉型、交感神经型颈椎病患者可以采用枕颌带牵引、颈围、推拿按摩、理疗、药物治疗等方法。

3. 治疗原则　去除压迫因素,消炎止痛,恢复颈椎稳定性。

(二) 手术治疗

1. 治疗目标　① 切除突出的椎间盘、骨赘、韧带或椎管扩大成形,使脊髓和神经得到充分减压。② 通过植骨、内固定进行颈椎融骨、获得颈椎稳定性。

2. 治疗时机　① 保守治疗半年无效或影响正常的生活和工作。② 神经根性剧烈疼痛,保守治疗无效。③ 上肢某些肌肉,尤其手在内的肌无力、萎缩,经保守治疗 4～6 周仍有发展趋势。

3. 治疗原则　脊髓型颈椎病由于疾病自然史逐渐发展至症状严重,确诊后应立即行手术治疗。

四、护理

(一) 护理评估

1. 健康史(生活史)

(1) 一般资料:性别、年龄、职业等。

(2) 既往史:有无颈肩部急、慢性损伤史和肩部长期固定史,以往的治疗方法和效果。

(3) 家族史:家族中有无类似病史。

(4) 辅助检查:了解患者的 X 线、脊髓造影、CT、MRI 等检查结果,以判断病情、可能采取的治疗和护理措施。

2. 心理社会评估

(1) 术前患者及家属对该病的认识,有无焦虑恐惧等不良情绪家庭及社会对患者的支持程度。

(2) 术后患者及家属对手术及术后康复过程、可能出现的后遗症等的认知程度,患者能否复述疾病复发和康复方面的认识。

3. 身体状况

(1) 术前局部:疼痛的部位、性质,诱发及加重疼痛的因素及缓解的措施及效果;有无四肢的感觉、活动、肌力、反射异常及躯干部的紧束感。全身:意识状态和生命体征,生活自理能力、有无大小便失控或失禁现象。

(2) 术后伤口及引流情况手术切口有无出血、肿胀,引流管是否妥善固定、引流是否通畅,引流液的颜色、量、性状。疼痛及康复情况术后疼痛缓解、双上肢神经功能及关节活动范围恢复情况,日常生活自理情况。能否按计划进行功能锻炼;有无并发症发生的征象。

（二）一般护理

1. 病室要求　病室内保持安静整洁,空气新鲜,经常通风,温湿度适宜。

2. 生活起居护理

（1）避免长时间低头劳作,伏案工作时,每隔 1～2 h,活动颈部,如仰头或将头枕靠在椅背上或转动头部。

（2）座椅高度要适中,以端坐时双脚刚能触及地面为宜。

（3）避免长时间半躺在床头,曲颈斜枕看电视、看书。

（4）睡眠时应保持头颈部在一条直线上,避免扭曲,枕头长要超过肩,不宜过高,为握拳高度（平卧后）,枕头的颈部稍高于头部,可以起到良好放松作用。避免颈部悬空。

（5）注意颈部保暖,防风寒湿邪侵袭。及时防止如咽喉炎、扁桃体炎、淋巴腺炎等咽喉部疾病。

（6）乘车、体育锻炼时做好自我保护,避免头颈部受伤。开车、乘车注意系好安全带或扶好扶手,防止急刹车颈部受伤等,避免头部猛烈扭转。

3. 饮食护理

（1）风寒痹阻证：宜进祛风散寒温性食物,如大豆、羊肉、狗肉、胡椒、花椒等。食疗方：鳝鱼汤、当归红枣煲羊肉等。忌食凉性食物及生冷瓜果、冷饮、多温热茶饮。

（2）血瘀气滞证：宜进食行气活血、化瘀解毒的食品、如山楂、白萝卜、木耳等。食疗方：醋泡花生等。避免煎炸、肥腻、厚味。

（3）痰湿阻络证：宜进健脾除湿之品,如山药、薏苡仁,赤小豆等。食疗方：冬瓜排骨汤等。忌食辛辣、燥热、肥腻等生痰助湿之品。

（4）肝肾不足证：① 肝肾阴虚者宜进食滋阴填精、滋养肝肾之品,如枸杞子等。药膳方：虫草全鸭汤。忌辛辣香燥之品。② 肝肾阳虚者进食温壮肾阳、补精髓之品,如黑豆、核桃、杏仁、腰果等。食疗方：干姜煲羊肉。忌生冷瓜果及寒凉食物。

（5）气血亏虚证：宜进食益气养阴的食品,如莲子、红枣、龙眼等。食疗方：龙眼莲子汤、大枣圆肉煲鸡汤等。

4. 情志护理

（1）向患者介绍本疾病的发生、发展及转归,取得患者理解和配合,多与患者沟通,了解其心理社会状况,及时消除不良情绪。

（2）介绍成功病例,帮助患者树立战胜疾病的信心。

（3）给患者必要的生活协助,鼓励家属参与。

（4）有情绪障碍者,必要时请心理咨询医师治疗。

（三）症状护理

1. 颈肩疼痛

（1）疼痛诱因、性质、部位、持续时间,与体位的关系,做好疼痛评分。

（2）慎起居、避风寒,防风寒阻络致经脉不通,引发疼痛。

（3）配合医师行颈椎牵引,及时评估牵引效果及颈肩部疼痛情况。

（4）遵医嘱行中药熏蒸、中药塌渍、中药外敷、中药离子导入、拔火罐等治疗。痛点处可行穴位揉药或涂擦治疗。

（5）根据疼痛规律,对夜间疼痛甚者,适当增加中药塌渍、中药热奄包、牵引等治疗次数。

（6）遵医嘱正确应用镇痛药,并观察用药后反应及效果。

2. 眩晕

(1) 评估眩晕的性质、发作或持续时间,及与体位改变的关系。

(2) 避免诱发眩晕加重的姿势或体位。

(3) 做好防护,外出有人陪同,动作应缓慢,避免快速转头、低头,防跌倒。

(4) 指导患者正确佩戴颈托。

(5) 遵医嘱给予耳穴贴压(耳穴埋豆)、中药离子导入等治疗。

3. 肢体麻木

(1) 评估肢体麻木范围、性质、程度及与体位的关系。

(2) 指导患者主动活动麻木肢体,可用梅花针或指尖叩击、拍打按摩麻木部位,减轻或缓解症状。

(3) 注意肢体保暖。

(4) 遵医嘱给予中药熏蒸、理疗、电针、刮痧等治疗,避免烫伤或意外损伤。

(5) 遵医嘱行颈椎牵引,及时巡视观察患者有无不适,如有麻木加重,告知医师,适当调整牵引角度、重量、时间等。

4. 颈肩及上肢活动受限

(1) 评估活动受限的范围和患者生活自理能力。

(2) 患者生活用品放置应便于取用。

(3) 指导协助患者正确的体位移动,按摩活动受限肢体,提高患者舒适度。

(4) 指导并协助四肢关节功能锻炼,防肌肉萎缩。

(5) 遵医嘱进行中药熏蒸、中药离子导入、艾灸等治疗,注意防烫伤。

5. 不寐

(1) 枕头高度适宜,避免颈部悬空。

(2) 保持病房安静、整洁,通风良好。

(3) 睡前服热牛奶、温水泡脚,按摩双侧太阳穴、印堂穴,听舒缓轻音乐,不宜饮浓茶或咖啡。

(4) 遵医嘱行开天门、耳穴贴压(耳穴埋豆)等治疗。

(5) 遵医嘱应用镇静安神药物,并观察用药后反应及效果。

(6) 因夜间疼痛影响睡眠时可给予颈椎小重量持续牵引。

五、健康教育

(一) 向患者及家属讲解疾病的相关知识

1. 术前准备

(1) 告知手术注意事项及相关准备工作,取得患者的配合,术前戒烟。

(2) 前路手术术前 3～5 天开始气管推移训练,用示指、中指及环指将气管自右向左推或拉,使气管超过正中线,牵拉的时间由每次 5～10 min,逐渐增加至 30～40 min,每天 3～4 次,而且不发生呛咳。

(3) 指导患者进行深呼吸及有效地咳嗽练习,练习床上排大小便。

(4) 手术后返回病室要保持脊柱水平位搬动患者,颈部制动,两侧用沙袋固定。

2. 术后的护理

(1) 患者术后由于全麻插管和牵拉关系,可出现咽部不适,吞咽和呼吸困难,症状轻的患者一般都能自愈。常规雾化吸入以解决痰液黏稠和咽部刺激。

（2）颈前路患者观察伤口渗血情况及呼吸频率、节律，发现异常，及时通知。

（3）保持引流管的通畅，不要打折和受压。观察引流液的颜色、性质、量。

（4）术后每2h给予患者更换体位1次，预防压疮。

（5）术后尽早进行功能锻炼，术后半天即可坐起，鼓励咳痰。术后1～2天即可下床走动。每天数次进行上肢、下肢和手的小关节活动。保持各关节良好的功能位。下床时可以带颈托。

（二）影响颈椎疾病的危险因素

1. **劳损**　长期使头颈部处于单一姿势位置，如长时间低头工作，易发生颈椎病。

2. **头颈部外伤**　50％髓型颈椎病与颈部外伤有关。一些患者因颈椎骨质增生、颈椎间盘膨出、椎管内软组织病变等使颈椎管处于狭窄临界状态中，颈部外伤常诱发症状的产生。

3. **不良姿势**　如躺在床上看电视、看书、高枕、坐位睡觉等；卧车上睡觉，睡着时肌肉保护作用差，刹车时易出现颈部损伤。

4. **慢性感染**　主要是咽喉炎，其次为龋齿、牙周炎、中耳炎等。

5. **风寒湿因素**　外界环境的风寒湿因素可以降低机体对疼痛的耐受力，可使肌肉痉挛、小血管收缩、淋巴回流减慢、软组织血循环障碍，继之产生无菌性炎症。

6. **颈椎结构的发育不良**　先天性小椎管、颈椎退变等是一些颈椎病病因基础。

（三）常用手术治疗的禁忌证

（1）患者一般条件差不允许手术。

（2）患者高龄等因素已经无法生活自理。

（3）术前诊断不清，没有明确症状和相应节段定位关系者。

（4）病程较长已有明显脊髓损害者亦不宜手术（脊髓变性期）。

（四）饮食禁忌

忌食凉性食物及生冷瓜果、冷饮、多温热茶饮。避免煎炸、肥腻、厚味。忌食辛辣、燥热、肥腻等生痰助湿之品。

（五）颈椎病对人体健康的危害

（1）如果影响到通往头部的神经、血管（椎动脉），可以出现头晕、头痛、恶心、呕吐、耳鸣、视物不清等。

（2）如果影响到颈椎内部的脊髓，则会出现四肢无力、两腿发软、肌肉僵硬、行走困难，甚至下肢瘫痪、大小便失控和性功能障碍。

（3）呛水、声音嘶哑、发音不清等。

（4）神经根和脊髓的损伤，在环锯切取椎间盘，及刮取椎体后部骨赘时容易出现。

（5）椎动脉的损伤，特别在切除骨刺时，常造成大出血，及脑部血液供应的减少，有时也影响颈椎脊髓的血液循环。

（6）可出现甲状腺中动脉，及甲状腺上动脉的损伤，此两者，常与喉返神经及喉上神经相伴，而行供应甲状腺血液，同时也参与颈椎脊髓血液的供应，故其损伤后可能引起，甲状腺及脊髓功能的不正常，进而产生一系列临床表现。

（7）如果影响到通往上肢的神经，则还可出现颈项部连带上肢疼痛、放射痛或麻木，也可出现皮肤感觉迟钝、上肢肌肉力量减弱。

（六）教会患者正确的肢体康复锻炼的方法

1. **拔项法**　吸气时头顶向上伸展，下颌微收，双肩下沉，使颈部后方肌肉紧张用力，坚持

3 s,然后呼气放松。

2. 项臂争力　两手交叉,屈肘上举,用手掌抱颈颈部,用力向前,同时头颈尽量用力向后伸,使两利相对抗,随着一呼一吸有节奏地进行锻炼。

3. 仰首观天　双手叉腰,先低头看地,闭口使下颌尽量紧贴前胸,停留片刻,然后头颈仰起,两眼看天,仍停留片刻,反复进行。

4. 回头望月　头部转向一侧,头顶偏向另外一侧,双眼极力向后上方观望,如回头望月状,坚持片刻,进行对侧锻炼。

5. 保健"米字操"　身体直立,双手自然下垂,挺胸、抬头,目视前方,颈部向左侧屈,吸气,复原时呼气,再向右侧屈。颈前屈,下颌贴胸。颈后伸到最大限度。头向左斜上方摆动至最大限度,再向右斜上方摆动至最大限度,配合呼吸。向左斜下方摆动至最大范围,再向右斜下方摆动至最大范围。整个过程就像头部在写出一个"米"字的感觉。

六、出院指导

(1) 纠正不良姿势在日常生活、工作、休息时注意纠正不良姿势,保持颈部平直,以保护头、颈、肩部。

(2) 保持良好睡眠体位理想的睡眠体位应该是使头颈部保持自然仰伸位、胸部及腰部保持自然曲度、双髋及双膝呈屈曲,使全身肌肉、韧带及关节获得最大限度的放松与休息。俯卧位是不科学的,因其既不利于保持颈部的平衡及生理曲度,也不利于呼吸道通畅。

(3) 选择合适枕头以中间低两端高、透气性好、高度超过肩宽 10～16 cm、高度以头颈部压下后一拳头高为宜。

(4) 避免外伤行走或劳动时注意避免损伤颈肩部。一旦发生损伤,尽早诊治。

(5) 加强功能锻炼长期伏案工作者,宜定期远视,以缓解颈部肌肉的慢性劳损。

腰椎间盘突出症（腰痛病）

腰椎间盘突出症（lumbar intervertebral discherniation）是指由于椎间盘变性、纤维环破裂、髓核组织突出刺激和压迫马尾神经或神经根所引起的一种综合征，是腰腿痛最常见的原因之一。腰椎间盘突出症可发生于任何年龄，最多见于中年人，20～50岁为多发年龄，男性多于女性。

一、诊断

（一）西医

（1）腿痛比腰痛严重，典型的根性坐骨神经痛。

（2）下肢感觉异常，单一神经根在腿或足部痛觉异常（腰5、骶1或腰4脊神经根分布区）。

（3）下腰脊神经根牵扯体征：① 直腿抬高试验小于50°。② 直腿抬高加强试验为阳性。③ 健肢抬高试验阳性。以上3种体征必须有1种为阳性。

（4）神经学物理检查中肌萎缩、肌无力、感觉异常及反射改变，4种有2种为阳性。

（5）脊髓造影、腰椎间盘CT平扫或腰核磁共振检查为阳性结果并与受累神经根的临床症状和体征相符合。

以上5个标准均为阳性，才能做出腰椎间盘突出症诊断。

（二）中医

本病证参照1994年国家中医药管理局发布的《中华人民共和国中医药行业标准（中医病证诊断疗效标准）（ZY/T001.9-94）》进行诊断。属中医学的"腰腿痛""腰脚痛""痹痛""偏痹""肾亏"等范畴。

二、腰突症的分类及分级

（一）西医

1. 分类

（1）凸起型：其纤维环内层破裂，但外层尚完整。

（2）破裂型：纤维环已破裂，突出的髓核及纤维环仅有后纵韧带扩张部遮复。

（3）游离型：突出的椎间盘组织游离于椎管中，可以压迫马尾神经。

2. 分级　腰椎间盘突出的程度有轻重之分。一般按其突出的程度分为4个阶段。

（1）膨出：髓核在纤维环中向后移位，整个间盘亦后突，但为平滑和对称后凸，一般不引起或仅引起轻度症状。

（2）突出：椎间盘向后方明显突出，但髓核仍在纤维环内，突出为非对称性，可压迫神经根引起明显的症状。

（3）脱出：椎间盘内的髓核突破纤维环，进入椎管，对神经造成严重压迫，但尚未完全从纤维环中脱离。

（4）游离：椎间盘内的髓核完全从纤维环中脱离，在椎管内可自由移动，常与神经之间发生粘连。椎间盘突出的程度有时与症状并不平行，也就是说，不一定突出严重的椎间盘所引起的症状也重。

（二）中医辨证分型

1. 血瘀气滞证　腰腿痛剧烈，痛有定处，腰部僵硬，俯仰活动艰难，舌质暗紫，或有瘀斑，舌苔薄白或薄黄。

2. 寒湿痹阻证　腰腿部冷痛重着，转侧不利，虽静卧亦不减或反而加重，遇寒痛增，得热则减，伴下肢活动受限，舌质胖淡，苔白腻。

3. 湿热痹阻证　腰腿疼痛，痛处伴有热感，或见肢节红肿，活动受限，口渴不欲饮，苔黄腻。

4. 肝肾亏虚证　腰腿痛缠绵日久，反复发作，乏力，劳则加重，卧则减轻；包括肝肾阴虚及肝肾阳虚证。阴虚证症见：心烦失眠，口苦咽干，舌红少津。阳虚证症见：四肢不温，形寒畏冷，舌质淡胖。

三、治疗原则

（一）非手术治疗

1. 治疗目标　缓解患者的临床自主症状。

2. 治疗时机　对于初次发作的患者、病程较短且经休息后症状能缓解者，可以采用绝对卧床休息，骨盆牵引，物理治疗，皮质激素硬膜外注射，髓核化学溶解法等方法。

3. 治疗原则　有 $80\% \sim 90\%$ 的患者可以采取保守治疗。

（二）手术治疗

1. 治疗目标　经手术切除能明显解除患者疼痛等临床自主症状。

2. 治疗时机　急性发作，具有明显症状；诊断明确，经系统的保守治疗无效，或保守治疗有效但经常反复发作且疼痛较重，影响工作和生活；病史虽不典型，但影像学检查证实椎间盘对神经或硬膜囊有严重压迫；合并腰椎管狭窄症。

3. 治疗原则　有 $10\% \sim 20\%$ 的患者需要手术治疗。

四、护理

（一）护理评估

1. 健康史（生活史）

（1）性别、年龄、职业、营养状况、生活自理能力，压疮、跌倒坠床的危险性评分。

（2）既往史：是否有先天性的椎间盘疾病、既往有无腰部外伤、慢性损伤史，如经常弯腰、搬运重物和慢性要拉伤，是否做过腰部手术。

（3）外伤史：评估患者有无急性腰扭伤或损伤史。询问受伤时患者的体位、外来撞击的着力点，受伤后的症状和腰痛的特点和程度、致腰痛加剧或减轻的相关因素、有无采取制动和治疗措施。

（4）家族史：家族中有无类似病史。

2. 心理社会评估　术前观察患者的情绪变化，了解其对疾病的认知程度及对手术的了解程度，有无紧张、恐惧心理；评估患者的家庭及支持系统对患者的支持帮助能力等。

3. 身体状况

（1）术前症状：疼痛的部位及性质，诱发及加重的因素，缓解疼痛的措施及效果等；评估本次疼痛发作后治疗的情况,如是否使用镇痛剂、肌肉松弛剂等药物。

（2）体征:评估下肢的感觉、运动和反射情况,患者行走的姿势、步态;有无大小便失禁现象,并进行对比。

（3）术后动态评估生命体征、伤口情况以及引流液颜色、性状、量。麻醉方式、手术名称、术中情况、引流管的数量及位置,有无导尿管。

（二）一般护理

1. **病室要求**　病室内保持安静整洁,空气新鲜,经常通风,温湿度适宜。

2. **生活起居护理**

（1）急性期患者以卧床休息为主,采取舒适体位。下床活动时戴腰托加以保护和支撑,不宜久坐。

（2）做好腰部保护,防止腰部受到外伤,尽量不弯腰提重物,减轻腰部负荷。告知患者捡拾地上的物品时宜双腿下蹲腰部挺直,动作要缓。

（3）指导患者在日常生活与工作中,注意对腰部的保健,提倡坐硬板凳,宜卧硬板薄软垫床。工作时要做到腰部姿势正确,劳逸结合,防止过度疲劳,同时还要防止寒冷等不良因素的刺激。

（4）指导患者正确咳嗽、打喷嚏的方法,注意保护腰部,避免诱发和加重疼痛。

3. **饮食护理**　根据患者的营养状况和辨证分型的不同,科学合理指导饮食,使患者达到最大程度的康复,在指导患者饮食期间,动态观察患者的胃纳情况和舌苔变化,随时更改饮食计划。

（1）血瘀气滞证:饮食宜进行气活血化瘀之品,如黑木耳、金针菇、桃仁等。

（2）寒湿痹阻证:饮食宜进温经散寒、祛湿通络之品,如砂仁、羊肉、蛇酒等,药膳方:肉桂瘦肉汤、鳝鱼汤、当归红枣煲羊肉。忌凉性食物及生冷瓜果、冷饮。

（3）湿热痹阻证:饮食宜清热利湿通络之品,如丝瓜、冬瓜、赤小豆、玉米须等。药膳方:丝瓜瘦肉汤。忌辛辣燥热之品,如葱、蒜、胡椒等。

（4）肝肾亏虚证:① 肝肾阴虚者宜进食滋阴填精、滋养肝肾之品,如枸杞子、黑芝麻、黑白木耳等。药膳方:莲子百合煲瘦肉汤。忌辛辣香燥之品。② 肝肾阳虚者宜进食温壮肾阳、补精髓之品,如黑豆、核桃、杏仁、腰果、黑芝麻等。食疗方:干姜煲羊肉。忌生冷瓜果及寒凉食物。

4. **情志护理**

（1）了解患者的情绪,使用言语开导法做好安慰工作,保持情绪平和、神气清净。

（2）用移情疗法,转移或改变患者的情绪和意志,舒畅气机、怡养心神,有益患者的身心健康。

（3）疼痛时出现情绪烦躁,使用安神静志法,要患者闭目静心全身放松,平静呼吸,以达到周身气血流通舒畅。

（三）症状护理

1. **腰腿疼痛**

（1）评估疼痛的诱因、性质、腰部活动、下肢感觉、运动情况。

（2）体位护理:急性期严格卧床休息,卧硬板床,保持脊柱平直。恢复期,下床活动时佩戴腰托加以保护和支撑,注意起床姿势,宜先行翻身侧卧,再用手臂支撑用力后缓缓起床,忌腰部用力,避免体位的突然改变。

(3) 做好腰部、腿部保暖,防止受凉。

(4) 遵医嘱腰部予中药贴敷、中药热熨、拔火罐、中药熏蒸、中药离子导入等治疗,观察治疗后的效果,及时向医师反馈。

(5) 给予骨盆牵引,牵引重量是患者体重 1/3~1/2,也可根据患者的耐受进行牵引重量调节。

(6) 遵医嘱使用耳穴贴压(耳穴埋豆),减轻疼痛。常用穴位:神门、交感、皮质下、肝、肾等。

2. 肢体麻木

(1) 评估麻木部位、程度以及伴随的症状,并做好记录。

(2) 协助患者按摩拍打麻木肢体,力度适中,增进患者舒适度,并询问感受。

(3) 麻木肢体做好保暖,指导患者进行双下肢关节屈伸运动,促进血液循环。

(4) 遵医嘱局部予中药熏洗、中药塌渍、艾灸等治疗,注意防止皮肤烫伤及损伤,观察治疗效果。

(5) 遵医嘱予穴位注射,常用穴位:足三里、环跳、委中、承山等。

3. 下肢活动受限

(1) 评估患者双下肢肌力及步态,对肌力下降及步态不稳者,做好安全防护措施,防止跌倒及其他意外事件发生。

(2) 做好健康教育,教会患者起床活动的注意事项,使用辅助工具行走。

(3) 卧床期间或活动困难患者,指导患者进行四肢关节主动运动及腰背肌运动,提高肌肉强度和耐力。

(4) 保持病室环境安全,物品放置有序,协助患者生活料理。

(5) 遵医嘱予物理治疗,如中频脉冲、激光、微波等;或采用中药热熨、中药熏洗、穴位贴敷等治疗。

五、健康教育

(一) 向患者及家属讲解疾病的相关知识

1. 术前的准备

(1) 做好术前宣教与心理护理,告知手术注意事项及相关准备工作,取得患者的配合。

(2) 术前 2 天指导患者练习床上大小便及俯卧位训练。

(3) 对于吸烟者劝其戒烟,预防感冒;指导患者练习深呼吸、咳嗽和排痰的方法。

(4) 为患者选择合适腰围,指导正确佩戴方法。

(5) 常规进行术区皮肤准备、药物过敏试验及交叉配血等。

2. 术后的护理

(1) 术后妥善安置患者,搬运患者时,保持脊椎一条直线,防止扭曲,使用过床板平托过床。翻身时,采取轴线翻身方法。

(2) 根据不同的麻醉方式,正确指导患者进食,进食营养丰富易消化的食物。

(3) 注意患者生命体征变化,观察双下肢感觉、运动、肌力等神经功能的变化。

(4) 观察伤口敷料渗出情况,保持伤口负压引流管通畅,定时倾倒引流液,严格执行无菌操作。观察引流液色、质、量的变化,并正确记录,如引流液为淡黄色液体,怀疑脑脊液应通知医师及时处理,并将引流球负压排空,暂停负压引流。

(5) 指导患者进行足趾、踝部等主动活动,促进血液循环。评估患者下肢疼痛改善情况,循序渐进指导患者进行蹬腿、直腿抬高、五点支撑及飞燕式等功能锻炼。

（6）根据手术方式，术后 1～3 天协助患者佩戴腰托取半坐卧位或坐于床边，适应体位变化后，慢慢练习下地行走，行走时姿势正确，抬头挺胸收腹，护理上做好安全防护。

（7）积极进行护理干预，预防肺部感染、尿路感染及下肢静脉栓塞等并发症的发生。

（8）对排尿困难者，可采取艾灸关元、气海、中极等穴位，或予中药热熨下腹部，配合按摩，以促进排尿。对于便秘患者，采取艾灸神阙、天枢、关元等穴位，或进行腹部按摩，每天 4 次，为晨起、午睡醒后、早餐及晚餐后 1～3 h 进行，顺时针方向按摩，以促进排便。

（9）卧床期间协助患者做好生活护理，满足各项需求。

3. 引起腰突症的危险因素

（1）外伤：急性损伤如腰扭伤，并不直接引起腰椎间盘突出。但是在失去腰背部肌肉的保护情况下，极易造成椎间盘突出。

（2）过度负重：从事重体力劳动和举重运动常因过度负荷造成椎间盘早期退变。当脊椎负重 100 kg 时，正常的椎间盘隙变窄 1 mm，向侧方膨出 0.5 mm。而当椎间盘退变时，负同样的重量，椎间隙变窄 1.5～2 mm，向侧方膨出 1 mm。

（3）长期震动：汽车和拖拉机驾驶员在工作中，长期处于坐位及颠状态，腰椎间盘承受的压力较大。据测定，当司机踩离合器时，其椎间盘压力增大约 1 倍。如此长期反复的椎间盘压力增高，可加速椎间盘的退变或突出。

（4）不良体位的影响：人在完成各种工作时，需要不断更换各种体位，包括坐、站、卧及难以避免的各种非生理性姿势，这就要求脊椎及椎间盘应随时承受各种不同的外来压力。如超出其承受能力或一时未能适应外力的传导，则可遭受外伤或累积性损伤。例如抬举重物时的姿势十分重要，不良姿势常诱发本病的发生。

（5）脊柱的畸形：先天性及继发性脊柱畸形患者，由于椎间盘不仅不等宽，并且常存在扭转，这使得纤维环所承受的压力不一，而容易加速椎间盘的退化。

4. 常用治疗的副作用及注意事项

（1）药物治疗：主要是止痛西药；只能止痛，不能治痛，长期服用易产生依赖性和毒副作用，不但无益于肠胃，还会损伤肝肾，所以应当慎用。

（2）牵引治疗：牵引疗法也是早期颈椎病的治疗方法之一，只能是缓解症状，病情较为严重的患者不适宜此方法。

（3）按摩疗法：是颈椎病的治疗方法中应用最广的一种，按摩疗法只是使用于颈椎病的初期，表现还不太严重时，因此就可以选择非手术疗法。

（4）针灸治疗：针灸疗法用于颈椎病，多采用循经取穴、局部取穴与经外奇穴相结合，可消除或减轻颈椎病所引起的头痛头晕、颈部酸痛、活动不便、耳鸣、上肢麻木及神经功能障碍等症状。也是保守疗法的一种，以缓解疼痛为主要目的。

（5）微创疗法：其技术是在局麻下应用激光针刀、射频靶点、臭氧消融术等在可视定位仪器下将突出的髓核溶解，降低椎间盘内压力的先进疗法。它具有微创伤，痛苦小，恢复快，疗效确切，让患者在治疗过程中无任何不适感，更安全、更可靠。相比传统手术治疗简单、费用低。

5. 饮食禁忌

（1）腰椎间盘突出者胃肠蠕动慢，消化功能降低，故应合理安排饮食，注意少食多餐，又因其活动量减少，更应限制饮食，以防肠胃负担过重。

（2）饮食宜清淡，过咸、油腻、辛辣刺激食品会引起体内酸碱值的波动，加重疼痛症状。

（3）少食肉类及脂肪较高的食物，容易引起大便干燥，排便用力而导致病情加重。

(4) 饮食中注意补充钙、镁、维生素 D 以及维生素 B 族等。含钙丰富的食物如奶类、豆类、小虾米、海带等,多吃新鲜的水果,适当补充动物肝脏,饮食多样化,少喝可乐类饮料。

6. 腰椎病对人体健康的危害

(1) 肌肉萎缩:如果该疾病长期不治,会使突出的椎间盘组织在椎管内滞留的时间较长而使神经根受到长时间的压迫,造成所支配的肌肉无力收缩,营养缺乏,最终会导致患者出现肌肉萎缩。

(2) 下肢发冷:长时间的突出椎间盘压迫或者刺激椎旁交感神经纤维,引起下肢血管壁收缩、缺氧,使患者的下肢逐渐发凉,特别是在冬季发凉症状更为明显。

(3) 麻木:由于神经根长期受到椎间盘突出部分压迫,导致患者的肢体血流不足,缺血缺氧,极易在小腿或脚面出现疼痛、麻木的异常感觉,严重的时候能够导致患者出现神经痉挛。

(4) 下肢放射性疼痛:据临床观察,大多数患者都存在坐骨神经痛,起初先由患者的臀部开始,随着病情疼痛逐渐向下肢蔓延,尤其是在患者剧烈运动后疼痛感觉更为显著。

(二) 教会患者正确的肢体康复锻炼的方法

1. 四肢肌肉、关节的功能锻炼　卧床期间坚持定时活动四肢关节,以防关节僵硬。

2. 直腿抬高锻炼　术后第 1 天开始进行股四头肌收缩和直腿抬高锻炼,每分钟 2 次,抬放时间相等,每次 15～30 min,每天 2～3 次,以能耐受为限;逐渐增加抬腿幅度,以防神经根粘连。

3. 腰背肌锻炼　根据医嘱,指导患者锻炼腰背肌,以增加腰背肌肌力、预防肌萎缩和增强脊柱稳定性。一般术后 7 天开始,用五点支撑法,1～2 周后采用三点支撑法;每天 3～4 次,每次 50 下,循序渐进。但腰椎有破坏性改变、感染性疾患、内固定物植入、年老体弱及心肺功能障碍的患者不宜进行腰背肌锻炼。

4. 行走训练　制订活动计划,帮助患者按时下床活动。一般卧床 2 周后借助腰围或支架下床活动,需根据手术情况适当缩短或延长下床时间。正确指导患者起床,预防卧床时间长引起的体位性低血压;方法为:协助患者系好腰围,抬高床头,先半卧位 30 s;然后移向床的一侧,将腿放于床边,胳膊将身体支撑起,移到床边休息 30 s;无头晕等不适后,在护士或家属的辅助下利用腿部肌肉收缩似身体由坐位改为站立位。

六、出院指导

(1) 指导患者采取正确卧、坐、立、行和劳动姿势,减少急性、慢性损伤发生的机会。

1) 保持正确坐、立、行姿势:坐位时选择高度适合、有扶手的靠背椅,保持身体与桌子距离适当,膝与髋保持同一水平,身体靠向椅背,并在腰部衬垫一软枕;站立时尽量使腰部平坦伸直、收腰、提臀;行走时抬头、挺胸、收腹,利用腹肌收缩支持腰部。

2) 变换体位:避免长时间保持同一姿势,适当进行原地活动,以缓解腰背肌疲劳,长时间伏案工作者,积极参加课间操活动,以避免肌肉劳损。

3) 合理应用人体力学原理:如站位举起重物时,高于肘部,避免膝、髋关节过伸;蹲位举重物时,背部伸直勿弯;搬运重物时,宁推勿拉;搬抬重物时,弯曲下蹲,甚至腰背,用力抬起重物后再行走。

4) 采取保护措施:腰部劳动强度过大的工人、长时间开车的司机,佩戴腰围保护腰部。

(2) 加强营养:加强营养可缓解机体组织及器官退行性变。

(3) 佩戴腰围:脊髓受压的患者,可佩戴腰围,直至神经压迫症状解除。

胫腓骨骨折(骨折病)

胫腓骨骨折是指自胫骨平台以下至踝上部位发生的骨折。胫腓骨骨折是长骨骨折中较常见的创伤性疾病,发病率占人体骨折的 10%~13.7%,由于胫骨前方仅有皮肤覆盖,容易发生开放性骨折。10 岁以下儿童及青壮年为多发人群。

一、疾病诊断

(一) 西医

参照《临床诊疗指南——骨科分册》(中华医学会编著,人民卫生出版社,2009 年)。

(1) 局部疼痛、肿胀、畸形较显著,甚至有骨擦音,异常活动。骨折可有成角和重叠移位。

(2) 应常规检查足背动脉、胫后动脉,腓总神经有无损伤。注意骨筋膜间室综合征的发生。

(3) X 线检查,了解骨折类型。

(4) 对于胫、腓骨远端涉及干骺端及关节面的骨折(Pilon 骨折)诊断上除了标准的前后位和侧位摄片,还可行 CT 及三维重建,了解骨折移位、压缩方向和程度。

(二) 中医

参照中华人民共和国中医药行业标准《中医病证诊断疗效标准(1995)》(ZY/T001.9 - 94)进行诊断。

(1) 有外伤史。

(2) 局部肿胀,疼痛,压痛明显,畸形,功能丧失。上 1/3 骨折可引起血管、神经损伤。

(3) X 线摄片检查可明确诊断及骨折分类、移位情况。

二、分型分类

(一) 西医(AO 分类)

1. 简单骨折　A1. 螺旋形;A2. 斜行(≥30°);A3. 横断(<30°)。

2. 楔形骨折　B1. 螺旋楔形;B2. 弯曲楔形;B3. 粉碎楔形。

3. 复杂骨折　C1. 有两个内侧骨块;C2. 多段;C3. 不规则。

(二) 中医辨证

1. 血瘀气滞证　骨折初期,伤后 1~2 周。局部肿胀压痛,舌质淡,苔薄白。

2. 瘀血凝滞证　骨折中期,伤后 2~4 周。伤处疼痛拒按,动则加剧,功能活动障碍。舌红或有瘀点,苔白。

3. 肝肾不足证　骨折后期,伤后大于 4 周。头晕耳鸣,腰膝酸软,两目干涩,视物模糊,五心烦热,遗精盗汗,舌淡胖。

三、治疗

(一) 西医

1. 保守治疗(闭合复位、骨牵引、石膏制动)　适应证:小儿骨折;胫骨骨干的不全骨折或横行骨折,腓骨仍完好者,复位后辅以石膏外固定可稳定者;距下胫腓联合 10 cm 以上的单纯腓骨骨折不出现神经损伤征象者。合并严重的内科疾病患者,不能承受麻醉或手术风险极大者。

2. 手术治疗　适应证:青年和成人的胫骨干骨折为稳定骨折端,早期活动减少并发症,均可手术内固定;严重污染的开放性骨折及感染性骨折患者;脊柱损伤致截瘫患者为便于护理减少并发症,也可手术治疗。腓骨头骨折出现腓总神经损害征象者。

手术方式选择:① 开发性骨折,开放创口应彻底反复清创后选择内固定,污染和损伤重应根据情况选择外固定支架固定,便于观察和处理伤口。② AOA 型和 B 型骨折可首选胫骨髓内钉固定,粉碎性骨折及长段骨折应选择钢板螺钉治疗。

3. 其他治疗

(1) 骨折固定稳定后可选择电脑骨伤愈合仪等,以促进骨折愈合,每天 2 次,每次 20 min。

(2) 后期膝或踝关节粘连可以选用 CPM 等康复设备进行康复治疗,每天 2 次,每次 30 min。

(3) 后期关节粘连也可以选用中药外洗方法进行熏洗,可选用海桐皮汤等。每天 1～2 次,每次 30 min。

(二) 中医

1. 辨证用药

(1) 血瘀气滞证:行气活血,消肿止痛。

(2) 瘀血凝滞证:活血和营,接骨续筋。

(3) 肝肾不足证:补益肝肾,调养气血。

2. 针灸治疗　一般要求在整复及固定之后才能进行针灸。

(1) 取穴。主穴:足三里、阳陵泉、悬钟、太冲等。配穴:饮食不佳加中脘,体虚加涌泉。

(2) 针法:均取患侧,阿是穴仅以艾灸,采用中药接骨艾条(在纯艾中加入麝香、乳香、没药、川芎、羌活等混合粉末制成),每次灸 20 min,早期用泻法,中后期用补法。余穴均针刺,采用指切押刺进针法,于夹板缝隙进针,得气后,早期用泻法,中后期用补法。

四、护理

(一) 一般护理

1. 起居护理

(1) 病室要求:病室宜安静、无噪声,整洁、舒适,空气清新,光线柔和,温湿度适宜。为患者创造一个良好的休息环境。

(2) 卧床时抬高患肢,摆放于功能位。

2. 饮食护理　予高蛋白质、高营养、易消化的饮食,忌辛辣、苦涩、油腻、煎炸、香燥之品,嘱其多饮水,多进食含钙丰富的食物,如虾皮、牛奶、海带等。

(1) 血瘀气滞证:宜食行气止痛、活血化瘀的食品,如白萝卜、红糖、山楂、生姜等,少食甜食、土豆等胀气食物,尤其不可过早食以肥腻滋补之品。

（2）瘀血凝滞证：宜进活血化瘀的食品，满足骨痂生长的需要，加以骨头汤、鸽子汤等高蛋白质食物。

（3）肝肾不足证：宜进滋补肝肾、补益气血的食品，如鱼、虾、肉、蛋、牛奶，新鲜蔬菜水果。适量的食用榛子、核桃等坚果类食物以补充钙的摄入及微量元素。

3. 情志护理

（1）向患者介绍本疾病的发生、发展及转归，取得患者理解和配合，消除不良情绪。

（2）介绍成功病例，帮助患者树立战胜疾病的信心。

（3）疼痛时出现情绪烦躁，使用安神静志法：患者闭目静心全身放松、平静呼吸，或听音乐，以达到周身气血流通舒畅。

4. 给药护理

（1）血瘀气滞证：① 治法：行气活血，消肿止痛。② 方剂：活血止痛汤加减。③ 中成药：伤科接骨片。

（2）瘀血凝滞证：① 治法：活血和营，接骨续筋。② 方剂：接骨紫金丹加减。③ 中成药：伤科接骨片。

（3）肝肾不足证：① 治法：补益肝肾，调养气血。② 方剂：八珍汤加减。③ 中成药：六味地黄丸等。

（二）术前术后护理

1. 术前护理

（1）心理护理：耐心解释，简明扼要地介绍手术的目的、麻醉及手术方式，手术的可靠性及安全措施，消除患者及家属对手术的恐惧和紧张心理，使患者以最佳的心理状态配合手术治疗与护理。

（2）严密观察患者生命体征的变化，尤其是开放性骨折，骨折合并小腿皮肤撕脱伤和其他合并伤的患者，发现患者面色苍白、口唇发绀、血压下降等休克征象时，应立即投入抢救，输液、输血、输氧等。

（3）密切观察患肢远端血液循环，感觉运动，足背动脉搏动情况，观察患肢皮肤颜色、温度、肿胀情况。警惕骨折合并腘动脉损伤，腓总神经损伤及小腿骨筋膜室综合征，发现肢体远端动脉搏动触及不清，肢端发凉，感觉迟钝，肿胀严重，皮肤颜色改变，立即通知医生，做出紧急处理。

（4）患肢抬高，保持中立位，严禁外旋，为防止足跟压伤，可在踝部垫小软枕，以使足跟悬空。

（5）遵医嘱作相关术前准备，如备皮、禁食禁饮、练习床上大小便等。

2. 术后护理

（1）密切观察病情变化，定时监测体温，注意观察伤口敷料有无渗出，置引流管者观察引流液的量、颜色并确保引流通畅。

（2）密切观察患肢血液循环，有无肿胀、疼痛、趾端感觉和运动。

（3）并发症的预防：骨折最常见的并发症是呼吸道，泌尿系感染及褥疮，应尽可能多巡视病房，及时了解患者具体情况并指导患者预防并发症，鼓励患者每天做深呼吸，多饮水，定时协助患者翻身，保持床铺干燥整洁，经常按摩受压部位，对于手术后石膏外固定者，石膏边缘应给予保护。

（4）为外固定支架的患者，术后应防治针道感染，针眼处皮肤的护理是非常重要的，术后第2天更换敷料,清洁皮肤,每天用75%乙醇滴针眼处2次,并密切观察针眼处皮肤有无红肿、疼痛、脓性分泌物及发热等现象,如发生上诉情况,应加强局部换药,同时通知医生调整或更换抗生素,避免针眼感染导致骨髓炎的发生,还应观察外固定支架固定效果,由于术后患肢消肿,患者行早期功能锻炼有可能导致外固定支架螺丝钉及固定针的松动,因此必须定时检查螺丝有无松动,及时扭紧螺丝,以保证外固定架对骨折段的牢固固定。

(三) 症状护理

1. 疼痛

(1) 评估疼痛的程度、性质、原因、伴随症状,是否有被动牵拉痛,做好疼痛评分,可应用疼痛自评工具"数字评分法(NRS)"评分,记录具体分值。

(2) 遵医嘱中药外敷。

(3) 遵医嘱耳穴贴压:取神门、交感、皮质下、肝、肾等穴。

2. 肿胀

(1) 评估肿胀的程度、范围、伴随症状,有无张力性水泡并做好记录。

(2) 密切观察有无出现骨筋膜室综合征的可能:肿胀进行性加重、皮肤张力增高、水疱、肌肉发硬、不能触及足背动脉搏动、肢体颜色发绀或苍白,应立即报告医师,作好切开减压术前准备。

(3) 观察肢体血运及颜色。

(4) 抬高患肢,以减轻肿胀。

3. 功能活动障碍

(1) 评估患肢末梢血运、感觉及肢体活动情况。注意防止石膏支具压迫腓骨颈部导致腓总神经受压,如发现异常,应及时通知医生,及时处理。

(2) 给予支具固定,抬高患肢并保持功能位。

(3) 改变体位时注意保护患肢,避免骨折处遭受旋转和成角外力的干扰。

4. 术后腰痛

(1) 评估腰痛的部位、性质、程度。

(2) 注意保暖。

(3) 遵医嘱穴位贴敷:取阿是穴或命门穴。

五、健康教育

(一) 向患者及家属讲解胫腓骨骨折患者康复训练的重要性

胫腓骨骨干骨折在全身骨折中最为常见。10岁以下儿童尤为多见。其中以胫骨干单骨折最多,胫腓骨干双折次之,腓骨干单骨折最少。胫骨是连接股骨下方的支承体重的主要骨骼,腓骨是附连小腿肌肉的重要骨骼,并承担1/6的承重。胫骨中下1/3处形态转变,易于骨折,胫量上1/3骨折移位,易压迫腘动脉,造成小腿下段严重缺血坏疽。胫骨中1/3骨折瘀血可关闭在小腿的骨筋膜室,增加室内压力造成缺血性肌挛缩成坏疽。胫骨中下1/3骨折使滋养动脉断裂,易引起骨折,延迟愈合。功能练习是治疗骨折的重要组成部分,否则会引起不良后果。因此,我们要在医师(康复师)的指导下,帮助和督促患者康复训练。告知患者应坚持功能锻炼,促进胫腓骨骨折功能恢复,增强患者自我保健意识。

(二) 功能锻炼的形式和要求

开始功能锻炼的时间及方法取决于患者骨折的性质,手术方式及患者的耐受能力,无论是开放性骨折还是闭合性骨折,术后应根据情况适当选择下床活动时间,一般是术后第 3 天起指导患者在床上行股四头肌的等长收缩运动,它可以促进局部血液循环,加快骨痂形成,促进骨折早期愈合,术后第 5 天,可继续在床上练习膝踝关节屈伸活动,也可配合 CPM 机帮助活动各关节,若为内固定患者,1 周后可在护理人员协助下扶双拐下床活动,并逐渐使下肢负重,使骨折部位产生生理性应力,刺激骨折早期愈合。若为外固定架固定的患者,术后应拍 X 线检查,根据骨痂生长情况及骨折复位固定稳定情况,决定患者术后带支架下床活动的时间,分别采用拄双拐、单拐、弃拐顺序活动,活动量以自己能承受为准,量力而行,循序渐进,拍 X 线片骨折达到临床愈合标准即可拆除固定支架,一般为 4 个月左右。

(三) 指导患者正确应用三点步态用拐法

三点步态用拐法,即由健肢及双拐三点着地承负体重,患足悬空,双拐同时先向前迈步,着地后由双手用力持拐伴腋部负重,身体稍向前倾,健足向前移步,如此交替进行,严格禁止患足负重。注意环境,有人保护,防跌倒。

六、出院指导

(1) 防止外伤,应在身体素质许可下早下床晚负重,下床时正确使用拐杖。

(2) 饮食:多食高蛋白质、高纤维的食物,如鸡蛋、绿色蔬菜等。若患者有糖尿病,应嘱患者吃低糖或无糖饮食。

(3) 用药:继续按时服用接骨续筋药物,直至骨折愈合牢固。

(4) 定期复查:一般要求术后 1 个月、3 个月、半年、1 年来骨科门诊复查,发现患肢血运、感觉、活动异常请及时就医。

(5) 功能锻炼:按照康复计划执行,要求循序渐进,劳逸结合。

(6) 预防感冒。

(7) 带石膏或支具出院者如发现石膏松动或变软,远端出现肢体感觉麻木,肢体发凉等应及时复诊。

骨关节炎(骨痹)

骨关节炎是一种常见的慢性进行性疾病。其主要病变是关节软骨的退行性改变,伴有软骨下骨质硬化和继发性骨质增生。当受到异常载荷时,引起关节疼痛、活动受限等症状。其发病部位以负重较大的颈椎、腰椎最多。其次为膝、髋、足跟、手指等部位。该病也称为骨关节退行性疾病、骨关节病、退行性关节炎、增生性骨关节炎、老年性关节炎和肥大性关节炎等。

一、疾病诊断

(一) 西医

参照 1995 年美国风湿病学会骨关节病分类标准及 2005 年中华医学会风湿病学分会骨关节病诊断及治疗指南。

(1) 多见于中老年。

(2) 多累及负重关节,如膝、髋、踝、脊柱等。

(3) 累及的关节隐痛,活动或劳累后加重,休息后能减轻;或进而持续疼痛,伴关节僵硬,活动后见好转,或有关节腔积液,后期关节肿胀增大,活动受限、畸形,但无强直。

(4) X 线证实为退行性关节炎。X 线片或 MRI 核磁共振检查,可见关节间隙狭窄,软骨下骨质硬化,关节边缘尖锐,并有骨赘形成。有时关节内可见游离体。晚期关节面凹凸不平,骨端变形。脊柱骨性关节炎的 X 线片和 MRI 显示椎间隙变窄,椎体边缘尖锐,有唇形骨赘,MRI 可见椎间盘膨出或突出等退行性病变。临床表现与 X 线或 MRI 表现均符合者,即可确诊。

(二) 中医

参照中华人民共和国中医药行业标准《中医病证诊断疗效标准》(ZY/T001.1 - 94)。

(1) 初起多见腰腿、腰脊、膝关节等隐隐作痛,屈伸、俯仰、转侧不利,轻微活动稍缓解,气候变化加重,反复缠绵不愈。

(2) 起病隐袭,发病缓慢,多见于中老年。

(3) 局部关节可轻度肿胀,活动时关节常有喀刺声或摩擦声。严重者可见肌肉萎缩,关节畸形,腰弯背驼。

(4) X 线摄片检查示骨质疏松,关节面不规则,关节间隙狭窄,软骨下骨硬化,以及边缘唇样改变,骨赘形成。

(5) 查血沉、ASO、RF 等与风湿痹、尪痹相鉴别。

二、分型分类

(一) 西医

西医学对骨关节炎病因及发病机制还不够明确,认为与年龄、肥胖、负重、损伤及血液微循环障碍、自由基代谢、内分泌紊乱有关。

1. 病因分类　西医从病因上将骨关节炎分为原发性和继发性两类。

2. 部位分类　骨关节炎按照部位,又可分为膝、手、髋骨关节病。

(1) 膝骨关节病分类标准

1) 临床标准:① 近 1 个月来大多数日子膝关节疼痛。② 有骨擦音。③ 晨僵≤30 min。④ 年龄≥38 岁。⑤ 有骨性膨大。符合①②③④或①②⑤或①④⑤者,可诊断膝骨关节病。

2) 临床+放射学标准:① 近 1 个月来大多数日子膝关节疼痛。② X 线片示缘骨赘形成。③ 关节液检查符合骨关节病。④ 年龄≥40 岁。⑤ 晨僵≤30 min。⑥ 有骨摩擦音。符合①②或①③⑤⑥或①④⑤⑥者,可诊断膝骨关节病。

(2) 手骨关节病分类标准:① 近 1 个月大多数时间有手痛,发酸,发僵。② 10 个指间关节中,骨性膨大关节≥2 个。③ 掌指关节肿胀≤2 个。④ 远端指间关节骨性膨大>2 个。⑤ 10 个指间关节中,畸形关节≥1 个。满足①+②+③+④条或①+②+③+⑤条者,可诊断手骨关节病。

注:10 个指间关节为双侧第 2、3 远端及近端指间关节,双侧第一腕掌关节。

(3) 髋骨关节病分类标准:① 近 1 个月大多数时间髋痛。② 红细胞沉降率(ESR)≤20 mm/h。③ X 线片有骨赘形成。④ X 线片髋关节间隙狭窄。满足①+②+③条或①+②+④条或①+③+④条者,可诊断髋骨关节病。

3. 骨关节病放射学病情分级标准(KellGren 和 Lawrence 法分 5 级)

0 级:正常。

Ⅰ级:关节间隙可疑变窄,可能有骨赘。

Ⅱ级:有明显的骨赘,关节间隙轻度变窄。

Ⅲ级:中等量骨赘,关节间隙变窄较明显,软骨下骨质轻度硬化改变,范围较小。

Ⅳ级:大量骨赘形成,可波及软骨面,关节间隙明显变窄,硬化改变极为明显,关节肥大及明显畸形。

4. 骨关节病功能分级

Ⅰ级:可作各种活动。

Ⅱ级:中度受限,虽有 1 个或多个关节不适或活动受限,但仍可从事正常活动。

Ⅲ级:明显受限,只能生活自理,但不能从事一般活动。

Ⅳ级:卧床或坐卧,生活不能自理。

(二) 中医辨证

1. 肝肾亏虚证　关节疼痛、肿胀、时轻时重、屈伸不利,或伴关节弹响,腰膝酸软,腰腿不利,屈伸运动时疼痛加剧;或伴关节变形,筋肉萎缩,形寒肢冷;或五心烦热、午后潮热。舌淡,或有瘀点、瘀斑,苔白或白腻,脉沉细或沉细涩。

2. 寒湿痹阻证　肢体、关节酸痛,或关节局部肿胀,屈伸不利,局部畏寒,皮色不红,触之不热,得热痛减,遇寒痛增,活动时疼痛加重;或伴腰膝酸软,四肢乏力;或纳食欠佳,大便溏薄,小便清长。舌苔薄白或白滑,脉弦紧或弦缓。

3. 湿热阻络证　关节红肿热痛,活动不利,拒按,局部触之灼热。发热,口渴,烦闷不安;或伴腰膝酸软,四肢乏力,大便干结,小便黄。舌质红,苔黄腻,脉濡数或滑数。

4. 痰瘀互结证　曾有外伤史,或痹痛日久,关节刺痛、掣痛,或疼痛较剧,入夜尤甚,痛有定处;或伴肢体麻木,不可屈伸,反复发作,骨关节僵硬变形,关节及周围可见瘀色。舌质紫暗或有瘀点、瘀斑,苔白腻或黄腻,脉细涩。

5. 气血两虚证　关节酸沉,隐隐作痛,屈伸不利,肢体麻木、四肢乏力;或伴形体虚弱,面色无华,汗出畏寒,时感心悸,纳呆,尿多便溏。舌淡,苔薄白,脉沉细或沉虚而缓。

三、治疗

(一) 治疗原则

骨性关节炎是一个良性、慢性疾病。中医治疗主要消除或减轻疼痛,改善关节活动,增加关节的稳定性,防止畸形发生。手术治疗主要用于疼痛症状较重、活动障碍、畸形和关节紊乱严重影响关节功能等情况。

(二) 西医

1. 手术治疗

(1) 适应证:反复发作的关节肿痛、关节积液,非手术治疗欠佳;关节活动功能已不同程度受限;因先天或后天关节畸形所致的骨性关节炎,症状呈进行性加剧;骨性关节炎伴关节内游离体形成;原发性关节炎及各种疾病所致的继发性骨性关节炎,关节严重损坏,关节功能明显丧失;持续性关节肿痛;X线片显示受累关节已呈晚期改变;严重关节肿痛,影响日常工作及生活,非手术治疗欠佳。

(2) 手术方法截骨术;肌肉松解术;关节清理术;软骨下骨穿透术;关节切除成形术;骨软骨和自体软骨细胞移植术;人工关节置换术;关节融合术等。

2. 非手术治疗

(1) 手法治疗:手法治疗为中医学传统而有效的治疗方法。它通过放松软组织、松解粘连、缓解痉挛起到疏通气血,改善局部血液循环,促进软骨的新陈代谢和炎性物质吸收的作用。采用揉、按、拿、捏手法解除软组织紧与痉挛;点穴减轻疼痛;采用推拿、揉按、旋转以增加髌骨活动度;采用捶法、压法、叩击法以消除膝关节肿胀;采用牵引法增加膝关节活动。

(2) 其他疗法

1) 根据病情可选择有明确疗效的治疗方法,如牵引、拔罐、蜡疗等。可配合治疗仪进行治疗,如:智能型中药熏蒸汽自控治疗仪、熏蒸床、医用智能汽疗仪、腿浴治疗器、三维多功能牵引床、电脑三维多功能牵引装置、椎间盘复位机、电脑远红外按摩理疗床、阿是超声波治疗仪、特定电磁波治疗仪、多频率微波治疗仪、智能通络治疗仪等。

2) 伴发骨质疏松症患者,可使用骨质疏松治疗康复系统进行治疗。膝关节疼痛、活动受限者,可运用"长圆针解结法"治疗膝关节骨痹技术治疗。腰背疼痛明显者,可运用"益气通经"指针法治疗腰椎间盘突出症技术、钩活术治疗腰椎间盘突出症技术进行治疗。

3) 药物及保守疗效不佳、关节功能严重受限者,可行髋关节置换术、膝关节置换术、踝关节置换术、髌骨关节置换术、骨钻孔减压术、骨膜,软骨膜,软骨细胞,或间质干细胞移植术、截骨矫形术;关节严重活动障碍,或有骨片脱落者,可行关节镜下关节冲洗、关节镜下关节清理术等。

(3) 功能锻炼:可坚持做增加关节活动度锻炼;增强关节周围肌力锻炼;增加耐力锻炼等。

(三) 中医

1. 中药内治

(1) 肝肾亏虚证:补益肝肾,强筋健骨。

(2) 寒湿痹阻证:散寒除湿,温经活络。

（3）湿热阻络证：清热除湿，通络止痛。

（4）痰瘀互结证：活血祛瘀，化痰通络。

（5）气血两虚证：益气养血，舒筋活络。

2. 中药外治　根据病情及临床实际，选择中药外敷、外贴敷膏药、中药离子导入、中药泡洗、中药熏洗、中药全身浸浴、中药穴位贴敷等疗法。辨证选用外用药物，如偏寒湿痹阻者，酌情选用驱风散寒除湿、温经通络药物；偏湿热痹阻者，酌情选用清热除湿、宣痹通络之品等。

3. 针灸疗法

（1）体针：根据病情辨证循经取穴或局部取穴。

（2）灸法：根据病情辨证采用温针灸、直接灸或间接灸法等，也可选用多功能艾灸仪治疗。

（3）其他：根据患者病情，可行穴位注射、铍针疗法、火针疗法，还可选用针刺手法针疗仪、电磁治疗仪配合治疗。

四、护理

（一）护理评估

1. 健康史（生活史）

（1）一般情况：了解患者的肥胖程度、年龄等。

（2）了解患者有无先天性畸形，创伤或机械性磨损；了解患者有无关节面后天性不平整，关节不稳定，关节畸形引起的关节面对合不良；了解患者有无关节感染、血友病、神经性关节炎等，这些疾病可促使关节软骨耗损；了解患者有无长期不恰当地使用皮质激素，引起股骨头坏死及软骨病变等。

2. 心理社会评估

（1）了解患者在发病前有无寒冷、潮湿、过度劳累和精神刺激等诱因。

（2）了解患者的文化素养、家庭背景、经济条件、医疗保障及家庭社会人际关系，以及家庭主要成员对患者的关心支持力度等。

（3）注重了解患者对疾病的认知程度，所持态度及心理承受能力等。

3. 身体状况

（1）了解患者生活自理能力、活动能力以及活动的安全性。

（2）了解患者的全身状况，有无晨僵以及僵硬关节的分布，活动受限的程度，有无关节畸形和功能障碍。

（3）了解患者的各项生命体征、精神和神志反应，以及营养情况，关节肿胀程度，受累关节有无压痛，触痛，局部发热及活动受限等情况。

（4）了解患者及家属对疾病相关知识的了解程度，有无因不能活动或活动受限而产生不良的心理反应，如紧张、恐惧等。

（5）了解患者有无疼痛以及疼痛的起始时间，起病特点，发病年龄以及疼痛对患者的影响，患者对控制疼痛的期望和信心。

（二）一般护理

1. 生活护理　注意外部环境的变化，应居住在阳光充足，通风条件较好的环境中，提醒患者在气候变化时随时增减衣服，晚间可戴尼龙手套或袜套以缓解晨僵和关节疼痛，髋关节发病者，应选择高椅，勿坐低凳或沙发。避免频繁上下楼梯及屈蹲动作，行走时应穿轻便柔软的硬底软帮鞋,避免穿高跟鞋,以免关节损伤。睡眠时不要在膝下垫枕头,颈椎骨关节炎的患者应避免长期伏案、仰头或转颈,必要时使用护颈,枕头的高度要适当,以免关节变形。床铺应干燥平整清洁,出汗时勤换衣裤,防止感冒,阴天、下雨、寒冷、潮湿时,关节肿胀疼痛均可能加重,应嘱患者此时勿外出活动,注意保暖,关节处可加护膝,卧床患者应将患肢用软枕垫起,保持关节功能位,并按时更换体位,以免造成关节功能受限。

2. 饮食护理

(1) 给予清淡、易消化、营养丰富的饮食,忌油腻、辛辣食品,要注意补充蛋白质和纤维素,多食新鲜蔬菜和水果,防止便秘。大多数骨关节炎患者骨密度下降,多伴发不同程度的骨质疏松,所以饮食方面需选用含钙较高的食品如牛奶等。并要适当补充维生素 D 和钙剂,超过标准体重的患者,下肢和脊柱各关节要承受过大重量,妨碍关节软骨营养,应避免摄入过于肥腻食物,以清淡、低脂、新鲜蔬菜、水果及富营养的食物为主,减轻体重,以免增加关节及身体负荷。

(2) 辨证施护:根据中医分型配合辨证施护。

1) 肝肾亏虚证:饮食宜用补肝益肾、强筋壮骨之品,如鹿筋鸡脚汤、续断杜仲煲猪尾、黄芪肉桂白鸽汤等,忌生冷肥腻之品。

2) 寒湿痹阻证:宜食进温经散寒的食品,如薏苡仁、韭菜、羊肉、干姜等,忌生冷的食品。

3) 湿热阻络证:宜食进清热利湿通络的食品,如丝瓜、冬瓜、赤小豆、玉米须,忌食辛辣、肥甘、醇酒等的食品,鼓励多饮水。

4) 痰瘀互结证:宜食进化痰祛瘀的食品,如萝卜、山楂等,忌肥甘厚腻等生痰生湿的食品。

5) 气血两虚证:宜食进补益气血的食品,如大枣、龙眼、阿胶,同时多进食动物肝脏、菠菜等富含铁的食品。

3. 情志护理 骨性关节炎患者受累关节疼痛明显,活动受限,生活自理能力有不同程度的下降,会产生悲观情绪,护士在与患者的接触中要以和蔼的态度,采取心理疏导、解释、安慰的方法做好心理护理,鼓励患者自我护理,参加集体活动。护士应视患者病情、性格、文化程度、接受能力、家庭环境的不同,分别采用口头讲解、现场示范等方式因人施教,向患者介绍疾病的发生、发展、转归及健康教育,注意情志变化。嘱患者卧床休息,安慰、鼓励患者树立战胜疾病的信心。

4. 用药护理

(1) 严格按医嘱服药,一定要准确掌握药物剂量,不能随意停药或增减剂量。

(2) 为了减少胃部不适,口服消炎止痛药应在饭后服用。

(3) 观察用药效果和反应,发现皮疹、胃痛、头痛等副作用,应及时报告医生并协助处理。

(4) 定期检测血尿常规、骨密度及肝肾功能。

(三) 症状护理

1. 疼痛 疼痛是导致患者骨骼与肌肉障碍及致残的一个重要原因。首先应对患者进行疼痛评估,包括症状、发作情况、疼痛部位和活动情况,然后采取干预措施;根据医嘱予以服止痛剂,减少患肢活动,做好患者的心理护理,保持情绪的稳定以积极配合治疗。肢体关节疼痛较剧,遇寒加重,得热则减者给予局部温热疗。温针灸是借艾条火的热力给人体以温热性刺激,通过经络腧穴达到治疗、防病的一种方法,具有温通经络、行气活血、祛湿逐寒及防病保健等作用,不失为治疗骨性关节炎的有效方法。艾灸集热疗、光疗、药物治疗为一体,作用于特定穴,能温经通络,迅速改善局部血液循环,从而达到蠲痹止痛效果。取三阴交、内膝眼、血海、足三里为主穴治疗。保持患肢功能位。做好生活能力及安全评估。遵医嘱中药湿敷。遵医嘱穴位贴敷。

2. 关节僵硬 本病初起,正当邪实正虚之际,患者应适当休息,可减少消耗,注意保暖,待病情缓解或邪退正复之时,鼓励患者适当活动,促使筋脉气血舒畅。对关节僵硬者,应进行按摩及被动活动膝关节,每天1次,每次30 min,适度锻炼,可活动筋骨,疏通气血。饮食宜温热,多用生姜、花椒等热性调料,以助热散寒。

3. 躯体移动障碍 协助患者进食,排便及个人卫生。移动患者躯体时,动作要稳、准、轻,以免加重肢体损伤。指导并协助患者进行适当的功能锻炼,以达到预防关节僵硬或强直。评估活动受限的范围、持续时间等,必要时采取安全防护措施,防止跌倒及其他意外发生。遵医嘱中药涂药。遵医嘱中药泡洗。遵医嘱中药离子导入。遵医嘱蜡疗。

4. 关节肿胀 评估肿胀的部位、持续时间、运动情况等。寒、湿痹的患者可局部热敷,注意避免烫伤。遵医嘱中药湿敷。遵医嘱中药熏蒸。遵医嘱中药外敷。遵医嘱穴位贴敷。肩痹取曲池、肩髃、手三里等穴,膝痹取足三里、委中、阳陵泉等穴。

五、健康教育

(1) 居室宜温暖、干燥,衣着注意防寒保暖,夏季勿淋雨及涉水。

(2) 肢体关节疼痛剧烈、屈伸不利时,或痛痹,痛有定处,得热痛减及有发热、脉数等表现者,应卧床休息。但需经常更换体位,以免局部受压及影响关节功能的恢复。

(3) 注意局部保暖,可用热水袋热敷、中药熏洗、加用护套或施以拔罐。

(4) 关节功能锻炼指导:急性活动期应卧床休息,睡硬板床,但不能绝对卧床,关节疼痛时可采用热敷、按摩、理疗等方法,减轻疼痛,纠正不良姿势。康复锻炼在医师指导下进行。

1) 功能锻炼的方法及强度应遵医嘱。

2) 进行功能锻炼的原则是将关节伸展到最大但不疼痛为宜,全身不觉得疲乏劳累为度,告知患者不是活动越多越好,也不是越痛效果越好。

3) 选取合适的锻炼方式,如步行和游泳是骨关节病患者较好的锻炼方式,不主张爬山、登高、深蹲、爬楼梯等加重膝关节负重的运动。

4) 合理的锻炼可恢复肌肉收缩力,关节灵活度和防治骨质疏松,告知患者不合理的锻炼则会增加关节负荷。

六、出院指导

(1) 指导患者正确认识疾病,积极配合治疗,养成良好的生活习惯减少疾病复发,出院时再次了解评估患者对本病的认识程度,评估其功能锻炼是否到位,能否达到治疗效果。

(2) 做好卫生宣教及出院指导,首先嘱患者注意防寒、防潮,劳动时汗出切忌当风,垫褥、盖被,应勤洗勤晒,并保持清洁干燥等,平时加强个体调摄,如房事有节、饮食有常、劳逸结合,也可视情况参加各种体育锻炼。

(3) 给予出院用药指导,对于中成药、活血化瘀的药物,嘱其服药后多饮温开水。

(4) 落实出院回访制度,了解患者的情况,并提示、强化其坚持功能锻炼,另外日常可选择散步、骑自行车、慢跑、游泳等有氧运动,禁止较多地上下楼梯、爬山、球类等剧烈运动,同时局部注意保暖。避免各种诱因,如寒冷、潮湿、过度劳累和精神刺激、跷二郎腿、盘腿等,以防复发。

(5) 保持乐观的情绪,积极配合治疗。保证充足的睡眠,做到作息时间有规律。均衡饮食,肥胖者应减轻体重,以减轻关节负荷。

(6) 病情缓解后指导患者正确进行关节活动,以免不适当的锻炼加重关节损伤,锻炼 1 h 至少休息 10 min,每天 2～3 次,锻炼时提倡全身关节锻炼,患者可根据自己的兴趣爱好及身体状况选择合适的锻炼项目,如练气功、做健身操、散步等,避免跑步或球类等剧烈体育运动,尤其要提倡游泳,可减轻关节疼,促进肌肉放松,对关节僵硬较重者可进行强力的被动和主动运动,但不可施以暴力,以免造成骨与关节再度损伤。锻炼应从小运动量开始,循序渐进,持之以恒,锻炼强度以锻炼后不引起关节疼痛加重为度,如果锻炼后关节有持续的痛,则应降低锻炼的强度和缩短锻炼时间。锻炼前可先热敷关节,并作充分的准备活动,以保护关节。

(7) 定期复查。

类风湿关节炎(尪痹)

类风湿关节炎(rheumatoid arthritis,RA)是一种以周围关节骨质损害为特征的全身性自身免疫性疾病。除关节损害外,心、肺、神经系统等器官或组织也可受累。本病在世界各地均有发病,全世界患病率平均约为 1.4%。我国患病率约为 0.32%～0.36%。本病是造成社会劳动力丧失的主要疾病之一。

一、诊断

(一) 西医
按美国风湿病学会 1987 年修订的分类标准,共 7 项。

(1) 晨僵持续至少 1 h(≥6 周)。

(2) 3 个或 3 个以上的关节受累(≥6 周)。

(3) 腕关节或掌指关节或近端指间关节肿(≥6 周)。

(4) 对称性关节肿(≥6 周)。

(5) 有类风湿皮下结节。

(6) 手 X 线片改变(至少有骨质疏松和关节间隙狭窄)。

(7) 血清类风湿因子阳性(滴度>1∶32)。

上述 7 项中,符合 4 项即可诊断为类风湿性关节炎。

(二) 中医
属于中医"痹病"的范畴。

二、类风湿性关节炎分期及分类

(一) 西医
1. 病情分期

(1) 早期有滑膜炎,无软骨破坏。

(2) 中期介于上、下间(有炎症、关节破坏、关节外表现)。

(3) 晚期已有关节结构破坏,无进行性滑膜炎。

2. 关节功能分级

(1) Ⅰ级:胜任日常生活各项活动(包括生活自理、职业和非职业活动)。

(2) Ⅱ级:生活自理和工作,非职业活动受限。

(3) Ⅲ级:生活自理和工作,职业和非职业活动受限。

(4) Ⅳ级:生活不能自理,且丧失工作能力。

注:生活自理活动包括穿衣、进食、沐浴、整理和如厕;非职业活动指娱乐和(或)休闲;职业活动指工作、上学、持家。

（二）中医辨证分型

1. 风湿痹阻证　肢体关节疼痛、重着，或有肿胀，痛处游走不定，关节屈伸不利，舌淡红苔白腻。

2. 寒湿痹阻证　肢体关节冷痛，肿胀、屈伸不利，局部畏寒，得寒痛剧，得热痛减，舌胖，舌质淡暗，苔白腻或白滑。

3. 湿热痹阻证　关节肿痛，触之灼热或有热感，口渴不欲饮，烦闷不安，或有发热，舌质红，苔黄腻。

4. 痰瘀痹阻证　关节肿痛日久不消，晨僵，屈伸不利，关节周围或皮下结节，舌暗紫，苔白厚或厚腻。

5. 气血两虚证　关节肌肉酸痛无力，活动后加剧，或肢体麻木，肌肉萎缩，关节变形；少气乏力，自汗，心悸，头晕目眩，面黄少华，舌淡苔薄白。

6. 肝肾不足证　关节肌肉疼痛，肿大或僵硬变形，屈伸不利，腰膝酸软无力，关节发凉，畏寒喜暖，舌红，苔白薄。

（三）几种特殊类型的类风湿关节炎

1. 缓和的血清阴性对称性关节炎伴凹陷性水肿　是一种病因不明的特殊类型的关节炎，好发于老年男性，基本病理改变为滑膜炎，以屈伸肌腱鞘滑膜炎为特征。临床表现为对称性腕关节、屈伸肌腱鞘及手关节的急性炎症，伴手背部凹陷性水肿，双侧肘、肩、关、髋、膝、踝及足关节均受累。

2. Felty 综合征　RA 伴发肝、脾、淋巴结肿大，贫血，白细胞减少和血小板减少者称为 Felty 综合征。本综合征少见，约占 RA 患者的 1%。常发生于 RA 病程晚期。患者全身症状显著，关节炎症及畸形明显，特别是中老年患者。肝脾中等度肿大，常伴有脾功能亢进和肝硬化及门静脉高压的临床表现。

3. 回纹型风湿病　有学者也称之为复发性风湿证，为反复发作性关节及关节周围组织红、肿、热、痛。疼痛较剧烈而无法行走，症状在数小时内可达高峰，但每次发作均在数小时至数天内出现并消失。多表现为膝、腕、肩、手等小关节的炎症，可有手指、腕关节或肌腱处皮下结节，但很少有发热等全身症状，发作间隙期也无任何症状。

三、治疗原则

（一）药物治疗

1. 治疗目标　缓解关节症状，减轻疼痛，控制疾病进展，尽可能保护受累关节的功能，提高生活质量。

2. 治疗原则　早期治疗，规律用药，联合用药，长期坚持治疗。

（二）非药物治疗

急性期关节制动，恢复期关节功能锻炼，适度休息，营养支持，配合物理治疗。

四、护理

（一）护理评估

1. 健康史（生活史）

（1）家族史：询问患者亲属中有无同类疾病。

（2）了解患者发病前的生活习惯：有无潮湿、寒冷、创伤的刺激；有无细菌、病毒、支原体等的感染。

2. 心理社会评估

（1）了解患者的文化素养、家庭背景、经济条件、医疗保障以及家庭成员对患者的关心支持力度。

（2）了解患者对疾病的认知程度，所持态度及心理承受能力。

（3）了解本病对患者生活和工作的影响。

3. 身体状况

（1）了解患者有无关节病变的表现：受累关节疼痛、肿胀、僵直、关节畸形及活动受限，甚至出现功能障碍。

（2）了解患者有无关节外表现：风湿性结节、类风湿血管炎、肺部病变等脏器系统受累表现。

（3）了解患者血沉、类风湿因子（RF）等检查情况。

（二）一般护理

1. 病室要求　病室宜温暖向阳、通风、干燥、温暖，避免寒冷刺激。

2. 生活起居护理

（1）避免小关节长时间负重，避免不良姿势，减少弯腰、爬高、蹲起等动作。

（2）每天适当晒太阳，用温水洗漱，坚持热水泡足。

（3）卧床时保持关节功能位，行关节屈伸运动。

3. 饮食指导　饮食原则：予以富含维生素、蛋白质的食物。糖和盐不要过多（过多可增加患者的敏感性而加重关节疼痛）。贫血患者应多食含铁丰富的食物。

（1）风湿痹阻证：宜食祛风除湿、通络止痛的食品，如鳝鱼、薏苡仁、木瓜、樱桃等。食疗方：薏苡仁粥、葱豉汤。

（2）寒湿痹阻证：宜食温经散寒、祛湿通络的食品，如牛肉、山药、枣、红糖、红小豆等。食疗方：红枣山药粥、黄酒烧牛肉等。

（3）湿热痹阻证：宜食清热祛湿的食品，如薏苡仁、红豆、黄瓜、苦瓜、冬瓜、丝瓜、绿豆芽、绿豆等。食疗方：丝瓜绿豆汤、冬瓜薏苡仁汤。

（4）痰瘀痹阻证：宜食活血化瘀的食品，如山楂、桃仁、陈皮、薏苡仁、绿豆等。食疗方：薏苡仁桃仁汤、山芋薏苡仁粥等。

（5）气血两虚证：宜食补益气血的食品，如大枣、薏苡仁、赤小豆、山药、阿胶、鸡肉、牛肉、乌骨鸡、黑芝麻、龙眼肉等。食疗方：大枣山药粥、乌鸡汤。

（6）肝肾不足证：宜食补益肝肾的食品，如甲鱼、山药、枸杞子、鸭肉、鹅肉、芝麻、黑豆等。食疗方：山药芝麻糊、枸杞鸭汤等。

4. 情志护理　多与患者沟通，了解其心理状态，及时给予心理疏导。同时鼓励患者与他人多交流。鼓励家属多陪伴患者，给予情感支持。

5. 给药护理

（1）寒湿痹阻、痰瘀痹阻、气血两虚证患者，汤药宜温服，服药后食热粥、热饮可助药力；湿热痹阻证者汤药宜凉服。

（2）应用非甾体类抗炎药应注意与食物同时服用，可减少胃肠道反应。

（3）严密观察疗效及不良反应，定期检测血、尿常规及肝、肾功能等，一旦发生有严重不良反应应立即停药。

（4）指导患者用药方法及注意事项,遵医嘱用药,不要自行停药、换药、增减药量,坚持规则治疗,减少复发。

（三）症状护理

1. 晨僵

（1）观察晨僵持续的时间、程度及受累关节。

（2）注意防寒保暖,必要时佩戴手套、护膝、袜套、护腕等。

（3）晨起用力握拳再松开,交替进行 50～100 次(手关节锻炼前先温水浸泡);床上行膝关节屈伸练习 30 次。

（4）遵医嘱穴位按摩:取双膝眼、曲池、肩髃、阿是穴等穴。

（5）遵医嘱艾灸:悬灸阿是穴,每次 20 min。

（6）遵医嘱中药泡洗。建议在晨晚间进行;温度在 37～40℃,以患者耐受为宜;夏季温度可偏凉,冬季温度可适当调高。

（7）遵医嘱中药离子导入,每天 1～2 次。

（8）遵医嘱中药熏洗:在辨证论治原则下给予具有活血通络的中药局部熏洗患肢,每天 1 次或隔天 1 次。

2. 关节肿痛

（1）观察疼痛性质、部位、程度、持续时间及伴随症状。

（2）疼痛剧烈的患者,以卧床休息为主,受损关节保持功能位。

（3）局部保暖并在关节处加护套。

（4）勿持重物,可使用辅助工具,减轻对受累关节的负重。

（5）遵医嘱穴位贴敷:取阿是穴。局部皮肤色红,禁止穴位贴敷。

（6）遵医嘱中药离子导入。

（7）遵医嘱中药药浴。湿热痹阻证:温度 38～40℃;寒湿痹阻证:温度 40～43℃;夏季温度可偏凉,冬季温度可适当调高。

3. 关节畸形

（1）做好安全评估,如日常生活能力、跌倒/坠床等,防止跌倒或其他意外事件发生。

（2）遵医嘱艾灸:取阿是穴,每次 20 min。

（3）遵医嘱中药泡洗,每次 20～30 min。

（4）遵医嘱中药离子导入。

（5）遵医嘱穴位贴敷:取阿是穴。

4. 疲乏无力

（1）急性期多卧床休息,恢复期适量活动,防止劳累,减少弯腰、爬高、下蹲等动作。

（2）遵医嘱艾灸:取足三里、关元、气海等穴。

（3）遵医嘱穴位贴敷:取肾俞、脾俞、足三里等穴。

五、健康教育

（一）向患者及家属讲解疾病的相关知识

1. 基本知识　类风湿关节炎是一种自身免疫性疾病,属慢性疾病,容易复发,会出现关节肿痛等不适,严重者会出现关节畸形及功能障碍,影响正常生活与工作。因此,要做到早诊断早治疗。

2. 影响类风湿关节炎的危险因素

(1) 不良的气候和生活环境：受到寒冷、潮湿的刺激。

(2) 病原体的感染：细菌、病原体、支原体等感染人体。

3. 常用抗风湿药物的副作用及注意事项

(1) 常用抗风湿药物的副作用：非甾体抗炎药服用后易出现胃肠道不良反应如胃部不适、胃痛、恶心、反酸，甚至胃黏膜出血，久用这类药物后可出现肾间质性损害。慢作用抗风湿药主要的不良反应为胃肠道不适、黑便、头痛、口腔溃疡、肝功能异常和骨髓抑制。

(2) 用药注意事项：药物应遵医嘱坚持服药，不可自行停药、换药或增减药量，定期检测肝肾功能、血常规等。服药后多饮水，以减少药物在体内的毒副作用。

4. 类风湿关节炎的饮食禁忌

(1) 禁食高热量的食物：经常进食高热量油腻食物会致体重过重，从而加重关节负担，要保持体重在正常范围之内。

(2) 控制食盐：盐可以造成水钠潴留，引起高血压。

(二) 教会关节功能锻炼方法

1. 活动期　应适当休息，取卧位、坐位或靠在床头，在肢体不负重的情况下被动或主动活动四肢，做肘、膝关节屈伸，指腕关节舒展和屈曲等动作训练。每天可多次进行。锻炼宜早进行，练习时不应引起剧烈疼痛，结束后疼痛不宜持续 2 h。卧床与下地、卧位练习与坐位练习宜交替进行，运动量要严格控制，从小运动量开始，逐渐加大，不可一蹴而就。重症患者宜绝对卧床休息，交替仰卧及侧卧，保持关节功能位。

2. 好转期　不宜进行大运动量练习，可在床上练习、抗阻力练习、扶拐站立或步行，为保持关节活动度，每天应做一定量的关节活动。在关节活动范围内，被动或主动做各关节持续性全范围运动，动作要轻柔、舒缓。每次尽量做到最大限度，即使关节局部有轻度肿胀、轻微疼痛也要进行。

3. 稳定期　多做一些关节负重小或不负重的运动。可借助各种简单工具与器械，进行关节功能锻炼，如捏核桃、握力器、手指关节操等，锻炼手指关节功能；空蹬自行车，锻炼膝关节；踝关节屈伸运动等。逐步可进行太极拳、八段锦、练气功等锻炼。

(三) 教会关节的日常养护

(1) 日常生活中尽量使用较大和有力的关节，手提重物时，应尽量不用手指而用手臂和肘关节，不要用手指作支持，应用手掌来支撑。因为关节发炎时，关节会变得不稳定，更容易受伤。用力的时候，细小的关节如手指关节更容易出现变形。

(2) 避免关节长时间保持一个动作，不要长时间站立，在适当的时候坐下休息。坐下时，应经常变换坐姿。避免手指长时间屈曲，如写字、打字等，应不定时地停下休息，舒展手指。

(3) 避免关节处于不正确的位置，保持正确姿势。坐下时，膝关节不要过分屈曲，双足应平放在地上。拧瓶盖时应以掌心施加压力，而不要单纯用手指拧。

(4) 活动时留意关节有无疼痛，如感觉关节疼痛，应立即停止活动，检查活动方法是否妥当。

(5) 减少工作和日常生活的体力消耗，家里的物品合理规划摆放，常用的物品放在伸手可及的地方，笨重和不常用的物品放在柜子下面，轻便和不常用的物品放在高处，尽量减少弯腰、爬高、下蹲等动作。

六、出院指导

(1) 居室宜通风、干爽。春冬季应注意防寒保暖，切忌受寒淋雨、涉水受湿，尤其是关节部位注意保暖，可以护套保护。

(2) 保持乐观情绪，避免情绪波动，生活起居有规律，注意劳逸结合。

(3) 饮食以高蛋白质、高热量、高维生素、易消化食物为宜，可多食牛奶、鸡蛋、新鲜蔬菜和水果，避免生冷、刺激性食品。

(4) 根据自身情况适当进行体育锻炼，如打太极拳、木兰拳等，使关节筋脉气血通畅。

(5) 按时服药，不可随意减量或停服，如出现胃肠道不适、黑便、肝肾功能损害时及时就诊。

(6) 定期门诊复查，监测血象、免疫指标以调整用药。每半年拍 X 线片，观察骨破坏情况。

面神经炎（面瘫病）

面神经炎是由茎乳孔内面神经非特异性炎症所致的周围性面瘫，又称为特发性面神经麻痹，或称贝尔麻痹。本病好发于春、秋两季，临床以突然发生一侧面部瘫痪、口眼歪斜为主症，可发生于任何年龄，多发于 20～60 岁，男性略多。本病预后较好，大约有 2/3 的患者可以自愈并获得几乎正常的面肌功能，大多数患者在 6 个月内可以自愈。

一、诊断

（一）西医

1. 临床表现　① 急性起病。② 额纹消失，不能皱额蹙眉，眼裂不能闭合或者闭合不全。闭眼时双眼球向外上方转动，露出白色巩膜称为贝尔征。③ 鼻唇沟变浅，口角下垂，露齿时口角歪向健侧。④ 口轮匝肌瘫痪，鼓气、吹口哨时漏气。⑤ 颊肌瘫痪，食物易滞留病侧齿龈。⑥ 面瘫多见单侧。

2. 定位诊断　① 符合上述临床表现为周围性面肌瘫痪：面神经管外，鼓索以下。② 面肌瘫痪伴同侧舌前 2/3 味觉消失：鼓索以上。③ 面肌瘫痪伴同侧舌前 2/3 味觉消失及听觉过敏：镫骨肌神经以上。④ 面肌瘫痪伴同侧舌前 2/3 味觉消失及听觉过敏，还有患侧乳突部疼痛，耳郭、外耳道感觉减退和外耳道、鼓膜疱疹，即 Ramsay - Hunt 综合征：膝状神经节以上。

（二）中医

面神经炎中医称为面瘫，《灵枢·经脉》记载了面瘫的临床表现："胃足阳明之脉……是主血所生病者……口喎唇胗。""足之阳明，手之太阳筋急，则口目为僻，目急不能卒视。"

面神经炎的诊断要点如下。

（1）病前常有受凉、受潮、吹风史，少数患者于病前几天可有耳后、耳内疼痛或面部不适等前驱症状。

（2）急性或亚急性发病，出现一侧（偶为两侧）周围性面神经麻痹，可伴舌前 2/3 味觉障碍，少数可有耳鸣、听觉过敏或耳部疱疹等。

（3）排除其他原因所导致的周围性面神经麻痹，如小脑脑桥角病变、脑干病变、手术损伤、腮腺病变及格林巴利综合征等。

二、分型及辨证分型

（一）西医分期

根据临床表现和损伤神经恢复的一般情况，可将发病 7 天之内称为急性期，8～45 天称为稳定期，发病超过 45 天称为神经变性期及后遗症期。

（二）中医辨证分型

1. 风寒袭络证　突然口眼歪斜，眼睑闭合不全，兼见面部有受寒史，舌淡苔薄白。

2. 风热袭络证　突然口眼歪斜，眼睑闭合不全，继发于感冒发热，或咽部感染史，舌红苔黄腻。

3. 风痰阻络证 突然口眼歪斜,眼睑闭合不全,或面部抽搐,颜面麻木作胀,伴头重如蒙、胸闷或呕吐痰涎,舌胖大,苔白腻。

4. 气虚血瘀证 口眼歪斜,眼睑闭合不全日久不愈,面肌时有抽搐,舌淡紫,苔薄白。

三、治疗原则

改善局部血液循环,减轻面神经水肿,缓解神经受压,促使功能恢复。

(一)急性期

尽早使用糖皮质激素,泼尼松 30 mg 口服,每天 1 次;或地塞米松每天 10 mg,疗程 1 周左右,并用大剂量维生素 B_1、B_2 肌注,还可采用红外线照射或超短波透热疗法。

(二)恢复期

可进行面肌的被动或主动运动训练,也可采用碘离子透入理疗、针灸、艾灸、高压氧等治疗。

(三)后遗症期

瘫痪肌挛缩、面肌痉挛、联带运动等 2 年未恢复者可考虑面神经减压手术和肌肉神经移植术。

四、护理

(一)护理评估

1. 健康史

(1)个人史:① 年龄、性别、职业、教育程度。② 生活环境:是否阴冷潮湿。③ 诱发因素:发病前是否受到寒凉刺激、缺氧、劳累等,是否为首次发病;发病季节及时间;持续时间、症状、伴随症状。④ 生活习惯:饮食偏好;是否吸烟、饮酒;睡眠状况等。⑤ 服药史:是否服用抗抑郁等药物。

(2)家族史:是否有遗传因素。

(3)既往史:是否有病毒感染、外伤、手术、妊娠、内分泌失调、高血压、高血糖、高血脂、精神疾病等。

2. 心理社会评估

(1)了解患者的人格特征,了解其人际关系状况,是否有社会交往障碍等。

(2)评估患者是否有心理压力,了解患者在家庭、学习、工作等方面的变故是否对其心理状态有影响。

(3)了解患者的文化素养、宗教信仰、家庭背景、经济条件、医疗保障及家庭社会人际关系,以及家庭主要成员对患者的关心支持力度等。

3. 身体状况

(1)观察患者的面部症状、肌肉功能等。

(2)评估患者麻痹侧耳后或下颌角是否有及疼痛程度。

(3)检查面神经传导功能,帮助估计预后。

(二)一般护理

1. 病房要求

(1)房间应温暖、明亮、湿度适宜。

(2)天气寒凉或风大时避免开窗通风,配备取暖设备。

2. 生活起居护理

(1) 注意气候变化,增减衣物,外出戴口罩,禁止用冷水洗脸。

(2) 夏季或初秋夜间睡觉时,病室避免对流风,慎避外邪;注意面部和耳后保暖,热水洗脸,外出佩戴口罩。

(3) 保持口腔清洁,餐后及时漱口,防止患侧食物残留。必要时遵医嘱应用清热解毒类中药汤剂行口腔护理,预防感染。

(4) 眼睑闭合不全者,平时外出或睡眠时应戴眼罩,睡前涂红霉素软膏,防止角膜炎或暴露性结膜炎发生。

3. 饮食护理

(1) 风寒袭络证:宜食辛温祛风散寒的食品,如大豆、葱白、生姜等,忌食凉性食物及生冷瓜果等食品。

(2) 风热袭络证:宜食疏风清热的食品,如丝瓜、冬瓜、黄瓜、赤小豆等,可饮绿豆汤、菊花茶,忌辛辣燥热的食品。

(3) 风痰阻络证:宜食通阳泄浊的食品,如海参、海蜇、荸荠、白萝卜、百合、桃仁、蘑菇、柚子等,忌食肥甘厚味的食品。

(4) 气虚血瘀证:宜食益气活血的食品,如桃仁等,忌食辛香行窜、滋腻补血的食品。

4. 用药护理 嘱患者饭后 1~2 h 服用,服药期间忌食生冷辛辣油腻厚味食物,服用中药后应避免受风寒,汗出后用干毛巾擦干,同时注意观察服药后患者病情的逆顺变化。

(1) 风寒袭络证:桂枝加葛根汤合牵正散加减,以祛风散寒。

(2) 风热袭络证:银翘散合牵正散加减,以疏风散热。

(3) 风痰阻络证:牵正散合导痰汤加减,以祛风散邪。

(4) 气虚血瘀证:补阳还五汤加减方,以益气活血、通络止痉。

5. 情志护理

(1) 建立良好的护患关系,注意保护患者自尊,增加信任感。

(2) 对心理压抑不善言辞患者,应多给予心理开导,安慰患者可采取精神转移法加聊天、听音乐分散注意力,告诉面瘫并不可怕,早诊断、早治疗可以早日康复。

(3) 焦虑患者用以往治愈病例劝导其以积极心态应对治疗和康复训练,对持无所谓态度的年长患者讲清楚延误治疗时机导致的后果,告知其易留下后遗症影响形象与生活。

(三) 症状护理

1. 口眼歪斜

(1) 观察患者口眼歪斜的程度和方向。

(2) 指导患者面肌运动,包括:抬眉训练、闭眼训练、耸鼻训练、示齿训练、努嘴训练、鼓腮训练等。

(3) 遵医嘱应用中医护理技术:① 红外线照射患侧面部。② 面部中药湿敷。③ 面部中药熏洗。④ 穴位按摩,取患侧太阳、承浆、阳白、鱼腰、承泣、四白、地仓、颊车、印堂、翳风、迎香等穴。⑤ 刮痧:取患侧翳风、风池,进行刮痧治疗,并取患侧承浆至地仓、地仓至颊车、四白至太阳、阳白至太阳、迎香至下关,再刮患侧合谷穴,以局部潮红为度。注意保暖,观察患者病情变化,刮痧后避免吹风,可饮热水。

2. 眼睑闭合不全

(1) 观察患侧眼睑闭合的程度,建议患者外出时戴墨镜或纱布保护患侧眼睛。

（2）注意眼部卫生,擦拭时尽量闭眼,由上眼睑内侧向外下侧轻轻擦拭。

（3）在睡觉或外出时应佩戴眼罩或有色眼镜,避免强光刺激眼球。遵医嘱给予营养、润滑、抗感染眼药水滴眼或眼膏涂眼,以保护角膜及预防眼部感染。

（4）遵医嘱穴位按摩,取患侧太阳、阳白、鱼腰、承泣、四白、印堂等穴;穴位注射,取足三里、三阴交等穴。

（5）不可过度用脑、用眼,多闭目养神,保证充分休息。

3. 颜面麻木

（1）指导患者面肌运动,包括：抬眉训练、闭眼训练、耸鼻训练、示齿训练、努嘴训练、鼓腮训练等。

（2）遵医嘱予以适宜的中医护理技术：① 患侧面部中药湿敷。② 穴位按摩,取患侧太阳、承浆、阳白、鱼腰、承泣、四白、地仓、颊车、印堂、翳风、迎香等穴。③ 耳穴贴压,取面颊、肝、口、眼、皮质下等穴。④ 穴位贴敷,取患侧面部颊车、地仓、太阳、翳风等穴。⑤ 面部中药熏洗。

4. 面部抽搐

（1）注意观察面肌痉挛患者抽搐发生的时间、性质、程度等情况。

（2）遵医嘱予以适宜的中医护理技术。① 艾灸,风寒袭络证者取翳风、四白、颊车等穴。② 穴位按摩,取患侧颊车、地仓、迎香、四白等穴。③ 面部中药熏洗。

五、健康教育

1. 饮食教育　注意饮食清淡但营养丰富,多食瘦肉、豆类、骨肉汤等,主食尽量以半流质或软食为主。有味觉障碍的患者应注意食物的冷热度。食疗方可选防风白芷粥或选川芎白芷炖鱼头。

2. 情志调摄

（1）面瘫患者易致紧张或悲观情绪。关心尊重患者,疏导其紧张情绪,鼓励家属多陪伴患者,建立良好的社会支持系统,共同帮助患者正视疾病。

（2）指导患者倾听舒心的音乐或喜悦的相声,抒发情感,排解悲观情绪,达到调理气血阴阳的作用。

（3）鼓励病友间相互交流治疗体会,提高认知,调摄情志,增强信心。

3. 康复指导

（1）抬眉训练：抬眉动作的完成主要依靠枕额肌额腹的运动。嘱患者上提健侧与患侧的眉目,有助于抬眉运动功能的恢复。用力抬眉,呈惊恐状。每次抬眉 10～20 次,每天 2～3 次。

（2）闭眼训练：闭眼的功能主要依靠眼轮匝肌的运动收缩完成。训练闭眼时,嘱患者开始时轻轻地闭眼,两眼同时闭合 10～20 次,如不能完全闭合眼睑,露白时可用示指的指腹沿着眶下缘轻轻地按摩 1 次,然后再用力闭眼 10 次,有助于眼睑闭合功能的恢复。

（3）耸鼻训练：耸鼻运动主要靠提上唇肌及压鼻肌的运动收缩来完成。耸鼻训练可促进压鼻肌、提上唇肌的运动功能恢复。

（4）示齿训练：示齿动作主要靠颧大、小肌、提口角肌及笑肌的收缩来完成。嘱患者口角向两侧同时运动,避免只向一侧用力练成一种习惯性的口角偏斜运动。

（5）努嘴训练：努嘴主要靠口轮匝肌收缩来完成。进行努嘴训练时,用力收缩口唇并向前努嘴,努嘴时要用力。口轮匝肌恢复后,患者能够鼓腮,刷牙漏水或进食流口水的症状随之消失。训练努嘴时同时训练了提上唇肌、下唇方肌及颏肌的运动功能。

（6）鼓腮训练：鼓腮训练有助于口轮匝肌及颊肌运动功能的恢复。鼓腮漏气时，用手上下捏住患侧口轮匝肌进行鼓腮训练。患者能够进行鼓腮运动，说明口轮匝肌及颊肌的运动功能可恢复正常，刷牙漏水、流口水及食滞症状消失。此方法有助于防治上唇方肌挛缩。

六、出院指导

（1）疾病预防指导

1）避免诱发因素：心理因素、受凉、疲劳、上呼吸道感染、牙龈感染等都是面瘫发病的重要危险因素。

2）刮风、阴雨、下雪等天气尽量减少外出；注意保暖，特别是头面部及颈部，必要时可戴头巾、帽子、口罩、穿高领衣服等。

3）宜用温热水洗漱，忌冷水洗脸，避免受风寒再次加重病情；睡前可用热水泡脚。

4）提供适合患者口味、富营养、易消化的半流质饮食或软食，进食过程中要细嚼慢咽，并且少量多餐；忌食辛辣、酸、硬、干、粗糙的食物。

5）忌逆风而行，乘车时不要坐在窗口部位，睡眠时忌吹对流风，洗澡、大汗或饮酒后忌直对风口吹空调、电扇或开车兜风。

（2）指导患者进行修饰，如戴墨镜、围巾等改善形象，满足自尊的需要。

（3）增加体育锻炼，提高免疫力。

（4）掌握面肌功能训练，坚持每天数次按摩和运动以获得最佳预后。

（5）遵医嘱按时理疗和针灸。

视神经萎缩(青盲)

视神经萎缩是指任何疾病引起视网膜神经节细胞和其轴突发生病变,致使视神经全部变细的一种形成学改变,一般发生于视网膜至外侧膝状体之间的神经节细胞轴突变性。视神经萎缩是视神经病损的最终结果,表现为视神经纤维的变性和消失,传导功能障碍,出现视野变化,视力减退并丧失。一般分为原发性和继发性两类。眼底检查可见视乳头颜色为淡黄或苍白色,境界模糊,生理凹陷消失,血管变细等。

一、诊断

(一) 西医

参照全国高等学校规划教材《眼科学》(葛坚主编,人民卫生出版社,2005 年)。

(1) 视力减退且不能矫正。

(2) 色觉不同程度障碍。

(3) 瞳孔对光反射减弱或有相对性传入瞳孔阻滞。

(4) 眼底视乳头色泽变淡或苍白。

(5) 有明确的视野缺损。

(6) 电生理 P100 波峰潜时和/或振幅有明确异常。

以上(1)、(4)、(5)、(6)为诊断的必备条件。根据临床不同表现,视神经萎缩可分为原发性、继发性及上行性 3 种,该分类可提供病因诊断,在此供参考。

(二) 中医

参照中华人民共和国中医药行业标准《中医病证诊断疗效标准》(ZY/t001.5 - 94)。

(1) 单眼或双眼视力逐渐下降,直至不辨人物,甚至不分明暗,而外眼轮廓无异常。

(2) 眼底检查可见视神经乳头色淡或苍白,边界清楚或模糊。

(3) 视野检查中心暗点和视野缺损。

(4) 瞳孔直接对光反应迟钝或消失。

(5) 色觉减退先红后绿。

(6) VEP 检查有助于诊断。

二、分型分类

(一) 西医分型

为便于叙述,临床上把视神经萎缩分为原发性和继发性 2 种类型,分述如下。

1. 原发性视神经萎缩　视神经神交叉或视束因不同病因而阻断其传导时,皆可引起原发性视神经萎缩。此种萎缩为一种下行性退变现象,在发生萎缩前视乳头无明显病变。

(1) 肿瘤:巨大垂体肿瘤是引起两侧原发性视神经萎缩的常见原因,开始多为两颞侧偏盲,然后逐渐发生单眼或双眼失明及视乳头苍白,颅骨 X 线片可显示蝶鞍区扩大。颞叶底部的肿瘤（如嗅沟脑膜瘤）可压迫视神经引起同侧视神经萎缩和对侧视乳头水肿（Froster - Kennedy 综合征）。

（2）炎症：球后视神经炎，脱髓鞘病，或由各种原因所致的脑膜炎压迫神经或视交叉时，引起原发性视神经萎缩，常见于化脓性或真菌性脑膜炎，或合并有筛窦炎或蝶窦炎的患者。梅毒，特别是背髓痨，发生视神经萎缩者相当多见。

（3）头颅损伤：颅底骨折或视神经管骨折可撕裂视交叉或视神经，引起原发性视神经萎缩。受伤后患眼立刻失明，约 3～6 周后视乳头出现苍白。

（4）血管疾病：因中心动脉血栓形成或栓塞所形成的"血管性萎缩"都有突然失明的病史。其乳头边缘多很清晰，动脉多极细小，筛板不能见到。视乳头亦可先出现水肿，以后产生萎缩。颈内动脉硬化压迫视交叉的两外侧或颈内动脉血栓形成使眼球动脉供血不良时可引起视神经萎缩，前者常先产生两鼻侧偏盲。在视神经管内受硬化动脉的压迫、供养神经的血管循环障碍及大量失血后的严重贫血者均可出现视神经萎缩。高血压性视网膜病变，早期出现视乳头水肿，并可伴有玻璃体或视网膜出血，后期可出现视神经萎缩。

（5）中毒：可引起视神经萎缩的有害物质很多，以甲醇和乙醇中毒最为多见。

（6）眼球及眼眶病变：青光眼可引起视神经萎缩，生理凹陷变深，并常有特征性的鼻侧视野缺损和视力减退。

（7）其他疾病：慢性肾上腺皮质功能减退、糖尿病患者亦可出现视神经萎缩。

2. 继发性视神经萎缩　视乳头水肿、视乳头炎和离视乳头甚近的球后视神经炎均可引起继发性视乳头萎缩。此种萎缩发生前视乳头或视网膜即有明显的病变。根据其为视乳头炎或视乳头水肿所致，可再分为视乳炎后视乳头萎缩或水肿后视乳头萎缩。

（二）证候诊断

1. 肝郁气滞证　视物模糊，视野中央区或某象限可有大片暗影遮挡，心烦郁闷，口苦胁痛，头晕目胀，舌红苔薄白，脉弦。

2. 肝肾阴虚证　双眼昏蒙日久，渐至失明，口眼干涩，头晕耳鸣，腰酸肢软，烦热盗汗，男子遗精，大便干，舌红苔薄白，脉细。

3. 气血两虚证　视力渐降，日久失明，面色无华，唇甲色淡，神疲乏力，懒言少语，心悸气短，舌淡苔薄白，脉细无力。

4. 气滞血瘀证　视神经萎缩见于外伤或颅内手术后，头痛健忘，舌暗红有瘀点，脉细涩。

三、治疗方案

（一）治疗原则

首先应针对病因作局部或全身治疗，并积极对症处理，如肿瘤的切除，颅内外炎症的控制，有效地控制颅内压力增高等对预防视神经萎缩具有重要意义。

（二）西医治疗

1. 皮质类固醇激素　多数学者认为有较好疗效。其作用机制尚不清楚，可能与免疫抑制有关，减轻炎性反应和结缔组织的增生，使视力受损限制到尽可能小的范围内。强的松 10～15 mg，每天 3～4 次；或地塞米松 0.75～1.5 mg，每天 3～4 次，或氢化可的松 100～200 mg，加入 10% 葡萄糖液中 500 ml 内静滴，每天 1 次，10～15 天为一疗程；或地塞米松 5～10 mg，每天 1 次静滴，或促肾上腺皮质激素 25 U，每天 1 次静滴。

2. 血管扩张剂　目的是改善血液供应。常用的有丹参、烟酸、维脑路通等。

3. 神经营养剂　维生素 B_1、B_{12}、胞二磷胆碱,乙酰谷氨酸、肌苷、ATP、细胞色素 C 等对视神经损害有保护作用。

4. 抗生素的应用　对颅内外感染,特别是血清梅毒反应阳性者,给予足够疗程青霉素治疗,使用激素时,应给予较大剂量的抗生素。

5. 组织疗法　机制不清,有助于部分患者的视力改善。胎盘组织液每次肌内注射 2 ml,连续 1 个月,间隔数月后可重复应用。

6. 高压氧治疗　对部分患者可能有效。

7. 输血疗法　小量少次输血可有助于部分病例的视力改善。

(三) 中医治疗

1. 辨证选择口服中药汤剂、中成药

(1) 肝郁气滞证:疏肝理气。

(2) 肝肾阴虚证:补益肝肾。

(3) 气血两虚证:益气养血。

(4) 气滞血瘀证:行气活血。

2. 中药注射剂　以益气活血通络为法则,依据不同病因,辨证选择中药注射液静脉滴注。

3. 针灸治疗　根据病情,以循经取穴为主,可遵循"4、2、2"原则,即眼旁取 4 穴,头区取 2 穴,全身选 2 穴。

眼周围:睛明、上明、承泣、球后、攒竹、丝竹空、鱼腰、四白。

头区:阳白、太阳、百会、四神聪、头维、风池、翳明、头临泣。

全身:足三里、三阴交、光明、行间、太冲、合谷、肝俞、肾俞。

4. 贴眼三针联合眼周透穴疗法

(1) 眼三针:上明、睛明、承泣。

上明:针刺时紧沿眶上缘与眼球上方之间空隙进针,针刺略向上斜刺,进针无阻力时可缓慢深刺达 1 寸,该穴不可提插捻转,但可适当原位捻转或轻弹针柄以加强针感,留针 30 min。

睛明:左手轻推眼球向外侧固定,右手缓慢进针,靠近眶缘直刺 0.5～1 寸,不可提插捻转,留针 30 min。

承泣:以左手拇指向上轻推眼球,紧靠眶缘慢直刺 0.5～1.5 寸,不可提插捻转,留针 30 min。

(2) 眼周透穴

太阳透瞳子髎:针刺时从太阳穴进针,斜透或横透瞳子髎,留针 30 min。

丝竹空透鱼腰:针刺时从丝竹空进针,斜透鱼腰,留针 30 min。

阳白透攒竹:针刺时从阳白穴进针,斜透攒竹,留针 30 min。

四白透下睛明:下睛明位于睛明穴下 0.2 寸,针刺时从四白穴进针,针尖向上,斜透至睛明下 2 分许,留针 30 min。

注意事项:眼球四周进针要达到一定深度,通常用平补平泻法。眼周穴位不可提插捻转,起针后应注意按压避免出血,根据病症还可遵循循经取穴原则,配合全身取穴。

5. 其他疗法　根据病情需要选择艾灸、熏蒸、中药离子导入、中药穴位注射等。

四、护理

(一) 护理评估

(1) 年龄、性格、职业、个人史、诱发因素。

(2) 视物昏朦或视物模糊症状。

(3) 心理因素、社会状况。

(4) 眼部检查和其他检查结果。

(5) 辨证：气血两虚、肝气郁结、脾肾阳虚、肝肾不足、气血瘀滞。

(二) 一般护理

1. 起居护理

(1) 应用护理程序对患者实施整体护理。

(2) 保持病室清洁、整齐、安静、安全、舒适、空气流通、光线柔和,避免强光直接照射及烟尘刺激。

(3) 指导患者进行适当的活动和保证充分的休息。

(4) 做好基础护理,保持床单位清洁整齐。长期卧床、消瘦、营养不良、昏迷等患者做好皮肤护理,防止压疮发生;协助视力障碍、生活不能自理者做好生活护理。

(5) 入院后每天 3 次测量体温、脉搏、呼吸,连续 3 天无异常者,改为每天 1 次。39℃以上者按高热护理常规,每天评估大小便 1 次。入院后测体重、血压 1 次,以后每周定期测量。

(6) 密切观察患者的病情变化：视力和视野的变化;肢体感觉有无异常、有无运动障碍,发现异常及时报告医师。

2. 饮食护理　饮食合理,宜清淡、易消化、营养丰富食物,忌油腻、甘甜、生冷、辛辣之食物,戒除烟酒。

3. 情志护理

(1) 消除患者思想负担,保持良好情绪,配合治疗。

(2) 保持心情舒畅,避免情绪波动;尽量减少阅读、少看电视,避免用眼过度。

4. 用药护理

(1) 遵医嘱根据用药类别、时间、途径和药量给药,每天 3 次检查用药情况。

(2) 中药汤剂宜温服,早饭前、晚饭后服药,如有不适根据情况饭后服药。

(3) 严密观察药后疗效,做好护理记录。

5. 临症护理

(1) 肝气郁结者,疏肝解郁,开导患者,避免郁怒,使之肝气条达。

(2) 脾肾阳虚者,注意保暖。

(3) 肝肾不足者,少用目力避免视疲劳。

(三) 常见症状/证候施护

1. 视物模糊

(1) 做好安全评估,如日常生活能力评定、跌倒/坠床评估等,防止意外事件发生。

(2) 加强巡视,及时了解患者所需,协助服药到口,防止漏服、误服。

(3) 遵医嘱耳穴贴压,取肝、肾、眼、神门等穴。

(4) 遵医嘱穴位注射,取太阳穴、肾俞、肝俞等穴。

(5) 遵医嘱中药离子导入,取太阳穴。

（6）遵医嘱艾灸,取光明、足三里等穴。

（7）遵医嘱足部中药泡洗。

2. 心烦郁闷

（1）为患者提供安静、舒适的休养环境,室内光线柔和,温度适宜。

（2）观察患者情绪变化,经常与其交谈,增强患者与慢性疾病作斗争的信心,保持情志安和,身心愉快。

（3）对于忧郁、焦虑的患者,要安慰患者,讲解情志与疾病的密切关系,使患者能自觉调整和控制情绪。

（4）遵医嘱耳穴贴压,取心、肾、神门、交感等穴。

（5）遵医嘱中药代茶饮,如菊花代茶饮。

3. 眼干涩

（1）指导患者少用目力,适当休息,保证充足的睡眠时间。

（2）避免强光刺激,室内光线柔和,外出可佩戴有色眼镜。

（3）遵医嘱穴位按摩,取上睛明、承泣、四白、养老等穴。

（4）遵医嘱予睑板腺按摩。

（5）遵医嘱中药熏蒸。

（6）遵医嘱中药代茶饮,如菊花、金银花、枸杞子代茶饮。

五、健康指导

（一）生活起居

（1）生活起居有节,注意用眼卫生,不可久用目力。

（2）指导患者做眼保健操、按摩眼部周围穴位,如上睛明、丝竹空、承泣、养老等穴,或按摩肾俞、涌泉等强壮穴。

（3）患者外出活动应有人陪伴,并尽量避免夜间外出。

（4）根据患者年龄、病情等选择太极拳、散步等活动,以增强体质。

（5）指导患者戒烟限酒。

（二）饮食指导

指导患者饮食上补充动物的肝脏、麸皮等富含维生素 B_1、B_{12} 的食品,多吃新鲜水果蔬菜,补充维生素 C,忌食辛辣刺激之品,忌烟酒。

1. 肝郁气滞证　宜食疏肝理气的食品,如荞麦、橘皮、豆制品、萝卜等。也可用菊花茶、绿豆汤、荷叶粥等配合治疗。悲伤郁怒后不宜立刻进食,以免影响消化。

2. 肝肾不足证　宜食补肝益肾的食品,如肝、血、黑芝麻、黑豆。可配合食疗方:银杞明目汤。眼干涩者,可配合菊花、枸杞子代茶饮,多食滋阴食物,如百合、薏苡仁、木耳等。

3. 气血两虚证　宜食补气养血的食品,如红枣、龙眼、甲鱼,服用补药时忌食萝卜、白芥子等破气的食品,也可配合服龙眼肉粥以养心安神。

4. 气滞血瘀证　宜多食有活血行气功效的食品,如山楂、丝瓜、大白菜等。食疗方:桃仁粥。少食寒凉之品,以免加重气血郁滞。

（三）情志调理

（1）告知患者及家属本病的特殊性,向患者介绍有关疾病知识及治疗成功经验,增强患者信心,鼓励患者积极面对疾病。

（2）多听舒缓放松的音乐，如渔舟唱晚、高山流水、彩云追月等。

（3）适当增加户外活动及社会交往，以放松身心。

六、出院指导

（1）注意眼部卫生，不得久用眼力，避免过劳及熬夜，视疲劳时可转动眼球及远眺。

（2）太阳辐射、强光等均可致黄斑损伤，外出做好防护措施。

（3）定期复查。

老年性白内障(圆翳)

老年性白内障是最常见的白内障类型,是目前世界上主要致盲眼病之一。多为双侧发病,但发病时间和病程进展可有不同。其临床症状为渐进性视力减退。许多因素,例如老化、遗传、代谢异常、辐射、中毒、局部营养障碍、外伤等引起晶状体的囊膜损伤,使其渗透性增加,丧失屏障作用或导致晶状体代谢紊乱,都可使晶状体变性,造成混浊。老年性白内障是随年龄增长缓慢发展或发病率逐渐增高的一种疾病。

一、疾病诊断

(一) 西医

参照《临床诊疗指南眼科学分册》:对出现晶状体混浊而矫正视力低于0.5,归入白内障。主要的症状体征:渐进性视力下降;检查可见晶体出现混浊,晶体皮质、晶体核、晶体后囊下明显混浊;眼底模糊,红色反光黯淡;眼前节检查基本正常。年龄大于或等60岁。

(二) 中医

参照《中医眼科学》(曾庆华主编,人民卫生出版社,2003年):本病多老年患者,病程较长,以虚证居多,尤以阴虚最为常见。初起仅觉视物微昏,或眼前有固定之黑影,视物逐渐不清,久则加剧,如隔薄烟轻雾,患眼不红不肿,继则病情加重,终不辨物或只见手动,甚则仅见日、月、火"三光"。

二、分型分类

(一) 西医

1. 分类

(1) 根据病因分:外伤性白内障、老年性白内障、并发性白内障、药物性白内障、中毒性白内障等。

(2) 根据发病年龄分:先天性白内障、婴儿性白内障、青年性白内障、成年性白内障、老年性白内障。

(3) 根据晶体混浊程度分:未成熟期白内障、膨胀期白内障、成熟期白内障、过成熟期白内障。

(4) 根据发展速度分:静止性白内障、进行性白内障。

(5) 根据混浊部位分:核性白内障、皮质性白内障、囊性白内障、囊下性白内障。

(6) 根据混浊的形态分:板层状白内障、花冠状白内障、点状白内障及其他形态。

2. 分型　按晶体混浊部位分型如下。

(1) Ⅰ型(囊下皮质型):于囊皮质层内见短带状强回声斑,与囊壁间形成"等号"样回声。

(2) Ⅱ型(周边型):晶状体皮质层内沿核心形成环状强回声,表面不光滑,回声强弱不等。

（3）Ⅲ型（完全型）：晶状体不仅周边增强、增厚，而且内部透声差，囊内无回声消失，出现光点或斑或块状强回声。

3. 分期　按晶体混浊发生发展过程分期如下。

（1）初发期：晶状体周边皮质混浊，呈扇形、楔形灰白色，赤道部呈辐射状混浊。

（2）未成熟期：晶状体皮质混浊加重，向瞳孔区发展，体积膨胀，前房浅，半月状虹膜投影，视力明显下降。

（3）成熟期：全晶体呈弥漫性乳白色混浊。视力仅有光感，光定位及色觉正常，虹膜投影消失，前房深浅正常。

（4）过熟期：晶状体纤维分解溶化，排出水分，体积缩小，前囊可见彩色胆固醇结晶或白色钙质沉着，黄色晶体核下沉，前房加深，虹膜震颤，晶状体脱位，可有复视。

（二）中医辨证分型

1. 肝肾阴虚证　晶珠混浊，视物昏花，眼前黑影，头晕耳鸣，腰膝酸软，潮热盗汗，舌红苔白或少苔，脉细。

2. 脾肾阳虚证　晶珠混浊，视物昏糊，视远不清，形寒肢冷，面色㿠白，喜热畏冷，大便溏薄，小便清长，舌淡苔白，脉沉弱。

3. 气血不足证　晶珠混浊，目暗无神，视物朦胧，不耐久视，面色萎黄，神疲懒言，肢软乏力，舌淡苔白，脉细弱。

4. 肝热上扰证　晶珠混浊，视物不明，头昏眼胀，或目涩头痛，或生眵流泪，口苦咽干，急躁易怒，便结溲黄，舌红苔黄，脉弦数。

5. 阴虚挟湿热证　银障渐发，目涩视昏，眼干不适，烦热口臭，口干不欲饮，大便不畅，舌红苔黄腻，脉弦细或细数。

三、治疗原则

（一）西医治疗

1. 治疗原则　以手术治疗为主，药物治疗为辅。

2. 治疗方法　白内障的治疗分为非手术和手术两种方法。

非手术治疗：在白内障初发期可滴卡他灵、白内停等眼药水，以控制发展。

手术治疗：白内障视力在 0.3 以下，只要眼底情况好，全身病症状不明显，都可行手术治疗。

（二）中医治疗

圆翳内障病程较长，药物治疗适用于初中期，若晶珠灰白混浊，已明显障碍瞳神，则药物治疗难以奏效，宜待翳定障老之后，施行手术治疗。本病多虚证，当以滋阴、补阳、益气、养血立法，视兼证不同，佐以清热、祛湿等法。

1. 辨证选方

（1）肝肾阴虚证：滋补肝肾。

（2）脾肾阳虚证：温补脾肾。

（3）气血不足证：益气补血。

（4）肝热上扰证：清热平肝。

（5）阴虚挟湿热证：滋阴清热，宽中利湿。

2. 中药治疗

（1）复明片：口服每次 5 片，每天 3 次。本方滋补肝肾，益精明目。适用于肝肾阴虚之内障患者。

（2）障眼明片：口服每次 4 片，每天 3 次。本方补益肝肾、健脾和中，升阳利窍、退翳明目。适用本病肝肾阴虚、脾胃虚弱证。

（3）石斛夜光丸：口服每次 1 丸，每天 2 次。本方滋补肝肾，清热明目。用于本病肝肾两亏、阴虚火旺证。

（4）明目地黄丸：口服每次 6 g，每天 2 次。本方滋阴清热，平肝明目。用于本病阴虚肝热、风火上攻证。

3. 针灸疗法　可针灸并用，选用补法。选穴：光明、太阳、睛明、攒竹、丝竹空、承泣、三阴交，每次 4～6 穴。着肝肾亏虚加太冲、肾俞、百会、太溪、神阙以滋补肝肾；若脾胃虚弱加脾俞、胃俞、足三里、合谷以补益脾胃、益气养血；若肝热上扰，加胆俞、风池、阳白以清肝泻热；若阴虚湿热加脾俞、三焦俞、膀胱俞、太溪、阴陵泉以养阴清热除湿。

四、护理

（一）护理评估

1. 健康史（生活史）　家族史：主要了解患者父母是否有白内障的病史。

2. 心理社会评估

（1）了解患者在发病前有无视物不清，视物模糊等障碍。

（2）了解患者的文化素养、家庭背景、经济条件、医疗保障及家庭社会人际关系，以及家庭主要成员对患者的关心支持力度等。

（3）注重了解患者对疾病的认知程度、所持态度及心理承受能力等。

3. 身体状况

（1）了解患者视力下降的时间、程度、发展速度、治疗经过及生活自理情况等。

（2）了解患者有无眼花、视力模糊、失明等。

（二）一般护理

1. 药物护理　初发期白内障者，可局部滴用治疗白内障的眼药水，以期延缓白内障的进展。病程中出现头痛、眼痛伴恶心、呕吐者，应警惕青光眼发作，应及时就诊，对症处理。

2. 饮食护理　老年性白内障患者应多食滋而不腻、补而不燥、易消化的食物，如枸杞子、西红柿、核桃、桑椹等，少食油炸、炙烤、含糖量高的食物，忌食辣椒、生蒜等辛辣食物。白内障发展到一定阶段后，可以通过手术置换人工晶体，恢复视力。药膳可在早期起到辅助治疗、延缓病情发展的作用。

（三）术前护理

（1）了解白内障类型，协助医生做好视力、光定位、色觉、眼压等检查，人工晶体植入者需查角膜曲率、角膜内皮、A 超、屈光度等。

（2）术前进行泪道冲洗，手术日按医嘱滴用散瞳药物。

（3）注意有无眼压变化，如有眼压增高，按医嘱服用降眼压药。

（4）老人应注意观察生命体征及全身情况，如有异常，及时处理，情绪紧张者，手术日晨口服镇静剂。

（5）糖尿病性白内障术前控制血糖。

（6）全麻者按全麻手术护理常规。

（四）手术后的护理

（1）卧床休息，平卧位，头部不宜过多活动，禁止低头和弯腰，室内光线宜暗。术后1个月内禁止看电视和打牌。

（2）给予易消化、半流质饮食，3天内避免用力咀嚼，糖尿病者给予糖尿病饮食。

（3）术后2周内避免脏水流入眼内，注意眼部卫生。

（4）注意手术眼的保护，勿碰撞，按要求佩戴眼罩。避免咳嗽及情绪激动，给予心理护理。

（5）密切观察伤口出血情况。对有前房出血者应立即取半卧位或高枕卧位，防止血液流入玻璃体内。

（6）注意眼痛情况，如出现持续性眼痛、发热、分泌物增多，应考虑有眼压增高及感染的可能，需及时处理。

（7）术后第1天去除术眼外敷料，遵医嘱点抗生素眼药水，嘱患者勿揉眼或做猛烈瞬目动作。

（8）点眼药水注意无菌操作，动作轻柔，防止压迫眼球而导致眼内出血。

五、健康指导

1. 饮食指导

（1）饮食宜清淡、营养丰富，多食含硒、锌的食物，有利于患眼的恢复。

（2）忌食辛辣、油腻、煎炸食物。

2. 情志指导

（1）嘱咐患者安心静养，勿恼怒。

（2）耐心向患者解释手术情况，解除顾虑，积极配合治疗。

3. 康复指导

（1）术后指导患者在1周内应减少头部活动及弯腰用力动作。

（2）实施人工晶体植入者，散瞳应慎重，遵医嘱执行。

六、出院指导

（1）积极治疗。以控制或减缓晶体混浊的发展。

（2）患有糖尿病、高血压等全身疾病者，应积极治疗。

（3）注意饮食调护，宜食益气、补血之品，忌辛辣煎炸食物。

（4）指导患者按时服药，点眼药水，定期复查，3个月以后通过医学验光佩戴适度的透镜片。

过敏性紫癜(紫癜风)

过敏性紫癜又称 Henoch – Schonlein 紫癜,是一种常见的血管变态反应性出血性疾病。主要表现为皮肤瘀点或紫癜,可伴有腹痛、便血、关节痛、血尿及血管神经性水肿和荨麻疹等过敏表现,多为自限性。本病多见于儿童及青少年,男性略多于女性(约 1.4~2∶1),以春秋季发病居多。

一、疾病诊断

(一) 西医

参照《血液病诊断及疗效标准》第三版(张之南、沈悌主编,科学出版社,2007 年)。

1. 临床表现

(1) 发病前 1~3 周常有低热、咽痛、上呼吸道感染及全身不适等症状。

(2) 下肢大关节附近及臀部分批出现对称分布、大小不等的丘疹样紫癜为主,可伴荨麻疹或水肿、多形性红斑。

(3) 病程中可有出血性肠炎或关节痛,少数患者腹痛或关节痛可在紫癜出现前 2 周发生,常有紫癜肾炎。

2. 实验室检查　血小板计数正常,血小板功能和凝血时间正常。

3. 组织学检查　受累部位皮肤真皮层的小血管周围中性粒细胞聚集,血管壁可有灶性纤维样坏死,上皮细胞增生和红细胞渗出血管外。免疫荧光检查显示血管炎病灶有 IgA 和补体 C3 在真皮层血管壁沉着。

4. 能除外其他疾病引起的血管炎　如冷球蛋白综合征、良性高球蛋白性紫癜、环形毛细血管扩张性紫癜、色素沉着性紫癜性苔藓样皮炎等。

临床表现符合,特别是非血小板减少性紫癜,有可扪及性典型皮疹,能除外其他类型紫癜者,可以确定诊断。鉴别诊断确有困难的则可作病理检查。

(二) 中医诊断

(1) 发病前常有发热、咳嗽和咽痛等外感证候,少数患者有药物或食物过敏等原因。

(2) 双下肢为主、大小不等的皮肤丘疹样紫癜,或有荨麻疹、多形性红斑出现。严重者可波及上肢乃至臀部、小腹甚至全身皮肤。

(3) 常伴有关节痹痛、腹痛、便血和尿血(紫癜肾)等表现。

(4) 发病人群以小儿和青少年居多,成人也不少见。

(5) 外周血血小板计数和功能正常。

二、分型分类

(一) 西医

1. 单纯型　是最常见类型。主要表现为皮肤紫癜。紫癜大小不一,可融合成片,形成瘀斑。紫癜主要局限于四肢,尤其是下肢及臀部,躯干极少发生,可同时伴有皮肤水肿、荨麻疹,经 7~14 天逐渐消退。

2. 腹型　除皮肤紫癜外,因消化道黏膜及腹膜脏层毛细血管受累,而产生一系列消化道症状及体征(约 2/3 患者发生),如:恶心、呕吐、呕血、腹泻及黏液便、便血等。其中腹痛最为常见,常为阵发性绞痛,多位于脐周、下腹或全腹,发作可因腹肌紧张及明显压痛、肠鸣音亢进而误诊为外科急腹症。在幼儿可因肠壁水肿、蠕动增强等而致肠套叠。腹部症状、体征多与皮肤紫癜同时出现,偶可发生于紫癜之前。

3. 关节型　除皮肤紫癜外,因关节部位血管受累出现关节肿胀、疼痛、压痛及功能障碍等表现(约 1/2 患者有关节症状),多发生于膝、踝、腕、肘等大关节,关节肿胀一般较轻,呈游走性,反复发作,经数日而愈,不遗留关节畸形。

4. 肾型　病情最为严重,除皮肤紫癜外,还可出现血尿、蛋白尿及管型尿。

5. 混合型　即除了皮肤紫癜之外,其他的 3 型中有 2 型或 2 型以上的可以同时存在。

（二）中医辨证

1. 风盛血热证　病情较急,出血严重,皮肤紫癜成片,高出皮面,瘙痒,发热恶风,口干咽痛。舌红,苔黄,脉浮数。

2. 阴虚火旺证　紫癜色红,时隐时显。或紫癜消失后,仍感腰膝酸软,五心烦热,潮热盗汗,头晕,口燥咽干。舌红少津,脉细数。

3. 气虚不摄证　紫癜反复发作,遇劳即发,迁延不愈,紫癜隐约散在,色淡红。面色少华,疲乏气短,食欲下降。舌淡,苔薄白,脉弱。

4. 湿热蕴结证　皮肤散在紫癜。伴有腹胀腹痛,或有关节肿痛,口黏口苦,头重身倦,大便黏滞,纳呆,甚则便血。舌红,苔黄腻,脉滑数。

三、治疗

（一）西医

1. 一般治疗　急性期卧床休息。要注意出入液量、营养及保持电解质平衡。有消化道出血者,如腹痛不重,仅大便潜血阳性者,可用流食。如有明显感染,应给予有效抗生素。注意寻找和避免接触过敏原。

2. 对症治疗　有荨麻疹或血管神经源性水肿时,应用抗组织胺药物和钙剂;近年来又提出用 H_2 受体阻滞剂西咪替丁每天 20~40 mg/kg,分 2 次加入葡萄糖溶液中静脉滴注,1~2 周后改为口服,每天 15~20 mg/kg,分 3 次服用,继续应用 1~2 周。有腹痛时应用解痉挛药物,消化道出血时应禁食。

3. 抗血小板凝集药物　阿司匹林每天 3~5 mg/kg 或每天 25~50 mg/kg,每天 1 次口服;潘生丁每天 3~5 mg/kg,分次服用。

4. 抗凝治疗　本病可有纤维蛋白原沉积、血小板沉积及血管内凝血的表现,故近年来有使用肝素的报道,剂量为肝素钠 120~150 U/kg 加入 10% 葡萄糖溶液 100 ml 中静脉滴注,每天 1 次,连续 5 天,或肝素钙每次 10 U/kg,皮下注射,每天 2 次,连续 7 天。也有推荐使用尿激酶 2 500 U/kg。

5. 肾上腺皮质激素　单独皮肤或关节病变时,无需使用肾上腺皮质激素。以下几种情况是用激素的指征。

（1）有严重消化道病变,如消化道出血时,可服泼尼松每天 1~2 mg/kg,分次口服,或用地塞米松、甲基泼尼松龙静脉滴注,症状缓解后即可停用。

（2）表现为肾病综合征者,可用泼尼松每天 1～2 mg/kg,不短于 8 周。

（3）急进性肾炎可用甲基泼尼松龙冲击治疗,剂量同狼疮性肾炎。激素治疗无效者,可加用免疫抑制剂,如环磷酰胺。

6. 血液置换及透析　有肾功能衰竭时,可采用血浆置换及透析治疗。

7. 其他　对严重病例可用大剂量丙种球蛋白冲击治疗,剂量为每天 400 mg/kg,静脉滴注,连用 2～3 天。对急进性肾炎可进行血浆置换疗法。

（二）中医

1. 辨证选择口服中药汤剂、中成药

（1）风盛血热证:疏风清热,解毒凉血。

（2）阴虚火旺证:滋阴降火,凉血止血。

（3）气虚不摄证:健脾益气,固本摄血。

（4）湿热蕴结证:清化湿热,宁血化斑。

2. 静脉滴注中药注射液　根据病情,酌情选用清开灵注射液、甘利欣注射液、川芎嗪注射液、复方丹参注射液、黄芪注射液和生脉注射液等。

四、护理

（一）护理评估

1. 健康史　注意询问皮疹出现的时间及分布,有无腹痛、便血、关节痛等。病前是否接触过敏原(如各种感染、食物、药物、预防接种、昆虫叮咬等)既往有无类似发作。

2. 症状、体征　注意评估皮疹分布和外观,腹痛和关节肿痛程度。大便的颜色和性状,有无水肿、血压增高等。

3. 社会、心理状态　本病属自限性疾病,多数于 4～6 周痊愈,亦有病程达数月甚至逾年者。急性期后,肾受累的有无及严重程度是决定远期预后的主要因素,但多数亦良好,进展成慢性肾衰竭者很少。对病程迁延和合并有严重肾损害者,可影响到患儿的学业,给家庭带来较重的负担。

4. 实验室检查　要注意评估血小板及出、凝血时间是否正常,腹型儿童大便隐血试验可有不同程度的阳性,肾受累者尿常规有不同程度的血尿和蛋白尿。

（二）一般护理

1. 饮食护理　急性期禁动物性蛋白质,忌腥膻发物、辛辣刺激性食物、海鲜以及煎烤、固硬之物。

（1）风盛血热证:宜食清热凉血的食品,如丝瓜、雪梨、苦瓜等。

（2）阴虚火旺证:宜食滋阴降火的食品,如山药、枸杞、黄瓜等。

（3）气虚不摄证:宜食益气养血的食品,如红枣、龙眼等。

（4）湿热蕴结证:宜食清热除湿功效的食品,如绿豆汤、山药、薏苡仁、冬瓜等。

（5）腹痛患者,宜进半流食、少渣食物,少食多餐,不可饱餐。

2. 生活护理

（1）避免接触过敏原。

（2）避风寒,防外感诱发加重疾病。

（3）注意安全,避免外伤,保持皮肤清洁、干燥,防破损、划伤。

（4）急性期应卧床休息,急性期症状消失后,适度锻炼。

3. 情志护理　保持心情舒畅,避免烦躁、焦虑等不良情绪。

4. 预防护理　禁用各类疫苗。

(三) 症状护理

1. 皮肤的护理　皮肤症状常为此病的首发症状。紫癜多见于下肢及臀部,大小不等,呈对称性分批出现。临床可通过逐日标出紫癜的位置来观察其形态、数量、部位变化情况紫癜偶有痒感,应保持皮肤清洁,防擦伤、抓伤;如有破溃应及时处理,防止出血和感染。

2. 关节肿痛的护理　关节不适常表现为疼痛及肿胀,多为大关节的损害,单发或多发,呈游走性,有积液,不留畸形。对关节型患者在观察疼痛及肿胀情况的基础上,应保持患肢的功能位置,协助患者选用舒适体位,避免在患肢进行静脉输液,做好日常生活护理。

3. 腹痛的护理　患者常突发腹痛、恶心、呕吐及便血,可伴肠鸣音增强。患者腹痛时应卧床静养,家属尽量在旁守护。应注意呕吐物及大便次数及性状,防止上消化道出血,定时测量血压;及时留取大便标本,检测是否有潜血;禁止腹部热敷,以防肠出血。严重腹型紫癜患者应禁食,经静脉供给营养。

4. 紫癜性肾炎的护理　部分患者在病程 1～8 周内可伴随发生紫癜性肾炎,出现血尿、蛋白尿及管型尿,伴血压增高及浮肿。可参考急性肾小球肾炎、原发性肾病综合征护理常规。

五、健康指导

1. 饮食护理　过敏性紫癜患者因限制了异种蛋白进入机体,机体处于高度致敏状态,原来不过敏的食物,也可引起过敏反应,故饮食控制起着重要的作用。应从米汤类食物开始进食,待腹痛、关节痛消失,无异常状况出现时,可食用少量有渣食物,逐渐加量。不同食物之间间隔 2～3 天,可有利于判断过敏原。在此过程中病情如有反复,应停止食用,待症状消失后再增加。肾型过敏性紫癜,尿蛋白＞＋＋时应同时给予低盐饮食。严重腹型紫癜,应禁食,给予止血、补液等治疗,再按以上方法逐渐添加辅食。

2. 药物护理　过敏性紫癜因无特殊治疗方法,仅予以支持和对症疗法:

(1) 皮肤破溃可遵医嘱使用止血药,如安络血、维生素 C;脱敏药,如抗组胺药及钙剂。

(2) 使用肾上腺皮质激素可改善腹部和关节疼痛,如强的松。

(3) 并发肾炎且经激素治疗无效者可试用环磷酰胺。

(4) 注意电解质紊乱,防止药物反跳,预防骨折,补充足量钙盐和维生素 D。

(5) 避免盲目地使用抗生素。

(6) 在病情痊愈 3～6 个月后,才能进行预防接种,否则可能导致此病的复发。

3. 情志护理　过敏性紫癜病程长、反复发作,常给患者及家属带来焦虑和不安。应根据具体情况予以解释,帮助患者及家属树立战胜疾病的信心。并应做好出院指导,使家属能有效观察患者病情、合理调配饮食、督促患者按时服药、遵医嘱定期复查。

六、出院指导

(1) 做好家庭卫生,不养宠物,防止昆虫叮咬,去除可能存在的各种致敏原,避免旧病复发。

(2) 注意休息,避免劳累。发病期应卧床休息,待症状好转后稍事活动,但不可过量。

(3) 注意保暖,防止感冒,控制和预防感染。

(4) 适当锻炼身体,增强抵抗力。

(5) 避免情绪波动引起病情反复。

急性非淋巴细胞白血病(虚劳病)

急性非淋巴细胞白血病又称急性髓系白血病,主要特征表现为造血生成分化阻滞,原始细胞克隆生长,造血干细胞恶性改变引起正常造血功能丧失,具有高度的异质性。急性非淋巴细胞白血病是成年人常见的血液系统恶性肿瘤之一,在我国约占全部白血病的58.7%。

一、诊断

(一) 西医

急性非淋巴细胞白血病的诊断采用国际通用的 FAB 分型诊断标准,根据临床表现、外周血象、骨髓形态学检查,予以确诊。

(二) 中医

中医对成人急性白血病的认识,就其临证特点,将急性白血病纳入"急劳""虚劳""百日劳"范畴。

二、急性非淋巴细胞白血病的分型

(一) 西医分型

急性非淋巴细胞白血病分为 8 个亚型:① 急性粒细胞白血病:未分化型(M0)。② 急性粒细胞白血病:微分化型(M1)。③ 急性粒细胞白血病:部分分化型(M2)。④ 急性早幼粒细胞白血病(M3)。⑤ 急性粒—单核细胞白血病(M4)。⑥ 急性单核细胞白血病(M5)。⑦ 急性红细胞白血病(M6)。⑧ 急性巨核细胞白血病(M7)。

(二) 中医的辨证分型

1. 邪盛正虚证　面色苍白,头晕,疲乏无力,活动后心慌气短,或发热,出血,骨痛。舌质淡,苔薄白。

2. 邪热炽盛证　壮热口渴,皮现紫癜,齿鼻渗血,血色鲜红。舌质红,苔黄。

3. 痰瘀互结证　瘰疬痰核,胁下包块,按之坚硬,时有胀痛,或伴有低热、盗汗,面色不华。舌质暗,苔腻。

三、治疗原则

(一) 缓解诱导治疗

目前标准 AML 诱导治疗仍然是蒽环类抗生素和 SDAC(3+7)方案为主,在此基础上可加大阿糖胞苷的剂量,给予双诱导治疗或另加入足叶乙苷、2-氯脱氧腺苷、氟达拉滨等药物。

化疗一直是急性非淋巴细胞白血病传统的治疗手段,蒽环类药物中的柔红霉素(DNR),联合阿糖胞苷(Ara-C)组成的 DA 方案是标准的诱导缓解方案,40%～60%的老年患者可以获得完全缓解率,但是老年患者由于多合并慢性基础疾病,对化疗药物的治疗反应及耐受性差。

(二) 低强度治疗

年龄≥75 岁或存在非白血病引起的严重器官功能障碍的患者,应选择低强度的治疗,以减少药物毒副反应及患者住院时间,改善生活质量,然而低强度化疗方案较少。

(三) 缓解后治疗

缓解后治疗对策主要根据细胞遗传学和治疗反应等加以确定。年龄小于 60 岁、无前趋血液病史的完全缓解率患者,如细胞遗传学提示预后良好,可接受 4 个疗程含 HD‐AraC 的强化治疗,或接受 1 个疗程含 HD‐AraC 方案巩固治疗后行自体干细胞移植。

老年患者完全缓解率状态可以持续 10 个月,超过 75% 的患者仍会复发。尽管完全缓解率后治疗可以使部分患者获益,但是由于受到并发症或诱导治疗残留药物毒性的限制,完全缓解率后巩固治疗经常无法进行。完全缓解率后的标准方案是 1 个或 2 个周期的 Ara‐C,加或不加蒽环类药物。

四、护理

(一) 护理评估

1. 健康史

(1) 个人史:① 评估患者的年龄、职业、生活工作环境,是否有接触苯及其衍生物、放射线等。② 服药史:如他巴唑、避孕药、减肥药。③ 评估患者的起病急骤、首发表现、特点等。

(2) 家族史:了解家庭成员中是否有患白血病或其他血液系统疾病者。

(3) 既往史:是否有病毒感染、血液系统疾病、恶性肿瘤疾病史、自身免疫功能异常等。

2. 心理社会因素

(1) 了解患者在发病前有无不良的精神刺激,是否处在持续的精神紧张状态,如长期工作压力、焦虑、紧张等。

(2) 了解患者的文化素养、家庭背景、经济条件、医疗保障及家庭社会人际关系,以及家庭主要成员对患者的关心支持力度等。

(3) 评估患者的心理状态,悲伤、绝望等情绪。

(4) 主要了解患者对所患疾病的了解程度、心理承受能力、以往的诊治经验。

(5) 评估家属对疾病的认知程度,家庭的应对能力。

3. 身体状况

(1) 一般状况:了解患者的生命体征,有无发热;评估患者的意识状态及营养状况。

(2) 皮肤、黏膜:评估有无贫血、出血、感染及皮肤黏膜的浸润特征。

(3) 肝、脾、淋巴结:注意肝脾大小、质地、表面是否光滑、有无压痛;浅淋巴结大小、部位、数量、有无压痛等。

(4) 了解胸骨、肋骨、躯干骨及四肢关节有无压痛。

(5) 了解相关的各项检查结果。

(二) 一般护理

1. 病室要求

(1) 病室安静整洁,通风换气每天 2～3 次,每次 20～30 min;定时空气消毒,用紫外线或其他消毒设备消毒房间 0.5～1 h,每天至少 1 次。

(2) 用巴斯消毒液拖地每天 2 次,擦拭床头柜,门把手、床、椅等室内物品 1 次。

(3) 病房清洁用具固定使用,及时清理垃圾,病房内不容许放置鲜花等植物。

(4) 保持床铺清洁,定时为患者更换床单。

2. 生活起居

(1) 保证充分的休息,限制陪住和探视,重症患者卧床休息,粒细胞缺乏的患者($<0.5\times10^9$/L)实行保护性隔离。

(2) 指导患者建立良好的生活习惯,保持口腔清洁,经常漱口,用软毛牙刷刷牙,避免挖鼻孔、用力擤鼻涕等。有出血倾向患者,应勤漱口,用棉棒蘸生理盐水轻擦洗口腔,有溃疡时可涂碘甘油。

(3) 保持皮肤清洁,定期洗澡换柔软衣服。

(4) 指导患者保持大便通畅,便后用温水清洗肛周,女性患者注意经期卫生。

(5) 指导患者适度活动,避免磕碰、外伤,洗浴用水不宜过热,不可用力搔抓皮肤,保持皮肤清洁。

3. 饮食指导

(1) 邪盛正虚证:宜食益气养阴的食品,如银耳、山药、莲子等;忌食寒凉冰冷的食品,如海鲜、绿豆等。

(2) 邪热炽盛证:宜食清热解毒的食品,如冬瓜、绿豆、竹笋等;忌食温热辛辣的食品,如羊肉、辣椒等。

(3) 痰瘀互结证:宜食祛瘀化痰的食品,可选用杏仁、白萝卜、陈皮等;忌食肥甘厚腻的食品,如肥肉、奶油等。

(4) 发热患者多饮水或果汁,如西瓜汁、梨汁、橘汁或用鲜芦根煎汤代茶饮,汗出较多者,可适量饮用淡盐水,脾胃虚寒者慎用。

(5) 贫血患者宜食富含铁的食品,如豌豆、黑豆、芝麻酱、蛋黄、血豆腐、猪肝等。

(6) 有出血倾向患者避免食用坚硬或带骨刺的食品,如坚果、排骨、鱼虾等。

4. 情志调理

(1) 向患者及家属讲解疾病的相关知识,如发病诱因、治疗方法及化疗时注意事项等,使患者正确面对疾病,积极配合治疗和护理。

(2) 注意调节情志,宜平淡静志,避免七情过激和外界不良刺激,可采用移情疗法、暗示疗法等,及时发泄抑郁情绪,化郁为畅。

(3) 定期组织病友会,患者通过沟通交流,增强树立战胜疾病的信心。

5. 用药护理

(1) 中药含漱:遵医嘱实施中药含漱,每天 5 次(晨起、睡前、三餐后及出血时),每次 2~3遍,每遍 10~20 ml。先用清水漱口,然后口含中药 30 s,再行冲击性漱口 1 min,使漱口液充分接触牙龈齿缝及口腔黏膜。中药漱口后 10 min 内禁止刷牙、饮水及进食。

(2) 静脉给药:① 亚砷酸注射液:稀释后 3~4 h 内输注,可用输液泵控制输液速度,注意观察胃肠道反应。② 三尖杉注射液:易损害心肌及心脏传导,输液速度小于每分钟 40 滴,注意观察心律及血压的变化。

(三) 症状护理

1. 疲乏无力

(1) 注意休息,适当活动,重度贫血者,卧床休息,限制探视。

(2) 注意观察患者的面色、皮肤和黏膜以及自觉症状,监测血红蛋白值及白细胞、粒细胞、血小板计数等。

（3）心慌气短伴头晕明显者,遵医嘱给予氧气吸入。

（4）遵医嘱耳穴贴压,取穴心、神门、交感、皮质下、内分泌等穴。粒细胞缺乏($<0.5×10^9$/L)的患者禁用。

（5）遵医嘱穴位贴敷,取穴脾俞、肾俞、足三里等穴。

2. 发热

（1）密切观察患者体温变化,准确监测、记录体温。

（2）高热者可在头部、腋下、腹股沟置冰袋,或使用冰毯机物理降温,遵医嘱给予退热药物,热退汗出时,及时更换衣裤、被褥,防止受凉。

（3）保证休息,限制陪住和探视,避免交叉感染。

（4）遵医嘱应用中医适宜护理技术:① 穴位按摩,取合谷、曲池、耳尖等穴,有出血倾向的患者禁用。② 中药熏洗或中药湿敷。

3. 骨痛

（1）卧床休息,减少活动,改变体位时动作轻缓。

（2）保持肢体功能位,避免受压,可给予局部冷敷,以减轻疼痛。

（3）遵医嘱应用中医适宜护理技术:① 穴位按摩,取太阳、印堂、头维、上星、百会、风池、风府、列缺、合谷、阿是穴等穴,有出血倾向的患者禁用。② 耳穴贴压,取脑、额、枕、神门、肝等穴,粒细胞缺乏($<0.5×10^9$/L)的患者禁用。

4. 出血

（1）观察出血的部位、色、质、量的变化及病情症状,出现面色苍白、气息短促、出冷汗、四肢厥冷或突然间的剧烈头痛等症状立即报告医师,并配合抢救。

（2）局部出血护理:① 鼻腔出血:协助患者取坐位或半卧位,报告医师,遵医嘱用云南白药棉球填塞鼻腔,如出血量大且位置较深时请耳鼻喉科会诊填塞;遵医嘱耳穴贴压,取内鼻、肺、肾上腺、额等穴,粒细胞缺乏($<0.5×10^9$/L)的患者禁用。② 牙龈出血:报告医师,遵医嘱用棉棒蘸止血药物局部按压,或用云南白药/三七粉棉球外敷牙龈或遵医嘱予凉血止血类中药汤剂含漱止血,做好口腔护理。③ 皮肤黏膜出血:注意出血部位观察和皮肤保护,治疗或注射后穿刺局部应按压 15 min 以上,避免出血。

五、健康教育

1. 疾病预防教育　避免接触对身体有害的电离辐射、亚硝酸胺类物质、染发剂、油漆等含苯物质,保泰松及其衍生物,氯霉素等药物。如应用氮芥、环磷酰胺等,要定期复查血象及骨髓象。

2. 疾病知识教育　指导患者饮食宜用富含高蛋白质、高热量、高维生素,清淡、易消化、少渣软食,避免辛辣刺激性食物,防止口腔黏膜损伤。多饮水,多食蔬菜和水果,保持大便通畅。保证充足的睡眠,适当活动,如散步、八段锦等活动。避免损伤皮肤,沐浴时水温 37～40℃为宜。

3. 用药教育　说明本疾病缓解后仍应坚持定期巩固强化治疗,以延长缓解期和生存期。

4. 预防感染和出血指导　注意保暖,避免受凉;少去人群拥挤的地方,避免与上呼吸道感染者接触;经常检查口腔,如有感染及时治疗;避免外伤。

5. 心理指导　向患者和家属说明本病虽然难治,但治疗进展快、效果好,帮助其树立信心。家属应为患者营造一个安全、安静舒适和愉悦轻松的环境,使患者保持良好的心理状态,有利于疾病康复。

六、出院指导

(1) 家居环境：居住环境保持清洁无障碍物，厕所和厨房设扶手，地面防滑处理，房间内定期通风，每次不少于 30 min，室内温度保持在 20~24℃，湿度 55%~60%。必要时配消毒设备，定时用消毒液擦拭家具、地面，饮食、洗漱用具消毒，被褥勤晾晒，衣服勤换洗。

(2) 心理指导：指导家属认真倾听患者的诉说，及时纠正不良情绪及行为，保持情绪稳定。了解患者的需要，及时提供帮助。指导亲人多陪伴患者，以减轻患者的心理压力及孤独感和被遗弃感，预防自杀倾向。

(3) 休息：避免剧烈活动，保证足够的睡眠，成人每天睡眠不少于 8~10 h。

(4) 劳逸适度：患者可以担负一定的家务，增强成就感。适当参加一些室外活动，到空气新鲜的地方散步、打太极拳、做体操等，劳逸结合，提高机体免疫力。避免到人员集中的公共场所，传染病流行期间不要外出，也避免与感染患者接触。

(5) 鼓励患者进食高热量、高蛋白质、高维生素易消化无刺激的饮食，多饮水，胃肠道不适者给予清淡饮食。食物要新鲜、清洁，不吃过夜食，尽量不吃方便食品，自己或家人买原料动手制作，增加食物的色、香、味，促进食欲。避免过硬、粗糙的食物，多食蔬菜、水果。

(6) 自我防护，注意个人卫生，保持皮肤清洁，穿宽松舒适的吸水、透气性好的棉布衣裤，每天温水洗澡，注意保暖，防止受凉。饭前、便后洗手，饮食前后认真漱口，每天三餐后用软毛刷刷牙，刷牙时勿用力，禁用牙签剔牙，预防牙龈出血。勿用手揉眼及挖鼻，鼻腔干燥者可滴薄荷油。保持大便通畅，改变排便用力的习惯，有痔疮的患者勿长时间下蹲，养成每天大便的习惯，便后用温水清洗肛门，防止肛周感染。

(7) 如有乏力、发热、出血及特殊不适感等症状及时到医院就诊。

(8) 遵医嘱按时服用药物，要定期进行血液及骨髓检查。一般第 1 年应每月检查 1 次，第 2 年每 2 个月检查 1 次，第 3 年每 3 个月检查 1 次。3 年以后可半年或 1 年左右复查。如平时发现有症状，应立即到医院复查。

寻常型银屑病(白疕)

银屑病俗称牛皮癣,中医称为白疕,是一种常见的慢性炎症性皮肤病,与遗传、免疫反应异常有关。银屑病是一种系统性疾病,临床以红色丘疹或斑块覆有多层银白色鳞屑的皮损为特征,其病理损害引起多系统受累。病程为慢性,其发病机制尚未明确,缺乏特异性治疗方法因而易于复发,常常罹患终生。目前,我国银屑病的患病率已经增长为0.47%,男女患病率接近。

一、诊断

(一) 西医

参照中华医学会皮肤病学分会银屑病学组2013年版《中国银屑病治疗指南》的临床诊断标准。

(1) 通常好发于头皮、四肢伸侧、腰背部,严重泛发全身。

(2) 病损通常为红色斑疹、斑片、斑块和丘疹,绿豆至钱币大小,可相互融合,表面覆多层银白色鳞屑,去除鳞屑可有薄膜现象和点状出血现象(又称血露现象),在疾病的进展期,可出现同形反应,皮损轻中程度的瘙痒。

(3) 指(趾)甲受累可出现甲四点、纵嵴等。真菌学检查阴性。

(4) 常见于龟头和包皮内侧,为境界清楚的暗红斑,表面鳞屑不多。口腔黏膜及舌黏膜亦可受累,表现为白色斑片,周围有红晕。

(5) 头皮累及时,头发呈束状,是其特征。一般无头发脱落。

(6) 大部分患者病情冬季加重,夏季好转或缓解。

(7) 部分患者有家族史。

(二) 中医

(1) 皮损初为针尖至扁豆大的炎性红色丘疹,常呈点滴状分布,迅速增大,表面覆盖银白色多层性鳞屑,状如云母。鳞屑剥离后,可见薄膜现象及蹄状出血,基底浸润,可有同形反应。陈旧皮疹可呈钱币状、盘状、地图状等。

(2) 好发于头皮、四肢伸侧,以肘关节面多见,常泛发全身。

(3) 部分患者可见指甲病变,轻者呈点状凹陷,重者甲板增厚,光泽消失。或可见于口腔、阴部黏膜。发于头皮者可见束状毛发。

(4) 起病缓慢,易于复发。有明显季节性,一般冬重夏轻。

(5) 可有家族史。

(6) 组织病理检查示表皮角化过度、角化不全。角层内有中性多形核白细胞堆积,棘层增厚。表皮突呈规则性向下延伸,真皮乳头水肿呈棒状,乳头内血管扩张,血管周围有炎性细胞浸润。

二、分类

(一) 西医分类

银屑病是一种身心疾病,分类寻常型银屑病、脓疱型银屑病、红皮病型银屑病、关节病型银屑病、其他类型;最常见的类型是寻常型银屑病。

银屑病严重程度的分类(见表 11):在给银屑病患者制订合理的治疗方案前,临床医师需要对银屑病的严重程度进行评估。定义重度银屑病的一个简单方法称为 10 分制规则:即 BSA(体表受累面积)≥10%(10 只手掌的面积),或 PASI≥10,并且 DLQI(皮肤病生活质量指数)≥10 即为重度银屑病。

表 11　以生活质量(QOL)为基础定义银屑病的严重程度

项　目	轻　度	中　度	重　度
生活质量	疾病不改变患者的生活质量	疾病改变患者的生活质量	疾病改变患者的生活质量
治　疗	患者能将疾病的影响最小化,不需要治疗	患者期望治疗能够提高生活质量	疾病对有最小不良反应的治疗措施效果不佳
不良反应	治疗措施没有已知的严重不良反应(如 5 级外用糖皮质激素)	治疗措施不良反应最小(即:尽管治疗不方便、价格昂贵、耗时、疗效不完全,但患者认为对其近期和远期的健康状态均无影响)	患者情愿接受有影响生命状态的不良反应以缓解或治愈疾病
体表受累	<3%体表面积受累	3%~10%体表面积受累	>10%体表面积受累

(二) 中医辨证分型

1. **湿瘀阻滞证**　大便溏烂不爽或黏液便,或见便下鲜红或暗红血液,或腹痛腹胀,或腹部不适,脘闷纳少。舌质偏暗或有瘀点、瘀斑,苔白厚或腻。

2. **肠道湿热证**　腹胀腹痛,大便溏泻,或黏液便,泻下不爽而秽臭,或有便血,或大便秘结,兼口渴喜饮,小便黄,肛门灼热坠胀,舌质偏红,舌苔黄腻。

3. **气滞血瘀证**　脘腹胀闷疼痛,或有刺痛,便秘、便血或大便溏烂,或有痞块,时消时聚,舌质偏暗或有瘀斑。

4. **脾虚夹瘀证**　见腹痛隐作,大便溏薄,便血色淡,神倦乏力,面色萎黄,纳呆,或畏寒、四肢欠温,舌质淡胖而暗,或有瘀斑、瘀点。

三、治疗原则

银屑病治疗的目的在于迅速控制病情;减缓向全身发展的进程;减轻红斑、鳞屑、局部斑片增厚等症状;稳定病情,避免复发;尽量减少不良反应;提高患者生活质量。

(一) 联合治疗

① 中药加外用药/光疗。② 阿维 A 加 UVB/PUVA/环孢素/生物制剂。③ 环孢素和甲氨蝶呤(两者均小剂量)加光疗/生物制剂。④ 霉酚酸酯和环孢素(逐渐减少环孢素剂量)。⑤ 外用药物加阿维 A/光疗。

(二) 交替治疗

在最初的治疗到达毒性水平以前,从一种治疗转换为另一治疗方法;或者是由于最初的治疗效果逐渐降低而不良反应增加而转换。外用药、内用药、光疗可以交替使用。

(三) 序贯治疗

序贯治疗包括 3 个阶段:① 清除阶段:选用快速作用药物,但常有较大不良反应。② 过渡阶段:一旦患者病情改善,采用维持治疗药物,逐渐减少快速作用药物的剂量。③ 维持阶段:仅用维持治疗药物。在清除阶段可联合应用快速作用药物和维持药物,旨在提高疗效。

四、护理

(一) 护理评估

1. 健康史

（1）个人史：① 年龄、职业、教育程度。② 生活习惯：是否有吸烟及饮酒嗜好，是否潮湿环境下居住和工作，用药史。③ 评估健康信念，可参照《中国成年人健康信念量表》。

（2）家族史：家庭成员中是否有银屑病、精神疾病、神经系统疾病、血管系统疾病。

（3）既往史：是否曾有感染、外伤等病史。

2. 心理社会评估

（1）评估患者的社会支持程度，了解其社会资源利用度。

（2）评估患者心理特点：抑郁悲观，烦躁易的怒，多疑多虑。① 评估耻感：银屑病患者病耻感体验问卷。② A 型行为：A 型行为者对应激更为敏感，心理因素对其影响更为突出。它的特点可概括为高度时间紧迫感、易烦躁、与人敌对。紧张、气愤、烦躁等不良情绪较常人易出现。在面临压力时，容易持有消极的处事态度，加之获得的社会支持也较少，易产生焦虑和抑郁情绪。

（3）评估患者生活质量，了解其心理障碍、抑郁、自卑及焦虑及社会功能受损。

（4）评估患者及其家属对本病的认知程度和接受程度，了解患者的工作、学习、家庭、社会活动、物质经济和医疗保险等方面的情况。

3. 身体状况

（1）评估患者是否肥胖。

（2）评估患者瘙痒部位、程度、频率及伴随症状。

（3）了解患者的皮肤是否受损、有无脱屑等症状。

（4）了解患者是否伴发神经系统、肿瘤或代谢类的疾病。

(二) 一般护理

1. 房间要求

（1）保持病房内环境干净整洁、空气清新、保持适宜的温度湿度等，定时通风。

（2）房间和衣物进行消毒。

2. 生活起居

（1）保持床单位清洁，选用柔软、纯棉制品，减少摩擦。

（2）保护皮肤，勤修剪指甲，防止搔抓及强力刺激；禁用热水烫洗，避免外伤及滥用药物。

（3）保证充足睡眠，避免过度疲劳，避免风、湿、热邪侵入。

（4）鼓励患者加强健身和文体活动，可进行八段锦、太极拳等养生操锻炼。

3. 饮食指导

（1）原则：一般给予普食，忌饮酒，勿食用有刺激性或易引起过敏反应的食物，如鱼、虾、蟹、羊肉、辣椒、酒等，少食油腻，多食新鲜蔬菜、水果及豆制品。忌浓茶、咖啡及刺激性饮料。

（2）血热证：宜食清热凉血、清淡的食品，如雪梨、藕粉、莲子、西瓜等。食疗方：绿豆百合汤、地黄马齿苋粥。多饮水、忌狗肉、巧克力、芒果等热性食物。

（3）血燥证：宜食调理脾胃、平补清补、滋阴润燥的食品，如猪瘦肉、蛋类、鸭肉等。

（4）血瘀证：宜食健脾利湿、活血散瘀的食品，如薏苡仁、山药、山楂、红糖等。

（5）瘙痒者禁食辛辣腥发动风的食品，如牛肉、羊肉、鹿肉、狗肉、海鲜、辣椒、花椒等。

(6) 皮损部位大量脱屑的患者,应提高蛋白质和微量元素摄入量,宜食禽、畜、蛋、奶、植物蛋白质等,必要时可使用营养素补充剂。

(7) 告知患者注意观察可能引起病情发作或加重的食物,对可疑食物避免食用。

(8) 建议选用蒸、煮、炖等方法烹制食物,避免烟熏、炙烤、油炸等。

4. 情志调理

(1) 多与患者沟通,采用倾听、言语开导、移情易性、顺情解郁、暗示调理等方法,及时疏导患者。

(2) 鼓励家属多陪伴患者,给予良好的家庭和社会支持。

(3) 教会患者放松的方法。① 放松疗法。首先创造安静的环境,选择舒适的坐姿,进行深呼吸的锻炼,并将注意力集中肩部、腹部、腿部、先让肌肉收紧再逐次放松,最终,全身松弛处于轻松状态,保持并记住放松程序,每天照此操作 2 遍。② 腹式呼吸:这是一种有意识的、深慢而有节律的腹部呼吸模式。深而慢的呼吸可以帮助人体放松,提高自主神经系统的调节功能。腹式呼吸训练可使横膈肌上下移动幅度增大,提高副交感神经张力,从而增强自主神经调节能力。初次进行腹式呼吸前先静坐 30 min,平静自然呼吸,然后在反馈型腹式呼吸仪指导下进行 30 min 规范化腹式呼吸训练,即收缩腹部肌肉,进行短吸长呼(即鼓肚子吸气 3~4 s,缩腹呼气 6~7 s)方式。学会后可在家里,不用仪器的情况下坚持每天两次训练,每次 20~30 min。反复训练后,患者的血氧饱和度增加、心率和血压有所下降和稳定,心率变异性提高,也即自主神经调节功能提高,皮损有不同程度的好转,甚至痊愈。

5. 用药护理 教会患者涂药的方法:涂药前宜温水洗浴,尽量去除鳞屑,从低浓度、小面积涂起,注意观察用药的效果,发现不良反应及时停药,糖皮质激素类药宜选择两种交替使用,每天 2 次。

(三) 症状护理

1. 皮损潮红、鳞屑

(1) 观察皮疹部位、颜色、形状、鳞屑、有无出血点及同形反应。如突然出现全身弥漫性潮红、大量脱屑,并伴有高热等症状或皮肤痛痒剧烈时,立即报告医生。

(2) 禁用热水烫洗皮肤,避免外伤等。

(3) 遵医嘱中药湿敷或中药涂药。

(4) 鳞屑较多的患者宜在擦药前温水洗浴,轻轻去除鳞屑;皮损处留有其他药物时宜用棉球蘸植物油将其拭去;当患处结痂较厚时,用植物油或清热解毒软膏,如黄连膏、化毒散膏厚涂,待痂皮软化去除后再行涂药。

(5) 头皮部位的皮损,擦药前宜把头发剪短;女患者不愿剪发时,可用梳子将头发分开再上药。

2. 皮损淡红、干燥脱屑

(1) 观察皮疹部位、颜色、形状、鳞屑情况。

(2) 遵医嘱予以中药药浴、中药熏洗、中药涂药。

(3) 保护皮肤,剪短指(趾)甲避免抓伤或划伤皮肤。

(4) 避免过度沐浴,以防造成皮肤过度干燥;在洗澡液中加入少许油脂,以润滑皮肤。

3. 皮损肥厚浸润、经久不退

(1) 观察皮疹部位、颜色、形状、鳞屑情况。

(2) 遵医嘱予以中医护理技术:① 中药涂药,涂后选用塑料薄膜或纱布封包患处。② 中药药浴。③ 拔火罐,适用于肌肤丰厚处。

4. 瘙痒

(1) 评估瘙痒症状,包括瘙痒程度、瘙痒频率、持续时间、皮损面积、睡眠状况、自觉病情。观察皮肤有无抓痕、血痂、感染,是否影响睡眠等。

(2) 宜选用干净柔软的纯棉衣服,可用手轻轻拍打痒处。

(3) 保持皮肤清洁,选用温和、刺激性小的洗涤用品,切忌用碱性洗涤用品,水温适宜,老年人水温不宜超过50℃,每周洗澡不超过3次。

(4) 遵医嘱予以中医护理技术:① 中药涂药。② 中药药浴。③ 中频治疗,取曲池、内关、足三里、三阴交等穴。④ 穴位贴敷,取神阙穴。

(5) 冬天避免寒冷的刺激,注意保暖,选择刺激性小且保暖效果好的衣被。

(6) 指导患者参加社会活动,培养个人兴趣,以分散对瘙痒的注意力。

5. 便干

(1) 评估排便的次数、量、性质。

(2) 告知患者养成定时排便的习惯,指导进行腹肌锻炼。

(3) 腹部按摩:取平卧位,以肚脐为中心,顺时针方向按摩腹部,以腹内有热感为宜。每天2～3次。

(4) 遵医嘱予以中医护理技术:① 遵医嘱穴位按摩:取胃俞、脾俞、关元、中脘、支沟、天枢等穴。② 耳穴贴压:取大肠、直肠、肺、便秘点等穴。

五、健康教育

(一) 向患者及家属介绍银屑病的相关知识

(1) 告知患者银屑病的发病与家族史、居住潮湿、吸烟、常食鱼虾、饮酒、精神紧张、感染、外伤等有关。

(2) 吸烟是发生银屑病的危险因素,酗酒增加了银屑病的严重性和持续性。

(3) 肥胖是银屑病加重多元分析中的危险因素之一,银屑病患者的体重指数增高,对心血管疾病和糖尿病有较密切的促进作用。

(4) 诱发银屑病的药物:如糖皮质激素、刺激性强外用药、染发剂、甲醛等。

(二) 对于年轻、初次得病的患者应重点关注

介绍疾病知识,帮助患者树立信心;增加治疗及护理依从性。

(三) 指导患者合理运动

慢走运动原则,包括:按平常行走速度进行慢走运动,循序渐进,在返回时感到不疲乏为宜,在运动中结束时与平静状态相比心率<10次/分钟,血压<10 mmHg,每次1～2 h,每天1～2次,行走路线选择空气新鲜,充足阳光的户外场所,如遇恶劣天气改为室内活动,路上注意交通安全,防止摔倒。

(四) 依据患者特点选择适合的治疗方式

1. 个别治疗　重点挖掘和分析其患病的特殊诱因和加重的原因,并以此议定对策。

2. 集体治疗　主要采取讲座和医患联动的形式,提高认知水平和恢复健康的信心。

3. 家庭治疗　积极动员家庭成员对患者的理解、关爱、支持和鼓励,争取早日康复。

4. 社会治疗　努力营建和谐的社会环境,尊重、包容、关爱患者,使患者积极向上。

六、出院指导

(1) 对于出院患者,根据医嘱,告知患者服药方法、时间,嘱按时服药,定期检查,并告知相关注意事项,不可随意调整用药剂量,避免使用其他药物。

(2) 出院后继续按照在院期间生活作息表,适当锻炼,加强体质,树立信心,穿着宜简单宽松为好。护士电话随访。

(3) 改变不良生活方式,戒烟限酒,避免诱发因素,刺激性饮食、过度疲劳和外伤。

(4) 心理/精神科的伴发疾病:表现为心理负担和抑郁症/自杀。银屑病普遍存在自尊心伤害、自信心缺乏和情绪障碍,严重的抑郁导致自杀意向。

(5) 出现下列情况及时就医。高血压、剥脱性唇炎、脱发或皮损加重等情况按时复诊,应用免疫抑制剂如甲氨蝶呤片、雷公藤多苷片等,应定时检查血常规、肝肾功等。

肛瘘（肛漏病）

肛瘘是指肛管（或直肠下端）与肛周皮肤之间形成的一种相通的慢性感染性"通道"，也称为"肛管直肠瘘"。内口常位于直肠下部或肛管，多为一个；外口在肛周皮肤上，可为一个或多个，经久不愈或间歇性反复发作，是常见的直肠肛管疾病之一，发病率仅次于痔，任何年龄都可发病，多见于青壮年男性。在临床是极为常见而又较难处理的外科疾病，特别是高位复杂性肛瘘是当今世界公认的外科领域难治性疾病之一，术后复发率在10%左右。

一、诊断

中华中医药学会肛肠分会、中华医学会外科学分会结直肠肛门外科学组、中国中西医结合学会大肠肛门病专业委员会，在参考《肛瘘的诊断标准（2002年，试行草案）》等基础上，结合循证医学研究结果和专家意见，制定《肛瘘临床诊治指南》，供中国临床医师参照试行。

（一）西医

1. 症状　反复发作的肛周肿痛、流脓，急性炎症期可发热。

2. 局部检查　视诊可见外口形态、位置和分泌物。前部肛瘘肛门周围可触及索状物及其行径。直肠指诊可触及内口、凹陷及结节。

3. 辅助检查　探针检查，初步探查瘘管的情况。肛镜检查，与亚甲蓝配合使用，可初步确定内口位置。

4. 瘘管造影　可采用泛影葡胺等造影剂，尤其对于复杂性肛瘘的诊断有参考价值。

5. 直肠腔内超声　观察肛瘘瘘管的走向、内口，以及判断瘘管与括约肌的关系。CT或MRI，用于复杂性肛瘘的诊断，能较好地显示瘘管与括约肌的关系。

（二）中医

肛瘘是肛周皮肤与直肠肛管之间的慢性、病理性管道，常于肛门直肠周围脓肿破溃或切开引流后形成，主要与肛腺感染有关。中医称为"肛漏"。

二、分类与辨证分型

（一）西医

1. 低位肛瘘

（1）低位单纯性肛瘘：内口在肛隐窝，仅有一个瘘管通过外括约肌皮下部或浅部，与皮肤相通。

（2）低位复杂性肛瘘：有2个以上内口或外口，肛瘘瘘管在外括约肌皮下部和浅部。

2. 高位肛瘘

（1）高位单纯性肛瘘：内口在肛隐窝，仅有1个瘘管，走行在外括约肌深层以上。

（2）高位复杂性肛瘘：有2个以上外口，通过瘘管与内口相连或并有支管空腔，其主管通过外括约肌深层以上。

（二）中医

1. 湿热下注证　肛周有溃口，经常溢脓，脓质稠厚，色白或黄，局部红、肿、热、痛明显，按之有索状物通向肛内；可伴有纳呆，大便不爽，小便短赤，形体困重。舌红、苔黄腻。

2. 正虚邪恋证　肛周瘘口经常流脓，脓质稀薄，肛门隐隐作痛，外口皮色暗淡，时溃时愈，按之较硬，多有索状物通向肛内；可伴有神疲乏力，面色无华，气短懒言。舌淡、苔薄。

3. 阴液亏虚证　瘘管外口凹陷，周围皮肤颜色晦暗，脓水清稀，按之有索状物通向肛内；可伴有潮热盗汗，心烦不寐，口渴，食欲不振。舌红少津、少苔或无苔。

三、治疗原则

（一）西医

1. 手术原则　手术是治疗肛瘘的主要手段，基本原则是：去除病灶、通畅引流，尽可能减少肛管括约肌损伤，保护肛门功能。由于肛瘘的复杂性和一些特殊的病理背景，肛瘘术后有一定的复发率。鉴于高位复杂性肛瘘的特殊病理和生理环境及肛门功能的重要性，"带瘘生存"，亦可作为一个原则加以选择，不应为盲目追求手术根治而忽视其可能带来的严重并发症。

2. 手术方法

（1）肛瘘切开（除）术：适用于单纯性肛瘘。肛瘘切开术较好，肛瘘切除术创面大，愈合时间相对较长，可发生肛门失禁。

（2）挂线术：合理选用切割挂线和引流挂线。一期切割挂线：适用于高位肛瘘涉及大部分肛门外括约肌浅部以上者。二期切割挂线：适用于部分高位肛瘘合并有难以处理的残腔，或需二次手术及术后引流。长期引流挂线：适用于高位经括约肌克罗恩病肛瘘患者，以预防复发性脓肿的形成和保持肛门功能。短期引流挂线：尽管目前临床报道短期挂线引流治疗肛瘘有效，完全保留了括约肌，不会导致肛门失禁，但因其复发率高，临床应用需慎重。

（3）黏膜瓣推移术：适用于高位肛瘘内口明确且不伴严重感染的患者和女性前侧肛瘘。

（4）临床也可采用切开、旷置、挂线、缝合等方法有机结合，减小创伤。

（二）中医

1. 一般治疗　目的是减轻症状和减少发作。

（1）注意休息、加强营养，饮食宜清淡，忌食辛辣刺激食物。

（2）保持大便规律、通畅，防止腹泻或便秘，以减少粪便对肛瘘内口的刺激。

（3）保持肛门清洁。

2. 内治法　主要用于减轻症状、控制炎症发展。

3. 外治法

（1）熏洗法：适用于手术前后缓解症状，用沸水冲泡药品，先熏后洗，具有活血消肿、止痛的作用。

（2）外敷法：肛瘘急性期局部肿痛者，可选用拔毒膏、金黄膏等，具有消肿止痛的作用。

四、护理

（一）护理评估

（1）有无肛管直肠周围脓肿自行破溃或切开引流的病史。

（2）病情评估：① 肛门皮肤有无红、肿。② 肛周外口有无反复流脓及造成皮肤瘙痒感。③ 了解直肠指检、内镜及钡灌肠造影等检查结果。

（3）对肛瘘的认知程度及心理承受能力。

（4）自理能力。

（二）术前护理

（1）术前检查详细了解病史，询问与本病有关的其他疾患，如有无活动性肺结核、糖尿病及药物过敏史等情况，配合医生做好全身和局部检查，明确诊断和手术指征，并对患者的手术耐受进行评估。对危重疑难患者，应进行术前讨论，制订治疗方案。

（2）心理护理根据不同患者心理变化，进行细致的思想工作，首先多与患者接近，使患者感到亲切、温暖，同时创造舒适安静的环境，主动向患者讲述本病的发病原理、治疗方法及术前术后注意事项、术后效果，让患者对手术过程、时间、麻醉方法有大致认识，并请已做过此类手术的患者介绍亲身经历和感受，从而消除焦虑恐惧心理，增强治疗信心，从而积极配合手术治疗。

（3）术前饮食入院时要求患者忌食辣椒、酒、蒜等刺激性食品，多食新鲜水果及蔬菜，多喝温开水，保持大便通畅。对单纯性肛瘘患者术前 1 天患者可进普通饮食，手术当日进流质或半流质少渣饮食为宜；对复杂性肛瘘患者要求术前 1 天进流质，以保证术后 1 天停止大便的排出。

（4）术前准备用肥皂水清洗肛周皮肤，备皮；手术日清晨常规灌肠直到大便排尽为止，达到清除肠道粪便目的。

（三）术后护理

（1）病情观察严密观察体温、脉搏、呼吸、血压变化，创面有无出血渗血、疼痛及排尿情况。肛瘘挂线术后要每天检查结扎橡皮筋（线）是否松弛及挂线的创口有无粘连，如有粘连应及时分离或凡士林纱条填塞。

（2）休息应根据患者的身体情况、手术大小和麻醉种类而让其适当卧床休息，从而减少肛门刺激疼痛出血和避免直立性虚脱。局麻手术患者仅手术当天适当卧床休息，而行联合腰麻患者，术后应去枕平卧 6 h，才可抬头及下床活动。

（3）饮食与排便的护理局麻或骶麻患者术后即可进食，联合腰麻患者术后 6 h 可进食，但都宜进无渣半流质，如稀饭、面条等。肛瘘患者宜食西瓜、绿豆、赤小豆等清热利湿之品，忌食辛辣刺激性食物，勿食牛奶、糖类、南瓜、豆制品等易引起胃肠胀气的食物。对于体质虚弱、创面愈合缓慢者，应给高营养饮食，如甲鱼、财鱼、黑鱼汤等，也可给玄参、麦冬、菊花泡水代茶。术后当日及次日不宜排便，对大便干结、便秘者，可适当用麻仁丸、生血通便颗粒剂、番泻叶等缓泻剂，或采用生理盐水灌肠，另外指导患者多食高纤维素食物，如蔬菜、香蕉、梨等。

（4）做好疼痛护理，减少患者痛苦由于肛门、肛管周围神经丰富，痛觉敏感，尤其是复杂性肛瘘手术时创面过大，挂线太紧，创面敷料填塞过多过紧，所以肛瘘术后疼痛较多见。因此，术后要注重舒适护理，减轻疼痛。① 热情安慰患者，多与患者交流。② 采取分散患者注意力的方法。③ 协助患者取舒适卧位。④ 尽可能减少不必要的止痛剂应用，告知患者，术后过多应用止痛药可能抑制排尿反射，引起尿潴留，并影响切口愈合。⑤ 对疼痛剧烈者，可遵医嘱肌注曲马朵 100 mg。

（5）正确处理排尿困难，排除尿潴留肛瘘术后常并发排尿困难，主要是麻醉术后及肛门疼痛引起膀胱括约肌痉挛等因素的影响，因此，首先要告知患者术后要先排尿再喝水，当患者有排尿困难时，可采取下列措施：① 先给予膀胱区热敷（不可太烫以防止烫伤皮肤）、按摩。② 听流水声以诱导排尿。③ 在上述处理无效的情况下，可遵医嘱肌注新斯的明 0.5～1.0 mg。

(6) 坐浴与换药的护理每次排便后,痔疮外洗方坐浴 15～20 min,以消除局部炎症,促进血液循环,减轻疼痛,有利于创面愈合,然后用软巾仔细轻柔地清洗肛门及附近污物,洗去粪便和分泌物。护理人员应协助患者正确坐浴,防止烫伤或受凉。坐浴完毕后及时换药,换药时注意检查手术缝合切口有无感染、创面肉芽生长情况、创面皮肤有无内翻、创面有无分泌物,并观察创面分泌物的色、质、量及气味,有无感染迹象。分泌物多时用生理盐水及甲硝唑冲洗,并用甲硝唑纱条引流;分泌物不多时用九华膏纱条引流。换药时动作应轻柔,充分暴露创面,只要将创面上的分泌物及粪便清除即可,切勿用擦的方法,否则会擦去肉芽表面的保护膜造成出血;填塞引流物时将纱条嵌入创面基底部,防止假性愈合,以确保肉芽组织从创口底部开始生长。并观察肉芽生长情况,如果肉芽高出创面阻止上皮生长,要及时修剪使伤口平整生长。

(四) 症状护理

1. 肛周溃口流脓

(1) 观察脓液的颜色、性质、量。

(2) 保持肛周皮肤清洁干燥。

(3) 遵医嘱中药熏洗。

(4) 遵医嘱中药外敷。

2. 肛周疼痛

(1) 观察疼痛的部位、性质、程度、持续时间,做好疼痛评分,可应用疼痛自评工具"数字评分法(NRS)"评分,记录具体分值。

(2) 协助患者变换舒适体位。

(3) 遵医嘱穴位贴敷,取足三里、三阴交、承山、大肠俞、天枢等穴。

(4) 遵医嘱耳穴贴压,取肛门、直肠、交感、神门、皮质下、三焦等穴。

(5) 遵医嘱中药熏洗。

(6) 遵医嘱物理治疗。

3. 围手术期的中医护理

(1) 术后疼痛。

1) 可采用移情调志法。

2) 遵医嘱耳穴贴压,取直肠、大肠、上屏尖、脑、神门等穴。

3) 遵医嘱穴位按摩,取合谷、关元等穴。

(2) 排尿困难。

1) 协助患者采取舒适体位。

2) 热敷下腹部。

3) 遵医嘱穴位按摩,取气海、关元、阴陵泉、三阴交等穴。

4) 遵医嘱耳穴贴压,取脑、肾、膀胱、交感、神门、皮质下等穴。

5) 遵医嘱药熨法,取气海、关元、阴陵泉等穴。

6) 遵医嘱艾灸,取气海、关元、中极等穴。

7) 遵医嘱穴位贴敷,取神阙等穴。

五、健康教育

(一) 生活起居

(1) 保持肛周皮肤清洁、干燥。

(2) 勿负重、远行,防止过度劳倦。忌久坐、久立或久蹲。

(3) 术区结扎线完全脱落后指导患者行提肛运动。方法:深吸气时收缩并提肛门,呼气时将肛门缓慢放松,一收一放为 1 次;每天晨起及睡前各做 20~30 次。

(二) 饮食指导

饮食宜清淡、富含维生素之品,忌生冷、辛辣、刺激、肥甘之品、戒烟酒。

1. 湿热下注证　宜食健脾利湿的食品,如菜花、扁豆、冬瓜、粟米等。食疗方:粟米粥。

2. 正虚邪恋证　宜食扶正祛邪的食品,如大枣、木耳、藕、豌豆等。食疗方:大枣滋补粥。

3. 阴液亏虚证　宜食养阴生津的食品,如百合、银耳、核桃等。食疗方:百合银耳羹。

(三) 情志调理

(1) 责任护士多与患者沟通,了解其心理状态。

(2) 疼痛不适时可听音乐,看电视,或与家属、病友聊天,以分散注意力。

(3) 鼓励家属多陪伴,给予患者心理支持。

六、出院指导

(1) 保持正常大便,避免腹泻和便秘。适当活动,避免久坐、久卧。

(2) 注意肛门卫生,便后清洗肛门。保持肛门部清洁干燥。勤换内裤。

(3) 宜进食清淡新鲜且易消化的食物,新鲜的蔬菜如黄花菜、青菜、番茄、丝瓜等。忌辛辣香燥之品、海鲜发物、油炸类食品等。可多食富有营养的食物,如瘦肉汤、黑鱼汤、火腿汤、鸽子汤、甲鱼汤等,以增加营养,补充足量的蛋白质。

(4) 肠燥便秘者可食柿子、香蕉、莲子、菱角、荸荠、核桃仁等。

1) 指导患者正确选择食谱,改变以往不良的饮食习惯。

2) 保持正常大便,避免腹泻和便秘。适当活动,避免久坐、久卧。

3) 注意肛门卫生,便后清洗肛门。保持肛门部清洁干燥。勤换内裤。

4) 术后指导肛提肌训练方法,指导肛门坐浴方法,作用和注意事项。

(5) 积极治疗肛周脓肿等原发病,加强体育锻炼,增强抗病能力。

肛管直肠周围脓肿(肛痈)

肛痈,中医病名。是指直肠周围间隙发生急慢性感染而形成的脓肿。肛痈的发生绝大部分与肛隐窝炎有关,其临床特点是发病急骤、肛周剧痛,伴全身高热,酿脓破溃后易形成瘘管。由于肛痈发生的部位不同,可有不同的名称,如生于肛门旁皮下者,名肛门旁皮下脓肿;生于坐骨直肠窝者,名坐骨直肠窝脓肿;生于骨盆直肠窝者,名骨盆直肠窝脓肿;生于直肠后间隙者,名直肠后间隙脓肿。西医则称为肛门直肠周围脓肿。本病若及时治疗,预后一般良好。但也有部分患者溃脓后易形成皮下肛瘘或低位瘘。

一、诊断

(一) 西医

参照《外科学》第七版(吴在德等主编,人民卫生出版社,2008 年)。

(1) 肛门烧灼痛或跳痛,排便或行走时加重,少数患者伴有排尿困难。

(2) 可伴有发冷、发热、全身不适等症状。

(3) 肛周超声检查可测及脓腔。

(4) 血白细胞及中性粒细胞计数可有不同程度的增多。

(5) 肛门周围有硬结或肿块,局部温度增高、压痛或有波动感。

位于肛提肌以下的脓肿,局部红、肿、热、痛症状较重而全身症状较轻;位于肛提肌以上的脓肿,局部症状较轻而全身症状较重,直肠指检可触及压痛性肿块,肛周穿刺可抽出脓液。必要时辅助直肠腔内超声检查,CT 或 MRI 检查发现病灶可以确诊。

(二) 中医

参照中华人民共和国中医药行业标准《中医病证诊断疗效标准》(ZY/T001,7 - 94)。

1. 局部症状　起病急骤,肛周肿痛,便时痛剧,继而破溃流脓经久不愈。

2. 全身症状　头身痛,乏力,大便秘结,小便黄赤。

二、分期、分类与辨证分型

(一) 西医

1. 疾病分期

(1) 急性期:肛管直肠周围硬结或肿块形成,疼痛,坠胀,呈持续性加重。

(2) 成脓期:疼痛剧烈,肿块增大,红肿发热,中心波动感,坠胀不适,伴发全身症状,如发冷发热,倦怠乏力,食欲不振,大便秘结,小便黄赤。

(3) 溃破期:肿块缩小,形成硬结逐渐软化或脓肿破溃,形成瘘管,经久不愈。

2. 疾病分类

(1) 低位脓肿(肛提肌以下脓肿):包括肛周皮下间隙脓肿、坐骨直肠间隙脓肿、肛管前后(浅、深)间隙脓肿、低位马蹄形脓肿。

（2）高位脓肿（肛提肌以上脓肿）：直肠后间隙脓肿、骨盆直肠间隙脓肿、直肠黏膜下间隙脓肿、高位括约肌间隙脓肿、高位马蹄形脓肿。

（3）高低复合位脓肿：指肛提肌上下各有一个或多个间隙同时受累者。

（二）中医

1. 火毒蕴结证　肛门周围突然肿痛，持续加剧，伴有恶寒、发热、便秘、溲赤。肛周红肿，触痛明显，质硬，表面灼热。舌质红，苔薄黄。

2. 热毒炽盛证　肛门肿痛剧烈，可持续数日，痛如鸡啄，夜寐不安，伴有恶寒发热，口干便秘，小便困难。肛周红肿，按之有波动感或穿刺有脓。舌质红，苔黄。

3. 阴虚毒恋证　肛门肿痛、灼热，表皮色红，溃后难敛，伴有午后潮热，心烦口干，夜间盗汗。舌质红，少苔。

三、治疗原则

（一）西医

（1）一旦确诊，应及时切开排脓，以免脓肿向深部和周围组织蔓延，不应等待硬结变软或局部红肿，不拘泥于有无波动感，而延迟切开排脓。

（2）不应过分依赖抗生素而采用保守疗法，否则不但不能根治，还易致局部硬结长久难以消散。

（3）定位要准确。

（4）引流要彻底、通畅。

（5）术中应仔细寻找有无内口。

（6）浅部脓肿可行放射状切口。深部脓肿若行弧形切口，切口应在括约肌外侧，避免损伤括约肌；若行放射状切口，除后侧切口外，切口近端应在括约肌外侧。

（7）对肛提肌上之脓肿，处理要慎重，不能轻易作一次性切开，否则切断肛门括约肌深部和肛提肌引起肛门失禁，最好采用切开挂线法或分次手术。

（二）中医

1. 内治法

（1）热毒蕴结证治法：清热解毒。

（2）火毒炽盛证治法：清热解毒透脓。

（3）阴虚毒恋证治法：养阴清热，祛湿解毒。

2. 外治法　熏洗法：多用于脓肿溃后。通过熏洗起到清热解毒、消肿、止痛、祛湿止痒、去腐生肌等作用。

四、护理

（一）护理评估

（1）患者的饮食、排便习惯即诱发因素。

（2）肛周症状即伴随症状。

（3）直肠检查结果。

（4）心理社会状况。

（5）辨证：火毒蕴结证、热毒炽盛证、阴虚毒恋证。

（二）一般护理

1. 常规护理　按中医肛肠科一般护理常规进行。

2. 避免坐位　高热及病情较重者，应卧床休息，取侧卧位。

3. 病情观察

（1）观察局部皮肤红肿范围、温度、疼痛程度、有无波动感，观察体温变化及全身情况。

（2）对切开排脓术后，应观察伤口情况及引流物的色、质、量，有无出血或渗血，发现异常，报告医生并配合处理。

4. 给药护理

（1）大便后遵医嘱中药熏洗。

（2）阴虚毒恋证，遵医嘱用中药泡水代茶饮。

5. 饮食护理

（1）急性期给予少渣半流质。

（2）饮食宜清淡，富有营养，忌食辛辣刺激之品。

6. 情志护理　做好情志疏导，解除害羞及因惧痛而害怕排便，担心预后等心理问题，使其积极配合治疗。

7. 临证(症)施护

（1）体温超过 39℃，按高热护理常规进行。

（2）局部疼痛难忍者，遵医嘱使用止痛剂。

（三）症状护理

1. 肛门肿痛

（1）观察皮肤红、肿、热、痛的程度及范围。

（2）协助患者取舒适体位。

（3）遵医嘱耳穴贴压，取肛门、神门、皮质下、直肠等穴。

（4）遵医嘱中药熏洗。

（5）遵医嘱中药药浴。

（6）遵医嘱中药外敷。

2. 发热

（1）观察体温及汗出情况。

（2）鼓励患者多饮水。

（3）遵医嘱穴位按摩，取大椎、曲池、合谷、外关等穴。

（4）遵医嘱刮痧，取合谷、曲池、大椎等穴。

3. 便秘

（1）定时排便，忌努挣，避免久蹲。

（2）遵医嘱穴位按摩，取天枢、关元、气海、大横、足三里等穴。

（3）遵医嘱穴位贴敷，取神阙穴。

（4）遵医嘱耳穴贴压，取大肠、便秘点、脾、直肠、三焦、皮质下等穴。

4. 排尿困难

（1）协助患者采取舒适体位。

（2）热敷下腹部。

（3）遵医嘱穴位按摩，取气海、关元、阴陵泉、三阴交等穴。

(4) 遵医嘱耳穴贴压,取脑、肾、膀胱、交感、神门、皮质下等穴。

(5) 遵医嘱药熨法,取气海、关元、阴陵泉等穴。

(6) 遵医嘱艾灸,取气海、关元、中极等穴。

(7) 遵医嘱穴位贴敷,取神阙等穴。

五、健康教育

(一) 生活起居

(1) 每次排便不宜超过 10 min,排便时勿努挣。

(2) 保持肛周皮肤清洁干燥,勤换内裤,脓肿部位不宜挤压、碰撞。

(3) 劳逸结合,加强体育锻炼。

(4) 提肛运动。方法:深吸气时收缩并提肛门,呼气时将肛门缓慢放松,一收一放为1次;每天晨起及睡前各做 20～30 次。

(二) 饮食指导

饮食宜清淡、少渣,忌食辛辣刺激之品,忌酒。

(1) 火毒蕴结证:宜食清热泻火解毒的食品,如野菊花代茶饮。食疗方:凉拌鲜蒲公英。

(2) 热毒炽盛证:宜食清热利湿解毒的食品,如冬瓜、丝瓜、西瓜等。食疗方:冬瓜苡仁汤。

(3) 阴虚毒恋证:宜食滋阴降火的食品,如生梨、绿豆、黄瓜等。食疗方:绿豆粥。

(三) 情志调理

(1) 采用放松术,如听舒缓音乐、全身肌肉放松、谈话等方法转移注意力。

(2) 护理人员应及时了解患者的心理状态,解释疾病的发生、发展及转归,讲解周围成功病例,树立战胜疾病的信心。

(3) 加强病友间的沟通交流,以获得情感支持。

六、出院指导

(1) 心理护理:产生肛周脓肿后,患者可能因疾病产生心理方面的影响,出现烦躁、焦虑不安等不良的心理状态。正确的护理心态对于患者的治疗有很大的帮助,患者应该保持一种积极向上的乐观心态,学会调节自我情绪,克服恐慌和畏惧感,增强与恶魔战斗到底的决心与信心。

(2) 饮食护理:饮食对于肛周脓肿的治疗与术后的恢复有着绝对性的作用,患者平时注意多吃新鲜的水果和蔬菜,忌食用辛辣、烟酒等食物,可以食用一些营养汤类,如冬瓜排骨汤、玉米猪蹄汤、红枣银耳汤等,不但可能清润肠道,达到通便的效果,而且还可以增强体质,有美容养颜的功效。

(3) 生活护理:保持每天一便的好习惯,便后及时对肛门进行清洁。对于患有便秘的患者,一定要养成每天进行排便的好习惯,平时还需要患者注意生活作息的调整,特别是一些经常性加班熬夜的患者,一定要养成早睡早起的好习惯,不宜疲劳过度。

(4) 康复期指导:肛周脓肿患者手术口一般来说较痔疮类手术术口为大,肛门周围的肌肉和组织受到一定的损伤,患者可能会出现大便失禁,为了能更早使患者肛门恢复功能,可以告知患者加强肛门部肌肉的锻炼,比如每天做提肛运动,每天2次,一次 20～30 min,又可使用药物局部熏洗,温度为 38～40℃,每次熏洗 20～30 min,不但可以保持肛门局部卫生,还可以促进血液循环加快,让术口更早愈合。

(5)对出院的患者要指导其做到以下几点:

1)忌辛辣烟酒,多食蔬菜水果,保持大便软化畅通。

2)大便后用高锰酸钾液坐浴,保持肛周清洁卫生。

3)3个月后到门诊复查,检查治疗情况,防止瘘管形成。如已形成瘘管,应确定进一步的治疗方案。

外痔（痔病）

外痔由齿状线下方的直肠下静脉丛形成，表面覆盖肛管皮肤，由痔外静脉丛曲张或肛缘皱襞皮肤发炎、肥大、结缔组织增生或血栓淤滞而形成的肿块。痔病占肛肠疾病的 87.25%，其主要临床特点是便时肛内肿物脱出，便时出血或疼痛，易反复发作，并随年龄增加，其发病率逐渐增加，男女患病率基本相等。

一、诊断

(一) 西医

2006 年中华医学会制订的《痔临床诊治指南》关于外痔的诊断标准为：通常由于肛缘皮肤损伤或炎症引起肛缘疼痛、发热、潮湿、发痒、水肿、发红等感觉，便后或劳动过度后，症状加重，检查可见肛缘皱襞充血，有少量分泌物，组织突起，可单个或多个同时存在。

(二) 中医

中医学文献记载中将痔又称为痔疮、痔核、痔病、痔疾、隐疮、肠澼等，1994 年国家中医药管理局制订的《中医病证诊断疗效标准》中外痔为齿线以下发生红肿包块，起病较急，包块皮肤水肿潮红，压痛明显。

二、分类

(一) 西医分类

1. 静脉曲张外痔　久蹲或经内痔吸引后肛缘有肿胀隆起的较正常皮肤色深或紫暗的柔软肿块，压按后不能立即消散。

2. 结缔组织外痔　系肛门缘皮肤皱襞变大，结缔组织增生，形成许多大小不等，形状不一的皮赘。

3. 血栓性外痔　由排粪时用力过猛，抬举重物，活动过于剧烈，或咳嗽过甚，肛门静脉丛发炎，使肛门缘静脉破裂，在肛缘形成血栓而成。

4. 炎性外痔　常由肛缘皮肤损伤和感染引起，多有肛门疼痛。在排便时疼痛加重，便血，肛门部有少量分泌物。

(二) 中医辨证分型

1. 气滞血瘀证　肛缘肿物突起，排便时可增大，有异物感，可有胀痛或坠痛，局部可触及硬性结节。舌紫暗，苔薄黄。

2. 湿热下注证　肛缘肿物隆起，灼热疼痛或局部有分泌物，便干或溏。舌质红，苔黄腻。

三、治疗原则

无症状痔无须治疗；有症状的痔旨在减轻及消除症状；首选保守治疗，失败或不宜保守治疗时才考虑手术。

（一）非手术治疗

(1) 肠功能调节：增加摄入膳食纤维，改变不良排便习惯。

(2) 行热水或中药坐浴。

(3) 抗生素油膏或栓剂纳肛。

(4) 局部热敷消炎止痛药物。

(5) 血栓性外痔发病超过 72 h 宜采用保守治疗。

（二）手术治疗

血栓性外痔是痔的急症，对发病早期、疼痛剧烈、肿块无缩小趋势者，可急诊手术。

四、护理

（一）护理评估

1. 健康史

(1) 个人史：① 职业因素：长时间久坐等。② 生活习惯：饮食嗜辛辣等；经常饮酒；过度劳累。③ 是否长期骑跨动作或经常负重。

(2) 家族史：家庭成员中是否有痔等肛肠病史。

(3) 既往史：了解患者是否有腹泻、脊髓损伤、便秘、不同类型肛管直肠疾病、痔病的后遗症，女性患者应了解妊娠及生育史。

2. 心理社会评估

(1) 了解患者对疾病的认知程度，对治疗方案的接受程度。

(2) 了解患者的文化素养、家庭背景、经济条件、医疗保障及家庭社会人际关系，以及家庭主要成员对患者的关心支持力度等。

(3) 评估患者是否有恐惧、焦虑、抑郁等情绪状态，是否伴有睡眠障碍等症状。

3. 身体状况

(1) 评估患者的疼痛性质、程度、频率及应对方式。

(2) 评估患者的排便性状、颜色及量。

（二）一般护理

1. 生活起居

(1) 指导患者养成定时排便的良好习惯，每次排便不宜超过 10 min，排便时勿努责及看书、看报、吸烟等；指导患者不因恐惧疼痛而忍便，便后用温水或中药熏洗。

(2) 选择棉质、宽松的内裤，便纸宜柔软细腻。

(3) 忌久坐、久立或久蹲，避免坐于过热、过冷、潮湿物体或地面。

(4) 教会患者做提肛运动。方法：深吸气时收缩并提肛门，呼气时将肛门缓慢放松，一收一放为 1 次；每天晨起及睡前各做 20～30 次。

2. 饮食指导

(1) 气滞血瘀证：宜食理气通络、活血化瘀的食物，如苹果、玫瑰花、萝卜等。食疗方：玫瑰茶。

(2) 湿热下注证：宜食清热利湿的食物，如赤小豆、丝瓜、藕等。食疗方：赤小豆粥。

3. 情志调理

(1) 说理开导法。向患者解释思虑伤脾以及心烦气躁易致气机逆乱的道理，引导患者自觉地克服不良心理因素。

（2）解惑释疑法。重视患者主诉，及时解答疑问；组织同病种患者交流会；指导家属多鼓励、安慰患者，增加信心。

（3）五行相胜法。对于忧思者指导多看多听喜剧、相声以及欢快的乐曲等；对于易怒焦躁者，引导行深呼吸、冥想放松，听音乐如"高山流水""渔舟唱晚"等曲目。

（4）穴位按摩调摄情志，用拇指按摩患者印堂穴，指腹呈顺时针方向带动穴位处皮肤旋转，以患者有胀、酸感或微感刺痛为度，每分钟旋转 20～25 次，共 10 min。

（三）症状护理

1. 疼痛

（1）观察疼痛性质、程度，持续时间，做好疼痛评分，可应用疼痛自评工具"数字评分法（NRS）"评分，记录具体分值。

（2）避免肛周挤压、牵拉。便后清洗肛周，使用柔软纸巾蘸干，防止皮肤破损，保持清洁干燥。

（3）遵医嘱予以适宜的中医护理技术：① 物理治疗，中频理疗取内关、合谷、承山、长强等穴。② 耳穴贴压，取交感、神门、大肠、直肠下段、肛门等穴。③ 中药熏洗。④ 中药药浴。⑤ 中药湿敷。⑥ 中药外敷。

2. 肛周肿胀

（1）观察水肿程度、周围皮肤完整性，有无破损、出血等。

（2）协助患者取舒适体位，避免久坐、久站。

（3）保持肛周皮肤清洁干燥。

（4）保持大便畅通，排便时勿久蹲及努责。

（5）遵医嘱予以适宜的中医护理技术：物理疗法、中药熏洗、中药湿敷或中药外敷。

3. 便秘

（1）保持大便畅通，排便时勿久蹲及努责。

（2）晨起饮温开水不少于 500 ml，无糖尿病患者可饮蜂蜜水，每天饮水量 2 000 ml 以上。

（3）腹部按摩。

（4）遵医嘱予以适宜的中医护理技术：① 耳穴贴压，取肺、大肠、小肠、直肠下段、三焦、内分泌等穴。② 穴位按摩，取天枢、曲池、合谷等穴。③ 穴位贴敷。

（四）围手术期的护理

1. 手术前护理

（1）术前 1 天进食少渣饮食，如面条、稀饭等，手术当天进食半流质饮食，如蛋汤、米汤等，不宜喝牛奶及含油脂较高的汤汁。

（2）适当运动，促进肠蠕动，有利于排空大便，切忌久站、久坐及久蹲。

（3）遵医嘱中药熏洗或热水坐浴，保持肛周皮肤清洁舒适。

（4）必要时于术前清洁肠道，避免感染。

2. 手术后护理

（1）饮食护理：术后 1～2 天以无渣或少渣流质、半流质为主。

（2）疼痛护理：判断引起疼痛原因；耳穴贴压

（3）排尿护理：① 协助患者采取舒适体位，病情允许鼓励患者自行排尿。② 热敷下腹部。③ 遵医嘱穴位按摩，取气海、关元、阴陵泉、三阴交等穴。④ 遵医嘱耳穴贴压，取脑、肾、膀胱、交感、神门、皮质下等穴。⑤ 遵医嘱药熨，取气海、关元、阴陵泉等穴。⑥ 遵医嘱艾灸，取气海、关元、中极等穴。⑦ 遵医嘱穴位贴敷，取神阙等穴。

（4）排便护理：① 遵医嘱予以双耳穴贴压，均取大肠、便秘点、脾、直肠穴位。② 指导患者排便时勿努责。③ 向患者解释术后及早排便的必要性，减轻其害怕疼痛、出血等不良心理。④ 便后及时清洁肛周皮肤，行中药熏洗或热水坐浴。

五、健康教育

（1）向患者及家属介绍疾病相关知识

1）阴阳失调、脏腑虚实、气血亏损、气滞血瘀等是引起肛肠疾病的内在因素。

2）人体生理功能如起居言行等无不受精神因素支配，超越心理承受能力的精神刺激可使人体脏腑功能失调，气血逆乱而发生病变，情志内伤亦可引起肛肠疾病。

3）饮食不洁，喜嗜刺激性食物、过度劳累等均可导致本病发生。

4）缺乏运动、排便异常及某些疾病影响等也可导致外痔。

（2）向患者及家属介绍病情、治疗方法及治疗效果。

（3）向行手术的患者介绍术前准备、术中配合及术后康复的相关知识，增加患者依从性。

（4）介绍手术后常见的并发症及应对措施，以免患者恐惧焦虑。

（5）教会患者护理伤口、缓解疼痛的技术及提肛训练方法，可在术前进行示范练习。

六、出院指导

（1）改变不良生活习惯，形成健康的生活方式。注意肛门部卫生，大便后用温水坐浴常洗澡，勤换内裤、内衣，避免肛门部感染及肠道病发生。

（2）饮食宜清淡、富于营养易消化之品，多食蔬果、水果、蜂蜜等，忌烟、酒、葱、蒜、辣、刺激之品。

（3）保持大便通畅，大便秘结时勿用力努挣，给予润肠通便剂，如麻仁丸或开塞露等以通便。大便后清洗肛门，宜用干净柔软的手纸擦拭肛门。

（4）保持情绪稳定，心情舒畅、愉快，避免急躁、忧虑心情，养成定时排便习惯，保持大便通畅。

（5）合理运动，勿做重体力劳动，避免久坐、久蹲、久站等不良刺激。

内痔（痔病）

内痔，中医病名。是以肛门齿线以上发生静脉曲张团块，表面覆以黏膜，常有便血，痔核脱出，便秘等为主要表现的痔病类疾病。内痔是肛门直肠疾病中最常见的病种。内痔好发于截石位 3、7、11 点，又称为母痔区，其余部分发生的内痔均称为子痔。与西医病名相同。本病若早期治疗，一般预后良好。但也有部分患者，病程中伴发贫血等并发症。

一、诊断

（一）西医

参照 2006 年中华医学会外科分会结直肠肛门外科学组、中华中医药学会肛肠分会和中国中西医结合学会肛肠分会联合制订的《痔临床诊治指南》。

1. 临床表现 主要临床表现是出血和脱出，可并发血栓、嵌顿、绞窄及排便困难。根据内痔的症状，其严重程度分为 4 度。

Ⅰ度：便时带血、滴血，便后出血可自行停止；无内痔脱出。

Ⅱ度：常有便血；排便时有内痔脱出，便后可自行还纳。

Ⅲ度：可有便血；排便或久站及咳嗽、劳累、负重时有内痔脱出，需用手还纳。

Ⅵ度：可有便血；内痔持续脱出并发血栓或嵌顿。

2. 检查方法

（1）肛门视诊：检查有无内痔脱出，必要时可行蹲位检查。观察脱出内痔的部位、大小和有无出血及痔黏膜充血水肿、糜烂和溃疡。

（2）肛管直肠指诊：Ⅰ、Ⅱ度内痔指检时多无异常；对反复脱出的Ⅲ、Ⅳ度内痔，指检有时可触及齿线上纤维化痔组织。排除肛门直肠肿瘤等。

（3）肛门直肠镜：可明确内痔的部位、大小、数目和内痔表面黏膜有无出血、水肿、糜烂等。

（4）便潜血试验：筛查排除消化道肿瘤。

（5）全结肠镜检查：以便血就诊者、有消化道肿瘤家族史或本人有息肉病史者、年龄超过 50 岁者、便潜血试验阳性以及缺铁性贫血的痔患者，建议行全结肠镜检查。

3. 鉴别诊断 即使有痔存在，也应该注意与结直肠癌、肛管癌、直肠息肉、直肠黏膜脱垂、肛周脓肿、肛瘘、肛裂、肛乳头肥大、肛门直肠的性传播疾病以及炎性肠病等疾病进行鉴别。

（二）中医

参照中华人民共和国中医药行业标准《中医病证诊断疗效标准》(ZY/T001.1 - 94)。诊断依据：

（1）便血，色鲜红，或无症状。肛门镜检查：齿线上方黏膜隆起，表面色淡红。多见于一期内痔。

（2）便血，色鲜红，伴有肿物脱出肛外，便后可自行复位。肛门镜检查：齿线上方黏膜隆起,表面色暗红。多见于二期内痔。

(3) 排便或增加腹压时,肛内肿物脱出,不能自行复位,需休息后或手法复位,甚者可发生嵌顿,伴有剧烈疼痛,便血少见或无。肛门镜检查:齿线上方有黏膜隆起,表面多有纤维化。多见于三期内痔。

二、分类与辨证分型

(一) 西医

内痔一般情况下不会引起疼痛。

1. 血管肿型　　由毛细血管增殖和扩张而成,外形如杨梅,表面粗糙或光亮,呈鲜红色,黏膜较薄,触之柔软而易出血。

2. 静脉瘤型　　为静脉丛屈曲,痔核内可有血栓和扩张成球状的静脉瘤,表面黏膜较厚而带光泽,呈紫红色,不易出血。

3. 纤维肿型　　由于反复脱出、擦伤和炎症刺激,使内痔结缔组织增生,表面黏膜纤维化而变硬和富有弹性,呈苍白色,不易出血。

(二) 中医

1. 风伤肠络证　　大便带血,滴血或喷射状出血,血色鲜红,大便秘结或有肛门瘙痒,舌质红,苔薄黄,脉数。

2. 湿热下注证　　便血色鲜,量较多,肛内肿物外脱,可自行回纳,肛门灼热,重坠不适,舌质红,苔黄腻,脉弦数。

3. 气滞血瘀证　　肛内肿物脱出,甚或嵌顿,肛管紧缩,坠胀疼痛,甚则内有血栓形成,肛缘水肿,触痛明显,舌质红,苔白,脉弦细涩。

4. 脾虚气陷证　　肛门松弛,内痔脱出不能自行回纳,需用手法还纳。便血色鲜或淡,伴头晕、气短、面色少华、神疲自汗、纳少、便溏等,舌淡,苔薄白,脉细弱。

三、治疗原则

(一) 西医

西医对内痔的治疗方法主要有保守疗法、注射疗法、扩肛疗法、降温疗法、套扎疗法、手术疗法、冷冻疗法、红外线凝结法、激光疗法等。

1. 保守疗法　　无症状的内痔无须治疗。若患者出现便血、脱出,或由此而导致的肛门瘙痒,则需要进行治疗。内痔初期或Ⅰ期内痔,可采用润肠通便药物,或嘱患者多食含纤维素的食物,如蔬菜、水果等,并经常清洗肛门部,或局部使用软膏或栓剂。常用的有安纳素栓、洗必泰痔疮栓、消炎痛栓。对于任何Ⅰ期痔疮、医生要教会患者如何克服习惯性便秘。若上述姑息疗法无效,应采取进一步治疗。

2. 注射疗法　　目前,欧美的外科医生多采用痔蒂部注射法治疗痔疮。即将大量的低浓度的石碳酸液注入痔核上,以形成黏膜下肛管直肠环水平的致密的纤维屏障,并已发现此种方法较注入痔核本身疗效好。他们认为注射疗法主要用于治疗便血。痔核较大且纤维化脱出,无便血或便血轻度者,注射疗法效果不佳。

3. 扩肛疗法　　通过扩肛而解除肛管的狭窄,减轻或消除肛门内血管衬垫充血、阻塞和下降,恢复肛管直肠的正常功能,治愈内痔。

4. 降温疗法　　原理是冷却肛门会造成局部血流增加和血管收缩作用,改善肛门局部血运,治疗痔疮。

5. 套扎法 套扎法是利用乳胶环的弹性,借助一定的器械,将乳胶环套扎于痔核的基底部,使痔核造成机械性狭窄,阻断其血运,使痔核造成缺血性坏死,脱落,达到治疗痔疮的目的。套扎法有简易套扎法、血管钳套扎法和器械套扎法3种。器械套扎法又分吸引式套扎法和非吸引式套扎法2种。其中吸引式套扎法因其使用简便,价格低廉,在临床上使用较为广泛。以下简单加以叙述。

6. 结扎法 结扎法是指以丝线或肠线结扎于痔核的基底部,机械性阻断痔核的血液供应,产生缺血性坏死,继发痔核脱落而愈合,由此而达到治疗的目的。近年常用的术式是结扎切除法。

7. 冷冻疗法 通过液氮将温度下降至-196℃,导致痔组织产生不可逆损伤、坏死、脱落、达到治疗痔疮的目的。

8. 红外线凝结治疗法

9. 激光在痔核中的应用

10. 手术 如为三期内痔应手术切除。

(二) 中医

1. 辨证选择中药汤剂或中成药

(1) 风伤肠络证:清热祛风,凉血止血。

(2) 湿热下注证:清热利湿,凉血止血。

(3) 气滞血瘀证:活血化瘀,行气止痛。

(4) 脾虚气陷证:补中益气,升阳举陷。

2. 外治法

(1) 塞药法:选用栓剂便后或睡前纳肛。可选用马应龙香痔疮栓、肛泰栓、普济痔疮栓、牛黄痔清栓等。

(2) 药膏外涂:可选用金黄、马应龙麝香痔疮膏,肛泰软膏、龙珠软膏、三黄膏、生肌玉红膏、九华膏等外涂。

四、护理

(一) 护理评估

(1) 患者的职业、饮食、排泄习惯及诱发因素。

(2) 排便有无疼痛、便血,便后有无肿块脱出等。

(3) 直肠检查结果。

(4) 心理社会状况。

(二) 一般护理

(1) 外痔伴感染,或嵌顿,或突发血栓外痔应卧床休息;严重感染的内痔或术后患者应取侧卧位,以免创面受压,加重病情。

(2) 保持肛门部清洁,便后坐浴;急性外痔于发病24 h内宜冷敷,24 h后改为热敷。

(3) 观察痔核大小、是否脱出、糜烂、坏死及出血的量和色泽。若发现患者面色无华、少气懒言、脉象虚大,为大出血征兆,应立即报告医师,并配合救治。

(4) 暂不手术者,遵医嘱中药坐浴每天1～2次,后涂塞痔疮膏或痔疮锭。

(5) 排便后清洗肛门,换药前先坐浴。

（6）饮食以营养丰富，易消化为宜，忌辛辣香燥等刺激食品，戒烟酒，多食新鲜水果、蔬菜。气滞血瘀者给补中益气温阳之品；脾虚气陷者忌酸冷食物，宜进食温补食物。

（7）预防便秘，从而防止加重内痔；生活要有规律，应避免熬夜、过度劳累、喝酒或吃辣椒等刺激的食物等。平时要保持肛门处清洁、干燥，在便后用水冲洗肛门；平时多喝水，多摄取含纤维的食物、水果、蔬菜。

（8）卫生宣教：坚持每晚热水或中药液坐浴，养成定时排便习惯，及时治疗泄泻或便秘。保持肛门清洁避免刺激，便纸宜柔软，不穿紧身裤子和粗糙内裤。忌久坐、久立或久蹲，不坐太热、太冷、潮湿物体或地面，最好选用软坐垫。忌烟、酒、辛辣等刺激之品。勿负重远行，防止过度劳倦。进行适当体育锻炼。

（9）临证施护

1）便血量多时，及时建立静脉通道，做好输血准备。

2）痔核脱出时，应连续用中药热敷或25％硼酸甘油涂于肛门部，再加热敷，令其还纳。

3）气血瘀积疼痛者，可用艾灸肛周止痛。

4）便秘者可用甘油栓或开塞露塞肛，或遵医嘱予缓泻剂。

5）需手术的患者按肛肠科术前准备。

6）术后24 h后方可大便，排便时如痔核脱出，应及时还纳，发生嵌顿者，及时报告医师处理。

7）施行注射疗法后当日忌下蹲，排大便时避免时间过长，勿过多活动。

8）结扎术后勿拖拉留于肛门外之结扎线残端，以免引起出血。注意观察有无便后出血，有出血者应检查扎线是否牢固或过紧。痔核脱落过早而出现伤口渗血，可用止血粉纱条塞入肛门压迫止血，遵医嘱肌注止血药。若痔核脱落后，出现动脉波动性大出血，应立即报告医师，行紧急救治。

9）术后出现大便出血呈喷射状，或患者感下腹胀痛、有便意、头晕乏力、心悸口渴、面色㿠白、额上汗出、脉细数而弱者，为有术后大出血。应立即报告医师，同时做好抢救准备。

10）术后排尿困难者，下腹部热敷，或按摩，或诱导法促其排尿，非局麻者平卧6 h后采用患者习惯的姿势排尿，或行导尿术。

（三）症状护理

1. 便血

（1）观察出血的色、质、量及伴随症状。若出现面色苍白、脉搏加快、血压下降、头晕、心慌等，及时报告医师，协助处理。

（2）指导患者卧床休息，改变体位时宜缓慢，避免剧烈活动。

（3）保持肛门及会阴部清洁。

（4）遵医嘱给予中药熏洗。

2. 疼痛

（1）观察疼痛性质、程度，持续时间，做好疼痛评分，可应用疼痛自评工具"数字评分法（NRS）"评分，记录具体分值。

（2）协助患者取舒适体位。

（3）指导患者采用放松疗法，如缓慢呼吸、全身肌肉放松、听舒缓的音乐。

（4）遵医嘱耳穴贴压，取交感、神门、大肠、直肠下段、肛门等穴。

（5）遵医嘱中药熏洗。

（6）遵医嘱中药湿敷。

（7）遵医嘱中药外敷。

3. 便秘

（1）保持大便畅通，排便时勿久蹲及努挣。

（2）晨起饮温开水不少于 500 ml，无糖尿病患者可饮蜂蜜水，每天饮水量 2 000 ml 以上。

（3）腹部按摩。

（4）遵医嘱耳穴贴压，取肺、大肠、小肠、直肠下段、三焦、内分泌等穴。

（5）遵医嘱穴位按摩，取天枢、曲池、合谷等穴。

（6）遵医嘱穴位贴敷。

（7）遵医嘱艾灸：取气海、三阴交、足三里等穴。

（8）遵医嘱刮痧：刮背脊部膀胱经腰骶段，大肠俞刮至出痧；刮督脉腰阳关至长强至潮红或至出痧；刮肚脐两侧天枢、大横穴至出痧。

五、健康教育

（一）生活起居

（1）指导患者养成定时排便的良好习惯，每次排便不宜超过 10 min，排便时勿努挣及看书、看报、吸烟等；指导患者不因恐惧疼痛而忍便，便后用温水或中药熏洗。

（2）选择棉质、宽松的内裤，便纸宜柔软细腻。

（3）忌久坐、久立或久蹲，避免坐于过热、过冷、潮湿物体或地面。

（4）教会患者做提肛运动。方法：深吸气时收缩并提肛门，呼气时将肛门缓慢放松，一收一放为 1 次；每天晨起及睡前各做 20～30 次。

（二）饮食指导

便血者，进软食、多饮水，多食蔬菜水果及补血之品，忌粗糙、坚硬食品。忌食辛辣刺激肥甘的食品，术后初期避免进食产气食品。

（1）风伤肠络证：宜食清热凉血的食品，如绿豆、苦瓜、芹菜、马蹄等。

（2）湿热下注证：宜食清热利湿的食物，如赤小豆、丝瓜、藕等。食疗方：赤小豆粥。

（3）气滞血瘀证：宜食理气通络、活血化瘀的食物，如苹果、玫瑰花、萝卜等。食疗方：玫瑰茶。

（4）脾虚气陷证：宜食益气养血的食品，如茯苓、山药、薏苡仁、鸡肉等。

（三）情志调理

（1）指导患者保持心情舒畅，避免烦躁、恐惧等不良情绪。

（2）多与患者沟通，了解其心理状态，及时予以心理疏导。

（3）说理开导法。向患者解释思虑伤脾以及心烦气躁易致气机逆乱的道理，引导患者自觉地克服不良心理因素。

（4）解惑释疑法。重视患者主诉，及时解答疑问；组织同病种患者交流会；指导家属多鼓励、安慰患者，增加信心。

（5）五行相胜法。对于忧思者指导多看多听喜剧、相声以及欢快的乐曲等；对于易怒焦躁者，引导行深呼吸、冥想放松，听音乐如"高山流水""渔舟唱晚"等曲目。

六、出院指导

（1）保持肛门清洁干燥，坚持便后热水或中药液坐浴。

（2）养成定时排便的习惯，避免排便时间过长。习惯性便秘患者，多饮水，多进食粗纤维食物，保持大便通畅。

（3）避免肛门局部刺激，便纸宜柔软，不穿紧身裤和粗糙内裤。

（4）忌久坐、久立或久蹲，最好选择软坐垫。

（5）负重远行，防止过度疲劳，进行适当锻炼。可指导患者进行肛运动，对于改善肛门局部血液循环，锻炼肛门括约肌功能有积极的作用，指导患者行腹部按摩，促进肠蠕动，有利于排便。

（6）保持乐观情绪和充足睡眠，切忌紧张和焦虑。

（7）发现排便困难者应及时到医院就诊。

混合痔(痔病)

混合痔是直肠上下静脉丛同时曲张、扩大、相互沟通吻合,因此同一部分齿状线上下方均有痔核,上方表面为直肠黏膜,下方为肛管皮肤覆盖,实际上是内痔部分和外痔部分形成一整体者为混合痔。其症状亦具有内外痔两方面的症状,而且内痔部分和外痔部分相连,因此多发于肛门截石位3、7、11点。由于痔常突出于肛外,黏膜经常受到刺激,黏液分泌大量增加,使肛周潮湿不洁,瘙痒。肛门直肠疾病的发病率为59.1%,痔占所有肛肠疾病的87.25%,而其中又以内痔最为常见,占所有肛肠疾病的52.19%。男女均可得病,女性的发病率为67%,男性的发病率为53.9%;任何年龄都可发病,其中20～40岁的人较为多见,并随着年龄的增长而逐渐加重,故有"十人九痔"之说。

一、诊断

(一) 西医

痔形成的原因与解剖、感染、腹压持续增高及遗传等因素有关,可导致直肠末端及肛管部位皮下的静脉丛迂曲扩张(近代有血管增生及肛垫下移学说等)、韧带松弛、静脉破裂、肛缘皮肤组织增生等病理性改变。其诊断根据患者有无便后出血、痔核脱出、肛门不适等症状,并且结合直肠指检＋肛门镜检,注意排除其他肛门直肠疾病,特别要防止直肠癌的误诊和漏诊。

(二) 中医

痔形成的原因与饮食不节、腹泻便秘、久坐久立、妊娠分娩、房劳过度、六淫外侵、情志失调、父母遗传、脏腑虚弱等因素有关,导致邪毒结,气血瘀滞肛门,久至局部的"筋脉横解"的病理改变。

二、混合痔的分类及分期

(一) 西医

1. 分类

(1) 内痔:临床上最为多见,位于齿状线上方,表面被直肠黏膜所覆盖,常见于直肠下端的左侧、右前和右后。

(2) 外痔:位于齿状线下方,表面被肛管皮肤所覆盖。根据组织病理特点分为炎性外痔、血栓性外痔、结缔组织性外痔、静脉曲张性外痔4型。

(3) 混合痔:是内痔通过静脉丛和相应部位的外痔静脉丛相互融合而形成,位于齿状线上、下,表面被直肠黏膜和肛管皮肤所覆盖。内痔发展到Ⅱ度以上时多形成混合痔。

(4) 其他:混合痔进一步发展到肛垫脱出到肛门外呈梅花状时,称"环形痔",若再进一步水肿、淤血甚至坏死,临床称嵌顿性痔或绞窄性痔。

2. 分期 根据《痔临床诊治指南》(2006年中华医药学会肛肠分会,中国中西医结合学会大肠肛门病专业委员会,中华医学会外科分会结直肠外科学组)内痔根据痔核脱出的情况及其症状的严重程度分为 4 度。

Ⅰ度：便时带血、滴血，便后出血可自行停止；无痔脱出。

Ⅱ度：常有便血；排便时有痔脱出，便后可自行还纳。

Ⅲ度：可有便血；排便或久站及咳嗽、劳累或负重时有痔脱出，需用手还纳。

Ⅳ度：偶有便血；痔持续脱出或还纳后易脱出。

(二) 中医辨证分型

1. **风伤肠络证** 风善行而数变，又多夹热，热迫血溢，血不循经而下溢出血，所下之血色泽鲜红，下血暴急呈喷射状。舌质红、苔薄黄。

2. **湿热下注证** 多因饮食不节，恣食生冷、肥甘，伤及脾胃而滋生内湿。湿与热结，下注肛门，局部气血纵横、经络交错而生内痔；热盛则迫血妄行，血不循经，则血不溢而便血；湿热下注大肠，气机不畅，经络阻滞，则肛门内有块物脱出。舌质红、苔黄腻。

3. **气滞血瘀证** 气为血之帅，气行血行，气滞则瘀。肛门内有块物脱出，坠胀疼痛；气机不畅，统摄无力，则血不循经而导致血栓形成。舌质暗紫、苔白。

4. **脾虚气陷证** 老年人、多产妇、小儿久泻久痢致脾胃功能失常，脾虚气陷，无力摄纳，而出现痔核脱出不能回纳，气虚则不摄血，导致气血两虚，故可见下血量多而色淡。舌淡、苔薄白。

三、治疗原则

(一) 非手术治疗

1. **治疗目标** 缓解痔的初期、Ⅰ度、Ⅱ度内痔患者的症状。

2. **治疗方法** ① 一般治疗，如手法回纳、局部热敷、外敷消炎。② 注射疗法。③ 红外线凝固疗法。④ 胶圈套扎疗法。

3. **治疗原则** ① 无症状痔无须治疗。② 有症状的痔旨在减轻及消除症状，而非根治。③ 首选保守治疗，失败或不宜保守治疗时才考虑手术治疗。

(二) 手术治疗

1. **治疗目标** 主要用于Ⅱ度、Ⅲ度、Ⅳ度内痔和混合痔患者的治疗。

2. **治疗方法** ① 痔切除术。② 吻合器痔上黏膜环形切除术 PPH。③ 血栓外痔剥离术。

3. **治疗原则** 只限于保守治疗失败或不宜保守治疗的患者。

四、护理

(一) 护理评估

1. **健康史（生活史）**

（1）过去史：了解患者既往有无肛门狭窄、痔疮疾病史。

（2）职业：了解患者是否长期从事站立或者下蹲的工作，如店员、银行职员、司机等。

（3）了解患者有无习惯性便秘、妊娠、饮食偏嗜等加速痔疮的发作的危险因素存在。

2. **心理社会评估**

（1）术前了解患者的心理反应，是否了解本病的基本知识，能否正常的生活和工作。家庭经济状况，家庭成员对本病的认识等。

（2）术后了解患者是否了解本病术后治疗和护理的相关知识，患者与家属对本病健康教育内容的掌握程度和出院前的心理状态。

3. **身体状况** 了解患者是否存在以下临床表现：

（1）术前：观察患者有无无痛性间歇性便后出鲜血、肛门处有无坠胀感、有无痔核脱出伴有黏液分泌物流出、肛门瘙痒，排便习惯、有无进食刺激性的食物及烟酒等不良嗜好。

（2）术后：了解术式、麻醉方式、术中情况，观察切口局部状况及排便的情况。

（二）一般护理

1. **病室要求**　病室内保持安静整洁，空气新鲜，经常通风，温湿度适宜。

2. **生活起居护理**

（1）鼓励患者多饮水，注意休息，保持肛门清洁卫生，手纸、内裤要清洁柔软。

（2）养成定时排便的习惯，起床前可自行腹部顺时针按摩 10～15 min，促进肠蠕动，便后、睡前做深呼吸、提肛等动作。

（3）对脾虚气陷、湿热下注患者避免久蹲久坐。

（4）内痔脱出嵌顿疼痛剧烈时，取健侧卧位；外痔伴有感染或发生嵌顿时，应卧床休息并报告医生。

3. **饮食护理**　饮食原则：饮食宜清淡，多吃新鲜蔬菜与水果，如芹菜、荠菜、菠菜、木耳，忌辛辣刺激、肥甘厚味之品，忌饮酒，以免湿热内生，加重病情。避免暴饮暴食，以免加重胃肠负担。

（1）风伤肠络证：宜多食性味偏凉、清热解毒的食物，如鲜藕等。

（2）脾虚气陷证：宜多食补中益气之品，如莲子、山药等，并忌酸冷食物。

（3）气滞血瘀证：给予行气化瘀之品，如黑木耳粥等。

（4）湿热下注证：可用鲜菊花、蒲公英、金银花等煎汤代茶饮，或常食绿豆粥。

4. **情志护理**　该病易反复发作，痔核脱出、疼痛、便血易造成患者精神紧张，焦虑急躁。应耐心解释开导，解释与疾病相关的知识，消除患者的紧张、恐惧心理，使其保持心情舒畅，配合治疗。

5. **给药护理**　中药汤剂一般温热服，清热泻火之汤剂宜凉服，观察服药后效果与反应。用具有活血消肿、止痛止痒、收敛作用的药液熏洗肛门或热湿敷，大便秘结者可用番泻叶代茶饮，或蜂蜜 2 匙睡前冲服。

（三）症状护理

1. **便血**

（1）观察出血的色、质、量及伴随症状。若出现面色苍白、脉搏加快、血压下降、头晕、心慌等，及时报告医师，协助处理。

（2）指导患者卧床休息，改变体位时宜缓慢，避免剧烈活动。

（3）保持肛门及会阴部清洁。

（4）遵医嘱给予中药熏洗。

2. **疼痛**

（1）观察疼痛部位、性质、强度、伴随症状和持续时间。

（2）协助患者取舒适体位。

（3）指导患者采用放松疗法，如缓慢呼吸、全身肌肉放松、听舒缓的音乐。

（4）遵医嘱穴位按摩：取足三里、承山等穴。

（5）遵医嘱耳穴贴压：取肛门、直肠、神门等穴。

（6）遵医嘱中药熏洗。

3. **肿物脱出**

（1）观察脱出物的大小、颜色，脱出的痔核表面有无糜烂、分泌物、坏死。急性发作期宜采取侧卧位休息。

(2)出现痔核轻微脱出时,指导患者手指涂抹润滑油,轻轻将其回纳,回纳后平卧休息20 min;如发生嵌顿或突发血栓外痔,及时报告医生,协助处理。

(3)遵医嘱中药熏洗。

(4)遵医嘱中药外敷。

4. 便秘

(1)观察排便的频次。

(2)遵医嘱中药保留灌肠。

(3)遵医嘱穴位按摩:取天枢、胃俞、足三里、中脘、支沟等穴。

(4)遵医嘱艾灸:取气海、三阴交、足三里等穴。

(5)遵医嘱耳穴贴压:取直肠、大肠、脾、胃、皮质下等穴。

(6)遵医嘱刮痧:刮背脊部膀胱经腰骶段,大肠俞刮至出痧;刮督脉腰阳关至长强至潮红或至出痧;刮肚脐两侧天枢、大横穴至出痧。

5. 肛周潮湿瘙痒

(1)指导患者穿宽松清洁内衣,如有污染及时更换。

(2)指导患者保持局部皮肤清洁干燥,勿抓挠瘙痒部位。

(3)遵医嘱中药熏洗。

(4)遵医嘱中药外敷。

五、健康教育

(一)向患者及家属讲解疾病的相关知识

1. 术前的准备 饮食与活动嘱患者多饮水,多吃新鲜水果蔬菜、多吃粗粮,少饮酒,少吃辛辣刺激食物。养成良好生活习惯,养成定时排便的习惯。适当增加运动量,促进肠蠕动,切忌久站、久坐、久蹲。

热水坐浴,便后及时清洗,保持局部清洁舒适,必要时用 1:5 000 高锰酸钾溶液 3 000 ml坐浴,控制温度在 43～46℃,每天 2～3 次,每次 20～30 min,以预防病情进展及并发症。

痔块回纳,痔块脱出时应及时回纳,嵌顿性痔应尽早行手法复位,注意动作轻柔,避免损伤;血栓性外痔者局部应用抗生素软膏。

术前排空大便,必要时灌肠,做好会阴部备皮及药敏实验,贫血患者应及时纠正。

2. 术后的护理 饮食与活动,术后 1～2 天应以无渣或少渣流质、半流质为主。术后 24 h内可在床上适当活动四肢、翻身等,24 h 后可适当下床活动,逐渐延长活动时间,并指导患者进行轻体力活动。伤口愈合后可以恢复正常工作、学习和劳动,但要避免久站或久坐。

控制排便,术后早期患者会存在肛门下坠感或便意,告知其是敷料刺激所致;术后 3 天尽量解大便,促进切口愈合,可于术后 48 h 内口服阿片酊以减少肠蠕动,控制排便。之后应保持大便通畅,防止用力排便,崩裂伤口。如有便秘,可口服液状石蜡或其他缓泻剂,但切忌灌肠。

疼痛护理,大多数肛肠术后患者创面疼痛剧烈,是由于肛周末梢神经丰富,或因括约肌痉挛、排便时粪便对创面的刺激、敷料堵塞过多等导致。判断疼痛原因,给予相应处理,如使用镇痛药、去除多余敷料等。

(二)影响混合痔的危险因素

1. 不良的大便习惯 上厕时下蹲位看书看报,造成下蹲和大便时间延长,容易造成肛门盲肠内瘀血而引发疾病。大便时用力过猛,一些人不管大便感受是否强烈,盲目不停地猛力努挣,只能使盲肠肛门和盆底肌肉增多不必要的负担与局部瘀血,致使疾病发生和蔓延。

2. 大便异常 腹泻和大便秘结均是痔疮的重要致病原因。大便秘结是最大的祸根,盲肠内长期滞留有毒物质不仅可引发盲肠癌,且粪便堆积,影响血液循环。

3. 慢性疾病 如长期营养不好的,体质虚弱,导致肛门括约肌松弛无力。长期患慢性支气管炎、肺气肿,由咳喘造成腹压上升,盆腔淤血。慢性肝炎、肝硬化、腹泻、结肠炎等均是肛肠疾病发生的诱因。

4. 饮食原因 食品质量的精粗,蔬菜种类的变化与量的增减,蛋白质、脂肪、淀粉、纤维素等含量的多少,水分摄入情形,都能直接影响粪便成分,导致肛门盲肠疾病。

5. 生理原因 结肠、盲肠为运送食品残渣,存留粪便的主要器官,而食品经体内分解吸收后,残渣中常带有大量有害物质,长期滞留在结肠盲肠中,可引发肿瘤。

6. 解剖原因 肛门静脉系和腔静脉系在盲肠下端,有许多静脉丛和吻合枝,静脉壁薄弱,对压力的抵抗力减低,盲肠黏膜下组织疏松,有利于静脉扩大曲张变形,容易形成痔。

7. 胚胎发育异常原因 发育过程异常,可在肛门盲肠部发生许多先天性肛肠疾病,如先天性无肛症、先天性盲肠阴道瘘、先天性巨结肠等。

8. 遗传原因

(三) 常用治疗的副作用及注意事项

1. 内治法 要注意分清虚实,但概括本病,多以实证为主,多为湿、热、风、燥四气相合而致。

2. 注射疗法 禁忌证:凝血功能障碍、内痔嵌顿、外痔等。硬化萎缩法,操作简单,并发症少,较安全,近期疗效好,尤其适用于内痔出血,应用广泛。坏死枯脱法,远期疗效较好,但对操作要求较高,并发症较多,较少使用。

3. 手术治疗 禁忌证有严重的重要脏器疾病如心衰、中风等;严重的出凝血功能障碍;急性肠炎等。

(四) 饮食禁忌

忌饮酒:饮酒可使痔静脉充血、扩张,痔核肿胀。

忌辛辣:嗜食如辣椒、大蒜、生姜辛辣食物等,可促使痔疮充血,从而加剧疼痛。

忌饱食:暴饮暴食、进食过饱,会加大痔疮的发病程度。

(五) 混合痔病对人体健康的危害

痔疮较严重者会导致或诱发心脑血管疾病,尤其是老年性患者,如患痔疮产生心理压力,不敢上厕所,长此下去会加重便秘,当排便发生困难时,患者用力屏气,可使心跳加快造成脑血管破裂,引起脑出血或脑栓塞;如果出现内痔嵌顿,疼痛还可诱发心绞痛发作;如有血栓形成,可引发肺栓塞。

会使体内丢失大量的铁,引起缺铁性贫血,因痔疮失血而导致的缺铁性贫血,一般发展缓慢,早期可以没有症状或症状轻微,贫血较重或进展较快时,则会出现面色苍白、倦怠乏力、食欲不振、心悸、心率加快和体力活动后气促、浮肿等,一些患者可出现神经系统症状容易易激动、兴奋、烦躁等,有人认为是细胞内含铁酶缺乏所致。以上这些症状均可通过纠正贫血、治疗痔疮后消失。

(六) 教会人们正确的康复的方法

1. 正确的饮食调护

(1) 黑木耳 5 g,柿饼 30 g,将黑木耳泡发,柿饼切块,同加水煮烂,每天 1~2 次,有益气滋阴、祛瘀止血功效,适用于痔疮出血。

(2) 黄鳝 100 g,去内脏切断,加调料水煮,食肉饮汤,有补中益气、清热解毒、祛风除湿之功效,适用于肠风下血。

(3) 桑耳 3 g,粳米 50 g,先煎桑耳,去渣取汁,和米煮粥,空腹服用,有祛风活血作用,用于肠风痔血。

(4) 丝瓜 250 g,猪瘦肉 200 g,将丝瓜切块,猪瘦肉切片,加水适量煲汤,每天 2~3 次,用食盐调味,有清热利肠、解暑除烦功效,适用于内痔便血初期。

2. 正确的肛周护理

(1) 保持肛周皮肤清洁、干燥。换药前、排便后,遵医嘱以高锰酸钾或生理盐水坐浴,或中药坐浴熏洗,每次 10~15 min,时间不宜过长,以免引起局部水肿。

术后 7~10 天为结扎线脱线阶段,患者应减少活动,便时勿努责,不牵拉肛门口外的结扎线残端,防止出血。

(2) 观察局部渗血或出血情况,敷料已浸湿,应及时更换。一般 7 天内每次大便出血 10~20 滴是正常的,如未大便时发现出血或大便时出血量大,应及时和医生联系。

(3) 观察创面生长愈合情况,肉芽以新鲜红活者为佳,如肉芽高出表皮,应作修剪。肉芽应由下向上,由内向外生长,防止出现桥形愈合。

(4) 防止感染,填充用的凡士林纱布或药条应紧贴创面,注意引流通畅,防止感染。

(5) 观察用药效果,注意有无过敏现象。

3. 正确的肛门括约肌功能锻炼

肛门局部手术后,肛缘皮肤破损和肌肉组织损伤,会影响肛门功效的恢复,而提肛锻炼可以使其得到适当的锻炼。所以,提肛锻炼对痔疮术后创口愈合和肛门功能锻炼有很好的帮助。肛门括约肌锻炼还能起到防止痔疮的作用。锻炼肛门括约肌一般可做提肛运动和肛门运动锻炼。提肛运动就是每天早晚分两次主动收缩上提和舒张肛门括约肌 50 次。而肛门运动可以用以下 3 种方法持续 5 s 后还原,重复 10~15 次,每天 2~3 遍。

(1) 夹腿提肛法:仰卧并双腿交叉,臀部及大腿用力夹紧,肛门逐渐用力上提。

(2) 坐立提肛法:先坐床边,双足交叉,双手叉腰并起立,同时肛门收缩上提。

(3) 踮足提肛法:采取站立位,双手叉腰,两脚交叉,踮起足尖,同时肛门上提

六、出院指导

(1) 有规律,劳逸结合,保证睡眠充足。

(2) 饮食有节制,多食高纤维食物,如新鲜蔬菜、水果、粗麦面粉,少食辛辣、刺激之品。

(3) 养成每天排便习惯,勿久蹲、久坐,保持肛周清洁。如有肛门部不适、疼痛、坠胀感,应及时就医。

(4) 每天做肛门括约肌的功能锻炼,如提肛运动:在排便后或睡前,取平卧位或坐位,或站立位。做深呼吸运动,有意识地向上提升肛门,然后放松,再收缩,每天 2 次,每次 20 下。如练习得当。常有腹部及肛门温热的感觉。

异位妊娠(妊娠病)

正常妊娠时,受精卵着床于子宫体腔内膜。当受精卵于子宫体腔以外着床,称异位妊娠,习称宫外孕。异位妊娠是妇产科常见的急腹症之一,若不及时诊断和积极抢救、可危及生命。异位妊娠与宫外孕的含义稍有差别。异位妊娠包括输卵管妊娠、卵巢妊娠、腹腔妊娠、阔韧带妊娠及宫颈妊娠等;宫外孕则仅指子宫以外的妊娠,宫颈妊娠不包括在内。异位妊娠的发生率近年上升趋势明显,其中以输卵管妊娠为最常见,占异位妊娠的 95% 左右。

一、疾病诊断

(一) 西医

按照《妇产科学》第八版,输卵管妊娠未发生流产或破裂时,临床表现不明显,诊断较困难,往往需采用辅助检查方能确诊。输卵管妊娠流产或破裂后,多数患者临床表现典型,诊断多无困难。

1. HCG 测定　尿或血 HCG 测定对早期诊断异位妊娠至关重要。异位妊娠时,患者体内 HCG 水平较宫内妊娠低。连续测定血 HCG,若倍增时间大于 7 天,异位妊娠可能性极大;倍增时间小于 1.4 天,异位妊娠可能性极小。

2. 孕酮测定　血清孕酮的测定对判断正常妊娠胚胎的发育情况有帮助。输卵管妊娠时,血清孕酮水平偏低,多数为 $10\sim25$ ng/ml。如果血清孕酮值 >25 ng/ml,异位妊娠概率小于 1.5%;如果其值 <5 ng/ml,应考虑宫内妊娠流产或异位妊娠。

3. B 型超声诊断　B 型超声检查对异位妊娠诊断必不可少,还有助于明确异位妊娠部位和大小。阴道超声检查较腹部超声检查准确性高。异位妊娠的声像特点:宫腔内未探及妊娠囊,若宫旁出现异常低回声区,且见胚芽及原始心管搏动,可确诊异位妊娠;若宫旁探及混合回声区,子宫直肠窝有游离暗区,虽未见胚芽及胎心搏动,也应高度怀疑异位妊娠。有时宫内可见到假妊娠囊(蜕膜管型与血液形成)应注意鉴别,以免误诊。

4. 阴道后穹隆穿刺　是一种简单可靠的诊断方法。适用于疑有腹腔内出血的患者。腹腔内出血最易积聚在直肠子宫陷凹,即使血量不多,也能经阴道后穹隆穿刺抽出血液。抽出暗红色不凝固血液,说明有血腹症存在。陈旧性宫外孕时,可以抽出小血块或不凝固的陈旧血液。若穿刺针头误入静脉,则血液较红,将标本放置 10 min 左右,即可凝结。当无内出血、内出血量很少、血肿位置较高或直肠子宫陷凹有粘连时,可能抽不出血液,因此后穹隆穿刺阴性不能排除输卵管妊娠。

5. 腹腔镜检查　腹腔镜检查是异位妊娠诊断的金标准,而且可以在确诊的同时行镜下手术治疗。但约有 3%~4% 的患者因妊娠囊过小而被漏诊,也可能因输卵管扩张和颜色改变而误诊为异位妊娠,应予注意。

6. 诊断性刮宫　适用于不能存活宫内妊娠的鉴别诊断和超声检查不能确定妊娠部位者。

（二）中医

参照国家中医药管理局制订的《中医病证诊断疗效标准》、全国高等中医药院校规划教材《中医妇科产学》（罗颂平主编，高等教育出版社，2008 年）、全国高等中医药院校研究生规划教材《中医妇科临床研究》（肖承悰主编，人民卫生出版社，2009 年）。

二、分型分类

（一）西医

输卵管妊娠早期，若尚未发生流产或破裂，常无特殊的临床表现，其过程与早孕或先兆流产相似。

（1）多有停经史，无明显下腹疼痛，或伴有阴道不规则流血。

（2）妇科检查，子宫略大，一侧附件区或可触及包块。

（3）β－HCG 阳性，或曾经阳性现转为阴性。

（4）盆腔 B 超：宫内未见孕囊，宫旁出现轮廓不清的液性或混合性回声区，或该区查有胚芽或原始心管搏动。

（二）中医辨证分型

1. 胎元阻络证　或有不规则阴道流血或下腹隐痛，舌暗苔薄，脉弦滑。

2. 胎瘀阻滞证　（因病例较少，不进入临床路径）胎元（包括胚胎和滋养细胞活性）已死亡，但未发生输卵管破裂或流产，腹痛减轻或消失，可有小腹坠胀不适，妇检或可触及局限性包块。β－HCG 曾经阳性现转为阴性。舌质暗，脉弦细涩。

三、治疗

（一）西医治疗

1. 治疗目标

（1）患者休克症状得以及时发现并缓解。

（2）患者以正常心态接受此次妊娠失败的现实。

2. 治疗时机　异位妊娠一旦确诊，均立即进行针对性治疗。

3. 治疗原则　以手术治疗为主，其次是非手术治疗。

（1）手术治疗：手术方式有二：一是切除患侧输卵管；一是保留患侧输卵管手术，即保守性手术。

1）输卵管切除术：输卵管妊娠一般采用输卵管切除术，尤其适用于内出血并发休克的急症患者。对这种急症患者应在积极纠正休克的同时，迅速打开腹腔，提出病变输卵管，用卵圆钳钳夹出血部位，暂时控制出血，并加快输血、输液，待血压上升后继续手术切除输卵管。输卵管同质部妊娠，应争取在破裂前手术，以避免可能威胁生命的出血。手术应作子宫角部楔形切除及患侧输卵管切除，必要时切除子宫。

2）保守性手术：适用于有生育要求的年轻妇女，特别是对侧输卵管已切除或有明显病变者。近年来由于诊断技术的提高，输卵管妊娠在流产或破裂前确诊者增多，因此采用保守性手术较以往明显增多。根据受精卵着床部位及输卵管病变情况选择术式，若为伞部妊娠可行挤压将妊娠产物挤出；壶腹部妊娠行切开输卵管取出胚胎再缝合；峡部妊娠行病变节段切除及端蜡吻合。手术若采用显微外科技术可提高以后的妊娠率。保守性手术除开腹进行外，尚可经腹腔镜进行手术。

（2）非手术治疗

化学药物治疗：主要适用于早期异位妊娠，要求保存生育能力的年轻患者。符合下列条件可采用此法：① 无药物治疗的禁忌证。② 输卵管妊娠未发生破裂。③ 妊娠囊直径≤4 mm。④ 血 HCG＜2 000 IU/L。⑤ 无明显内出血。

化疗一般采用全身用药，也可以局部用药。治疗机制是抑制滋养细胞滋生，破坏绒毛，使胚胎组织坏死、脱落、吸收。

全身用药：甲氨蝶呤 20 mg 肌注，每天 1 次，5 天为 1 个疗程；或甲氨蝶呤 75 mg 单次肌注，必要时重复疗程。可选择加用米非司酮 150～200 mg 分次口服。

局部用药：B超引导下穿刺或在腹腔镜下将甲氨蝶呤 40 mg 注入输卵管的妊娠囊内。治疗期间，应用 B 超和血 HCG 进行严密监护，注意患者病情变化及药物毒副反应。

（二）中医治疗

根据患者的诊断、辨病分期进行分层（两层），层内再根据中医辨证分型、病情影响因子评分模型的总积分进行分组治疗。

未破损期属胎元阻络证，β - HCG＜1 000 IU/L，输卵管妊娠包块最大径≤3 cm 且病情影响因子积分≤8 分者。

中医辨证治疗　以活血化瘀，杀胚止痛为治法。

（1）宫外孕Ⅰ号方加味。可根据个体情况酌情加减。

（2）逐瘀口服液（丸或颗粒），10 ml（或 6 g）口服，每天 3 次。

（3）散结镇痛胶囊，4 粒，口服，每天 3 次。

（4）外用方：侧柏叶 25 g、黄柏 25 g、大黄 20 g、薄荷 10 g、泽兰 20 g，打粉后混合，水蜜调敷下腹痛处，每天 1 次。或选用具有活血化瘀、消癥散结止痛功效的中药封包外敷。

（5）丹参注射液 10 ml，静脉滴注，每天 1 次。

四、护理

（一）护理评估

1. 健康史（生活史）

（1）全面了解患者的月经史（包括初潮年龄、月经周期、经期持续时间、经量、经期伴随症状）是否正常；末次月经的具体日期；是否放置宫内节育器；有无输卵管妊娠史或手术史；有无人流史；是否做过人工辅助生殖技术；是否曾患盆腔炎、输卵管炎等相关疾病。

（2）询问患者腹部疼痛状况，进行相关血、尿、B超、心电图检查，协助医生评估患者的情况。

（3）妇科检查：包括外阴、阴道、宫颈、宫体及双侧附件检查。

2. 心理社会评估

（1）了解患者在发病前是否处在持续的精神紧张状态，如长期工作压力、焦虑、紧张等。

（2）了解患者的文化素养、家庭背景、经济条件、医疗保障及家庭社会人际关系，以及家庭主要成员对患者的关心支持力度等。

（3）注重了解患者对疾病的认知程度，所持态度及心理承受能力等。

3. 身体状况

（1）了解患者的各项生命体征、精神和神志反应，尤其是要注意患者的脉搏和尿量的变化。

(2) 密切观察患者腹痛及阴道出血情况,如腹痛加剧或出血量增多,及时通知医生。

(3) 了解患者有无面色苍白、头晕、心悸、出冷汗、脉细速等休克症状,随时做好手术的准备。

(4) 按医嘱定期验血 β-HCG、复查 B 超了解妊娠包块大小。

(5) 观察阴道排出物,及时送检。

(二) 一般护理

1. 病室要求　病室宜安静、无噪声,整洁、舒适,空气清新,光线柔和,温湿度适宜。室内可放置鲜花或盆景等物,为患者创造一个良好的休息环境。

2. 生活起居护理

(1) 对于胎元阻络证和气虚血瘀证的患者宜多卧床休息,勿过早活动,尽量减少突然改变体位或增加腹压的动作,以免激发出血,加重病情。保持外阴清洁,每天用温开水清洗外阴,勤换内裤。

(2) 对于气血亏脱证的患者,如果出现四肢厥冷,应注意保暖。必要时给予留置导尿,观察尿量变化。严格控制饮食,遵医嘱给予禁食。密切观察腹痛腹胀、阴道出血、阴道排泄物、肛门有无坠胀感以及面色、神志、血压、汗出等情况,如有异常及时报告医师,配合急救,手术准备。

3. 饮食护理　原则:饮食宜高营养、清淡、易消化为原则,少量多餐。

(1) 忌生冷、油腻、辛辣刺激之品。

(2) 增加粗纤维食物,防止便秘。

(3) 术后多食用补气补血类食品,如红枣加黄芪汤、黑木耳、乌骨鸡等,食疗方有人参大枣乌鸡汤、黄芪粥等。

4. 情志护理　安慰患者,解释病情,给予疏导,减轻其苦闷、忧虑等不良情绪,消除不良精神刺激,了解患者思想动态,及时进行恰当的心理疏导和必要的疾病健康知识教育,提高患者对疾病的认识,树立战胜疾病的信心,积极配合治疗。

5. 用药护理

(1) 中药汤剂宜饭后温服,如有恶心呕吐者,中药宜浓煎,少量多次频服。胎元阻络证:中药方剂宫外孕Ⅰ号方,治法:活血化瘀杀胚。气虚血瘀证:中药方剂宫外孕Ⅰ号方,治法:益气养血,化瘀杀胚。气血亏脱证:中药方剂四物汤,治法:止血固脱。

(2) 胎元阻络证的患者可给予异位妊娠散剂中药外敷,

(3) 服用活血化瘀药时,观察腹痛、阴道出血及有无组织物排出。

(4) 使用药物杀伤胚胎时,应观察有无不良反应。

(5) 术后的患者进行督灸穴位贴敷,活血化瘀、消癥治疗时,注意观察局部有无不良反应。

6. 并发症护理　内出血:观察生命体征、神色、面色、出汗、舌苔、脉象情况,以及畏寒、发热、口渴等症状,疑有内出血可能,须立即报告医生。休克者取休克体位,遵医嘱备血、输液、给氧、保暖。需要手术者,做好术前准备。

五、健康教育

(1) 治疗盆腔炎、子宫内膜异位症等,预防异位妊娠的发生。

(2) 注意经期和性生活卫生,减少炎症发生。

(3) 指导患者选择避孕方法,做好避孕工作,减少人工流产及引产次数。

（4）定期门诊复查，特别是术后和包块型患者。

（5）妊娠失败者，嘱与下次受孕时间不得太近。再次妊娠后，注意是否宫外孕，如出现腹痛、阴道出血时及时就诊。

六、出院指导

（1）重视生活调摄，起居寒温要适宜。加强营养，合理饮食，调和五味。

（2）保持外阴清洁，勤换清洁内衣裤及消毒经垫，避免引起盆腔炎。1 个月内禁房事，半年至 1 年内避孕。

（3）在病情恢复期可进行适当的运动，增强体质。

（4）定期妇科检查，积极预防或治疗盆腔炎症。停经后有早孕反应及不规则的阴道出血，应及时就诊。已有孩子的育龄妇女应坚持避孕，做节育手术；未生育者要预防生殖器感染发生。

（5）对于有生育要求的患者，应定期门诊随访，做一些常规检查，防止再次发生宫外孕。

盆腔炎（带下病）

盆腔炎性疾病（pelvic inflammatory disease，PID）指女性上生殖道感染引起的一组疾病〔2006美国疾病预防控制中心（CDC）定义〕，主要包括子宫内膜炎（endometritis）、输卵管炎（salpingitis）、输卵管卵巢脓肿（tubo-ovarianabscess，TOA）和盆腔腹膜炎（peritonitis）。通常，PID可局限于某一个部位，也可同时累及几个部位，其中最常见的是输卵管炎。PID多发生在性活跃期、有月经的妇女，而初潮前、绝经后或未婚者很少发生，如若发生盆腔炎也往往是邻近器官炎症的扩散。

一、诊断

（一）西医

参照《临床诊断指南》（中华医学会编著，人民卫生出版社，2007年）、《妇产科学》（第七版，乐杰主编，人民卫生出版社，2008年）。

1. 症状　下腹疼痛，腰骶部酸胀疼痛，常在劳累、性交、经期加重，可伴月经不调，白带增多，低热，疲乏，或不孕。

2. 体征　子宫常呈后位，活动受限或粘连固定，子宫肌炎时，子宫可有压痛；若为输卵管炎，则在子宫一侧或两侧触及条索状增粗输卵管，并有压痛；若为输卵管积水或输卵管卵巢囊肿，则在盆腔一侧或两侧触及囊性肿物，活动多受限，可有压痛；若为盆腔结缔组织炎时，子宫一侧或两侧有片状增厚、压痛，或有子宫骶韧带增粗、变硬、触痛。

上述体征至少需同时具备下列2项：子宫活动受限（粘连固定）或压痛；一侧附件区压痛。

3. 实验室检查

（1）妇科超声检查：可探及附件炎性包块、输卵管积液或增粗，或子宫直肠凹陷积液。

（2）血常规与血沉检查：可有白细胞总数增高，或中性粒细胞增高，或血沉加快。

（3）阴道分泌物检查：可有阴道清洁度异常。

（4）宫颈管分泌物检测：可发现衣原体、支原体、淋球菌等病原菌。

（二）中医

参照全国高等中医药院校规划教材《中医妇科学》第七版（张玉珍主编，中国中医药出版社，2002年）。本病临床症状包括下腹疼痛，腰骶部酸胀疼痛，常在劳累、性交、经期加重，可伴月经不调，白带增多，低热，疲乏，或不孕。根据盆腔慢性炎症体征，结合B超检查、血常规、血沉，阴道分泌物常规检查即可诊断。

二、分类与辨证分型

（一）西医

1. 急性盆腔炎　有急性感染病史，下腹隐痛，肌肉紧张，有压痛及反跳痛，伴有心率快，发热，阴道有大量脓性分泌物，病情严重时可有高热，头痛，寒战，食欲不振，大量的黄色白带有味,小腹胀痛,压痛,腰部酸痛等;有腹膜炎时出现恶心、腹胀、呕吐、腹泻等;有脓肿形成时,可有下腹包块及局部压迫刺激症状,包块位于前方可有排尿困难、尿频、尿痛等,包块位于后方可致腹泻。

2.慢性盆腔炎　全身症状为有时低热,易感疲劳,部分患者由于病程长而出现神经衰弱症状,如失眠,精神不振,周身不适等,下腹部坠胀,疼痛及腰骶部酸痛,常在劳累、性交后、月经前后加剧,由于慢性炎症而导致盆腔淤血,月经过多,卵巢功能损害时会出现月经失调,输卵管粘连阻塞时会导致不孕症。

（二）中医

1.湿热瘀结证　下腹胀痛,带下量多,色黄。舌质红,苔黄腻。

2.气滞血瘀证　下腹刺痛,带下量多,经行不畅、有块,情志不畅。舌质暗红,或有瘀斑瘀点,苔白或黄。

3.寒湿瘀滞证　腰腹冷痛,带下色白质稀伴月经量少或后期痛经。舌质暗,苔白腻。

4.肾虚血瘀证　下腹绵绵作痛,腰骶酸痛,带下色白质清稀,头晕耳鸣。舌质暗淡,苔白。

5.气虚血瘀证　下腹坠痛,带下量多,色白,经期延长或月经量多。舌淡黯,苔白。

三、治疗原则

（一）西医

1.抗生素治疗选用抗生素的原则

（1）经验性治疗:初始治疗根据经验选择抗生素。

（2）广谱:选择的抗生素都必须对淋病奈瑟菌和沙眼衣原体有效;目前推荐的治疗方案抗菌谱应覆盖厌氧菌。

（3）及时:及时正确的抗生素治疗可清除病原体,改善症状及体征,减少后遗症（24~48 h）。

（4）个体化选择:选择治疗方案应综合考虑其有效性、费用、依从性和药物敏感性等因素。

2.手术治疗　盆腔炎的手术治疗主要用于抗生素控制不满意的输卵管卵巢脓肿（TOA）或盆腔脓肿。

3.治疗随访　药物治疗患者应在72 h内随诊,建议沙眼衣原体或淋病奈瑟菌感染的PID患者,在治疗结束后4~6周时复查上述病原体。

4.性伴侣的治疗　对PID患者出现症状前60天内接触过的性伴侣进行检查和治疗。

（二）中医

1.中医辨证论治口服中药

（1）湿热瘀结证:清热除湿,化瘀止痛。

（2）气滞血瘀证:疏肝行气,化瘀止痛。

（3）寒湿瘀滞证:祛寒除湿,化瘀止痛。

（4）肾虚血瘀证:补肾活血,化瘀止痛。

（5）气虚血瘀证:益气健脾,化瘀止痛。

2.外治法

（1）直肠给药

1）妇科灌肠液,具有清热解毒除湿、行气活血止痛、消癥散结的功效。用于盆腔炎属气滞血瘀、湿热瘀结证者。

　　2) 中药直肠栓剂：康妇消炎栓，用于盆腔炎湿热瘀结证者。

　　(2) 中药药渣外敷：辨证口服中药两煎后药渣外敷。

　　3. 灸法　根据病情和证型选择应用艾灸、温和灸、隔盐灸、隔姜灸等疗法。

四、护理

(一) 护理评估

(1) 停经史、流产史、手术史及伴随症状。

(2) 妊娠史、既往史。

(3) 下腹部坠胀及腹痛情况。

(4) 对疾病的认识程度及生活自理能力。

(5) 心理社会状况。

(二) 护理要点

1. 一般护理

(1) 按中医妇科一般护理常规进行。

(2) 加强健康教育，指导患者保持良好卫生习惯。

(3) 增加营养，参加体育活动，增强体质。避免过度劳累，预防慢性盆腔炎急性发作。

(4) 关心倾听患者的主诉，介绍成功病例，增强战胜疾病的信心。

(5) 病情观察，做好护理记录。

1) 观察体温、脉搏、呼吸的变化。腹痛的部位、性质。

2) 月经量的多少，伴腰痛、腹痛阵阵加剧，且有下坠感或尿频，应报告医师并配合处理。

2. 用药护理

(1) 中药宜温服。也可用中药离子导入或保留灌肠。

(2) 急性期可给予抗生素或中药消炎药物。

3. 饮食护理

(1) 饮食宜营养丰富，给予高热量、高蛋白质、高维生素、易消化食品。鼓励患者多饮水。

(2) 忌食油腻、辛辣、生冷、寒凉之品。

4. 情志护理

(1) 关心体贴患者，耐心解答疑问，尽可能满足患者的要求。

(2) 介绍中西医个性化治疗，以增强治病信心，主动配合治疗。

5. 临证护理

(1) 湿热瘀结者，应适当活动，避免过度劳累加重病情。

(2) 气滞血瘀者，观察阴道出血及腹痛等情况。做好心理疏导。必要时给予止痛剂。

(3) 寒湿凝滞者，中药宜温服，避免生冷等刺激性食物。

(4) 气虚血瘀者，应注意保暖，饮食忌寒凉食物。

6. 并发症护理

(1) 精神紧张：加强心理疏导，告知成功病例，增强自信心。

(2) 腹痛及阴道流血：观察部位、性质、色、量的变化，及时给予纠正。

(3) 营养缺乏：给予营养丰富易消化的高蛋白质饮食。

（三）症状护理

1. 疼痛

（1）观察患者疼痛的部位、性质,持续时间,做好疼痛评分,可应用疼痛自评工具"数字评分法(NRS)"评分,记录具体分值。

（2）卧床休息,可取半卧位,避免久站、久走,禁止重体力劳动。

（3）注意腹部或腰骶保暖,湿热瘀结证者慎用热敷。

（4）遵医嘱穴位按摩,取关元、气海、足三里、三阴交等穴。

（5）遵医嘱艾灸,取气海、关元等穴。

（6）遵医嘱中药保留灌肠,注意经期不宜操作。

（7）遵医嘱中药湿敷,取小腹、腰骶部;注意经期不宜操作。

（8）遵医嘱药熨法,取下腹部和腰骶部,注意经期不宜操作。

（9）遵医嘱中药离子导入,注意经期不宜操作。

（10）遵医嘱中药熏洗,注意经期不宜操作。

2. 带下异常

（1）观察带下量、色、味的变化。

（2）保持会阴清洁。

（3）遵医嘱中药外洗。

3. 月经异常

（1）观察月经的量、色、质,月经周期及伴随症状,病情变化及时报告医师。

（2）注意经期卫生,选择宽松透气的衣裤,不使用不洁卫生用品。

（3）教会患者通过自查基础体温等简单方式监测月经周期。

（4）遵医嘱耳穴贴压,痛经者取神门、交感、内分泌、子宫等穴。

（5）遵医嘱中药外敷。

（6）遵医嘱药熨法,取下腹部和腰骶部,注意经期不宜操作。

（7）遵医嘱穴位按摩,取关元、血海、三阴交等穴。

五、健康教育

（一）生活起居

（1）注意个人卫生,注重经期、孕期、产褥期保健,卫生用品要清洁。

（2）治疗期间避免性生活。经期及月经干净 3 天内禁房事、盆浴、游泳。

（3）避免不洁性交,性伴侣有性病者需一同治疗。

（4）做好计划生育措施,尽量避免行人流、上环等手术。

（5）加强体育锻炼,可练气功、太极拳、八段锦、盆腔康复操等。

（6）劳逸结合:被诊为急性或亚急性盆腔炎患者,一定要遵医嘱积极配合治疗。患者一定要卧床休息或取半卧位,以利炎症局限化和分泌物的排出。慢性盆腔炎患者也不要过于劳累,做到劳逸结合,节制房事,以避免症状加重。

（7）注意保暖:发热患者在退热时一般汗出较多,要注意保暖,保持身体的干燥,汗出后给予更换衣裤,避免吹空调或直吹对流风。

（二）饮食指导

饮食以清热利湿的食品为宜,忌食辛辣刺激、生冷的食品。

（1）湿热瘀结证：宜食清热利湿的食品，如苦瓜、冬瓜等。食疗方：冬瓜赤小豆汤。

（2）气滞血瘀证：宜食疏肝行气、化瘀止痛的食品，如乌梅、柠檬等。食疗方：佛手玫瑰花汤。

（3）寒湿瘀滞证：宜食祛寒除湿、化瘀止痛的食品，如桃仁、荔枝等。食疗方：桃仁粥。

（4）肾虚血瘀证：宜食补肾化瘀的食品，如黑豆、玫瑰花等。食疗方：黑豆粥。

（5）气虚血瘀证：宜食益气健脾化瘀的食品，如桃仁、山药等。食疗方：山药桃仁粥。

（三）情志调理

（1）护士主动介绍疾病相关知识，鼓励患者坚持治疗，减少复发的概率。

（2）鼓励家属多陪伴患者，给予情感支持。

（3）鼓励病友间多沟通交流，消除患者不安紧张情绪。

（4）根据患者的辨证，给予音乐疗法。

（5）遵医嘱耳穴贴压，取心、肝、神门、交感、脾等穴.

（四）健康指导

（1）观察白带的量、质、色、味。白带量多、色黄质稠、有臭秽味者，说明病情较重，如白带由黄转白（或浅黄），量由多变少，味趋于正常（微酸味）说明病情有所好转。

（2）观察大便的性状：急性或亚急性盆腔炎患者要保持大便通畅，并观察大便的性状。若见便中带脓或有里急后重感，要立即到医院就诊，以防盆腔脓肿溃破肠壁，造成急性腹膜炎。

（3）不要长期服用抗生素：有些患者因患有慢性盆腔炎，稍感不适，就自服抗生素，长期服用可以出现阴道内菌群紊乱，而引起阴道分泌物增多，呈白色豆渣样白带，此时，应即到医院就诊，排除霉菌性阴道炎。

六、出院指导

（1）体虚低热者，要卧床休息，可取半卧位，以利炎症局限和分泌物的排出。

（2）避免劳累和剧烈运动，禁止房事。

（3）保持心情舒畅，树立信心，配合治疗。

（4）为增强肌体抗病能力，可配合气功体疗，以增强体质。

（5）保持外阴清洁，注意经期卫生。每天清洗外阴1～2次。

（6）经期停用中药热敷或灌肠，以及理疗。

（7）饮食宜忌

1）湿热瘀结者汤药宜温服，药后应注意体温、腹痛、经血、白带等情况，有异常报告医生。饮食忌辛辣、甘甜、油腻之品，以免动火助湿生痰。热偏重者，芦根煎汤代茶，或多吃新鲜水果等。

2）气滞血瘀者药宜热服，饮食宜热饮，勿食生冷酸涩食品。

3）虚者食健脾利湿食物，也可食用白果、薏苡仁。肾阳虚者食仙茅、金樱子。

4）湿热下注者食马齿苋，饮绿茶；气滞血瘀、瘀热内阻者食当归。